清代宫廷医学精华

陈可冀　主　编
谢元华　副主编

北京大学医学出版社

QINGDAI GONGTING YIXUE JINGHUA

图书在版编目（CIP）数据

清代宫廷医学精华 / 陈可冀主编 . —北京：北京
大学医学出版社，2019.9
　ISBN 978-7-5659-2056-1

　Ⅰ．①清…　Ⅱ．①陈…　Ⅲ．①宫廷－中国医药学－清
代　Ⅳ．① R-092

中国版本图书馆 CIP 数据核字（2019）第 193837 号

清代宫廷医学精华

主　　编：陈可冀

出版发行：北京大学医学出版社

地　　址：(100191) 北京市海淀区学院路 38 号　北京大学医学部院内

电　　话：发行部 010-82802230；图书邮购 010-82802495

网　　址：http：//www.pumpress.com.cn

E-mail：booksale@bjmu.edu.cn

印　　刷：中煤（北京）印务有限公司

经　　销：新华书店

责任编辑：刘　燕　　责任校对：靳新强　　责任印制：李　啸

开　　本：889 mm×1194 mm　1/16　印张：43.25　字数：1100 千字

版　　次：2019 年 9 月第 1 版　2019 年 9 月第 1 次印刷

书　　号：ISBN 978-7-5659-2056-1

定　　价：265.00 元

主编简介

陈可冀教授，1991 年当选中国科学院院士，2019 年当选首届中国医学科学院学部委员，著名心血管病与老年医学专家，现任国家中医心血管病临床医学研究中心主任，第七、八、九届全国政协委员；受聘任世界卫生组织传统医学顾问，中央保健委员会专家顾问委员会成员，世界中医药学会联合会专家顾问委员会主席，中国中医科学院终身研究员。受聘香港浸会大学及澳门科技大学荣誉博士；香港大学、香港中文大学、香港浸会大学、澳门科技大学、暨南大学及中国人民解放军总医院等单位名誉教授；美国洛杉矶加州大学客座教授；中国科学技术协会荣誉委员，中国中西医结合学会及中国老年学学会名誉会长；北京大学医学部兼职教授，曾兼任北京大学中医药现代研究中心学术委员会主任。陈可冀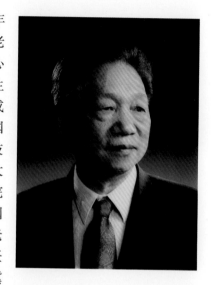院士先后获爱因斯坦世界科学奖状，台湾首届立夫中医药学术奖，国家科学技术进步奖一等奖，世界中医药联合会首届中医药国际贡献奖及吴阶平医学奖等奖项。陈可冀院士倡议并研究清代宫廷原始医药档案，主编《清宫医案研究》《清宫医案集成》及《清宫配方集成》等专著。前两者分别获古籍整理金奖及中国政府出版奖。

插图精选

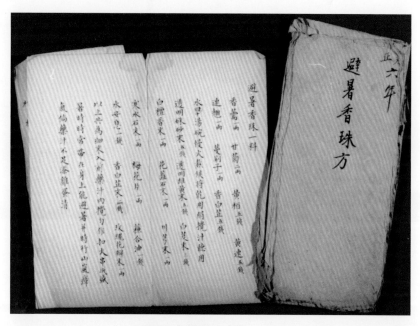

雍正六年避暑香珠方

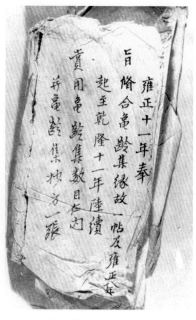

雍正年间谕旨修合龟龄集处方外包纸

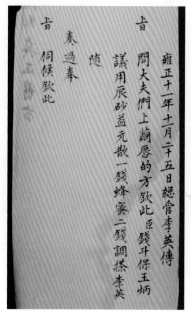

雍正皇帝询问治唇方

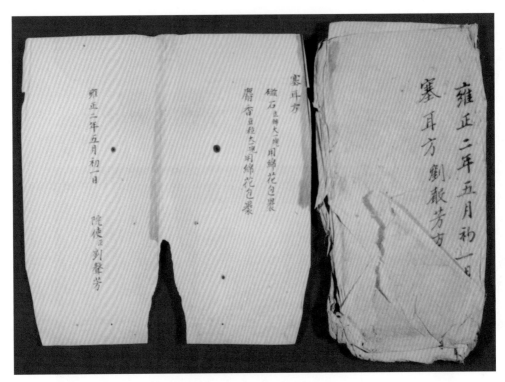

雍正朝太医院院使刘声芳塞耳医方

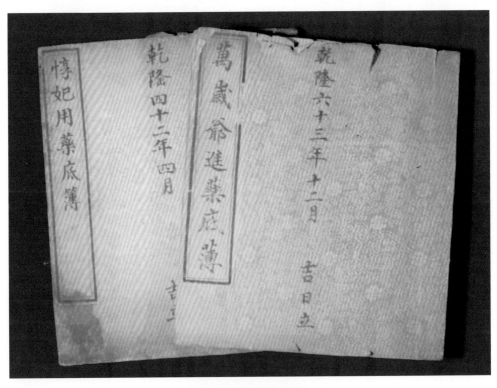

乾隆皇帝及妃脉案档

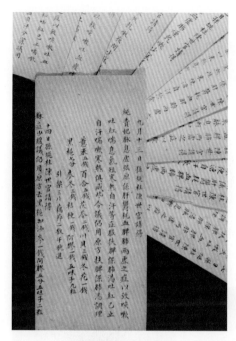

乾隆朝纯贵妃脉案

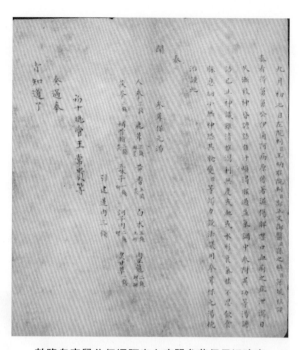

乾隆皇帝舅公伊通阿患血痢服参茸保元汤脉案

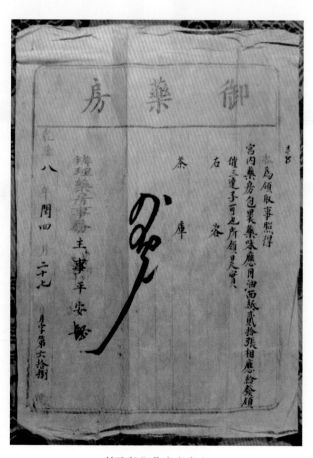

乾隆朝御药房办事文

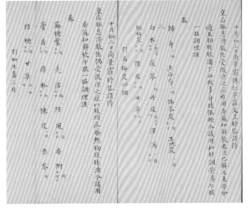

嘉庆朝孝淑睿皇后脉案

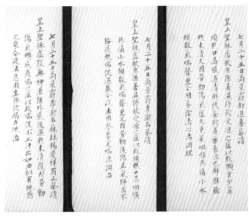

嘉庆皇帝临终脉案，太医救治方药采用生脉定喘汤
和生脉饮

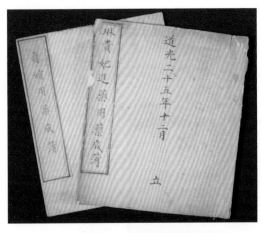

道光朝琳贵妃、咸丰朝贞嫔用药底簿

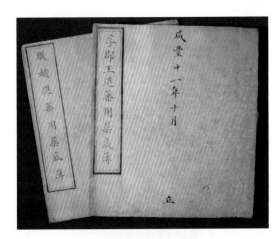

咸丰朝宫中部分进药用药底簿

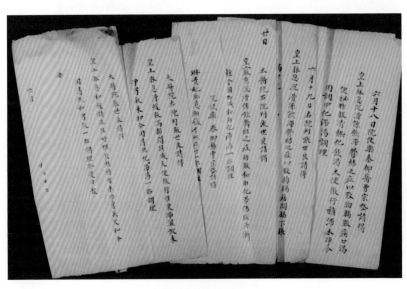

道光皇帝脉案数则

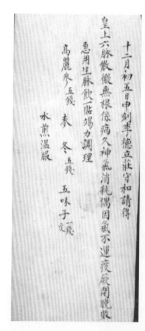

同治皇帝临终前用生脉散救治脉案

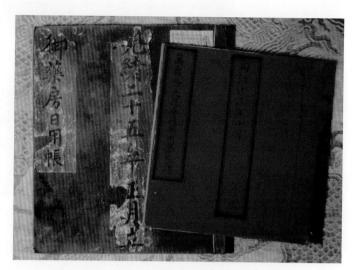

同治皇帝天花用药底簿及光绪朝御药房日用账

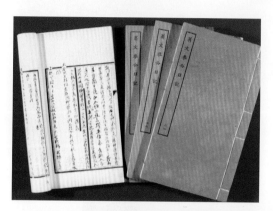

翁同龢日记中关于同治帝天花病的亲笔记录

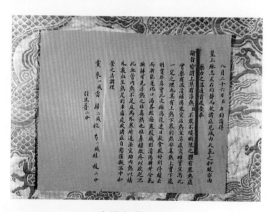

光绪皇帝脉案

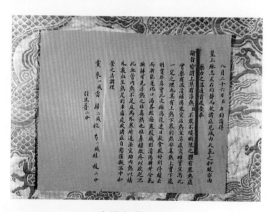

光绪帝御笔自述用饮食补养之法后之病情，并交御医力钧看过

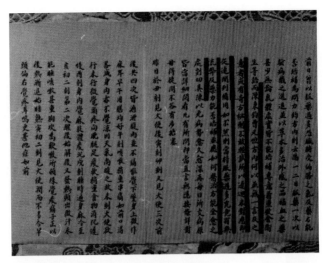

光绪皇帝御笔自述病情要求御医陈秉钧剀切具陈如何医治方能痊愈

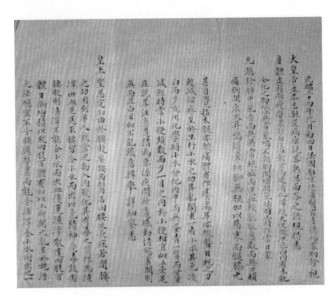

法国驻京医官多德福为光绪会诊脉案档

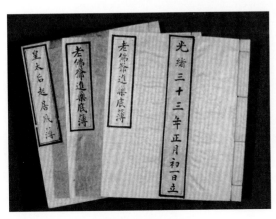

慈禧太后进药底簿

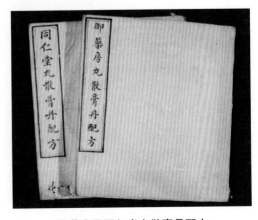

御药房及同仁堂丸散膏丹配方

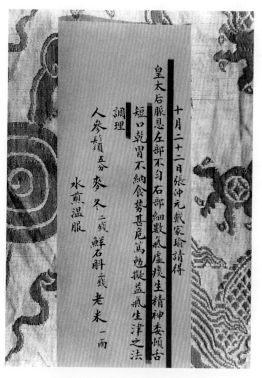

慈禧太后临终前所用医方档案

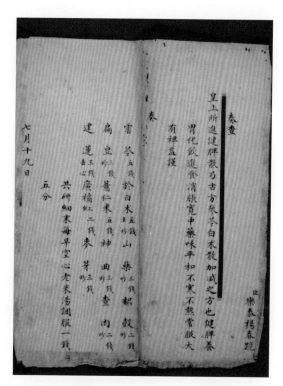

古方参苓白术散加减之方——健脾散

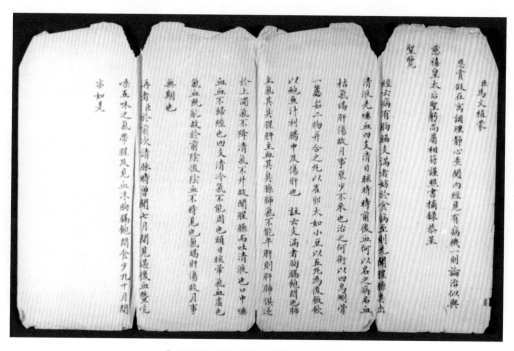

御医马文植关于治疗慈禧太后病奏折

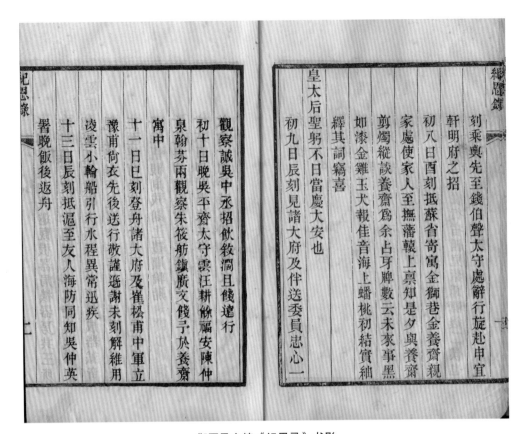

御医马文植《纪恩录》书影

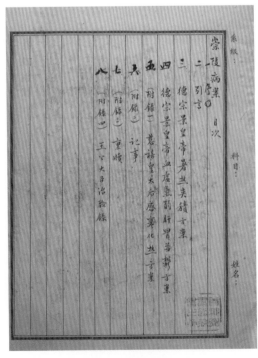

御医力钧《崇陵病案》书影

序

我在青年时代就对文史知识有浓厚的兴趣。20 世纪 50 年代，根据毛泽东主席的建议，我国建立了中医研究院（现中国中医科学院），提倡西医学习中医，并指示从全国各省市抽调系统学过西医的医生来京学习中医。当时我也从老家福建医学院（现福建医科大学）奉调来京参加学习中医，并被安排在高干外宾治疗室工作。在医疗业务之余，我乃有机缘在传统医药文化方面更多地接触历朝医药学发展史实，了解其文化变迁，并有浓厚的兴趣进行深入研讨。

初到北京的第二天，我就去了故宫博物院参观。当年故宫前门箭楼二层的玻璃展柜中展出了十多件清代宫廷原始医疗档案真迹原件，包括御医们为慈禧太后临终时用生脉散加减方救治脉案原件，西方医生建议康熙皇帝用金鸡纳霜（奎宁）治疗疟疾并获愈的故事与医案，法国医生为光绪皇帝会诊的医案，清代宫廷关于太医院增设西医课程的议论案，等等。这些都令我倍感兴趣。另外，清代相传的十大疑案，包括顺治之死、雍正之死、同治之死和光绪之死等，也都曾引起人们包括历史学家的关注。20 世纪 50 年代后，我虽然曾想整理这些医学经验和典故，以为现代中医药医疗研究提供参考，但始终未曾贸然提出。

1980 年后，全国呈现出一片繁荣景象，百废待兴。我向上级提出整理中国第一历史档案馆及故宫博物院的珍贵医学历史资料。当时的中国中医研究院（现中国中医科学院）院长季锺朴教授十分重视，立即给予支持。次日他就与当时的故宫博物院院长及中国第一历史档案馆领导联系。双方很快达成协议，并由中国第一历史档案馆将项目报经中共中央办公厅及国家档案局批准执行。我这一辈子都忘不了季院长热切的历史责任心和他对我的深厚情谊。他是一位好领导，虽已仙逝，但永远活在我的心中。愿他永在。

当年我同时兼任西苑医院副院长。随后我组织了西苑医院同道及中国第一历史档案馆研究员单士魁先生（原故宫博物院院长单士元的兄长）、馆长徐艺圃教授等与中国中医研究院老年医学研究所周文泉教授及江幼李教授等合作组织实施。在日常的诊疗工作之余，我们每周择时前去故宫研究分析清宫医药档案，并持续多年。我们先后完成了《慈禧光绪医方选议》、《清宫医案研究》、《清宫外治医方精华》、《清宫药引精华》及《清宫代茶饮精华》等专著。谢元华医师在随我攻读博士学位研究期间，先后协助完成了《清宫配方集成》等重要专著的出版。本书受到了社会的广泛关注。北京大学医学出版社后来加以重印，以满足社会及专业人员的需求。谢元华医师现在北京中医药大学国学院任教，认真协助我具体编著这册《清代宫廷医学精华》。现本书行将付梓，面向社会，并感谢北京"汉典制药"的支持。谨以为序。

中国科学院院士、国医大师　陈可冀

2019 年盛暑于北京垂虹园，时年九十

前　言

　　清代宫廷医学是传统中医药在封建王朝时期发展到最后阶段的产物。它本身很难对传统中医药做出超越性或突破性的成就，但可以说它是传统中医药的集大成者，能为中医药的变革发展准备一定的条件。宫廷医学的精华在于我们如何最有效地通过它获得治病救人的经验与能力。在疾病面前，帝王将相与庶民百姓面临的困境是相同的。但如果普通大众也能获得如帝后一般的医药资源，相信病人的焦虑之情能够得到一定的缓解。

　　清宫医药档案是保存得较为完整的医药资源。在陈可冀院士的主持下，经过近 40 年的整理与研究，我们得以有幸看到包括医案与配方的整个档案的全貌。为了更有效、便捷地为大家所参考，本书特意从蔚为大观的清宫医案与清宫配方中选取了精华的内容，并重新进行了编排与相应的补充。这是在以往清宫医药档案工作基础上的一次再发掘。

　　本书包括三部分：清宫医案精华、清宫配方精华和清宫医话精选。

　　上篇"清宫医案精华"主要选取病、证、方、药均记载得较为详细的脉案，其中疾病、证候、症状、治法、用方及用药等各个要素都完整、不缺失，而且每个医案的治疗方药均不相同。然后参考陈可冀院士作为主编之一的《实用中医内科学》（上海科学技术出版社，1985 年第 1 版）的提纲目录，分为外感病证、肺系病证、脾胃病证、心脑病证、肝胆病证、肾膀胱病证、气血津液病证和经络肢体病证等章。除了中医内科医案外，还有妇儿病证、眼耳鼻喉口腔病证和其他病证等医案。外科病证的治疗可参考配方中的相应内容。病证提纲下再以中医病名为目。病名根据《中医药学名词》标准来判定。每个病名下以朝年先后顺序罗列不同诊疗对象的医案。每人可能标有多个医案。将医案标号分开的依据是每个医案的病证和方药与前一个医案相比有了较明显的变化。如此俾使纲举目张。虽然每个病证的证型也许不够完整，但我们可迅速查阅相关病证在宫廷的治疗经验。医案的内容完全保持原貌。岁月既淹，我们仿佛仍然可以感受到帝后大臣眷属的脉搏与心跳。他们与普通人一样经历着病痛与悲伤。此外，在上篇中还附录了部分著名御医的医案，如刘裕铎、陆润庠、力钧、姚宝生、马文植和陈秉钧等。

　　中篇"清宫配方精华"是从 1300 首左右的清宫成药配方中选取了约 430 首配方，主要出自清宫御药房"丸药配方档"。在宫廷中，配方簿与治方簿是分开的。2013 年《清宫配方集成》出版后获得读者的青睐与好评，在网络上以原书价格的数倍甚至数十倍售卖，这是我们所不认可的。实际上，经过研究发现，清宫配方中的组成并非完全固定不变，也并不存在绝密可言。如丸药配方档的方剂，其原始出处以金元时期的居多，占 26.5%，主要出自金元四大家；来源于宋代的居次，占 26.3%；其次为明代，占 25.6%；出自唐代的占 8.5%；而清代的仅占 5.7%。若不以朝代分，则出自宋《太平惠民和剂局方》的最多，其次为明代龚廷贤、元代朱丹溪、明代王肯堂和元代李东垣的方居多。唐代孙思邈、金代刘河间、宋代严用和、宋代钱乙、明代张景岳的方也引用不少。经验方有26首，仅占6.3%。明确说明出自宫廷内府的配方仅有5首。因此，我们在珍视宫廷医学的同时，也要以平常心对待。此外，配方中如含有国家禁止入药或有毒的成分，当严格按照国家规定处理，读者当自知。

清宫医药档案与清代宫廷医学也是北京特有的中医药文化资源。在助推首都全国文化中心建设的过程中，我们有必要进一步发掘其文化与史料方面的价值。早在1987年，陈可冀院士主编了《清代宫廷医话》（人民卫生出版社出版），由李春生、周文泉和张文高等中医药专家参与编著，并由当时的全国政协常委溥杰先生题写书名。该书为清宫医药档案的文化文献价值研究奠定了基础。本书下篇即选取了大部分《清代宫廷医话》的内容。每篇医话均按先例注明作者，以示尊重与敬意。

在2005—2018年攻读博士研究生期间，我在导师陈可冀院士的指导下从事清宫医药档案的研究，并完成了博士论文《清宫医案病证与方药的关联性研究》。2013年博士后出站，报告为"清宫成药配方研究"，并参与了多部相关著作的出版。在此过程中我也曾经有过退缩与放弃，但更多的时候感受到的是喜爱与责任。在此我要感谢陈可冀老师的支持与信任，感谢张京春、李春生及江幼李（已故）等老师的指点与帮助！本书由北京大学医学出版社出版，责任编辑刘燕做了大量工作。在此向出版社与刘燕谨致谢忱！另须说明的是，封面图片选自清宫画作——"雍正道装双圆一气图像轴"。

值此陈可冀老师九十华诞之际，我在陈老师的指导下协助出版本书。谨以此书敬贺我们的九秩导师及师母海屋筹添，恩泽永固！编者学识所限，如有讹舛疏漏，乃我之过，尚请博雅大家指正。

北京中医药大学国学院　谢元华

2019年8月2日

目 录

上篇　清宫医案精华

中篇　清宫配方精华

下篇　清宫医话精选

上篇　清宫医案精华

第一章　外感病证

一、感冒

惇妃

1．乾隆四十二年七月

七月二十七日，陈世官、林隽请得妃脉息浮大。系荣分有热不净，外受风凉，以致头痛咽痛，发热身酸。议用疏解调荣饮调理。

苏梗叶一钱　丹皮二钱　黄芩一钱五分　柴胡一钱　桔梗二钱　川芎一钱　赤芍一钱五分　连翘二钱　枳壳一钱五分　桃仁一钱五分　元参二钱　甘草五分,生

引加藕节三个，午晚服。

2．乾隆四十三年正月

正月十三日，田福请得妃脉息浮弦。内有饮热，外受风凉，头痛身酸，恶心畏寒。今用疏解正气汤。

苏叶一钱五分　藿香一钱五分　半夏一钱五分　羌活一钱　川芎一钱　白芷八分　枳壳一钱　厚朴一钱五分,炒　白术一钱　陈皮一钱五分　赤苓一钱五分　甘草三分,生

引用生姜二片，晚服。

3．乾隆五十年

二十二日，田福请得妃脉息浮滑。肺胃有热，外受风寒，头痛鼻塞，身肢酸痛，胸膈膨闷。今拟疏解正气汤调理。

苏叶一钱五分　羌活一钱五分　藿香一钱五分　川芎八分　苍术一钱　厚朴一钱五分　广皮一钱五分　半夏一钱五分,制　香附一钱五分,酒炒　枳壳一钱　桔梗一钱　赤苓二钱　炒栀一钱　甘草五分生

引用生姜三片，一贴，晚服。

4．乾隆五十年

十六日，田福请得妃脉息浮紧。系内有滞热，外感风凉，头痛身酸，发热恶寒，项强胸满。今用疏风清解汤。

羌活一钱五分　苏叶一钱五分　防风一钱　川芎八分　柴胡一钱　白芷一钱　香附一钱五分　厚朴一钱五分　陈皮一钱五分　桔梗一钱　半夏一钱五分　赤苓二钱　甘草五分

引用生姜三片，晚服。

5．乾隆五十一年正月

正月二十六日，田福请得妃脉息浮紧。外受风寒，内有滞热，以致头疼身痛，项强目胀，发热恶寒，胸闷不舒，呕吐恶心。今用清解正气汤调理。

苏叶一钱五分　藿香一钱五分　羌活一钱　川芎一钱　白芷八分　厚朴一钱五分,姜炒　半夏一钱五分,姜制　赤苓二钱　广皮一钱五分　苍术一钱,米泔水浸　枳壳一钱五分,炒　黄连七分,姜炒　甘草三分

引用生姜三片，晚服。

6．乾隆五十一年五月

五月十六日，田福请得妃脉息浮洪。肺胃饮滞，外受微热，头闷身酸，胸满烦渴。今用清热除湿汤调理。

苏梗—钱五分　藿香梗—钱　陈皮—钱五分　厚朴—钱五分，姜炒　赤苓二钱　半夏曲—钱五分　黄芩—钱，炒　山栀—钱五分，炒　香附二钱，炒　花粉二钱　枳壳—钱，炒　桔梗—钱五分　甘草五分，生　木通—钱

引用生姜二片、灯心五十寸，晚服。

7．乾隆五十一年五月

五月十七日，鲁维淳、田福请得妃脉息浮洪。由肺胃滞热，外受微风，以致头闷身酸，发热口渴，胸胁微胀。今议用清热化滞汤调理。

苏梗—钱五分　厚朴—钱五分，炒　葛根—钱五分　黄芩—钱五分　川连八分，研　炒栀—钱五分　陈皮—钱五分　枳壳—钱五分，炒　神曲二钱，炒焦　花粉—钱五分　半夏—钱五分，制　甘草五分，生

引用生姜二片、灯心五十寸，一贴，晚服。

8．乾隆五十一年十一月

十一月初四日，田福请得妃脉息浮滑。系胃气不和，内停饮热，外受风凉，以致恶心呕吐，头闷发热，胸膈满闷。今拟用清解正气汤调理。

苏叶—钱　藿香梗二钱　半夏—钱五分，姜炒　白芷—钱　川芎八分　瓜蒌三钱　枳壳—钱五分，炒　桔梗—钱　黄连—钱，姜炒　赤苓二钱　陈皮—钱五分　甘草五分，生

引用生姜二片，一贴，晚服。

循嫔

1．乾隆四十三年二月

二月十三日，姜晟请得嫔脉息浮紧。系肺胃有热，外感风凉，以致发热恶寒，头疼身痛，口干思饮。今用疏表清热汤调理。

羌活—钱五分　防风—钱五分　柴胡—钱　前胡—钱　川芎—钱　薄荷八分　枳壳—钱，炒　桔梗—钱五分　花粉—钱五分　连翘—钱五分，去心　苏叶—钱五分　甘草八分，生

引用生姜三片、葱白三寸，晚服。

2．乾隆四十三年四月

四月十四日，马敬伦请得嫔脉息浮缓。系外受风凉，以致头痛胸闷，发热恶寒，荣分有热。今拟用疏风调荣汤调理。

荆芥—钱五分　柴胡—钱五分　当归二钱　丹皮—钱五分　防风—钱五分　赤芍—钱五分　抚芎—钱　桃仁—钱五分　青皮—钱五分　白芷—钱五分　元胡—钱五分　甘草五分，生

引用生姜一片，二贴，午晚服。

3．乾隆四十五年四月

四月初五日，陈世官请得嫔脉息浮大。系表里热盛，外感风寒之证，以致头疼身痛，发热口渴。今用双解通圣汤调理。

荆芥穗—钱五分　连翘—钱五分　酒芩—钱五分　防风—钱五分　栀仁—钱五分　赤芍—钱　薄荷—钱　桔梗—钱五分　川芎—钱　羌活—钱五分　甘草六分

引用生姜二片、灯心五十寸，晚服。

4．乾隆四十七年正月

正月二十二日，罗衡、马敬伦请得嫔脉息浮数。系肺胃有热，外受风凉，以致头痛身酸，发热恶寒。今议用疏风清解汤调治。

荆芥穗_{一钱五分} 前胡_{一钱五分} 枳壳_{一钱五分，炒} 神曲_{三钱，炒} 防风_{一钱五分} 赤苓_{二钱} 桔梗_{一钱五分} 酒芩_{一钱五分炒} 羌活_{一钱五分} 柴胡_{一钱五分} 川芎_{一钱} 甘草_{五分}

引用生姜一片、灯心五十寸，二贴，午晚服。

5．乾隆四十八年六月

六月初二日，张肇基、姜晟请得嫔脉息浮数。系内有湿热，外受微凉之证。以致头闷身酸，发热便溏，胸满心悸。议用疏解清热饮调理。

苏叶_{一钱} 川芎_{一钱} 赤芍_{一钱五分} 黄芩_{一钱五分} 炒栀_{一钱五分} 木通_{一钱五分} 泽泻_{一钱五分} 当归_{一钱五分} 香附_{二钱} 陈皮_{一钱五分} 厚朴_{一钱五分} 甘草_{八分}

引用姜皮二片、灯心三十寸，午服。

6．乾隆四十八年十二月

十二月十二日，陈世官、田福请得嫔脉息弦紧。系感冒风寒之证。以致头疼身痛，发热恶寒。今议用双解汤调理。

苏叶_{一钱五分} 麻黄_{一钱} 川芎_{一钱} 白芷_{一钱} 羌活_{一钱五分} 枳壳_{一钱五分，炒} 香附_{二钱} 陈皮_{一钱} 苍术_{一钱五分，炒} 甘草_{五分，生}

引用生姜二片，二贴，午晚服。

十三日，陈世官、田福请得嫔脉息渐缓，服双解汤外感已解。惟里热不清，胃气未和。今仍用原方加减调理。

前方双解汤一贴。

7．乾隆四十九年十一月

十一月二十一日，陈世官、刘彬请得嫔脉息浮弦。系内停饮滞，外受风寒，以致头疼身痛，鼻塞胸满，发热恶寒。今议用疏解正气汤调理。

苏叶_{一钱五分} 川芎_{八分} 白芷_{一钱} 枳壳_{一钱五分，炒} 藿香梗_{一钱五分} 半夏_{一钱五分} 厚朴_{一钱五分} 陈皮_{一钱} 瓜蒌_{一钱} 防风_{一钱五分} 神曲_{三钱} 栀子_{一钱五分}

引生姜二片，二贴，午晚服。

8．乾隆五十年二月

二月二十五日，陈世官请得嫔脉息浮紧。系气滞停饮，外感寒凉，以致恶寒发热，头疼身酸，眩晕恶心，中脘胀闷。今用疏解正气汤调理。

苏梗叶_{一钱五分} 半夏_{二钱} 大腹子_{一钱五分} 藿香_{一钱五分} 枳壳_{一钱五分} 赤苓_{二钱} 香附_{三钱} 苍术_{一钱五分} 神曲_{三钱} 厚朴_{二钱} 陈皮_{一钱五分} 山楂_{二钱} 萝卜子_{一钱五分}

引生姜三片，晚服。

禄贵人

1．乾隆四十七年九月

九月十五日，沙成玺、张肇基请得禄贵人脉息浮弦。系外感风凉之证，以致头疼身痛，发热恶寒，烦躁口干。议用羌活冲和汤调理。

羌活_{一钱五分} 防风_{一钱五分} 黄芩_{一钱五分} 苍术_{一钱五分} 白芷_{一钱五分} 生地_{二钱} 细辛_{一钱}

川芎—钱五分　苏叶—钱五分　甘草八分, 生

引用生姜一片、灯心三十寸，二贴，午晚服。

2.乾隆五十年七月

初十日，陈世官、马敬伦请得禄贵人脉息浮弦。系荣分有热，外受风凉，以致发热头痛，周身拘紧，今议用疏风清解饮调理。

羌活—钱　独活—钱　柴胡—钱　黄芩—钱五分　川芎—钱　赤芍—钱　茯苓—钱五分　枳壳—钱五分, 炒
桔梗—钱五分　玉竹—钱五分　苍术—钱　甘草五分, 片

引用生姜二片，晚服。

十一日，禄贵人前方疏风清解饮一贴。

十五阿哥福晋

1.乾隆四十二年二月

二月二十日，刘太平看得十五阿哥福晋脉息沉弦，恶寒身酸，腹痛懒食。系内有寒饮，外兼受风所致。今用疏表正气汤调理。

羌活—钱　防风—钱　苏叶—钱五分　藿香二钱　厚朴—钱五分, 炒　赤苓—钱五分　枳壳—钱, 炒　陈皮—钱五分
苍术—钱五分, 炒　半夏—钱五分, 制　神曲—钱五分, 炒焦　甘草五分, 炙

引用生姜二片、荷叶蒂二枚，一贴。

二十二日，十五阿哥福晋前方疏表正气汤一贴。

2.乾隆朝

十月初七日，罗衡、张文瑞看得十五阿哥福晋脉息浮数。系内有湿热，外受风寒之证，以致发热头痛，面部微有红点，腿膝烦痛。今议用荆防败毒汤调理。

荆芥—钱五分　防风—钱五分　羌活—钱五分　独活二钱　前胡—钱五分　柴胡—钱五分　桔梗—钱五分
川芎—钱　枳壳—钱五分, 炒　赤苓—钱五分　赤芍—钱五分　甘草七分, 生

引生姜二片，二贴，午晚服。

3.乾隆朝

初八日，武世倬、姜晟请得十五阿哥福晋脉息浮数。系内有湿热，外受风凉，以致发热头痛，面部微有红点。服过荆防败毒汤，表凉稍解，但里有饮热，呕吐烦渴，腰腿酸痛。今用疏表化饮汤调理。

荆芥穗—钱五分　防风—钱五分　羌活—钱五分　柴胡—钱　黄连—钱, 姜炒　牛蒡—钱五分　半夏二钱, 制
陈皮—钱五分　厚朴—钱五分　赤苓二钱　赤芍—钱五分　甘草八分

二贴，午、晚服。

4.乾隆朝

初九日，陈世官、罗衡看得十五阿哥福晋脉息浮数。系风湿感冒之证。以致发热头痛，烦渴自汗，周身酸痛。议用清热疏表汤调理。初十日加葛根一钱五分、花粉一钱五分。

羌活—钱五分　防风—钱五分　荆芥穗—钱五分　柴胡—钱五分　连翘—钱五分　黄芩—钱五分　石膏三钱, 煅
桔梗—钱五分　赤苓二钱　赤芍—钱五分　枳壳—钱五分, 炒　甘草五分

引用生姜皮二片，二贴，午晚服。

初十日，陈世官请得十五阿哥福晋前方清热疏表汤二贴，午晚服。

5．乾隆四十四年正月

正月十二日，杜朝栋请得十五阿哥福晋脉息浮数。系风热感冒，以致头疼身痛，发热恶寒，咽紧口渴。今用疏风清热汤。

羌活一钱　葛根一钱五分　苏叶一钱五分　薄荷八分　连翘一钱五分　牛蒡二钱,炒研　元参二钱　桔梗一钱五分　枳壳一钱五分　炒栀一钱五分　黄芩一钱　甘草一钱

引用生姜二片、灯心五十寸，二贴，午晚服。

6．乾隆朝

九月初一日，刘太平请得十五阿哥福晋脉息浮数。系内有滞热，外受风凉，以致头痛鼻塞，发热恶寒，身体酸软。今用疏解清热汤调理。

荆芥穗一钱五分　防风一钱五分　川芎一钱　白芷一钱　桔梗二钱　枳壳一钱,炒　羌活一钱　苏叶一钱　葛根一钱　黄芩一钱五分　栀子一钱五分,炒　甘草五分,生

引用生姜二片、灯心五十寸，二贴，午晚服。

7．乾隆朝

二十五日，沙成玺请得十五阿哥福晋脉息浮弦。系胃停饮热，外感风寒，以致头痛身酸，发热恶寒，胸满恶心。今用疏表正气汤调理。

苏叶一钱五分　羌活一钱五分　白芷一钱五分　藿香一钱五分　陈皮一钱五分　半夏二钱,炙　赤苓二钱　厚朴一钱五分,炒　枳壳一钱五分,炒　大腹皮一钱　黄芩一钱五分　甘草五分,生

引用生姜二片、灯心三十寸，一贴，晚服。

二十六日，十五阿哥福晋前方疏表正气汤一贴。

二十七日，十五阿哥福晋前方疏表正气汤一贴。减枳壳，加葛根一钱、葱白一寸。

8．乾隆朝

十三日，姜晟请得十五阿哥福晋脉息弦数。系血虚有热，表凉未净，以致身热头闷，胸胁胀满。今用清解养荣汤调理。午晚服养荣育神丸。

柴胡一钱五分　薄荷一钱　枳壳一钱五分,炒　香附一钱五分,炒　栀子一钱五分,炒　酒芩一钱五分　当归二钱,酒洗　白芍一钱五分,炒　川芎一钱五分　茯神二钱

引用煨姜三片。

孝淑睿皇后

嘉庆元年十月

十月初二日，商景霭、舒岱请得皇后脉息浮数。系偶受微凉之证，以致头痛发热，胸腹胀满。今议用香苏和解饮，午服一贴调理。谨奏。

苏梗叶一钱五分　羌活一钱五分　防风一钱五分　香附一钱五分,炒　藿香一钱五分　厚朴一钱五分　陈皮二钱　赤苓一钱　桔梗一钱五分　甘草五分,生

引加生姜三片。

华妃

1．嘉庆朝

张昱煋、舒岱请得嫔脉息浮数。系肝肺有饮有热，外受风凉之证，以致胸满胀痛，发

热作呕。今议用疏解正气汤调治。

霍香梗二钱　苏叶一钱五分　羌活一钱五分　苍术二钱,炒　厚朴一钱五分,炒　陈皮一钱五分　半夏一钱五分,炙　赤苓二钱　黄连八分,炒　白芷一钱五分　大腹皮一钱五分　甘草八分,生

引用生姜三片,一贴晚服。

2.嘉庆三年三月

三月十九日,涂景云、钱景请得嫔脉息浮滑,系膈间饮热,外受风凉感冒之证,以致头闷身酸,发热口渴,咳嗽痰盛。今议用疏风清热汤调理。

羌活一钱五分　前胡二钱　枳壳一钱五分,炒　荆芥一钱五分　独活一钱五分　桔梗一钱五分　川芎一钱五分　防风一钱五分　柴胡一钱五分　赤苓三钱　薄荷一钱五分　甘草五分

引用生姜一片、灯心五十寸,二贴午晚。

二阿哥侧福晋

1.嘉庆七年四月

四月初四日,鲁维淳、吴锦请得二阿哥侧福晋脉息浮数。系饮热受风感冒之证,以致头痛胸闷,身肢酸软。今议用疏解正气汤调理。

苏叶一钱五分　羌活一钱五分　葛根二钱　藿香一钱五分　白芷一钱五分　薄荷一钱五分　桔梗二钱　半夏二钱,炙　陈皮二钱　黄芩二钱　厚朴二钱,炒　赤苓二钱　甘草七分

引用生姜三片,二贴午晚服。

2.嘉庆朝

十一月初五日,张铎、李亨请得二阿哥侧福晋脉息浮数。系内有饮热,外受风凉之证,以致头痛身酸,发热恶寒,胸胁作痛。今议用疏解化饮汤调理。

苏叶一钱五分　藿香二钱　赤芍三钱,炒　白芷一钱五分　青皮一钱五分　羌活一钱五分　厚朴炙一钱五分,炙　香附一钱五分　半夏一钱五分,京炙　枳壳一钱五分,炒　桔梗二钱　甘草五分,炙

引用生姜一片,一贴晚服。

三阿哥

1.嘉庆朝

三月二十一日,薛载华、崔良玉请得三阿哥脉息浮数。系胃热停滞,外受风凉之证,以致头疼身痛,烦热呕吐,胸胁满〔闷〕,今议用藿香正气汤,晚服一贴调理。

藿香二钱　苏梗二钱五分　陈皮三钱　苍术一钱五分　羌活一钱　大腹皮三钱　半夏三钱　白芷一钱五分　赤苓三钱　厚朴一钱五分,炒　桔梗二钱　甘草五分,生

引用生姜二片。

2.嘉庆朝

十三日,张铎、舒岱请得三阿哥脉息浮数。系停饮受热之证,以致呕恶胸满,两胁作痛,烦热口渴。今议用疏解正气汤调理。

藿香二钱　苏叶一钱　葛根一钱　桔梗一钱五分　厚朴一钱五分　陈皮一钱五分　花粉二钱　栀仁一钱五分,炒　苍术一钱　缩砂七分　赤苓一钱五分　甘草六分,生

引用灯心一束。

· 7 ·

三阿哥侧福晋

嘉庆朝

十月十二日，李享（亨）、钱松请得三阿哥侧福晋脉息弦涩。系素本血虚，外受风寒之证，以致头疼身痛，胸满咽痛，又兼荣分现行，血虚肝旺。今议用柴胡四物汤，晚服一贴调理。

柴胡_{一钱} 川芎_{一钱五分} 当归_{二钱} 生地_{二钱} 白芍_{一钱} 酒芩_{二钱} 半夏_{一钱，炙} 香附_{二钱，炙} 桔梗_{二钱} 元参_{三钱} 陈皮_{一钱} 甘草_{四分，生}

引用生姜一片。

三阿哥下大格格

1. 嘉庆十九年闰二月

闰二月二十四日，吴锦请得三阿哥下大格格脉息浮数。系痰热气滞，外受风凉之证，以致发热，四肢酸痛，胸膈微满。今用清痰正气汤，午服一贴调理。

橘红_{一钱五分} 半夏_{一钱五分，炙} 赤苓_{三钱} 黄芩_{二钱} 独活_{一钱五分} 防风_{一钱五分} 薄荷_{一钱五分} 枳壳_{一钱五分，炒} 桔梗_{二钱} 葛根_{一钱五分} 苏梗_{一钱五分} 甘草_{五分}

引用姜二片。

2. 嘉庆朝

二十五日，傅仁宁请得三阿哥下大格格脉息弦滑。系内有痰饮，外受风凉之证，以致胸胁满闷，饮食懒思。今用正气化饮汤，晚服一贴调理。

藿香_{一钱五分} 苍术_{一钱五分} 焦曲_{二钱} 苏梗_{一钱五分} 厚朴_{一钱五分，炒} 赤苓_{二钱} 大腹皮_{三钱} 陈皮_{二钱} 枳壳_{一钱五分，炒} 半夏_{二钱，炙} 白芷_{一钱五分} 甘草_{五分}

引用生姜三片。

三阿哥下二格格

1. 嘉庆朝

初五日，张永清请得三阿哥下二格格脉息弦数。系停滞受凉之证，以致胸膈疼痛，身热口干。今用正气化饮汤，晚服一贴调理。

藿香_{一钱五分} 缩砂_{一钱五分，炒研} 桔梗_{一钱五分} 半夏_{二钱，炙} 苏梗叶_{二钱} 橘皮_{二钱} 枳壳_{一钱五分，炒} 厚朴_{二钱，炙} 乌药_{三钱，炒} 香附米_{三钱，炙} 赤苓_{三钱} 甘草_{八分，生}

引生姜二片。

2. 嘉庆朝

十一月二十六日，薛文昱、王瑞丰请得三阿哥下二格格脉息浮数。系内有饮热，外受风凉之证，以致胸膈满闷，作呕头晕，四肢酸软。今用疏解正气汤调理。

苏梗_{三钱} 葛根_{二钱} 藿香_{二钱} 半夏_{二钱} 陈皮_{二钱} 桔梗_{二钱} 厚朴_{二钱} 酒芩_{二钱} 赤苓_{三钱} 白芷_{二钱} 川芎_{二钱} 甘草_{二钱}

引用生姜二片。

四阿哥福晋

嘉庆朝

十一月二十二日，郝进喜请得四阿哥福晋脉息浮数。系内有饮热，外受风凉之证。以致头闷身酸，胸隔胀满。今用正气化饮汤，晚服一贴调理。

藿香—钱五分 苏梗叶—钱五分 半夏曲二钱，炒 陈皮—钱五分 厚朴—钱五分，炒 桔梗二钱 枳壳二钱 茯苓三钱 葛根—钱五分

引用生姜二片。

五阿哥

嘉庆朝

十二月二十六日，俞世龙请得五阿哥脉息浮缓。系内停饮热，外受风凉之证，以致头痛呕吐，四肢酸软。今用参苏饮，午服一贴调理。

前胡—钱 苏叶—钱 枳壳—钱五分，炒 半夏二钱，制 赤苓二钱 焦山楂二钱 焦神曲二钱 羌活—钱五分 防风—钱五分 枇杷叶二钱 生甘草八分

引加生姜三片。

南府首领禄喜

1. 嘉庆朝

初七日，赵汝梅看得南府首领禄喜脉息浮数。系饮热受凉之证，以致头疼身痛，四肢酸软，口渴引饮。今用柴葛解肌汤，午服一贴调理。

葛根二钱 柴胡—钱五分 羌活二钱 花粉二钱 酒芩二钱 桔梗二钱 藿香—钱五分 厚朴—钱 赤苓二钱 枳壳—钱五分 甘草五分，生

引灯心二十寸。

2. 嘉庆朝

初八日，李亨看得南府首领禄喜脉息浮数，系停饮受凉之证，以致头痛发热，口渴便秘。今用柴苓石膏汤，晚服一贴调理。

柴胡二钱 赤苓三钱 花粉三钱 泽泻二钱 石膏四钱 知母二钱 黄芩二钱 炒栀二钱 白芷—钱五分 川芎—钱五分 淡竹叶—钱五分 甘草八分，生

引用灯心五十寸，生姜二片。

3. 嘉庆朝

初九日，张自兴看得南府首领禄喜脉息浮数，系内有饮热受凉之证。服药以来，表凉渐解。惟里热未净，以致口渴便秘，头闷身酸。今用加减凉膈饮，午服一贴调理。

柴胡—钱五分 炒栀二钱 黄芩二钱 淡竹叶—钱五分 薄荷—钱五分 川军二钱 枳壳二钱 半夏曲—钱五分 花粉三钱 赤苓三钱 滑石三钱 甘草八分

引加灯心一子。

孝慎成皇后

1. 道光三年四月

四月初十日，赵永年、赵汝梅、王明福请得皇后脉息浮数。系内停饮热，外受风凉之

证，以致发热恶寒，胸膈满闷，胁肋胀痛，身肢倦软。今议用疏解化饮汤，午服一贴调理。

羌活一钱五分　防风一钱五分　苍术一钱,炒　厚朴二钱　陈皮二钱　赤苓三钱　香附三钱,炒　青皮二钱　苏梗二钱　柴胡一钱五分,醋　酒芩二钱　甘草七分,生

引用灯心三十寸、生姜片二片。

2．道光朝

初七日，陈昌龄、赵成功、郝进喜请得皇后脉息弦数。系肝胃不和，停滞受凉之证，以致胸胁胀痛，发热口渴，腰膝酸痛。今议用正气化滞汤一贴调理。

苏梗叶二钱　苍术一钱五分,炒　半夏二钱,炙　羌活一钱五分　藿香一钱五分　赤苓三钱　防风一钱五分　厚朴二钱,炒　枳实二钱,炒　槟榔二钱　焦曲四钱　焦山楂四钱

引用生姜三片、六一散五钱。

3．道光朝

三十日，陈昌龄、王明福、郝进喜请得皇后脉息滑数。系内停痰饮，外受风凉之证，以致头痛身酸，发热恶寒，胸膈满闷，心悸不安。今议用疏解正气汤，早服一贴调理。

羌活一钱五分　白芷一钱五分　防风一钱五分　半夏三钱,炙　藿香一钱五分　苏叶一钱五分　陈皮二钱　赤苓三钱　桔梗二钱　枳壳二钱,炒　苍术一钱五分,炒　甘草五分,生

引用生姜二片。

4．道光朝

本日，郝进喜请得皇后脉息浮数。系肝胃不和，停饮受凉之证，以致头痛胸满，发热身酸。今用藿香正气汤，晚服一贴调理。

羌活二钱　藿香二钱　姜连一钱　防风二钱　苏叶二钱　桔梗二钱　青皮二钱　赤苓三钱　白芷一钱五分　苍术一钱五分,炒　半夏曲三钱,炒　厚朴一钱五分　六一散三钱

引用生姜二片、灯心一束。

5．道光朝

本日，郝进喜请得皇后脉息浮数。系停饮受凉之证，以致头闷胸满，发热口渴，周身酸痛。今用疏解正气汤，晚服一贴调理。

羌活二钱　藿香二钱　白芷一钱　厚朴二钱　防风一钱　苏叶二钱　半夏三钱,炙　青皮二钱　腹皮一钱五分　桔梗一钱五分　赤苓三钱　苍术一钱五分,炒　甘草五分,生

引用生姜三片、灯心一束。

6．道光朝

二十三日，苏钰请得皇后脉息弦数。系停饮受凉，气道不宣之证，以致头痛腰酸，胸胁胀痛，往来寒热。今用疏风调气饮，晚服一贴调理。

羌活二钱　白芷二钱　缩砂一钱五分　防风二钱　香附三钱,炙　苍术一钱五分,炒　苏梗叶三钱　青皮三钱,炒　厚朴二钱,炒　藿梗叶三钱　木香一钱五分,研　块苓二钱,研　焦曲三钱,研

引用生姜三片。

全嫔（孝全成皇后）

1．道光二年十一月

十一月初五日，郝进喜请得全嫔脉息浮数。系停饮受凉之证，以致胸痛恶心，发热头

闷。今用藿香正气汤，午晚二贴调理。

藿香梗叶_{二钱} 苏叶_{一钱五分} 枳壳_{二钱，炒} 桔梗_{二钱} 半夏_{二钱，炙} 苍术_{二钱，炒} 厚朴_{二钱，炙} 腹皮_{一钱五分} 陈皮_{二钱} 茯苓_{三钱，块} 白芷_{一钱}

引用生姜三片。

2．道光三年二月

二月初一日，郝进喜请得全嫔脉息浮数。系饮热受凉之证，以致头晕发热，咳嗽呕恶，周身酸软。今用正气化饮汤，午晚二贴调理。

藿香_{二钱} 苏梗叶_{一钱五分} 厚朴_{一钱五分，姜炒} 陈皮_{二钱} 赤苓_{三钱} 杏仁_{二钱，炒研} 桔梗_{二钱} 枳壳_{二钱，炒} 半夏曲_{三钱，炒} 酒芩_{二钱} 葛根_{一钱五分} 酒连_{八分，研} 甘草_{五分，生}

引用生姜二片、灯心一束。

静妃

1．道光六年四月

四月二十五日，郝进喜请得静妃脉息浮数。系肺胃有热，外受风凉之证，以致头疼身痛，发热恶寒，鼻塞咳嗽。今用疏解杏苏饮，午晚二贴调理。

羌活_{一钱五分} 防风_{一钱五分} 苏叶_{二钱} 杏仁_{三钱，炒研} 桑皮_{二钱，蜜炙} 桔梗_{二钱} 麦冬_{二钱} 葛根_{二钱} 贝母_{一钱五分，研} 前胡_{二钱} 橘红_{二钱} 甘草_{五分，生}

引用生姜三片、秋梨三片。

2．道光朝

二十日，郝进喜请得静妃脉息浮数。系停滞受凉之证，以致头疼身痛，胸满口渴，发热恶寒。今用疏解正气汤，晚服一贴调理。

藿香_{二钱} 苏叶_{一钱五分} 白芷_{一钱五分} 羌活_{一钱五分} 半夏_{二钱，炙} 苍术_{一钱五分} 陈皮_{二钱} 山楂_{四钱，炒} 神曲_{三钱，炒} 麦芽_{三钱，炒} 厚朴_{二钱} 甘草_{五分，生}

引用生姜三片。

二十一日，郝进喜请得静妃脉息浮数。系停滞受凉之证，以致头疼身痛，胸满口渴，发热恶寒。昨服疏解正气汤，表凉渐解，诸症微减。今仍照原方减去白芷加香附三钱，午晚二贴调理。

庄顺皇贵妃（琳贵妃）

道光朝

二十一日，张世良请得琳贵妃脉息弦紧。系停饮受凉之证，以致胸膈疼痛，周身拘紧，寒热往来。今用清解化饮汤一贴调理。

苏梗_{二钱} 厚朴_{一钱五分} 枳壳_{二钱，炒} 大腹皮_{二钱} 青皮_{一钱五分} 焦神曲_{三钱} 赤苓_{三钱，块} 橘皮_{二钱} 甘草_{八分}

引用煨姜二片。

彤贵人

道光朝

十二日酉刻，赵士林请得彤贵人脉息浮滑。系肝郁夹饮，外受风凉之证，以致胸胁牵引四肢抽痛，有时憎寒壮热，口渴作呕。今用疏解定痛汤一贴调理。

荆芥_二钱_　川芎_一钱五分_　小枳实_二钱，研_　防风_二钱_　赤芍_二钱，炒_　赤苓块_五钱_　薄荷_一钱_　香附_三钱_　焦山楂_五钱_　元胡_三钱，炒_　青皮_二钱，炒_　黄连_一钱_

引用生姜三片、荷梗一尺。

和妃

道光朝

九月初三日，郝进喜请得和妃脉息滑数。系湿热受风之证，以致腰腿疼痛，发热胸满。今用当归拈痛汤午晚二贴调理。

当归_三钱_　羌活_一钱五分_　苍术_一钱五分_　葛根_二钱_　酒芩_二钱_　知母_一钱五分，炒_　防风_一钱五分_　茵陈_三钱_　泽泻_二钱_　猪苓_二钱_　赤苓_三钱_　苦参_三钱_

引用生姜三片。

祥妃（祥贵人、祥嫔）

1. 道光三年正月

正月十六日，郝进喜请得祥贵人脉息浮数。系饮热受凉之证，以致头疼身痛，胸满恶寒。今用疏解正气汤晚服一贴调理。

羌活_一钱五分_　防风_一钱五分_　藿香_一钱五分_　苏叶_一钱五分_　茯苓_三钱_　苍术_一钱五分，炒_　白芷_一钱_　陈皮_二钱_　桔梗_二钱_　半夏_一钱五分，炙_　厚朴_一钱五分_　生甘草_五分_

引用生姜三片。

2. 道光朝

初五日，郝进喜请得祥嫔脉息浮数。系肺热受风之证，以致头痛发热，鼻塞声重，夜不得寐。今用疏风清热饮，午晚二贴调理。

香薷_一钱五分_　防风_一钱五分_　薄荷_八分_　酒芩_三钱_　白芷_一钱五分_　葛根_二钱_　羌活_一钱五分_　牛蒡_三钱_　元参_三钱_　桔梗_三钱，苦_　炒栀子_二钱_　六一散_三钱_　姜连_八分_

引用芦根五把。

3. 道光七年正月

正月二十二日，郝进喜请得祥妃脉息浮数。系内热受凉之证，以致头痛身酸，发热恶寒，咳嗽胸满。今用荆防杏苏饮，晚服一贴调理。

荆芥穗_一钱五分_　防风_一钱五分_　羌活_二钱_　枳壳_二钱_　桔梗_二钱_　苏叶_二钱_　杏仁_三钱，炒_　前胡_二钱_　酒芩_二钱_　半夏_二钱，炙_　橘红_二钱_　生甘草_五分_

引用生姜三片、秋梨三片。

二十三日，郝进喜请得祥妃脉息浮数。系内热受凉之证，以致咳嗽胸满，头痛身酸，发热恶寒。昨服荆防杏苏饮，表凉微解，咳嗽渐轻。今仍用原方加白芷一钱五分，午晚二贴调理。

大阿哥

1. 道光朝

八月二十一日，李承绪、方惟寅请得大阿哥脉息浮数。系肺胃有热，外受风凉之证，以致咳嗽发热，头痛，呕恶口渴。今议用荆防杏苏饮，午服一贴调理。

荆芥穗_{二钱} 防风_{一钱五分} 杏仁_{一钱五分，炒} 苏叶_{一钱} 前胡_{一钱五分} 桔梗_{一钱五分} 橘皮_{八分，广} 赤苓_{一钱五分，片} 枳壳_{二钱，炒} 黄芩_{一钱} 半夏_{一钱，制} 生甘草_{五分}

引用生姜皮一片、灯心五十寸。

2．道光朝

二十二日，李承缮、刘廷溥请得大阿哥脉息浮数。系肺胃有热，感受风凉之证，以致身热头痛，咳嗽唇干。今议用疏解杏苏饮，午服一贴调理。

杏仁_{一钱五分，炒研} 苏叶_{一钱} 葛根_{一钱五分} 前胡_{一钱五分} 桔梗_{一钱五分} 橘红_{一钱五分} 赤苓_{二钱} 枳壳_{二钱，炒} 花粉_{一钱五分} 酒芩_{一钱五分} 元参_{一钱五分} 甘草_{八分，生}

引用生姜皮二片。

3．道光二年三月

三月初十日，李承缮请得大阿哥脉息浮数。系肺胃有热，感受风凉之证，以致发热面赤，口渴，腰腿酸软。今用荆防清热饮，晚服一贴调理。

荆芥穗_{一钱} 防风_{八分} 羌活_{六分} 葛根_{五分} 前胡_{一钱五分} 柴胡_{一钱} 桔梗_{一钱五分} 枳壳_{二钱，炒} 赤苓_{一钱五分} 黄芩_{一钱} 羚羊角_{八分} 生甘草_{五分}

引用灯心五十寸。

4．道光朝

九月初十日，薛文昱、张新、郝进喜请得大阿哥脉息浮数。系饮滞受凉，感冒之证，以致头闷身酸，发热恶寒，胸胁胀痛。今议用疏解正气汤，晚服一贴调理。

羌活_{一钱五分} 防风_{一钱五分} 藿香_{一钱五分} 苏梗_{二钱} 苍术_{一钱五分} 厚朴_{一钱五分} 缩砂_{一钱} 赤苓_{三钱} 腹皮_{二钱} 半夏_{二钱，炙} 橘红_{一钱五分} 生甘草_{五分}

引用生姜三片。

四阿哥

道光二十八年十一月

十一月三十日，栾泰请得四阿哥脉息浮数。系外感风寒，肺热停饮之证，以致发热恶寒，头疼身痛，胸满咳嗽，内热口干。今宜先解表邪，并通肺气。用羌防杏苏饮，午服一贴调理。

羌活_{二钱} 防风_{三钱} 苏梗叶_{三钱} 杏仁_{二钱} 川芎_{一钱五分} 橘皮_{二钱} 瓜蒌_{三钱} 枳壳_{二钱，炒} 焦曲_{三钱} 赤苓块_{三钱}

引用荷梗一尺。

本日申刻，栾泰请得四阿哥脉息浮数。系外感风寒，肺热停饮之证。午刻服羌防杏苏饮，表气渐开，症势稍减，身体微觉有汗，尚未出透。今照原方晚服一贴调理。

四阿哥福晋

道光二十八年八月

八月十八日，纪振纲请得四阿哥福晋脉息浮弦。系肝胃夹饮，外受风凉之证，以致头疼身痛，胸满胁胀，呕恶懒食，夜间少寐。此由饮滞蓄结，风凉外束所致。今用疏解化饮汤，晚服一贴调理。

荆芥穗_一钱五分　赤苓_三钱　缩砂_一钱　防风_一钱五分　橘皮_二钱　麦芽_三钱,炒　薄荷_一钱　厚朴_一钱五分　枳壳_二钱　羌活_一钱五分　腹皮_二钱　苏梗_一钱

引用生姜三片。

玟妃

同治六年二月

二月二十二日，冯钰请得玟妃脉息浮弦。原系内停饮热，外受风凉之证，以致头痛，发热恶寒，身肢作痛，胸胁满闷，咳嗽痰盛。今用疏风化饮汤，晚服一贴调理。

羌活_一钱五分　防风_一钱五分　苏叶_一钱五分　香附_三钱　苍术_一钱五分　杏仁_二钱　陈皮_二钱　茯苓_三钱　枳壳_二钱　木香_五分,研　甘草_五分

引用生姜三片。

福嫔

1. 同治朝

七月二十日，李万清请得福嫔脉息浮弦而滑。系气饮郁结，外受风凉之证，以致发热恶寒，身肢酸痛，心悸懊恼，呕恶嘈杂，懒食少寐。今用疏解正气汤，午服一贴调理。

藿香_三钱　苏叶_二钱　陈皮_三钱　半夏_三钱,制　茯苓_三钱　苍术_二钱　白芷_二钱　葛根_二钱　焦山楂_六钱　厚朴_三钱　建曲_三钱　枳壳_三钱

引用木香一钱。

二十一日，李万清请得福嫔脉息浮弦而滑。昨服疏解正气汤，表凉微解，症势稍减。惟有时恶寒发热，肢体麻木，咽喉疼痛，呕恶呃懒食，夜间少寐。今照原方加减，午服一贴调理。

苦梗_三钱　葛根_三钱　柴胡_二钱　山豆根_三钱　陈皮_三钱　半夏_三钱　焦山楂_八钱　生栀_二钱　枳壳_三钱　羌活_二钱　青皮_三钱　黄芩_二钱

引用牛蒡三钱炒研。

本日，福嫔：灯心三钱，薄荷五钱。

2. 同治朝

二十二日，李万清请得福嫔脉息弦滑。服药以来，诸症稍减。惟身软头眩，胸胁胀闷，懒食少寐。此由气道不畅，湿饮尚盛所致。今用调气化饮汤，午服一贴调理。

苦梗_三钱　葛根_三钱　陈皮_三钱　半夏_三钱　青皮_三钱　枳壳_三钱　厚朴_三钱　麻黄_六分,炙　焦山楂_八钱　建曲_三钱　香附_二钱　赤苓_三钱

引用苍术三钱炒。

二十三日，照原方加川郁金二钱，午服一贴。

3. 同治朝

五月二十四日酉刻，李德全请得福嫔脉息弦滑。系停饮有热，外受风凉之证，以致胸满腹痛，呕吐泄痢，恶寒身酸。今用疏解正气饮，即服一贴调理。

藿香_三钱　苏叶_一钱　白芷_二钱　厚朴_一钱五分　腹皮_二钱　砂仁_一钱五分　赤苓_三钱　车前子_神曲_三钱　川郁金_二钱

引用伏龙肝五钱。

4．同治朝

二十五日，周之桢请得福嫔脉息浮滑。系肺胃饮热，外受风凉之证，以致头晕身痛，胸胁胀满，咽喉微痛，烦躁作泄。此由湿饮郁结，风凉外束所致。今用清解化饮汤，午服一贴调理。

羌活_{二钱} 藿香_{二钱} 牛蒡_{三钱} 陈皮_{三钱} 赤苓_{三钱} 厚朴_{二钱} 元参_{四钱} 苦梗_{三钱} 枳壳_{二钱} 缩砂_{一钱五分} 花粉_{三钱} 栀子_{三钱}

引用益元散三钱。

二十五日，福嫔：麦冬五钱，薄荷五钱，灯心五钱，竹叶五钱，石膏五钱，芦根五钱，菊花五钱。

5．同治朝

二十六日，周之桢请得福嫔脉息弦滑。呕泄渐止，惟风凉未解，饮热过盛，以致身肢酸痛，胸胁满痛，烦躁少寐。此由气道不舒，饮热蓄结所致。今用疏解化饮汤午服一贴调理。

羌活_{二钱} 防风_{二钱} 橘红_{三钱} 法半夏_{三钱} 枳壳_{三钱} 香附_{三钱} 延胡_{三钱} 花粉_{三钱} 薄荷_{一钱} 栀子_{三钱} 酒芩_{三钱} 川连_{一钱}

引用益元散三钱。

6．同治朝

二十七日，周之桢请得福嫔脉息弦滑。风凉渐解，身痛稍减。惟肝气未舒，饮热尚盛，以致胸满胁痛，烦躁少寐，口渴咽干。今用调气化饮汤午服一贴调理。

柴胡_{一钱五分，醋} 木香_{一钱五分} 枳壳_{三钱} 橘红_{三钱} 花粉_{三钱} 黄连_{一钱五分} 麦冬_{四钱} 栀子_{三钱} 黄芩_{三钱} 薄荷_{一钱}

引用益元散三钱。

本日，福嫔：薄荷五钱，麦冬五钱，灯心五钱，竹叶五钱，芦根五钱，菊花五钱，石膏五钱。

二十八日照原方加羚羊二钱，午服一贴调理。

7．同治朝

二十九日，周之桢请得福嫔脉息弦滑。风凉已解，惟肺胃热盛，气道未开，饮滞蓄结，胸胁胀满，烦躁少寐，口渴便秘。今用清热化滞汤，午服一贴调理。

羚羊_{一钱五分} 川连_{一钱} 栀子_{三钱} 陈皮_{三钱} 香附_{三钱} 枳壳_{三钱} 缩砂_{一钱五分} 厚朴_{二钱} 酒军_{二钱} 焦三仙_{各二钱}

引用益元散三钱。

本日，福嫔：麦冬五钱，灯心五钱，竹叶五钱，石膏五钱，芦根五钱，菊花五钱，三仙饮三分。

三十日照原方加木香一钱，午服一贴。

8．同治朝

六月初一日，周之桢请得福嫔脉息弦滑。诸症渐减。惟肺胃饮热未净，肝气欠和，以致口渴咽干，胸胁胀满，四肢酸软。今用和肝化饮汤，午服一贴调理。

当归_{三钱} 青皮_{三钱} 枳壳_{三钱，炒} 香附_{三钱，制} 花粉_{三钱} 麦冬_{五钱，去心} 腹皮_{三钱} 半夏_{三钱，制} 陈皮_{三钱} 焦白芍_{三钱}

引用益元散三钱煎。

六月初一日，福嫔：薄荷五钱，灯心三钱，竹叶三钱。

慈禧太后

1. 光绪朝

六月初十日酉刻，全顺、张仲元请得老佛爷脉息左关见弦，人迎稍浮，右寸关滑数。系肺胃蕴热，蓄有湿滞，稍感风凉，以致头微痛，口渴思饮，身肢酸倦，有时恶寒，手心发热，大关防欠调。今议用清解化湿代茶饮调理。

荆芥_{三钱} 藿香_{一钱五分} 猪苓_{三钱} 泽泻_{三钱} 焦三仙_{各二钱} 扁豆_{三钱, 炒} 陈皮_{一钱五分} 厚朴_{一钱五分, 炙}

水煎温服。

2. 光绪朝

十月十七日酉刻，张仲元、姚宝生请得老佛爷脉息右寸关滑数，左寸关浮弦而数。系胃蓄饮热，外感风寒，以致恶寒发热，头痛口干，身肢酸痛，有时呕吐痰饮。今议用清解化饮之法调理。

防风_{一钱五分} 荆芥_{一钱五分} 薄荷_{八分} 桑皮叶_{各一钱五分} 牛蒡_{二钱, 炒研} 橘红_{一钱, 老树} 厚朴_{一钱五分, 炙} 槟榔_{二钱, 炒} 酒芩_{三钱} 甘菊_{二钱} 竹茹_{二钱} 甘草_{一钱}

引用蔓荆子一钱研。

3. 光绪朝

七月十六日申刻，张仲元、李德源请得皇太后脉息左寸微浮，关部近数，右寸关滑数，肺胃蓄热感寒，以致头闷微痛，鼻流清涕，恶寒发热，口中无味。谨拟清解化热之法调理。

藿香_{一钱五分} 苏叶_{八分} 菊花_{二钱} 桑叶_{二钱} 建曲_{一钱五分} 银花_{二钱} 橘红_{一钱, 署内} 益元散_{二钱, 煎}

引用鲜荷叶一角。

光绪皇帝

1. 光绪朝

正月初九日，李德昌请得皇上脉息浮滑。系胃经稍蓄饮滞蒸肺，外感寒凉伤风之证，以致鼻塞声重，身酸发热，胸满微嗽。今用疏解清化饮一贴调理。

苏梗叶_{各六分} 前胡_{一钱} 陈皮_{一钱五分} 杏仁_{二钱, 研} 焦三仙_{各二钱} 酒芩_{一钱} 薄荷_{七分} 甘草_{五分, 生}

引用生姜三片。

2. 光绪朝

光绪□年二月初三日酉刻，庄守和请得皇上脉息左寸关浮弦而数，右寸关滑数。系肺胃饮热，感受风寒，以致憎寒发热，偏右头痛，鼻塞身倦，口粘恶心。今用疏风清热化湿饮调理。

苏叶_{一钱五分} 防风_{二钱} 蔓荆子_{二钱, 炒} 川芎_{一钱五分} 荆芥_{一钱五分} 酒芩_{二钱} 甘菊花_{二钱} 橘皮_{二钱} 茅术_{一钱五分, 炒} 竹茹_{二钱} 焦三仙_{各二钱} 生甘草_{八分}

引用薄荷八分。

3. 光绪朝

十月十一日，庄守和请得皇上脉息左寸浮弦，右寸关滑数。系肺胃蓄滞饮热，外受风寒，以致头疼身痛，憎寒发热，口干作渴，胸满咳嗽。今用疏风清胃化湿饮调理。

苏叶子_{各一钱} 防风_{三钱} 川芎_{一钱五分} 白芷_{二钱} 蔓荆子_{二钱，炒} 前胡_{二钱} 酒芩_{二钱} 陈皮_{一钱五分} 建神曲_{三钱，炒} 花粉_{三钱} 藿香_{一钱五分} 甘草_{八分}

引用生姜三片。

十月十一日戌刻，庄守和请得皇上脉息左寸关浮弦，右寸关滑数。系胃经饮滞未化，表感风寒不净，以致头晕作痛，呕吐酸水，口粘干渴，憎寒咳嗽。今用疏解平胃化湿饮调理。

苏叶子_{二钱} 防风_{三钱} 前胡_{三钱} 川芎_{二钱} 川厚朴_{二钱，炙} 陈皮_{一钱五分} 茅术_{二钱，炒} 枳壳_{二钱，炒} 法半夏_{二钱} 神曲_{三钱，炒} 姜连_{一钱，研} 甘草_{八分}

引用藿梗二钱。

4. 光绪朝

九月二十四日，李德昌请得皇上脉息左寸浮弦而滑，右寸关滑大而数。表邪不解，未得正汗。惟肺胃饮滞郁热尚盛，以致头仍作痛，身肢懒倦，恶寒烧热，嗜卧酸麻，胸膈满闷，懊憹烦急，时作恶心，呕吐涎沫。口中无味，干燥而渴。今日大便未行，小水赤少。今用和解调中化滞汤调理。

羌活_{三钱} 薄荷_{一钱五分} 川芎_{二钱} 藿梗_{二钱} 橘皮_{三钱} 壳砂_{一钱，研} 厚朴_{二钱，炙} 茅术_{二钱，炒} 炒栀_{三钱} 茵陈_{三钱} 甘菊_{三钱} 焦三仙_{各三钱}

引用蔓荆子三钱生、川锦纹一钱五钱。

九月二十四日，戌刻，李德昌请得皇上脉息左寸弦滑仍浮，右寸关滑大而数。表邪寒疫稍解而不净，肺胃郁热未清，饮滞尚盛，以致头仍作痛，身肢懒倦，寒热嗜卧，起坐头晕，胸膈满闷，烦急懊憹，时或恶心，呕吐涎沫，口仍无味，干燥而渴，大便已行而不畅。今用照原方加减调理。

羌活_{二钱} 薄荷_{一钱五分} 川芎_{二钱} 藿梗_{二钱} 橘皮_{三钱} 壳砂_{一钱，研} 厚朴_{二钱，炙} 茅术_{二钱，炒} 炒栀_{三钱} 茵陈_{三钱} 甘菊_{三钱} 焦三仙_{各三钱}

引用蔓荆子三钱生、槟榔三钱块。

5. 光绪朝

光绪□年三月十八日申刻，张仲元请得皇上脉息左寸关浮弦而数，右寸关滑数。系肝胃有热，停蓄湿饮，感冒风凉，以致头痛恶寒，身肢酸麻，呕吐水饮。今用疏解化饮汤调理。

防风_{二钱} 荆芥_{二钱} 白芷_{一钱五分} 苏叶_{二钱} 川芎_{一钱} 菊花_{三钱} 桑叶_{三钱} 枳壳_{三钱，炒} 陈皮_{二钱} 竹茹_{二钱} 酒芩_{三钱} 甘草_{八分}

引用焦三仙各二钱。

6. 光绪朝

二月初三日酉刻，庄守和请得皇上脉息左寸关浮弦而数，右寸关滑数。系肺胃饮热，感受风寒，以致憎寒发热，偏右头痛，鼻塞身倦，口黏恶心。今用疏风清热化湿饮调理。

苏叶_{一钱五分} 防风_{二钱} 蔓荆子_{二钱，炒} 川芎_{一钱五分} 荆芥_{一钱五分} 酒芩_{二钱} 甘菊花_{二钱} 橘皮_{二钱} 茅术_{一钱五分，炒} 竹茹_{二钱} 焦三仙_{各二钱} 生甘草_{八分}

引用薄荷八分。

7. 光绪朝

九月十九日未刻，杨际和请得皇上脉息左寸关弦浮，右寸关沉滑。湿滞未净，连日复感风寒，以致头痛眩晕，身肢寒战，胸膈不畅，诚恐转成疟疾。今用疏风化滞汤送服清麟丸一钱调理。

羌活_{三钱} 苏梗叶_{三钱} 柴胡_{二钱} 桂枝_{一钱五分} 防风_{三钱} 蔓荆子_{三钱, 研} 厚朴_{三钱, 炙} 槟榔_{三钱, 炒} 木香_{一钱五分, 煨} 杭白芍_{三钱, 炒} 广砂_{一钱五分, 研} 甘草_{八分}

引用生姜三片，外用清麟丸一钱，用药汁送下。

8. 光绪朝

九月二十二日戌刻，庄守和请得皇上脉息左寸浮弦，右寸关滑数。胃蓄饮热，外感风寒。以致憎寒头痛，身肢酸倦，口舌觉干。今用疏风清胃饮调理。

苏叶_{一钱五分} 防风_{三钱} 川芎_{一钱五分} 蔓荆子_{三钱, 炒} 白芷_{二钱} 酒芩_{三钱} 花粉_{三钱} 金石斛_{三钱} 茅术_{二钱, 炒} 陈皮_{一钱五分} 建粬_{三钱, 炒} 生甘草_{八分}

引用薄荷八分。

瑾妃（瑾嫔、瑾妃、端康皇贵太妃）

1. 光绪朝

二月二十三日，李文若请得瑾嫔脉息右寸关浮弦而滑。系内停饮滞，外受风凉之证，以致恶寒发热，头疼身痛。今用清解化饮汤一贴调理。

羌活_{二钱} 防风_{二钱} 白芷_{一钱} 葛根_{二钱} 槟榔_{二钱} 陈皮_{一钱} 神曲_{二钱} 厚朴_{二钱}

引用生姜三片。

二月二十四日，冯国治请得瑾嫔脉息浮数。系肺胃饮热郁结，外受风凉之证，以致头目眩晕，发热肢酸，胸中满闷，时有乍寒。此由饮蓄于内，风凉外束所致。今用疏解化饮汤一贴调理。

荆芥_{三钱} 防风_{二钱} 苏梗_{二钱} 神曲_{三钱} 白芷_{二钱} 川芎_{三钱} 牛蒡_{三钱} 陈皮_{二钱}

引用生姜三片。

2. 光绪朝

九月二十九日，庄守和请得瑾嫔脉息右寸关浮滑而数，左关弦数。表凉渐解，头痛憎寒俱减。惟肝胃饮滞不净，肺经寒火未清，以致头晕口苦，咳嗽痰涎，胸膈堵闷，身肢酸痛，谷食不香。今用疏解调胃止嗽饮调理。

川羌活_{二钱} 防风_{三钱} 川芎_{一钱五分} 前胡_{三钱} 苏子叶_{二钱} 陈皮_{二钱} 苦梗_{三钱} 枳实_{二钱, 炒} 焦三仙_{各二钱} 厚朴_{二钱, 炙} 广砂_{七分, 研} 竹茹_{二钱}

引用赤苓三钱、泽泻二钱。

3. 宣统年间

二月初五日酉刻，臣张仲元请得端康皇贵太妃脉息左寸关浮弦而数，右寸关滑数。胃经蓄热，感受风寒，以致头痛眩晕，恶寒发热，身肢作痛。谨拟清解表感之法调理。

防风_{三钱} 荆芥_{三钱} 葛根_{三钱} 羌活_{二钱} 酒芩_{三钱} 建曲_{二钱} 连翘_{三钱} 元参_{三钱} 广皮_{三钱} 菊花_{三钱} 川芎_{一钱五分} 甘草_{一钱}

引用桑叶三钱。

4. 宣统年间二年二月

二月十八日，臣忠勋请得端康皇贵太妃脉息左寸关浮缓，右寸关沉滑而数。系外感风凉，内停饮热之证，以致寒热往来，头晕胸满，食后作痛，有时腰腿沉痛。谨拟疏解清化之剂调理。

薄荷_{一钱} 玉竹_{四钱} 柴胡_{二钱} 川芎_{二钱} 甘菊_{三钱} 石膏_{四钱, 煅} 瓜蒌_{三钱, 溏} 枳实_{二钱, 研} 鸡金_{三钱} 猪苓_{三钱} 焦三仙_{各三钱} 枯芩_{三钱}

引用军炭二钱、茵陈三钱。

5. 宣统年间

七月二十五日，臣张仲元请得端康皇贵太妃脉息左关弦数，右寸关浮滑。肝胃欠调，蓄有痰热，感冒风凉，以致发热身痛，咽嗌作痛，有时咳嗽，夜不能寐。谨拟清解利咽之法调治。

南薄荷_{二钱} 炒牛蒡_{三钱} 荆芥_{三钱} 防风_{三钱} 浙贝母_{三钱, 研} 炒枳壳_{三钱} 苦梗_{三钱} 元参_{四钱} 酒黄芩_{三钱} 霜桑叶_{三钱} 杏仁_{三钱, 研} 甘草_{一钱}

引用干青果五个研。

6. 宣统年间

正月十六日亥刻，赵文魁请得端康皇贵太妃脉息左寸关浮数，右寸关浮滑。阴分不足，外受风凉，以致头痛肢倦，恶寒发热。今拟益阴清解化湿之法调理。

荆芥穗_{三钱} 薄荷_{三钱, 后煎} 白芷_{三钱} 全归_{六钱} 淡豆豉_{二钱} 川芎_{二钱} 陈皮_{二钱} 香附_{三钱, 炙} 干寸冬_{四钱} 连翘_{四钱} 枳壳_{二钱} 军炭_{一钱五分}

引用大生地一两。

7. 宣统年间

十月二十五日戌刻，赵文魁请得端康皇贵太妃脉息左寸关浮滑，右寸关滑数。肺胃蓄有饮热，复感浮风，以致风热搏结，停于中脘。是以头晕身热，胸满欲呕。今拟清解理肺化饮之法调理。

南薄荷_{二钱} 苏叶_{二钱} 荆芥_{二钱} 防风_{二钱} 生石膏_{六钱} 花粉_{三钱} 姜连_{二钱, 研} 陈皮_{三钱} 炒枳壳_{三钱} 焦山楂_{四钱} 酒军_{二钱}

引用酒芩三钱、竹茹二钱。

珍妃

光绪朝

三月初三日，杨际和请得珍妃脉息左关弦浮，右寸关滑数。肝热未清，湿郁不净，复感风寒，以致头痛眩晕，鼻息不爽，时流清涕，咳嗽痰涎，脐腹串痛，身肢酸倦。今用清解化湿饮调理。

苏叶子_{三钱} 前胡_{二钱} 防风_{三钱} 桑皮_{三钱, 炙} 荆芥炭_{三钱} 骨皮_{三钱} 川芎_{二钱} 陈皮_{二钱} 蔓荆子_{三钱, 炒} 赤苓_{三钱} 苦梗_{三钱} 炒栀_{三钱}

引用生姜三片。

三月初四日巳正二刻，杨际和请得珍妃脉息左关弦而近缓，右寸关沉滑。风邪未净，湿热不清，脐腹痛渐好。惟头痛眩晕，鼻塞伤风，咳嗽痰涎，身肢酸倦。今照原方加减调理。

苏梗叶_{二钱}　前胡_{一钱五分}　桑皮_{三钱, 炙}　骨皮_{二钱}　荆芥炭_{二钱}　防风_{一钱五分}　川芎_{一钱五分}　白芷_{二钱}　蔓荆子_{二钱, 炒}　陈皮_{一钱五分}　杭芍_{二钱, 炒}　生草_{八分}

引用生姜二片。

三月初五日，杨际和请得珍妃脉息左关弦而近缓，右寸关滑缓。腹痛已好，咳嗽渐轻。惟头晕微痛，有时作渴，身肢较倦，今照原方加减调理。

薄荷_{八分}　川芎_{一钱五分}　白芷_{一钱五分}　桑皮_{二钱}　骨皮_{二钱}　陈皮_{一钱五分}　杭芍_{二钱, 炒}　生地_{三钱}　甘菊_{二钱}　生甘草_{八分}

引用生姜一片。

三格格

光绪三十二年

三月十八日申刻，姚宝生看得三格格脉息左关浮弦，右寸关滑而有力。内蓄饮热，气道欠畅。外感风寒，寒热往来，头疼身痛。今用清解化饮之法调治。

冬桑叶_{三钱}　荆芥_{二钱}　薄橘红_{一钱五分}　建曲_{三钱}　苏梗叶_{一钱五分}　酒芩_{一钱五分}　炙厚朴_{一钱五分}　香附_{三钱, 炙}　炒麦芽_{三钱}　甘菊_{三钱}　淡竹叶_{一钱五分}　甘草_{一钱}

引用薄荷四分。

五姑娘

光绪二十九年九月

九月初八日，庄守和诊得五姑娘脉息浮弦。肝胃不和，停蓄水饮，外感风寒，以致头晕身倦，发热憎寒，胸膈恶心，谷食不香。今用疏解寒热调胃化湿饮之法调治。

苏叶_{一钱五分}　防风_{二钱}　荆芥_{二钱}　银柴_{二钱}　陈皮_{二钱}　甘菊_{二钱}　枳壳_{二钱, 炒}　川芎_{一钱五分}　建曲_{三钱, 炒}　壳砂_{八分, 研}　薄荷_{八分}　生甘草_{八分}

引用生姜三片。

李莲英

1. 光绪朝二月

二月十四日酉刻，全顺看得总管脉息左关弦而稍浮，右寸关滑而稍数。肺胃浮热，稍感风凉，以致头作微痛，身肢恶寒。今用清解调中饮调治。

荆芥穗_{一钱五分}　防风_{二钱}　桑叶_{三钱}　菊花_{三钱}　酒芩_{一钱}　陈皮_{一钱}　竹茹_{二钱}　神曲_{三钱, 炒}

引用鲜芦根一支切碎。

2. 光绪朝

四月二十二日戌刻，庄守和、全顺看得总管脉息左关弦而稍浮，右寸关滑而稍数。中脘蓄滞，湿痰饮热未化，郁遏气道，感受风凉。以致头晕身酸，倦软无力，中脘有时微痛，手心发热，大便欠调。今议用疏风和解调中化痰饮调治。

荆芥_{一钱五分}　防风_{一钱五分}　藿梗_{一钱}　橘红_{一钱五分, 老树}　厚朴_{一钱, 炙}　香附_{七分, 炙}　石斛_{二钱, 金}　神曲_{三钱, 炒}　谷芽_{三钱, 炒}　赤苓_{三钱}　薏米_{三钱, 炒}　甘草_{七分}

引用荷蒂五个。

四月二十三日，庄守和、全顺看得总管脉息左寸关弦而稍浮，右寸关见滑。风凉稍解，皮肤之热略轻，中脘之痛见好，惟里滞痰盛，手心仍热，肠胃不和，夜间大便黏滞，卧不得安，肚腹微痛，身倦酸痛。今议用清解调中化痰饮调治。

荆芥一钱五分　防风一钱五分　橘红一钱五分，老树　赤苓三钱　厚朴一钱，炙　杭芍二钱，炒　神曲二钱，炒　谷芽三钱，炒　木香五分，煨　姜连五分，研　甘草七分

引用荷蒂五个。

四月二十三日午刻，庄守和、全顺看得总管脉息左寸关弦而稍浮，右寸关见滑。身肢筋脉酸痛，头晕口渴，腹中有时作痛，大便行有黏滞，手心微热，总由肠胃积蓄痰滞，有风湿所致。今议照早方加减调治。

羌活二钱　防风二钱　橘红一钱五分，老树　赤苓二钱　抚芎一钱五分　赤芍二钱　酒芩一钱五分　海桐皮三钱　木香五分，煨　川连七分，研　建曲二钱　炙甘草七分

引用炒薏米三钱。

隆裕皇太后

宣统二年二月

二月初二日申刻，臣李崇光请得老佛爷脉息左寸关弦数，右寸关浮滑近数。系肝热脾湿，微感风凉之候，以致头痛胸闷，时或作呕，身肢酸倦，似觉憎寒。今用疏表清热化湿汤调理。

羌活二钱　荆芥穗一钱五分，炒　白芷二钱　川芎二钱　菊花二钱　茯苓三钱，研　茅术一钱五分，土炒　腹皮三钱　桑皮二钱，炙　甘草八分

引用炒建曲一钱五分、蔓荆子三钱研。

宣统皇帝

1. 宣统九年正月

正月十三日酉刻，赵文魁请得皇上脉息左寸关浮数，右寸关洪数。胃蓄饮热，微感风凉，以致头晕肢倦，胸满作呕，手心发热，舌苔黄白。今拟用清解止呕化饮之法调理。

粉葛根二钱　薄荷一钱　连翘二钱　竹茹一钱　焦三仙各二钱　橘红八分，老树　枳壳二钱，炒

引用清麟丸一钱煎。

2. 宣统年间

正月十四日，石国庆、赵文魁请得皇上脉息左寸关浮缓，右寸关滑数。外感渐解，惟肺胃湿热尚盛，以致身肢疲倦，胸满干呕，皮肤微热，饮食欠香。今议用和解清肺化滞之法调理。

粉葛根一钱五分　薄荷八分　炒栀二钱　蒌皮三钱　焦三仙各二钱　枳壳二钱，炒　酒军一钱五分　竹茹一钱

引用法半夏一钱、酒芩三钱。

3. 宣统年间

正月十四日，朱益藩请得皇上脉息左寸关浮数，右寸关滑数而带浮。湿热客于肺胃。以致发热身倦口渴，微有白苔，饮食不香，二便亦少。宜清热生津，兼用消导以清内，辛凉解散以清外。

粉葛根一钱五分　连翘一钱五分　鲜竹茹二钱　枯芩一钱五分　薄荷叶八分　麦芽二钱　炒山楂一钱　生

地三钱　枳壳一钱　花粉三钱　猪苓一钱五分　甘草七分，用梢

引用灯草二十根。

4．宣统年间

十一月初三日，皇上脉象两寸浮数，左关带弦，右关洪数。头昏作吐，唇红咽痛。入冬以后，天气亢燥，内有风热，复感外寒，法宜辛凉解散。

甘菊花三钱　浙贝母三钱　鲜竹茹一钱五分　连翘二钱　荆芥穗一钱　赤芍一钱五分　粉葛一钱五分　蔓荆子二钱，炒　甘草五分　薄荷叶七分　小生地三钱

引用生青果三枚。

淑妃

宣统年间

十二月二十一日，赵文魁请得淑妃脉息右寸关浮滑而数，左寸关稍弦。肝肺结热，外感风凉，以致头闷肢倦，胸满口渴。今拟用和解清肝理肺之法调理。

南薄荷一钱五分　防风一钱五分　苏梗一钱　青皮一钱五分　生栀仁三钱　酒芩二钱　瓜蒌三钱　陈皮二钱　生石膏三钱　知母二钱　枳壳一钱五分

引用淡豆豉一钱五分。

二、风温

禄贵人

乾隆五十一年四月

四月二十四日，姜晟、屠景云请得禄贵人脉息浮数。系肺胃有热，外受风温，以致右项红肿，发热恶寒，头疼身痛，今议用荆防消毒饮调治。

荆芥一钱五分　防风一钱五分　羌活一钱五分　柴胡一钱　前胡一钱　枳壳一钱五分，炒　桔梗二钱　牛蒡二钱，炒研　连翘二钱，去心　板蓝根一钱五分　薄荷一钱　甘草八分，生

引用生姜三片、荷叶一钱，午晚服二贴。

二阿哥福晋

1．嘉庆朝

三月二十二日，薛文昱、王殿安请得二阿哥福晋脉息浮数。系肝胃有热，外受风温之证，以致左咽赤肿作痛，肢体酸软。今议用荆防败毒散，午晚二贴调理。

防风二钱　荆芥二钱　牛蒡三钱　薄荷一钱　元参三钱　豆根二钱　马勃二钱　酒芩二钱　柴胡一钱五分　桔梗二钱　连翘二钱　甘草五分

引加竹叶三十片。

二十三日、薛文昱、王殿安请得二阿哥福晋脉息浮数。系肝胃有热，外受风温之证，以致左咽赤肿作痛，肢体酸软。用药调治，里热渐宣。今议仍用荆防败毒散加减，午晚二贴调理，外吹牛黄散。

荆芥_二钱_　防风_二钱_　牛蒡_三钱_　薄荷_一钱_　赤芍_二钱_　连翘_三钱,去心_　花粉_三钱_　豆根_一钱五分_　桔梗_三钱_　马勃_一钱五分_　酒芩_二钱_　羚羊_一钱_

引加竹叶三十片。

2．嘉庆朝

二十六日，张永清、王殿安请得二福晋脉息滑数。原系肝胃素有痰热，外受风瘟之证。初起肢体酸软，左咽赤肿作痛，渐致左项颐漫肿。用药调治，微得汗解，肿痛渐消。惟右咽宣起，此由痰热过盛所致。今议用普济消毒饮午服一贴，外吹红胃散调理。

防风_一钱五分_　荆芥_一钱_　桔梗_二钱_　赤芍_一钱五分_　酒连_一钱_　酒芩_二钱_　花粉_二钱_　银花_二钱_　元参_二钱_　连翘_二钱,去心_　黑栀_一钱五分_　马勃_二钱_　板蓝根_一钱五分_　牛蒡_二钱,炒研_　甘草_一钱,生_

引用芦根二把。

3．嘉庆朝

二十七日，薛文昱、王殿安请得二福晋脉息滑数。系肝胃素有热，外受风温之证。初起四肢酸软，作痛。服过疏风、清热、化痰等汤。风温宣出，左咽肿渐消，表症微解，惟里热过盛，右咽赤肿作痛。今议用清咽利膈汤，午晚二贴，外吹清胃散调理。

桔梗_三钱_　马勃_二钱_　陈皮_二钱_　防风_一钱_　赤芍_一钱五分_　牛蒡_二钱_　酒军_二钱_　元参_二钱_　连翘_二钱_　酒芩_二钱_　射干_一钱_　甘草_一钱_　羚羊_一钱_　薄荷_一钱_

引用灯心一子。

4．嘉庆朝

四月十七日，钱松请得二阿哥福晋脉息弦数。系肝脾郁热风瘟之证，以致周身酸痛，胸膈胀满，气滞湿凝。今用清热化滞汤晚服一贴调理。

薄荷_一钱_　黄芩_三钱_　连翘_三钱_　桔梗_二钱_　广皮_一钱五分_　炒栀_三钱_　焦曲_三钱_　枳壳_二钱_　羌活_八分_　甘草_四分_

引用葱白一寸。

五阿哥

1．嘉庆朝

十二月初二日，张宗濂、刘德成请得五阿哥脉息浮数。系内停饮食，外受风温之证，以致身热腹痛，胃热作呕。今用疏解正气汤晚服一贴调理。

羌活_一钱_　防风_一钱五分_　藿香_一钱_　缩砂_五分,炒研_　苍术_一钱五分_　厚朴_二钱_　陈皮_二钱_　木香_五分,煨研_　苏梗叶_一钱_　焦曲_二钱_　赤苓_三钱_　甘草_八分,生_

引用苇根一把。

2．嘉庆朝

初三日，高文溥、张宗濂、刘德成请得五阿哥脉息浮数。系内停饮食，外受风温之症。身热腹痛，呕吐，夜卧不安，有时谵语。此由胃热停滞所致。今议用疏风清瘟饮早服一贴调理。

荆芥穗_一钱五分_　防风_一钱五分_　连翘_一钱五分_　葛根_一钱_　苏梗_一钱五分_　酒芩_一钱_　酒连_六分_　前胡_一钱_　薄荷_五分_　陈皮_一钱_　牛蒡_一钱_　甘草_八分_

引苇根一把。

静妃

道光十三年正月

正月二十七日，郝进喜请得静妃脉息浮数。系内有停滞，外受风温，以致头疼身痛，发热恶寒，咽喉肿痛。今用疏解利咽汤，午服一贴调理。

荆芥一钱五分　防风一钱五分　薄荷一钱　元参五钱　牛蒡四钱,研　山豆根三钱　酒芩二钱　葛根三钱　苦梗三钱　连翘二钱,去心　生甘草八分

引用芦根五把。

二十七日申刻，郝进喜、苏钰请得静妃脉息浮数。原系风温咽痛之证。午服疏解利咽汤，虽得汗解，尚属未透。今议仍用原方加僵蚕一钱五分、犀角一钱，晚服一贴调理。

琳贵妃（庄顺皇贵妃）

道光朝

二十五日，曹宗岱请得琳贵妃脉息浮数。系肺胃蕴热，外感春温之证，以致面项牙龈浮肿，咽喉疼痛，发热恶寒，肢节酸痛，夜不得寐，此由风热郁结所致。今用疏解利咽汤一贴调理。

牛蒡子三钱,炒　元参三钱　薄荷一钱　苏叶一钱五分　荆芥穗二钱五分　防风二钱　羌活二钱　苦桔梗二钱　板蓝根二钱　生甘草一钱

引用生姜三片。

二十五日申刻，照原方加元参一钱、板蓝根一钱，晚服一贴。

漱口方：

煅石膏三钱　薄荷一钱五分

煎汤频漱。

彤贵人

道光朝

十九日，朱睿请得彤贵人脉息弦浮。系气郁停饮，外感风温之证，以致胸胁胀痛，身痛头疼，憎寒壮热。此由饮热内郁，风温外闭所致。今用疏解化饮汤，早晚二贴调理。

羌活二钱　防风二钱　川芎二钱　蒌仁二钱,研　次生地五钱　元参四钱　苏叶二钱　栀子三钱,炒　橘皮二钱　半夏二钱,炙　枳壳二钱,炒　甘草八分,生

引用生姜三片。

佳贵人

1. 道光二十二年十二月

十二月初六日，张鹤琴请得佳贵人脉息浮数。系内停滞热，外受风温之证，以致头疼身痛，憎寒壮热，口渴咽肿。此由肺胃有热，风温外束所致。今用清热疏解饮早晚二贴调理。

杏仁三钱　羌活三钱　荆芥穗二钱　牛蒡三钱　苏叶一钱五分　葛根二钱　柴胡一钱五分　酒制黄芩三钱　元参三钱　犀角一钱　人中黄一钱五分

引用苇根五把。

2．道光二十二年十二月

十二月初七日，张鹤琴请得佳贵人脉息弦数。原系风温内热之证。昨服清热疏解饮，风温渐解。惟肺胃湿热薰蒸过盛，以致周身酸重，发热口渴，头闷咽痛，此由上焦不清所致。今用柴胡清热饮早晚二贴调理。

柴胡_{二钱}　葛根_{三钱}　羌活_{三钱}　元参_{四钱}　牛蒡_{三钱}　板蓝根_{三钱}　酒连_{一钱}　苦梗_{三钱}　青皮_{二钱}　连翘_{三钱}　丹皮_{二钱}　南山楂_{四钱}

引用苇根五把。

顺常在

道光十七年十月

十月二十一日，回清泰请得顺常在脉息弦数。原系胃热盛，外受风凉，以致恶寒，胸胁胀痛，牙龈宣肿，牵引咽喉作痛，饮食难下。昨服疏解清热饮，表凉微解。惟温热过盛，今用外搽玉露霜，内服柴葛陷胸汤，午晚二贴调治。

柴胡_{一钱五分}　葛根_{一钱五分}　瓜蒌_{三钱}　半夏_{二钱}　黄连_{一钱}　酒芩_{二钱}　桔梗_{一钱}　元参_{三钱}　连翘_{二钱}　蝉退_{一钱五分}　木通_{二钱}　人中黄_{一钱五分}

引用芦根五把。

余常在

道光十年十二月

十二月十一日，魏永泰请得余常在脉息浮数。系外受风温之证，以致发热恶寒，周身疼痛，口渴咽干。今用疏解利咽汤晚服一贴，外吹白降雪散。

荆芥穗_{三钱}　元参_{三钱}　射干_{二钱}　牛蒡子_{一钱五分}　连翘_{三钱}　桔梗_{一钱}　苏梗叶_{一钱五分}　黄芩_{一钱五分}　羚羊角_{八分}　赤芍_{三钱}　半夏_{二钱，炙}　甘草_{八分}

引用生姜一片。

懿嫔（慈禧太后）

咸丰朝

咸丰□年闰七月二十四日，李万清请得懿嫔脉息弦数。系气饮热郁，微受温邪，以致头疼咽痛，胸胁膨闷，身肢软，饮食不思。此由气饮内郁，温邪外束所致。今用清解化饮汤午服一贴调理。

荆芥穗_{三钱}　羌活_{三钱}　黄芩_{三钱}　苦梗_{三钱}　山豆根_{三钱}　元参_{三钱}　酒军_{二钱}　元明粉_{二钱}　牛蒡子_{二钱，炒}　川连_{一钱，研}　枳实_{三钱}　半夏_{一钱}

引用射干一钱五分，蔓荆子三钱。

咸丰□年闰七月二十五日，李万清请得懿嫔脉息弦数。原系气饮热郁夹温之证。昨服清解化饮汤，诸症渐减，惟气滞热郁尚盛。今照原方清解化饮汤午服一贴调理。

咸丰□年闰七月二十六日，李万清请得懿嫔脉息和缓。诸症俱好，惟肝胃肺经稍有郁热。今用清咽利膈丸，今明日每服各三钱，白开水送下调理。

丽皇贵妃

1．咸丰朝

八月二十六日申刻，甄景芳请得丽皇贵妃脉息浮弦。系气滞停饮，外受风温之证，以致发热头痛，有时腹中牵引作痛，咳嗽懊侬。今用清瘟化饮汤晚服一贴调理。

苏叶二钱　防风二钱　杏仁二钱，去皮尖，研　桔梗三钱　前胡二钱　荆芥穗二钱　赤芍二钱，炒　橘皮三钱　赤苓三钱，研　半夏三钱　连翘三钱　甘草八分

引用淡豆豉三钱。

2．咸丰朝

二月初十日，李德立请得丽皇贵妃脉息浮弦。系肝郁饮热，风温外束之证，以致眩晕身痛，寒热酸麻。今用清瘟化饮汤午服一贴调理。

羌活二钱　防风三钱　牛蒡子三钱　荆芥二钱　菊花二钱　酒芩三钱　川郁金三钱　枳壳三钱，炒　赤苓三钱　天麻一钱五分　金银花三钱

引用桑枝五钱。

本日，丽皇贵妃防风通圣丸三钱一服，共二服，仙药茶四钱。

十一日，照原方减去菊花，加片姜黄二钱，午服一贴。

3．咸丰朝

十三日，李德立请得丽皇贵妃脉息浮数。系肝胃饮热，外受风温之证，以致头眩身酸，咳嗽痰盛，胸满烦热，左耳作痛。今用清解化饮汤晚服一贴调理。

酒胆草三钱　黄芩三钱　柴胡二钱　防风三钱　青叶三钱　枳壳三钱　葛根三钱　酒军一钱五分　郁金三钱　瓜蒌四钱　浙贝母三钱　甘草一钱五分

引用杏仁三钱。

禧嫔

1．咸丰朝

十一日申刻，冯钰请得禧嫔脉息浮弦。系停饮夹温之证，以致头痛，身肢寒热，胸满咳嗽，口燥咽干。此由湿热郁结，风凉外束所致。今用疏解化饮汤，即服一贴调理。

川芎二钱　白芷二钱　紫苏三钱　陈皮二钱　半夏二钱　赤苓二钱　枳壳三钱，炒　桔梗三钱　葛根二钱　甘草八分

引用生姜二片。

2．咸丰朝

十二日，冯钰请得禧嫔脉息浮滑。表凉微解，滞热过盛，以致身肢酸痛，烦躁口干，咽嗌疼痛，头眩，夜不能寐。此由肺胃不清，湿热郁结所致。今用疏解化滞汤午服一贴调理。

荆芥穗二钱　防风二钱　苦梗五钱　牛蒡三钱　射干一钱五分　元参五分　酒芩三钱　川军三钱　枳壳三钱，炒　焦三仙各二钱　甘草八分

引用姜根三把。

吉嫔

1．咸丰朝

十一月初八日，李德立、冯钰请得吉嫔脉息弦数。系肝胃滞热，外受风温之证，以致牙根肿痛，项侧宣肿，有时憎寒。今议用疏解清热饮，一贴调理。

柴胡_{二钱} 防风_{三钱} 白芷_{二钱} 小生地_{四钱} 丹皮_{二钱} 酒连_{一钱五分} 酒芩_{三钱} 生升麻_{一钱} 石膏_{三钱，生} 枳壳_{二钱，炒} 牛蒡_{三钱}

引用薄荷一钱五分。

2．咸丰朝

初九日，李德立、冯钰请得吉嫔脉息弦数。系内热夹温之证，以致牙龈肿痛，憎寒恶热，夜间少寐。昨服疏解清热饮，表凉已减，惟里滞尚盛。今议用清热化滞（饮），午服一贴调理。

酒芩_{三钱} 生石膏_{三钱} 丹皮_{三钱} 小生地_{四钱} 酒连_{一钱} 枳壳_{三钱，炒} 焦三仙_{各二钱} 连翘_{三钱} 川军_{三钱}

引用薄荷一钱五分。

本日申刻，许魁元请得吉嫔脉息弦数。原系风温，肺胃有热，牙痛之证，以致牙龈宣肿，右腮有红肿一块。此由胃经余热上炎所致。今服早用清热化滞汤，外吹牛黄冰苏散调理。

初十日，李德立、冯钰、许魁元请得吉嫔脉息弦数。昨服清热化滞汤，滞热下行，牙龈肿痛渐轻，右腮红紫亦退。惟肺胃滞热未清，肿势尚未消平。今议仍照原方晚服一贴，外吹牛黄冰苏散调理。

酒连_{一钱} 酒芩_{三钱} 小生地_{四钱} 丹皮_{三钱，去心} 栀子_{三钱} 枳壳_{三钱，炒} 生石膏_{三钱} 川军_{一钱五分} 焦三仙_{各二钱} 甘草_{一钱，生}

引用薄荷一钱五分。

3．咸丰朝

十一日，许魁元、冯钰、李德立请得吉嫔脉息滑数。牙龈肿痛已减，腮颊红肿亦渐消散。惟余热稍有未净。今议用清热代茶饮一贴，外吹牛黄冰苏散调理。

酒芩_{三钱} 酒连_{八分} 栀子_{三钱} 焦三仙_{各二钱} 次生地_{五钱} 木通_{三钱} 川军_{一钱五分}

水煎代茶。

十二日，照原方减去木通，加柴胡二钱、牛蒡五钱、荆芥穗三钱一贴。

十三日，许魁元、冯钰、李德立请得吉嫔脉息弦滑。牙痛稍减，腮颊红肿渐消。惟余热稍有未净。今议用清热代茶饮一贴，内吹牛黄冰苏散，外用木香生地饼腾熨调理。

牛蒡_{二钱} 元参_{三钱} 木通_{一钱五分} 小生地_{三钱} 花粉_{二钱} 葛根_{一钱五分} 白芷_{一钱} 浙贝_{三钱}

水煎服。

木香生地饼：

生木香_{三钱} 小生地_{五钱} 生香附_{三钱}

共研细面，兑葱泥、蜜水合饼，用热物熨患处。

祺妃

同治朝

十二月二十五日，周之桢请得祺妃脉息弦数。系肺胃热盛，气道不舒，外受风温之证，以致咽喉舌根红肿，牵引两耳刺痛，发热烦满。今用清解利咽汤午服一贴调理。

荆芥穗_{三钱} 牛蒡_{三钱} 元参_{五钱} 苦梗_{三钱} 山豆根_{三钱} 羚羊_{二钱} 酒芩_{三钱} 浙贝_{三钱，研} 银花_{三钱} 僵蚕_{三钱} 麦冬_{四钱，去心} 枳壳_{三钱，炒}

引用连翘四钱。

本日，祺妃：菊花五钱，薄荷五钱，麦冬五钱，三仙饮一分，清瘟解毒丸三丸。

福嫔

1．同治朝

十一月二十日，李德立请得福嫔脉息浮数。系肝肺积热停饮，外受风温之证，以致憎寒发热，头身酸痛，浮肿咽痛。今用疏解清温饮，晚服一贴调理。

荆芥_{三钱} 防风_{三钱} 牛蒡_{三钱} 元参_{五钱} 苏叶_{二钱} 酒芩_{三钱} 山豆根_{三钱} 木通_{二钱} 川连_{一钱五分} 焦三仙_{各二钱} 甘草_{一钱}

引用薄荷一钱五分。

2．同治朝

十七日，冯钰请得福嫔脉息浮数。系停饮夹温之证，以致头痛恶寒，胸满干呕，咽疼身痛，烦躁，夜不能寐。此由温毒郁于里，风凉束其表所致。今用疏解清瘟饮，午服一贴调理。

荆芥穗_{三钱} 牛蒡_{五钱} 柴胡_{三钱} 酒芩_{三钱} 半夏_{三钱} 苏叶_{三钱} 陈皮_{一钱五分} 枳壳_{三钱} 桔梗_{五钱} 元参_{五钱} 射干_{二钱} 甘草_{一钱}

引用薄荷一钱五分。

本日，福嫔：灯心三钱，竹叶三钱，麦冬五钱，薄荷五钱，芦根三十把。

3．同治朝

十八日，冯钰请得福嫔脉息浮弦。系肝郁夹温之证，以致胸胁满痛，憎寒恶热，身肢酸痛，咽嗌作痛，干呕烦躁，夜不能寐。今用疏解和肝饮，午服一贴调理。

荆芥穗_{三钱} 防风_{二钱} 羌活_{二钱} 枳壳_{三钱，炒} 桔梗_{三钱} 元参_{五钱} 焦三仙_{各二钱} 紫苏_{三钱} 香附_{三钱，炙} 青皮_{二钱} 射干_{二钱} 甘草_{八分}

引用薄荷一钱五分。

4．同治朝

十九日，冯钰请得福嫔脉息弦数。表凉微减，肝郁不舒，滞热尚盛，以致胸满烦躁，咳嗽干呕，咽嗌作痛。今用和肝化滞汤，午服一贴调理。

当归_{三钱} 赤芍_{三钱} 黄连_{八分} 瓜蒌_{五钱} 半夏_{三钱} 杏仁_{五钱} 川贝_{三钱} 桔梗_{三钱} 元参_{八钱} 川军_{一钱五分} 薄荷_{一钱五分} 甘草_{八分}

引用生姜三片。

5．同治朝

二十日，冯钰请得福嫔脉息弦数。表凉渐减，惟肝胃滞热尚盛，以致胸满头眩，咽嗌肿痛，身肢酸软，时有烦躁。今用凉膈饮，午服一贴调理。

连翘_{三钱} 酒芩_{三钱} 元参_{五钱} 薄荷_{一钱} 炒栀_{三钱} 川军_{二钱} 元明粉_{一钱五分，冲} 山豆根_{二钱} 苦梗_{五钱} 枳壳_{三钱，炒} 石膏_{三钱} 甘草_{八分}

引用竹叶三十片。

6．同治朝

二十一日，冯钰请得福嫔脉息弦滑。系肝郁夹温之证。调治以来，诸症渐减，牙齿肿痛微消。惟胸满咳嗽，身肢酸软。此由肝气欠和，余热未净所致。今用清热和肝饮，午服一贴调理。

瓜蒌_{五钱} 杏仁_{五钱} 柴胡_{二钱} 焦三仙_{各二钱} 川贝母_{三钱，研} 桔梗_{三钱} 元参_{五钱} 黄连_{八分} 枳壳_{三钱} 甘草_{八分}

引用青荷叶三钱。

二十二日，照原方减去黄连，加酒芩三钱、炒栀子二钱，午服一贴调理。

7．同治朝

二十三日，冯钰请得福嫔脉息滑数。诸症渐好，惟肝气不和，胃经余热未净，以致中脘微痛，大便干燥，身肢酸软。此由里滞郁结所致。今用清胃和肝饮，午服一贴调理。

酒芩_{二钱} 黄连_{八分} 生石膏_{三钱} 升麻_{一钱} 焦三仙_{各二钱} 小生地_{五钱} 川军_{三钱} 当归_{三钱} 白芍_{二钱，炒} 柴胡_{三钱}

引用薄荷八分。

8．同治朝

二月初八日，李德立请得福嫔脉息浮数。系肝郁肺热，受风夹温之证，以致发热身疼，咽喉肿痛，干渴烦闷。今用疏瘟清热饮，午服一贴调理。

荆芥_{二钱} 防风_{三钱} 牛蒡子_{三钱} 元参_{五钱} 川连_{一钱五分} 酒芩_{三钱} 山豆根_{三钱} 苦梗_{二钱} 枳壳_{三钱，炒} 银花_{三钱} 生甘草_{一钱五分}

引用薄荷一钱五分。

初九日，李德立请得福嫔脉息浮数。风温稍解，咽喉肿痛微轻。惟温邪未净，肝郁里热尚盛，以致头眩身痛，胸胁胀痛。今用疏瘟清热饮加减，午服一贴调理。

荆芥_{二钱} 防风_{三钱} 牛蒡_{三钱} 元参_{四钱} 川连_{一钱五分} 酒芩_{三钱} 山豆根_{三钱} 苦梗_{三钱} 枳壳_{三钱} 青皮_{二钱} 川郁金_{三钱} 甘草_{一钱五分}

引用薄荷一钱五分。

9．同治朝

初十日，李德立请得福嫔脉息弦数。温邪渐解，身痛发热亦减，咽痛稍轻。惟肝肺火盛，气郁不畅。以致胸膈胀痛，痰内偶有血丝。此由火灼气逆，血热上冲所致。今用清热平肝饮，午服一贴调理。

川连_{一钱五分} 酒芩_{三钱} 山豆根_{三钱} 苦梗_{二钱} 青皮_{三钱，炒} 枳壳_{三钱，炒} 川郁金_{三钱} 酒军_{二钱} 生地_{四钱} 赤芍_{二钱，炒} 粉丹皮_{二钱，去心}

引用薄荷一钱五分。

十一日，李德立请得福嫔脉息弦数。咽喉肿痛已止，温邪渐减。惟肝郁气滞不开，饮热尚盛，以致胸膈胀痛，头眩身酸，痰嗽，偶有血丝。今照原方清热平肝饮加减，午服一贴调理。

川连_{一钱五分} 酒芩_{三钱} 小生地_{五钱} 柴胡_{一钱五分} 青皮_{三钱} 枳壳_{三钱，炒} 焦三仙_{各二钱} 酒军_{一钱}

延胡_{三钱} 甘草_{一钱五分} 川郁金_{三钱}

引用薄荷一钱五分。

本日，福嫔：石膏五钱，薄荷五钱，山豆根五钱，白菊花三钱。

十二日，照原方去焦三仙，加地骨皮三钱，午服一贴。

10．同治朝

十三日，李德立请得福嫔脉息弦滑。温邪里滞俱清，咽痛痰血已好。惟肝经饮热未净，气道不畅，以致胸膈有时胀痛，口干食少。今用清肝调气饮，午服一贴调理。

小生地_{五钱} 白芍_{二钱，炒} 川连_{一钱五分} 酒芩_{三钱} 川郁金_{三钱} 青皮_{二钱，炒} 枳壳_{三钱，炒} 焦曲_{三钱} 制香附_{三钱} 瓜蒌_{四钱} 甘草_{一钱五分}

引用薄荷一钱五分。

十四日，照原方减去瓜蒌、甘草，加竹茹、焦山楂各三钱，午服一贴调理。

11．同治朝

十五日，李德立请得福嫔脉息平缓。诸症俱好，惟余热未清，兼以肝郁不畅，以致项生筋瘰，肋下有时痞胀。今用清肝饮一贴，接服舒郁清肝丸，常服调理。

黄连_{一钱五分} 酒芩_{三钱} 小生地_{五钱} 青皮_{二钱} 香附_{三钱，炙} 川军_{一钱五分} 粉丹皮_{二钱} 枳壳_{三钱，炒}

引用荷梗一尺。

舒郁清肝丸一料得三十四服。

黄连_{四钱} 炒栀_{六钱} 制香附_{八钱} 青皮_{六钱，炒} 当归_{六钱} 白芍_{五钱，炒} 焦三仙_{各五钱} 云苓_{六钱} 醋柴胡_{三钱} 昆布_{六钱} 川郁金_{六钱} 甘草_{三钱}

共研细末，蜜丸，如绿豆大，每服三钱，白开水送下。

12．同治朝

二十五日，冯钰请得福嫔脉息浮数。系停饮夹温之证，以致头痛，发热恶寒，身肢酸痛，干呕咽痛，胸腹胀痛。此由饮热内蓄，风凉外束所致。今用疏解化饮汤，早服一贴调理。

柴胡_{三钱} 半夏_{三钱，姜炙} 酒芩_{三钱} 葛根_{一钱五分} 苦梗_{五钱} 荆芥穗_{二钱} 防风_{二钱} 紫苏_{一钱五分} 枳壳_{三钱，炒} 羌活_{一钱五分} 赤苓_{三钱} 甘草_{一钱}

引用生姜三片。

13．同治朝

本日，许魁元请得福嫔脉息弦数。系肺热夹温之证，以致咽干口苦，四肢酸软，夜间少寐，饮食懒思。此由肺胃热盛所致。今用疏解清热饮，晚服一贴调理。

牛蒡_{三钱，炒研} 葛根_{三钱} 酒芩_{二钱} 生知母_{三钱} 小生地_{五钱} 元参_{五钱} 大青叶_{三钱} 炒栀_{二钱，研} 柴胡_{二钱} 花粉_{三钱} 浙贝母_{五钱，研} 桔梗_{二钱}

引用淡竹叶二钱。

14．同治朝

二十六日，冯钰请得福嫔脉息弦数。系停饮夹温之证，以致头痛，身肢酸痛，咳嗽干呕，恶寒发热，胸胁胀满，夜不能寐。此由风凉致于腠理，湿热伏于荣中所致。今用疏解化饮汤，午服一贴调理。

荆芥穗_{三钱} 防风_{二钱} 柴胡_{三钱} 元参_{五钱} 苦梗_{五钱} 川芎_{三钱} 白芷_{二钱} 赤苓_{三钱} 泽泻_{三钱}

薄荷_{一钱五分}　甘草_{八分}

引用生姜三片。

二十六日，福嫔：灯心五钱，竹叶五钱，薄荷五钱，麦冬五钱，芦根五钱。

15．同治朝

二十七日，冯钰请得福嫔脉息弦数。表凉渐解。惟血分有热，湿滞尚盛，以致头痛烦躁，口渴咽痛，身肢酸软。此由上焦郁热，温邪未净所致。今用清热化滞汤，午服一贴调理。

川芎_{三钱}　白芷_{三钱}　元参_{五钱}　苦梗_{三钱}　荆芥穗_{二钱}　焦三仙_{各二钱}　酒芩_{三钱}　酒连_{一钱}　酒军_{一钱五分}　花粉_{三钱}　甘草_{八分}

引用薄荷八分。

二十八日，照原方减去花粉，加射干二钱，午服一贴。外用川芎三钱，白芷三钱，白附子三钱，共为细末，用葱白共捣如泥，粘贴太阳。

二十九日仍照原方午服一贴调理。

本日，福嫔：黄连上清丸三钱一服，共四服，仙药茶二包。

16．同治朝

三十日，冯钰请得福嫔脉息弦滑。诸症渐减。惟心中嘈杂，饮食难化，头眩肢软，夜不安寐。此由胃气欠和，气道不舒所致。今用调气和胃饮，午服一贴调理。

香附_{三钱，制}　紫苏梗_{三钱}　缩砂_{八分}　于术_{二钱，炒}　白苓块_{三钱}　半夏_{二钱}　陈皮_{二钱}　甘草_{八分}

引用荷梗一尺。

17．同治朝

十一月初二日，福嫔脉息弦滑。诸症渐减。惟肝胃欠和，气道不畅，以致胸胁胀满，头眩，有时作痛。今用和中饮，午服一贴调理。

于术_{一钱五分}　陈皮_{二钱}　半夏_{二钱，制}　枳壳_{二钱，炒}　桔梗_{二钱}　甘草_{五分}

引用生姜三片。

初三日照原方加焦三仙各二钱，午服一贴调理。

初四日仍照原方减去于术，加川芎二钱，白芷二钱，苦梗三钱，酒军二钱，午服一贴调理。

本日，福嫔：灯心五钱，竹叶五钱，薄荷五钱，麦冬五钱，芦根一两。

18．同治朝

初五日，冯钰请得福嫔脉息滑数。诸症渐减。惟肝胃未和，滞热稍有未净，以致腮项微痛，身肢作痛，口干作渴，夜不安寐。此由荣分不足，虚热上炎所致。今用益阴清热饮，午服一贴调理。

当归_{三钱，酒洗}　赤芍_{三钱}　柴胡_{三钱}　川芎_{二钱}　次生地_{五钱}　酒芩_{三钱}　酒连_{一钱}　花粉_{三钱}　酒军_{一钱五分}　炒栀子_{三钱}

引用薄荷一钱五分。

十一月初六日，照原方今明各服一贴。

19．同治朝

初二日，周之桢请得福嫔脉息滑数。肺胃饮热未清，复受风温之证，以致项下微肿，咽喉作痛，胸胁胀满，烦躁少寐。今用清解化饮汤，午服一贴调理。

薄荷_一钱　牛蒡_三钱　大青叶_三钱　元参_五钱　苦梗_三钱　黄芩_三钱　山豆根_三钱　枳壳_三钱, 炒　瓜蒌_三钱　银花_三钱

引用益元散四钱煎。

本日，福嫔：如意金黄散二钱。

六月初三日，照原方减去薄荷，加浙贝三钱，午服一贴调理。

20．同治朝

初四日，周之桢请得福嫔脉息弦缓。风温已解，咽项肿痛渐好。惟肝气未和，饮热尚盛，以致胸胁胀痛，气道不畅。今用和肝化饮汤，午服一贴调理。

当归_三钱　香附_三钱, 醋　羚羊_二钱　枳壳_三钱, 炒　抚芎_三钱　栀子_三钱, 研　麦冬_四钱, 去心　橘皮_三钱　瓜蒌_三钱　郁金_三钱

引用益元散四钱。

初五日，照原方加茵陈三钱，今明各服一贴，接服和肝化饮丸调理。

生地_五钱, 次　当归_四钱　木香_二钱, 煨　青皮_三钱　郁金_四钱　酒芩_四钱　栀子_四钱　瓜蒌_五钱　羚羊_三钱　茵陈_五钱　焦三仙_一两　茯苓_五钱, 赤　胆草_三钱　木通_四钱　陈皮_四钱　法半夏_三钱

共研极细末，炼蜜为丸，绿豆大，每服二钱，益元散二两煎汤送下。

钟郡王

同治二年正月

正月二十七日，冯钰请得钟郡王脉息浮数。系内停饮热，外受风温之证，以致呕吐发热，有时厥闭，此由风凉外束，胃经热盛所致。今用疏解正气汤，即服一贴调理。

羌活_一钱五分　防风_一钱五分　藿香_一钱五分　半夏_一钱五分　苏叶_一钱五分　苍术_一钱五分　川连_八分　腹皮_一钱五分　陈皮_二钱　甘草_五分

引用生姜三片。

二十七日申刻，冯钰请得钟郡王脉息浮滑。原系风温夹饮之证，服疏解正气汤，呕吐已止，厥闭已减，惟胃经湿饮尚盛，正汗未出。今用加减疏解正气汤，晚服一贴调理。

藿香_一钱五分　半夏_一钱五分　茯苓_三钱　苏梗_一钱五分　香附_二钱　陈皮_二钱　焦三仙_三钱　甘草_八分

引用生姜二片。

三、暑湿

华妃

嘉庆朝

十三日，王文彬、张铎请得华妃娘娘脉息浮虚。系内停湿饮，外受暑热之证，以致烦热口渴，胁胸肚腹，凝结作痛。今议用清暑六合汤，午晚二贴调治。

藿香_二钱　香薷_一钱　半夏_一钱五分　厚朴_一钱五分　杏仁_二钱　扁豆_一钱五分　木瓜_二钱　赤芍_二钱　元胡_二钱　木香_八分　五灵脂_一钱五分　缩砂_一钱

引用生姜汁一茶匙，六一散一钱。

二阿哥福晋

嘉庆朝

初九日，钱松请得二阿哥福晋脉息沉滞，系气滞停饮，兼有暑湿微盛之证，以致胸胁阻塞，周身酸痛。今用调气化饮汤，晚服一贴调理。

藿香一钱　制香附三钱　广皮一钱五分　焦曲三钱　枳壳一钱五分　厚朴一钱五分　苦梗二钱　木香一钱　赤苓四钱　缩砂一钱五分　甘草四分

引用姜皮一片。

二阿哥大侧福晋

嘉庆朝

二十三日，陈昌龄请得二阿哥大侧福晋脉息虚浮。系内停饮热，外感暑湿之证，以致头闷胸满，肢体倦软。今用香薷饮，晚服一贴调理。

香薷一钱五分　厚朴一钱五分，炒　黄连一钱　枳壳一钱五分，炒　陈皮一钱五分　半夏一钱五分，炙　白术一钱五分，土炒　扁豆二钱

引用益元散一钱，冲服。

三阿哥

嘉庆朝

十六日，吴锦、徐明德请得三阿哥脉息弦数。系暑湿痰热之证，以致胸满热盛，气道不宣，言语闭塞。急用通关散取嚏，随用清暑化痰汤一贴调治。

藿香一钱　桔梗一钱　赤苓一钱五分　羌活一钱五分　陈皮一钱五分　僵蚕一钱五分　半夏一钱五分，炙　木瓜二钱　黄芩一钱五分　厚朴一钱五分，炒　天麻一钱　甘草五分

引用生姜汁一小匙。

孝慎成皇后

道光朝

二十八日，赵永年、吴金声请得皇后脉息弦缓。系暑湿停滞不化之证，以致胸胁胀满。昨服正气化滞汤，大便已行。惟湿热尚盛，胸腹满闷。今议用清热陷胸汤，午服一贴调理。

瓜蒌六钱　桔梗三钱　枳壳二钱，炒　半夏二钱，炙　青皮二钱　厚朴二钱，炙　缩砂一钱五分　橘皮三钱　焦曲三钱　焦山楂四钱　萝卜子三钱　益元散四钱，煎

引用煨姜二片。

和妃

道光朝

十六日，郝进喜请得和妃脉息滑数。系暑湿停滞，受风之证，以致胸膈满闷，周身酸痛。今用除湿拈痛汤，午晚二贴调理。

羌活一钱五分　防风一钱五分　葛根二钱　苍术一钱五分，炒　当归二钱　赤苓三钱　猪苓二钱　泽泻二钱

苦参_{二钱} 茵陈_{二钱} 酒芩_{二钱} 知母_{二钱，炒} 六一散_{三钱}

引用生姜二片。

祥妃（祥嫔）

1．道光朝

初五日，郝进喜请得祥嫔半夏天麻丸二钱一服，共四服。

本日，赵汝梅、周龙章、郝进喜请得祥嫔脉息弦数。系暑湿停滞受凉之证，以致发热口渴，胸满呕恶，身肢酸软。今议用清暑六合汤一贴调理。

藿香_{一钱五分} 苏叶_{一钱五分} 葛根_{一钱} 半夏_{二钱，炙} 羌活_{一钱五分} 赤苓_{三钱} 苍术_{一钱五分，炒} 厚朴_{二钱} 酒芩_{二钱} 黄连_{一钱，姜炙} 陈皮_{二钱}

引用益元散三钱，生姜二片。

2．道光朝

初九日，郝进喜请得祥妃脉息滑数。系肝胃不和，外受暑湿之证。以致胸满口渴，腿膝疼痛。今用加味平胃饮，午晚二贴调理。

黄芩_{二钱} 苍术_{一钱五分，炒} 炒栀子_{一钱五分} 抚芎_{一钱五分} 厚朴_{二钱} 香附_{三钱，酒洗} 陈皮_{二钱} 木瓜_{三钱} 甘草_{六分}

引用牛膝二钱。

3．道光朝

十八日，方惟寅、庞景云请得祥妃脉息浮紧。系产后内有暑湿，外受风凉之证，以致周身疼痛，烦热作渴。今议用香苏饮，早服一贴调理。

藿香_{一钱} 苏叶_{一钱} 厚朴_{一钱五分，炒} 陈皮_{一钱五分} 赤苓_{三钱} 葛根_{八分} 香薷_{五分} 益元散_{一钱五分}

引用生姜一片、灯心三子。

珍贵人

道光三年七月

七月初八日，曹进昇请得珍贵人六合定中丸二丸，凉汤送下。

本日，张永清、赵汝梅请得珍贵人脉息弦数。系暑湿凝结之证，以致口干胸满，腹胁胀痛。今议用乌药正气汤，午晚二贴调理。

乌药_{三钱} 木瓜_{三钱} 苍术_{一钱五分，炒} 山楂肉_{二钱} 藿香_{二钱} 半夏_{二钱，炙} 青皮_{二钱，炒} 麦芽_{三钱} 厚朴_{二钱，炒} 缩砂_{一钱，研} 木香_{八分，煨} 萸连_{一钱，全萸用}

引用益元散三钱。

四阿哥福晋

道光朝

七月十三日，曹宗岱请得四阿哥福晋脉息浮弦。系内有寒饮，外受暑湿之证，以致肢体酸痛，发热头眩，腹中疠痛。此由寒暑郁结，湿饮凝滞所致。今用清暑化饮汤，晚服一贴调理。

藿叶_{一钱五分} 香薷_{一钱五分} 扁豆_{三钱，炒} 姜连_{一钱} 腹皮_{二钱} 赤苓_{四钱} 香附_{三钱，炙} 元胡_{二钱，炒}

枳壳_{三钱，炒}　益元散_{三钱，煎}

引用生姜三片。

四、暑温

琳贵妃（庄顺皇贵妃）

1. 道光二十七年六月

六月初三日午刻，曹宗岱请得琳贵妃脉息滑数。系内有寒饮，外受暑温之证，以致头眩胸满，发热恶寒，腹痛心悸，四肢酸软，烦闷懒食，夜不得寐。此由暑温郁结所致。今用清温化饮汤，晚服一贴调理。

藿叶_{一钱五分}　香薷_{一钱五分}　荆芥穗_{二钱}　薄荷_{一钱}　葛根_{一钱五分}　白芍_{三钱，酒炒}　橘红_{二钱}　赤苓块_{三钱，研}　枳壳_{二钱，炒}　益元散_{三钱}

引用生姜一片。

2. 道光二十七年六月

六月初四日，曹宗岱请得琳贵妃脉息滑数。原系暑温夹饮之证。昨服清温化饮汤，表凉微解，腹痛稍轻。惟发热头痛，心悸不寐。此由暑温尚盛，未得正汗所致。今用清温疏解饮，午晚二贴调理。

藿叶_{一钱五分}　薄荷_{一钱}　荆芥穗_{二钱}　苏叶_{一钱}　葛根_{一钱五分}　白芷_{一钱五分}　川芎_{一钱五分}　橘红_{二钱}　赤苓块_{三钱，研}　益元散_{三钱}

引用生姜二片。

3. 道光二十七年六月

六月初五日，曹宗岱请得琳贵妃脉息滑数。原系停饮夹温之证。昨服清温疏解饮，表凉渐解，头疼腹痛俱轻。惟尚觉发热胸满，胁胀懒食。此由温热未净，饮滞不清所致。今用清解化饮汤，午晚二贴调理。

柴胡_{一钱五分}　葛根_{二钱}　荆芥穗_{二钱}　薄荷_{一钱五分}　白芷_{一钱五分}　橘红_{二钱}　枳壳_{二钱，炒}　赤苓块_{三钱，研}　石膏_{二钱，煅}　甘草_{一钱}

引用竹茹一钱。

本日，琳贵妃：灯心五钱，竹叶三钱，菊花二钱。

4. 道光二十七年六月

六月初六日，曹宗岱请得琳贵妃脉息沉滑。原系停饮夹温之症。用药调治，表凉已解，头痛渐减。惟胸满胁胀，大便秘结。此由饮滞尚盛，郁于中脘所致。今用宽中化饮汤，午服一贴调理。

瓜蒌_{三钱}　枳壳_{二钱五分，炒}　厚朴_{一钱五分，姜制}　香附_{二钱，制}　橘红_{二钱}　赤苓块_{三钱，研}　酒芩_{二钱}　焦栀子_{一钱五分，研}　石膏_{三钱，煅}　益元散_{三钱}

引用元明粉八分冲服。

祺妃

1. 同治朝

初三日，祺妃：金衣祛暑丸十丸，六合定中丸十丸，香薷丸十丸。

本日，李万清请得祺妃脉息弦滑。系饮热郁结肺胃，外受暑温之证，以致胸胁胀闷，咽喉疼痛，身肢酸软，恶寒发热，懒食少寐。今用清暑正气汤，晚服一贴调理。

香薷_{八分} 桔梗_{二钱} 射干_{二钱} 牛蒡_{二钱,炒} 元参_{三钱} 苏叶_{一钱} 厚朴_{二钱} 半夏_{二钱,制} 葛根_{一钱} 益元散_{二钱}

引用马勃一钱，茯苓三钱。

2．同治朝

初四日，李万清请得祺妃脉息弦滑。昨服清暑正气汤，暑温微解，表症稍减。惟肺胃郁热过盛，以致胸胁胀闷，咽喉疼痛，懒食少寐。今用清热利咽汤，晚服一贴调理。

桔梗_{二钱} 元参_{三钱} 麦冬_{三钱} 射干_{一钱} 牛蒡_{一钱五分,炒研} 大青叶_{二钱} 厚朴_{二钱} 银花_{二钱} 连翘_{二钱} 马勃_{二钱}

引用益元散二钱。

本日，李万清请得祺妃脉息弦滑。暑温渐解，症势微减。惟胸胁胀闷，咽喉疼痛，午后潮热，懒食少寐。此由肺胃热郁，肝阴不足，气道不畅所致。今用加减清热利咽汤，晚服一贴调理。

桔梗_{二钱} 元参_{三钱} 麦冬_{三钱} 天冬_{二钱} 青皮_{一钱} 地骨皮_{二钱} 白芍_{三钱} 厚朴_{二钱} 银柴胡_{二钱} 葛根_{二钱} 枳壳_{二钱,炒} 生地_{二钱}

引用制香附一钱五分。

初六日照原方晚服一贴。

光绪皇帝

1．光绪朝

闰五月二十七日午刻，庄守和、张仲元请得皇上脉息左寸关浮弦而数，右寸关滑数。系暑热风温未解，肺胃饮热尚盛，以致偏右头痛，时作眩晕，呕吐水饮黏涎，躁汗发热，身肢酸倦，口干作渴，谷食欠香。今议用和解清胃化湿饮调理。

藿梗叶_{二钱} 甘菊_{二钱} 粉葛_{二钱} 蔓荆子_{二钱,炒} 霜桑叶_{二钱} 酒芩_{二钱} 陈皮_{二钱} 赤茯苓_{三钱} 建神曲_{三钱} 法半夏_{二钱} 竹茹_{二钱} 益元散_{三钱,煎}

引用鲜荷叶一角。

2．光绪朝

闰五月二十八日未刻，庄守和、张仲元请得皇上脉息左寸关弦数，右寸关滑数。暑湿疟邪伏郁营卫。脾胃不和，蓄饮未能消化。以致头痛恶心，呕吐苦水，身肢酸麻，憎寒发热，口干作渴，谷食不香。今议照原方加减调理。

银柴_{二钱} 川芎_{一钱五分} 蔓荆子_{二钱,炒} 酒枯芩_{三钱} 法半夏_{三钱} 陈皮_{二钱} 姜厚朴_{二钱} 草果仁_{一钱五分} 茅术_{二钱,炒} 防风_{二钱} 焦三仙_{各二钱} 竹茹_{二钱}

引用薄荷八分。

五、伤暑

惇妃

1. 乾隆四十二年六月

六月二十四日，陈世官、罗衡请得惇妃脉息微数。原系肝热气滞，复受暑热，以致头痛烦热，恶心干呕。议用清热香薷饮调理。

香薷—钱五分 厚朴—钱五分 黄连—钱 扁豆二钱 赤苓—钱五分 半夏—钱五分，制 陈皮—钱 枳壳—钱五分 苏梗—钱五分 香附二钱 甘草五分

引用姜皮一片，灯心五十寸，午服。

总管王成奏过。奉旨：知道了。

2. 乾隆五十年六月

六月十八日，陈世官、李德宣请得妃脉息弦缓。系停饮伤暑之证，以致胸膈满闷，肚腹溏泻。议用清暑和中汤调理。

藿香—钱五分 厚朴—钱，炒 木瓜二钱 苏梗—钱五分 赤苓二钱 半夏—钱五分，炙 缩砂—钱 扁豆二钱，炒 黄连—钱，姜炒 泽泻—钱五分 苍术—钱，炒 陈皮—钱 甘草五分

引用生姜一片，一贴午服。

十九日，妃前方清暑和中汤一贴，午服。

二十日，妃前方清暑和中汤一贴。

二十二日，妃加味保和丸三钱，防风通圣丸三钱。

二十六日，妃加味保和丸五服，每服三钱。

七月十七日，妃加味保和丸五服，每服三钱。

循嫔

1. 乾隆四十三年六月

六月二十日，陈世官、牛永泰请得嫔脉息浮数。系停饮伤暑感冒之证，以致头疼身热，呕恶胀满。今议用清解二香汤调理。

香薷—钱五分 藿香—钱五分 苏叶—钱五分 羌活—钱五分 厚朴二钱 扁豆三钱 黄连—钱 陈皮—钱 半夏—钱五分，制 赤苓二钱 滑石三钱 甘草五分，生

引用生姜二片、灯心五十寸。午晚凉服。

二十一日，罗衡请得嫔照方减去苏叶、羌活，加栀子一钱五分炒，枳壳一钱五分，午服一贴调理。

2. 乾隆四十四年六月

六月初六日，嫔用香薷丸二丸。

本日，罗衡、沙惟一请得嫔脉息微数。系胃有停饮，外受暑热，以致恶心头闷，烦热口渴。议用清暑二香汤调理。

香薷—钱五分 藿香—钱五分 厚朴—钱五分，炒 黄连—钱 苏叶—钱五分 陈皮—钱五分 扁豆—钱五分，炒 半夏—钱五分，制 赤苓二钱 白术—钱五分，炒 枳壳—钱五分，炒 葛根—钱五分

引生姜二片，一贴，晚冷服。

初七日，罗衡、张淳请得嫔前方减去白术，加苍术一钱五分炒，午晚二贴调理。

3. 乾隆四十七年五月

五月二十九日，武世倬、沙惟一请得嫔脉息沉缓，系内有停饮，外受暑热。以致膈间闷满，中脘微痛，有时咳嗽。议用清暑六合汤，午服调理。

苏梗—钱五分，叶　半夏—钱五分，制　杏仁—钱五分，研　厚朴—钱五分，炒　扁豆—钱五分，炒　缩砂—钱　藿香—钱五分　滑石—钱五分　神曲二钱，炒　大腹皮—钱　甘草四分，生

引用生姜皮四分，二贴，每晚服。

华妃

嘉庆朝

二十四日，涂景云、王文彬请得华妃娘娘脉息弦软。原系素有肝脾不足旧症。今因暑热伤气，以致痰涎壅盛，气怯身软，不寐懒食，症势缠绵。今议早用清暑益气丸，晚用益气化饮汤一贴调理。

沙参三钱　半夏二钱，炙　藿香—钱　麦冬三钱　橘红—钱五分　焦白术二钱　焦白芍三钱　归身三钱　缩砂—钱仁，炒研　茯苓三钱　竹茹—钱五分　甘草六分

引用生姜汁一茶匙。

二十五日，华妃娘娘前方益气化饮汤一贴晚服。

二阿哥福晋

1. 嘉庆朝

十三日，郝进喜请得二阿哥福晋脉息浮数。系内停饮滞、外受暑热。以致头痛呕恶，周身酸痛。今用二香饮贴，晚服一调理。

藿香—钱五分　香薷—钱　苏梗叶—钱五分　大腹皮—钱五分　桔梗二钱　苍术—钱五分，炒　羌活—钱五分　葛根—钱五分　茯苓二钱　半夏曲—钱　厚朴—钱五分，炙　白芷—钱

引用生姜二片、红枣二枚。

2. 嘉庆朝

本日申正，舒岱、郝进喜请得二阿哥福晋脉息弦缓。系停饮受暑之证，用药调治，诸症微减。惟腿膝疼痛，胸腹胀满。此由气不化湿所致。今议用大橘皮汤，晚服一贴调理。

橘皮三钱　青皮二钱，炒　缩砂—钱，研　瓜蒌三钱　枳壳二钱，炒　焦山楂四钱　腹皮二钱　茯苓皮三钱　泽泻—钱五分　猪苓—钱五分　木通三钱　木香八分，煨

引用荷梗一尺。

十七日，舒岱、郝进喜请得二阿哥福晋脉息沉缓。原系停饮受暑之证。用药调治，诸症微减。惟腿膝疼痛，胸腹过胀。昨服大橘皮汤，胀满微缓。今仍用原方加减调理。

橘皮三钱　青皮二钱，炒　缩砂—钱，研　枳壳二钱，炒　大腹皮二钱　茯苓皮三钱　泽泻—钱五分　木通三钱　木香八分，煨　莱菔子二钱，研炒　炮姜四分　香附三钱，酒炙

引用荷梗一尺。

四阿哥福晋

嘉庆朝

二十九日，郝进喜请得四阿哥福晋脉息弦滑。系内停饮滞，外受风凉暑感之证，以致头疼身痛，胸隔满闷，夜间烦躁口渴。今用二香饮，午晚二贴调理。

藿香—钱五分　香薷—钱五分　苏叶—钱五分　羌活—钱五分　葛根二钱　花粉二钱　腹皮—钱五分　陈皮—钱五分　桔梗二钱　茯苓二钱　酒芩—钱五分　苍术—钱五分，炒

引用生姜二片。

孝慎成皇后

道光朝

本日，郝进喜请得皇后脉息浮数。系停饮受暑之症，以致头闷胸满，周身酸软，发热恶寒。今用清暑六合汤，晚服一贴调理。

香薷—钱　苏叶—钱五分　茯苓三钱块，研　藿香—钱五分　半夏曲三钱　缩砂—钱，研　羌活—钱五分　厚朴二钱　姜连八分　益元散三钱

引用生姜二片。

初六日，皇后：益元散一两，灯心一两，竹叶一钱。

2．道光朝

本日，张新、郝进喜、苏钰请得皇后脉息浮数。系肝胃有热，停饮受暑之证，以致感冒头闷，胸满，发热恶寒，周身酸软，夜不得寐。今议用柴胡二香饮，午晚二贴调理。

柴胡—钱五分　羌活二钱　赤苓三钱，块，研　香薷—钱五分　白芷—钱五分　厚朴二钱，炒　藿香二钱　青皮二钱，炒　黄连八分　苏梗叶三钱　木香—钱　枳壳三钱　木瓜三钱

引用益元散三钱，生姜二片。

初七日，皇后：益元散一两，灯心一两，竹叶一钱。

彤妃（彤贵人）

道光朝

初七日，杨春请得彤贵人脉息沉弦。系内有停饮，外感暑邪之证，以致身体酸痛，胸胁满痛，心烦不寐。此由暑邪、水饮凝结所致。今用清暑化饮汤，午晚二贴调理。

藿叶二钱　香薷—钱　赤苓三钱　半夏三钱　广皮三钱　枳壳二钱　木香五分　壳砂二钱　厚朴三钱　甘草五分

引用灯心一束。

和嫔

道光元年六月

六月十一日，郝进喜请得和嫔脉息弦数。原系肝郁夹饮，受暑之证，以致周身酸痛，胸膈胀痛，夜不得寐。今用加味二香饮，午晚二贴调理。

香薷—钱　藿香—钱五分　半夏曲三钱，炒　赤苓三钱　厚朴—钱五分，炙　苏梗二钱　木瓜二钱　香附三钱，炙　桔梗二钱　炒栀子—钱五分　焦山楂三钱　黄连—钱

引用荷梗一尺。

贞贵妃

咸丰朝

二十六日，栾泰请得贞贵妃脉息紧数。系暑饮伤胃，肝气不和之证，以致胸胁胀痛，发热呕逆，头晕身酸。今用清暑化饮汤，一贴调理。

香薷_{一钱五分} 藿香_{二钱} 腹皮_{二钱} 半夏_{二钱} 木香_{一钱五分} 厚朴_{二钱} 砂仁_{一钱} 延胡索_{二钱} 青皮_{二钱} 枳壳_{二钱}

引用益元散三钱。

本日酉刻，照原方晚服一贴。

玟妃

同治六年六月

六月二日未刻，冯钰请得玟妃脉息浮弦。系内停饮热，外（受）暑邪，以致胸满，气道壅结，头晕心悸，身肢酸软，左胁微痛。此由湿饮内蓄，表凉外束所致。今用二香饮，即服一贴调理。

香薷_{一钱五分} 紫厚朴_{二钱,制} 黄连_{八分} 苏叶_{二钱} 香附_{三钱,制} 陈皮_{三钱} 赤苓_{三钱} 泽泻_{四钱} 六一散_{二钱}

引用生姜三片。

福嫔

1. 同治朝

六月初九日，福嫔：金衣祛暑丸十丸。

本日，李万清请得福嫔脉息浮滑。系湿饮内郁，外受暑气之证，以致身肢酸痛，胸胁胀满，头目眩晕。今用清暑化饮汤，午服一贴调理。

藿香_{一钱} 苏叶_{一钱} 苍术_{三钱} 厚朴_{二钱} 陈皮_{二钱} 茯苓_{三钱} 半夏_{二钱} 腹皮_{二钱} 枳壳_{二钱} 六一散_{二钱}

引用羌活一钱。

初十日，福嫔：金衣祛暑丸十丸，六合定中丸十丸。

2. 同治朝

本日，李万清请得福嫔脉息浮滑。昨服清暑化饮汤，暑气稍解，头眩微轻。惟胸胁满闷，胁肋酸痛。此由中气不调，湿饮下行所致。今用调中化饮汤佐以定痛之品，午服一贴调理。

橘皮_{二钱} 半夏_{二钱,制} 杜仲_{三钱} 苍术_{二钱,炒} 茯苓_{三钱} 葛根_{一钱} 独活_{一钱} 槟榔_{三钱} 牛膝_{一钱} 木香_{八分}

引用乳香一钱。

十一日，照原方加焦三仙各二钱。

光绪皇帝

1. 光绪朝

五月二十四日卯刻，庄守和、杨际和请得皇上脉息左寸关弦软兼浮，右寸关沉滑近数，两尺细软。原系气虚阴亏，肝肾不足，脾虚胃软，加以停蓄饮滞，感受暑邪，以致头闷晕痛，胸中嘈杂，时觉恶心，口黏作渴，有汗恶寒，皮肤微热，身肢酸倦，大便不调。今议用清暑平胃化湿饮调理。

党参三钱　藿叶二钱　香薷一钱　茅术二钱,炒　扁豆四钱,炒　厚朴二钱,炙　陈皮二钱　花粉三钱　焦三仙各三钱　甘菊三钱　川芎一钱五分　壳砂八分,研

引用蔓京（荆）子一钱五分炒。

2. 光绪朝

光绪□年六月十八日未正，李德昌请得皇上脉息左关弦数，人迎浮缓，右关沉滑而滞。暑邪未解，表感烧热渐得外透。指稍寒凉渐温，身虽有汗而仍发热，手心手背作烧，头痛轻减。惟体倦嗜卧，胸满嘈杂，懊侬呕吐，懒思饮食。唇赤口黏，舌苔黄腻。大便未行，今用清解化滞汤，佐以清暑退热之法，一贴调理。

藿梗二钱　荆芥三钱　香薷一钱五分　葛根三钱　广皮二钱　壳砂一钱,研　炒栀二钱　连翘二钱　玉金二钱,研　茅术二钱,炒　酒军一钱　焦三仙各二钱

引用蔓荆子三钱。

总管崔玉贵

光绪三十四年五月

五月二十三日，张仲元看得总管玉贵脉息左寸关浮数，右寸关滑数。系肝肺有热，感受暑邪，以致头晕身倦，恶寒发热，胸闷烦躁，时作鼻衄。今拟清暑化热之法调治。

藿香叶二钱　南薄荷一钱　桑皮叶各三钱　菊花三钱　金银花三钱　酒黄芩三钱　青连翘三钱　栀子二钱,炒　白扁豆三钱,研　黄连一钱五分　生粉草一钱

引用鲜青果七个去尖研。

五月二十四日，张仲元看得总管玉贵脉息左寸关浮数，右寸关滑数。系暑邪未解，里热尚盛，以致头晕口渴，身肢酸痛，恶寒发热，气短嗜卧。今用清解暑热之法调治。

藿香二钱　葛根三钱　桑叶二钱　菊花三钱　银花四钱　连翘三钱　酒芩三钱　白芷一钱五分　细生地四钱　知母三钱　大青叶三钱

引用益元散三钱煎。

五月二十四日酉刻，张仲元看得总管玉贵脉息左寸关浮数，右寸关滑数。表邪稍解，里热尚盛，以致头晕腰痛，发热口渴，身倦嗜卧。今用清解化热之法调治。

南薄荷八分　白芷一钱五分　葛根三钱　菊花三钱　金银花三钱　连翘三钱　黄芩三钱　知母三钱　大青叶三钱　桑皮三钱,生　细生地五钱　元参四钱

引用益元散三钱煎。

端康皇贵太妃（瑾贵妃）

1．宣统年间

六月十三日，忠勋请得端康皇贵太妃脉息右寸关滑缓，左关沉弦。系外受暑热，内蓄湿饮，经期未行之证，以致晨起头目眩晕微痛，两胁胀闷，午后亦然，少腹沉胀，肢体酸倦。谨拟清暑化湿通经之法调理。

藿梗一钱五分　砂壳一钱五分　扁豆皮三钱　归尾三钱　赤芍三钱　腹皮二钱,酒洗　煨木香一钱五分　香附二钱　陈皮一钱　台乌一钱五分　焦三仙各二钱　五加皮一钱

引用荷蒂二个。

2．宣统年间

六月初八日，赵文魁请得端康皇贵太妃脉息左寸关弦而近数，右寸关浮滑。系内蓄饮热，外薄暑邪，以致头晕肢倦，口渴引饮。今拟清暑调中化饮之法调理。

粉葛根二钱　薄荷一钱五分　防风一钱五分　苏梗一钱五分　生石膏六钱　知母三钱　川连二钱,研　橘红三钱　腹皮子四钱　枳壳三钱　酒军二钱　枯芩四钱

引用滑石块六钱，灯心、竹叶水煎药。

宣统皇帝

1．宣统七年六月

六月二十日，赵文魁请得皇上脉息左关弦数，右关滑数。系肺胃有热，外受暑邪，以致胸满作呕，身肢疲倦。今拟清暑调中化饮之法调理。

藿香叶二钱　粉葛二钱　条芩二钱　姜连一钱,研　炒枳壳二钱　槟榔二钱,焦　木通一钱　滑石三钱,煎

引用焦三仙各二钱。

张得安、谦和巳刻煎药，巳刻进药。

2．宣统年间

六月二十日申刻，赵文魁请得皇上脉息左关弦数，右关滑数。系暑邪未清，蓄饮尚盛，以致身肢仍倦，时作呕吐。今拟清暑止呕化饮之法调理。

藿香叶二钱　薄荷一钱五分　粉葛二钱　条芩二钱　腹皮子三钱　枳壳二钱,炒　酒军一钱五分　木通一钱

引用益元散三钱煎。

张得安、谦和、张源禄酉刻煎药，戌刻进药。

六月二十一日，赵文魁请得皇上脉息左关弦缓，右关滑数。暑热已清，湿饮亦减，惟中州尚欠谐和，以致微作恶心，身肢微倦。今拟和胃止呕化饮之法调理。

藿香梗一钱五分　粉葛二钱　橘红一钱五分,老树　竹茹二钱　焦三仙各二钱　胡连二钱　条芩三钱　酒军八分

引用益元散三钱煎。

张得安、谦和、张源禄酉刻煎药，酉刻进药。

六月二十二日，赵文魁请得皇上脉息两部平缓。诸症均愈。惟胃气稍欠调畅。今拟和胃代茶饮调理。

焦槟榔二钱　橘红一钱,老树　竹茹一钱　石斛一钱　焦山楂二钱　甘草五分

水煎，随时代茶。

3．宣统八年七月

七月初九日，石国庆、赵文魁请得皇上脉息两寸浮数，右关滑数。系心肺有热，停蓄暑饮，兼受风凉，以致头晕肢倦，有时作呕，腹满口干，舌苔微黑。今议用清暑疏解化饮之法调理。

藿梗叶二钱　薄荷一钱　姜连一钱五分,研　槟榔二钱,炭　粉葛根二钱　陈皮三钱　竹茹一钱　益元散三钱,煎　姜厚朴一钱五分　香薷一钱五分　枳壳二钱,炒　泽泻二钱

引用焦三仙各二钱、条芩二钱。

七月初十日，石国庆、赵文魁请得皇上脉息右寸关数象微缓，左关和缓。表感已解，暑热亦轻。惟肺胃伏热未净，尚有停滞。今议用清热和中化滞之法调理。

藿香梗一钱五分　薄荷八分　姜连一钱,研　槟榔三钱,炭　姜厚朴一钱　枳壳二钱,炒　条芩三钱　陈皮二钱　益元散三钱,煎　竹茹一钱　军炭一钱　炒栀二钱

引用萎皮二钱、三仙炭六钱。

六、瘟疫

福嫔

1．同治朝

十八日，李万清请得福嫔脉息浮弦而滑。系肝胃饮热郁结，外受瘟疫之证，以致胸胁胀闷，咽喉疼痛，脖项腮颊微肿筋疬数枚，懒食少寐。今用清瘟正气汤，午服一贴调理。

桔梗二钱　元参三钱　牛蒡二钱,炒　射干一钱　连翘二钱　荆芥三钱　防风三钱　大青叶三钱　瓜蒌三钱　葛根二钱　银花三钱　甘草一钱

引用马勃二钱。

2．同治朝

十九日，甄景芳请得福嫔脉息滑数。系肺胃蕴热，外受湿瘟之证，以致咽喉肿痛，头晕身酸，两颊宣肿，心中懊忱，形势非轻，即用清瘟饮，午晚二贴调理。

大青叶四钱　元参五钱　牛蒡三钱　连翘四钱　苦梗三钱　姜参三钱　蝉衣二钱　黄芩三钱　姜连一钱,研　浙贝三钱　马勃三钱　甘草一钱

引用薄荷一钱。

二十日，甄景芳请得福嫔脉息滑数。昨服清瘟饮，时瘟稍解，咽痛渐轻，惟身肢酸痛，两颊肿势尚未见消，夜不安寐。此由瘟邪蕴于心肺二经所致。今用原方加减，午晚二贴调理。

元参五钱　大青叶四钱　连翘四钱　牛蒡三钱　苦梗三钱　僵蚕三钱,炒　蝉衣二钱　黄芩三钱　川连一钱五分　马勃二钱　生地五钱　木通二钱

引用人中黄二钱。

五月二十一日，甄景芳请得福嫔脉息沉数。瘟邪渐解，咽痛颊肿亦轻。惟午后身体酸软作烧，头目眩晕，胸中懊忱，夜间少寐，周身间出白点。此亦由瘟邪自气分所化所致。今仍照原方清瘟饮加减，午晚二贴调理。

元参五钱　大青叶四钱　连翘四钱　牛蒡三钱　苦梗三钱　僵蚕三钱,炒　蝉衣二钱　黄芩三钱　川

连—钱五分　橘皮二钱　生地五钱,次　木通二钱

引用人中黄二钱。

3. 同治朝

二十二日，甄景芳请得福嫔脉息沉缓。连服清瘟饮，瘟邪渐散，咽痛颊肿见消，惟余热未清，兼之素有停饮，肝胃欠和，以致胸中微痛，夜寐不安，午后发热。今用清化汤，晚服一贴调理。

酒芩二钱　川连—钱　酒胆草—钱　炒栀子二钱　生地五钱,次　木通二钱　金银花三钱　蝉衣二钱　僵蚕二钱,炒　泽泻二钱　元参三钱　橘皮二钱

引用朱砂二分研冲。

二十三日，照原方清化汤，朱砂改用三分，晚服一贴调理。

4. 同治朝

二十四日，甄景芳请得福嫔脉息渐缓。瘟邪见化，夜得安寐，颊肿已消。惟午后复见潮热头眩，咽中白色虽消，尚有时微痛，大便下行，身体发软。此由湿饮未消，复为热邪相感所致。今用清解饮，晚服一贴调理。

生地四钱,次　木通二钱　车前子二钱　酒芩三钱　黄柏二钱　川连—钱　蝉衣二钱　僵蚕二钱　苦梗三钱　银花二钱　薄荷—钱五分

引用淡豆豉三钱。

七、痢疾

武英殿赫世亨

康熙四十六年六月

六月二十四日，大夫臣刘声芳、张睿奉旨看武英殿赫世亨病。系寒暑伤气之证，以致发热烦躁，口干气弱，胸闷懒食，六脉至数不调，其病大。臣等议用加减除湿导赤汤，前已奏过。今寒邪已散，湿热下行，二十二晚一时下痢红白，色如鱼脑，里急后重，腰腹坠痛，年老气虚，又兼病后六脉尚大，脉证不宜。其病甚险，恐变虚脱之证。臣等议用加减调中益气汤调治。谨此奏闻。

加减调中益气汤

玉竹二钱　白芍酒二钱,炒　茯苓二钱　陈皮—钱五分　黄连酒六分,炒　木香四分,煨　泽泻八分　甘草三分,炙

引用陈仓米炒二钱、灯心三十寸。

正黄旗包衣护军参领莫尔洪

康熙四十五年八月

八月十八日，太医院御医臣刘声芳、李德聪谨奏，康熙四十五年八月初三日，奉旨看正黄旗包衣护军参领莫尔洪病。系暑湿伤气下痢之证，以致腰腹坠痛，下痢紫红血水，两胁胀满，小水结涩不通，发热烦躁，不思饮食，其病重大，前已奏过。臣等议用清热除湿食廪等汤调治。时好时复，下痢紫红血水仍前不止，元气大虚，胸胃胀满，竟不思食，恐

成关格之证。臣等讨如勒白白尔拉都，兼用加减升阳益胃汤调治。谨此奏闻。

加减升阳益胃汤

茯苓—钱五分　白芍—钱五分，酒炒　牛膝—钱　薏米二钱　椿皮—钱，醋炒　萆薢—钱　玉竹—钱五分　当归八分　山药—钱，炒　扁豆—钱五分，炒　车前子—钱，炒研　甘草三分，炙

引用建莲子去心八个。

朱批：尔等皆因医学粗浅之故，所以往往不能救人。

康熙四十五年八月十八日，臣胤祉等谨奏：……再，据御医刘声芳告称，包衣护军参领莫尔洪之病，现经调治，然有时稍好，有时又便血水，不思饮食，恐成关格之证等语。故将刘声芳等奏折一并奏闻。

朱批：知道了。朕处侍卫迪纳亦系此病，曾经大夫医治，亦未见好。蒙古大夫使其服用兔脑，又用几味药调治，现已痊愈。故缮清药方所用药名，俟晚上送往供御药房，即照此方试治。

循嫔

乾隆四十六年八月

八月初三日，罗衡、武世倬请得嫔脉息沉弦。系暑湿滞热凝结，今因外寒所闭，以致身热酸软，腹胀满闷，大便下痢。今议用香连仓廪汤。

羌活—钱五分　独活二钱　柴胡—钱五分　苍术—钱五分　赤芍二钱　厚朴—钱五分　木香—钱　黄连—钱　生军—钱五分　槟榔—钱　枳壳—钱五分

引用生姜一钱。

庄亲王

乾隆朝

六月十九日，院使臣刘裕铎谨奏：奉旨看得庄亲王，脉息浮缓，由内停暑湿，外感风凉，以致头闷身酸，恶心胸满，肚腹泄泻，兼带红白下痢，日夜十余次。臣用加减仓廪汤调治。谨此奏闻。

加减仓廪汤

羌活—钱　独活—钱　前胡—钱　柴胡—钱　川芎八分　茯苓二钱　枳壳八分，炒　桔梗—钱　木香六分，研　黄连八分，姜炒　扁豆二钱，炒　甘草六分，生

引用生姜一片、陈仓米一钱。

总管王常贵奏过。奉旨：知道了。

二阿哥

嘉庆朝

嘉庆□年八月初一日，张自兴、王文彬请得二阿哥脉息沉数。系暑滞凝结痢疾之证，以致腹痛重坠，下痢红白。用药调治，腹痛渐止，下痢稍减。惟身软食少，今议用香连胃苓汤，午晚二贴调理。

木香八分，煨　姜连—钱　酒军—钱　枳实二钱　槟榔—钱五分　神曲三钱，炒　山楂三钱　苍术二钱，炒

厚朴一钱五分, 炒　陈皮二钱　赤苓三钱　猪苓二钱　泽泻二钱　木通三钱　甘草五分, 生

引用灯心一子。

总管张进忠

1. 嘉庆十六年六月

六月十三日，张铎看得乾清宫总管张进忠脉息浮数。系寒暑凝结之证，以致下痢红白，昼夜三十余次，肚腹重坠疼痛。今用香连化滞汤，午服一贴调理。十四日照方减去生军、槟榔、川芎，加葛根二钱，青蒿、花粉各一钱五分。

羌活一钱五分　独活一钱五分　川芎一钱五分　柴胡一钱　枳壳一钱五分　木香一钱　黄连一钱　生军一钱　赤芍二钱　槟榔一钱五分　槐花三钱　甘草五分

引用炒仓米一钱五分。

六月十四日，舒岱看得乾清宫总管张进忠脉息弦数。原系暑湿痢疾之证，以致下痢红白，肚腹疼痛。昨服香连化滞汤，泻痛稍减。今仍用原方加减，午服一贴调理。

2. 嘉庆十六年六月

六月十五日，商景霁看得乾清宫总管张进忠脉息弦数。系寒暑凝结痢疾之证，以致胸满干呕，腹痛重坠，下痢日数十次。今用香连平胃汤，午服一贴调理。

羌活一钱五分　独活一钱五分　苍术一钱五分, 炒　厚朴二钱, 炒　木香一钱　酒连八分　青皮一钱五分　槟榔一钱五分　赤芍一钱五分　甘草五分, 生　枳壳一钱五分, 炒　酒芩一钱五分

引用炒仓米二钱。

3. 嘉庆十六年六月

六月十六日，刘德福看得乾清宫总管张进忠脉息弦滑，系寒暑凝结痢疾之证，以致呕吐胸满，口渴腹痛，下痢日夜数十次。今用香连芍药汤，午服一贴调理。

木香一钱　厚朴二钱, 炒　枳壳一钱五分, 炒　半夏曲三钱, 炒　姜连八分　青皮一钱五分　酒芩一钱五分　甘草五分, 生　苍术一钱五分, 炒　槟榔一钱五分　赤苓三钱　赤芍一钱五分

引用炒仓米二钱。

4. 嘉庆十六年六月

六月十八日，傅仁宁看得乾清宫总管张进忠脉息弦滑。系暑湿下痢之证，以致周身发热，肚腹重坠，凝结疼痛，下痢红白黏冻，口渴懒食。今用香连仓廪汤调治。

木香八分　柴胡一钱五分　薄荷一钱　云连八分　前胡一钱五分　川芎一钱五分　羌活一钱五分　荆芥一钱三分　茯苓二钱　独活二钱五分　防风一钱五分　甘草八分

引用仓米二钱，午晚二贴。

和妃（和嫔）

1. 道光朝

十三日，陈昌龄、方惟寅请得和嫔脉息弦数。原系肝郁夹饮暑湿之证，以致腰腿酸痛，腹胀坠痛，微见白痢，乃湿热下行所致。今用调中化滞汤，午晚二贴调理。

木香一钱, 煨　云连一钱, 姜炒研　厚朴一钱五分, 炒　苍术一钱五分, 炒　槟榔二钱　陈皮一钱五分　枳壳二钱, 炒　白芍一钱五分, 炒　酒芩二钱　赤苓三钱　羌活一钱　独活一钱　六一散三钱

引用炒陈仓米三钱。

2．道光朝

二十九日，郝进喜请得和妃脉息浮数。系内有湿滞，外受风凉痢疾之证，以致头疼身痛，发热口渴，大便红白结滞作痛。今用香连仓廪汤，午晚二贴调理。

木香_{八分，煨研}　黄连_{一钱，姜炒}　羌活_{一钱五分}　独活_{一钱五分}　柴胡_{一钱五分}　前胡_{一钱五分}　苍术_{一钱五分}　焦芍_{一钱五分}　槟榔_{二钱}　枳壳_{二钱，炒}　六一散_{三钱}

引用炒陈仓米三钱、生姜一片。

本日酉刻，孔毓麟、郝进喜请得和妃脉息浮数。原系内有湿滞，外受风凉痢疾之证。服香连仓廪汤，表凉渐解。惟暑滞湿热过盛，发热口渴。以致胸满腹痛，里急后重，下痢红白二十余次。今议仍用原方加焦军二钱、焦楂炭三钱、厚朴三钱，一贴调理。

3．道光朝

初五日，孔毓麟、王泽溥、郝进喜请得和妃脉息渐缓。系湿滞痢疾之证，用药调治，诸症渐好。惟便痢日夜十余次，少腹坠痛。此由湿滞过盛，气道不宣所致。今议用香砂调中汤，午晚二贴调理。

木香_{一钱，煨}　香附_{三钱，姜炒}　当归_{三钱}　茯苓块_{三钱，研}　缩砂_{一钱}　陈皮_{三钱}　白芍_{一钱五分，炒}　扁豆_{三钱，炒碎}　焦曲_{五钱}　焦山楂_{五钱}　谷芽_{四钱}　泽泻_{三钱}　黄芩_{二钱}　姜连_{八分}　甘草_{八分，炙}

引用姜皮三片。

定贵人

道光二十年六月

六月初六日，郑汝骧请得定贵人脉息郁滞。系气血虚弱，脾胃不能健运之证，以致泄痢不止。今用舒郁化滞汤，晚服一贴调理。

川郁金_{二钱五分}　当归身_{三钱}　蕲艾叶_{三钱，炒}　制香附_{三钱}　焦谷芽_{四钱}　赤芍_{二钱}　远志肉_{三钱}　老苏梗_{三钱}　川芎_{二钱}　没药_{二钱}　炙甘草_{八分}　肉桂_{五分}

引加生姜三片、红枣三枚去核。

隆裕皇后

1．光绪三十二年闰四月

闰四月二十六日申刻，庄守和请得皇后脉息左寸关浮弦而数，右寸关滑数。系脾胃积蓄湿热，外感风凉，以致头晕身痛，腹痛凝坠，大关防五次，下痢黏冻。今用解表清化湿滞饮调理。

苏叶_{一钱五分}　防风_{三钱}　葛根_{二钱}　酒黄芩_{二钱}　茅术_{二钱，炒}　陈皮_{一钱五分}　木香_{八分，研}　炒白术_{三钱}　川连_{八分，研}　枳壳_{二钱，炒}　槟榔_{二钱，炒}　甘草_{八分}

引用建曲二钱炒。

2．光绪三十二年闰四月

闰四月二十七日，庄守和请得皇后脉息左寸关弦数，右寸关滑数。表感见解，身热亦轻。惟肠胃积蓄，湿滞不净。有时腹痛下坠，大关防黏滞。今用清化湿滞之法调理。

炒茅术_{二钱}　黄柏_{二钱，炒}　酒黄芩_{三钱}　枳壳_{二钱，炒}　白头翁_{二钱}　木香_{八分，研}　炒槟榔_{二钱}　杭芍_{二钱，炒}　山楂肉_{三钱}　神曲_{三钱，炒}　赤茯苓_{三钱}　甘草_{八分}

引用泽泻一钱五分。

二十七日申刻，庄守和请得皇后脉息左寸关弦数，右寸关沉滑。症势见好。惟肠胃湿滞尚有未清，脾经欠调。今用清热化滞饮调理。

炒茅术_{二钱} 黄柏_{二钱，炒} 酒黄芩_{一钱五分} 枳壳_{一钱五分，炒} 白头翁_{一钱五分} 木香_{八分，研} 炒槟榔_{一钱五分} 杭芍_{二钱，炒} 石莲子_{三钱，研} 建曲_{三钱，炒} 赤茯苓_{三钱} 甘草_{八分}

引用山楂片三钱，红糖、白糖各一钱五分。

李莲英

光绪朝

四月二十五日，全顺、张仲元看得总管脉息左关沉弦，右寸关沉滑稍数。肠胃滞热未清，气道不和，上焦浮热，以致口黏作渴，腹中觉痛，即作燥汗，便痢尚勤，里急后重，有时烦躁。今议用调中清热分解之法调治。

炒杭芍_{四钱} 白头翁_{二钱} 姜连_{七分，研} 槟榔_{一钱五分} 侧柏叶_{二钱，炒} 山楂肉_{三钱} 木香_{七分，煨} 甘草_{一钱}

引用鲜银花五钱。

本方加炒枳壳一钱五分，军炭一钱五分。

申刻，照本方加杭芍一钱。

四月二十六日，全顺、张仲元看得总管脉息左关沉弦，右寸关沉滑稍数。夜寐稍安，精神渐爽。惟肠胃气道未调，湿滞不净，以致大便次数虽减尚行，黏滞而坠，有时燥汗。今议用调中分解之法调治。

炒杭芍_{四钱} 白头翁_{二钱} 侧柏叶_{二钱，炒} 姜连_{六分，研} 炒枳壳_{一钱} 酒军炭_{八分} 炒薏米_{四钱} 甘草_{一钱}

引用沉香一钱研。

四月二十七日，全顺、张仲元看得总管脉息左关沉弦，右寸关沉滑。精神见长，大便渐调，夜寐较安。惟余滞不净，便前腹中微痛而坠，稍带黏滞。今议用调中分解之法调治。

炒杭芍_{四钱} 白头翁_{二钱} 侧柏叶_{二钱，炒} 石斛_{三钱，金} 酒军炭_{七分} 炒薏米_{三钱} 甘草_{八分} 枳壳_{一钱，炒}

引用沉香八分研。

四月二十八日，全顺、张仲元看得总管脉息左关沉弦，右寸关沉滑。精神清爽，谷食较香，惟肝胃未和，夜间少寐。今议用调中和胃饮调治。

炒杭芍_{三钱} 白头翁_{二钱} 朱茯神_{三钱} 石斛_{三钱，金} 炒薏米_{三钱} 竹茹_{二钱} 枳壳_{八分，炒} 甘草_{七分}

引用焦神曲三钱。

总管春恒

宣统年间

五月二十五日，佟文斌看得总管脉息浮象渐退，右关尚滑。外感较解，湿滞化之不净，以致下痢未止，腹痛后重。今用和解调中兼化滞之法调治。

羌活_{二钱} 荆芥_{三钱} 防风_{三钱} 葛根_{二钱} 赤芍_{三钱} 丹皮_{三钱} 青皮_{三钱} 香附_{三钱，炙} 姜朴_{三钱} 槟榔_{三钱} 小枳实_{三钱，研} 酒军_{三钱}

引用益元散四钱煎。

五月二十五日午刻，佟文斌看得总管脉息左关弦而少浮，右部尚滑。表邪解之未净，下痢不畅，以致里急后重。拟用和解调胃化痢之法调治。

羌活_{三钱} 防风_{二钱} 葛根_{三钱} 荆芥穗_{三钱} 姜朴_{三钱} 槟榔_{三钱} 小枳实_{三钱，研} 酒军_{三钱} 香附_{三钱，炙} 青皮_{三钱} 地榆_{四钱，炭} 黑栀_{三钱}

引用郁李仁四钱研。

八、疟疾

珍贵人

道光朝

初十日，崔良玉、陈昌龄请得珍贵人脉息弦滑。原系暑湿凝结疟疾之证，以致寒热往来，胁腹胀满。此由湿热盛于荣分所致。今议用柴平汤，午晚二贴调理。

柴胡_{一钱五分} 半夏_{一钱五分，炙} 酒芩_{二钱} 赤苓_{三钱} 苍术_{一钱五分，炒} 厚朴_{一钱五，炒} 陈皮_{一钱五分} 草果_{八分，煨} 槟榔_{一钱五分} 生地_{三钱} 知母_{一钱五分，生} 当归_{三钱，酒洗}

引用生姜二片、灯心一束。

十一日，苏钰、孔毓麟请得珍贵人脉息弦滑。系暑湿凝结疟疾之证，以致寒热往来，胁腹胀满。昨服柴平汤，症势渐解。今议仍照原方加丹皮二钱、炒栀子二钱，午晚二贴调理。

本日，珍贵人用金衣祛暑丸十丸。

（**参考**）柴平汤为小柴胡汤与平胃散之合方，功能和解少阳而治湿疟。本案得之夏月，暑湿凝结，故本方颇为对症。方中更增草果、槟榔等治疟之品。可见御医除辨证论治外，也注意到用专方专药治病。需要指出的是，中医所称之疟疾包括类疟。珍贵人此案是否因疟原虫引起之真性疟疾，尚难断定。

第二章 肺系病证

一、咳嗽

（一）外感咳嗽

循嫔

1. 乾隆四十四年正月

正月初八日，罗衡、张肇基请得嫔脉息弦数。系脾胃热盛，外感微凉之证，以致咳嗽有痰，胸胁痞闷，烦热身软。议用清解宁嗽汤调理。

杏仁—钱五分，研　苏叶—钱五分　枳壳—钱五分，炒　桔梗—钱五分　陈皮—钱　半夏—钱五分，制　黄芩—钱五分　花粉—钱五分　前胡—钱五分　赤苓二钱　甘草八分

引用姜一片、灯心三十寸，晚服。

初九日、初十日，嫔前方清解宁嗽汤每日一贴。

2. 乾隆四十五年八月

八月初六日，罗衡、张肇基、李德宣请得嫔脉息浮数。系肝肺有热，外受风凉，以致发热头痛，胸闷咳嗽。今议用调荣清肺汤调理。

杏仁—钱五分　苏叶—钱　葛根—钱五分　枳壳—钱五分　桔梗—钱五分　陈皮—钱五分　半夏—钱五分　黄芩—钱五分　赤苓二钱　防风—钱五分　知母—钱五分　甘草八分

引用姜二片、灯心三十寸，午服。

3. 乾隆四十五年八月

八月初九日，罗衡、张肇基请得嫔脉息浮滑。系肝肺痰热，外受寒凉凝结之证，以致咳嗽胸满，咽紧口干。今议用宣肺化痰汤调理。

蜜麻黄—钱　杏仁—钱五分　橘红—钱　半夏—钱五分　瓜蒌二钱　前胡—钱五分　桔梗—钱五分　赤苓—钱五分　酒芩—钱五分　枳壳—钱　元参—钱五分　甘草五分

引用姜皮二片，一贴。

4. 乾隆四十五年八月

十七日，沙成玺、刘凤鸣请得嫔脉息浮数。系肺胃积热，外受风凉，以致头痛身热，咳嗽痰盛，胸闷恶心。今议用清解宁嗽汤调理。

苏叶—钱五分　杏仁—钱五分　前胡—钱五分　桔梗二钱　桑皮—钱五分，炒　橘红—钱　半夏—钱五分　黄芩—钱　葛根—钱五分　枳壳—钱　赤苓二钱　甘草五分

引用生姜三片、灯心三十寸，晚服。

十八日，沙成玺、刘凤鸣请得嫔脉息浮数。系肺胃积热，外受风凉，以致头痛身酸，咳嗽痰盛，胸闷恶心。昨服清解宁嗽汤，表凉咳嗽稍减。今议用原方加减调理。

苏叶—钱五分　杏仁—钱五分　前胡—钱五分　桑皮—钱五分　贝母—钱五分　半夏—钱五分　橘红—钱五分　桔梗—钱五分　茯苓二钱　黄芩—钱五分　荆芥穗—钱　甘草五分

引用生姜二片，晚服。

十九日，嫔前方清解宁嗽汤一贴。

二十日，罗衡、沙成玺、刘凤鸣请得嫔脉息浮数。系肺胃积热，外受风凉，以致头痛身酸，咳嗽痰盛，胸闷恶心。昨服清解宁嗽汤，表凉已解，咳嗽同前。今仍用清解宁嗽汤一贴。

二十一日，嫔前方清解宁嗽汤一贴。

5. 乾隆四十五年十一月

十一月初八日，武世倬、张肇基请得嫔脉息浮数。系肺胃热盛郁痰，外受微凉之证，以致干嗽声重，烦热胸闷。今议用杏苏饮调理。

杏仁一钱五分，炒　苏叶一钱五分　前胡一钱五分　牛蒡子二钱　葛根一钱五分　枳壳一钱五分，炒　桔梗一钱五分
橘红一钱五分　半夏一钱五分，制　花粉一钱五分

引用生姜二片、灯心三十寸，晚服。

初九日，嫔前方杏苏饮一贴。

初十日，嫔前方杏苏饮一贴。

十一日，嫔前方杏苏饮一贴。

6. 乾隆四十七年十月

十月十四日，刘彬请得嫔脉息浮数。系肺胃有热，外受微凉，以致发热胸满，咳嗽声重。今用疏风宁嗽汤调理。

苏梗二钱，叶　葛根一钱五分　前胡一钱五分　枳壳一钱五分，炒　半夏一钱五分，制　赤苓三钱　杏仁二钱
橘红一钱五分　桔梗一钱五分　黄芩一钱五分　桑皮一钱五分，炙　甘草八分

引用生姜一片、灯心五十寸，一贴，晚服。

7. 乾隆五十年正月

正月二十日，张肇基、张淳请得嫔脉息浮数。系肺胃热盛，外受风寒之证，以致头疼身痛，发热咳嗽。今议用疏解清肺汤调理。

苏叶一钱五分　葛根一钱五分　川芎一钱五分　杏仁一钱五分　陈皮一钱五分　枳壳一钱五分　桑皮二钱　桔梗二钱　甘草八分，生

引用生姜一片，午服。

8. 乾隆五十年十月

十月初七日，陈世官、张肇基、鲁维淳请得嫔脉息浮数。系肺胃积热，外受风凉之证，以致发热头闷，咳嗽痰盛，胸胁胀痛。今议用宣肺宁嗽汤调理。

杏仁一钱五分，炒研　苏叶一钱五分　前胡一钱五分　枳壳一钱五分，炒　桔梗二钱　防风一钱五分　牛蒡二钱，炒研
浙贝母一钱五分　瓜蒌三钱　黄芩一钱五分　元参二钱　甘草五分，生

引用灯心三十寸、秋梨三片，一贴，午服。

禄贵人

乾隆五十三年正月

正月十九日，姜晟、牛永泰请得禄贵人脉息浮数。系内有痰热，外受风凉，以致头疼身痛，发热咳嗽。今议用疏解正气汤调理。

羌活一钱五分　苏叶一钱五分　防风一钱五分　杏仁二钱　枳壳一钱五分　桔梗一钱五分　桑皮一钱五分　花

粉_{一钱五分} 瓜蒌_{二钱} 酒芩_{二钱} 甘草_{六分}

引用生姜二片，午晚服二贴。

十五阿哥福晋

1. 乾隆朝

二十四日，沙成玺、顾兴祖请得十五阿哥福晋脉息浮数。系肺胃有热，外受微凉，以致咳嗽头痛，鼻塞声重，议用疏解清热汤调治。

苏叶_{一钱五分} 羌活_{一钱五分} 前胡_{一钱五分} 枳壳_{一钱} 桔梗_{一钱} 陈皮_{一钱五分} 杏仁_{一钱五分} 黄芩_{一钱五分} 川芎_{一钱} 茯苓_{一钱五分} 甘草_{五分}

引用生姜二片，晚服。

2. 乾隆朝

十二月十六日，鲁维淳、王联德看得十五阿哥福晋脉息浮紧。系肺胃饮热，外受风寒，以致头痛身热，咳嗽胸满。今用荆防杏苏饮调理。

荆芥穗_{一钱五分} 防风_{一钱五分} 苏叶_{一钱五分} 羌活_{一钱五分} 杏仁_{一钱五分} 前胡_{一钱五分} 桔梗_{二钱} 桑皮_{一钱五分} 薄荷_{一钱} 白芷_{一钱五分} 川芎_{一钱五分} 甘草_{五分}

引用生姜二片。

二十一日，十五阿哥福晋用清肺抑火丸二服，每服三钱。

四阿哥

1. 道光朝

十二月十一日，曹宗岱请得四阿哥脉息浮数。系内有饮热，外感风寒之证，以致憎寒壮热，咳嗽头痛，腰腿酸痛，倦怠懒食。今用荆防杏苏饮，午晚二贴调理。

荆芥穗_{二钱} 防风_{二钱} 前胡_{二钱} 苏叶_{一钱} 杏仁_{三钱} 桑皮_{二钱} 白芷_{一钱五分} 羌活_{三钱}

引用生姜三片。

2. 道光朝

十三日，栾泰请得四阿哥脉息浮滑。原系肺热感寒之证。今咳嗽身痛俱减，大便微行。尚有发热恶寒，腹满口燥，身酸鼻塞。此由表里之邪尚未净尽所致。今议用清解化滞汤，早服一贴调理。

苏梗叶_{二钱} 防风_{二钱} 川芎_{一钱} 瓜蒌_{三钱} 橘皮_{二钱} 焦曲_{三钱} 熟大黄_{二钱} 知母_{三钱，炒}

引用荷梗一尺。

本日未刻，照原方清解化滞汤一贴。

丽皇贵妃

咸丰朝

四月初六日，李万清请得丽皇贵妃脉息浮弦而滑。系气饮舍肺，外受风凉之证，以致寒热往来，身肢酸痛，胸胁胀满，痰壅咳嗽，懒食少寐。今用疏解正气汤，晚服一贴调理。

苏叶_{二钱} 羌活_{二钱} 橘皮_{一钱} 半夏_{一钱} 杏仁_{三钱，研} 茯苓_{三钱} 桑皮_{二钱} 枳壳_{一钱}

引用生姜三片，白芍三钱。

2．咸丰朝

初七日，李万清请得丽皇贵妃脉息浮弦而滑。昨服疏解正气汤，风凉微解，表症稍减，夜间得寐。惟寒热如疟，胸胁胀闷，痰壅气逆，频频作嗽。此由心肝气郁，夹饮乘风，上舍于肺所致。今用顺气化痰汤佐以宣风理肺之品，午服一贴调理。

杏仁三钱　白芍三钱　麻黄六分，蜜炙　桂枝六分　川芎二钱　当归三钱　生地五钱　甘草八分

引用木香六分，半夏一钱。

慈禧太后

1．光绪朝

二月二十五日，张仲元请得老佛爷脉息左寸关浮弦而数，右寸关滑数。系胃阳蓄热，感受风凉，以致头晕微痛，恶寒发热，时作咳嗽，顿引咽嗌干疼，身肢酸软。今用清解风热之法调理。

牛蒡三钱，炒　薄荷八分　荆芥三钱　桑叶三钱　炒枳壳三钱　菊花三钱　酒芩二钱　苦梗三钱　金银花三钱　羚羊一钱半　元参四钱　甘草一钱

引用鲜青果七个研，芦根二支切碎。

二月二十六日，张仲元请得老佛爷脉息左寸关浮弦而数，右寸关滑数。表感渐解，惟胃阳饮热尚盛，肺气郁遏，以致头晕微痛，烦躁发热，时作咳嗽，顿引咽嗌干痛，身肢酸痛。今用清解风热之法调理。

炒牛蒡三钱　荆芥二钱　苏梗二钱　炒杏仁三钱　炒枳壳三钱　酒芩三钱　前胡三钱　霜桑叶三钱　金银花三钱　羚羊二钱　元参四钱　生甘草一钱

引用甘菊三钱、鲜芦根二支切碎。

照原方减杏仁，加金石斛三钱、青果七个研。

2．光绪朝

十月十八日，庄守和、张仲元、姚宝生请得老佛爷脉息左寸关浮弦而数，右寸关滑数。肺胃蓄有饮热，外感风寒，以致恶寒发热，头疼身痛，咳嗽胸闷，咳痰作呕。今议用解表清肺化饮之法调理。

防风三钱　荆芥二钱　苏叶子各一钱　前胡三钱　杏仁三钱，研　橘红一钱五分，老树　酒芩三钱　枳壳二钱，炒　川贝母三钱，研　建曲三钱　桑皮叶各二钱　竹茹二钱

引用薄荷一钱。本方枳壳减一钱。

3．光绪朝

十月十九日，庄守和、张仲元、姚宝生请得老佛爷脉息左寸关弦数，浮象渐减，右寸关滑数。表感见解，惟肺胃气道未舒，饮热尚盛，以致时作咳嗽，顿引胸胁作痛，口干而渴，时或作呕。今议用清热化饮兼佐和解之法调理。

瓜蒌仁二钱，研　川贝母三钱，研　桑皮叶各二钱　知母三钱　酒芩三钱　牛蒡二钱，炒研　薄荷八分　葛根二钱　橘红一钱五分，老树　郁金二钱，研　建曲三钱　前胡二钱

引用竹茹二钱。

53

光绪皇帝

光绪朝

光绪□年十二月二十一日申刻，李德昌请得皇上脉息滑而微浮。系肺胃饮热，稍感风凉之证，以致伤风咳嗽，鼻流清涕，皮肤发热，唇干口黏。今用疏解清肺饮一贴调理。

荆芥八分　前胡一钱　苏梗叶八分　桑皮一钱，蜜炙　杏仁一钱五分，研　桔梗一钱　建神曲一钱五分　甘草五分　麦冬二钱，去心

引用生姜二片。

端康皇贵太妃（瑾妃）

1. 宣统年间

八月十八日，佟文斌、赵文魁请得端康皇贵太妃脉息左关弦数，右部缓滑。系风邪欠解，肺胃蕴热尚盛，以致头闷肢倦，口渴作嗽。今议用疏风理肺清胃之法调理。

荆芥穗三钱　薄荷二钱　防风三钱　苏叶子各二钱　溏瓜蒌六钱　杏仁四钱，炒　橘红三钱　枯黄芩四钱　酒胆草三钱　石膏六钱，生研　酒军二钱　淮牛膝三钱

引用羚羊面六分先煎。

八月十九日，佟文斌、赵文魁请得端康皇贵太妃脉息左关微弦，右部缓滑。风邪渐解，蕴热较轻。惟头闷肢倦，口渴作嗽。今议用照原方加减调理。

荆芥穗三钱　薄荷二钱　防风二钱　苏叶子各二钱　溏瓜蒌六钱　杏仁四钱，炒　橘红二钱　生石膏六钱　枯黄芩三钱　花粉四钱　酒军一钱五分　生栀仁四钱，研

引用羚羊面六分先煎。

2. 宣统年间

八月二十五日，赵文魁请得端康皇贵太妃脉息左寸关弦而近数，右寸关浮滑。系肝肺有热，外感风凉，以致头闷肢倦，胸满作嗽。今拟用清解和肝理肺之法调理。

苏叶子各二钱　薄荷一钱五分　防风一钱五分　杏仁三钱，炒　地骨皮三钱　玉竹三钱　淡豉三钱　橘红三钱　大瓜蒌六钱　枳壳三钱　酒军一钱五分　枯芩三钱

引用羚羊面六分先煎。

（二）咳嗽

循嫔

1. 乾隆四十三年二月

二月二十五日，陈世官请得嫔脉息弦数。系肝阴有热，薰蒸于肺，以致夜间发热，干嗽无痰。今用宁嗽泻白汤调理。

桑皮一钱五分，炒　地骨皮二钱　枳壳一钱五分　桔梗一钱五分　半夏一钱五分，制　麦冬一钱五分　石膏二钱，煅　甘草五分

引用生姜一片、粳米一钱，午服。桑皮汤一次。

二十六日，嫔前方宁嗽泻白汤一贴，桑皮汤一次。

二十八日，嫔前方宁嗽泻白汤一贴，桑皮汤一次。

二十九日，嫔桑皮汤一次。

三月初一日，嫔桑皮汤一次。

初二日，总管王成传嫔红花一钱，煎汤。

初三日至十一日，嫔每日进红花汤一次。

2．乾隆四十三年七月

七月二十日，陈世官、张肇基请得嫔脉息弦数。系肝经血热，肺燥之证，以致干咳无痰，胸膈不利。此由肝热冲肺所致。议用清肝润肺汤调理。

黄芩_{一钱五分} 生地_{三钱} 知母_{一钱五分} 贝母_{二钱} 桑皮_{一钱五分} 丹皮_{二钱} 地骨皮_{一钱五分} 炒栀_{一钱五分} 花粉_{二钱} 石膏_{三钱，煅} 麦冬_{二钱} 甘草_{八分}

引用秋梨三片、藕节四个。

二十一日，嫔前方清肝润肺汤一贴。

二十二日，陈世官、张肇基请得嫔脉息稍缓，仍照原方加天冬二钱、枇杷叶一钱五分。

二十三日，嫔前方清肝润肺汤一贴。

二十四日，嫔前方清肝润肺汤一贴。

3．乾隆四十七年八月

八月十七日，武世倬、沙成垒、张肇基、马敬伦请得嫔脉息弦滑。系肺胃积热，以致咳嗽痰盛，胸膈满闷，身热口干，夜间少寐。议用清金宁嗽汤调理。

苏叶_{一钱五分} 杏仁_{一钱五分} 地骨皮_{一钱五分} 瓜蒌_{二钱} 前胡_{一钱五分} 桔梗_{一钱五分} 酒军_{二钱} 葛根_{一钱五分} 枳壳_{一钱五分} 黄芩_{一钱五分} 桑皮_{一钱五分}

引用生姜二片、红枣肉三枚，二贴，每晚服。

二十三日，嫔清肺抑火丸五服。每服三钱。

二十九日，嫔木香分气丸二服。每服十五丸。

九月初一日，嫔藿香正气丸二服。每服三钱。

4．乾隆四十七年十月

十月初七日，陈世官、刘凤鸣请得嫔脉息浮数。系肝肺有热，外受微凉，以致咳嗽咽紧，音哑胸闷。议用清热宁嗽饮调理。

苏叶_{一钱五分} 杏仁_{一钱} 桑皮_{一钱五分，炒} 薄荷_{一钱} 桔梗_{二钱} 枳壳_{一钱五分} 黄芩_{一钱五分} 花粉_{二钱} 川贝母_{一钱五分} 前胡_{一钱} 甘草_{五分，生}

引用生姜一片，灯心五十寸，午服。

初八日，嫔前方清热宁嗽饮一贴，午服。

初九日，嫔前方清热宁嗽饮一贴，午服。

初十日，晚刘秉忠传嫔前方清热宁嗽饮加酒等三钱一贴。

5．乾隆五十年十月

十月十一日，陈世官、花映墀、马敬伦请得嫔脉息沉弦。原系肝肺积热，外感风寒之证，服药风寒已解。惟肝火冲肺，咳嗽胁痛。昨服清肝宁嗽饮，胁肋疼痛渐减。惟干嗽无痰，胸膈满闷。议用泻白宁嗽饮调理。

桑皮_{一钱五分，炙} 枳壳_{一钱五分} 瓜蒌_{三钱} 半夏_{一钱五分} 桔梗_{二钱} 苏梗_{一钱五分} 黄连_{一钱} 枯芩_{一钱五分} 地骨皮_{一钱五分} 炒栀子_{一钱五分} 神曲_{一钱五分} 甘草_{五分}

引用生姜二片、荷蒂三个，午服。

十一阿哥福晋

1. 乾隆五十三年二月

二月二十八日，张肇基、姜晟、王诏恩请得十一阿哥福晋脉息弦数。系内有痰热，外感风寒。服过疏解、化饮、理肺等汤，外感已解。惟痰热壅盛，咳嗽不寐。今议用滋阴育神汤调治。

生地_五钱_　当归_二钱_　白芍_一钱五分_　半夏_一钱五分_　竹茹_一钱五分_　麦冬_二钱_　茯神_三钱_　远志_一钱五分_
丹皮_二钱_　甘草_八分_　枣仁_二钱，炒_　知母_一钱五分_

引用灯心五十寸、竹叶二十片，二贴，早午服。

2. 乾隆五十三年三月

三月十六日，张肇基、姜晟、王诏恩请得十一阿哥福晋脉息渐和。病后余热未清，以致咳嗽有痰，夜间少寐，胁肋胀闷。今用清金育神汤调理。十八日加木通一钱五分，黄连七分。二十日加木香六分。二十一日加瓜蒌一钱五分。

枳壳_一钱五分_　桔梗_二钱_　橘红_二钱_　川贝_二钱_　知母_一钱五分_　麦冬_二钱_　茯神_三钱_　黄连_一钱_　黄芩_一钱五分_　花粉_二钱_　甘草_八分_

引用灯心三十寸，竹叶八分。

十七日，十一阿哥福晋前方清金育神汤一贴，晚服。

十八日，十一阿哥福晋前方清金育神汤一贴，晚服。

华嫔

嘉庆朝

二十一日，田广福、吴锦请得嫔原系感冒之证。服药以来，表凉咽痛已解。惟肺热咳嗽，此由内热过盛所致。今用柴胡清热汤调理。

柴胡_一钱五分_　黄芩_一钱五分_　知母_二钱，蜜炙_　桔梗_三钱，苦_　半夏曲_二钱，炒_　前胡_一钱五分_　桑白皮_一钱五分_　杏仁_二钱，去皮尖_　枳壳_一钱五分，炒_　栀子_一钱五分，炒_　花粉_一钱五分_　甘草_五分，生_

引用生姜二片、灯心三十寸，二贴午晚服。

二阿哥福晋

嘉庆朝

二十七日，傅仁宁请得二阿哥福晋脉息弦滑。系肝热气滞，风痰外受微风之证，以致牙关紧急，咳嗽痰盛。今用清气化痰汤，午晚二贴调理。

橘红_二钱_　半夏_二钱，炙_　瓜蒌仁_二钱_　青皮_一钱五分_　酒黄芩_二钱_　赤苓_二钱_　香附_二钱，炙_　竹茹_二钱_
甘草_八分_

引用灯心一束。

四阿哥

嘉庆朝

十一月十五日，栾泰请得四阿哥脉息沉缓，诸症俱减。惟肺胃滞热未净，以致咳嗽懒食。今照原方清胃化滞汤加减，晚服一贴调理。

桔梗三钱　山楂三钱,炒　前胡二钱　牛蒡三钱　蒌仁三钱　熟军一钱　焦曲三钱　桑皮二钱,生　知母二钱,炒　枳壳二钱

引用荷梗一尺。

本日申刻，照方减去熟军，加杏仁二钱，苏梗二钱。

孝慎成皇后

1. 道光朝

二十二日，郝进喜请得皇后脉息弦滑。系肺胃有热，夹饮咳嗽之证，以致咳嗽痰盛，身酸胸满。今用清金安嗽饮，午晚二贴调理。

麦冬三钱,去心　蒌仁三钱,研　元参三钱　柴胡一钱五分　浙贝三钱,研　半夏二钱,炙　桔梗二钱　苏梗二钱　橘红一钱五分　酒芩一钱五分　知母二钱　山楂肉三钱,研

引用六一散三钱，秋梨三片。

本日，皇后：麦冬三钱，秋梨一个。

二十三日，郝进喜请得皇后照方清金安嗽饮，午晚二贴。

本日，皇后：麦冬三钱，秋梨一个。

二十四日，郝进喜请得皇后照方清金安嗽饮减去半夏、柴胡，加赤苓三钱、枳壳二钱炒，午服一贴。

本日，皇后：麦冬三钱，秋梨一个。

二十五日，郝进喜请得皇后照方清金安嗽饮，午服一贴。

本日，皇后：麦冬三钱，秋梨一个。

二十六日，郝进喜请得皇后照方清金安嗽饮，午服一贴。

本日，皇后：麦冬三钱，秋梨一个。

2. 道光朝

十四日，张新、郝进喜请得皇后脉息弦数。系肝郁夹饮，暑热伤肺，咳嗽之证，以致胸膈满闷，饮食懒思。今议用清金止嗽汤，午服一贴调理。

黄连八分　枳壳三钱,炒　麦芽三钱,炒　杏仁三钱,炒研　木香一钱,煨　浙贝五钱,研　瓜蒌五钱,糖　酒芩二钱　青皮二钱,炒　山楂三钱　知母三钱,生　甘草五分

引用生姜三片、荷梗一尺。

本日，皇后：益元散一两，灯心五钱。

十五日，张新、苏钰、郝进喜请得皇后脉息弦数。系肝胃不和，暑热伤肺咳嗽之证，以致胸膈满闷，左胁微痛。今议用前方清金止嗽汤加郁金一钱，五苏子一钱五分，午晚二贴调理。

本日，皇后：益元散一两，灯心五钱。

十六日，张新、苏钰、郝进喜请得皇后照方清金止嗽汤，午服一贴，益元散一两。

本日，皇后用益元散一两，灯心五钱。

十七日，张新、苏钰、郝进喜请得皇后照方清金止嗽汤，午服一贴。

本日，皇后：金衣祛暑丸二十丸，香薷丸十九丸，益元散一两，灯心五钱。

十八日，张新、苏钰、郝进喜请得皇后照方减去浙贝，加半夏三钱炙，羚羊二钱，镑，午晚二贴。

本日，皇后：益元散一两，灯心五钱。

四阿哥

道光朝

十二月初一日，栾泰请得四阿哥脉息（和）缓。原系外感风寒，肺热停饮之证。昨服羌防杏苏饮二贴，汗已出透，表凉已解。惟肺胃饮滞未清，胸满作嗽。今用加减杏苏饮，午服一贴调理。

苏梗二钱　杏仁二钱　瓜蒌四钱　橘皮二钱　知母三钱　山楂炭三钱　焦曲三钱　枳壳三钱,炒　赤苓块四钱　腹皮二钱

引用荷梗二尺。

本日申刻，栾泰请得四阿哥照原方减去苏梗，加酒芩二钱、熟大黄二钱，晚服一贴。

祺妃

1．同治朝

二十三日，周之桢请得祺妃脉息弦滑。系肝阴不足，气郁夹湿之证，以致胸满胁痛，口渴咳嗽，两腿作痛。此由气道不舒，湿饮郁结所致。今用除湿拈痛汤，午服一贴调理。

羌活三钱　防己三钱　木瓜三钱　牛膝三钱　当归三钱　苍术一钱五分　花粉三钱　陈皮二钱　延胡三钱　木香一钱　萸连一钱　浙贝三钱

引用桑枝三钱。

2．同治朝

二十四日，周之桢请得祺妃脉息弦滑。昨服除湿拈痛汤，腿膝作痛渐减。惟气道不舒，饮热过盛，以致胸满作痛，咳嗽伤风。今用调气化饮汤，午服一贴调理。

苏梗叶二钱　羌活二钱　前胡二钱　木香一钱五分　延胡索三钱　牛膝三钱　木瓜三钱　浙贝三钱　橘红三钱　瓜蒌三钱　桔梗三钱　酒芩三钱

引用杏仁二钱。

十二月二十四日，祺妃用防风通圣丸二钱一服，共三服。平安丹整末各四包。

福嫔

同治朝

二十七日，栾泰请得福嫔脉息弦滑。原系风温入肺之证。今外邪已解，惟肺气不清，痰热郁滞，以致声哑作嗽，胸满心悸。今用清肺化痰汤一贴调理。

桔梗三钱　牛蒡子三钱　桑叶三钱　瓜蒌三钱　浙贝三钱　天冬三钱　橘红二钱　知母二钱,炒　半夏二钱　杏仁二钱

引用秋梨三片。

二十八日，栾泰、蔡钟彝请得福嫔脉息滑缓。诸症俱减，惟肺气不清，痰热未净，以致咳嗽心悸，咽中干燥。今议照原方清肺化痰汤加麦冬四钱，今明二贴调理。

慈禧太后

1.光绪朝

七月初十日，广大人带进薛福辰、汪守正、李德立、庄守和、李德昌，请得慈禧皇太后脉息左寸稍虚，心气尚未全复，右寸微浮而弦。仍是风热客于肺经尚未全化之候。咳嗽痰色带黄，不易上出，此其明证。今拟用清肺安神饮一贴调理。

前胡一钱　苦杏仁三钱，去皮尖研　女贞子二钱　紫菀一钱五分　桑叶一钱　沙参三钱　苏叶四分　款冬花一钱五分，蜜炙　枇杷叶一钱五分，去毛蜜炙　麦冬二钱，去心朱砂拌

引用香橼皮七分。

2.光绪朝

四月初四日，师大人带进薛福辰、汪守正、庄守和、李德昌、佟文斌，请得慈禧皇太后脉息右寸关滑稍数，左关微弦。表感风温渐解，肺气郁热未清，肝旺阴虚，脾元未壮，以致咳嗽头晕，鼻塞声重，耳鸣目热，顿嗽，胸腹串痛，午后肌肤手心作热，肩痛背热未减。今议用清解理肺饮一贴调理。

葛根一钱五分　前胡一钱五分　桔梗二钱　杏仁二钱，研　浙贝母二钱，去心　酒芩一钱五分　元参三钱　枳壳一钱，炒　生地三钱　骨皮二钱　青蒿一钱五分　甘草八分

引用薄荷八分。

四月初五日，俊大人带进薛福辰、汪守正、庄守和、李德昌，请得慈禧皇太后脉息寸关稍数，左部渐平。表邪乍解，肺经余热未清，有时顿嗽，头目眩晕，大便带溏，而肩臂筋脉渐见舒展，饮食早晚均用半膳，还宜理肺清解以资调变。今议用照原方加减一贴调理。

前胡一钱五分　桔梗二钱　杏仁三钱　浙贝母二钱　酒芩一钱五分　元参三钱　陈皮一钱　生地三钱　地骨皮三钱　青蒿一钱五分　甘菊一钱五分　生甘草八分

引用桑叶一钱五分。

四月初六日，师大人带进薛福辰、汪守正、庄守和、李德昌、佟文斌，请得慈禧皇太后脉息右寸关数而有力，左部尚静。感邪化热未解而里未清，鼻塞稠涕，脑闷耳鸣，日晡稍重，夜寐不实，嗽时声重，胸腹引痛，背热较甚，惟肩臂筋脉稍觉舒展，仍宜清肺解热。今议用照原方加减一贴调理。

苦桔梗三钱　桑白皮一钱五分，蜜炙　竹茹一钱五分　黄芩一钱五分　元参三钱　浙贝母二钱，去心　次生地三钱　青蒿一钱五分　甘菊一钱五分　苍耳子一钱五分　枳壳一钱　生甘草八分

引用南薄荷七分。

3.光绪朝

四月十八日，志大人带进薛福辰、汪守正、庄守和、李德昌，请得慈禧皇太后脉息右寸关滑，左部均缓。夜寐不实，两肩筋强疼痛，咳嗽头眩，鼻息不利，涕稠色黄，耳鸣口苦，食少欠香，消化仍慢，偶作嘈杂，嗽顿胸闷，背热较甚，时或串凉，总缘肝阴未足，肺欠清利，稍有复感未净所致。今议用和解清肺饮一贴调理。

甘菊二钱　霜桑叶一钱五分　前胡一钱五分　苦桔梗二钱　酒芩一钱五分　金沸草三钱，绢包　浙贝母二钱　茯神三钱　丹皮二钱　次生地三钱　谷芽三钱，炒　甘草八分

引用橘络五钱。

4．光绪朝

四月初一日，四月初三日未刻，全顺、张仲元请得老佛爷脉息左关弦数，右寸关浮滑而数。肝胃有热，肺气欠调，滞热受风，以致鼻息较干，时作咳嗽，牵引咽喉微痛，皮肤作痒，筋脉欠和。今议用清解和肝调中饮调理。

薄荷_{五分}　荆芥_{一钱五分}　苦梗_{二钱}　桑叶_{三钱}　菊花_{三钱}　酒芩_{二钱}　枳壳_{二钱，炒}　焦三仙_{各三钱}　前胡_{一钱}　竹茹_{三钱}

引用青果七个研。

5．光绪朝

八月初四日申刻，全顺请得老佛爷脉息左关弦数，右寸关滑数有力。肝肺有热，上焦浮大，胃蓄湿滞，以致头闷作痛，膈间不爽，咳嗽酸饮，时作躁急，手心发热。今用清热调中化湿饮调理。

前胡_{一钱半}　枳壳_{二钱，炒}　蔓荆子_{二钱，炒}　川郁金_{二钱，研}　焦三仙_{各三钱}　黄芩_{三钱}　槟榔_{二钱，炒}　建曲_{二钱}

引用桑叶三钱。

6．光绪朝

八月初五日，全顺、张仲元请得老佛爷脉息左关弦数，右寸关滑数有力。肝肺热盛，胃蓄湿滞，脾元转输较慢，以致胸闷作痛，膈间不爽，咳嗽酸饮，时作躁急，手心发热。今用调中清化饮调理。

川郁金_{二钱，研}　炒枳壳_{二钱}　焦二仙_{各三钱}　槟榔_{三钱，炒}　蔓荆子_{二钱，炒}　霜桑叶_{三钱}　酒条芩_{三钱}　菊花_{三钱}

引用酒军炭一钱半，竹茹三钱。

初六日，照原方减蔓荆子、酒军炭、酒条芩、槟榔，加橘红一钱老树，槟榔一钱五分。

八月初七日，全顺、张仲元请得老佛爷脉息左关见弦，右寸关沉滑稍数，重按有力。肝肺气道欠调，湿滞未清，脾元转输较慢，以致头眩微痛，膈间不爽，咳嗽酸饮，有时躁急，手心发热。今议用照原方加减调理。

川郁金_{一钱五分，研}　炙香附_{二钱}　瓜蒌仁_{三钱，研}　橘红_{一钱，老树}　焦三仙_{各三钱}　霜桑叶_{三钱}　菊花_{三钱}　甘草_{八分}

引用竹茹三钱。

八月初八日，全顺、张仲元请得老佛爷脉息左关见弦，右寸关沉滑稍数，重按有力。肝肺气道欠调，湿滞未清，脾元转输较慢，以致头闷微晕，目皮瞤动，膈间有时不爽，咳嗽痰饮，时或躁急。今议用调中清化饮调理。

川郁金_{一钱五分，研}　炙香附_{二钱}　橘红_{一钱，去榆}　瓜蒌仁_{三钱，研}　焦三仙_{各三钱}　霜桑叶_{三钱}　菊花_{三钱}　枇杷叶_{三钱，炙包煎}

引用一捻金七分煎。

7．光绪朝

三月二十七日，张仲元请得老佛爷脉息左关弦数，右寸关滑数，重按鼓指。表感已解，惟肺气郁遏，肠胃蕴热，熏蒸上焦，以致时作咳嗽，唾吐痰黏，目皮发眩，谷食欠香，身肢较倦。今用清热和中饮调理。

生杭芍_{三钱}　桑叶_{三钱}　菊花_{三钱}　槐花_{二钱，炒}　酒连_{五分，研}　羚羊_{一钱}　枳壳_{二钱，炒}　天冬_{三钱}

引用鲜青果七个研，鲜芦根一支切碎。

二月二十八日，张仲元请得老佛爷脉息左关弦数，右寸关滑数，重按鼓指。肝肺气道欠调，肠胃蕴热，以致头闷不爽，目皮发眩，时作咳嗽，唾吐痰黏，谷食欠香，身肢较倦。今用清热和中饮调理。

枇杷叶三钱，炙　桑叶三钱　菊花三钱　天冬三钱　炒枳壳二钱　石斛三钱　紫菀三钱　甘草八分

引用鲜青果七个研，羚羊一钱，鲜芦根一支切碎。

二月二十九日，张仲元请得老佛爷脉息左关弦数，右寸关滑数，重按鼓指。肺经寒大未清，肝胃蕴热尚盛，以致头闷不爽，目皮发眩，时作咳嗽，唾吐痰黏，谷食欠香，身肢较倦。今用清热和中饮调理。

霜桑叶三钱　菊花三钱　石斛三钱，金　天冬三钱　川郁金三钱，研　羚羊一钱五分　牛蒡二钱，炒研　白前三钱

引用鲜青果七个研，鲜芦根一支切碎。

照本方减牛蒡、白前，加陈皮、槟榔各一钱。

二月三十日，张仲元谨拟老佛爷清热和中之法。

霜桑叶三钱　菊花三钱　天冬三钱　酒芩二钱　炒枳壳二钱　羚羊一钱半　元参四钱　甘草一钱

引用鲜青果七个，一捻金钱煎，川郁金二钱研。

8. 光绪朝

三月初二日，张仲元请得老佛爷脉息左关弦而稍数，右寸关滑数。系肝胃欠和，肺气郁遏，以致膈间不爽，时作咳嗽，目皮发眩，谷食欠香。今用调和肝胃之法调理。

生杭芍二钱　竹茹二钱　菊花三钱　金石斛三钱　云茯苓三钱　知母二钱　橘红一钱半，老树　生甘草八分

引用鲜青果五个研，炒谷芽三钱。

三月初三日，照原方。

9. 光绪朝

三月二十三日，庄守和、全顺请得老佛爷脉息左寸关沉弦稍数，右寸关滑数。肝肺气道郁滞，饮热熏蒸，肠胃不和，以致头闷目涩，有时口中觉苦，咳嗽痰涎，胸膈不爽，嗳气稍宽，筋脉酸痛，谷食欠香。今议用理肺和肝清胃饮调理。

溏瓜蒌四钱　川贝母三钱，研　酒芩三钱　炒枳壳二钱　川厚朴二钱，炙　橘红一钱五分，老树　木香八分，煨　黄连一钱，研　白菊花二钱　桑叶三钱

引用焦三仙各二钱。

三月二十四日，庄守和、全顺请得老佛爷脉息左寸关沉弦稍数，右寸关滑数。肝肺气道欠调，饮热熏蒸，肠胃不和，以致头闷目涩，有时口中觉苦，咳嗽痰涎，胸膈不畅，嗳气稍宽，筋脉酸痛，谷食欠香，今议用照原方加味调理。

溏瓜蒌四钱　川贝母三钱，研　酒芩三钱　炒枳壳二钱　川厚朴二钱，炙　橘红一钱五分，老树　法半夏二钱，研　黄连一钱，研　白菊花二钱　桑叶三钱　木香八分，煨

引用焦三仙各二钱。

10. 光绪朝

九月初八日，张仲元请得老佛爷脉息左关弦数，右寸关滑数有力。肝肺气道不调，胃蓄滞热，膈间不爽，时作咳嗽，眠食尚好。今用调气清热饮调理。

川郁金三钱,研　瓜蒌三钱　炒枳壳二钱　代赭石三钱,煅　生杭芍四钱　焦栀子三钱　旋覆花三钱,包煎

引用桑叶二钱。

11. 光绪朝

十月二十一日，张仲元、姚宝生请得老佛爷脉息左关弦数，右寸关滑数。表感已解，惟肝肺气道仍滞，饮热尚盛，以致时作咳嗽，咽干口渴，身肢酸倦。今议用养阴清热理气之法调理。

细生地四钱　元参三钱　溏瓜蒌三钱,研　知母三钱　炒枳壳一钱五分　前胡二钱　酒芩三钱　橘红一钱五分,老树　炒杏仁三钱,研　苦梗三钱　桑皮叶各二钱　羚羊一钱五分

引用川贝母二钱研。

十月二十二日，张仲元、姚宝生请得老佛爷脉息左关弦数，右寸关滑数。表感已解，惟肝肺气道尚滞，饮热未清，以致时作咳嗽，咽干口渴，有时尚觉酸倦。今议用养阴清热之法调理。

细生地三钱　元参四钱　溏瓜蒌三钱,研　知母三钱　酒芩二钱　羚羊一钱　桑皮叶各一钱五分　前胡一钱五分　炒枳壳一钱五分　橘红一钱五分,老树　苦桔梗二钱　甘草一钱

引用川贝母二钱研。

李莲英

光绪朝

九月初六日，范绍相、全顺、李崇光看得总管脉息左关见弦重按软，右寸关滑而稍数。肝阴不足，肺胃之气欠调，时作咳嗽，唾有痰饮，膈间不畅，时或嘈闷，谷食欠香，身肢懒倦，大便后似觉作坠。今议用益阴调中化湿饮调治。

杭芍二钱,炒　茯苓三钱,朱拌　半夏曲二钱,炒　陈皮二钱　石斛三钱,金　薏米三钱,炒　炙香附七分　谷芽三钱,炒　麻仁一钱五分,研　壳砂一钱,研

引用荷蒂五个。

九月初七日，范绍相、全顺、李崇光看得总管脉息左关见弦，重按力弱，右寸关滑而近数。肝阴未实，肺胃之气欠调，时作咳嗽，痰饮谷食欠香，身肢懒倦，大便后稍觉舒畅。今议用益阴清肺理脾之方调治。

杭芍二钱,炒　茯苓三钱,朱拌　建曲二钱,炒　陈皮二钱　石斛三钱,金　薏米三钱,炒　香附七分,炙　麻仁一钱,研　白前一钱　壳砂一钱,研

引用荷蒂五个。-

隆裕皇后

1. 光绪三十四年十月

十月二十三日，张仲元、佟文斌请得皇后（注：光绪皇帝于三十四年十月二十一日驾崩）脉息左寸关浮弦而数，右寸关沉滑。肝肺饮热，稍感风凉，夹以过劳伤神，以致头痛咳嗽，口黏无味，夜寐不实。今议用清解育神之法调理。

南薄荷一钱　前胡三钱　杏仁三钱,炒研　牛蒡二钱,炒　次生地四钱　元参三钱　朱麦冬四钱　浙贝母三钱,研　生桑皮二钱　竹茹二钱　炒枳壳二钱　生甘草八分

引用鲜青果五个去尖研。

十月二十四日，张仲元、佟文斌请得皇后脉息左寸关浮弦而数，右寸关沉滑。夜寐较安，风凉未解，肝气尚逆，以致胸闷口黏，时作咳嗽，谷食不香，大便七日未行。今议用清解和肝润燥之法调理。

南薄荷_{八分} 前胡_{二钱} 炒杏仁_{三钱，研} 瓜蒌仁_{三钱，研} 次生地_{四钱} 桑皮_{二钱，炙} 浙贝母_{三钱，研} 酒黄芩_{二钱} 枇杷叶_{三钱，炙} 竹茹_{二钱} 生甘草_{六钱}

引用元明粉一钱五分后煎。

2．宣统年间

闰二月初四日，臣张仲元、忠勋请得皇太后脉息左关沉弦，右寸关滑而近数。肝木较平，自汗未作。惟胃阳湿热未清，气道欠和，以致有时咳嗽，头晕作痛。谨拟养阴和中之法调理。

中生地_{三钱} 生杭芍_{三钱} 菊花_{三钱} 旋覆花_{二钱，包煎} 法半夏_{一钱五分，研} 朱茯神_{三钱} 橘红_{二钱，老树} 朱麦冬_{三钱} 南薄荷_{七分} 沙参_{三钱} 竹茹_{二钱} 金石斛_{三钱}

引用生牡蛎三钱研、鲜青果七个去尖研。

3．宣统年间

二月初八日，臣张仲元请得老佛爷脉息左关弦数，右寸关滑数。表感渐轻，夜寐安适。惟蓄热尚盛，熏蒸上焦。以致头闷不爽，有时咳嗽，唾吐痰饮。谨拟清扬化热之法调理。

南薄荷_{一钱五分} 菊花_{三钱} 桑叶_{三钱} 连翘_{三钱} 焦三仙_{各三钱} 羚羊_{一钱五分} 瓜蒌_{四钱} 橘红_{三钱，老树} 炒枳壳_{三钱} 炒栀_{三钱} 川贝_{三钱，研} 前胡_{三钱}

引用一捻金二钱煎。

二月初九日，臣张仲元请得老佛爷脉息左关弦数，右寸关滑数。夜寐安适，起居如常。惟肺经寒火未清，肝气尚逆。以致时作咳嗽，顿引胸胁发闷，颡颏不爽。谨拟疏通降逆之法调理。

苏梗子_{三钱，研} 旋覆花_{三钱，包煎} 前胡_{三钱} 杏仁_{三钱，研} 炒枳壳_{三钱} 法半夏_{三钱} 苦梗_{三钱} 橘红_{三钱，老树} 全当归_{三钱} 生桑皮_{三钱} 羚羊_{一钱五分} 黄芩_{三钱}

引用鲜姜三片、小枣肉五个。

二月初十日。臣张仲元请得老佛爷脉息左关弦而近缓，右寸关滑而稍数。精神清爽，咳嗽见轻。惟肝胃欠和，郁结寒火未净，以致有时咳嗽，鼻中觉干。谨拟和中降逆之法调理。

苏梗子_{三钱，研} 旋覆花_{三钱，包煎} 前胡_{三钱} 杏仁_{三钱，研} 法半夏_{三钱} 生桑皮_{三钱} 橘红_{三钱，老树} 苦梗_{三钱} 全当归_{三钱} 地骨皮_{三钱} 羚羊_{一钱五分} 黄芩_{三钱}

引用鲜姜三片，小枣肉五个，鸡金三钱。

瑾妃（瑾嫔、端康皇贵太妃）

1．光绪朝

三月初六日，李德昌请得瑾嫔脉息右寸关滑而稍浮，余部均平。眠食尚好。惟肺经寒火未解，胃经湿饮尚盛。以致咳嗽声重，咳痰不爽，顿引咽痛，有时胸闷。今用疏肺化饮汤一贴调理。

前胡_{二钱} 防风_{一钱五分} 苏叶子_{三钱} 桑皮_{三钱,炙} 橘红_{二钱} 枳壳_{二钱,炒} 旋覆花_{二钱,包煎} 桔梗_{二钱} 焦三仙_{各二钱} 甘草_{五分}

引用生姜二片。

三月初七日，李德昌请得瑾嫔脉息右寸关滑而近浮，余部神力均平。肺经寒凉解而声重，咳嗽渐轻，眠食俱佳。惟肺气不清，胃经湿饮尚盛。以致嗽有痰涎，胸满顿引，喉间痒痛。今照原方加减，晚服一贴调理。

前胡_{二钱} 苏叶子_{三钱} 桑皮_{三钱,炙} 旋覆花_{二钱,包煎} 橘红_{二钱} 炒枳壳_{二钱} 杏仁_{二钱,研} 法半夏_{二钱} 焦三仙_{各二钱} 甘草_{五分}

引用桔梗二钱。

三月初八日，李德昌请得瑾嫔脉息右寸关缓而兼滑，余部调匀。饮食香甜，夜寐安适。惟肺气不清，湿饮尚盛。以致胸膈膨闷，咳嗽痰饮。今用理嗽化饮汤，晚服一贴调理。

前胡_{二钱} 苏叶子_{三钱} 桑皮_{二钱,炙} 旋覆花_{二钱,包煎} 橘红_{二钱} 炒枳壳_{二钱} 杏仁_{二钱,研} 炙半夏_{二钱} 木香_{五分,研} 甘草_{五分}

引用焦三仙各二钱。

三月初九日，李德昌请得瑾嫔脉息右寸关缓而兼滑，左关近弦。眠食均佳。惟肺气不清，胃经湿饮尚盛。平日肝旺血热，以致胸膈膨闷，唾有痰饮，偶或少带血丝，咳嗽顿引脖筋作疼。今照原方加减，晚服一贴调理。

前胡_{二钱} 苏子霜_{一钱五分} 桑皮_{三钱,炙} 冬花_{二钱} 橘红_{二钱} 次生地_{三钱} 丹皮_{二钱} 枳壳_{一钱,炒} 香附_{一钱五分,炙} 焦三仙_{各一钱五分} 甘草_{五分}

引用青竹茹二钱。

2．宣统年间

四月十六日，石国庆请得端康皇贵太妃脉息左关弦涩，两寸浮缓。系肝阳蒸肺，偶受外感，以致咳嗽头闷，中满口渴，体倦。今拟用舒肝理肺、清解止嗽之法调理。

南前胡_{二钱} 川芎_{二钱} 麦冬_{四钱,去心} 瓜蒌_{四钱} 半夏曲_{二钱} 杏仁_{四钱,研} 桑皮_{三钱,炙} 枳壳_{三钱,炒} 化橘红_{二钱} 苏子_{三钱,研} 浙贝_{二钱} 甘草_{一钱}

引用酒条芩三钱、苦桔梗二钱、鲜姜一片。

四月十六日未刻，石国庆请得端康皇贵太妃脉息左关弦涩，两寸浮缓。系肝阳蒸肺，偶受外感，以致咳嗽头闷，中满口渴，体倦作烧，身肢酸痛，饮食不香。今拟用舒肝理肺、清解止嗽之法调理。

粉葛根_{三钱} 川芎_{二钱} 麦冬_{四钱,去心} 蒌仁_{三钱,研} 南前胡_{二钱} 杏仁_{四钱,研} 桑皮_{三钱,炙} 杭菊_{三钱} 化橘红_{二钱} 苏子_{三钱,研} 浙贝_{二钱} 甘草_{一钱}

引用酒条芩三钱、炒栀子三钱、枳壳二钱炒、鲜姜三片。

四月十七日，石国庆请得端康皇贵太妃脉息左关弦涩，两寸滑缓。系外感略解，作烧见退，惟肝阳气道不畅，肺经饮热过盛，以致咳嗽头晕，中满口渴，体倦，肢节酸痛，饮食不香。今拟用舒肝理肺、清解化饮止嗽之法调理。

粉葛根_{二钱} 川芎_{三钱} 苏子_{三钱,研} 蒌仁_{三钱,研} 南前胡_{二钱} 化橘红_{二钱} 桑皮_{三钱,炙} 麦冬_{四钱,去心} 旋覆花_{二钱,包煎} 杏仁_{四钱,研} 浙贝_{三钱} 甘草_{一钱}

引用酒黄芩三钱、炒栀子三钱、枳壳二钱炒、鲜姜三片。

3．宣统年间

四月十八日，石国庆请得端康皇贵太妃脉息左关弦涩，两寸滑数而缓。系外感渐解，作烧已退。惟肝阳气道欠畅，肺经饮热未清，以致咳嗽，口渴中满，肢体酸倦，眠寐不实，有时自汗。今拟用舒肝理肺、清热消饮止嗽之法调理。

南前胡_{一钱五分} 杏仁_{四钱，研} 川贝_{二钱，研} 天冬_{三钱} 法半夏_{二钱，研} 苏子_{三钱，研} 蒌仁_{三钱，研} 枳壳_{二钱，炒} 化橘红_{三钱} 桑皮_{三钱，炙} 麦冬_{四钱，去心} 酒芩_{三钱}

引用炒栀子三钱、青竹茹一钱、熟川军八分、益元散四钱煎。

四月十九日，石国庆请得端康皇贵太妃脉息左关弦涩，右寸关滑数。外感渐解，咳嗽见减。惟肝阳气道欠畅，肺经湿热尚未大清，以致咳嗽时作，口渴中满，肢体酸倦，湿蒸自汗。今仍拟用舒肝理肺、清热消饮止嗽之法调理。

南前胡_{一钱五分} 杏仁_{四钱，研} 川贝_{二钱，研} 麦冬_{三钱，去心} 法半夏_{二钱，研} 苏子_{二钱，研} 蒌仁_{三钱，研} 天冬_{三钱} 花橘红_{三钱} 桑皮_{三钱，炙} 元参_{四钱} 枳壳_{三钱，炒}

引用炒栀子三钱、酒黄芩二钱、熟川军一钱、益元散四钱煎。

四月二十日，石国庆请得端康皇贵太妃脉息左关弦涩，右寸滑数，余部和缓。诸症见轻，咳嗽渐减。惟肝阳气道欠畅，肺经湿热未净，以致咳嗽时作，口渴中满，身体酸倦，四肢有时发热，乃属湿热所致。今拟用舒肝清肺、消饮止嗽之法调理。

南前胡_{一钱五分} 杏仁_{四钱，研} 桑皮_{三钱，炙} 蒌仁_{三钱，研} 法半夏_{一钱五分} 青皮_{二钱} 元参_{四钱} 枳壳_{二钱，炒} 化橘红_{二钱} 苏子_{二钱，研} 麦冬_{四钱，去心} 酒芩_{二钱}

引用青竹茹八分、炒栀子二钱、茯苓皮三钱、益元散四钱煎。

4．宣统年间

四月二十一日，石国庆请得端康皇贵太妃脉息左关弦涩，右寸滑数，余部和缓。诸症见轻，咳嗽渐减。惟肝郁伤神，气道欠畅，肺经湿热未净，以致咳嗽时作，口渴中满，身体酸倦，头额偶时作烧。今拟用和肝清肺、渗湿止嗽之法调理。

杭菊花_{二钱} 杏仁_{四钱，研} 麦冬_{四钱，去心} 蒌仁_{三钱，研} 法半夏_{一钱五分，研} 青皮_{二钱} 云苓_{五钱，研} 枳壳_{三钱，炒} 化橘红_{二钱} 桑叶_{三钱，炙} 制草_{一钱} 苦梗_{二钱}

引用青竹茹六分、抚川芎一钱五分、酒芩二钱。

5．宣统年间

四月二十二日，石国庆请得端康皇贵太妃脉息左关弦涩，右寸关滑数。咳嗽渐减，肝郁伤神，气道不畅，脾肺湿热上蒸，以致日晡时寒热往来，口渴中满，身体酸倦，饮食不香，大关防秘结。今拟用和肝、清肺化湿疏解润燥之法调理。

川羌活_{二钱} 杏仁_{四钱，研} 枳壳_{三钱，炒} 酒条芩_{三钱} 法半夏_{二钱，研} 青皮_{二钱} 槟榔_{四钱，炒} 三仙炭_{六钱} 广陈皮_{三钱} 麦冬_{四钱，去心} 赤芍_{三钱} 酒锦纹_{二钱}

引用竹茹六分、蒌仁三钱研、建泽泻三钱炒、益元散四钱煎。

6．宣统年间

二月初八日，赵文魁请得端康皇太贵妃脉息左关弦而近数，右寸关滑数。系肝肺结热，痰饮不宣，以致左臂作痛，时有咳嗽。今拟用清肝理肺化痰之法调理。

酒胆草_{三钱} 姜朴_{三钱} 羚羊_{六分，面} 丹皮_{三钱} 苏子叶_{四钱} 杏仁_{三钱，炒} 橘红_{三钱} 瓜蒌_{八钱} 辛夷仁_{二钱，研} 黄芩_{三钱} 枳壳_{三钱} 酒军_{二钱}

引用藤钩三钱、桑叶一两熬汤煎药。

7. 宣统年间

八月二十七日，张仲元、赵文魁请得端康皇贵太妃脉息左关弦而近数，右关滑而稍数。肺气未和，肝阳未静，以致有时咳嗽，食后身倦。今议用和肺清肝之法调理。

苏叶子三钱　前胡三钱　防风二钱　浙贝三钱,研　炒杏仁三钱　瓜蒌五钱　黄芩三钱　橘红三钱　炒枳壳三钱　胆草三钱　焦三仙各三钱　酒军一钱五分

引用羚羊面六分先煎。

四格格

光绪三十年二月

二月初三日，姚宝生看得四格格脉息右寸关滑数，左关弦而近数。肺胃郁热，气道不舒，肝木郁而有火，以致胸膈不爽，呛嗽无痰，不能安卧。今用清肺理气平肝之法调治。

枇杷叶三钱　冬花三钱　桑皮叶三钱　川贝二钱　杏仁泥三钱　麦冬三钱　溏瓜蒌三钱　陈皮一钱五分　炒栀仁二钱　香附二钱,炙　云茯神四钱　生甘草一钱

引用鲜芦根二支切碎。

二月初四日，姚宝生看得四格格脉息右寸关滑而稍数，左关弦而近数。肺胃郁热见好。惟膈间气道尚不舒畅，肝热未退，咳嗽虽轻，仍不时作呛，夜卧稍安。今用清肺理气和肝之法调治。

枇杷叶三钱,炙　冬花三钱　炙桑皮二钱　川贝二钱　杏仁泥三钱　麦冬三钱　溏瓜蒌一钱　陈皮一钱五分　生杭芍三钱　香附二钱,炙　云茯神四钱　生甘草一钱

引用鲜芦根二支切碎。

总管崔玉贵

光绪朝

六月初三日，张仲元、李德源看得总管玉贵脉息左寸关弦软，右寸细软，关部稍滑。气血未复，肺气欠和，时作咳嗽，夜不安寐，嗜卧身倦，中空气短，谷食不香，步履无力。今议用益气养阴之法调理。

人参一钱五分　麦冬三钱　五味子五分　细生地四钱　生杭芍三钱　犀角八分,先煎　枇杷叶三钱,炙　朱茯神三钱　丹皮二钱　炒阿胶二钱　生粉草一钱　化橘红一钱

引用鲜青果七个去尖研。

六月初四日，张仲元、李德源看得总管玉贵脉息左寸关弦软，右寸细软，关部稍滑。系肺阴不足，气血未复，以致早间中空气短，有时咳嗽，嗜卧身倦，谷食不香，步履无力。今议用益气养阴之法调治。

人参一钱五分　五味子五分　麦冬三钱　炒阿胶二钱　犀角八分,先煎　当归身二钱　杭芍三钱,生　朱茯神三钱　丹皮二钱　化橘红一钱　枇杷叶三钱,炙　生粉草一钱

引用鲜青果七个去尖研。

老太太

宣统年间

九月二十四日，赵文魁看得老太太脉息右关滑数，左关沉弦。系肺经郁热，蓄滞痰

饮，以致鼻干口燥，咳嗽有痰。今用清肺止嗽化痰之法调治。

杏仁泥_{三钱} 前胡_{三钱} 莱菔_{二钱，炒} 苏子_{二钱，研} 炙桑皮_{三钱} 夏曲_{三钱} 广皮_{二钱} 条芩_{三钱} 瓜蒌仁_{四钱，研} 川柏_{三钱} 礞石_{四钱，煅}

引用炙麻黄二分。

九月二十五日，赵文魁看得老太太脉息右关滑数，右关沉缓。肺热轻减，痰滞亦清。惟有时咳嗽，痰饮犹盛。今用清肺止嗽化痰之法调治。

杏仁泥_{三钱} 苏子_{二钱，研} 广红_{三钱} 法半夏_{三钱} 炙桑皮_{三钱} 条芩_{三钱} 川柏_{三钱} 苦梗_{二钱} 枇杷叶_{三钱，炙} 寸冬_{三钱} 川贝_{三钱，研}

引用煅礞石四钱。

三格格

宣统年间

十月十八日，赵文魁诊得三格格脉息左关沉弦，右部滑而稍数。蕴热炽盛，风感未清，以致头痛作嗽，气道欠调。今以疏风清热调中之法调治。

杏仁泥_{三钱} 苏子_{三钱，炒} 白芷_{三钱} 粉葛_{二钱} 溏瓜蒌_{六钱} 炒栀_{三钱} 枯芩_{三钱} 陈皮_{三钱} 炒枳壳_{三钱} 法半夏_{三钱} 薄荷_{二钱}

引用浙贝母三钱、胆草三钱。

四格格

宣统年间

八月二十三日，张仲元诊得四格格脉息左关弦数，右寸关滑而近数。系胃蓄湿热，熏蒸上焦，以致咳嗽。今用清热化湿之法调治。

冬桑叶_{三钱} 杏仁_{三钱} 黄芩_{三钱} 枳壳_{三钱，炒} 溏瓜蒌_{五钱} 前胡_{三钱} 浙贝_{三钱} 竹茹_{三钱} 焦查炭_{三钱} 甘草_{一钱}

引用一捻金一钱煎。

八月二十四日，张仲元诊得四格格脉息左关沉弦，右寸关滑数。湿热未净，肺气欠和，时作咳嗽。今用清热化湿之法调治。

冬桑叶_{四钱} 杏仁_{三钱，研} 前胡_{三钱} 黄芩_{三钱} 法半夏_{三钱} 橘红_{三钱} 苏叶_{三钱} 酒军_{二钱} 炒枳壳_{三钱} 瓜蒌_{四钱}

引用枳棋子三钱。

二、喘病

贝勒罗布藏

1. 乾隆十七年九月

九月十三日，太医院吏目臣王育谨奏：乾隆十七年九月初七日，奉旨看贝勒罗布藏。臣于初七日起程，初十日抵三十家子。贝勒罗布藏已于初十日早辰起身回鄂汉，至十一日赶至达鲁沟。诊视脉息虚滑，形气消瘦。病原系气虚痰喘之证，复因表受风寒，以致痰盛喘促不得卧，胸满腹胀，不思食，四肢浮肿，身软气怯。此系脾肺两亏，症势可畏。臣遂用益脾化痰汤服之，腹胀微减，诸症如旧。今拟用益脾理肺化痰汤兼参麦饮随路加减调治。谨此奏闻。

益脾理肺化痰汤

白术二钱，土炒　茯苓一钱五分　陈皮一钱五分　半夏一钱五分，制　当归一钱　白芍一钱，炒　桑皮一钱，蜜炙　地骨皮一钱　川贝母一钱五分　桔梗一钱　苏子一钱，炒　甘草五分，炙

引用姜一片、红枣二个，早服。

参麦饮

人参一钱　麦冬二钱，去心　五味子五分，研

不用引，晚服。

九月十四日，总管王常贵等奏过。奉旨：知道了。

孝慎成皇后

道光朝

二十八日，赵永年、李松盛请得皇后脉息弦数。原系受凉之证，以致肝热上冲作喘，胸胁胀满，夜间少寐。此由病后阴分不足所致。今议用理气和肝汤，早服一贴调理。

沙参三钱　瓜蒌三钱，糖　竹茹三钱，青　茯神三钱　麦冬三钱　桑皮三钱　枳壳一钱五分，炒　黄连八分，炒　青皮一钱五分，炒　半夏一钱五分，炙　酒芩一钱五分　浙贝二钱，研

引用秋梨五片。

本日，皇后：三仙饮二分。

本日，赵永年、李松盛请得皇后照原方理气和肝汤晚服一贴。

和妃

1. 道光朝

十二月二十三日，苏钰请得和妃脉息沉滑。系素有湿饮，肝郁不舒，以致面目浮肿，咳嗽作喘，夜间少寐。此由停饮舍肺所致。今用茯苓导水汤，晚服一贴调理。

苏梗二钱　茯苓三钱，块　腹皮三钱　黄芩二钱，生　桑皮三钱，生　木香八分，研　壳砂一钱五分，研　桔梗二钱　泽泻三钱　陈皮二钱　麦冬三钱　生甘草八分

引用生姜三片、薏米三钱。

2. 道光朝

初二日，苏钰请得和妃脉息滑数。系内停痰饮，肺受温风，以致痰喘咳嗽，面目浮肿，懒食少寐。此由停饮受凉所致。今用清金化饮汤，午晚二贴调理。

苏梗一钱五分　苦葶苈四分，研　大腹皮二钱　黄芩二钱，生　云苓块二钱，研　蒌仁泥二钱　霜桑叶二钱　橘皮二钱　桔梗一钱五分　白芥子七分，炒研　半夏曲三钱　麦冬三钱，去心　生甘草七分

引用杏仁一钱五分研、薏米三钱。

初三日，苏钰请得和妃脉息滑数。原系停饮受风，面目浮肿，咳嗽痰喘之证。用药调治，肿势微消，喘嗽稍轻。惟饮滞尚盛，胸膈满闷。今照原〔下残〕。

丽皇贵妃

咸丰十一年十二月

十二月十三日，钟龄请得丽皇贵妃脉息弦缓。原系腹痛作泻，外受风凉之证。昨服疏解化饮汤，腹痛作泻渐减，风凉已解，惟饮热尚盛，身软气怯，以致躁汗微喘。今用益气化饮汤，午服一贴调理。

沙参三钱　茯苓三钱　白术三钱　陈皮二钱　麦冬三钱　半夏二钱，炙　元参三钱　白芍三钱

引用焦三仙各一钱，生姜一片。

十四日，照原方减去焦三仙，加黄芩三钱，午服一贴调理。

妈妈罗氏

同治元年十一月

十一月二十二日，蔡钟彝看得储秀宫如意妈妈罗氏脉息弦细。系肝阴虚损，痰饮素盛，以致周身麻木，喘息不休，恐致脱败。今用益阴定喘汤一贴调治。

沙参五钱　浙贝三钱　广皮二钱　桔梗三钱　麦冬三钱　茯神三钱　蒌仁二钱　焦芍二钱

引用生姜二片。

三、肺胀

理藩院右侍郎荐良

康熙四十九年六月

六月二十二日，太医院御医加四级臣李德聪、吏目臣霍桂芳谨奏，康熙四十九年六月二十一日，奉诚亲王、雍亲王、敦郡王传看理藩院右侍郎荐良病。系脾肺虚寒喘胀之证，以致气喘自汗，胸胁胀满，难以仰卧，面目四肢浮肿，大便不实，六脉绝至不现，其病重大，恐一时虚脱。臣等议用德里鸦噶，兼加减实脾饮，竭力救治。谨此奏闻。

加减实脾饮

茯苓二钱　陈皮一钱　白芍酒一钱，炒　白术一钱，炒土　薏米二钱，炒　桑皮一钱　大腹皮一钱
木瓜一钱　桂枝七分　泽泻七分　葶苈子七分

引用姜皮三片

朱批：用心救治。

佛佑夫人

1. 光绪三十年二月

二月二十日，张仲元诊得佛佑夫人脉息左寸关弦涩，右寸关滑数。系肝气冲逆，胃蓄湿饮，肺胀作喘之证，以致喘不能卧，头摇汗出，胸堵气促，唇赤目直，口渴舌干，不思饮食，症势重险。今勉用泻肝定喘化饮之法调治。

葶苈三钱　生桑皮四钱　地骨皮三钱　茯苓五钱　泽泻三钱　醋青皮三钱　瓜蒌仁五钱，研　槟榔三钱
枳实三钱　甘草一钱　生石膏五钱，研

引用细辛七分、大枣肉十个。

二十一日，张仲元诊得佛佑夫人脉息左寸关弦涩，右寸关滑数。喘嗽渐好。惟肝气冲逆，痰饮尚盛，以致夜不能卧，烦急汗出，唇紫舌干，口渴思凉，胸堵气促，不能饮食，症势仍属重险。今用泻肺清热化饮之法竭力调治。

葶苈_{三钱} 生桑皮_{三钱} 地骨皮_{五钱} 茯苓_{五钱} 泽泻_{三钱} 枳实_{二钱} 生石膏_{五钱，研} 瓜蒌仁_{三钱，研}

引用大枣肉十个、细辛七分。

二十二日，张仲元诊得佛佑夫人脉息左寸关弦涩，右寸关滑数。喘嗽渐好，夜寐较安。惟久喘伤肺，肝气冲逆，痰饮尚盛，以致胸堵气促，时作咳逆，口渴思凉，烦躁汗出，谷食不多，身肢疲倦。症势虽然见轻，仍属重险。今用照原方加减竭力调治。

葶苈_{三钱} 生桑皮_{三钱} 地骨皮_{四钱} 紫菀_{三钱} 白前_{三钱} 茯苓_{三钱} 泽泻_{三钱} 生石膏_{六钱，研} 猪苓_{三钱} 枳实_{二钱}

引用大枣肉十个、细辛七分。

2．光绪三十年二月

二月二十五日，张仲元诊得佛佑夫人脉息左寸关弦涩，右寸关沉滑，数象渐缓。烦躁稍安，气喘觉好。惟久嗽伤肺，肝旺脾弱，蓄湿生痰，以致时作咳嗽，顿引胁间板胀，声音发哑，中空气弱，谷食不多，气体觉软。今用益气健脾、养肺化痰之法调治。

党参_{二钱} 云苓_{五钱} 生于术_{二钱} 款冬花_{三钱} 紫菀_{三钱} 桑皮_{三钱，炙} 杭芍_{三钱，炒} 细生地_{三钱} 全当归_{三钱} 苏子_{一钱五分，炒研}

引用麻黄炭一钱。

二十六日，张仲元诊得佛佑夫人脉息左寸关弦涩，右寸关沉滑。喘息见好，烦躁亦安。惟脾元壮，肝气尚逆，蓄湿生痰，以致时作咳嗽，声音发哑，中空胁胀，唾吐白沫，谷食不多，身体软倦。今用益气健脾、养肺化痰之法调治。

党参_{二钱} 云苓_{五钱} 生于术_{二钱} 款冬花_{三钱} 紫菀_{三钱} 当归_{三钱} 杭芍_{三钱，炒} 细生地_{三钱} 炙桑皮_{三钱} 阿胶_{二钱，炒}

引用麻黄炭一钱、苏子一钱五分炒研。

二十七日，张仲元诊得佛佑夫人照原方加减。

党参_{三钱} 云苓_{五钱} 生于术_{二钱} 当归_{三钱} 阿胶_{二钱，炒} 紫菀_{三钱} 款冬花_{三钱} 桑皮_{三钱，炙} 大熟地_{三钱} 炒杭芍_{三钱}

引用麻黄炭八分、苏子一钱五分炒研。

3．光绪三十年二月

二月二十九日，张仲元诊得佛佑夫人脉息左寸关弦涩，右寸关沉滑。谷食渐香，夜寐安适。惟气血未复，脾肺尚弱，以致中空气短，有时咳嗽，顿引两胁板胀，动则气促，口中觉干，肢体力弱。今用养肺健脾化湿之法调治。

西洋参_{二钱} 带心麦冬_{三钱} 五味子_{五分} 云苓_{四钱} 生薏米_{三钱} 细生地_{四钱} 生杭芍_{三钱} 款冬花_{三钱} 桑皮_{三钱，炙} 生甘草_{一钱}

引用秋梨半个切碎。

二月三十日，张仲元诊得佛佑夫人脉息左寸关弦涩，右寸关沉滑。精神觉爽，谷食略增，喘嗽均见轻减。惟脾肺尚弱，气血未复，以致中空气短，有时咳嗽，口干音哑，两胁板胀，形体尚瘦，身肢力软。今用养肺健脾化湿之法。

西洋参_{二钱} 带心麦冬_{三钱} 五味子_{六分} 云苓_{四钱} 生薏米_{三钱} 细生地_{四钱} 生杭芍_{三钱}

款冬花_{三钱}　百合_{三钱}　生甘草_{一钱}

引用秋梨半个切碎。

三月初二日，张仲元诊得佛佑夫人左寸关弦涩，右寸关沉滑。精神清爽，夜适，形容觉润。惟有时咳嗽，顿引两胁胀满，口干无津，动转气短。总由气血未复，脾弱不能生金所致。今照原方加减调治。

西洋参_{二钱}　带心麦冬_{三钱}　五味子_{六分}　云苓_{四钱}　橘红_{一钱，老树}　细生地_{四钱}　生杭芍_{三钱}　款冬花_{三钱}　百合_{三钱}　甘草_{一钱}

引用秋梨半个切碎。

4．光绪三十年三月

三月初三日，张仲元诊得佛佑夫人脉息左寸关沉弦，涩象渐缓，右寸关沉滑。谷食渐增，夜寐安过，喘嗽大见轻减。惟气血未复，脾土尚弱，以致有时咳嗽，两胁胀满，日间步履仍觉腿酸气短。今用益气养肺健脾之法调治。

西洋参_{二钱}　沙参_{三钱}　五味子_{六分}　云苓_{五钱}　细生地_{三钱}　杭芍_{三钱，炒}　款冬花_{三钱}　百合_{三钱}　橘红_{一钱}　麦冬_{三钱}

引用小枣肉七个。

三月初四日，张仲元诊得佛佑夫人脉息左寸关沉弦，涩象渐缓，右寸关沉滑。精神清爽，谷食觉香。惟肺气尚弱，气血未复，脾元化湿较慢，以致有时咳嗽，动转气促，唾吐痰涎，声音微哑。今照原方加减调治。

西洋参_{二钱}　麦冬_{三钱}　五味子_{六分}　款冬花_{三钱}　橘红_{一钱，老树}　细生地_{四钱}　杭芍_{三钱，炒}　全当归_{二钱}　云茯苓_{四钱}　桑皮_{三钱，炙}

引用梨半个切碎。

5．光绪三十年三月

三月初七日，张仲元诊得佛佑夫人脉息左寸关沉弦而微涩，右寸关沉滑。精神清爽，眠食均好。惟脾肺尚弱，气血未复，以致有时咳嗽，声音微哑，咳痰不爽，胁肋觉胀，腿膝力软。今用益阴养肺健脾之法调治。

西洋参_{二钱}　麦冬_{三钱}　五味子_{八分}　知母_{二钱}　炒阿胶_{二钱}　小生地_{五钱}　杭芍_{三钱，生}　紫菀_{三钱}　生桑皮_{三钱}　生甘草_{一钱}

引用秋梨一个切碎。

6．光绪三十年三月

三月初十日，张仲元诊得佛佑夫人脉息左寸关沉弦，右寸关滑而近缓。喘嗽均见轻减，眠食尚好，肠胃亦调。惟气血未复，脾肺尚弱，有时咳嗽，表虚自汗，动转气短，腿膝尚觉无力。今用益气和表养肺之法调治。

生黄芪_{三钱}　防风_{二钱}　桂枝_{八分}　杭芍_{三钱，生}　款冬花_{三钱}　全当归_{三钱}　炒白术_{三钱}　百合_{三钱}　生甘草_{一钱}

引用小枣肉七个。

三月十一日，张仲元诊得佛佑夫人脉息左寸关沉弦，右寸关滑缓。精神清爽，眠食均佳。惟气体尚弱，脾元化湿较慢。表虚自汗，有时咳嗽，动转气短。今用益气和营养肺之法调治。

生黄芪_{四钱}　防风_{二钱}　桂枝_{八分}　五味子_{八分}　黑附片_{五分}　全当归_{三钱}　杭芍_{三钱，生}　百合_{三钱}

炒白术_{三钱}　款冬花_{三钱}

引用小枣肉七个。

三月十二日，张仲元诊得佛佑夫人脉息左寸关沉弦，右寸关缓滑。喘息已，眠食均佳。惟脾肺尚弱，有时咳嗽，表虚自汗，腿膝力软。今用益气和营养肺之法调治。

生黄花_{三钱}　防风_{二钱}　桂枝_{八分}　五味子_{八分}　麦冬_{四钱}　全当归_{三钱}　杭芍_{三钱，生}　百合_{三钱}　款冬花_{三钱}　甘草_{一钱}

引用小枣肉五个。

第三章　脾胃病证

一、呕吐

循嫔

1. 乾隆四十三年四月

四月十八日，陈世官、沙惟一请得嫔脉息微数，表凉已解。惟肝脾有热，胃气不和，烦热作呕。今议用清热和胃饮调理。

苏梗_{一钱五分}　陈皮_{一钱}　厚朴_{一钱五分}　香附_{二钱，炒}　半夏_{一钱五分，制}　枳壳_{一钱五分，炒}　缩砂_{一钱，研}　茯苓_{一钱五分}　竹茹_{一钱五分}　姜连_{七分}

引用生姜一片，晚服。

2. 乾隆四十六年正月

正月十四日，李德宣请得嫔脉息弦数。系内有湿热停滞，外受风凉，以致口干舌燥，呕吐恶心，身体烦痛。昨用疏解除湿汤，恶心身痛稍减，表里未清。今用疏解正气汤调理。

藿香_{一钱五分}　紫苏_{一钱五分}　葛根_{一钱五分}　柴胡_{一钱五分}　苍术_{一钱，炒}　厚朴_{一钱五分，炒}　陈皮_{一钱}　神曲_{二钱，炒}　半夏曲_{二钱}　赤苓_{二钱}　羌活_{一钱五分}　山楂_{二钱}　甘草_{五分，生}

引用生姜一片，二贴午晚服。

3. 乾隆四十六年四月

四月初八日，陈世官、罗衡请得嫔脉息沉滑。系中脘停饮，胃气不和，以致呕恶发热，肚腹微痛，今用和胃正气汤调理。

藿香_{一钱五分}　香附_{二钱，炒}　赤苓_{一钱五分}　大腹皮_{一钱}　苏梗_{一钱五分}　厚朴_{一钱五分，炒}　枳壳_{一钱五分，炒}　甘草_{五分，生}　半夏_{一钱五分，制}　陈皮_{一钱}　缩砂_{一钱}

引用生姜二片，午服。

孝慎成皇后

道光朝

初八日，苏钰、陈昌龄、张新、郝进喜请得皇后脉息弦滑。原系饮滞受凉之证。用药调治，表凉已解，里滞虽行，尚属不净。惟胸胁胀满，有时呕恶。今议用调中化滞汤，一贴调理。

黄连_{一钱}　枳实_{一钱五分，炒}　瓜蒌_{五钱，糖心}　川军_{二钱，生}　木香_{一钱，煨}　缩砂_{一钱五分，研}　苏梗_{二钱}　当归_{三钱，油}　槟榔_{二钱}　青皮_{二钱，炒}　厚朴_{二钱，炒}　半夏_{三钱，炙}　元胡_{二钱}

引用元明粉一钱五分、橘核仁三钱。

本日，苏钰、陈昌龄、张新、郝进喜请得皇后脉息弦滑。原系饮滞受凉之证。用药调治，诸症渐减。里滞虽行，究属不净。今议仍用原方调中化滞汤，加香附三钱，晚服一贴调理。

贞嫔（孝贞显皇后、慈安皇太后）

咸丰二年四月

四月初四日，杨泰恒请得贞嫔脉息弦数。系肝胃蕴热夹饮之证，以致身倦胸闷，头重干呕。今用清肝和胃饮，晚服一贴调理。

藿香一钱　炒栀子二钱　柴胡一钱　半夏二钱，制　陈皮二钱　赤苓三钱　生甘草八分

引用灯心一子。

懿嫔（慈禧太后）

1．咸丰朝

咸丰□年七月十三日，李德立请得懿嫔脉息沉迟。系寒饮郁结，气血不通之证，以致腹腰胀痛，胸满呕逆。今用温中化饮汤一贴调理。

香附三钱　川郁金三钱　厚朴二钱　赤苓三钱　杜仲三钱　续断三钱　五云脂二钱　炮姜八分　猪苓三钱　焦三仙各二钱

引用草蔻二钱。

2．光绪朝

十月十六日，姚宝生请得老佛爷脉息右寸关滑数有力，左关弦数。肝经有火，肺胃蓄有饮热，中气不和，以致呕吐痰饮，有时作晕。今用清热兼化饮滞之法调理。

酒芩二钱　炒槟榔二钱五分　厚朴一钱五分，炙　炒建曲三钱　橘红一钱五分，老树　炒枳壳二钱　竹茹三钱　焦山楂三钱　羚羊一钱　甘菊花二钱　香附二钱，炙　生甘草一钱

引用霜桑叶三钱。

3．光绪朝

正月初二日子刻，庄守和、张仲元、姚宝生请得皇太后脉息左关弦数，右寸关滑数。中气不调，停蓄饮滞，以致嘈杂呕吐，腹中作痛。谨拟和胃调中之法调理。

制厚朴一钱　广皮一钱　制半夏一钱　竹茹一钱五分　炒茅术八分　炒三仙各一钱五分　甘草六分

引用藿梗六分。

本方减茅术，加灯心一子、淡竹叶一钱，减半夏，加玫瑰花五朵。

光绪皇帝

1．光绪十年十月

十月二十六日，李德昌请得皇上脉息左部浮弦，右关滑大。系停蓄饮滞，脾胃不和，外感风凉之证，以致头痛眩晕，身肢酸倦，胸满嘈杂，呕吐水饮。今用疏解调中化饮汤，一贴调理。

荆芥二钱　薄荷六分　藿香一钱五分　防风一钱五分　橘皮一钱五分　半夏二钱，曲　茅术二钱，炒　姜朴一钱　甘菊一钱五分　建曲二钱　广砂六分，研　甘草六分

引用生姜三片。

2．光绪朝

六月初二日亥刻，庄守和、杨际和请得皇上脉息左寸关弦软而数，右寸关滑数力弱，尺部仍软。脾虚胃软，停饮不化。肝郁湿热，以致呕吐酸水，中脘作痛，饮食不香，身肢软倦。今议用平胃化湿代茶饮调理。

茅术_{一钱五分，炒}　厚朴_{一钱五分，炙}　陈皮_{一钱}　神曲_{二钱，焦}　法半夏_{二钱}　竹茹_{一钱五分}　甘草_{七分}
生姜汁_{五六滴，另兑}

水煎代茶。

3．光绪朝

光绪□年十月二十七日，庄守和请得皇上脉息弦滑。系脾胃不和，停蓄水饮未化，感受邪气之证，以致头晕恶心，呕吐饮沫。今用正气平胃化饮汤，一贴调理。

藿梗叶_{各一钱五分}　橘皮_{二钱}　苍术_{二钱，炒}　厚朴_{二钱，炙}　制半夏_{二钱}　木香_{八分，煨}　广砂_{八分，研}
甘草_{八分，炙}

引用竹茹一钱五分。

十月二十七日申刻，庄守和请得皇上脉息弦滑。早服正气平胃化饮汤，感受邪气渐解，呕吐亦止。惟有时头眩，急躁口渴。此由脾胃饮热不净，余邪未清所致。今照原方加减一贴调理。

藿梗叶_{各一钱}　橘皮_{二钱}　厚朴_{二钱，炙}　广砂_{八分，研}　制半夏_{二钱}　葛根_{一钱}　花粉_{二钱}　甘草_{八分，炙}
焦三仙_{各一钱}

引用竹茹一钱五分。

隆裕皇后

光绪朝

九月初十日子刻，张仲元请得皇后脉息左寸关沉弦，右寸关滑紧。系寒气凝结，停蓄饮滞，以致胸间作痛，呕吐饮沫，大便泻泄。谨拟温中化饮汤调理。

厚朴_{三钱，姜汁炙}　广皮_{三钱}　茅术_{二钱}　茯苓_{四钱}　法半夏_{三钱}　泽泻_{二钱}　猪苓_{三钱}　木香_{一钱五分，研}
炒白术_{三钱}　藿梗_{二钱}　甘草_{一钱}

引用生姜三片，子正煎药，子正一刻进药。

端康皇太贵妃（瑾妃）

1．宣统年间

二月十七日，赵文魁、佟成海请得端康皇太贵妃脉息左关弦数，右寸关滑数。系肝阳结热，胃蓄湿饮，以致胸满作呕，有时头晕。今议用清肝止呕化饮之法调理。

川郁金_{三钱，研}　青皮_{三钱}　姜朴_{三钱}　木香_{二钱，研}　酒赤芍_{四钱}　归尾_{三钱}　条芩_{三钱}　丹皮_{三钱}
腹皮子_{四钱}　枳壳_{三钱}　酒军_{二钱}　木通_{二钱}

引用盐柏三钱、橘红一钱五分老树。

2．宣统年间

二月十七日亥刻，赵文魁请得端康皇太贵妃脉息左关弦数，右寸关滑数。肝阳热盛，中州蓄饮，以致胸满作呕，肚腹胀痛。今拟调肝止呕定痛之法调理。

炙香附_{三钱}　姜朴_{三钱}　木香_{一钱五分，研}　青皮_{三钱}　酒赤芍_{三钱}　归尾_{三钱}　川连_{一钱五分，研}　竹茹_{二钱}　汉防己_{三钱}　川断_{三钱}　牛膝_{三钱}　酒军_{一钱五分}

引用腹皮子四钱、薄荷八分后煎。

3．宣统年间

二月十八日，赵文魁、佟成海请得端康皇太贵妃脉息左寸关沉弦，右寸关沉滑。饮热轻减。惟气道未畅，阴分不足，以致胸胁满闷，肢倦觉呕。今议用养阴调气止呕之法调理。

杭白芍_{四钱} 全归_{三钱} 抚芎_{二钱} 醋柴胡_{一钱五分} 炙香附_{三钱} 姜朴_{三钱} 川连_{二钱，研} 黑栀_{三钱} 淮牛膝_{三钱} 川断_{三钱} 木通_{二钱} 陈皮_{二钱}

引用瓜蒌四钱、三仙炭各三钱。

二月十九日，赵文魁、佟成海请得端康皇太贵妃脉息左关沉弦，右关沉滑。诸症均减。惟阴分尚亏，以致胸闷作烦，肢体酸倦。今议用养阴调中和胃之法调理。

杭白芍_{四钱} 归身_{三钱} 抚芎_{一钱五分} 醋柴胡_{一钱五分} 朱茯神_{四钱} 丹皮_{三钱} 黑栀_{三钱} 条芩_{三钱} 川郁金_{四钱，研} 牛膝_{三钱} 川断_{三钱} 姜朴_{三钱}

引用腹皮子四钱。

二月二十日，赵文魁、佟成海请得端康皇太贵妃脉息左关沉弦，右关沉滑。诸症均好。惟肝经浮热未清。今议用养阴调肝和胃之法调理。

杭白芍_{四钱} 归身_{三钱} 醋柴胡_{一钱五分} 胡连_{三钱} 朱茯神_{四钱} 丹皮_{三钱} 黑栀_{三钱} 条芩_{三钱} 川郁金_{三钱，研} 陈皮_{三钱} 槟榔_{三钱，炭} 花粉_{三钱}

引用三仙炭各三钱。

4. 宣统年间

六月初十日戌刻，佟成海请得端康皇太贵妃脉息左寸关弦数，右关滑数。肝热气滞，中州蓄饮，以致胸膈堵满，头晕呕恶。拟用清热调气化饮之法调理。

藿香梗_{三钱} 薄荷_{三钱} 荆芥穗_{三钱} 甘菊_{三钱} 炙香附_{四钱} 青皮_{三钱} 木香_{二钱，研} 姜连_{一钱五分，研} 羚羊片_{四钱，先煎} 法半夏_{三钱} 竹茹_{三钱} 陈皮_{三钱}

引用炒栀子三钱、酒军二钱、益元散三钱包煎。

六月十一日，赵文魁、佟成海请得端康皇太贵妃脉息左关沉弦，右关沉滑。诸症均愈。惟中焦湿热未清。今议用清热调中化饮之法调理。

藿香梗_{二钱} 薄荷_{二钱} 甘菊_{三钱} 陈皮_{三钱} 川郁金_{四钱，研} 青皮_{三钱} 羚羊_{一钱五分，先煎} 瓜蒌_{六钱} 腹皮子_{四钱} 炒栀_{三钱} 枳壳_{三钱，炒} 酒军_{二钱}

引用姜朴三钱、益元散三钱包煎。

5. 宣统年间

十一月初六日申刻，赵文魁请得端康皇贵太妃脉息左关沉弦，右关滑而近数。系肝肺结热，气道欠调，以致食后作呕，有时头痛。今拟清上调中舒化之法调理。

甘菊花_{三钱} 薄荷_{三钱} 抚芎_{一钱五分} 胆草_{三钱} 腹皮子_{四钱} 炒栀子_{三钱} 姜连_{二钱，研} 橘红_{三钱} 炒枳壳_{三钱} 酒军_{二钱} 焦山楂_{四钱} 酒芩_{三钱}

引用瓜蒌六钱、郁李仁三钱。

6. 宣统年间

十一月十八日酉刻，赵文魁请得端康皇贵太妃脉息左关沉弦，右寸关沉滑。系肝气郁滞，中州蓄饮，以致胸满作痛，头闷呕恶，今拟清上和肝舒化之法调理。

青皮子_{三钱，研} 元胡_{三钱，炙} 姜朴_{三钱} 沉香_{六分，研} 腹皮子_{四钱} 姜连_{一钱五分，研} 橘红_{三钱} 甘菊_{三钱} 炒枳壳_{三钱} 酒军_{一钱五分} 木通_{二钱}

引用胆草三钱、焦山楂四钱。

垣大奶奶

光绪朝

二月十六日，姚宝生看得垣大奶奶脉息左关沉弦，右寸关缓滑。肝木欠和，胃脘稍蓄饮滞，有时呕吐。今用舒肝和胃之法调治。

酒杭芍_{四钱} 当归_{三钱} 炙香附_{三钱} 青皮_{一钱五分，炒} 云茯苓_{四钱} 法半夏_{二钱，研} 广陈皮_{二钱} 于术_{一钱五分，土炒} 焦茅术_{一钱五分，土炒} 厚朴_{二钱} 吴萸连_{二钱，研} 甘草_{一钱}

引用藿梗八分。

二月二十七日，垣大奶奶照原方。

五奶奶

宣统年间十四年闰五月

闰五月初七日，任锡庚诊得五奶奶脉息右寸关滑数，左寸关弦数。蓄饮为热，膈间气道不舒，曾作呕吐，腹下作胀。允宜调中清热兼于利水调治。

南苍术_{二钱} 法半夏_{四钱，研} 云茯苓_{三钱} 广陈皮_{二钱} 生槟榔_{三钱} 青皮子_{三钱} 煨木香_{一钱五分} 建泽泻_{三钱} 广缩砂_{一钱五分} 瓜蒌根_{三钱} 生杭芍_{二钱} 宣木瓜_{一钱五分}。

引用白通草一钱。

二、嘈杂

慈禧太后

1. 光绪朝

三月十一日，内广大人带进薛福辰、汪守正、李德昌、栾富庆，请得慈禧皇太后脉息两手均弦，大而数，心脾脉尤空软。昨晚悲伤过甚，通宵未寐，以致中脘嘈杂，胸膈空虚，腰痛腿软，背串凉热，口多涎沫，诸症骤起。系暴受惊恐，五志之动、五火交燃所致。今议暂减滋补，先用加味六君子汤一贴调理。

沙参_{三钱} 茯神_{三钱} 生白术_{二钱} 陈皮_{五分} 炙半夏_{二钱} 丹参_{一钱五分，酒炒} 炒白芍_{一钱五分} 炙甘草_{八分}

引用竹叶十片。

2. 光绪朝

三月十四日，志大人带进薛福辰、汪守正、李德昌、栾富庆，请得慈禧皇太后脉息两关弦滑，余部渐平。今早大便一次带溏，夜寐不实，饮食尚好，气怯心空，身肢酸软，肤热较甚，脊背仍串凉热，食后嘈杂气串，脾元久亏，骤为木克，未免受伤。今议用理脾滋荣汤，一贴调理。

党参_{三钱} 于术_{三钱} 茯神_{三钱，辰炒拌研} 左牡蛎_{三钱，研} 炙甘草_{六分} 杜仲_{三钱，炒} 归身_{二钱土，炒} 鳖甲_{二钱，研} 制半夏_{二钱} 白芍_{一钱五分} 醋柴胡_{三分}

引用煨姜三片、红枣三枚。

3. 光绪朝

三月初五日申刻，全顺请得老佛爷脉息左关弦数，右寸关滑数有力。脾胃不和，肝肺气道欠调，蓄湿生热，稍有浮感，以致胸膈不爽，食后作嘈，目皮发眩，身肢筋脉稍痛，似觉恶寒。今用调中清热化湿饮调理。

荆芥_{二钱} 菊花_{二钱} 桑叶_{三钱} 川郁金_{二钱, 研} 焦三仙_{各二钱} 陈皮_{一钱} 石斛_{二钱, 金}

引用大腹皮三钱。

三月二十日，老佛爷用清热代茶饮。

槐角_{三钱} 酒芩_{二钱} 枳壳_{二钱, 炒} 鲜榆钱_{五钱} 洗净

水煎代茶。

三月二十一日，照原方。

三月二十二日，照原方加槟榔二钱、川郁金二钱研、麦冬二钱。

4．光绪朝

三月十四日亥刻，戴家瑜请得皇太后脉息左关弦数，右寸关滑数。脾元较弱，运化迟慢，以致食后嘈杂，腹中作胀等症。谨拟和胃清热之法调理。

杭芍_{一钱五分} 麦冬_{二钱, 去心} 花粉_{二钱} 炒谷芽_{三钱} 山楂_{一钱五分} 石斛_{一钱金} 桑叶_{一钱五分} 甘草_{八分}

引用厚朴花二朵。本方减花粉、石斛，加竹茹二钱。

5．光绪朝

三月二十四日，张仲元、戴家瑜请得皇太后脉息左关沉弦，右寸关沉滑。气道欠和，壅滞胃气，致消化较慢，食后嘈杂，眼目不爽。谨拟加味三仙饮调理。

焦三仙_{各二钱} 瓜蒌_{二钱, 研} 麦冬_{三钱, 去心} 香附_{一钱五分, 醋炒} 西洋参_{一钱} 羚羊_{四分} 通草_{五分} 茯苓_{一钱五分}

水煎代茶。本方加鲜青果十个研。

6．光绪朝

三月二十五日，张仲元、戴家瑜请得皇太后脉息左关沉弦，右寸关沉滑，气道欠和，壅滞胃气，致消化较慢，食后嘈杂，眼目不爽。谨拟加味三仙饮调理。

焦三仙_{各二钱} 瓜蒌_{二钱, 研} 麦冬_{三钱, 去心} 香附_{一钱五分, 醋炒} 西洋参_{一钱} 羚羊_{四分} 通草_{五分} 茯苓_{一钱五分} 鲜青果_{十个, 研}

水煎代茶。

7．光绪朝

四月十九日，张仲元、戴家瑜请得皇太后脉息左关沉弦，右寸关沉滑。肝胃欠调，消化较慢，食后嘈杂，眼目不爽。谨拟畅脾清肝之法调理。

党参_{一钱五分} 朱茯神_{二钱} 炒谷芽_{三钱} 瓜蒌_{三钱, 研} 菊花_{二钱} 霜桑叶_{二钱} 醋香附_{一钱五分}

引用灯心二子。本方加羚羊六分。

四月二十日，张仲元、戴家瑜请得皇太后脉息左关沉弦，右寸关沉滑。肝胃欠调，消化较慢，食后嘈杂，眼目不爽。谨拟畅脾清肝之法调理。

党参_{一钱五分} 朱茯神_{二钱} 菊花_{二钱} 霜桑叶_{二钱} 香附_{一钱五分, 醋炙} 焦三仙_{各二钱} 羚羊_{四分} 炒杭芍_{一钱五分}

引用灯心二子。

四月二十一日，张仲元、戴家瑜请得皇太后脉息左关沉弦，右寸关沉滑。肝胃欠和，食后嘈杂，眼目不爽。谨拟畅脾清肝之法调理。

党参_{一钱}　朱茯神_{二钱}　麦冬_{三钱,去心}　甘菊_{二钱}　香附_{一钱五分,醋炙}　焦三仙_{各二钱}　羚羊_{四分}　杭芍_{一钱五分,炒}

引用灯心二子。

四月二十二日，张仲元、戴家瑜请得皇太后脉息左关沉弦，右寸关沉滑。肝胃欠和，食后嘈杂，眼目不爽。谨拟照原方调理。

党参_{一钱}　朱茯神_{二钱}　麦冬_{三钱,去心}　甘菊_{二钱}　香附_{一钱五分,醋炙}　焦三仙_{各二钱}　羚羊_{四分}　杭芍_{一钱五分,炒}

引用灯心二子。

8．光绪朝

六月初三日，张仲元、戴家瑜请得皇太后脉息左关稍弦，右寸关沉滑。脾胃欠和，运化迟滞，食后嘈杂，头目不爽。谨拟益气和中之法调理。

人参_{八分}　生于术_{七分}　麦冬_{三钱,去心}　五味子_{五分}　云苓_{一钱五分}　银花_{二钱}　菊花_{二钱}　炒谷芽_{三钱}　广皮_{一钱}　甘草_{六分}

引用鲜青果七个去尖研。

9．光绪朝

六月初四日，臣陈秉钧请得皇太后脉左细而弦，属营不养肝，肝阳扰中，右部之脉所以浮大不平，关部少冲和之气，因之脘宇嘈杂欠和，时平时起，无非营虚生热。热则化风，头蒙微晕，目眶垂重，近复卧不安神，口燥引饮，皆由厥阴冲克，及于胃，而扰于心，则心阴早为不足，胃液渐为内亏。谨拟养肝体而柔肝用，佐增液以和胃、安神以济心之治法。

西洋参_{一钱五分}　霍石斛_{三钱}　制丹参_{三钱}　寸麦冬_{一钱五分,辰砂拌}　抱茯神_{三钱}　炙甘草_{三分}　北秫米_{一钱五分}　苍龙齿_{一钱五分,煅}　新会白_{一钱}　半夏_{一钱五分,盐水制}　杭菊花_{一钱}　双钩藤_{三钱}

引用鲜荷叶一角，红枣三枚。

光绪皇帝

光绪朝

正月初二日申正，李德昌请得皇上脉息两寸浮而渐缓，右关仍滑。表感渐解，心悬胸满渐减。惟饮滞不清，脾胃不和，余感未净，以致胸闷嘈杂，有时恶食微呕，口黏作渴，身肢酸倦。今用调脾和中饮一贴调理。

于术_{一钱五分,生}　茅术_{一钱五分,炒}　茯苓_{三钱}　薏米_{三钱,炒}　橘皮_{一钱五分}　半夏_{一钱五分,曲}　厚朴_{一钱,炙}　广砂_{八分,研}　葛根_{一钱五分}　防风_{一钱五分}　建曲_{一钱五分,炒}　麦芽_{三钱,炒}

李莲英

1．光绪二十八年二月

二月初六日，全顺看得总管脉息左关见弦，右寸关滑而稍数。肝脾有热，上焦浮火，以致胸膈嘈闷摆布，时作头痛，鼻干口黏，倦怠嗜卧。今用清热调肝化湿饮调治。

酒芩_{一钱}　陈皮_{一钱}　菊花_{三钱}　桑叶_{二钱}　杭芍_{二钱,炒}　冬瓜皮_{三钱}　茯神_{三钱}　石斛_{三钱,金}　壳砂_{八分,研}　莲子_{三钱,代心研}　藿梗_{七分}

引用荷梗二尺。

二月初七日，全顺看得总管脉息左关见弦，右寸关滑而稍数。肝脾未和，上焦浮火，胃气欠调，以致胸膈嘈闷，晚间较甚。有时倦怠嗜卧，口鼻觉干。今用清热调中化湿饮调治。

酒芩—钱　陈皮—钱　菊花三钱　桑叶二钱　杭芍二钱,炒　冬瓜皮三钱　莲子三钱,带心研　茯神三钱　石斛三钱,金　焦三仙各二钱　藿梗五分

引用荷梗二尺。

二月初八日，全顺看得总管脉息左关见弦，右寸关滑而稍数。肝胃未和，上焦浮热未清，湿饮不净，以致胸膈嘈闷，食后较甚，有时身肢觉倦。今用清热和胃调中饮调治。

酒芩—钱　陈皮—钱　杭芍二钱,炒　冬瓜皮三钱　菊花三钱　桑叶二钱　竹茹二钱　云苓三钱　石斛三钱,金　焦三仙各二钱　莲子三钱,带心研

引用荷梗二尺。

二月初九日，总管照原方。

2．光绪朝

二月十七日，全顺看得总管脉息左关见弦，右寸关沉滑稍数。脾元化湿较慢，胃气不和，蓄湿生热，气不流畅，以致腰痛酸沉，胸膈不爽，时或嘈闷嗜卧。今用调脾和胃化湿饮调治。

杭芍二钱,炒　茯神三钱　薏米三钱,炒　麦冬二钱　陈皮—钱　莲子三钱,带心研　冬瓜皮三钱　香附—钱,炙　酒芩—钱　石斛三钱,金　焦三仙各二钱　砂壳八分

引用荷梗二尺。

二月十八日酉刻，李德昌、张仲元、全顺看得总管脉息左关弦而稍数，右寸关滑缓。肝胃不和，气道不调，脾元化湿较慢，以致胸膈不爽，时或嘈闷，谷食欠香，嗜卧好眠。今议用调中和胃化湿饮调治。

茯苓三钱　杭芍二钱,生　莲子心—钱　薏米三钱,炒　陈皮—钱五分　竹茹二钱　金石斛二钱　黄连五分,研　甘草八分　焦三仙各二钱

引用玫瑰花五分。

3．光绪朝

四月二十四日，全顺看得总管脉息左关见弦，右寸关滑数。脾胃不和，尚有湿饮。肺瘀滞热，目白睛稍有红丝。胸膈不爽，时或嘈闷，身肢懒倦，谷食欠香。今用清热调中化湿饮调治。

桑叶三钱　蜜蒙花二钱　菊花三钱　竹茹三钱　橘红八分,老树　石斛三钱,金　茯苓三钱　薏米三钱,炒　谷芽三钱,炒　通草—钱　荷梗二尺

引用鲜青果五个研、芦根三把。

四月二十五日，全顺看得总管脉息左关见弦，右寸关滑数。湿饮未清，瘀热蒸肺，肝气稍滞，以致目白睛稍有红丝，胸胁欠畅，时或作嘈，身肢软倦。今用调中清热化湿饮调治。

蜜蒙花二钱　赤芍—钱　刺蒺藜二钱,炒去刺　桑叶三钱　菊花三钱　茯苓三钱　薏米三钱,炒　石斛三钱,金　谷芽三钱,炒　通草—钱　荷梗二尺

引用竹茹二钱、鲜青果五个研。

四月二十六日，全顺看得总管脉息左关见弦，右寸关滑数。湿饮浮热未清，脾胃欠和，肝气稍滞，目白睛尚有红丝，胸膈不爽，气息欠调，或作嘈闷。今用清热调中化湿饮调治。

蜜蒙花_二钱　赤芍_一钱五分　刺蒺藜_一钱五分，炒　桑叶_三钱　菊花_三钱　茯苓_三钱　薏米_三钱，炒　石斛_三钱，金　谷芽_三钱，炒　川贝_一钱五分，研　竹茹_二钱

引用荷梗二尺、鲜青果五个研。

4. 光绪朝

五月初八日戌刻，李增蕃看得总管脉息左关稍弦，右寸关缓滑。胃中饮热上蒸，以致胸满嘈杂。今以化饮和胃之法调治。

霜桑叶_二钱　甘菊_二钱　陈皮_一钱　茅术_一钱　炙厚朴_一钱　壳砂_一钱五分，研　茯苓_三钱　竹茹_八分

引用灯心一子。

三、痞满

十五阿哥福晋

乾隆四十七年五月

五月初四日，罗衡、张肇基请得十五阿哥福晋脉息滑数。系胃气不和，内有饮热，以致满闷恶心，烦热身酸。今议用和胃正气汤调理。

藿香_一钱五分　苏梗_一钱五分　大腹皮_一钱　陈皮_一钱　厚朴_一钱五分　赤苓_二钱　苍术_一钱五分，炒　神曲_一钱五分，炒　半夏_一钱，制　条芩_一钱五分　炒栀_一钱五分　枳壳_一钱，炒　甘草_八分，生

引用姜皮三片、灯心三十寸，二贴。

六月十二日，陈世官、刘彬、李世隽、赵正池、吕纶请得十五阿哥福晋脉息安和。妊娠已进八个月，饮食起居精神俱好。谨此奏闻。

丽皇贵妃

1. 咸丰朝

六月初二日，李万清请得丽皇贵妃脉息弦滑。系肝郁夹饮之证，以致胸膈痞满，胁肋胀痛。此由气道不畅，肝气夹饮所致。今用调气化饮汤，午服一贴调理。

木香_一钱，研　槟榔_二钱　青皮_二钱　陈皮_二钱　半夏_二钱，炙　赤苓_三钱　苏叶_一钱　藿香_二钱

引用沉香面八分冲。

2. 咸丰朝

初三日，李万清请得丽皇贵妃脉息弦滑而浮。系气饮郁结，外受暑邪之证，以致发热口渴，胸膈痞闷，胁腹胀痛。此由气道不畅，受暑夹饮所致。今用清暑化饮汤，午服一贴调理。

柴胡_一钱　葛根_二钱　陈皮_二钱　半夏_二钱　藿香_二钱　茯苓_三钱　苍术_三钱　厚朴_二钱　当归_三钱　抚芎_二钱　白芍_三钱　六一散_三钱

引用红花二钱。

初四日，李万清请得丽皇贵妃脉息弦滑而浮。暑气微解，惟肝气饮滞尚盛，以致头痛口渴，肢体酸软，胸胁胀满。有时攻冲作痛，烦躁少寐。今照原方清暑化饮汤加减，午服一贴调理。

柴胡_一钱　川芎_□□　当归_三钱　白芍_三钱　藿香_一钱　半夏_□□　茯神_三钱　厚朴_二钱　木香_一钱

苍术二钱,炒　枣仁三钱,炒　远志一钱

引用蔓荆子三钱。

3．咸丰朝

初五日，李万清请得丽皇贵妃脉息弦滑。暑气渐解，惟头眩口渴，胸胁胀满，肢体酸软，懒食少寐。此由气道不畅，肝气素郁，肝阴不足，停饮所致。今用调气化饮汤午服一贴调理。

木香一钱　陈皮二钱　半夏二钱　川芎二钱　当归三钱　白芍三钱　茯神三钱　远志一钱　枣仁三钱
焦三仙各二钱

引用蔓荆子三钱。

初六日，照原方减去半夏，加红花二钱，午服一贴调理。

4．咸丰朝

初七日，李万清请得丽皇贵妃脉息弦缓。暑气已解，惟肝阴素亏，气饮尚盛，以致头眩身软，胸胁微痛，懒食少寐。此由气道不畅，阴虚所致。今用调气和荣汤，午服一贴调理。

香附二钱,炙　当归三钱　白芍三钱　生地五钱　茯神三钱　远志二钱　川芎二钱　蔓荆子三钱

引用枣仁三钱。

本日，丽皇贵妃用灯心三钱，三仙饮二分，薄荷五钱。

初八日，照原方加桂枝八分、制川乌八分、羌活二钱，午服一贴。

端康皇贵太妃（瑾妃）

1．宣统年间

宣统十年四月二十六日，赵文魁请得端康皇贵太妃脉息左关沉弦，右寸关沉滑。系肝阳结热，气滞欠调，以致胸膈堵满，午后腹胀。今拟用和肝调气消胀之法调理。

炙香附三钱　青皮三钱　姜朴三钱　台乌一钱五分　杭白芍四钱　茅术三钱,炒　橘红三钱,老树　赤苓六钱皮　小枳实三钱,研　酒军三钱　木通二钱　川柏三钱

引用腹皮子四钱、郁李仁二钱研。

2．宣统年间

四月二十七日，赵文魁、佟成海请得端康皇贵太妃脉息左关沉弦，右关沉滑。肝热轻减。惟中州气道欠调，以致胸胁满闷，仍作腹胀。今议用育神和肝滋阴化湿之法调理。

全当归四钱　杭芍四钱　醋柴胡二钱　青皮三钱　炙香附四钱　姜朴三钱　茅术三钱,炒　川柏三钱
炙鳖甲四钱　牛膝三钱　川断三钱　丹参三钱

引用丹皮三钱、赤石脂四钱。

四、胃痛

循嫔

乾隆四十四年八月

八月二十三日，罗衡、陈维文请得嫔脉息滑数。系胃气不和，微受寒凉，以致胃脘作

痛，头目不清，烦闷懒食。议用香苏和胃汤调理。

香附_{三钱，炒} 苏梗叶_{一钱五分} 陈皮_{一钱五分} 厚朴_{一钱五分} 苍术_{一钱，炒} 枳壳_{一钱五分} 赤苓_{二钱} 半夏_{一钱五分，制} 缩砂_{一钱} 黄连_{一钱，姜炒} 神曲_{二钱，炒} 甘草_{三分}

引用生姜二片，一贴，晚服。

二十四日，嫔用藿香正气丸三钱，黄连一分，冲汤送药。

二十五日，嫔用前方香苏和胃汤一贴。

二十六日，嫔用前方香苏和胃汤一贴。

彤妃（彤贵人）

道光朝

十七日，王世安请得彤贵人脉息弦滑。系肝虚气滞，停饮伤胃之证，以致胸胃作痛，两胁胀满，此由郁结不畅所致。今用调气化饮汤，晚服一贴调理。

香附_{二钱} 郁金_{一钱五分} 赤苓_{三钱} 苏梗_{二钱} 元胡_{二钱} 瓜蒌_{三钱} 橘红_{三钱} 青皮_{二钱} 炒栀子_{二钱}

引用荷梗二尺。

十八日，王世安请得彤贵人脉息弦滑。原系肝虚气滞，郁结停饮之证，以致胸胃作痛，两胁胀满。昨服调气化饮汤，痛胀渐缓。惟郁结痰饮未清。今照原方加煨木香七分，午服一贴调理。

裕庚妻

光绪朝

九月初三日，庄守和、李崇光诊得裕庚妻脉息左关沉弦，右关滑缓。诸症见好。惟胃气未调，肝木欠畅，以致食后中脘作痛，两胁微胀。今议用调中和胃舒肝饮调治。

厚朴_{二钱，炙} 陈皮_{二钱} 广木香_{八分，研} 壳砂_{一钱，研} 杭芍_{三钱，炒} 朱茯神_{三钱} 麦冬_{三钱} 炒谷芽_{三钱，炒} 香附_{二钱，炙} 竹茹_{二钱} 甘草_{八分}

引用荷叶二钱。

五、腹痛

保寿阿哥

康熙四十四年五月

五月二十六日，太医院御医大方脉大夫刘声芳谨奏，康熙四十四年五月二十五日，奉三贝勒、八贝勒传看保寿阿哥病。原系脾胃虚弱呕吐，胸胁腹痛之证，头迷身软，懒吃饮食，有时胃胁攻痛，呕吐气短。大夫王培、李颖滋用过德里鸦噶，如勒白白尔拉都，呕吐已止，头迷身软好些，腹胁有时尚痛，饮食懒少，脾胃仍虚。大夫同李颖滋议用如勒白白尔拉都兼和胃理脾汤调治。再看再奏，谨此奏闻。

和胃理脾汤

当归_{一钱} 白芍酒_{一钱五分，炒} 白术_{一钱五分，土炒} 茯苓_{一钱} 白豆蔻_{一钱} 广皮_{一钱} 半夏_{一钱，姜炒} 枇杷叶_{一钱，炙去毛} 石斛_{一钱} 沉香_{三分，磨汁} 甘草_{三分，炙} 生姜_{一片}

正黄旗一等侍卫那尔善

康熙四十五年十二月

十二月初八日，太医院御医加三级大方脉大夫刘炳斗、大方脉大夫李之贤谨启，康熙四十五年十二月初四日，奉三贝勒、四贝勒传看正黄旗一等侍卫那尔善病。系内伤饮食，外受寒邪，以致肚腹攻痛，胸胁饱胀，有时恶心，又兼腰腿酸痛，夜间不宁。大夫等议用加减行气香苏饮调治，寒邪已解，肚痛微减，但大便燥结。大夫等讨圣酒调治，服后大便去过一次，腹痛大减，大夫等仍用圣酒调治。谨此启闻。

加减行气香苏饮

紫苏一钱　陈皮一钱　枳壳一钱,炒　乌药一钱　羌活一钱　川芎八分　木香六分,研　香附一钱五分,炒　苍术一钱,炒　延胡一钱,炒　藿香八分　炙甘草三分

引用生姜三片。

惇妃

1．乾隆四十七年七月

七月初八日，武世倬、李德宣请得妃脉息弦滑。系内有寒饮，外受暑湿，以致腹中疼痛，大便溏泻。议用藿苓汤调理。

藿香一钱五分　紫苏一钱　大腹皮一钱　厚朴一钱五分　木香八分　泽泻一钱五分　赤苓二钱　猪苓一钱　白术一钱,炒　桂枝一钱　半夏曲二钱,炒　甘草五分,炙

引用生姜二片。

初九日，妃用前方藿苓汤一贴。

2．乾隆四十九年六月

六月初五日，张肇基、李德宣请得妃脉息弦滑。系气道不宣，饮热凝滞，以致胸满腹痛，恶心嘈杂。议用香连化滞汤调理。初六日减槟榔、大黄，加麦芽二钱，神曲二钱。

木香一钱　黄连一钱,姜炒　苍术二钱,炒　厚朴一钱五分,炒　陈皮一钱五分　槟榔一钱五分　赤苓二钱　枳壳一钱五分　赤芍一钱五分　黄芩一钱五分　酒军一钱　甘草八分

引用生姜二片，二贴午晚服。

初六日，张肇基、李德宣请得妃前方香连化滞汤，二贴午晚服。

循嫔

乾隆四十八年三月

三月二十七日，罗衡请得嫔脉息浮滑。系胃停饮滞，外受寒凉，以致肚腹疼痛，发热身酸。今用清解化滞汤调理。

苍术一钱五分　厚朴一钱五分　青皮一钱五分　赤苓二钱　半夏一钱五分　枳壳一钱五分　麦芽二钱　莱菔子一钱五分　陈皮一钱　苏梗叶一钱五分　羌活一钱五分　抚芎一钱

引用生姜三片，午服。

华妃

嘉庆朝

本日，商景焘、赵璧请得华妃娘娘脉息弦软。系暑湿凝寒之证，以致少腹牵引两胁疼

痛，呕恶肢冷。今议外用炒盐熨法，内服香苏定痛汤，晚服一贴调理。

苏梗_{二钱} 乌药_{二钱} 元胡_{二钱} 沉香_{八分} 橘核仁_{三钱} 苍术_{二钱，炒} 半夏_{三钱，制} 厚朴_{二钱，炒} 川楝子_{二钱} 陈皮_{二钱} 甘草_{五分，炙}

引用生姜汁三茶匙。

十四日，花映墀、商景霨请得华妃娘娘脉息弦软。系暑湿凝寒之证，以致少腹牵引两胁疼痛，呕恶肢冷。服香苏定痛汤，疼痛微止。今议仍用前方加减，午晚二贴，兼熨药调理。

苏梗_{二钱} 乌药_{二钱} 元胡_{一钱五分} 沉香_{六分} 橘核仁_{三钱} 半夏_{三钱，炙} 川楝子_{二钱} 厚朴_{二钱，炒} 官桂_{一钱，炭} 茯苓_{三钱} 橘皮_{二钱} 甘草_{五分，炙}

引用生姜汁二茶匙。

二阿哥福晋

1. 嘉庆朝

二十一日，钱松、孙奉廷请得二阿哥福晋脉息弦数。系暑湿凝结，停滞未净之证，以致胸胁膨闷，肚腹微痛，皆因余热未清所致。今用黄芩芍药汤，午晚二贴调理。

黄芩_{三钱} 焦芍_{一钱五分} 制香附_{三钱} 缩砂_{一钱五分} 枳壳_{二钱，炒} 厚朴_{二钱} 焦曲_{三钱} 查炭_{三钱} 麦芽_{三钱} 木香_{一钱} 连翘_{三钱} 藿香_{五分} 炒栀_{三钱} 甘草_{四分}

引用鲜扁豆叶十片、白矾黄豆大一块，凉服。

2. 嘉庆朝

二十二日，陈昌龄请得二阿哥福晋脉息弦滑。原系肝脾不和，湿滞受凉之证，以致胸膈满闷，肢体酸软，腹腰攻冲作痛。早服拈痛导滞汤，湿滞壅结，气道不畅。今晚服导滞调中汤，一贴调理。

香附_{三钱，炙} 元胡_{二钱，炒} 厚朴_{二钱，炒} 枳实_{二钱，炒} 苏梗_{二钱} 青皮_{二钱，炒} 木香_{一钱，煨} 槟榔_{一钱五分} 郁金_{一钱五分} 佛手柑_{一钱五分} 神曲_{三钱，炒} 山楂_{四钱，炒}

引用干姜皮五分。

3. 嘉庆朝

二十四日，陈昌龄请得二阿哥福晋脉息弦滑。原系肝脾不和，湿滞受凉之证。服导滞调中等汤，风凉已解，气滞微开。惟湿滞尚盛，腰腹凝结作痛，胸胁胀满。此由寒湿乘于荣分所致。今用缓肝化滞汤，午服一贴调理。

当归_{三钱，酒炒} 焦芍_{二钱} 香附_{三钱，炙} 元胡_{二钱，炒} 厚朴_{二钱，炒} 枳实_{一钱五分，炒} 姜炭_{八分} 祁艾_{一钱} 酒军_{二钱} 腹皮_{二钱} 缩砂_{一钱五分，炙} 官桂_{八分}

引用元明粉一钱，冲。

三阿哥

嘉庆朝

嘉庆□年八月十九日，商景霨、舒岱、孙奉廷请得三阿哥脉息沉弦。系饮滞受寒之证，以致肚腹疼痛，二便不利，头闷干呕。今议用厚朴温中汤，午晚二贴调理。

厚朴_{二钱，姜炙} 半夏_{二钱，炙} 乌药_{二钱} 茯苓_{三钱，片} 陈皮_{二钱} 桂枝_{一钱五分} 炮姜_{一钱} 苍术_{一钱五分，泔炙} 木香_{八分} 泽泻_{二钱} 羌活_{一钱} 独活_{一钱}

引用生姜三片。

三阿哥下大格格

嘉庆二十二年三月

三月初四日，鲁桓请得三阿哥下大格格脉息沉数。原系血分有热，肝经气滞凝结，以致腰酸腿痛，肚腹疼痛。今用养荣和肝汤，晚服一贴调理。

当归_{四钱}　白芍_{二钱}　苏梗_{二钱}　生地_{四钱}　川芎_{一钱五分}　元胡_{二钱}　香附_{三钱}　醋柴胡_{一钱五分}　丹参_{三钱}　木香_{五分}　甘草_{五分}

引加生姜二片。

初五日，三阿哥下大格格照前方，晚服一贴。

孝慎成皇后

1．道光三年五月

五月二十四日，吴金声请得皇后脉息弦缓。系寒热不分之证，以致胁腹疼痛。今用藿苓汤，一贴调理。

藿香_{二钱}　桔梗_{二钱}　泽泻_{二钱}　生军_{二钱}　半夏_{二钱，炙}　猪苓_{二钱}　厚朴_{二钱}　木香_{一钱}　姜连_{一钱}　青皮_{三钱}　六一散_{三钱}

引用生姜三片。

2．道光朝

本日，崔良玉、王明福请得皇后脉息沉缓。系内停湿滞，寒冷凝结之证，以致胁肋牵引少腹作痛，腿膝酸痛。今议用加减五积散汤，午晚二贴调理。

厚朴_{二钱，炒}　半夏_{二钱，炙}　白芍_{二钱，姜炒}　官桂_{一钱}　陈皮_{三钱}　枳壳_{二钱，炒}　元胡_{三钱}　炮姜_{一钱}　苍术_{一钱五分，炒}　全归_{四钱}　香附_{四钱，炒}　茯苓_{三钱}　抚芎_{一钱五分}　制草_{八分}

引用煨姜二片。

3．道光朝

本日，郝进喜请得皇后脉息弦数。系饮热受凉之证，以致头痛身痛，发热恶寒，夜间不寐，用羌防冲和汤，表凉渐解。惟饮滞过盛，胸满腹痛。此由肝胃不和所致。今用和肝化饮汤，晚服一贴调理。

柴胡_{一钱五分}　醋青皮_{二钱}　苏梗_{二钱}　半夏_{三钱，炙}　枳实_{一钱五分，炒}　厚朴_{二钱}　赤苓_{三钱}　香附_{三钱，醋炒}　焦山楂_{三钱，研}　焦曲_{三钱}　炒栀_{三钱}　萸连_{八分}

引用荷梗一尺。

4．道光朝

十四日，张永清、苏钰、王泽溥、郝进喜请得皇后脉息弦数。系饮热受凉之证。服疏风和肝等剂，表凉已解。惟里滞不清，腹胁胀痛。此由肝胃不和所致。今议用和肝导滞汤，午服一贴调理。

柴胡_{一钱五分}　枳实_{二钱，炒}　橘皮_{二钱}　酒芩_{二钱}　赤苓_{三钱}　香附_{三钱，炙}　半夏_{三钱，炙}　萸连_{八分}　竹茹_{二钱}　青皮_{二钱，炒}　川军_{三钱}　甘草_{八分，生}

引用元明粉一钱五分冲服。

5. 道光朝

初七日，崔良玉、张新、郝进喜请得皇后脉息弦数。系肝郁夹饮，外受风凉之证，以致头痛胸满，发热身酸。昨服藿香正气汤，表凉已解。惟少腹连腰作痛。此由肝郁痰饮过盛所致。今议用清肝定痛汤，午服一贴调理。

英连八分，同萸用　知母三钱，生　乌药二钱　香附三钱，醋　胆草二钱　厚朴二钱，炒　青皮三钱，炒　柴胡二钱　半夏二钱，炙　归身三钱，酒　枳实二钱，炒　橘红二钱

引用荷梗一尺、小茴香八分。

本日未刻，崔良玉、张新、郝进喜请得皇后脉息弦缓。系肝郁夹饮，外受风凉之证。用药调治，诸症渐缓。今议仍用清肝定痛汤减去小茴香，加山楂三钱、麦芽三钱、苏梗二钱，晚服一贴调理。

6. 道光朝

二十六日，郝进喜请得皇后脉息浮数。系停滞受凉之证，以致头闷身酸，呕恶，满腹攻冲作痛。今用疏解定痛汤，午晚二贴调理。

羌活一钱五分　藿香梗二钱，叶　苍术一钱五分，炒　防风一钱五分　苏梗叶二钱　厚朴二钱　香附三钱，醋炙　枳壳二钱，炒　壳缩砂一钱五分，研　半夏三钱，炙　赤芍二钱　大腹皮一钱五分　陈皮二钱

引用生姜三片、乌药三钱。

7. 道光朝

二十七日，陈昌龄、张新、郝进喜请得皇后脉息弦滑。系停滞受凉之证，昨服疏解定痛汤，表凉已解。惟里滞湿热过盛，以致胸胁胀满，少腹牵引攻冲作痛。今议用疏肝定痛汤，午服一贴调理。

英连八分，研　缩砂八分，研　归身三钱，酒洗　炒栀子二钱　木香八分，煨　枳壳二钱，炒　山楂三钱，肉　生地三钱，小　青皮三钱，炒　槟榔二钱　麦芽三钱，炒　甘草五分，炙

引用生姜三片、荷梗一尺。

二十八日，苏钰、张新、郝进喜请得皇后脉息弦滑。原系停滞受凉之证。昨服疏肝定痛汤，疼痛渐轻。惟里滞湿痰过盛。今议仍用原方疏肝定痛汤，午服一贴调理。

定贵人

1. 道光九年十一月

十一月初八日，白云昇请得定贵人脉息弦数。原系内停饮热，外受风凉之证，以致头闷身酸，腹胁作痛。昨服正气保和汤，诸症渐减。惟少腹作痛，夜间少寐。此由荣分不足，里滞未清所致。今用芎归化滞汤，晚服一贴调理。

当归三钱　焦山楂三钱　丹皮一钱五分，炒　川芎二钱　麦芽二钱　柴胡一钱　竹茹三钱　黄芩一钱五分　茯神二钱　枳壳一钱五分　乌药一钱，炒　橘核五分　甘草八分，生

引用生姜二片、灯心二十寸。

2. 道光朝

十二日，白云昇、方惟寅请得定贵人脉息弦缓。原系饮热受风之证。服药以来，诸症俱减。惟荣分不足，少腹微痛，夜间稍寐。此由湿滞尚有未净。今议用养荣和胃汤，午服一贴调理。

郁李仁一钱五分　火麻仁二钱　油当归四钱　泽泻二钱　酸枣仁三钱，炒研　山楂三钱，炒　赤苓三钱

麦芽二钱　木香一钱　香附二钱，醋炒　酒军一钱五分　枳壳一钱五分，炒　甘草六分，生　厚朴一钱，姜炒

引用荷梗一尺。

大阿哥

1．道光朝

十二日，张永清、苏钰、崔良玉、孔毓麟、郝进喜请得大阿哥脉息滑缓。系饮滞受凉之证。用药调治，诸症渐减。惟少腹牵引两胁，有时疼痛。此由湿滞夹寒所致。今议用加减五积散汤，午服一贴调理。

苍术一钱五分，炒　茯苓三钱　吴萸八分，泡　橘核仁三钱　厚朴一钱五分，炒　香附三钱，醋　当归二钱，酒洗　醋青皮二钱　陈皮一钱五分　白芍二钱，酒炒　元胡三钱　乌药二钱　焦山楂五钱　甘草八分，炙

引用煨木香八分研，煨姜三片。

本日未刻，张永清、苏钰、崔良玉、孔毓麟、郝进喜请得大阿哥仍照原方加减五积散汤，加焦曲四钱、麦芽四钱，晚服一贴。

2．道光朝

十二月十二日，张永清、崔良玉请得大阿哥脉息弦数。系肝胃气道不宣，停滞受凉之证，以致口干胸满，腹胁胀痛。今议用乌药正气汤，晚服一贴调理。

乌药三钱　陈皮二钱　半夏一钱五分，炙　焦麦芽三钱　藿香一钱五分　厚朴二钱，炒　焦曲三钱　枳壳一钱五分，炒　苏梗二钱　赤苓三钱　焦山楂三钱　甘草八分，生

引用煨姜三片。

3．道光朝

十三日，张永清、崔良玉、陈昌龄、王泽溥请得大阿哥脉息弦滑。系停滞受凉之证，以致恶寒口干，呕恶胸满，两胁牵引少腹胀痛。今议用乌药正气汤，午服一贴调理。

乌药三钱　陈皮一钱五分　厚朴二钱，炒　焦曲三钱　藿香一钱五分　桔梗一钱五分　赤苓三钱　麦芽三钱，炒　苏梗叶二钱　枳壳一钱五分，炒　半夏三钱，炙　甘草八分，生

引用生姜一片。

4．道光朝

本日，张永清、崔良玉、陈昌龄、王泽溥请得大阿哥脉息弦滑。系停滞受凉之症，早服乌药正气汤，表凉渐解。惟呕恶胸满，两胁牵引少腹作痛。此由里滞未行所致，今议用六一顺气汤调理。

柴胡一钱五分　半夏二钱，炙　乌药三钱　赤芍一钱五分　酒芩一钱五分　生大黄三钱，后入　枳实二钱，炒　厚朴二钱，炒　甘草八分，生

引用元明粉一钱五分冲服，铁锈水三匙兑服。

5．道光朝

十四日，张永清、崔良玉、陈昌龄、王泽溥请得大阿哥脉息弦滑。系停滞受凉之证。用药调治，表凉已解，里滞虽行，究属未畅，以致呕恶口干，腹胁胀痛。今议用大橘皮汤，午服一贴调理。

橘皮三钱　猪苓二钱　香附三钱，炙　煨木香八分，研　赤苓三钱　白术一钱五分，土炒　槟榔二钱　郁李仁三钱，炒　泽泻一钱五分　青皮二钱，炒　萸连八分，同萸用　半夏曲三钱，炒

引用姜汁一茶匙兑服。

6. 道光朝

十六日，张永清、崔良玉、陈昌龄、王泽溥请得大阿哥脉息沉滑。原系停滞受凉之证。用药调治，表凉已解，里滞虽行，究属未净。惟左胁下牵引少腹作痛。此由寒滞郁结气不运化所致。今议用荔香定痛汤一贴，兼麻仁滋脾丸三钱调理。

荔枝核_{三钱，研} 元胡_{二钱，醋炒} 肉桂_{五分，去皮研} 沉香_{六分，研} 川楝子_{二钱} 吴萸_{八分} 橘核仁_{三钱，研} 小茴香_{一钱，盐炒} 青皮_{一钱五分，炒} 南山楂肉_{三钱，炒} 厚朴_{二钱，炒} 白芍_{二钱，醋炒}

引用麻仁滋脾丸三钱化服，已经服了。

丽皇贵妃

1. 咸丰朝

二十七日，甄景芳请得丽皇贵妃脉息浮滑。昨服清瘟化饮汤，温邪稍解，惟气道阻滞，停饮太盛，以致腹痛未减，夜不得寐。今用清解化饮汤加调中之药，晚服一贴调理。

苏梗_{二钱} 厚朴_{二钱} 赤苓_{三钱} 藿香_{三钱} 陈皮_{三钱} 半夏_{三钱} 煨木香_{一钱} 防风_{二钱} 白芷_{二钱} 川芎_{一钱} 郁金_{二钱} 甘草_{八分}

引用煨姜三片。

二十八日，甄景芳请得丽皇贵妃脉息滑缓。温邪复见稍解，惟腹痛，寒热往来。此由气滞未开，停饮未化所致。今照原方清解化饮汤再加调中之药，晚服一贴调理。

厚朴_{二钱} 藿香_{三钱} 砂仁_{一钱五分} 槟榔_{二钱} 草果_{一钱} 赤苓_{三钱} 木香_{一钱，煨} 陈皮_{二钱} 莪术_{二钱，炒} 枳壳_{二钱，炒} 郁金_{二钱} 香附_{三钱，制}

引用柴胡二钱，煨姜三片。

外用熨法香附二两，麸子一碗，老酒炒热，布包，熨痛处。

2. 咸丰朝

二十九日，甄景芳请得丽皇贵妃脉息滑缓。连服清解化饮汤，温邪渐解，症势俱轻。惟少腹引痛未止。此由饮盛气滞不调所致。今用调中化饮汤，晚服一贴调理。

藿梗_{三钱} 砂仁_{一钱五分} 厚朴_{二钱} 槟榔_{二钱} 草果仁_{一钱} 青皮_{二钱，炒} 赤芍_{二钱，炒} 五灵脂_{一钱五分} 莪术_{二钱，煨} 郁金_{二钱} 香附_{三钱，制}

引用官桂五分。

三十日，照原方减去槟榔，加橘核一钱五分，晚服一贴。

福嫔

同治六年五月

五月初九日，王允之请得福嫔脉弦滑。系肝肺有热，停饮受凉之证，以致寒热腹痛，夜间不寐。此由湿热凝滞，气道不调所致。今用清热化饮汤，晚服一贴调理。

柴胡_{二钱} 香附_{三钱} 青皮_{二钱} 桔梗_{三钱} 白芍_{三钱} 木香_{一钱，研} 陈皮_{三钱} 赤苓_{四钱，研} 焦曲_{三钱} 花粉_{三钱}

引用荷梗一尺。

本日，福嫔：灯心五钱，竹叶五钱，石膏五钱，芦根五钱，菊花五钱，麦冬五钱，薄荷五钱，三仙饮二分。

钟郡王

同治朝

二十九日，李德立、冯钰请得钟郡王脉息弦滑。里滞畅行，胸满渐减，精神亦好。惟身肢软倦，腹中微痛，口燥食少。此由胃中饮热不净，正气未复所致。今议用：

麦冬_{三钱，去心}　陈皮_{二钱}　枳壳_{二钱，炒}　厚朴_{一钱五分}　黄芩_{二钱}　香附_{二钱，制研}　焦三仙_{各二钱}　甘草_{一钱，生}

引用灯心一束。

三十日，李德立、冯钰请得钟郡王脉息弦缓。里滞饮热大减，诸症俱轻。惟症退身软，腹中有时微痛，饮食少思。此由肠胃不清，中气未和所致。今议照原方清热调中饮减去黄芩，加炒白芍一钱五分，晚服一贴调理。

慈禧太后

1. 光绪朝

五月十二日，全顺、张仲元请得老佛爷脉息左关见弦，右寸关沉滑有力。胃蓄湿滞未清，肠胃未和，以致身肢较倦，谷食欠香，有时腹中微痛，即作恶心。今议用平胃化湿饮调治。

厚朴_{二钱，炙}　陈皮_{二钱}　茅术_{二钱，炒}　藿香_{二钱}　法半夏_{二钱，研}　焦三仙_{各三钱}　槟榔_{二钱}　杭芍_{二钱，生}

引用炒枳壳二钱。

五月十三日，全顺、张仲元请得老佛爷脉息左关见弦，右寸关沉滑有力。胃蓄湿滞未清，肠胃未和，肝肺气道欠调，以致有时咳嗽，身肢较倦，腹中隐隐微痛，稍作恶心，大关防欠调。今议用平胃化湿调中饮调理。

厚朴_{一钱五分，炙}　陈皮_{二钱}　茅术_{一钱五分，炒}　藿香_{二钱}　枇杷叶_{三钱，炙，包煎}　焦三仙_{各三钱}　川郁金_{二钱，研}　杭芍_{二钱，生}

引用炒枳壳一钱五分。

2. 光绪朝

正月初九日，庄守和、张仲元、姚宝生请得皇太后脉息左关稍弦，右关滑而稍数。肝胃郁热见轻，惟中气欠和，以致眼目发眩，肩臂酸沉，腹中隐隐作痛。谨拟调中和胃之法调理。

瓜蒌_{二钱}　广皮_{八分}　通草_{八分}　赤苓_{二钱}　谷芽_{三钱，炒}　香附_{八分，炙}　甘草_{六分}

引用鲜青果五个研。

光绪皇帝

光绪朝

九月十三日，杨安贵请得皇上脉息左部稍浮，右关滑数。系胃气不和，蓄停水饮，微感寒凉闭伏之证，以致身肢觉热，早晨呕吐涎水，腹脘作痛。今用清解和胃化饮汤，一贴调理。

苏叶_{一钱}　藿梗_{一钱}　陈皮_{一钱五分}　法半夏_{二钱}　姜连_{五分，研}　焦曲_{三钱}　茯苓_{三钱，研}　砂仁_{八分，研}　厚朴_{一钱，炙}　竹茹_{二钱}

引用生姜三片。

九月十三日午刻，杨安贵请得皇上脉息左部浮缓，右关仍滑。感寒渐解，水饮停蓄尚未输化，以致身肢倦怠，腹脘作痛。今用照原方加减，一贴调理。

藿梗一钱　砂仁八分, 研　陈皮一钱五分　煨木香五分　焦曲三钱　厚朴一钱, 炙　苏梗一钱　茅苍术一钱

引用生姜三片。

隆裕皇后

光绪三十二年闰四月

闰四月二十九日，庄守和请得皇后脉息左关弦缓，右寸沉滑。诸症见好。惟胃经湿滞，饮热未清，有时口渴，腹中胀痛。今用清化湿滞饮调理。

厚朴二钱, 炙　陈皮二钱　木香八分, 研　广砂八分, 研　藿香一钱五分　腹皮二钱　枳壳二钱, 炒　赤苓三钱　泽泻二钱　神曲三钱, 炒　花粉三钱　杭芍二钱, 炒

引用益元散三钱煎。

三十日，庄守和请得皇后脉息左关沉弦，右寸关沉滑稍数。脾经欠和，肠胃湿滞未净。食后肚腹作痛，有时口渴。今用清化湿滞之法调理。

炙香附二钱　青皮一钱五分, 炒　木香八分, 研　枳实二钱, 炒　酒赤芍二钱　神曲三钱, 炒　山楂三钱, 炒　槟榔三钱, 炒　赤茯苓三钱　泽泻二钱　花粉二钱　益元散三钱, 煎

引用壳砂八分研。

李莲英

光绪朝

正月二十五日，张仲元、姚宝生看得总管脉息左关稍弦，右寸关缓滑。肠胃欠和，脾元化湿较慢，腹中有时作痛，大便较勤。今议用理脾调中之法调治。

党参一钱五分　生于术一钱五分　茯苓二钱　炒薏米三钱　莲肉三钱　煨木香五分　广砂八分, 研　炙甘草六分

引用佛手柑五分。

本方减佛手柑，加通草一钱、党参一钱。

正月二十六日，总管照原方。

瑾妃（端康皇贵太妃）

1. 宣统九年正月

正月十七日，赵文魁、佟成海请得端康皇贵太妃脉息左关弦数，右寸关沉滑。肝阳有热，气滞停饮，以致胸胁满闷，有时腹痛。今议用清肝调中化饮之法调理。

炙香附三钱　青皮二钱　姜朴三钱　木香二钱　全当归四钱　赤芍三钱　黑栀二钱　川芎一钱五分　腹皮子四钱　枳壳三钱, 炒　酒军二钱　木通一钱

引用川郁金三钱研、橘红二钱老树。

2. 宣统年间

正月十九日，赵文魁、佟成海请得端康皇贵妃脉息左关沉弦，右关沉滑。诸症均愈。惟胃气尚欠和畅，以致身肢疲倦，微有腹痛。今议用养阴和胃调中之法调理。

炙香附三钱　姜朴三钱　木香一钱五分,研　醋柴胡一钱　杭白芍四钱　全当归三钱　抚芎一钱五分　黑栀三钱　土于术三分,切　扁豆三钱,炒　砂壳一钱　橘红一钱五分,老树

引用朱茯神四钱、腹皮子四钱。

3．宣统年间

五月二十六日戌刻，赵文魁请得端康皇贵太妃脉息左寸关弦数，右寸关滑数。肝阳有热，中焦蓄饮，以致有时呕逆，微作腹胀。今拟和肝清热化饮之法调理。

炙香附四钱　青皮三钱,炒　姜朴三钱　木香一钱五分,研　酒归尾四钱　赤芍四钱　茜草三钱　桃仁三钱,研　腹皮子四钱　枳实三钱,研　酒军二钱　陈皮二钱

引用木通二钱、竹茹一钱。

五月二十七日，赵文魁、佟成海请得端康皇贵太妃脉息左关沉弦，右关滑缓。肝热轻减。惟气道欠调，以致胸满肢倦，时作腹痛。今议用和肝调气定痛之法调理。

炙香附四钱　青皮三钱　姜朴三钱　木香二钱,研　酒归尾四钱　赤芍四钱　茜草三钱　桃仁三钱,研　炙元胡三钱　苏木三钱　台乌一钱五分　川断三钱

引用腹皮子四钱、查炭三钱。

五月二十八日，赵文魁、佟成海请得端康皇贵太妃脉息左关沉弦，右关缓滑。诸症均愈。惟气道尚欠和畅，以致身肢疲倦，时作腹胀。今议用清肝调中消胀之法调理。

炙香附三钱　青皮三钱　姜朴三钱　郁金三钱,研　酒归尾四钱　赤芍四钱　桃仁三钱,研　元胡三钱,炙　腹皮子各二钱　枳壳三钱　查炭四钱　川断三钱

引用朱茯神四钱、黄连一钱五分研。

4．宣统年间

六月二十七日申刻，赵文魁、佟成海请得端康皇贵太妃脉息左寸关弦数，右寸关数而有力。肝阳有热，胃蓄湿饮，以致胸胁满闷，有时腹痛。今议用舒肝调气化饮之法调理。

炙香附四钱　青皮三钱　姜朴三钱　木香二钱,研　酒归尾四钱　赤芍四钱　元胡三钱,炙　桃仁三钱,研　泽兰叶三钱　丁香三个,研　枳实三钱,研　军炭三钱

引用焦山楂四钱、腹皮子四钱。

5．宣统年间

六月二十八日，赵文魁、佟成海请得端康皇贵太妃脉息左关沉弦，右关滑缓。肝阳有热，阴分素亏，以致身肢酸倦，微作腹痛。今议用益阴和肝调气之法调理。

炙龟板四钱　丹参三钱　归尾四钱　赤芍四钱　桃仁泥三钱　元胡三钱,炙　香附三钱,炙　青皮三钱　腹皮子四钱　木香一钱五分,研　姜朴三钱　木通一钱五分

引用焦山楂四钱、赤苓皮四钱。

6．宣统年间

七月二十二日酉刻，赵文魁、佟成海请得端康皇贵太妃脉息左寸关弦数，右寸关滑而有力。阴分素亏，肝阳有热，以致胸膈堵闷，时作腹痛。今议用育阴清肝调气之法调理。

炙龟板六钱　全当归四钱　赤芍四钱　桃仁三钱,研　炙香附三钱　青皮三钱　木香一钱五分,研　姜朴三钱　炙元胡三钱　茜草三钱　丹参三钱　泽兰三钱

引用腹皮子四钱、查炭四钱。

七月二十三日，赵文魁、佟成海请得端康皇贵太妃脉息左寸关沉弦，右寸关沉滑。阴分有热，肝气欠调，以致胸满肢倦，仍作腹痛。今议用益阴清肝调气之法调理。

炙龟板_{六钱}　归尾_{四钱}　赤芍_{四钱}　桃仁_{三钱,研}　炙元胡_{三钱}　木香_{二钱,研}　姜朴_{三钱}　青皮_{四钱}
炙香附_{四钱}　艾炭_{三分,包}　苏木_{三钱}　丹参_{三钱}

引用茜草三钱、川郁金四钱研。

7. 宣统年间

七月二十四日，赵文魁、佟成海请得端康皇贵太妃脉息左关沉弦，右关沉滑。肝气微畅，阴分尚亏，以致胸满腹痛，牵及腰痛。今议用益阴和肝化湿之法调理。

炙龟板_{六钱}　归尾_{四钱}　赤芍_{四钱}　元胡_{三钱,炙}　炙香附_{四钱}　木香_{一钱五分,研}　姜朴_{三钱}　青皮_{三钱}
炒枳壳_{三钱}　牛膝_{三钱}　川断_{三钱}　酒军_{二钱}

引用郁李仁三钱研、茜草三钱。

淑妃（文绣）

宣统十四年十一月

十一月二十四日申刻，赵文魁请得淑妃脉息右寸关滑数，左寸关弦而近数。肝经有热，气道欠调，以致腹胀作痛，腰酸腿痛。今拟用和肝养荣拈痛之法调理。

炙香附_{二钱}　青皮_{二钱}　赤芍_{二钱}　全当归_{三钱}　泽兰叶_{二钱}　川断_{二钱}　牛膝_{二钱}　丹参_{一钱五分}
煨木香_{一钱五分}　艾炭_{三分}　抚芎_{一钱五分}

引用炒阿胶六分。

六、泄泻

循嫔

乾隆四十三年六月

六月初七日，田福请得嫔脉息沉缓。系内有湿滞，外受于风，以致头痛恶心，少腹作痛，便泄白冻。今用仓平藿苓汤调理。

苍术_{一钱}　陈皮_{一钱五分}　厚朴_{一钱五分}　羌活_{一钱}　藿香_{一钱}　赤苓_{二钱}　猪苓_{一钱}　泽泻_{八分}　防风_{一钱}　枳壳_{一钱,炒}　青皮_{八分}　姜连_{一钱}　半夏曲_{一钱五分,炒}　甘草_{五分,生}

引用生姜二片、仓米三钱，午服。

五阿哥

嘉庆朝

十九日，赵壁请得五阿哥脉息浮数。原系暑湿停滞之证，以致腹胀便泻，身体微热，今用胃苓代茶饮调理。

苏梗叶_{一钱}　腹皮_{一钱五分}　猪苓_{一钱}　泽泻_{一钱五分}　赤茯苓_{二钱}　桔梗_{一钱五分}　苍术_{八分,炒焦}　厚朴_{二钱,制}　陈皮_{一钱五分}

引用六一散二钱，灯心三十寸，薏苡仁四两。

二十日，赵壁、李承缮请得五阿哥脉息浮数。原系暑湿停滞之证，以致腹胀便泻，身体微热。今议仍用胃苓代茶饮加减调理。

藿香梗_{一钱}　腹皮_{一钱五分}　苍术_{一钱,炒}　厚朴_{一钱五分,炒}　赤茯苓_{一钱五分}　陈皮_{一钱}　猪苓_{一钱}

泽泻_{一钱五分}　姜云莲_{五分}　桔梗_{一钱}

引用六一散二钱，灯心三十寸。

祥妃

道光朝十一年正月

正月初四日，张新、苏钰、郝进喜请得祥妃脉息滑缓。系湿滞夹寒之证，以致肚腹作痛，有时微泻。今议用香砂化滞汤，午晚二贴调理。

木香_{一钱，研}　壳砂_{一钱五分，研}　苍术_{一钱五分，炒}　白蔻_{一钱，研}　麦芽_{三钱，炒}　焦曲_{三钱，研}　厚朴_{二钱，炒}　陈皮_{二钱}　生甘草_{七分}

引用煨姜三片。

初五日，张新、苏钰、郝进喜请得祥妃脉息滑缓。原系湿滞夹寒，腹痛泄泻之证。昨服香砂化滞汤，诸症俱好，宜止汤药。今议用三仙饮代茶调理。

焦曲_{三钱，研}　谷芽_{三钱，炒}　石斛_{三钱，霍}

引灯心一束。

曼常在

道光朝

二十日，曼常在用金衣祛暑丸十丸，六合定中丸十丸，香薷丸十丸。

二十一日，孙景燕请得曼常在脉息弦数。原系内伤生冷，外感风寒，以致腹内微痛，大便泄泻。今用清暑胃苓汤，午晚二贴凉服调理。

苍术_{一钱五分，炒}　厚朴_{一钱五分}　茯苓_{二钱}　陈皮_{二钱}　猪苓_{二钱}　泽泻_{二钱}　白术_{二钱，土炒}　香薷_{一钱五分}　木通_{二钱}　扁豆_{二钱，炒研}　甘草_{一钱}

引用生姜二片。

慈禧太后

1. 光绪六年正月

正月初七日，广大人带进汪守正、马文植、李德立、庄守和、李德昌，请得慈禧皇太后脉息两寸虚弱，两关弦滑，重按亦无力。久服益气健脾等方，而脾元阳虚陷，不见全复，时值春令木旺，脾土尤不能支，以致食少口干，昨日下泻，间有完谷无味，气软形瘦较甚，口气五味，脊背凉热仍然，症势疲缓。用温补固肠饮一贴，俾不致肠滑气陷，消耗难起为要。

人参_{一钱五分，蒸，兑}　炒于术_{三钱}　茯苓_{三钱}　赤石脂_{三钱，煅}　肉蔻_{一钱，煨，去油}　诃子_{一钱五分，煨}　肉桂_{六分，去皮}　禹余粮_{三钱，煅}　葛根_{一钱五分}　白芍_{二钱，炒}　炙甘草_{八分}　车前子_{二钱}

引用煨姜三片，乌梅二个。

正月初八日，大人带进汪守正、马文植、李德立、庄守和、李德昌，请得慈禧皇太后脉息虚弱稍起，两关弦滑。昨服温补固肠之药，大便未行，小水微利，水串肠鸣，食少口干，咽嗌五味，脊背凉热仍然。此由肠气暂守，而中下二焦元阳未能骤固，水气不易分消所致。今议用照原方加减一贴，务使二便调匀，不再反覆，则气日复而脾易扶矣。

人参_{二钱,蒸,兑}　炒于术_{三钱}　赤石脂_{三钱,煅}　茯苓_{三钱}　肉桂_{六分,去皮}　诃子_{一钱五分,煨}　木香_{四分,煨}
肉蔻_{一钱,煨,去油}　葛根_{一钱五分}　炒白芍_{一钱五分}　车前子_{三钱,包}　炙甘草_{八分}

引用煨姜三片，乌梅二枚。

正月初九日，大人带进汪守正、马文植、李德立、庄守和、李德昌，请得慈禧皇太后脉息如昨，大便未行，〔上残〕咽嗌五味，脊背仍有凉热。此由肠胃元气不实，清浊升降未利所致。今议用温补固肠饮加减一帖调理。

人参_{二钱}　炒于术_{三钱}　赤石脂_{三钱,煅}　茯苓_{三钱}　肉桂_{六分,去皮研}　杜仲_{三钱,盐水炒}　煨木香_{四分}
泽泻_{二钱}　葛根_{一钱五分}　炒白芍_{一钱五分}　车前子_{三钱,包}　肉蔻_{一钱,煨去油}　炙甘草_{八分}

引用煨姜三片，乌梅二个。

正月初十日，志大人带进汪守正、马文植、李德立、庄守和、李德昌，请得慈禧皇太后脉息两关尚带弦滑，余部如旧。面黄而浮，兼有咳嗽吐痰，黄白二色，有块。昨大便三次，仍有糟粕，身软口渴，水串肠鸣，夜寐不实。总由脾胃过弱，土不生金，肺虚夹湿，清阳不升，泻痢伤阴所致。今议用仍以固摄下元为要，照原方加减一帖调理。

党参_{四钱}　炒于术_{三钱}　赤石脂_{三钱,煅}　茯苓_{四钱}　肉桂_{八分,去皮}　煨木香_{四分}　泽泻_{一钱}　诃子_{一钱五分,煨}　炒白芍_{一钱五分}　车前子_{三钱,包}　禹余粮_{三钱,煅}　炙甘草_{八分}

引用煨姜三片、乌梅二个、灶心土一两、冬瓜皮五钱，水煎代茶。

2. 光绪朝

六月十一日，李德源、戴家瑜请得皇太后脉息左关弦缓，右寸关滑而近数。脾胃运化迟慢，湿气下行，以致作泻，腹中微痛。谨拟益气理脾之法调理。

人参_{六分,参须各半}　生于术_{八分}　云苓_{二钱}　甘草_{五分}　谷芽_{二钱,炒}　炒扁豆_{三钱}　莲肉_{三钱,研}
山药_{三钱}

引用灯心一子。

本方生于术减二分。

六月十二日未刻，李德源、戴家瑜请得皇太后脉息左关弦缓，右寸关滑缓。脾胃运化迟滞，湿气下行，仍作泄泻。谨拟益气理脾之法调理。

人参_{六分}　党参_{一钱}　生于术_{八分}　茯苓_{二钱}　谷芽_{二钱,炒}　炒扁豆_{三钱}　莲肉_{三钱,研}　山药_{三钱}
甘草_{五分}

引用伏龙肝三钱、灯心一子。

本方谷芽加一钱，山药减一钱，党参减二分。

3. 光绪朝

六月十四日，张仲元、李德源、戴家瑜请得皇太后脉息左关沉弦，右寸关滑缓。肠胃未和，湿气未净，口苦而渴，尚作泄泻。今议用理脾分利之法调理。

人参_{六分}　党参_{一钱五分}　生炒于术_{各五分}　茯苓_{三钱}　猪苓_{二钱}　泽泻_{二钱}　车前子_{三钱,包煎}　扁豆_{三钱,炒}　茅术_{八分}　广皮_{一钱}　甘草_{五分}

引用五味子五分。

六月十四日酉刻，张仲元、李德源请得皇太后脉息左关沉弦，右寸关滑缓。精神如常，谷食尚可。惟肠胃未和，湿气未净，口苦而渴，腹中有时微痛，泻时稍觉下坠。今议用理脾和中分利之法调理。

人参_{六分}　党参_{一钱五分}　生炒于术_{各五分}　茯苓_{三钱}　猪苓_{二钱}　泽泻_{二钱}　车前子_{三钱,包煎}　扁

豆_{三钱}　茅术_{八分}　广皮_{一钱五分}　炒杭芍_{一钱五分}　甘草_{一钱}

引用五味子五分，鲜青果十个去尖研。

4. 光绪朝

六月十六日，张仲元、李德源、戴家瑜请得皇太后脉息左关沉弦，右寸关滑缓。肠胃未和，湿滞未净，是以泻泄不爽，腹中微痛，气滞后重，口中黏渴，食后觉嘈。今议用和中分利之法调理。

党参_{一钱}　生炒于术_{各五分}　茯苓_{三钱}　炒杭芍_{三钱}　葛根_{一钱五分}　山楂肉_{三钱}　广皮_{一钱五分}　生甘草_{一钱}

引用黑糖四钱煎。

本方减葛根、黑糖，加益元散二钱煎，鲜青果十个去尖研。

六月十七日，张仲元、李德源、戴家瑜请得皇太后脉息左关沉弦，右寸关滑缓。肠胃未和，湿滞未净，以致腹中微痛，即觉下泻，口苦而渴，食后嘈杂。今议用和中分利之法调理。

党参_{一钱}　生炒于术_{各五分}　茯苓_{三钱}　橘红_{一钱, 署内}　杭芍_{二钱, 炒}　山楂肉_{三钱}　扁豆_{三钱}　益元散_{二钱, 煎}

引用鲜青果十个去尖研。

隆裕皇后

1. 光绪朝

九月初十日，张仲元请得皇后脉息左关沉弦，右寸关沉滑有力，紧象见缓。寒气渐解。惟肠胃未和，饮滞尚盛。以致头闷觉痛，有时恶心，大便尚泄，胸胁作痛，身肢发热。谨拟调气化饮之法调理。

藿香_{二钱}　苏叶_{一钱五分}　广皮_{三钱}　厚朴_{二钱, 姜汁炙}　茯苓_{四钱}　泽泻_{三钱}　猪苓_{三钱}　炒白术_{三钱}　扁豆_{三钱, 炒}　腹皮_{二钱}　木瓜_{二钱}　甘草_{一钱}

引用生姜二片、红枣肉三个。午正一刻煎药，未正一刻进药。

2. 光绪朝

九月十一日，张仲元请得皇后脉息左寸关弦而近数，右寸关沉滑有力。身热见解，胸胁作痛亦轻。惟肠胃未和，饮滞未净，以致大便尚泄，有时恶心，口渴而黏，腰间酸胀，身肢力软。谨拟和中分利之法调理。

葛根_{二钱}　扁豆_{三钱, 炒}　炒薏米_{三钱}　赤苓_{三钱}　姜连_{一钱, 研}　木香_{一钱, 研}　炒白术_{三钱}　泽泻_{三钱}　猪苓_{三钱}　木瓜_{三钱}　炒杭芍_{三钱}　甘草_{一钱}

引用广皮二钱。辰正煎药，未正进药。

九月十一日申刻，张仲元请得皇后脉息左寸关弦而近数，右寸关沉滑。日间大便未泄，胁疼见轻。惟肠胃未和，肝气尚逆，以致胁闷不畅，有时恶心，口黏无味，腰间酸胀，身肢力软。谨拟和中化湿之法调理。

赤苓_{三钱}　扁豆_{三钱, 炒}　炒薏米_{三钱}　炒白术_{二钱}　姜连_{一钱, 研}　木香_{八分, 研}　炒杭芍_{三钱}　广陈皮_{二钱}　木瓜_{二钱}　甘草_{一钱}

引用半夏曲一钱五分。申正煎药，戌正二刻进药。

九月十二日，张仲元请得皇后脉息左寸关弦而近数，右寸关沉滑。夜寐较安，精神稍爽。惟肠胃未和，肝气尚逆，以致胸胁串痛，滞闷不畅，口黏而渴，谷食不香，身肢酸倦。谨拟和中化湿饮调理。

炒杭芍_{三钱}　霍石斛_{二钱}　广皮_{二钱}　炒薏米_{三钱}　半夏曲_{一钱五分}　炒扁豆_{三钱}　木香_{八分，研}　生粉草_{一钱}

引用红枣肉三个。已正煎药，戌正一刻进药。

李莲英

光绪朝

八月二十七申刻，张仲元、李德源看得总管脉息左寸关浮躁渐缓，右寸关尚滑。表感微解。惟肠胃欠和，湿滞尚盛，以致口干恶食，肌肤发热，大便泻泄，身肢酸倦。今议用和中稍佐解表之法调治。

党参_{一钱}　炒薏米_{三钱}　炒扁豆_{三钱}　莲肉_{二钱，去心研}　葛根_{一钱}　广陈皮_{八分}　甘草_{五分}

引用红枣肉二个，生姜一片。酉初一刻煎药，亥初一刻服药。

八月二十八日，张仲元、李德源、戴家瑜看得总管脉息左寸关浮躁已减，右寸关滑而近躁。表感已解，惟里气未和，湿滞未净，以致口干中空，大便尚泻，身肢酸倦。今议用和中分化之法调治。

党参_{一钱五分}　于术_{一钱，薏米汁炙}　云苓_{一钱，朱拌}　炒薏米_{三钱}　广皮_{六分}　莲肉_{二钱，去心研}　扁豆_{三钱，炒}　炒山药_{一钱}　杭芍_{一钱，酒炒}　炙甘草_{六分}

引用生姜一片、炒谷芽一钱。午初煎药，午初三刻服药。

垣大奶奶

光绪三十四年六月

六月十三日，戴家瑜看得垣大奶奶脉息右部沉滑，左部弦缓。肝气虽见微轻，惟水饮运化失常，日夜作泻数次。今拟先用利湿分解之法调治。

茯苓_{四钱}　厚朴_{一钱五分，炙}　木香_{一钱}　泽泻_{二钱}　焦白术_{二钱}　猪苓_{三钱}　诃子肉_{一钱五分，煨}　车前子_{三钱，包煎}　炒扁豆_{三钱}

引用藿梗一钱五分。

宣统皇帝

1. 宣统年间

八月十二日寅刻，赵文魁请得皇上脉息左寸关弦数，右寸关滑而近数。胃蓄饮滞，过服寒凉，以致头闷肢倦，呕吐恶心，寒饮下注，泄泻腹痛。今拟调中和胃化饮之法调理。

藿香梗_{二钱}　姜连_{一钱五分，研}　竹茹_{一钱}　泽泻_{三钱}　赤苓块_{四钱}　木通_{一钱五分}　新会_{二钱}　猪苓_{二钱}　宣木瓜_{二钱}　鲜姜_{三片}

引用太乙紫金锭一粒，另服。

2. 宣统年间

八月十二日，皇上脉象两关弦数，右寸略数，余平。肺胃先有蓄热，过食生冷，激而为呕吐、腹痛、肢倦、泄泻。治法宜调和冷热，使脾胃安，诸症自已。

藿梗_{一钱五分}　茯苓_{三钱}　宣木瓜_{二钱，酒炒}　川黄连_{七分}　吴萸_{水浸炒}　车前_{二钱，炒}　炒莱菔_{一钱}

枳壳—钱五分，炒　扁豆三钱，炒　甘草五分，炒　陈皮—钱五分

引用灯草一团。

本方减去甘草五分炒。

3. 宣统年间

八月十八日丑刻，范一梅请得皇上脉息左关沉弦，右关浮滑。系胃停饮滞，过食生冷，稍感寒凉，大便作泻之时腹痛，身肢倦怠无力。今用正气调中化湿热之法调理。

藿梗二钱　萸连各五分，研　郁金二钱，研　青皮二钱，炒　宣木瓜二钱　扁豆三钱，炒　建曲三钱，炒　泽泻二钱

引用腹皮二钱、姜朴一钱。

4. 宣统年间

闰五月二十日，郭泮芹请得皇上脉息左寸关弦滑，右寸关缓而兼数，两尺缓而少力。病系肝热湿盛，以致四肢倦怠，大便作泻。拟用化湿平肝之法调理。

云苓二钱　木猪苓二钱　石莲肉二钱　泽泻二钱　生白术—钱五分　广陈皮—钱五分

引用荷叶丝一钱、竹茹一钱。

端康皇贵太妃（瑾妃）

1. 宣统年间

五月二十一日，臣戴家瑜请得端康皇贵太妃脉息沉缓。系寒热凝结，水饮不化，传化失常，致腹痛作泻作呕，寒热往来，胸膈不快。谨拟和中分利之法调理。

茯苓四钱　法半夏二钱　檀香—钱五分　肉蔻—钱五分　六一散三钱，煎　腹皮二钱　厚朴—钱五分　藿梗二钱　车前子三钱，包煎　木瓜三钱　砂仁八分，研　香附二钱，炙

引用生姜一片。

五月二十二日，臣戴家瑜请得端康皇贵太妃脉息较昨稍好。诸症亦渐轻。惟尚作泻数次，时作胁胀头晕，身肢酸痛。谨拟清热利水和中之法调理。

茯苓四钱　法半夏二钱　六一散四钱，煎　藿梗二钱　木瓜三钱　柴胡—钱，炒　薏仁三钱　麦冬二钱　厚朴—钱五分，炙　砂仁六分，研　车前子三钱，包煎　腹皮二钱

引用谷芽二钱炒、灯心一子。

2. 宣统年间

五月二十三日，臣戴家瑜请得端康皇贵太妃脉息沉缓。诸症虽轻，但湿热未净，肝胃不调，故仍有滞泻数次，胸闷倦怠恶食等症。谨拟清热平肝和中利湿之法调理。

柴胡—钱五分　黄芩三钱，酒炒　谷芽三钱，炒　姜连—钱　胆草—钱五分　杭芍三钱，炒　青皮三钱，炒　木香七分　麦冬三钱　茯苓三钱　薄荷四分　花粉三钱

引用益元散四钱煎。

五月二十四日，臣戴家瑜请得端康皇贵太妃脉息缓和。诸症渐轻。惟湿饮未净，肝胃郁热未消，故尚有胸闷头晕，筋脉作痛，夜不安卧。谨拟清热平肝化饮之法调理。

柴胡—钱五分，炒　茵陈三钱　黄芩三钱，酒炒　姜连—钱五分　青皮三钱，炒　丹皮二钱　茯苓三钱　地骨皮三钱　羚羊—钱　谷芽三钱，炒　泽泻三钱　车前子三钱，包煎　胆草—钱五分

引用益元散四钱煎。

五月二十五日，臣戴家瑜请得端康皇贵太妃脉息和缓，诸症渐愈。惟湿饮未净，尚有郁热，肝胃欠和，中焦不快。谨拟清热平肝调气化饮之法调理。

银柴一钱五分　茵陈三钱　羚羊一钱　炒谷芽三钱　姜连一钱五分　青皮三钱,炒　枳壳三钱,炒　化橘红一钱　胆草一钱五分　杭芍二钱　黄芩二钱,炒　车前子三钱,包煎

引用砂仁八分研、益元散三钱煎。

五月二十六日，臣戴家瑜请得端康皇贵太妃脉息和缓，诸症俱平。惟中焦尚有湿饮，肝郁不舒，气道欠畅。谨拟平肝调气化饮清热之法调理。

银柴三钱　青皮二钱,炒　炒谷芽四钱　竹茹三钱　橘红二钱　茵陈三钱　泽泻三钱　丹皮三钱　山栀仁三钱　胆草一钱五分　川贝母二钱　羚羊一钱　枳实二钱,炒　香附三钱,炙

引用杭芍二钱、荷梗一钱。

七、便秘

十一阿哥福晋

乾隆五十三年三月十三日

十三日，张肇基、姜晟、王诏恩请得十一阿哥福晋脉息沉弦。系病后气滞痰热，以致胸膈痞满，大关方秘结。今议用清热散结汤，兼姜熨法调理。

枳壳二钱　桔梗一钱五分　瓜蒌半个,捣　黄芩一钱五分　黄连一钱　陈皮一钱五分　半夏二钱,制　香附二钱,炒　苏梗一钱五分　厚朴一钱五分　赤苓二钱　元明粉一钱五分,另包冲服

引用灯心三十寸、荷叶三钱，二贴午晚服。

玉贵人

嘉庆朝

十五日，王泽溥、李承缮请得玉贵人脉息虚数。系肝阴素亏，因受微凉，复发旧症，用药调治，表凉已解。惟血虚便秘。今议用当归润燥汤，午晚二贴调理。

油当归三钱　大生地三钱　火麻仁二钱　郁李仁二钱　桃仁一钱五分,研　升麻八分,蜜炒　枳壳一钱五分,炒　焦曲三钱　楂炭二钱　甘草五分

引用红蜂蜜一茶匙。

二阿哥福晋

嘉庆朝

本日未初，舒岱、郝进喜请得二阿哥福晋脉息沉弦。原系停饮受暑之证。用药调治，诸症微减。惟里滞不清，牵引胸胁胀满，腿膝作痛。服四七润燥汤，大便未行。今议用理气润燥汤，晚服一贴调理。

油当归三钱　生白芍二钱　抚芎一钱五分　大生地五钱　苏梗二钱　厚朴二钱　郁李仁二钱　火麻仁三钱　香附三钱,炙　莪术一钱,炒　焦山楂四钱　莱菔子一钱五分,炒研

引用荷梗七寸、滑石二钱。

静妃（静贵妃）

道光朝

二十三日，郝进喜请得静贵妃脉息滑数。系停滞受凉之证。用药调治，诸症渐减。惟里滞未行，今用当归润燥汤，午服一贴调理。

油当归三钱　熟军二钱　枳实一钱五分　火麻仁三钱，研　酒芩二钱　厚朴二钱　焦山楂三钱，研　郁李仁三钱，研　焦曲三钱，研　六一散一钱五分

引用蜂蜜一茶匙。

二十四日，郝进喜请得静妃脉息滑数。系停滞受凉之证。用药调治，诸症渐减。昨服当归润燥汤，里滞未行。今仍用原方减去熟军，加生军三钱，午服一贴调理。

和妃（和嫔）

1. 道光朝

十九日，赵汝梅、崔良玉请得和嫔脉息弦数。原系肝阴素亏，受凉之证。昨服独活寄生汤，外凉渐解。惟腹胁胀满，大便未行。今议用当归润燥汤，午服一贴调理。

油当归三钱　大生地三钱　桃仁二钱，研　羌活一钱五分　火麻仁三钱，炒　熟大黄三钱　赤芍二钱　元明粉一钱五分　郁李仁二钱，研　枳实二钱，炒　厚朴二钱，炒　生甘草五分

引用蜂蜜一茶匙。

2. 道光朝

十九日，崔良玉、方惟寅、郝进喜请得和妃脉息沉实。原系暑湿停滞，受风之证。用药调治，诸症渐减。昨服当归润燥汤，大便未行。此由燥滞过盛所致。今议用加味承气汤一贴调理。

生大黄四钱　枳实二钱，炒　厚朴三钱　芒硝二钱　油当归四钱　青皮二钱，炒　益元散三钱

引用红蜜一茶匙。

3. 道光朝

初六日，郝进喜请得和妃脉息滑数。系湿滞受凉，腿膝疼痛之证，以致胸膈胀满，腰腿酸痛，发热恶寒。用药调治，表凉已解，里滞稍减，腿膝肿痛渐轻。惟大便未行。今用调中化滞汤，午晚二贴调理。

酒军三钱　枳实二钱，炒　厚朴二钱　焦山楂三钱　焦曲三钱　麦芽三钱，炒研　苏梗二钱　赤苓三钱　半夏三钱，炙　青皮二钱，炒　木瓜三钱　六一散三钱

引用荷梗一尺。

4. 道光朝

初六日，陈昌龄、郝进喜、回清泰请得和妃脉息弦滑。系停滞受凉之证。用药调治，表凉已解。惟里滞过盛，大便未行。今议用枳实导滞汤，午晚二贴调理。

枳实二钱，炒　生大黄三钱　厚朴二钱，炒　槟榔二钱　油当归三钱　郁李仁二钱，研　火麻仁三钱　甘草八分，生

引用元明粉一钱五分、红蜜一茶匙。

本日，郝进喜请得和妃十枣散。

芫花三钱，醋炒　大戟三钱　甘遂三钱，面煨

共为极细末，每服八分，用大枣十枚，去核煎汤冲服。

本日戌刻，郝进喜请得和妃用熨药法。

香附_{四两，捣碎}　食盐_{二两}　老葱_{二两，切碎}　大萝卜_{四两，切碎}

共合一处，用醋少许炒热，用白布包，热熨患处。

5. 道光朝

初七日，陈昌龄、郝进喜、回清泰请得和妃脉息弦滑。系停滞受凉之症。用药调治，表凉已解。惟大便未行，胸胁胀满。今议用大承气汤，午服一贴调理。

川军_{三钱，姜汁浸}　厚朴_{二钱，炒}　枳实_{二钱，麸炒}　芒硝_{二钱}

引用生姜三片。

大阿哥

道光朝

本日亥刻，张永清、崔良玉、陈昌龄、王泽溥请得大阿哥脉息沉弦。原系停滞，受凉之证。用药调治，表凉已解，里滞虽行，尚属未畅。惟胁腹胀痛，大便燥结。此由气不运化所致。今议用益阴润燥汤，一贴调理。

油当归_{四钱}　枳壳_{一钱五分，炒}　升麻_{四分，蜜炒}　大生地_{三钱}　肉苁蓉_{五钱}　桃仁_{二钱，土炒}　郁李仁_{三钱，炒}　赤芍_{二钱}　熟大黄_{二钱}　火麻仁_{三钱}　熟地_{三钱，缩砂炒}　元胡_{二钱，炒}

引用白蜜一匙。

四阿哥福晋

道光朝

二十四日，曹宗岱请得四阿哥福晋脉息弦缓，腿膝肿痛俱减。惟皮肤中隐隐刺痛，大便秘结。此由经络尚有湿饮，肠胃结燥不润所致。今用除湿润燥汤，午晚二贴调理。

苍术_{一钱，炒}　羌活_{三钱}　川牛膝_{三钱}　白术_{三钱，土炒}　全当归_{五钱}　赤苓块_{五钱}　腹皮_{三钱}　酒军_{一钱}

引用元明粉一钱冲。

玟妃

同治六年

二月二十四日，冯钰请得玟妃脉息滑数。昨服清热化饮汤，表邪已解。惟肝肺湿热仍盛，以致胸腹胀满，肢体麻木，二便结燥。此由湿热凝滞，气不宣通所致。今用清热化滞汤，晚服一贴调理。

枳实_{三钱}　川连_{一钱五分}　黄芩_{二钱}　赤苓_{三钱}　槟榔_{三钱}　川军_{一钱五分}　泽泻_{二钱}　甘草_{八分}　牵牛_{一钱五分}

引用荷梗一尺。

本日，玟妃：疏风止嗽丸三钱一服，共二服，灯心五钱，竹叶五钱，薄荷五钱，芦根五钱，三仙饮二分。

第四章　心脑病证

一、心悸

惇妃

乾隆四十二年十二月

二十八日，罗衡请得妃脉息沉弦。系肝胃不和，气滞饮热，以致心悸头眩，胸满烦热，宜用理气化饮汤调理。

香附_{三钱，炒}　苏梗_{一钱五分}　陈皮_{一钱五分}　茯苓_{四钱}　半夏_{一钱五分，制}　枳壳_{一钱五分，炒}　苍术_{一钱五分，炒}　桂枝_{一钱，炙}　炒栀_{一钱五分}　黄连_{一钱}　竹茹_{一钱五分}　甘草_{五分}

引生姜三片、灯心五十寸，二贴，午晚服。

循嫔

1. 乾隆四十八年六月

六月初五日，张肇基、姜晟请得嫔脉息弦缓。原系气郁血热夹湿之证，以致烦倦不寐，发热心悸。今议用清热育神汤调理。

当归_{二钱}　生地_{四钱}　丹皮_{二钱}　炒栀_{一钱五分}　知母_{一钱五分}　黄柏_{一钱}　缩砂_{一钱五分}　地骨皮_{二钱}　白茯神_{二钱}　炒枣仁_{二钱}　陈皮_{一钱五分}　香附_{二钱，炒}　甘草_{八分，生}

引用灯心五十寸、荷叶蒂二枚，一贴午服。

2. 乾隆五十年九月

九月二十四日，张肇基、牛永泰请得嫔脉息浮数。系内有饮热，外受微凉，以致头眩心悸，胸胁胀痛。今议用疏解化饮汤调理。

苏梗_{一钱五分}　白芍_{一钱五分}　柴胡_{一钱}　青皮_{一钱}　枳壳_{一钱五分}　赤苓_{一钱五分}　川芎_{一钱五分}　白芷_{一钱}　丹皮_{一钱五分}　香附_{一钱五分}　甘草_{八分}

引用生姜一片、灯心三十寸，午服。

二十五日，嫔用前方疏解化饮汤一贴。

十五阿哥福晋

乾隆朝

初五日，姜晟请得十五阿哥福晋脉息和缓。原系小产后，肝阴不足，脾虚有热，以致身软神倦，心跳少寐。服过养荣育神、理脾等汤，诸症俱减。惟肝脾不足，有时烦热短寐。今用理脾益阴丸缓缓调理。

白芍_{八钱，酒炒}　茯苓_{八钱}　苡米_{八钱，炒}　山药_{六钱}　白术_{八钱，土炒}　归身_{八钱，酒洗}　黄连_{四钱，酒炒}　生地_{八钱}　麦冬_{六钱}　建莲_{八钱}　神曲_{八钱，炒}　炒栀_{六钱}　缩砂_{五钱}　香附_{八钱，酒炒}　麦芽_{六钱，炒}　甘草_{三钱，炙}

共为细末，石斛二两熬膏，兑炼蜜为丸。重二钱，灯心汤送下。于初六日合得，共得八十三丸，全送。

大学士张廷玉

乾隆朝

十一月十六日，院使臣刘裕铎谨奏：奉旨看得大学士张廷玉。系心脾虚弱，胃经微受客寒，以致腹胁作胀，夜间少寐，时或头晕心跳。臣用加味异功汤调治。谨此奏闻。

人参_{三钱} 白术_{二钱，土炒} 陈皮_{一钱} 茯苓_{二钱} 炮姜_{八分} 附子_{一钱，制} 甘草_{六分，炙}
不用引。

十六日奏事总管王常贵等奏过。奉旨：知道了。

二阿哥福晋

嘉庆朝

本日未初，舒岱、郝进喜请得二阿哥福晋脉息沉缓。原系停饮受暑之证。用药调治，诸症微减。惟腿膝疼痛，胸腹胀满。服大橘皮汤，疼痛稍止，腹胀渐消。惟胸满心悸。今议用九气饮，晚服一贴调理。

郁金_{一钱} 香附_{三钱，酒炒} 瓜蒌_{三钱} 枳壳_{二钱，炒} 桔梗_{二钱} 苏梗_{二钱} 厚朴_{二钱} 半夏曲_{二钱，炒}
赤苓_{三钱} 萸连_{八分} 白芍_{一钱五分} 橘皮_{一钱五分} 甘草_{三分，生}
引用荷梗七寸。

孝慎成皇后

道光朝

本日，张永清、苏钰、王明福、郝进喜请得皇后脉息弦滑。系饮热受凉之证，用药调治，表凉已解，里滞渐行。惟饮热心悸，气怯身软。今议用清热调中汤，晚服一贴调理。

酒芩_{二钱} 竹茹_{三钱} 橘皮_{二钱} 麦芽_{三钱，炒} 炒栀_{二钱} 赤苓_{三钱} 山楂_{三钱，炒} 醋青皮_{二钱} 半夏_{三钱，炙} 酒连_{八分，研} 神曲_{三钱，炒} 枳壳_{一钱五分，炒}
引用灯心三十寸。

彤贵人

1. 道光朝

十九日，赵士林请得彤贵人脉息滑缓，症热渐轻。因久痛后元气已伤，未能骤复，致觉身软气怯，夜间少寐。此乃阴虚有热，湿饮停留，有时心悸。今用益阴和胃饮，午服一贴调理。

沙参_{三钱} 麦冬_{三钱} 当归_{四钱} 焦白芍_{三钱} 大生地_{五钱} 白术_{二钱} 山药_{三钱} 赤苓块_{五钱}
萸连_{八分} 陈皮_{二钱} 扁豆_{三钱，炒} 炙甘草_{五分}
引用荷梗一尺。

二十日，赵士林请得彤贵人脉息渐缓。昨服益阴和胃饮，气道已舒，经脉方行。今照原方加灯心一束，午服一贴调理。

贞贵妃

咸丰朝

二十九日，栾泰请得贞贵妃脉息弦缓。痛胀俱减，气道渐开。惟血分滞涩，肝胃不和，心悸少寐。此由胃弱食少，肝经滞血攻冲所致。今用和肝调胃饮，早服一贴调理。

香附二钱　赤芍二钱　川郁金二钱　延胡索二钱　茯苓三钱　陈皮二钱　腹皮三钱　山楂炭三钱　代赭石三钱，煎　枳壳二钱，炒

引用荷梗一尺。

本日申刻，照原方晚服一贴。

六月初一日，栾泰请得贞贵妃脉息弦缓，诸症俱减，攻冲之气已降，肝胃渐和。今仍照原方和肝调胃饮，早服一贴调理。外要白矾二钱。

本日申刻，栾泰请得贞贵妃脉息弦缓，诸症俱减。惟肠胃干燥。今用一捻金一钱，蜜水调服。

懿嫔（慈禧太后）

咸丰朝

咸丰□年闰七月十八日，李德立请得懿嫔脉息虚软，两关弦滑。系心气偶伤，肝郁停饮之证，以致胸胁胀痛，神虚心悸，身软气怯。今用和肝化饮汤佐以益心之品，午服一贴调理。

制香附三钱　木香一钱　大腹皮三钱　厚朴二钱　川郁金三钱　茯神三钱　当归二钱　白芍二钱，酒炒　焦三仙各二钱　制甘草七分

引用荷梗一尺、朱砂面二分，冲服。

咸丰□年闰七月十九日，李德立请得懿嫔脉息弦滑无力。肝气湿饮渐开，胀痛稍减。惟正气不足，神虚心悸，身软气怯。今照原方和肝化饮汤减去木香，加沙参三钱，午服一贴调理。

玫妃

1. 同治六年

三月初二日，冯钰请得玫妃脉息弦滑。服药以来，症势渐减。惟正气未复，以致心跳头晕，气短神倦，夜间少眠，饮食少思。今用益气育神汤，晚服一贴调理。

沙参三钱　茯神三钱　麦冬二钱　白芍一钱五分　枣仁三钱　当归一钱五分　远志一钱五分　桔梗一钱五分　甘草八分　川芎一钱五分　白术一钱五分

引用灯心二束。

初三日，仍照原方晚服一贴调理。

光绪皇帝

光绪朝

正月二十四日，张仲元、忠勋请得皇上脉息左部弦缓，右寸关滑缓。肾水不足，肝阳上越，督脉郁滞风湿，以致脊骨作痛，俯之觉甚。每值睡时，肝阳上冲，即觉心悸唇瞤，

欲作眩晕，眼眩发红。谨拟养阴柔肝，祛风化湿之法，晚服调理。

大熟地_{四钱} 细生地_{三钱} 生杭芍_{二钱} 丹皮_{二钱} 汉防己_{二钱} 黄芩_{二钱} 炒杏仁_{二钱，研} 麻黄_{八分} 川独活_{一钱五分} 防风_{一钱五分} 生粉草_{一钱}

引用桂枝八分。

2．光绪朝

正月二十六日，张仲元、忠勋请得皇上脉息左部弦缓，右寸关滑缓。脊骨作痛，俯之觉甚。每值睡时，肝阳上冲，心悸唇瞤，欲作眩晕。谨拟遵用古方青娥丸，早晚各服二钱，用淡盐汤送下调理。

杜仲_{二两，盐炒} 补骨脂_{二两，酒炒} 核桃肉_{三个}

共研细面，炼蜜为丸，如绿豆大。

3．光绪朝

二月初三日，张仲元、忠勋请得皇上脉息左部弦缓，右寸关沉滑。系肾水不足，肝阳上逆，以致有时眩晕，晚间睡卧心悸唇瞤，脊骨按之作痛，俯之觉甚。谨拟壮水利节丸，每服二钱，淡盐汤送下调理。

细生地_{四钱} 丹皮_{一钱五分} 泽泻_{一钱五分} 云苓_{三钱} 炒乳没_{三钱} 知母_{一钱五分，炒} 独活_{一钱五分} 狗脊_{二钱} 侧柏叶_{二钱} 片姜黄_{二钱} 海桐皮_{二钱} 盐柏_{一钱五分}

共研细面，蜜为小丸。

裕庚妻

光绪朝

九月初二日，庄守和、李崇光诊得裕庚之妻脉息左寸关弦力弱，右关滑数。诸症渐轻。惟心气不足，血虚肝热。以致头上巅顶有时晕痛。呕吐痰涎，心悸气怯，肢体微颤，谷食不香。今议用养心平肝和胃之方调治。

柏子仁_{三钱} 朱茯神_{三钱} 远志_{一钱} 朱麦冬_{三钱} 杭芍_{三钱，炒} 生地_{三钱，次} 法半夏_{二钱} 橘红_{二钱} 谷芽_{三钱，炒} 竹茹_{二钱}

引用薄荷一钱、荷叶二钱。

隆裕皇太后

1．宣统年间

二月二十七日，臣张仲元请得皇太后脉息左寸关弦软，右寸关沉缓。感寒见好，夜寐较安。惟心气不足，阴分尚弱，以致心悸气短，有时咳嗽，身肢觉软。谨拟益气育神养阴之法调理。

潞党参_{二钱} 朱茯神_{四钱} 生于术_{一钱五分} 焦枣仁_{三钱} 生牡蛎_{三钱，研} 炒杭芍_{三钱} 五味子_{一钱} 柏子仁_{三钱} 法半夏_{一钱五分，研} 麻黄根_{一钱五分} 桂枝_{八分} 炙甘草_{一钱}

引用小枣肉五个。

二月二十八日，张仲元、忠勋谨拟皇太后养阴润燥膏。

火麻仁_{二两} 杏仁_{五钱，研} 郁李仁_{一两，研} 柏子仁_{八钱} 元明粉_{三钱} 枳实_{二钱}

共以水熬透，去渣再熬浓汁，兑蜜八两收膏。每服一茶匙，白开水冲服。

清代宫廷医学精华

2. 宣统年间

闰二月初三日，臣忠勋请得皇太后脉息左关弦数，右寸关沉滑。肝阳不平，胃有湿热。熏蒸于上，则头晕作痛。郁滞于中，则咳嗽心悸。有时自汗、目迷等症。谨拟养阴清热之法调理。

生地二钱　元参三钱　沙参三钱　朱麦冬三钱　丹皮三钱　青皮七分　蒌仁二钱，研　石斛二钱，金　狗脊三钱，去毛　生甘草五分

引用薄荷七分、藁本五分。

3. 宣统二年十二月

十二月二十八日亥刻，臣张仲元请得老佛爷脉息左寸关沉弦，右关沉滑。系肝气郁遏，壅滞胃肠，以致心慌气短，四肢觉凉。谨拟调气和胃之法调理。

化橘红二钱　法半夏二钱　朱茯神四钱　炒杭芍三钱　青竹茹二钱　西洋参二钱，研　朱麦冬三钱　藿石斛三钱　远志肉一钱五分　鲜青果七个，研

水煎温服。

端康皇贵太妃（瑾妃）

1. 宣统年间

七月二十六日，臣张仲元请得端康皇贵太妃脉息左关弦数，右寸关滑数。表感渐解，咽疼觉轻。惟胃蓄痰热尚盛，大便四日未行，有时咳嗽，心悸烦躁，夜不能寐。谨拟清热化痰之法调理。

中生地四钱　元参三钱　浙贝母三钱，研　橘红三钱，老树　南薄荷一钱　菊花三钱　炒牛蒡三钱　瓜蒌四钱　枳实三钱，炒　黄芩三钱　元明粉一钱五分，煎　桑叶三钱

引用酒军三钱。

2. 宣统年间

七月二十八日，臣张仲元请得端康皇贵太妃脉息左关弦而近数，右寸关沉滑。表感已好。惟肺气欠和，湿痰未净，以致鼻塞声重，有时咳嗽，头晕心悸，身肢稍倦。谨拟和肺化痰之法调理。

南薄荷一钱　杏仁三钱，研　前胡三钱　法半夏三钱　生杭芍三钱　橘红三钱，老树　茯神四钱　炒谷芽三钱　南苦梗三钱　甘草一钱　旋覆花三钱，包煎

引用黄芩二钱。

宣统皇帝

宣统年间

八月初五日，请得皇上脉息左关弦稍数，右寸关沉滑数。脾湿肝热，头闷身倦发热，时或胸间悸动。用清热调中饮调理。

云茯神三钱　寸冬三钱　金石斛三钱　川贝三钱　霜桑叶三钱　栀仁三钱，炒　杭白芍三钱，炒　广皮钱半

引用荷蒂五个。全顺谨拟。

四格格

宣统年间

八月二十一日，张仲元诊得四格格脉息左关沉弦，右寸关沉滑。系胃气欠和，蓄有痰饮，以致心悸跳动，夜寐欠实。今用育神和胃化饮之法调治。

朱茯神_{四钱} 酸枣仁_{三钱} 中生地_{三钱} 龙齿_{三钱} 法半夏_{三钱} 化橘红_{三钱} 生杭芍_{三钱} 菊花_{三钱} 青竹茹_{三钱} 生粉草_{一钱五分}

二、胸痹

惇妃

1. 乾隆四十二年十二月

十二月十八日，罗衡请得妃脉息沉弦。系肝虚有热，气道不宣，以致胸膈满闷，烦热不寐。今用滋肝和气汤调理。二十日加丹参二钱。

当归_{二线} 白芍_{二钱，炒焦} 丹皮_{二钱} 柴胡_{一钱五分，醋炒} 茯苓_{三钱} 白术_{一钱五分} 陈皮_{一钱} 枳壳_{一钱五分，炒} 香附_{三钱，炒} 竹茹_{一钱五分} 炒栀子_{一钱五分} 甘草_{五分}

引用煨姜二片，荷蒂三个，晚服。

十九日、二十日、二十一日，妃用前方滋肝和气汤各一贴。

二十二日，妃用前方滋肝和气汤一贴。和肝养荣丸十服，每服二钱五分。

二十三日，妃用前方滋肝和气汤一贴。

二十四日，妃用前方滋肝和气汤一贴。

二十七日，妃用和肝养荣丸十服，每服二钱五分。

2. 乾隆四十八年正月

正月十三日，妃加味保和丸三钱。

二十一日，妃加味保和丸五服，每服三钱。

二十二日，妃用防风通圣丸三钱。

二十四日，陈世官、罗衡请得妃脉息沉弦。系肝胃不和，气滞，膈间有热，以致胸胁满闷，身体酸软。议用和肝化饮汤调理。

苏梗_{一钱五分} 香附_{三钱，炒} 青皮_{一钱五分} 厚朴_{二钱，炒} 半夏_{一钱五分，制} 茯苓_{一钱五分} 枳壳_{一钱五分，炒} 炒栀_{一钱五分} 神曲_{二钱，焦} 桔梗_{一钱五分} 橘红_{一钱} 甘草_{五分，生}

引用生姜一片，荷蒂二个，午服一贴。

二十五日至二十八日，妃前方和肝化饮汤每日进一贴，午服。二十五日加熟军一钱五分，麦芽二钱炒。二十七日熟军换酒军一钱。

3. 乾隆四十八年六月

六月初二日，田福请得和妃娘娘脉息沉缓。系内有滞热，外受微凉，以致停饮胸满，头闷身酸。今用清热和中汤调理。

苏梗_{一钱} 香附_{一钱五分，炒} 枳壳_{一钱五分} 桔梗_{一钱} 瓜蒌_{二钱} 炒栀_{一钱五分} 厚朴_{一钱五分} 麦芽_{一钱五分} 黄芩_{一钱五分} 半夏曲_{一钱五分，炒} 赤苓_{二钱} 甘草_{三分}

引用生姜二片、灯心五十寸，一贴午服。外用朴硝五钱。

107

初三日至初八日，妃每日进前方清热和中汤一贴。初六日加木通一钱，缩砂壳一钱。

二十五日，妃用防风通圣丸三钱，藿香正气丸三钱，加味保和丸三钱。

4．乾隆四十九年正月

正月十六日，陈世官、姜晟请得妃脉息弦缓。系肝胃不和，气滞有热，以致胸膈满闷，头眩心悸。今议用理气化饮汤调理。

香附_{二钱，炒} 厚朴_{二钱} 枳壳_{一钱五分，炒} 半夏_{一钱五分，制} 茯苓_{二钱} 神曲_{一钱} 竹茹_{二钱} 炒栀_{一钱五分} 桔梗_{一钱五分，炒} 甘草_{五分}

引用生姜一片、荷叶蒂二枚，晚服。

十七日，妃用前方理气化饮汤一贴。

禄贵人

乾隆五十四年三月

三月初十日，鲁维淳请得禄贵人脉息弦数。系肝肺饮热，气道不宣，以致胸满痰盛，心烦身软。今用清金化饮汤调理。十一日减去桔梗，加大黄、元明粉、炒栀仁各一钱。

苏梗_{一钱五分} 厚朴_{一钱五分，炒} 半夏_{一钱五分，制} 赤苓_{二钱} 青皮_{一钱五分，炒} 竹茹_{一钱五分} 桔梗_{一钱五分} 黄芩_{一钱五分} 焦曲_{二钱} 瓜蒌_{一钱五分} 枳壳_{一钱，炒} 甘草_{五分，生}

引用生姜二片，一贴，午服。

二阿哥福晋

1．嘉庆朝

九月十九日，傅仁宁、陈嘉善请得二阿哥福晋脉息弦滑。原系停饮受凉之证，以致头眩心悸，胸闷胀痛。服清热化饮汤，疼痛稍减。今议用瓜蒌薤白汤，午服一贴调理。

瓜蒌_{三钱} 薤白_{三钱} 白芥子_{二钱} 半夏_{二钱，炙} 萸连_{一钱} 枳实_{二钱，炒}

引用生姜三片。

2．嘉庆二十四年正月

正月十八日，陈昌龄、郝进喜请得二阿哥福晋脉息沉弦。系肝胃不和，停滞受凉之证。用药以来，诸症微减。惟气滞不宣，胸膈少腹凝结作痛。今议用调气化滞汤，午服一贴调理。

橘皮_{二钱} 厚朴_{二钱} 青皮_{二钱，醋炒} 赤苓_{三钱} 瓜蒌_{三钱} 枳实_{二钱，炒} 半夏曲_{二钱，炒} 苏梗_{二钱} 酒军_{三钱} 莱菔子_{一钱五分，炒} 焦山楂_{三钱} 元明粉_{一钱五分}

引用木通三钱。

十九日，陈昌龄、郝进喜请得二阿哥福晋脉息沉缓。系肝胃不和，气滞受凉之证。用药以来，诸症渐减。惟胃间余滞不净，气道不畅，今议用调气化饮汤，午晚二贴调理。

橘皮_{二钱} 半夏_{三钱} 赤苓_{二钱} 苏梗_{一钱五分} 瓜蒌_{二钱} 青皮_{一钱五分，炒} 厚朴_{二钱，炒} 枳壳_{一钱五分，炒} 神曲_{三钱，炒} 山楂_{三钱，炒} 谷芽_{三钱，炒} 香附_{二钱，醋炒} 大腹皮_{一钱五分}

引用木通二钱、灯心一束。

孝慎成皇后

1. 道光朝

初九日，苏钰、陈昌龄、张新、郝进喜请得皇后脉息弦缓。原系饮滞受凉之证。用药调治，诸症渐减。惟胸膈满闷。此由肝胃不和所致。今议用理气和中汤，一贴调理。

醋青皮二钱　瓜蒌五钱，糖心　麦芽四钱，炒　醋香附三钱　半夏三钱，炙　黄连八分，研　缩砂一钱五分　厚朴一钱五分，炒　焦曲四钱　橘皮二钱　焦山楂五钱　赤苓块三钱

引用沉香六分、荷梗一尺。

2. 道光朝

十四日，郝进喜请得皇后脉息滑缓，系饮热受凉之症。用药调治，诸症已减，疼痛渐轻。惟胸膈满闷。今用四七化饮汤，晚服一贴调理。

苏梗三钱　瓜蒌三钱，糖　厚朴二钱　青皮二钱，炒　半夏三钱，炙　茯苓三钱　黄连八分　枳壳二钱，炒　桔梗一钱五分　木香六分，煨　甘草五分，生

引用荷梗一尺。

和嫔

道光朝

二十一日，苏钰、王泽溥、孔毓麟、方惟寅请得和嫔脉息缓涩。原系肝郁夹饮，荣分不足，兼感风凉之症。用药调治，表里已解，诸症俱好。惟有时胸满心悸。此由荣分久亏所致。今议暂服调卫养荣汤，午服一贴。议合益卫养荣丸，每早晚各服一丸，缓缓调理。

本日，苏钰、孔毓麟、王泽溥、方惟寅请得和嫔脉息缓涩。原系肝阴不足，荣分久亏，数月未行。此由肝郁气滞，脾胃虚弱不能运化所致。经云：气主呴之，血主濡之。少有肝木乘克，则气易凝而血易亏也。奴才等数请和嫔脉息俱系弦涩。盖弦为气滞，涩为血少。现在胸满心悸，身肢倦软。此属气不宣畅，血不荣养之故耳。奴才等再三斟酌，议用益卫养荣丸常常服之，使其调和脾胃，资生气血。夫脾为生化之源，胃为水谷之海。庶使饮食健运，则气血充实，任脉通，冲脉盛，荣分方可渐行矣。谨议具奏。

人参四钱　于术八钱，土炒　茯苓八钱　大生地一两，酒浸　全当归一两　焦白芍八钱　川芎五钱　益母草八钱　丹参六钱　藏红花二钱　续断八钱　延胡索六钱，炒　香附六钱，醋炒　杜仲八钱，盐水炒　怀牛膝五钱　桂心三钱　枳壳五钱，炒　缩砂四钱　制黄芪八钱　桃仁泥五钱　牡丹皮八钱　石菖蒲四钱　远志肉六钱　甘草二钱，制

共为极细末，炼蜜为丸，重三钱，共得六十六丸。

玫妃

同治六年

六月二十八日，冯钰请得玫妃脉息滑缓。诸症俱减。惟气道未畅，肝胃欠和，以致身肢酸软，胸胁微作满闷，有时心悸。今用调气和中饮，午服一贴调理。

香附三钱　缩砂八分　陈皮二钱　半夏三钱，姜炙　白苓块三钱　枳壳一钱五分，炒　于白术一钱五分，炒　甘草五分

引用生姜三片、红枣三枚。

二十九日，照原方减去白术，加川军二钱、焦三仙各二钱，午服一贴调理。

祺妃

同治朝

二十七日，周之桢请得祺妃脉息弦滑。咳嗽腿痛渐减。惟气道不和，湿饮未净，以致胸胁满闷。今用和中化饮汤，午服一贴调理。

瓜蒌三钱　木香一钱五分，煨　枳壳二钱，炒　陈皮三钱　浙贝三钱，研　延胡三钱　羚羊二钱　酒芩三钱　壳砂一钱五分，研　牛膝三钱　木瓜三钱　郁金二钱

引用荷梗一尺。

福嫔

同治朝

五月初十日，王允之请得福嫔脉息弦缓，诸症大减。惟湿滞未化，气道不舒，有时胸满刺痛。今用调气利湿汤，今明晚服各一贴调理。

泽泻二钱　赤苓四钱　木通三钱　滑石二钱　猪苓三钱　枳壳二钱　桔梗三钱　厚朴二钱　抚芎二钱　陈皮三钱

引用荷梗一尺。

光绪皇帝

1. 光绪朝

六月二十日，庄守和、忠勋请得皇上脉息左寸关弦而稍数，右寸关沉滑。肝肺气道不畅，稍感风凉，以致头闷腿酸，胸络仍觉作痛。今议用和解舒络之法调理。

荆芥穗一钱　防风一钱五分　藿香一钱五分　川郁金二钱，研　茅术一钱五分，炒　木香六分　橘络二钱　片姜黄一钱五分　牛膝二钱　乳香一钱五分　没药一钱五分　延胡索一钱五分，炒

引用鲜荷蒂五个。

2. 光绪朝

六月二十一日，忠勋请得皇上脉息左寸关沉弦，右寸关沉滑。风凉稍解，惟肝肺气道未畅，以致头闷腿酸，胸络仍觉作痛。谨拟和络化湿之法调理。

党参一钱五分　白术二钱，炒　云苓三钱　橘络二钱　片姜黄一钱　延胡一钱，炒　防风一钱　白芷八分　菊花二钱　甘草五分

引用荷蒂五个。

六月二十二日，庄守和请得皇上脉息左关沉弦，右关沉滑。风凉已解，惟肝肺气道不舒，化湿不快，以致头晕腿酸。胸络作痛，谨拟舒络化湿之法调理。

党参二钱　于术二钱，炒　云苓三钱　橘络二钱　延胡一钱，炒　香附一钱，炙　法半夏一钱五分　天麻一钱　桑叶二钱　甘草八分

引用荷蒂五个。

六月二十三日，庄守和请得皇上脉息左关沉弦，右关沉滑。肝胃气道不舒，化湿不快，以致头晕嘈杂，胸痛腿酸。谨拟舒络化湿之法调理。

党参二钱　于术一钱五分，炒　云苓三钱　广皮一钱五分　厚朴二钱，炙　茅术二钱，炒　香附一钱五分，研

广砂_一钱，研　藿梗_一钱　神曲_三钱，炒　甘草_八分

引用竹茹二钱。

六月二十四日，庄守和、忠勋请得皇上脉息左关沉弦，右寸关沉滑。肝胃气道不调，化湿仍慢，以致偏右头痛，时作眩晕，嗳腐吞酸，胸背牵痛，腿软酸痛。谨拟舒络化湿之法调理。

党参_二钱　于术_二钱，炒　云苓_三钱　广皮_一钱五分　厚朴_二钱　广砂_八分，研　法半夏_二钱　藿梗_一钱五分　菊花_二钱　白芷_六分　竹茹_二钱

引用焦三仙各二钱。

六月二十七日，庄守和、忠勋请得皇上脉息左关沉弦，右寸关沉滑。肝气欠调，湿仍不化，偏右头痛，时作眩晕，胸背经络串痛。谨拟化湿和络之法调理。

党参_二钱　于术_一钱五分，炒　云苓_三钱　木香_六分　郁金_二钱，研　片姜黄_二钱　姜蚕_一钱，炒　桔梗_一钱五分　川芎_一钱　桑叶_二钱

引用白芥子八分炒、知母八分炒。

瑾妃（端康皇贵太妃）

1．宣统年间

十月三十日，臣忠勋请得端康皇贵太妃脉息左关尚弦，右关微滑。肝木欠调，脾湿不尽。是以诸症虽好，而胸前尚觉堵闷，左半筋络有时作抽。谨拟和肝理脾膏徐徐调理。

当归_四钱　杭芍_三钱　醋柴胡_三钱　酒芩_三钱　赤苓_四钱　白术_三钱　薄荷_一钱　丹皮_四钱　黑栀_三钱　延胡_一钱五分　秦艽_三钱　生甘草_一钱

共以水煎透去渣，兑炼蜜六两收稠膏，每晚用一匙，白开水送服。

2．宣统年间

八月二十一日，臣忠勋请得端康皇贵太妃脉息左关弦数，右寸关沉数。肝胃湿热未清，里滞不化，以致大关防行而不畅，时作腹痛，胸中刺痛，恶食口渴等症。今拟清热降滞之法调理。

瓜蒌_五钱　枳实_三钱　厚朴_三钱　法夏_三钱　槟榔_三钱　木香_二钱，煨　酒军_三钱　三仙_各三钱，炒

引用二丑二钱、鸡金四钱。

3．宣统年间

八月二十二日，臣忠勋请得端康皇贵太妃脉息左关沉弦，右寸关沉滑。系肝肺气滞，水饮不化，以致夜间少寐，口干胸痛，连及两胁等症。谨拟调中止痛之法调理。

厚朴_二钱　延胡_二钱　香附_二钱，炙　砂仁_一钱五分　葶苈_二钱　鸡金_三钱　灵脂_二钱　草果_一钱五分　酒军_二钱　白芥子_二钱，炒　焦三仙_各三钱　苏梗_二钱

引用沉香五分研、腹皮三钱。

4．宣统年间

八月二十三日，臣忠勋请得端康皇贵太妃脉息仍见弦软而滑。肝气尚滞，湿饮不净，以致饮食之后犹觉胸痛，夜寐不适，右胁痞硬。谨拟调气利湿和肝之法调理。

白术_三钱　云苓_四钱　茵陈_三钱　葛花_三钱，炒　延胡_二钱　郁金_二钱，研　酒芩_二钱　焦枣仁_三钱　青皮_二钱　焦三仙_各三钱　赤芍_二钱　沉香_八分，研

引用枯矾三分。

5. 宣统年间

八月二十四日，臣忠勋请得端康皇贵太妃脉息左关弦数，右寸关滑数而软。肝气欠调，脾元亦弱，食滞未化，以致食后仍作胸痛，心忙气怯。谨拟养脾和肝化滞之法调理。

党参三钱　白术三钱　云苓四钱　焦枣仁四钱　茵陈三钱　法半夏三钱　枳实二钱　焦麦芽四钱　鸡金三钱　陈皮二钱　胡连三钱,研　莱菔三钱,炒

引用郁李仁三钱、军炭二钱、独活三钱。

八月二十五日，臣忠勋请得端康皇贵太妃脉息左关弦数，右关滑软，夜寐较适，胸痛渐减。惟肝脾尚弱，以致左胁仍觉痞痛。谨拟和肝理脾饮，今明各服一贴调理。

党参三钱　于术三钱　云苓五钱　焦枣仁四钱　杭芍三钱　瓜蒌三钱　鸡金三钱,煅　焦麦芽四钱　胡连三钱　茵陈三钱　陈皮二钱　郁李仁三钱

引用军炭二钱、炒莱菔三钱、木香五分。

6. 宣统年间

正月十八日，赵文魁、佟成海请得端康皇贵太妃脉息左关沉弦，右寸关沉滑，肝热轻减。惟阴分素亏，脾元欠畅，以致胸满肢倦，精神不爽。今议用养阴调中益脾之法调理。

制香附三钱　青皮三钱　醋柴胡一钱五分　姜朴三钱　赤白芍各三钱　全当归三钱　抚芎一钱五分　黑栀三钱　土于术三分,切　枳壳三钱,炒　扁豆三钱,炒

引用朱茯神四钱、腹皮子四钱。

7. 宣统年间

七月二十五日，赵文魁、佟成海请得端康皇贵太妃脉息左关沉弦，右关沉滑，诸症轻减。惟阴分尚欠充足，以致胸满头痛，中气欠调。今议用益阴清肝调中之法调理。

炙龟板六钱　全归四钱　赤芍四钱　川芎二钱　炙元胡三钱　青皮三钱　香附三钱,炙　丹皮三钱　川郁金三钱,研　丹参三钱　黑栀三钱　焦山楂四钱

引用薄荷一钱、腹皮子四钱。

8. 宣统年间

九月十六日，赵文魁、佟成海请得端康皇贵太妃脉息左关沉弦，右关沉缓，诸症轻减。惟肝气尚欠调畅，以致胸膈堵满，身肢酸倦。今议用益阴清肝调气之法调理。

炙龟板六钱　于术五分,切　归身四钱　赤芍三钱　炙香附四钱　姜朴三钱　青皮三钱　台乌一钱五分　川郁金四钱,研　枳壳三钱,炒　酒军一钱五分　牛膝三钱

引用沉香四分研、续断三钱。

9. 宣统年间

十二月十三日，赵文魁、佟成海请得端康皇贵太妃脉息左寸关弦数，右寸关滑数。肝阳结热，胃蓄湿饮，以致胸胁满闷，肢倦呕恶。今议用清肝止呕化饮之法调理。

炙香附四钱　青皮三钱　木香一钱五分,研　台乌二钱　酒归尾四钱　赤芍四钱　桃仁三钱,研　茜草三钱　炙元胡三钱　苏木二钱　橘红三钱,老树　木通二钱

引用法半夏三钱、腹皮子四钱。

10. 宣统年间

十二月十四日，赵文魁、佟成海请得端康皇贵太妃脉息左寸关沉弦，右寸关沉滑，湿饮轻减。惟气道尚欠调畅，以致胸膈堵满，身肢酸倦。今议用益阴调肝舒化之法调理。

炙香附四钱　青皮四钱　木香二钱,研　台乌二钱　酒归尾四钱　赤芍四钱　桃仁三钱　元胡三钱　炙

龟板_{六钱} 丹参_{三钱} 枳壳_{三钱, 炒} 焦查_{四钱}

引用法半夏三钱、橘红三钱老树。

11．宣统年间

十二月二十二日酉刻，赵文魁请得端康皇贵太妃脉息左寸关弦数，右关沉滑。肝阳结热，气道欠调，以致胸膈堵满，两胁作痛。今拟清肝调气舒化之法调理。

川郁金_{三钱, 研} 青皮_{三钱} 姜朴_{三钱} 台乌_{一钱五分} 杭白芍_{四钱} 羚羊_{一钱五分, 先煎} 枯芩_{三钱} 黄连_{二钱, 研} 炙香附_{三钱} 元胡_{三钱, 炙} 枳壳_{三钱, 炒} 酒军_{一钱五分}

引用焦山楂四钱、腹皮子四钱。

12．宣统年间

正月十一日，佟成海请得端康皇贵太妃脉息左关沉弦，右寸关沉滑。肝经有热，气道不调，以致胸膈堵满，身肢酸倦。今拟用调肝清热宽中之法调理。

炙香附_{四钱} 青皮_{三钱} 台乌_{三钱} 木香_{二钱, 研} 枳壳_{三钱, 炒} 姜朴_{三钱} 归尾_{四钱} 赤芍_{四钱} 桃仁泥_{三钱} 元胡_{三钱, 炙} 苏木_{二钱, 研}

引用丹参三钱、腹皮子四钱。

13．宣统年间

正月十一日酉刻，赵文魁、佟成海请得端康皇贵太妃脉息左关沉弦，右关沉滑，阴分有热，肝气欠调，以致胸胁满闷，肢体疲乏。今议用益阴清肝调中之法调理。

炙龟板_{六钱} 丹参_{三钱} 全归_{八钱} 赤芍_{四钱} 桃仁泥_{四钱} 元胡_{三钱, 炙} 苏木_{三钱, 捣} 茜草_{三钱} 炙香附_{四钱} 姜朴_{三钱} 青皮_{四钱} 木香_{二钱, 研} 香附_{三钱, 炙} 姜朴_{三钱} 炒青皮_{三钱} 木香_{一钱五分, 研} 沉香_{四分, 研} 郁金_{三钱, 研}

引用腹皮子四钱、焦山楂四钱。

14．宣统年间

四月十六日酉刻，赵文魁请得端康皇贵太妃脉息左寸关弦数，右寸关沉滑。肝热阴虚，气滞停饮，以致胸满肢倦，时作腹胀。今拟用益阴和肝调气之法调理。

全当归_{八钱} 赤芍_{四钱} 泽兰_{三钱} 元胡_{四钱, 炙} 炙香附_{四钱} 沉香_{五分, 研} 台乌_{二钱} 姜朴_{三钱} 腹皮子_{四钱} 青皮_{三钱} 木香_{一钱五分, 研} 丹参_{四钱}

引用炙龟板六钱、牛膝三钱。

15．宣统年间

二月十六日，张仲元、佟文斌请得端康皇贵太妃脉息左关弦数，右寸关沉滑，气道渐调，胁痛已止。惟肝阳尚燥，膈有痰饮，以致胸闷不畅，头晕耳鸣，谷食欠香，身肢稍倦。今议用清肝豁胸化痰之法调理。

大生地_{四钱} 芦荟_{三钱} 生白芍_{四钱} 胆草_{三钱} 溏瓜蒌_{六钱, 捣} 枳壳_{三钱, 炒} 炙香附_{四钱} 郁金_{三钱, 研} 南薄荷_{三钱} 菊花_{三钱} 广橘红_{三钱} 炒栀_{三钱}

引用法半夏三钱。

二月十七日，张仲元、佟文斌请得端康皇贵太妃脉息左关弦数，右寸关沉而略滑。头晕已好，胸闷觉轻。惟肝肺欠和，痰热未清，耳鸣口渴，有时咳嗽。今议用和肝清热化痰之法调理。

大生地_{四钱} 芦荟_{三钱} 生白芍_{四钱} 胆草_{三钱} 溏瓜蒌_{六钱, 捣} 桑皮_{三钱, 生} 炙香附_{三钱} 苏子_{三钱, 研} 南薄荷_{三钱} 橘红_{三钱} 鲜石斛_{五钱, 研} 花粉_{四钱}

引用菊花三钱。

16．宣统年间

七月十一日，张仲元、佟文斌请得端康皇贵太妃脉息左关沉弦，右寸关滑而近数。蓄热渐清，口渴较好。惟气道郁结未开，胸次尚堵，夜间微痛，时作烦急。今议用豁胸开痞之法调理。

溏瓜蒌一两,捣　黄连四钱,研　法半夏六钱,研　薤白二钱　煅赭石八钱　白蔻三钱,研　旋覆花四钱,包煎　枳实四钱,研

引用生杭芍八钱、川锦纹三钱。

17．宣统年间

七月十二日，张仲元、佟文斌请得端康皇贵太妃脉息左关沉弦，右寸关滑而近数。胸次微痛未作，口渴较轻。惟肝郁欠畅，膈间略堵，有时烦急，身肢觉倦。今议用照原方加减调理。

溏瓜蒌一两,捣　黄连四钱,研　法半夏六钱,研　白蔻三钱,研　煅赭石八钱　枳实三钱,研　旋覆花四钱,包煎　杭芍七钱,生

引用川锦纹三钱、广郁金三钱研。

18．宣统年间

七月二十九日，张仲元、佟成海请得端康皇贵太妃脉息左关弦数，右寸关滑数。气道欠畅，蓄有湿热，以致胸闷口渴，身倦酸痛，谷食欠香，食后胸次欠爽，微觉作痛。今议用调气清热化湿之法调理。

炙香附四钱　瓜蒌八钱,捣　法半夏三钱　姜连三钱,研　大生地六钱　当归四钱　生杭芍五钱　川芎三钱　炒枳壳三钱　丹皮四钱　生栀仁四钱　白蔻二钱,研

引用川锦纹三钱、秦艽三钱。

19．宣统年间

八月初一日，张仲元、佟成海请得端康皇贵太妃脉息左关弦数，右寸关滑数。身肢酸痛渐轻，胸堵微好。惟气道尚滞，湿热未清，以致身倦口渴，食后欠爽，颇觉不适。今议用调胃清热豁胸之法调理。

炙香附四钱　木香三钱,研　法半夏四钱　瓜蒌一两,捣　大生地六钱　当归四钱　炒枳壳三钱　壳砂二钱,研　牡丹皮五钱　赤芍四钱,炒　姜黄连三钱,研　生栀四钱

引用川锦纹三钱、旋覆花三钱。

20．宣统年间

八月初二日，张仲元、佟成海请得端康皇贵太妃脉息左关沉弦，右寸关滑数。气道渐畅，身倦已好。惟胸次欠爽，食后稍觉不适。今议用调胃豁胸之法调理。

炙香附四钱　木香三钱,研　法半夏四钱　瓜蒌一两,捣　中生地六钱　当归三钱　生杭芍五钱　壳砂二钱,研　姜黄连三钱,研　焦山楂四钱　炒栀仁三钱　丹皮五钱

引用一捻金一钱五分煎。

21．宣统年间

正月初四日，佟文斌、赵文魁请得端康皇贵太妃脉息左关弦数，右部沉滑，湿热较轻。惟肝气尚滞，以致胸膈堵闷，身肢酸倦。今议用和肝调气化饮之法调理。

大生地八钱　全当归六钱　赤芍四钱　川芎三钱　炙香附四钱　青皮三钱,子,研　枳壳四钱　瓜蒌六钱,捣

淮牛膝三钱　茅术四钱　川柏二钱　酒军三钱

引用橘红四钱老树、郁李仁四钱。

22．宣统年间

正月初六日，佟文斌、赵文魁请得端康皇贵太妃脉息左关尚弦，右部略滑。肝热未清，气道欠畅，以致胸满胁胀，身倦腿痛。今议用清肝调气养荣之法调理。

酒胆草三钱　生栀四钱,研　萸连三钱,研　丹皮六钱　青皮子三钱,研　香附四钱,炙　木香二钱,研　瓜蒌八钱,捣　炒枳壳四钱　生地六钱　杭芍六钱,生　丹参四钱

引用橘红络各三钱、军炭三钱。

23．宣统年间

正月十七日申刻，赵文魁请得端康皇贵太妃脉息左关沉弦，右寸关滑数。肝阳有热，胃蓄湿饮，以致胸满肢倦，中气欠调。今拟用清肝调气化饮之法调理。

青皮子三钱,研　香附三钱,炙　胆草四钱　茅术三钱,炒　腹皮子四钱　黄芩三钱　生栀三钱仁,研　枳壳三钱　清夏片三钱　绵纹三钱　橘红三钱,老树　木通二钱

引用郁李仁四钱。

24．宣统年间

二月初三日，佟文斌请得端康皇贵太妃脉息左关弦数，右部沉滑。系肝热气滞，胃蓄湿饮，以致口干作渴，胸堵烦急。今用舒肝清热调胃之法调理。

炙香附四钱　青皮三钱,子,研　木香二钱,研　瓜蒌六钱　酒胆草三钱　生栀六钱,仁研　黄芩四钱　花粉四钱　大生地六钱　姜朴三钱　槟榔三钱　橘红三钱,老树

引用酒军三钱。

25．宣统年间

二月初五日，佟文斌请得端康皇贵太妃脉息左关弦数，右部沉滑。肝热气滞未舒，胃蓄湿饮，以致胸堵胁胀，身肢酸倦。今用舒肝清热化饮之法调理。

炙香附四钱　青皮三钱,子,研　木香二钱,研　台乌三钱　大生地六钱　杭芍四钱,生　全归四钱　炒栀四钱　酒胆草三钱　瓜蒌八钱,捣　枳壳三钱　橘红三钱

引用军炭三钱。

26．宣统年间

二月初六日，张仲元、佟文斌请得端康皇贵太妃脉息左关弦数，右寸关滑数。气道欠调，胃蓄湿热，以致头闷不爽，口渴思凉，胸堵烦急，身肢酸倦。今议用调气清热化饮之法调理。

炙香附四钱　青皮三钱　木香二钱,研　瓜蒌八钱,捣　大生地六钱　杭芍四钱,生　全当归四钱　生栀四钱,仁,研　生石膏八钱,研　花粉四钱　薄荷二钱　枳壳三钱,炒

引用酒军三钱。

27．宣统年间

二月初十日，张仲元、佟文斌请得端康皇贵太妃脉息左关弦数，右寸关滑数。肝热未清，气道尚滞，以致头闷口渴，胸堵烦急，身肢酸倦。今议用轻扬化热之法调理。

大生地六钱　薄荷三钱　冬桑叶三钱　连翘四钱　连心麦冬六钱　菊花四钱　枳壳三钱,炒　元明粉三钱,煎　溏瓜蒌八钱,捣　条芩四钱　生栀仁四钱,研　白蔻二钱,研

引用酒军三钱、鲜青果七个打碎。

28．宣统年间

二月十一日，张仲元、佟文斌请得端康皇贵太妃脉息左寸关弦数，右寸关滑数。肝阳未静，气道欠调，以致晚间头臂作痛，胸闷口渴，有时烦急，身肢稍倦。今议用清上柔肝之法调理。

苏薄荷三钱　甘菊四钱　冬桑叶六钱　连翘四钱　大生地六钱　川芎三钱　生杭芍六钱　秦艽粉丹皮四钱　黑栀四钱　溏瓜蒌八钱，捣　青皮四钱，研

引用鲜青果七个研、花粉四钱。

29．宣统年间

二月二十三日午刻，赵文魁请得端康皇贵太妃脉息左寸关弦数，右关沉滑。肝经有热，胃蓄湿饮，以致胸膈堵满，有时头痛。今拟用清肝调胃化饮之法调理。

青皮子三钱，研　香附三钱，炙　瓜蒌八钱，捣　醋柴胡一钱五分　腹皮子四钱　羚羊一钱五分，先煎　黄连二钱，研　丹皮三钱　生石膏六钱　枳壳三钱　酒军三钱　胆草三钱

引用薄荷二钱、橘红络各三钱。

30．宣统年间

三月十七日，张仲元、佟成海请得端康皇贵太妃脉息左关弦数，右寸关滑数。肝胃蓄热，气道欠调，以致胸闷烦急，口渴思凉，食后身倦。今议用调气化热之法调理。

小青皮三钱　枳壳三钱，炒　中生地六钱　杭芍四钱，生　溏瓜蒌八钱，捣　花粉四钱　连心麦冬六钱菊花四钱　条黄芩四钱　酒军三钱　生栀仁四钱，研　连翘四钱

引用冬桑叶二两熬汤煎药。

三月十八日，张仲元、佟成海请得端康皇贵太妃脉息左关弦数，右寸关滑数。气道欠畅，蓄热未清，以致头闷胸堵，右臂作痛，口渴虽减，身肢尚倦。今议用调气化热之法调理。

炙香附三钱　青皮三钱，研　炒枳壳三钱　瓜蒌八钱，捣　大生地五钱　菊花四钱　生栀仁四钱，研条芩四钱　粉丹皮四钱　薄荷二钱　生白芍四钱　秦艽三钱

引用壳砂一钱研。

31．宣统年间

七月二十三日酉刻，佟成海请得端康皇贵太妃脉息左关弦数，右寸关沉滑。肝经有热，气道不调，以致头闷耳堵，胸膈不畅。今拟用清上调肝化饮之法调理。

甘菊花三钱　薄荷二钱　防风三钱　青皮三钱　溏瓜蒌六钱，捣　枳壳三钱　胆草三钱　炒栀三钱法半夏三钱　竹茹三钱　姜连二钱，研　橘红三钱

引用羚羊面五分冲、煅赭石六钱。

32．宣统年间

八月初五日未刻，赵文魁请得端康皇贵太妃脉息左关沉弦，右寸关滑而近数。肝阳有热，胃蓄湿饮，以致头晕耳闷，胸膈堵满。今拟用清上调肝化饮之法调理。

酒胆草三钱　姜朴三钱　杭芍四钱，生　元胡三钱，炙　腹皮子四钱　丹皮三钱　黄连二钱，研　瓜蒌六钱，捣炒枳壳三钱　酒军二钱　沉香六分，研　橘红三钱

引用鲜桑叶十片后煎、羚羊面三分另服。

33．宣统年间

宣统十四年正月初六日，赵文魁请得端康皇妃脉息左寸关弦而近数，右寸关滑数。肝

阳结热，胃蓄湿饮，以致胸闷烦急，筋脉抽痛。今拟用清肝活络化饮之法调理。

酒胆草三钱　羚羊一钱五分，先煎　姜朴三钱　青皮三钱　大瓜蒌八钱　酒芩三钱　生栀三钱，研　枳壳三钱　橘红络各三钱　锦纹二钱　藤钩三钱

引用郁李仁三钱研、焦山楂四钱。

34．宣统年间

正月十三日申刻，赵文魁请得端康皇贵太妃脉息左寸关弦而近数，右寸关缓滑。肝阳气滞，微感浮风，以致胸满胁痛，肢倦神疲。今拟用清解调肝舒化之法调理。

淡豆豉三钱　薄荷二钱　防风一钱五分　连翘三钱　香白芷三钱　瓜蒌八钱　元胡四钱，炙　橘红三钱　腹皮子四钱　枳壳三钱　军炭一钱五分

引用沉香面八分煎、醋柴胡八分。

35．宣统年间

二月十八日酉刻，赵文魁请得端康皇贵太妃脉息左关弦而近数，右寸关浮滑。肝经有热，外受浮风，以致胸满头痛，身肢酸倦。今拟用疏风清肝化饮之法调理。

苏叶子四钱　薄荷二钱　防风二钱　白芷三钱　杏仁泥三钱　黄芩三钱　瓜蒌六钱　橘红三钱　焦槟榔三钱　枳壳三钱　酒军一钱五分

引用羚羊面四分煎、焦山楂六钱。

36．宣统年间

三月初八日戌刻，赵文魁请得端康皇贵太妃脉息左关弦而近数，右关沉滑。肝经有热，气道欠调，以致胸膈满闷，时作呕恶，今拟用清肝调气化饮之法调理。

青皮子三钱，研　姜朴三钱　瓜蒌六钱　沉香六分，研　腹皮子四钱　黄连二钱，研　橘红三钱　枯芩三钱　炒枳壳三钱　酒军一钱五分　焦查六钱

引用酒胆草三钱、藤钩三钱。

三月初九日，赵文魁请得端康皇贵太妃脉息左关沉弦，右关沉滑，诸症均愈。惟肝气尚欠调和，今拟用清肝调中化饮之法调理。

青皮子三钱，研　姜朴三钱　瓜蒌六钱　沉香四分，研　腹皮子四钱　黄连一钱五分，研　元胡三钱，炙　酒芩三钱　生栀仁四钱　枳壳三钱　熟军一钱五分　橘红三钱

引用羚羊面六分先煎、丹皮三钱。

37．宣统年间

三月十六日戌刻，赵文魁请得端康皇贵太妃脉息左关弦而近数，右部沉滑。肝热气滞，胃蓄湿饮，以致胸闷胁胀，肢节抽痛。今拟用清肝调中活络之法调理。

青皮子四钱，研　姜朴三钱　元胡三钱，炙　瓜蒌六钱　橘红络各三钱　藤钩三钱　醋柴胡一钱五分　焦山楂四钱　焦槟榔三钱　枳壳三钱　酒军二钱　法半夏三钱

引用郁李仁三钱研、胆草三钱、薄荷一钱五分。

38．宣统年间

三月二十六日，佟文斌、赵文魁请得端康皇贵太妃脉息左关略弦，右关沉滑。肝气渐舒，饮热亦减。惟胸膈满闷，有时口渴。今议用宽中调气化饮之法调理。

溏瓜蒌六钱　薤白一钱五分　枳壳三钱　沉香八分，研　青皮子三钱，研　香附四钱，炙　元胡三钱，炙　黄连二钱，研　生栀仁三钱，研　赭石四钱，煅　酒军二钱　胆草三钱

引用羚羊面六分先煎。

39．宣统年间

四月初二日酉刻，赵文魁、佟成海请得端康皇贵太妃脉息左寸关弦数，右寸关滑而近数。肝经有热，气滞欠舒，以致胸膈满痛，肢节抽痛。今议用清肝调气活络之法调理。

青皮子三钱，研　姜朴三钱　沉香六分，研　香附三钱，炙　溏瓜蒌六钱　元胡四钱，炙　藤钩三钱　胆草三钱　橘红络各三钱　丹皮三钱　枳壳三钱　酒军二钱

引用羚羊面八分先煎、竺黄三钱。

40．宣统年间

四月初三日，张仲元、赵文魁请得端康皇贵太妃脉息左寸关弦数，右寸关滑数。气道未畅，饮热尚盛，以致胸闷身倦，左臂串痛。今议用调气清热活络之法调理。

青皮子三钱，研　香附四钱，炙　赤芍药三钱　钩藤三钱　溏瓜蒌八钱，捣　元胡三钱，炙　橘红络各三钱　沉香六分，研　龙胆草三钱　黄连二钱，研　炒枳壳三钱　桑叶六钱

引用羚羊面八分先煎。

四月初四日，张仲元、赵文魁请得端康皇贵太妃脉息左关弦数，右寸关滑数。精神清爽，夜寐安适。惟气道欠调，湿热未净，以致胸次欠畅，两臂串痛，左腿酸软，谷食未能如常。今议用调气化热活络之法调理。

炙香附三钱　赤芍三钱　青皮子三钱，研　钩藤三钱　溏瓜蒌八钱，捣　条芩三钱　炒枳壳三钱　秦艽三钱　龙胆草三钱　酒军二钱　醋元胡三钱　木通三钱

引用瓜蒌根五钱。

41．宣统年间

四月初五日，张仲元、赵文魁请得端康皇贵太妃脉息左关弦数，右寸关滑而近数。肝阳未静，气道欠调。两臂串痛，胸次欠爽，口渴思凉，夜寐虚空，腿膝力软。今议用调气育神清热之法调理。

炙香附三钱　杭芍五钱，生　青皮子三钱，研　钩藤三钱　朱茯神四钱　枣仁四钱，炒焦　溏瓜蒌八钱，捣　法半夏三钱　姜黄连三钱，研　丹皮三钱　生栀仁三钱　条芩三钱

引用羚羊面八分先煎。

42．宣统年间

四月十四日，赵文魁请得端康皇贵太妃脉息左寸关弦而近数，右寸关沉滑。肝脾不和，中气欠畅，以致胸膈满闷，食后肢倦，时作嘈杂，夜寐欠适。今拟用清肝快脾育神之法调理。

杭白芍四钱　青皮三钱，研　焦山楂四钱　姜朴三钱　腹皮子四钱　陈皮三钱　瓜蒌六钱　枳壳三钱　牡丹皮三钱　稻芽三钱，炒　酒军一钱五分　甘草五分

引用羚羊面六分先煎。

43．宣统年间

四月二十三日，张仲元、佟成海请得端康皇贵太妃脉息左关弦数，右寸关滑而近数。精神较爽，夜寐亦安。惟肝阳未静，气道欠调，湿热尚盛，口渴思凉，有时呕恶，胸胁胀满。今议用调气和肝化饮之法调理。

小青皮三钱　香附四钱，炙　广皮三钱　竹茹三钱　炒枳壳三钱　瓜蒌六钱　法半夏三钱　姜连二钱，研　焦查炭四钱　云苓四钱　酒军二钱　壳砂一钱五分，研

引用羚羊面六分先煎。

44．宣统年间

四月二十四日，张仲元、佟成海请得端康皇贵太妃脉息左关弦数，右寸关滑而近数。精神清爽，夜寐亦安。惟气道欠调，胸胁胀满。今议用调气和肝之法调理。

炙香附三钱　青皮三钱,研　橘红三钱　法半夏三钱　中生地四钱　杭芍三钱,炒　姜连二钱,研　黄芩三钱　溏瓜蒌六钱　壳砂一钱五分,研　云苓三钱　焦山楂四钱

引用酒军一钱五分。

五月初一日张仲元谨拟端康皇贵太妃。

南薄荷二钱　菊花三钱

水煎，送服万应锭五分，清麟丸一钱。

45．宣统年间

五月十一日，赵文魁请得端康皇贵妃脉息左关沉弦，右关沉滑。肝经有热，胃蓄湿饮，以致胸闷口渴，中气欠调。今议用清肝调气化饮之法调理。

酒胆草三钱　丹皮三钱　枯芩三钱　炒栀四钱　青皮子三钱,研　姜朴三钱　瓜蒌六钱　沉香四分,研　腹皮子四钱　枳壳三钱　酒军一钱五分

引用鲜竹叶一两带梗、羚羊面六分先煎。

五月十二日，赵文魁请得端康皇贵太妃脉息左关沉弦，右关沉滑，诸症均愈。惟肝经蕴热未清。今拟用清肝调中化湿之法调理。

酒胆草二钱　丹皮三钱　枯芩三钱　姜朴三钱　腹皮子四钱　萸连一钱五分,研　青皮三钱,研　焦山楂四钱　炒枳壳三钱　酒军一钱五分　木通二钱

引用鲜竹叶一两带梗、羚羊面六分先煎。

五月二十七日午刻，赵文魁请得端康皇贵太妃脉息左关弦而近数，右寸关沉滑。肝气郁滞，湿饮欠调，以致胸膈满闷，气逆作痛。今拟用清肝调中化饮之法调理。

青皮子三钱,研　丁香八分,研　沉香六分,研　姜朴三钱　煨木香一钱五分　枳壳三钱,炒　萸连一钱五分,研　查炭三钱　腹皮子四钱　酒军一钱五分　木通二钱

引用炙元胡三钱、新会白三钱。

五月二十八日，张仲元、赵文魁请得端康皇贵太妃脉息左关弦而近数，右寸关沉滑。胸痛未作，惟气道欠调。今议用调气化饮之法调理。

青皮子三钱,研　厚朴三钱　大腹皮三钱　槟榔三钱　煨木香一钱五分　茅术二钱　焦查炭三钱　酒军三钱　炒枳壳三钱　泽泻三钱

引用条芩三钱。

46．宣统年间

闰五月初六日酉刻，赵文魁请得端康皇贵太妃脉息左寸关弦数，右寸关浮滑。肝热留饮，偶感暑邪，以致头痛肢倦，胸膈满闷。今拟用清暑调肝化饮之法调理。

粉葛根二钱　薄荷二钱　白芷三钱　新会三钱　青皮子三钱,研　姜朴三钱　姜连一钱五分,研　瓜蒌六钱　炒枳壳三钱　酒军一钱五分　木通二钱　泽泻三钱

引用灯心竹叶水煎药。

47．宣统年间

闰五月初六日，赵文魁请得端康皇贵太妃脉息左关沉弦，右关沉滑，暑湿化解。惟肝气尚欠调和，以致胸膈满闷，左臂抽痛。今拟用清肝活络化饮之法调理。

青皮子_{三钱, 研}　姜朴_{三钱}　枳壳_{三钱}　瓜蒌_{六钱}　橘红络_{各三钱}　萸连_{一钱五分, 研}　酒芩_{三钱}　藤钩_{三钱}　腹皮子_{四钱}　木通_{二钱}　查炭_{四钱}

灯心竹叶水煎药。

48．宣统年间

闰五月十九日，赵文魁请得端康皇贵太妃脉息左寸关弦数，右寸关滑而近数。肝经有热，气道欠调，以致胸膈堵闷，两胁胀满。今拟用清肝调气舒化之法调理。

青皮子_{三钱, 研}　姜朴_{三钱}　沉香_{八分, 研}　元胡_{三钱, 炙}　腹皮子_{四钱}　萸连_{一钱五分, 研}　瓜蒌_{六钱}　枳壳_{三钱}　鲜竹叶_{三十片}　酒军_{一钱五分}　木通_{二钱}

引用查炭四钱、枯芩四钱。

闰五月二十日，赵文魁请得端康皇贵太妃脉息左寸关弦而近数，右寸关沉滑。肝热尚盛，气道仍欠调和，以致胸膈满闷，身肢疲倦。今拟用清肝调中化湿之法调理。

青皮子_{三钱, 研}　姜朴_{三钱}　沉香_{六分, 研}　胆草_{三钱}　腹皮子_{四钱}　粉葛_{二钱}　橘红_{三钱}　枳壳_{三钱}　炒茅术_{三钱}　酒军_{一钱五分}　木通_{二钱}　泽泻_{三钱}

灯心竹叶水煎药。

49．宣统年间

闰五月二十一日，佟文斌、赵文魁请得端康皇贵太妃脉息左寸关弦而近数，右部沉滑。肝热欠清，气道未畅，以致湿饮不化，头晕肢倦，胸闷作痛。今议用清上调中化饮之法调理。

甘菊花_{二钱}　薄荷_{二钱}　粉葛_{三钱}　防风_{二钱}　青皮子_{三钱, 研}　姜朴_{三钱}　沉香_{一钱五分, 研}　枳壳_{三钱}　酒胆草_{三钱}　元胡_{四钱, 炙}　生栀_{四钱, 仁, 研}　酒军_{二钱}

引用西瓜翠衣熬汤煎药。

闰五月二十二日，佟文斌、赵文魁请得端康皇贵太妃脉息左寸关弦缓，右部尚滑。肝热较轻，停饮渐化。惟有时头晕，气道尚欠调和。今议用清上和肝化饮之法调理。

甘菊花_{二钱}　薄荷_{二钱}　粉葛_{三钱}　防风_{二钱}　腹皮子_{四钱}　沉香_{一钱, 研}　姜朴_{三钱}　青皮子_{三钱, 研}　生栀仁_{四钱, 研}　花粉_{四钱}　枳壳_{三钱}　酒军_{二钱}

引用西瓜翠衣熬汤煎药。

50．宣统年间

闰五月二十三日酉刻，赵文魁请得端康皇贵太妃脉息左寸关弦数，右部沉滑。肝气郁滞，湿饮不调，以致水气凌心，胸膈疼痛。今拟用调肝拈痛化饮之法调理。

醋杭芍_{四钱}　元胡_{三钱, 炙}　醋柴胡_{一钱五分}　香附_{三钱, 炙}　煨木香_{二钱, 研}　枳壳_{三钱}　白蔻_{一钱五分, 研}　陈皮_{三钱}　青皮子_{三钱, 研}　防风_{二钱}　丁香_{八分, 研}　泽泻_{三钱}

引用腹皮子四钱、西瓜翠衣熬汤煎药。

51．宣统年间

闰五月二十九日，张仲元、佟成海请得端康皇贵太妃脉息左关弦数，右寸关滑数。气道欠调，肝胃蓄热，以致胸次欠爽，有时燥急。今议用清热豁胸之法调理。

炙香附_{三钱}　瓜蒌_{六钱}　龙胆草_{三钱}　羚羊_{一钱, 面, 煎}　小青皮_{三钱}　黄连_{二钱, 研}　生栀仁_{三钱}　法半夏_{三钱}　炒枳实_{三钱}　菊花_{三钱}　酒川军_{二钱}

引用鲜荷叶半张。

52．宣统年间

六月初一日，张仲元、佟成海请得端康皇贵太妃脉息左关弦数，右寸关滑数。气道未畅，湿热滞脾，以致头闷胸堵，筋脉抽痛，谷食欠香，有时懒倦。今议用宽中清热化湿之法调理。

炙香附三钱　青皮三钱，研　沉香一钱五分，研　法半夏三钱　姜厚朴三钱　乌药三钱　瓜蒌六钱　黄连二钱　南薄荷三钱　胆草三钱　茅术三钱　生栀四钱

引用酒军一钱五分、鲜荷叶一张熬汤煎药。

53．宣统年间

六月初三日，张仲元、佟成海请得端康皇贵太妃脉息左关弦数，右寸关滑而近数。湿热渐清，口苦觉好。惟气道欠调，胸堵胁胀，腰际串痛。今议用仿陷胸汤意调理。

溏瓜蒌八钱　法半夏四钱　炒枳实三钱　青皮三钱，研　姜黄连三钱，研

引用橘红络各三钱。

54．宣统年间

六月初四日，张仲元、佟成海请得端康皇贵太妃脉息左关弦数，右寸关滑而近数。精神清爽，谷食渐香。惟脾阳未和，气道尚滞，胸闷胁胀，食后尤觉不适。今议用调气畅脾化热之法调理。

炙香附三钱　青皮四钱，研　木香三钱，研　黄芩四钱　中生地六钱　杭芍四钱，生　砂仁一钱五分，研　枳壳三钱，炒　焦三仙各三钱　黄连二钱，研　羚羊一钱，面，煎　酒军二钱

引用橘红络各三钱。

55．宣统年间

六月十二日，佟文斌、赵文魁请得端康皇贵太妃脉息左寸关弦而近数，右寸关沉滑。肝热气滞欠舒，湿饮未化，以致胸满咽痛，牵引腰痛。今议用清肝拈痛化湿之法调理。

青皮子三钱，研　香附三钱，炙　瓜蒌六钱　沉香一钱五分，研　怀牛膝三钱　防己三钱　秦艽三钱　胆草三钱　橘红络各三钱　生栀四钱，仁，研　枳壳三钱　酒军三钱

引用羚羊面一钱煎、竺黄四钱。

56．宣统年间

六月二十五日，张仲元、佟成海请得端康皇贵太妃脉息左关弦数，右寸关滑数。气道欠调，蓄有湿热，以致胸闷口渴，有时头痛烦急，纳食欠香，晚间稍觉身倦。今议用调气清热化湿之法调理。

炙香附三钱　炒枳壳三钱　木香三钱，研　胆草三钱　小青皮三钱，研　南薄荷二钱　菊花三钱　黄芩三钱　生赤芍三钱　焦查炭四钱　羚羊八分，面，煎

引用酒军三钱。

六月二十六日，张仲元、佟成海请得端康皇贵太妃脉息左关弦数，右寸关滑数。湿热渐轻，头痛已好。惟气道欠调，胸堵口渴，有时身倦。今议用调气清热化湿之法调理。

炙香附三钱　青皮三钱　木香三钱，研　炒枳壳三钱　龙胆草三钱　黄芩三钱　薄荷二钱　焦查炭四钱　中生地四钱　杭芍四钱，生　羚羊七分，面，煎

引用酒军二钱。

57．宣统年间

七月初二日，赵文魁请得端康皇贵太妃脉息左寸关弦而近数，右关沉滑。肝经有热，

气道不调，以致头痛胸闷，食后疲倦，今拟用清上调肝醒脾之法调理。

酒胆草三钱　青皮三钱　姜朴三钱　沉香四分,煎　焦槟榔三钱　瓜蒌六钱　查炭六钱　枯芩三钱　炒枳壳三钱　酒军一钱五分　新会三钱

引用羚羊面六分先煎、藤钩三钱。

七月初三日，赵文魁请得端康皇贵太妃脉息左关沉弦，右关沉滑，气分较畅。惟肝热尚欠清和。今拟用清上调肝醒脾之法调理。

杭白芍四钱　抚芎一钱五分　醋柴胡八分　胆草三钱　威灵仙一钱五分　薄荷一钱五分　枯芩四钱　炒栀三钱　炒枳壳三钱　姜朴三钱　英连一钱五分,研　藤钩三钱

引用羚羊面六分先煎、焦三仙各三钱。

58．宣统年间

八月初二日酉刻，赵文魁请得端康皇贵太妃脉息左寸关沉弦近数，右寸关沉滑。肝热气滞，木盛乘脾，以致胸胁满闷，目青神倦。今拟用清肝调气快脾之法调理。

杭白芍四钱　青皮三钱　香附三钱,炙　木香八分　朱赤苓四钱　英连一钱五分,研　薄荷一钱　胆草三钱　腹皮子四钱　焦山楂四钱　新会三钱,白

引用炒稻芽四钱、枯芩三钱。

八月初三日，佟文斌、赵文魁请得端康皇贵太妃脉息左关尚弦，右寸关沉滑。肝热气滞欠舒，脾经湿饮未化。今议用原方加减调理。

大生地四钱　杭芍四钱　英连一钱五分,研　青皮三钱,研　炙香附三钱　木香一钱五分,研　胆草二钱　姜朴一钱　腹皮子各二钱　焦三仙各二钱　熟军二钱　黄芩三钱

引用羚羊面六分先煎。

59．宣统年间

九月初七日，赵文魁请得端康皇贵太妃脉息左关沉弦，右关沉滑。肝经有热，以致胸闷口渴。今拟用清肝调中化饮之法调理。

酒胆草三钱　竺黄三钱　瓜蒌四钱　枯芩三钱　炒栀仁三钱　青皮三钱,研　木通二钱　泽泻三钱　腹皮子四钱　枳壳三钱　熟军一钱

引用羚羊面六分先煎、天花粉三钱。

60．宣统年间

九月二十七日，张仲元、赵文魁请得端康皇贵太妃脉息左关弦数，右寸关滑而近数。肝阳气浮，胃蓄饮热，以致胸次作堵，口干而渴。今议用调气清热之法调理。

龙胆草三钱　炒栀三钱　酒黄芩三钱　花粉六钱　炒枳壳三钱　青皮三钱,研　生知母三钱　沉香八分,面,煎　溏瓜蒌四钱　酒军二钱　鲜青果七个,研

引用焦三仙各三钱、羚羊面八分煎。

61．宣统年间

十一月二十六日，赵文魁请得端康皇贵太妃脉息左关沉弦，右寸关沉滑。肝经有热，胃蓄湿饮，以致中气欠调，胸膈堵满。今拟用清肝调中化饮之法调理。

青皮子三钱,研　姜朴三钱　元胡三钱,炙　英连一钱五分,研　酒胆草三钱　生栀三钱　酒芩三钱　枳壳三钱　腹皮子四钱　酒军二钱　焦山楂四钱　橘红三钱

引用鲜竹叶水煎药。

62．宣统年间

十二月初六日，佟文斌、赵文魁请得端康皇贵太妃脉息左关沉弦，右关沉滑。肝胃气道欠调，食后胸胁作痛。今议用舒肝调胃拈痛之法调理。

炙香附_{三钱} 瓜蒌_{六钱} 沉香_{八分，研} 枳壳_{三钱} 青皮子_{四钱，研} 台乌_{三钱} 姜朴_{三钱} 元胡_{四钱，炙} 腹皮子_{各二钱} 橘红_{三钱} 生栀_{四钱，仁，研} 胆草_{三钱}

引用酒军二钱、竹叶水煎药。

63．宣统年间

十二月初九日，赵文魁请得端康皇贵太妃脉息左关沉弦，右关沉滑。肝气郁滞，脾土欠和，以致胸膈满闷，食后疲倦。今拟用清肝调中和胃之法调理。

杭白芍_{三钱} 姜朴_{三钱} 元胡_{三钱，炙} 黄连_{二钱，研} 腹皮子_{四钱} 陈皮_{三钱，白} 枳壳_{三钱} 栀仁_{三钱，炒} 焦三仙_{各三钱} 熟军_{一钱五分} 瓜蒌_{六钱}

引用炒莱菔炭一钱五分。

64．宣统年间

十二月初十日，佟文斌、赵文魁请得端康皇贵太妃脉息左关沉弦，右关沉滑。肝气郁遏，脾土不醒，以致胸堵微痛，食后身倦。今议用舒肝醒脾拈痛之法调理。

炙香附_{三钱} 青皮_{三钱，研} 瓜蒌_{六钱} 沉香_{六分，研} 炒枳壳_{三钱} 于术_{二钱，切} 元胡_{四钱，炙} 陈皮_{三钱} 生枣仁_{三钱，研} 杭芍_{四钱，生} 黄连_{二钱，研} 熟军_{一钱五分}

引用焦三仙各三钱。

65．宣统年间

十二月二十四日，赵文魁请得端康皇贵太妃脉息左关弦而近数，右关沉滑。肝热气滞，胃经湿饮欠调。以致胸闷肢倦，口干作渴。今拟用清肝调气化饮之法调理。

青皮子_{三钱，研} 胆草_{三钱} 姜朴_{三钱} 瓜蒌_{六钱} 腹皮子_{四钱} 生栀_{三钱} 酒芩_{三钱} 木通_{二钱} 炒枳壳_{三钱} 大黄_{二钱} 茅术_{三钱，炒} 橘红_{三钱}

引用焦山楂四钱、竹叶水煎药。

总管春恒

宣统年间

六月初八日，李崇光诊得总管脉息左关弦缓，右寸关滑而微数。肝热渐轻，中焦湿热化而未净。以致胸胁胀闷，中焦气道欠畅。今用利湿清热之法，今明各服一帖调治。

酒胆草_{二钱} 青皮_{二钱} 槟榔_{三钱，炒} 枳壳_{二钱，炒} 瓜蒌皮_{三钱} 赤苓_{三钱} 姜连_{一钱五分，研} 木通_{二钱} 炒栀仁_{一钱五分} 猪苓_{三钱} 泽泻_{二钱} 香附_{八分，炙}

引用益元散三钱煎。

三、失眠

定贵人

1．乾隆二十二年十一月

十一月三十日，崔文光请得定贵人脉息弦滑。原系肝阴不和，停饮伤胃之证。昨服和肝化饮汤，症势渐减。惟胸胁胀满，有时不寐。此由心气不足，饮热尚盛所致。今用育神化饮汤，晚服一贴调理。

茯苓块三钱，研　当归三钱　白术三钱，土炒　枣仁三钱，炒　川芎一钱　厚朴二钱，炒　远志三钱，去心　广皮二钱　半夏二钱，炙

引用荷梗一尺、生姜一片。

十二月初一日，崔文光请得定贵人脉息弦缓。原系肝阴不和，停饮伤胃之证。用药调治，症势渐减。惟胸膈满闷，有时少寐。此由心气不足，脾虚所致。今照原方育神化饮汤加缩砂八分，午晚二贴调理。

玉贵人

嘉庆朝

十五日，张自兴、孔毓麟请得玉贵人脉息虚涩。原系血枯筋挛之证。服过育神、养荣等汤，抽搐已止。惟心脾不足，少寐懒食，终属消耗。今议用育神四君汤调理。

归身四钱，土炒　茯神五钱　党参四钱　桔梗一钱五分　柏子仁二钱　白芍二钱　白术三钱，土炒　炙甘草一钱　枣仁三钱，炒　炙黄芪五钱　橘红一钱五分

十六日，张自兴、栗世雄请得玉贵人脉息虚涩。原系血枯筋挛之证。服药以来，抽搐已止，胃气稍缓。惟心脾不足，气虚少寐。今议仍用加减育神四君汤调理。

归身四钱，土炒　茯神五钱　党参四钱　桔梗一钱五分　柏子仁二钱　白芍二钱　白术三钱，土炒　炙甘草一钱　枣仁二钱，炒　炙黄芪五钱　橘红一钱　麦冬一钱五分，去心

引用莲肉三钱。

十七日，薛文昱、孙奉廷请得玉贵人脉息虚涩。原系血枯筋挛之证。服药以来，抽搐已止，胃气稍缓。惟心脾不足，夜间少寐，今议仍用加减育神四君汤调理。

归身四钱，土炒　茯神五钱　党参五钱　桔梗二钱　柏子仁三钱　白芍三钱　白术三钱，土炒　枣仁三钱　制黄芪五钱　橘红二钱　半夏曲一钱五分　炙甘草八分

引用莲肉三钱，大枣三枚。

十八日，刘德福、涂敏请得玉贵人脉息虚涩。原系血枯筋挛之证。服药以来，抽搐已止，胃气渐缓，夜间少寐。惟午后烦热，此由心脾不足所致。今议仍用加减育神四君汤调理。

党参五钱　茯神五钱　黄芪五钱，炙　白术三钱，土炒　归身四钱，土炒　麦冬二钱，去心　茯苓三钱　白芍三钱，炒　陈皮一钱五分　柏子仁三钱，炒　枣仁三钱，炒　炙甘草六分

引用莲肉三钱，大枣三枚。

隆裕皇后

光绪朝

十一月二十三日，忠勋请得皇后脉息左关弦象渐减，右寸沉滑。起居如常，饮食较可。脉胀腰痛、自汗潮热均好。惟肝经血液不足，以致夜寐欠实，形体未充。谨拟养阴荣肤膏调理。

生地三钱　杭芍三钱　天冬二钱　朱麦冬三钱　紫苑一钱五分　百合三钱，炒　陈皮八分　北沙参三钱　茯神三钱，朱拌　枣仁三钱，焦　壳砂一钱　金毛狗脊三钱，去毛

共以水煎透去渣，兑炼蜜四两收膏，每用一茶匙，白开水送服。

总管春恒

1．宣统年间

十月二十七日，张仲元看得总管脉息左关稍弦，右寸关沉滑。心气素弱，肝热上浮，夜寐有时欠实。今用育神养阴之法调治。

中生地六钱　生杭芍五钱　朱麦冬五钱　焦枣仁四钱　西洋参三钱　朱茯神六钱　藿石斛四钱　柏子仁四钱　橘红四钱，老树　淡苁蓉五钱　淡竹叶三钱　生粉草二钱

共以水煎透，去渣，再熬浓汁，兑蜜五两收膏，每晚服一匙，白开水冲服。

2．宣统年间

十一月初八日戌刻，张仲元看得总管脉息左寸关弦软，右关沉缓。神虚肝旺，阴热上浮，以致前夜不眠，今拟用育神养阴安眠膏调治。

西洋参三钱　朱茯神八钱　焦枣仁四钱，研　竹茹四钱　中生地六钱　生杭芍五钱　朱麦冬六钱　羚羊二钱　远志肉一钱　五味子二钱　淡苁蓉五钱　甘草二钱　橘红三钱，老树　鲜青果十二个，研

共以水煎透，去渣，再熬浓汁，兑炼蜜五两收膏，每服一匙，白开水冲服。

四、癫狂

正黄旗四等侍卫布勒苏

康熙五十一年八月

八月初五日，太医院左院判加四级臣黄运、御医臣霍桂芳谨奏，康熙五十一年八月初四日，奉旨看正黄旗四等侍卫布勒苏病。系肝经积热，痰气结于心包络，以致言语错乱，舌肿黄胎，有时不知人事，妄动逾墙，病似疯狂，六脉滑软，其症险。服过圣药白丸，疯狂已减。惟语言仍乱，此心经有痰之故。臣等议讨御制酒，以疏通经络，兼用清心豁痰汤调治。谨此奏闻。

茯神一钱　石菖蒲一钱　麦冬二钱，去心　柴胡一钱　黄连八分，酒炒　乌药一钱，炒醋　竹茹一钱　半夏姜一钱，炒　橘红一钱　枳实一钱，炒　胆星八分　甘草三分

引用生姜一片。

康熙五十一年八月初七日，臣胤祉等谨奏：臣等初一日奏闻蓝翎布勒苏病情一折于初四日收到。奉朱批：非良医也，恐非疯病，钦此钦遵。臣等曾奏欲派人员另带大夫查明病情，待继报之时，再予奏闻。臣等现派尚膳总领永福、正黄旗侍卫什长刘保柱，带大夫黄运、霍桂芳往看布勒苏。见布勒苏面容消瘦，向他探问。其口出胡话，言有人持刀砍他，用枪刺他，欲向他索取银两等语。问其弟护军柴吉木。其言许多日皆言此语。又问其弟染病之缘由。柴吉木言：病前于七月十六日听说其亲妹妹在索伦地方死亡之消息后，举哀痛苦，那时其新买四名奴才又逃走了，自此即患此病，并未卧床。二十一日尚曾进入大内。回来后，晚上在其家后面树下睡觉时，突然站起，跑入家中，口言有人杀他，胡话便由此始。吾等想是汗病，汗液滞阻，便告诉膳房去求医等语。故此将大夫黄运寄之奏文一并恭谨奏闻。

朱批：此劣等大夫们，知道什么？

十一阿哥福晋

乾隆五十三年二月

二月二十九日，张肇基、姜晟、王诏恩请得十一阿哥福晋脉息弦滑。系内有痰热，外感风寒之证。服过疏解、清热、化痰等汤，表症已解。惟痰热乘于心胞，烦热喘促，不眠，妄言哭笑。今用牛黄散兼清心化痰汤调理。

寅正用牛黄散一次，京牛黄四分，水调服。

白茯神二钱　石菖蒲一钱　黄连一钱　胆星一钱五分　半夏二钱，制　橘红一钱五分　枳实一钱五分　竹茹一钱五分　乌药一钱五分　香附二钱　酒栀仁一钱五分　甘草八分

引用竹叶一钱、京牛黄四分，午晚二贴调服。

陆续嚼化京牛黄三分。

三月初一日，张肇基、姜晟、王诏恩请得十一阿哥福晋脉息弦滑。原系内有痰热，外感风寒之证。服过疏解、清热、化痰等汤，表症已解。惟痰热乘于心胞，烦热喘促不眠，妄言哭笑。今议用清心化痰汤，兼牛黄散调治。

白茯神二钱　石菖蒲一钱　黄连二钱　胆星一钱五分　白芍三钱　半夏二钱　橘红一钱五分　枳实一钱五分　竹茹一钱五分　乌药一钱五分　香附二钱　酒栀仁一钱五分　麦冬二钱　甘草八分

引用京牛黄四分、竹叶一钱，午晚二贴。

初二日，姜晟、王诏恩请得〔下残〕。

初三日，张肇基、姜晟、王诏恩请得十一阿哥福晋前方清心化痰汤二贴，加犀角一钱五分，午晚二贴。

初四日，姜晟、王诏恩请得十一福晋前方清心化痰汤二贴，加海金沙二钱，午晚二贴。

初五日，张肇基、姜晟、王诏恩请得十一福晋脉息弦滑。原系内有痰热，外感风寒之证。服过疏解、清热、化痰等汤，表症已解。惟痰热乘于心胞，烦热喘促不眠，妄言哭笑。服过清心化痰汤兼牛黄散调治，诸症渐减。今议仍用前方清心化痰汤，加礞石一钱，减麦冬，兼牛黄散调治。

五、眩晕

定贵人

乾隆二十二年十一月

十一月二十九日，崔文光请得定贵人脉息弦滑。系肝阴不和，停饮伤胃之证，以致头目眩晕，饮食少思，夜间不寐。此由素日水饮过多，又兼气滞不畅所致。今用和肝化饮汤，晚服一贴调理。

煨木香六分　半夏二钱，炙　香附三钱，炒　广皮二钱　白术三钱，土炒　神曲三钱，炒　厚朴二钱，炒　腹皮二钱，洗　苏梗一钱五分　茯苓三钱　桔梗二钱

引用荷梗一尺、生姜一片。

惇妃

乾隆五十年七月

七月三十日，田福请得妃脉息浮滑。由肝胃不和，气滞停饮，以致头晕恶心，胸闷发热，两胁牵引，少腹胀满。今拟用清气利湿汤调理。

苍术一钱五分，炒黑　陈皮一钱五分　香附二钱，盐炒　藿香梗一钱　厚朴一钱五分　苏梗一钱　木通一钱　赤苓二钱　柴胡一钱，醋炒　半夏曲一钱五分，炒　炒栀一钱五分　花粉二钱　甘草三分，生

引用生姜三片、灯心五十寸。

十五阿哥福晋

乾隆朝

八月初二日，刘彬、吕纶请得十五阿哥福晋脉息浮滑。系肺胃痰热，外受微凉，以致头眩咽干，胸满嘈杂。今议用清解和中汤调理。

薄荷一钱五分　苦桔梗二钱　苏梗叶一钱五分　子芩一钱五分　茯苓一钱五分　橘红一钱　竹茹一钱　甘草一钱，生

引用生姜一片、灯心一束，晚服一贴。

初三日，李世隽、赵正池请得十五阿哥福晋照原方加焦神曲一钱，麦芽一钱炒。

八月初十日，陈世官、刘彬、李世隽、赵正池、吕纶请得皇十五子福晋脉息和缓。于本日寅时有育阿哥，母子均安。谨此奏闻。

福嫔

同治朝

二十六日，李万清请得福嫔脉沉弦，诸症渐减，惟肝热上壅，以致头眩心悸，身肢酸倦，懒食少寐。今用清肝饮，午服一贴调理。

菊花二钱　桔梗二钱　陈皮一钱　枳壳二钱　香附二钱　青皮二钱　厚朴二钱　焦山楂三钱　槟榔二钱　薄荷八分

引用荷梗一尺。

大公主

1. 同治朝

五月初八日申刻，高充照请得大公主脉息弦缓。原系肺胃湿热上蒸，以致头眩作呕，头晕扑地，左肘右腿稍有红肿。先服益元散一钱五分，外涂老酒，内服清热化饮汤，晚服一贴调理。

赤苓三钱　厚朴一钱五分　陈皮三钱　黄芩一钱　木通二钱　藿香二钱　枳壳二钱　竹茹一钱五分

引用朱砂面二分冲服。

本日，大公主：

灯心五钱　竹叶五钱　薄荷五钱　三仙饮一分

2. 同治朝

五月初九日，高充照请得大公主脉息弦缓。系肺胃有热，气滞停饮之证。昨服清热化

饮汤，饮热稍清，以致有时头目眩晕，胸满作呕。惟右肘筋脉未舒，红肿渐消。外用七厘散一钱，老酒调上，内服舒气化饮汤，晚服一贴调理。

赤苓_{三钱} 香附_{三钱，制} 陈皮_{三钱} 桔梗_{二钱} 厚朴_{一钱五分} 枳壳_{二钱，炒} 半夏_{二钱，制} 竹茹_{一钱五分} 焦三仙_{各二钱}

引用灯心一子。

初十日，照原方晚服一贴调理。

本日，大公主：

灯心_{五钱} 竹叶_{五钱} 薄荷_{五钱} 麦冬_{五钱} 菊花_{五钱} 石膏_{五钱} 芦根_{一两} 三仙饮_{一分}

慈禧太后

1. 光绪朝

七月初十日，全顺请得老佛爷脉息左寸关弦而稍数，右寸关滑数。肝阳有热，肺胃不和，停蓄饮滞，上焦浮火，以致头晕耳鸣，目皮瞤动，胸膈不爽，时作恶心，夜间少寐，谷食消化较慢。今用清热化饮汤调理。

川郁金_{一钱五分，研} 羚羊_{一钱} 枳壳_{二钱，炒} 焦三仙_{各三钱} 青竹茹_{三钱} 橘红_{一钱五分，老树} 菊花_{三钱} 桑叶_{三钱}

引用炙香附二钱。

十一日照原方。

十二日照原方。

七月十三日，张仲元请得老佛爷脉息左关弦而稍数，右寸关滑数。肝阳有热，肺胃欠和，停蓄饮滞未清，有时耳鸣，目皮瞤动，谷食较香，消化微慢。今照原方加减调理。

川郁金_{一钱五分，研} 炙香附_{三钱} 杭芍_{三钱，生} 菊花_{三钱} 焦三仙_{各三钱} 炒枳壳_{三钱} 橘红_{一钱五分，老树} 桑叶_{三钱}

引用竹茹三钱。

2. 光绪朝

二月初九日申刻，庄守和、张仲元请得老佛爷脉息右寸关见滑，左寸关弦数。肝胃不和，脾经湿热薰蒸，以致胸膈气道不畅，头晕目眩，偶或疲倦。今议用清肝和中饮调理。

次生地_{四钱} 生杭芍_{三钱} 甘菊_{二钱} 桑叶_{三钱} 金石斛_{三钱} 羚羊_{八分} 橘红_{一钱半，老树} 竹茹_{一钱}

引用鲜芦根一支切碎。

3. 光绪朝

二月十二日，庄守和、张仲元请得老佛爷脉息左关弦数，右寸关沉滑。肝脾有热，胃欠调和，以致头晕目眩，中脘气道不畅，时或疲倦，谷食欠香。今议用清肝和胃饮调理。

次生地_{三钱} 生杭芍_{三钱} 桑叶_{三钱} 菊花_{二钱} 金石斛_{三钱} 焦三仙_{各三钱} 竹茹_{二钱} 甘草_{八分}

引用鲜青果五个研。

照本方减去次生地，焦三仙减三钱，加鲜芦根一支切碎。二月十三日，照原方。

4. 光绪朝

正月十九日，张仲元、姚宝生请得老佛爷脉息左关弦而近数，右寸关滑数。肝胃蓄有饮热，以致头目眩晕，胸膈不畅，微觉恶心，手心发干，身肢懒倦。今议用调中清热化饮之法调治。

云茯苓_{四钱} 厚朴_{一钱五分，炙} 槟榔炭_{二钱} 陈皮_{二钱} 姜半夏_{一钱五分} 姜连_{一钱五分，研} 酒芩_{二钱} 枳实_{一钱五分，炒} 炙香附_{二钱} 建曲_{二钱，炒} 炒茅术_{一钱五分} 甘草_{八分}

引用泽泻一钱五分。

5．光绪朝

闰四月初九日，庄守和、张仲元请得老佛爷脉息左寸关弦而近数，右寸关沉滑而数。胃阳有热，肝脾不和，蓄有饮滞未化，湿热伤阴，以致口苦作渴，头晕身倦，有时发热，食不知味。今谨拟清胃益阴化滞之法调理。

次生地_{四钱} 元参_{三钱} 麦冬_{三钱} 花粉_{三钱} 银柴胡_{一钱五分} 酒芩_{三钱} 胡连_{一钱五分} 丹皮_{二钱} 山楂肉_{三钱} 知母_{三钱，炒} 神曲_{三钱，炒} 枳壳_{二钱，炒}

引用一捻金一钱五分煎。

闰四月初九日酉刻，庄守和、张仲元请得老佛爷脉息左寸关弦数，右寸关沉滑而数。胃阳有热，肝脾不和，蓄有饮滞未化，湿热伤阴，口苦作渴，嗜卧身倦，头晕发热，食少无味。今谨拟清胃益阴化滞之法调理。

次生地_{四钱} 元参_{三钱} 麦冬_{三钱} 花粉_{三钱} 酒芩_{三钱} 知母_{三钱，炒} 丹皮_{三钱} 柴胡_{一钱} 山楂肉_{三钱} 神曲_{三钱，炒} 枳壳_{二钱，炒} 蒌仁_{二钱，研}

引用一捻金一钱煎。

6．光绪朝

闰四月初十日，庄守和、张仲元请得皇太后脉息左寸关弦数，右寸关沉滑而数。肝脾不和，蓄滞未化，胃阳蕴热尚盛，灼伤阴液，以致口苦作渴，舌苔黄腻，食少无味，嗜卧身倦，头晕发热。今谨拟益阴清胃、调脾化滞之法调理。

干地黄_{四钱} 元参_{三钱} 麦冬_{三钱} 花粉_{三钱} 山楂肉_{三钱} 神曲_{三钱，炒} 丹皮_{二钱} 知母_{三钱} 瓜蒌仁_{二钱，研} 柴胡_{一钱} 黄芩_{二钱，酒炒} 甘草_{八分}

引用一捻金八分煎。

本方减黄芩五分。

光绪皇帝

1．光绪朝

二月二十日，张仲元、忠勋请得皇上脉息左部沉弦，右寸关沉滑。肾水不足，肝阳未平，脾元不壮。有时眩晕，脊骨按之仍觉作痛，四肢微寒。谨拟养阴和肝之法调理。

生地_{三钱} 杭芍_{二钱} 钩藤_{二钱} 薄荷_{五分} 茯苓_{三钱} 薏米_{四钱，炒} 秦艽_{一钱} 独活_{七分} 橘红_{一钱五分} 麦芽_{三钱，焦} 甘菊_{三钱} 竹茹_{一钱五分}

引用川断二钱。

二月二十三日，忠勋请得皇上脉息左部沉弦，右寸关沉滑。肾水不足，肝阳未平，脾元不壮。有时眩晕，脊骨按之仍觉作痛，四肢微寒。谨拟照前方调理。

生地_{三钱} 杭芍_{二钱} 钩藤_{二钱} 薄荷_{五分} 茯苓_{三钱} 薏米_{四钱，炒} 秦艽_{一钱} 独活_{七分} 橘红_{一钱五分} 麦芽_{三钱，焦} 甘菊_{三钱} 竹茹_{一钱五分}

引用川断二钱。

2．光绪朝

三月初四日，忠勋请得皇上脉息左部沉弦，右寸关沉滑。肝木剋土，湿滞未清，气道不畅，胸膈较满，呼息间觉有微痛，睡卧时气逆欲晕。谨拟调肝理脾之法调理。

钩藤_{一钱五分} 薄荷_{七分} 香附_{一钱，炙} 青皮_{七分} 云苓_{三钱} 猪苓_{一钱五分} 泽泻_{一钱五分} 延胡_{七分} 菊花_{二钱} 杭芍_{二钱，生} 元参_{二钱} 酒芩_{一钱}

引用竹茹二钱。照昨方减猪苓、泽泻，加砂仁、厚朴。

三月初六日，忠勋请得皇上脉息左部沉弦，右寸关沉滑。肝木克土，湿滞未清，睡卧时气逆欲晕，脊骨按之仍觉作痛。谨拟照前方加减调理。

钩藤_{一钱五分} 薄荷_{七分} 香附_{一钱，炙} 青皮_{七分} 云苓_{三钱} 砂仁_{七分，研} 厚朴_{二钱} 延胡_{七分} 菊花_{二钱} 杭芍_{二钱，生} 元参_{二钱} 酒芩_{一钱}

引用竹茹二钱。

3．光绪朝

四月二十五日，庄守和请得皇上脉息左寸关弦数，右寸关滑数。复停水饮，肝胃湿热薰蒸，以致呕吐黏涎酸水，动则足软头晕，口干作渴。今用平胃化饮汤调理。

厚朴_{二钱，炙} 陈皮_{二钱} 于术_{二钱，炒} 酒连_{八分，研} 法半夏_{三钱} 天麻_{一钱五分} 甘菊_{三钱} 桑叶_{三钱} 神曲_{三钱，炒} 麦芽_{三钱，炒} 赤苓_{三钱} 甘草_{八分}

引用竹茹二钱。

4．光绪朝

光绪□年七月初一日，庄守和请得皇上脉息左关弦数，右关见滑。肝胃蓄有饮热，外感风凉，以致头痛眩晕，口黏作渴，身倦腿酸。谨拟和解清胃饮调理。

霜桑叶_{二钱} 甘菊_{二钱} 川芎_{一钱五分} 蔓荆子_{二钱，炒} 酒黄芩_{一钱五分} 藁本_{一钱} 粉葛_{一钱} 天花粉_{二钱} 炒谷芽_{二钱} 甘草_{八分}

引用薄荷六分。

七月初二日，庄守和、忠勋请得皇上脉息左关弦数，右寸关沉滑。表感已解，肝胃湿热未净，偏右头痛，仍觉眩晕，口渴身倦，腿膝酸软。谨拟清胃化湿之法调理。

蔓荆子_{二钱，炒} 川芎_{一钱五分} 甘菊_{二钱} 桑叶_{二钱} 天花粉_{二钱} 麦冬_{三钱} 酒芩_{一钱五分} 赤苓_{二钱} 川草薢_{一钱五分} 牛膝_{二钱} 甘草_{八分}

引用鲜荷叶一角。

5．光绪朝

七月初三日，庄守和、忠勋请得皇上脉息左关沉弦，右寸关沉滑。头痛已减。惟肝阴不实，脾元化湿不快，以致有时眩晕，胸脊脉络串痛，腿膝酸软。谨拟滋益肝肾之法，今明各服一贴调理。

甘菊_{二钱} 桑叶_{二钱} 杭芍_{二钱} 熟地_{三钱，缩砂拌} 杜仲_{三钱，炒} 续断_{二钱} 牛膝_{三钱} 木瓜_{三钱} 草薢_{一钱五分} 赤苓_{三钱} 麦冬_{三钱}

引用千年健三钱。

七月初五日，庄守和、忠勋请得皇上脉息左关沉弦，右寸关沉滑。肝阴不实，脾元化湿不快，以致有时眩晕，胸脊脉络串痛，腿膝酸软。谨拟滋益健步之法，今明各服一剂调理。

甘菊_{二钱} 桑叶_{二钱} 杭芍_{三钱，炒} 熟地_{三钱，缩砂拌} 杜仲_{三钱，炒} 续断_{二钱} 牛膝_{三钱} 木瓜_{三钱}

草薢_{一钱五分} 赤苓_{三钱} 麦冬_{三钱} 千年健_{三钱}

引用金毛狗脊三钱。

6．光绪朝

十一月二十四日，庄守和请得皇上脉息左寸浮数，右寸关弦滑。胃阳湿热薰蒸，外受风寒，以致头痛，有时恶心，今用疏风清热饮调理。

荆芥_{二钱} 防风_{二钱} 川芎_{二钱} 蔓荆子_{三钱，炒} 白芷_{二钱} 茅术_{二钱，炒} 陈皮_{一钱五分} 霜桑叶_{二钱} 藿香_{一钱五分} 建曲_{三钱，炒} 甘草_{八分}

引用薄荷六分。

十一月二十五日，庄守和请得皇上脉息左寸浮弦，右寸关见滑。胃经湿饮未清，上焦风寒闭束，以致头痛眩晕，呕吐饮沫。今用和解平胃饮调理。

荆芥_{一钱五分} 防风_{二钱} 川芎_{二钱} 蔓荆子_{三钱，炒} 茅术_{二钱，炒} 橘皮_{二钱} 壳砂_{八分，研} 炒薏米_{四钱} 半夏_{二钱，曲} 竹茹_{二钱} 甘草_{八分}

引用甘菊一钱五分。

7．光绪朝

光绪□年四月初二日，庄守和、全顺请得皇上脉息左部沉弦，右寸关沉滑。肝胆郁热，湿饮不化，项间偏左筋络作痛，有时头晕，大便觉滞。谨拟舒肝清热化湿饮调理。

醋柴胡_{一钱} 青皮_{一钱} 夏枯草_{三钱} 甘菊_{二钱} 桑叶_{三钱} 赤芍_{一钱五分，炒} 炙香附_{二钱} 云苓_{三钱} 枳壳_{一钱五分，炒} 麻仁_{三钱} 郁李仁_{二钱，研}

引用竹茹一钱五分。

8．光绪朝

九月十八日辰刻，杨际和请得皇上脉息左寸关弦数而浮，右寸关沉滑。肝热未清，湿饮尚盛，复感风寒，以致头痛眩晕，呕吐频仍，胸膈懊憹，恶寒发热，口黏作渴，身肢酸倦。今用疏风平胃化湿饮调理。

苏叶子_{共三钱} 荆芥_{二钱} 防风_{二钱} 川芎_{一钱五分} 蔓荆子_{三钱，炒} 厚朴_{三钱，炙} 茅术_{二钱，炒} 陈皮_{二钱} 小枳实_{二钱，炒} 木香_{一钱，研} 槟榔_{三钱，炒} 焦三仙_{各三钱}

引用壳砂一钱研。

9．光绪朝

九月二十九日，张仲元、全顺、忠勋请得皇上脉息左部沉弦而细，右寸关沉滑。上盛下虚，时作眩晕，耳鸣步履无力。系由肝阳上越，肾水不足使然。谨拟益阴柔肝之法调理。

大熟地_{八钱} 山萸肉_{四钱} 山药_{四钱，炒} 丹皮_{三钱} 云茯苓_{三钱} 建泽泻_{三钱} 菊花_{三钱} 淡菜_{三钱}

引用五味子一钱。

顺承郡王福晋

光绪朝

三月初六日，张仲元看得顺承郡王福晋脉息左关沉弦，右寸关浮滑。肝胃气滞，停饮受风。以致头晕作痛，胸膈烦闷，呕吐水饮。今用和中疏化饮调治。

全当归_{三钱} 中生地_{四钱} 生杭芍_{三钱} 川芎_{一钱五分} 法半夏_{三钱} 化橘红_{三钱} 明天麻_{二钱} 炒枳实_{二钱} 云茯苓_{四钱} 蔓荆子_{二钱，研} 南薄荷_{八分} 泽泻_{三钱}

引用炒栀一钱五分。

三月初七日，张仲元看得顺承郡王福晋脉息左关沉弦，右寸沉滑。肝胃未和，痰饮未清，熏蒸上焦，以致头晕微痛，有时恶心，身肢酸倦。今用和中化饮之法调治。

全当归_{三钱}　中生地_{四钱}　生杭芍_{三钱}　川芎_{一钱五分}　云茯苓_{四钱}　泽泻_{三钱}　化橘红_{二钱}　法半夏_{三钱}　炒枳实_{三钱}　蔓荆子_{三钱，研}　明天麻_{二钱}　炒栀_{三钱}

引用姜连一钱五分研。

四格格

光绪三十二年七月

七月十八日，庄守和看得四格格脉息左寸关弦数，右关见滑。肝胃湿热熏蒸，时作头晕。今用清解湿热之法调治。

霜桑叶_{三钱}　甘菊_{二钱}　天麻_{一钱五分}　荆芥_{一钱}　酒黄芩_{二钱}　川芎_{一钱五分}　茅术_{一钱五分，炒}　甘草_{八分}

引用薄荷六分。

李莲英

1. 光绪朝

二月初七日，庄守和看得总管脉息左关见弦，右寸关滑数。脾胃不和，停蓄湿热，微受煤炭之气，以致头晕口干，心烦作呕。今用正气平胃清化饮调治。

藿梗_{一钱}　陈皮_{一钱五分}　麦冬_{三钱}　赤苓_{三钱}　甘菊_{二钱}　桑叶_{三钱}　竹茹_{二钱}　甘草_{八分}

引用鲜芦根一支切碎。

2. 光绪朝

正月十一日午刻，庄守和、张仲元看得总管脉息左关稍弦，右寸关滑而近数。肺胃饮热，稍有浮感，以致头晕恶寒，皮肤作痒。今议用清解和中之法调治。

荆芥_{一钱五分}　桑叶_{二钱}　菊花_{二钱}　酒芩_{一钱}　藿梗_{八分}　建曲_{一钱五分}　谷芽_{三钱，炒}　薏米_{三钱，炒}　陈皮_{八分}　枇杷叶_{二钱，炙}

引用鲜芦根一支切碎。

隆裕皇太后

1. 宣统年间

正月十一日张仲元、忠勋请得皇太后脉息左关弦而近数，右寸关滑数。胯间筋脉酸胀已好，谷食亦香。惟肝胃之气欠调，湿热不净，熏蒸于上，以致胸间不畅，头痛眩晕，大关防两日未行。谨拟清热润燥之法调理。

中生地_{三钱}　生杭芍_{三钱}　麦冬_{三钱}　旋覆花_{三钱，包焦}　炽枳壳_{二钱}　火麻仁_{三钱}　元参_{三钱}　炒栀仁_{二钱}　白菊花_{三钱}　金石斛_{三钱}　橘红_{二钱，署内}　瓜蒌仁_{三钱，研}

引用泽泻二钱。

正月十二日张仲元、忠勋谨拟皇太后清胃代茶饮。

旋覆花_{二钱，包煎}　竹茹_{二钱}　菊花_{三钱}　金石斛_{三钱}

水煎代茶。

2. 宣统年间

二月三十日，臣李崇光请得老佛爷脉息左寸关弦缓，右寸关浮滑而数。肝热脾湿，微感风凉之症，以致头目眩晕，身肢倦软。谨拟用疏表清热化湿汤调理。

川芎二钱　菊花二钱　桑叶三钱　生地三钱,次　荆芥二钱　青皮二钱　知母二钱　槟榔三钱　陈皮二钱　薄荷八分　条芩一钱五分　生甘草八分

引用蔓荆子三钱研。

二月三十日未刻，臣李崇光请得老佛爷脉息左寸关弦缓，右寸关浮滑而数。表感风凉，肝胃湿热太盛，以致头目眩晕，懊恼欲呕，身肢倦软，精神困乏。谨拟用疏表化湿止呕之法调理。

川芎二钱　菊花二钱　桑叶三钱　荆芥二钱　青皮二钱　知母二钱　槟榔三钱　陈皮二钱　薄荷八分　条芩一钱五分　藿梗一钱五分　生栀二钱,研

引用蔓荆子三钱研、生姜汁一茶匙，临进兑服。

瑾嫔（瑾妃、端康皇贵太妃）

1. 光绪朝

二月二十六日，李成林请得瑾嫔脉息浮数。系风邪外感，内热上冲，以致头目眩晕，身冷肢倦，饮食无味。宜用清解和中饮一贴调理。

防风二钱　法半夏一钱　广陈皮二钱　元参二钱　葛根二钱　薄荷二钱　白术三钱,土炒　建曲三钱　粉甘草一钱

引用生姜一片。

2. 宣统年间

闰二月初六日，忠勋请得端康皇贵太妃脉息右寸关滑而稍数，左关弦缓。胸痛较轻，腹痛亦减。惟肝气尚郁，脾湿未净，以致头仍眩晕，心悸胁胀，腰酸体软，身肢颤动。宜以调肝理脾化湿之法调理。

生地二钱　归身三钱　川芎一钱五分　赤芍二钱　云苓三钱　白术一钱五分　延胡七分　焦三仙各二钱　腹皮一钱五分　葛花二钱,炒　砂壳五分　生甘草七分

引用香附一钱炙、薏米三钱炒。

3. 宣统年间

闰二月初九日，忠勋请得端康皇贵太妃脉息左寸关沉滑，右关沉弦。肝气未和，脾湿不净，薰蒸于上，则作头晕。流注于下，则作腿痛。停滞于中，则食后腹痛。谨拟清肝调脾利湿之法调理。

杭芍三钱,生　青皮一钱　狗脊三钱,去毛　甘菊三钱　天麻二钱　扁豆三钱　赤苓三钱　槟榔二钱,炒　防己二钱　枳壳一钱五分,炒　莱菔三钱,炒　白术二钱

引用焦三仙各三钱、煅石膏一钱五分。

4. 宣统年间

闰二月十二日，忠勋请得端康皇贵太妃脉息右关沉滑，左关弦软，饮食渐佳，胸痛亦好。惟午后尚作头晕，心悸胆怯，有时筋脉抽串僵痛。谨拟理脾和肝除湿之法调理。

法半夏二钱　白术二钱　赤苓三钱　砂壳一钱,研　骨皮三钱　延胡二钱　僵蚕二钱,炒　龟板三钱,醋炙

陈皮一钱　山楂肉三钱,炒　麦芽三钱,炒　钩藤二钱

引用荷叶二钱、槟榔二钱炒。

5．宣统年间

闰二月十三日，忠勋请得端康皇贵太妃脉息左关沉软，右寸关滑而近数。肝阴不足，湿热未净，以致午后尚觉头晕，左臂有时酸痛，肢体倦怠。谨拟养荣化湿之法调理。

杭芍二钱　狗脊三钱,去毛　鳖甲三钱　侧柏八分　茵陈二钱　枳实一钱五分　葛花三钱,炒　威灵仙七分　陈皮一钱五分　花粉三钱　酒芩三钱　僵蚕一钱五分,炒

引用槟榔二钱炒。

6．宣统年间

闰二月十四日，忠勋请得端康皇贵太妃脉息左关弦缓，右寸关滑数。胸痛腿疼均好。惟浮热未清，气道壅逆，以致头目眩晕，耳鸣烦急，夜不得寐。谨拟清热调气之法调理。

菊花三钱　桑叶三钱　天麻二钱　法半夏二钱　茯神三钱,朱拌　川连二钱　扁豆三钱,炒　当归二钱　薄荷一钱　杭芍三钱,生　竹茹二钱　旋覆二钱,包煎

引用焦枣仁三钱、火麻仁四钱、元参三钱。

7．宣统年间

闰二月十五日，忠勋请得端康皇贵太妃脉息左寸关浮缓，右寸关沉滑。经期已过，诸症渐平。现又感伤风凉，内蕴湿热，以致头晕耳鸣，鼻塞声重，时流清涕，谷食不香。谨拟化风清湿之法调理。

葳蕤四钱　辛荑二钱　薄荷一钱五分　白芷二钱　苍耳二钱　厚朴二钱　杭芍三钱,炒　川芎二钱　葛根三钱　法半夏三钱　杏仁三钱,研　生甘草八分

引用桂枝一钱五分、红枣五个肉。

8．宣统年间

八月二十九日，臣忠勋请得端康皇贵太妃脉息左关浮弦，右寸关滑数有力。系外受风凉，内蕴湿热，兼之肝气不调，以致左半身筋脉抽痛，头晕而痛，内热恶心。谨拟和脉化风清热之法调理。

薄荷一钱五分　甘菊三钱　醋柴胡二钱　秦艽三钱　酒芩二钱　瓜蒌三钱,溏　枳实二钱,研　胡连二钱　石膏三钱,煅　鸡金三钱　焦三仙各三钱　元参四钱

引用竹叶二钱、胆南星二钱、茵陈三钱。

9．宣统年间

八月三十日，臣忠勋请得端康皇贵太妃脉息左关浮弦，右寸关滑数。风热未清，湿滞尚盛，以致头眩而痛，食后恶心，胸中觉热，胯骨隐痛。谨拟清热化湿之法调理。

羚羊二钱　瓜蒌四钱　胡连三钱　芦荟二钱　茵陈四钱　葛花三钱　酒军七分　鸡金三钱　旋覆三钱,包煎　赤苓五钱　泽泻三钱　薄荷一钱五分

引用焦三仙各二钱、藁本二钱。

九月初一日，臣忠勋请得端康皇贵太妃脉息左关沉弦，右寸关尚觉滑象。头眩、内热、恶心均觉轻减。惟肝气欠调，湿热未净，以致左腰连胁腹间时作串痛。谨拟仿前法加减调理。

羚羊七分　赤苓五钱　扁豆五钱　萸连各七分,研　藁本二钱　防风二钱　香附二钱,炙　鸡金三钱　延胡一钱五分　羌活一钱五分　赤芍二钱　葛花三钱

引用茵陈三钱、焦三仙各三钱。

10．宣统年间

九月初三日，臣忠勋请得端康皇贵太妃脉息左关弦缓，右寸关滑而稍数。晨起又作眩晕，胸前左胁较痛，串及腰际。系由肝气欠和，湿热未化所致。谨拟清胃和肝之法调理。

羚羊_{一钱} 旋覆_{三钱，包煎} 瓜蒌_{三钱} 赤苓_{四钱} 枳实_{八分} 酒军_{七分} 决明_{三钱，石} 青皮_{一钱五分，炒} 杜仲_{三钱，炒} 薄荷_{八分} 盐柏_{二钱} 茅术_{二钱}

引用焦三仙各三钱、延胡七分、鸡金三钱。

九月初四日，臣忠勋请得端康皇贵太妃脉息左关仍弦，右寸关滑而稍数。胸胁疼痛渐减，晨起尚觉眩晕。总缘肝脾不和，湿热未净。谨拟清热除湿之法，今明各服一贴调理。

羚羊_{一钱五分} 旋覆_{二钱，包煎} 瓜蒌_{三钱} 赤苓_{四钱} 枳实_{一钱，研} 酒芩_{二钱} 决明_{四钱，石} 青皮_{二钱} 盐柏_{二钱} 茅术_{一钱五分} 延胡_{一钱五分} 焦三仙_{各三钱}

引用薄荷一钱、羌活一钱五分、赤芍一钱五分。

九月初六日，臣忠勋请得端康皇贵太妃脉息左关稍弦，右寸关滑而尚数。诸症均减。惟肝胃余热未净，有时仍觉头晕心悸，胁间微痛。谨拟照前法加减调理。

羚羊_{二钱} 旋覆_{二钱，包煎} 溏瓜蒌_{三钱} 赤苓_{四钱} 枳实_{一钱五分} 酒芩_{二钱} 石决明_{四钱} 青皮_{二钱} 盐柏_{二钱} 茅术_{一钱五分} 焦三仙_{各三钱} 羌活_{一钱五分}

引用薄荷一钱、犀角五分。

11．宣统年间

二月二十日，臣忠勋请得端康皇贵太妃脉息左寸关弦缓，右寸关沉滑。腰肢疼痛渐好，神思较爽。惟上焦风热未清，里滞尚盛，以致醒后头眩沉痛，耳鸣口黏，胸前仍痛，谷食不香。谨拟化风清里之法调理。

薄荷叶_{一钱五分} 白芷_{二钱} 苍耳_{二钱，研} 辛夷_{二钱，研} 细辛_{三分} 白术_{三钱} 云苓_{五钱} 枳壳_{二钱} 酒芩_{三钱} 陈皮_{二钱} 瓜蒌_{三钱} 厚朴_{二钱，制}

引用焦三仙各三钱、川芎一钱五分、胡连二钱。

12．宣统年间

七月二十七日，臣张仲元请得端康皇贵太妃脉息左关弦而近数，右寸关沉滑。上焦风热未净，胃蓄痰饮未清，以致头痛眩晕，有时咳嗽，鼻息觉堵，身肢酸倦。谨拟清解化痰之法调理。

南薄荷_{一钱五分} 辛荑_{三钱} 菊花_{三钱} 炒牛蒡_{三钱} 酒黄芩_{三钱} 橘红_{三钱，老树} 杏仁_{三钱} 浙贝母_{三钱} 炒枳壳_{三钱} 苦梗_{三钱} 瓜蒌_{三钱} 旋覆花_{三钱，包煎}

引用前胡三钱。

13．宣统年间

正月二十四日，佟成海请得端康皇贵太妃脉息左寸关浮数，右寸关滑数。肝阳有热，外感风凉，以致头晕肢倦，左臂串痛。今拟清解和肝化饮之法调理。

荆芥穗_{三钱} 薄荷_{二钱} 葛根_{三钱} 甘菊_{三钱} 川郁金_{二钱，研} 青皮_{三钱} 钩藤_{三钱} 炒栀_{三钱} 酒胆草_{三钱} 豆豉_{三钱} 橘红_{三钱}

引用松节一钱五分、川草薢三钱。

14．宣统年间

正月二十五日，赵文魁、佟成海请得端康皇贵太妃脉息左寸关弦而有力，右寸关沉滑。表感已解，肝热尚盛，以致身肢抽痛，精神疲乏，浮热上炎，时作头晕。今议用养阴和肝导热之法调理。

中生地_{四钱}　元参_{四钱}　大青_{三钱}　薄荷_{二钱}　川郁金_{三钱，研}　青皮_{三钱，炒}　姜朴_{三钱}　钩藤_{三钱}　生石膏_{六钱，研}　枳壳_{三钱，炒}　酒军_{一钱五分}

引用羚羊一钱五分先煎、紫雪丹六分冲。

15．宣统年间

正月二十六日，赵文魁、佟成海请得端康皇贵太妃脉息左关沉弦，右关沉滑。表感已解，肺热亦清。惟肝经郁热尚盛，以致有时头晕，肢臂作痛。今议用养阴和肝活络之法调理。

杭白芍_{四钱}　生地_{三钱}　川芎_{一钱五分}　醋柴胡_{二钱}　炙元胡_{四钱}　郁金_{三钱，研}　青皮_{三钱，炒}　黑栀_{三钱}　醋香附_{三钱}　羚羊_{一钱五分，先煎}　钩藤_{三钱}　牛膝_{三钱}

引用朱茯神四钱、盐独活一钱五分。

正月二十七日，赵文魁、佟成海请得端康皇贵太妃脉息左关沉弦，右关沉滑。诸症均愈。惟肝胃尚欠和畅，以致肢臂作痛，有时心悸。今议用调肝和胃活络之法调理。

杭白芍_{四钱}　川芎_{一钱五分}　醋柴胡_{一钱五分}　元胡_{三钱，炙}　川郁金_{三钱，研}　青皮_{三钱，炒}　黑栀_{三钱}　钩藤_{三钱}　醋香附_{三钱}　僵蚕_{三钱，炒}　牛膝_{三钱}　羚羊_{一钱五分，先煎}

引用朱茯神四钱、天仙藤二钱。

正月二十八日，赵文魁、佟成海请得端康皇贵太妃脉息左关沉弦，右关沉滑。诸症均愈。惟肝胃浮热未清。今议用清肝调胃化饮之法调理。

杭白芍_{四钱}　抚芎_{一钱五分}　醋柴胡_{一钱五分}　元胡_{三钱，炙}　川郁金_{四钱，研}　黑栀_{三钱}　盐柏_{三钱}　知母_{三钱，生}　朱茯苓_{四钱}　羚羊_{一钱五分，先煎}　木通_{二钱}　酒军_{三钱}

引用小枳实三钱研、腹皮子四钱。

16．宣统年间

正月十七日，赵文魁、佟成海请得端康皇贵太妃脉息左关沉弦，右关沉软。表感已解，阴分尚亏，以致头晕肢倦，中气欠调。今议用益阴清热调中之法调理。

大生地_{八钱}　归身_{四钱}　抚芎_{二钱}　甘菊_{三钱}　大瓜蒌_{六钱}　羚羊_{六分，先煎}　玉竹_{三钱}　姜朴_{三钱}

引用荆芥穗三钱、薄荷二钱后煎。

17．宣统年间

三月初八日，赵文魁请得端康皇贵太妃脉息左寸关弦数，右寸关滑而近数。肝经有热，扰动神明，以致头晕心烦，夜寐不安，胸膈满闷，中气欠畅。今拟育神清肝之法调理。

生杭芍_{四钱}　青皮_{三钱，子炒}　元胡_{三钱，炙}　香附_{三钱，炙}　牡丹皮_{四钱}　羚羊_{一钱五分，先煎}　枣仁_{三钱，焦}　萸连_{一钱五分，研}　煅赭石_{六钱}　牡蛎_{四钱，生}　生栀_{四钱，仁，研}　酒军_{二钱}

引用橘红三钱、冬桑叶一两熬汤煎药。

18．宣统年间

十月二十六日，赵文魁请得端康皇贵太妃脉息左关稍弦，右寸关滑而近数。浮风已解，蕴热较轻。惟头晕肢倦，胸闷腿痛。今拟用清上调中活络之法调理。

南薄荷_{二钱}　苏梗_{二钱}　甘菊_{三钱}　桑叶_{二钱}　大瓜蒌_{六钱}　萸连_{一钱五分，研}　杏仁_{三钱，研}　酒芩_{三钱}　橘红络_{各三钱}　牛膝_{三钱}　槟榔_{三钱，焦}　炒栀_{三钱}

引用焦三仙各三钱。

宣统皇帝

宣统年间

十二月初四日，皇上脉象两寸浮数，左关尤甚，右关两尺亦均见数象。厥阴风木之气上升，故头目眩晕。肺胃积热，故痰多便难。宜清热平肝为主。

小生地四钱　酒芩二钱　薄荷叶八分　六神曲二钱　羚羊角一钱五分, 切薄片先煎　浙贝母二钱, 碎　蔓荆子一钱五分, 炒　花粉三钱　生白芍三钱　知母二钱　甘草五分

引用荷叶边一圈、淡竹叶二十片。

皇后婉容

1. 宣统年间

六月十六日，佟文斌请得皇后脉息左关沉弦，右关滑数。肝热气滞，中州蓄饮，以致头觉晕痛，胸堵呕恶，谷食欠香，身肢酸倦。今拟和肝调中化饮之法调理。

次生地六钱　杭芍四钱　全归四钱　陈皮三钱　炙香附四钱　青皮三钱, 研　木香二钱, 研　瓜蒌四钱　青竹茹三钱　赤苓四钱　茅术三钱, 炒　薏仁六钱, 炒

引用谷芽四钱炒、胡连二钱研。

2. 宣统年间

六月二十八日，范一梅请得皇后脉息左关沉弦，右关缓滑。系肝热停饮，阴分不足，以致头目眩晕恶心，腰腿酸沉倦怠。今用养阴清热化饮之法调理。

全当归六钱, 酒　生芍四钱　抚芎三钱　坤草四钱　元胡炭四钱　杜仲四钱, 炒　香附三钱, 炙　青皮三钱, 炒　鸡血藤三钱, 研　条芩三钱　菊花三钱, 炭　壳砂一钱五分, 研

引用鸡冠花五钱。

六、中风

提督潘绍周

1. 乾隆十四年六月

太医院御医臣孙之焕谨奏：乾隆十四年六月二十五日，奉旨看得古北口提督潘绍周，病系类中风之证。右半身不遂，舌强不语。脾胃虚弱，懒吃饮食，神气昏愦，小水不禁，六脉虚滑。病势可畏，服过益气活络化痰汤，脉息稍缓，诸症仍前。今仍用前方加减调治。谨此奏闻。

人参一钱五分　黄芪三钱, 制　白术一钱五分, 炒　橘红一钱　川附子一钱五分　胆星一钱　当归二钱　茯苓一钱五分　半夏二钱, 制　桂枝五分　菖蒲五分　远志五分　甘草三分, 制

引用煨姜一片、大枣二枚。

礼部侍郎齐召南

乾隆年间

十一月初六日，院使臣刘裕铎右院判臣邵正文谨奏：奉旨看得原任礼部侍郎齐召南病，系跌仆伤于筋脉，以致经络壅闭，右半身牵引疼痛，口眼歪斜，牙关偏紧，饮食艰

难，时或头晕心悸，言语健忘，病势缠绵。臣等议用疏经活络汤酌量调治，谨此奏闻。

僵蚕_{二钱，炒}　川芎_{一钱}　白芷_{一钱}　秦艽_{二钱}　薄荷_{一钱}　菊花_{一钱}　钩滕_{二钱}　桂枝_{一钱}　白芍_{二钱，炒}　甘草_{五分，生}

引用生姜二片。

总管王常贵等奏过。奉旨：知道了，慢慢地治。钦此。

第五章　肝胆病证

一、胁痛

惇妃

1. 乾隆四十七年九月

九月初十日，妃加味保和丸二服，每服三钱，黄连二分。

十一日，沙成玺、张肇基请得妃脉息浮弦。系膈间有热，外受微凉之证，以致头疼胸闷，胁肋胀痛。今议用香苏调中汤调理。

香附二钱　苏叶一钱五分　枳壳一钱五分　桔梗一钱五分　薄荷一钱　川芎一钱五分　陈皮一钱五分　半夏二钱　黄芩一钱五分　炒栀一钱五分　赤苓三钱　甘草八分,生

引用姜皮一片，灯心三十寸。

2. 乾隆四十九年七月

七月二十一日，刘太平、杜朝栋请得妃脉息弦洪。系荣分湿热，气道不和之证，以致头痛烦热，膈胁引痛。今用清热调荣汤调理。

黄芩二钱　炒栀一钱五分　丹皮一钱　白芍一钱,炒　薄荷一钱　柴胡一钱,醋炒　香附二钱,炒　苏梗一钱五分　枳壳一钱,炒　茯苓一钱五分　白术一钱五分,炒　甘草五分

引用生姜二片、荷叶一钱，午服。

二十二日，妃前方清热调荣汤，四贴，每晚服。冰片一钱。

3. 乾隆五十一年七月

七月十二日，刘太平请得妃脉息沉弦。系肝胃欠和、停饮之证，以致胸胁胀满，牵引微痛。今用和中化饮汤调理。

陈皮一钱五分　半夏一钱五分　茯苓二钱　桔梗一钱　苏梗一钱　枳壳一钱,炒　青皮一钱五分,麦炒　香附一钱五分,炒　木香六分,研　草果六分,研　苍术一钱,炒黑　甘草五分,生

引用生姜二片、灯心三十寸，一贴。

循嫔

乾隆四十六年正月

正月十六日，罗衡、李德宣请得嫔脉息弦缓。表里已解，惟左胁微痛。此由肝胃不和所致。议用舒肝和胃汤调理。

香附二钱,醋炒　苏梗一钱五分　柴胡一钱,醋炒　白芍二钱　厚朴一钱　陈皮一钱　苍术一钱　青皮一钱五分

引用荷蒂二枚、生姜一片，一贴，午服。

禄贵人

1. 乾隆四十九年十月

十月初一日，陈世官、牛永泰请得禄贵人脉息浮紧，系气滞有热，外受微凉，以致头

疼身酸，左胁积气作痛。今议用疏解定痛汤调理。初二日加青皮一钱五分，初三日加萸连八分。

苏梗叶_一钱五分　赤苓_一钱五分　抚芎_一钱五分　香附_一钱五分　白芷_一钱　枳壳_一钱五分　桔梗_一钱五分　藿香_一钱　白芍_二钱　桂枝_一钱　甘草_八分

引用煨姜二片。

初二日，禄贵人前方疏解定痛汤一贴。

初三日，禄贵人前方疏解定痛汤一贴。

初四日，禄贵人前方疏解定痛汤一贴。

2. 乾隆四十九年十二月

十二月二十八日，刘彬、刘太平请得禄贵人脉息浮弦。系内停饮滞，外受微寒，以致胁肋胀疼，恶寒肢软。今用疏解化饮汤调治。

桂枝_一钱五分　白芍_一钱五分, 炒　半夏_一钱五分, 制　茯苓_一钱五分　升麻_八分　柴胡_一钱五分　陈皮_一钱　归身_一钱五分　炙甘草_五分

引用煨姜一片、红枣二枚，水煎，午服。

3. 乾隆五十年正月

正月初三日，陈世官、张肇基请得禄贵人脉息浮弦。系气弱外感寒凉，以致左胁积气攻痛。议用建中缓肝汤调理。

白芍_三钱, 炒焦　桂枝_一钱五分　甘草_一钱, 炙　枳壳_一钱, 炒　半夏_二钱, 制　茯苓_三钱　香附_一钱, 炒　缩砂_钱五分　白术_一钱五分, 土炒

引用生姜一片、胶枣二枚，二贴，午晚服。

初四日，禄贵人前方建中缓肝汤二贴，午晚服。

初五日至十一日，禄贵人前方建中缓肝汤每日进一贴，晚服。

4. 乾隆五十二年十月

十月初四日，张肇基、姜晟请得禄贵人脉息弦数。系饮热气滞，外受风凉，以致身软恶寒，左胁满痛。今议用疏解正气汤调理。

藿香_一钱五分　苏梗_一钱五分　厚朴_一钱五分, 炒　陈皮_一钱五分　青皮_一钱五分　枳壳_一钱五分, 炒　萸连_一钱　木香_八分, 研　大腹皮_一钱五分　甘草_八分, 生

引用生姜三片、红枣三个。

初五日，张肇基、田福请得禄贵人前方疏解正气汤一贴，加木瓜三钱。

初六日，张肇基、田福请得禄贵人前方疏解正气汤一贴，加木瓜三钱。

初七日，张肇基、田福请得禄贵人前方疏解正气汤一贴。

孝淑睿皇后

嘉庆朝

十月十三日，张自兴、商景霖、傅仁宁、舒岱请得皇后脉息渐缓。原系肝虚荣分不调之证。连服归脾汤，诸恙悉减。惟中气不足，荣分未净，胁下胀满。今议用益气归脾汤，午服一贴，兼灶心土代茶饮调理。

炙黄芪_三钱　归身_三钱　白芍_二钱, 焦　丹参_三钱　枣仁_二钱　茯神_四钱　白术_二钱, 土炒　远志肉_八分　橘红_一钱五分　半夏曲_一钱五分　艾炭_一钱　续断_二钱

引用桂圆肉五分。

十月十四日，张自兴、商景霱、傅仁宁、舒岱请得皇后脉息滑软。原系肝虚荣分不调之证。连服归脾汤，诸羔悉减。惟中气不足，右胁夹饮攻冲，夜不得寐。今议仍用益气归脾汤加琥珀四分，午服一贴调理。

炙黄芪_{三钱} 归身_{三钱，酒洗} 白芍_{三钱，焦} 丹参_{三钱} 枣仁_{二钱，炒} 茯神_{四钱} 白术_{二钱} 远志肉_{八分} 橘红_{一钱五分} 半夏曲_{一钱五分} 艾炭_{一钱} 续断_{二钱}

引加金器一件。

华妃

嘉庆朝

十三日，李亨、商景霱请得华妃娘娘脉息虚弦。系停饮受凉之证。用药调治以来，诸症渐减。惟肝阴素虚、气怯、身软，胸胁有时作痛。今议用益气建中汤，午晚二贴调理。

油当归_{三钱} 茯苓_{三钱} 麻仁_{一钱五分} 枳壳_{一钱，炒} 白芍_{三钱，炒} 橘皮_{一钱五分} 郁李仁_{一钱五分} 桔梗_{一钱} 桂枝_{一钱五分} 半夏_{二钱，炙} 炙甘草_{五分}

引用红枣肉二枚。

十四日，鲁维淳、刘德福请得华妃娘娘脉息虚弦，系停饮受凉之证。用药调治，诸症渐减。惟肝阴素虚，气怯身软，胸胀有时作痛。今议仍用益气建中汤，午晚二贴调理。

十五日，沙惟一、商景霱请得华妃娘娘脉息虚弦。系停饮受凉之证。用药调治，诸症渐减。惟肝阴素虚，气怯身软，胸胁有时微痛。今议仍用益气建中汤，午服一贴调理。

十六日，沙惟一胡增请得华妃娘娘前方益气建中汤一贴午服。减去麻仁、郁李仁，加麦冬二钱、五味子五分。

十七日，涂景云、张自兴请得华妃娘娘前方益气建中汤一贴午服。

十八日，张铎、袁维新请得华妃娘娘前方益气建中汤一贴午服。

玉贵人

嘉庆朝

十三日，田瑞年、李潍名请得玉贵人脉息虚数。原系气血两虚，因受风凉，旧症复发，用药调治，表邪已解。惟胸胁胀痛，夜间少寐。今用疏风养荣汤，午服一贴调理。

独活_{二钱，酒洗} 秦艽_{二钱} 木瓜_{三钱} 归身_{五钱，酒洗} 白芍_{二钱，醋炒} 抚芎_{二钱} 茯神_{三钱，块，研} 大生地_{五钱} 香附_{三钱，醋炒} 缩砂_{一钱五分，研} 橘皮_{三钱} 甘草_{八分，炙}

引用生姜一片、红枣肉三枚。

二阿哥福晋

1. 嘉庆朝

十五日，舒岱、郝进喜请得二阿哥福晋脉息浮数。系内停湿饮，外受微凉，以致两胁胀满，攻冲作痛，有时湿泻。今议用胃苓汤一贴调理。

赤苓_{三钱} 泽泻_{二钱} 猪苓_{一钱五分} 苍术_{一钱五分，炒} 厚朴_{一钱五分} 陈皮_{二钱} 枳壳_{二钱，炒} 桔梗_{二钱} 藿香_{一钱五分} 葛根_{一钱五分} 花粉_{二钱} 六一散_{一钱}

引用生姜一片，灯心一束。

2．嘉庆朝

十七日，舒岱、郝进喜请得二阿哥福晋脉息弦数。系内有饮滞，外受微凉，以致两胁胀满，攻冲少腹作痛。此由湿热凝结所致。今议用润燥清凉饮，午服一贴调理。

大生地四钱　黄芩三钱　酒军二钱　元明粉一钱五分　枳实一钱　槟榔一钱　陈皮一钱五分　油当归三钱　火麻仁三钱　郁李仁二钱，研　甘草七分，生

引用滑石三钱、灯心一束。

孝慎成皇后

1．道光朝

本日午刻，陈昌龄、张新、赵成功、郝进喜请得皇后脉息弦数。系肝胃不和，停滞受凉之证。早服正气化滞汤，表凉已解。惟气滞不畅，胸胁胀痛。今议用和肝定痛汤，一贴调理。

醋柴胡一钱五分　苏梗二钱　厚朴二钱　黄连八分　木香八分，煨研　青皮二钱，炒　槟榔二钱　元胡二钱，炒　酒军三钱　缩砂壳一钱五分　油当归五钱　元明粉一钱五分

引用橘核仁二钱、荷梗一尺。

2．道光朝

十九日，郝进喜请得皇后脉息弦滑。系肝胃不和，气滞停饮之证，以致胸满胁痛，兼懒食少寐，身肢酸软。今用香砂化滞汤，午服一贴调理。

香附三钱，炙　壳砂一钱五分，研　半夏三钱，炙　黄连一钱　枳壳二钱，炒　抚芎一钱五分　瓜蒌三钱　山楂肉三钱　麦芽三钱，炒研　神曲三钱，炒　陈皮二钱　腹皮二钱

引用六一散三钱、木通二钱。

3．道光朝

本日，苏钰、张新、郝进喜请得皇后脉息弦滑。系肝胃不和，气滞停饮之证，以致胸满胁痛，懒食少寐。服香砂化滞汤，疼痛仍前。今议用和肝导滞汤，晚服一贴调理。

煨木香八分　枳壳三钱，炒　麦芽三钱，炒　赤芍二钱　青皮三钱，炒　黄连八分，研　槟榔二钱　元胡三钱　缩砂一钱五分，研　山楂肉三钱　油当归五钱　厚朴二钱，炒

引用良姜八分、荷梗一尺。

4．道光朝

二十日，苏钰、张新、吴金声、郝进喜请得皇后脉息弦滑。原系肝胃不和，气滞停饮之证，以致胸满胁痛，懒食少寐。用药调治，疼痛稍减。今议用和肝定痛汤，午服一贴调理。

煨木香八分　缩砂壳一钱五分　黑丑八分，头末　青皮三钱，炒　吴萸一钱　三棱一钱　橘核三钱　槟榔二钱　莪术一钱　乌药二钱　姜汁浸大黄二钱　厚朴一钱五分，炒

引用小茴香五分、大枣三枚。

本日，苏钰、张新、吴金声、郝进喜请得皇后脉息弦滑。系肝胃不和，气滞停饮之证，以致胸满胁痛，懒食少寐。用药调治，疼痛稍减，诸症渐轻。今议仍用原方和肝定痛汤，减去三棱、莪术、小茴香、吴茱萸，加油当归四钱、火麻仁三钱、郁李仁三钱，晚服一贴调理。

5．道光朝

本日午刻，郝进喜请得皇后脉息弦滑。系停饮受凉之证。早服除湿拈痛汤，腿膝疼痛渐轻，惟胁腹胀痛。今用清肝渗湿汤，晚服一贴调理。

醋柴胡_{二钱}　青皮_{二钱，醋炒}　苏梗_{二钱}　胆草_{二钱}　炒栀_{二钱}　厚朴_{二钱}　元胡_{二钱}　壳缩砂_{一钱五分}　泽泻_{二钱}　赤苓块_{三钱，研}　枳实_{二钱，炒}　黄连_{八分}　甘草_{五分，生}

引用橘核仁三钱。

彤贵人

1．道光朝

二十五日，曹宗岱请得彤贵人脉息沉弦。原系停饮受凉之证。昨服疏解胜湿汤，表凉渐解，肢痛稍轻。惟胁肋胀痛，咳嗽痰壅，胸满懒食。此由湿饮尚盛，肝胃不和所致。今用和肝化饮汤，午晚二贴调理。

制香附_{三钱}　抚芎_{三钱}　醋柴胡_{一钱五分}　青皮_{二钱，炒}　瓜蒌_{三钱}　枳壳_{三钱，炒}　郁金_{一钱}　缩砂_{五分，研}　厚朴_{二钱，姜炙}　橘红_{二钱}　半夏_{二钱，炙}　茯苓块_{三钱，研}

引用荷梗一尺。

2．道光朝

二十六日，曹宗岱请得彤贵人脉息弦缓。诸症俱减，惟两胁胀满，咳嗽痰壅，二便秘塞。此由肝胃欠和，痰滞未清所致。今用和肝导滞汤，午晚二贴调理。

当归_{三钱}　缩砂_{六分}　赤苓_{三钱}　军炭_{四钱}　制香附_{三钱}　木通_{一钱五分}　青皮_{二钱，炒}　枳壳_{三钱，炒}　橘红_{二钱}　瓜蒌仁_{三钱，研}　浙贝母_{三钱，研}　桑皮_{三钱，炒}

引用一捻金一钱冲服。

二十七日，曹宗岱请得彤贵人脉息弦缓。诸症俱减。昨服和肝导滞汤，大便微行，尚未调畅。今照原方减去瓜蒌仁，改用瓜蒌三钱，加一捻金五分，午服一贴调理。

二十八日，曹宗岱请得彤贵人仍照原方和肝导滞汤，午服一贴调理。

本日，彤贵人用朱砂雄黄整末一钱一包，各五包。

3．道光朝

二十九日，曹宗岱请得彤贵人脉息弦缓。服药以来，诸症俱减，痰滞渐清。惟左胁微痛，有时呕哕。此由肝气未畅，胃气欠和所致。今用舒肝和胃饮，午服一贴调理。

抚芎_{三钱}　赤芍_{一钱五分，酒炒}　青皮_{二钱，炒}　枳壳_{二钱，炒}　香附_{三钱，酒炒}　郁金_{一钱，研}　醋柴胡_{一钱五分}　壳砂_{一钱，研}　姜厚朴_{二钱}　姜半夏_{二钱}　陈皮_{二钱}　炙甘草_{六分}

引用生姜三片。

五月初一日，曹宗岱请得彤贵人照原方舒肝和胃饮，午服一贴调理。

4．道光朝

初八日，杨春请得彤贵人脉息沉弦。原系停饮受暑之证。昨服清暑化饮汤，暑邪稍清。惟饮热凝结未开，气道不畅，以致胸胁满痛，夜间不寐。今用清热化饮汤，午晚二贴调理。

半夏_{三钱，炙}　橘红_{二钱}　壳砂_{一钱}　赤苓_{四钱}　枳壳_{二钱}　苏梗_{二钱}　厚朴_{三钱}　酒芩_{二钱}　黄连_{五分}　甘草_{五分}

引用荷梗二尺。

本日，李云会请得彤贵人六合定中丸二丸，淡姜汤送下。

初九日，杨春请得彤贵人照原方加青皮二钱，益元散五钱，木通三钱，午晚二贴调理。

5．道光朝

十四日，杨春请得彤贵人脉息弦缓。昨服调气化饮汤，胁痛渐止。惟肝胃不和，气道未畅，致腰酸身倦，两胁有时作痛。此由肝气不舒，饮邪未净所致。今用调气和中饮，午服一贴调理。

青皮_{二钱}　枳壳_{二钱}　香附_{三钱}　黄连_{八分}　白芍_{二钱}　川郁金_{一钱}　川楝子_{一钱}　橘红_{二钱}　赤苓_{四钱}　甘草_{五分}

引用荷梗二尺。

6．道光朝

十五日，杨春请得彤贵人脉息弦缓。服药以来，诸症渐减。惟素有肝郁，气滞不畅，致两胁有时作痛，腹满便秘。今用柴胡调肝饮，午服一贴调理。

柴胡_{一钱}　青皮_{二钱}　黄连_{八分}　赤芍_{三钱}　炒栀_{三钱}　枳实_{二钱}　丹皮_{一钱}　元胡_{二钱}　酒军_{二钱}　木通_{三钱}

引用灯心二束。

7．道光朝

十七日，杨春请得彤贵人脉息弦缓。服药以来，诸症渐减。惟肝郁不舒，阴虚有热，以致夜间不寐，腰酸胸满，两胁有时作痛。今用和肝清热饮，晚服一贴调理。

半夏_{三钱}　竹茹_{二钱}　赤苓_{五钱}　丹皮_{一钱五分}　酒连_{一钱}　瓜蒌_{四钱}　次生地_{五钱}　炒栀子_{三钱}　小枳实_{二钱}　甘草_{五分}

引用灯心二束。

十八日，杨春请得彤贵人照原方和肝清热饮一贴调理。

8．道光朝

十九日，杨春请得彤贵人脉息弦缓。服和肝清热饮，诸症渐减。惟肝胃不和，阴虚有热，以致夜间少寐，腰酸身倦，胸满不食。今用清热和胃饮，晚服一贴调理。

竹茹_{二钱}　广皮_{一钱五分}　酒连_{八分}　麦冬_{三钱}　半夏曲_{三钱}　赤苓块_{五钱}　小枳实_{二钱}　焦山楂_{三钱}

引用灯心二束。

二十日，杨春请得彤贵人照原方清热和胃饮，减去广皮，加花粉三钱，晚服一贴调理。

常贵人

1．道光二十一年九月

九月初五日，王应秋请得常贵人脉息虚数。系气血两亏，肝胃不和，以致胸胁胀满作痛，有时抽掣。此由血虚不能荣肝所致。今用调肝养荣汤，晚服一贴调理。

当归_{三钱}　香附_{二钱}　生地_{三钱}　羌活_{二钱}　白芍_{三钱}　乌药_{二钱}　天麻_{一钱}　桂枝_{一钱}　丹皮_{二钱}　木香_{一钱，研}　木瓜_{三钱}　苏梗_{二钱}

引用荷梗一尺。

初六日，王应秋请得常贵人脉息虚数。原系血亏肝旺之证。昨服调肝养荣汤，夜间安寐，未觉抽搐。惟胁下有时上攻作痛。今照〔原〕方加代赭石一钱五分，午服一贴调理。

初七日，王应秋请得常贵人脉息弦数。服药以来，虽得安寐，未觉抽搐。然自寅正后，肝气上攻，抽搐复作。此由血亏肝旺所致。今仍照原方减去苏梗，加川郁金二钱、枇杷叶二钱，早晚二贴调理。

四阿哥福晋

1．道光朝

十九日，纪振纲请得四阿哥福晋脉息弦滑。原系肝胃夹饮，受凉之证。昨服疏解化饮汤，表凉渐解，头痛渐轻。惟身体微觉酸痛，胸膈胀满，有时隐隐作痛。此由肝胃饮滞过盛所致。今用舒肝化饮汤，午晚二贴调理。

醋柴胡一钱　川芎一钱五分　香附二钱，炙　橘皮三钱　赤苓三钱，块　枳壳一钱五分，炒　腹皮二钱　山楂三钱，炒　麦芽二钱，炒　姜连八分　泽泻二钱　木香八分，研

引用生姜三片。

2．道光朝

十四日，曹宗岱请得四阿哥福晋脉息弦滑。原系寒暑郁结，腹胁作痛之证。昨服清暑化饮汤，暑气渐清。惟饮滞过盛，胁肋尚觉胀痛。今用调中化饮汤，午服一贴调理。

姜厚朴二钱　腹皮二钱　青皮三钱，炒　元胡二钱，炒　制香附三钱　赤苓块五钱　枳壳三钱，炒　山楂炭三钱

引用一捻金一钱五分冲服。

贞贵妃

1．咸丰朝

二十七日，栾泰请得贞贵妃脉息滑紧。暑饮渐消，惟肝经气血郁结，肠胃湿滞壅遏，以致胸胁胀痛，身酸烦热。今用和肝化滞汤，早服一贴调理。

香附三钱　川郁金二钱　桃仁一钱　延胡索三钱　生大黄二钱　枳壳二钱　青皮二钱　腹皮二钱　焦曲三钱　益元散三钱

引用荷梗二尺。

本日申刻，栾泰请得贞贵妃脉息滑紧。早服和肝化滞汤，气道渐开，湿滞未能下行，以致胀痛未止。今用一捻金一钱，（蜜）水调服，利水润肠。

2．咸丰朝

二十八日，栾泰请得贞贵妃脉息弦滑。湿滞下行，痛胀稍减。惟肝经气血滞涩，以致筋脉牵引拘急，壅遏胀痛。今用和肝定痛汤，早服一贴调理。

延胡索三钱　香附三钱，制　乌药二钱　川郁金二钱　沉香一钱五分，煎　槟榔三钱，炭　枳壳二钱　厚朴二钱　代赭石五钱，研　木通二钱

引用荷梗一尺。

本日申刻，栾泰请得贞贵妃脉息弦滑。诸症俱减，惟气血滞涩，肝胃不和，胸膈有热。今照原方和肝定痛汤，加花粉三钱，晚服一贴调理。

玟妃

1. 同治六年

二十三日，冯钰请得玟妃脉息滑数。原系内停饮热，外受风凉之证。昨服疏风化饮汤，表邪渐减，症势渐解。惟咳嗽痰盛，胸胁牵引作痛。此由湿热尚盛所致。今用清热化饮汤，晚服一贴调理。

苏叶一钱五分　防风一钱五分　香附二钱　砂仁一钱五分　赤芍二钱　抚芎二钱　栀子二钱　桔梗一钱五分　陈皮二钱　半夏二钱　杏仁一钱五分　焦三仙各三钱　厚朴一钱五分　赤苓三钱

引用生姜二片。

2. 同治六年

三月初五日，冯钰请得玟妃脉息沉滑。昨服益气养荣汤，元气渐复。惟夜间少眠，身肢无力，左胁微痛，口燥咽干。此由阴虚有热所致。今用益阴养荣汤，晚服一贴调理。

苏梗一钱五分　当归二钱　白芍一钱五分　半夏一钱五分　生地三钱　枣仁三钱　麦冬三钱　枳壳二钱　细辛四分　抚芎二钱　沙参三钱　甘草八分

引用木香八分。

本日，玟妃：灯心一两，竹叶一两，薄荷一两，石膏一两，三仙饮三分，白菊花五钱，麦冬五钱，芦根五钱，疏风止嗽丸三钱，共一服四服。

初六日，照原方益阴养荣汤加党参二钱、前胡二钱，减去沙参，晚服一贴调理。

宫女玉娟

同治朝

十四日，范绍相看得景仁宫女子玉娟脉息沉弦。系气滞停饮之证，以致胸胁刺痛，此由肝郁所致。今用舒郁化饮汤，晚服一贴调治。

制香附三钱　赤芍二钱　青皮三钱　枳壳三钱　赤苓块二钱,研　当归二钱　厚朴二钱　柴胡三钱,醋炒　焦三仙各二钱　薄荷八分

引用荷梗二尺。

慈禧太后

1. 光绪二十九年二月

二月初五日，庄守和请得老佛爷脉息右寸沉滑，左寸关弦滑见数。肝肺气道郁遏，心脾有热，以致胸膈不畅，两胁串痛，舌燥口干，有时脾热发倦。今用舒郁调气清热之法调理。

川郁金三钱,研　青皮二钱,炒　香附三钱,炙　萸连一钱,研　炙元胡二钱　枳壳二钱,炒　羚羊八分　竹茹二钱

引用鲜芦根一支切碎，鲜青果五个研。

2. 光绪朝

十月二十日，臣张仲元、戴家瑜请得皇太后脉息左部弦而近燥，右寸关滑数鼓指。咽燥舌干，口渴引饮，时作咳嗽，顿掣两胁作痛，连用甘寒化燥之法，胃热不减，口渴愈盛。谨拟加味白虎汤调理。

洋参一钱　石膏四钱，煅　肥知母三钱　甘草八分

引用白粳米一两后煎。

本方减洋参、知母，加麦冬三钱去心、灯心一子、竹叶二钱。

3. 光绪朝

十月二十一日，臣吕用宾请得皇太后脉两手寸关弦滑而数，重按鼓指，两尺细数，沉候无力。口渴，左胁痛不可忍，心悸烦热难受，小便频数，大便泄，喉中痰涎沥沥有声，乃胃热肝燥，肾不摄津所致。谨拟清胃养肝固肾法，肾气丸增减，仿饮一溲一之治。

文蛤粉五钱　桑螵蛸二钱，煨　怀山药二钱，炒　冬瓜仁五钱，去壳　鲜石斛三钱　山萸肉一钱

引用老米一勺。

外用方香附二两研末，盐一两炒，绢包，温热，推熨胁下痛处。

隆裕皇后

1. 光绪三十四年九月

九月十四日，张仲元请得皇后脉息左寸关沉弦，右寸关沉滑。精神渐爽，恶心已好。惟肝气尚滞，胃气未和，以致左胁作痛，谷食入胃即觉嘈胀，晚间头痛，身肢稍倦。谨拟和肝调胃之法调理。

全当归三钱　生杭芍三钱　川芎二钱　南薄荷八分　焦三仙各三钱　醋炒青皮二钱　萸连一钱，研　炒白术二钱　霍石斛三钱　生甘草八分

引用乌梅二个。酉初煎药，戌正二刻进药。

2. 光绪三十四年九月

九月十五日申刻，张仲元请得皇后脉息左寸关弦而稍数，右寸关沉滑。夜寐较安，口渴见好。惟左胁尚痛，谷食入胃，即觉闷胀，晚间微有头痛，腰际酸胀，身肢力软。总由肝气未平，脾运不快所致。谨拟缓肝和胃之法调理。

中生地四钱　生杭芍三钱　川芎一钱五分　薄荷八分　牡丹皮三钱　醋炒青皮三钱　壳砂八分，研　炒栀二钱　广木香八分，研　酒炒黄连八分，研　甘草一钱

引用炒神曲三钱。酉初煎药，戌正二刻进药。

九月十六日，张仲元请得皇后脉息左寸关弦而近数，右寸关沉滑。精神较爽，胁疼见轻。惟谷食入胃，即觉闷胀，晚间头痛，身肢力软。总缘胃气未和，肝热薰蒸所致。谨拟清肝和中之法调理。

中生地四钱　生杭芍三钱　川芎二钱　甘菊三钱　炒栀仁二钱　炒神曲三钱　当归二钱　醋柴胡一钱五分　炒谷芽三钱　南薄荷一钱　甘草一钱

引用荷叶一角。酉初煎药，戌正三刻进药。

九月十七日，张仲元请得皇后脉息左关弦而近数，右寸关沉滑。胁痛腰胀均见轻减。惟谷食入胃，仍觉闷胀。晚间头痛虽轻，微觉眩晕，身肢酸软，腿膝无力。谨拟缓肝和中饮调理。

中生地四钱　酒当归二钱　生杭芍四钱　川芎二钱　炒谷芽三钱　炒神曲三钱　醋柴胡一钱五分　酒芩三钱　南薄荷八分　半夏曲二钱　蔓荆子二钱　甘草一钱

引用壳砂一钱研。酉初煎药，戌正三刻进药。

九月十八日，张仲元请得皇后脉息左关弦而近数，右关沉滑。肝热见轻，气道稍畅。

惟左胁有时微痛。食后仍觉闷胀，晚间头痛虽轻，稍觉眩晕，有时咳嗽，身肢酸倦。谨拟和肝调中饮调理。

中生地_{四钱} 生杭芍_{四钱} 当归_{二钱} 川芎_{二钱} 炒谷芽_{三钱} 炒神曲_{三钱} 广皮_{二钱} 壳砂_{一钱，研} 南薄荷_{五分} 蔓荆子_{三钱} 酒芩_{三钱} 甘菊_{三钱}

引用炒杏仁三钱研。酉初煎药，戌正三刻进药。

3．宣统年间

二月初四日，臣李崇光请得老佛爷脉息左寸关弦数，右关微滑。风凉已解，肝热未平，气道仍欠舒畅，以致胁下胀闷，卧则作响，隐隐觉痛，左边较甚。谨拟平肝理气，佐以化湿之法调理。

杭白芍_{三钱，炒} 陈皮_{二钱} 菊花_{二钱} 酒黄芩_{二钱} 醋柴胡_{一钱} 蒌仁_{三钱，研} 川贝_{二钱，研} 川郁金_{三钱，研} 炙香附_{三钱，研} 胆草_{二钱，酒} 青皮_{二钱} 延胡索_{二钱}

引用归身三钱酒、荷梗一尺。

二月初五日，臣李崇光请得老佛爷脉息左寸关弦数，右寸关滑缓。湿滞渐开，肝经气道仍欠舒畅，以致头闷微痛，左半身似觉麻木，胁下有时作痛。谨拟用平肝理气舒化之法调理。

杭白芍_{三钱，炒} 陈皮_{二钱} 菊花_{二钱} 酒黄芩_{二钱} 醋柴胡_{一钱} 川芎_{二钱} 桑枝_{三钱} 川郁金_{三钱，研} 炙香附_{二钱，研} 胆草_{二钱，酒} 枳壳_{一钱五分，炒} 延胡索_{二钱}

引用归身三钱酒、荷梗一尺。

二月初六日，臣李崇光请得老佛爷脉息左关微弦，余部均见和缓。诸症俱好。惟肝胃稍有浮热，气道尚欠调和。谨拟用平肝和胃理气之法调理。

杭白芍_{二钱，炒} 陈皮_{二钱} 醋柴胡_{一钱} 川郁金_{二钱，研} 炙香附_{一钱五分，研} 枳壳_{一钱五分，炒} 归身_{三钱，酒} 延胡索_{二钱} 炒槟榔_{二钱} 炙甘草_{八分}

引用荷梗一尺。

4．宣统年间

五月十九日午刻，臣张仲元请得老佛爷脉息左关弦数鼓指，右寸关沉滑。肝气滞胃，升降之机不能自如，以致郁遏不舒，左臂以及胁间作痛。有时串响，饮食起居如常。谨拟调气舒化之法调理。

炒枳壳_{三钱} 炒青皮_{三钱} 炙香附_{三钱，研} 生杭芍_{四钱} 焦三仙_{各三钱} 鸡内金_{三钱} 炒栀子_{三钱} 台乌药_{三钱} 元明粉_{二钱，煎} 羚羊_{一钱五分} 川郁金_{三钱，研} 槟榔_{三钱}

引用一捻金二钱煎。

五月二十日，臣张仲元请得老佛爷脉息左关弦数，右寸关沉滑。臂胁作痛渐轻，夜寐安适。惟肝胃气道尚滞，胁下有时串响，每侧卧即觉作痛。谨拟调气清化之法调理。

炙香附_{三钱} 炒青皮_{三钱} 乌药_{三钱} 炒枳实_{三钱} 广木香_{一钱} 白芥子_{二钱，研} 炒栀_{三钱} 片姜黄_{三钱} 生杭芍_{四钱} 焦三仙_{各三钱} 酒军_{二钱，后煎} 元明粉_{二钱，煎}

引用羚羊一钱五分。

瑾妃（端康皇贵太妃）

1．光绪朝

八月初十日戌刻，姚宝生请得瑾妃脉息右寸关滑数有力，左关弦数。肝经有火，肺胃蓄有湿热，气道不舒，以致胸胁刺痛，时觉满闷，饮食不香。今用清热化滞利湿之法调理。

酒黄芩二钱　炒栀二钱　槟榔炭三钱　厚朴二钱，炙

八月十一日，姚宝生请得瑾妃脉息右寸关滑数，左关弦数。肝经有火，气道不舒，肺胃湿热见减，胸膈满闷觉轻。惟右胁仍觉刺痛，饮食不香。今用清热化滞之法调理。

酒黄芩三钱　炒栀二钱　槟榔炭三钱　厚朴二钱，炙　炒枳壳二钱　建曲三钱，生　炒山楂三钱　荆芥二钱　薄橘红一钱五分　青皮一钱五分　木通一钱　甘草一钱

引用鲜荷叶一角撕碎。

八月十一日申刻，姚宝生请得瑾妃脉息右寸关滑数，左关弦数。肝经有火，肠胃蓄有湿滞，胸膈满闷见好。惟右胁仍觉刺痛。今用清热化滞之法调理。

酒黄芩三钱　炒栀二钱　甘菊花三钱　枳实二钱，炒　炒槟榔三钱　厚朴二钱，炙　炒山楂三钱　生熟军各一钱五分　生建曲三钱　知母三钱　薄橘红一钱五分　甘草一钱

引用薄荷一钱。

八月十二日酉刻，姚宝生请得瑾妃脉息右寸关滑数，左关沉弦。肝经郁热，气道不舒，肠胃滞热未净。今用清热化滞之法调理。

酒黄芩三钱　炒栀三钱　橘红一钱五分　厚朴二钱，炙　炒槟榔三钱　枳壳三钱，炒　建曲三钱，炒　山楂三钱，炒　莱菔子三钱，炒研　木通一钱五分　熟军二钱　甘草一钱

引用竹叶二钱五分。

八月十三日，姚宝生请得瑾妃脉息右寸关滑而稍数，左关沉弦。肝经郁热见好。惟肠胃滞热未清。今用清热化滞之法调理。

酒黄芩二钱　蒌仁二钱，研　炒栀三钱　木通一钱　炒槟榔三钱　枳实二钱，炒　炙厚朴二钱　山楂三钱，炒　炒建曲三钱　熟军三钱　莱菔子三钱，炒研　甘草一钱

引用桃仁三钱研。

八月十三日申刻照原方。

2．宣统年间

正月初九日，忠勋请得端康皇贵太妃脉息右关沉滑，左关沉弦。系由肝气郁滞，血液不足，脾不化饮，湿邪停留，以致两胁腰际时作坠痛及胸满等症。谨拟和中化湿之法调理。

全当归三钱　杭芍三钱，生　生鳖甲三钱　焦三仙各三钱　生牡蛎三钱　赤苓三钱　宣泽泻二钱　鸡金三钱　白芥子三分，炒炭　炙香附二钱　茅术一钱五分

引用盐柏二钱。

正月初十日，忠勋请得端康皇贵太妃脉息右寸关沉滑，左关仍弦。气道稍畅，坠痛亦减。惟肝经尚郁，湿热未净。谨拟仿昨法加减调理。

全当归二钱　杭芍三钱　生牡蛎三钱　香附二钱，炙　云赤苓三钱　泽泻二钱　焦三仙各三钱　茅术一钱　枇杷叶一钱　鸡金三钱　生鳖甲三钱　盐柏一钱五分

引用狗脊四钱去毛、龟板三钱炙。

3．宣统年间

十月二十五日，臣忠勋请得端康皇贵太妃脉息左寸稍数，关部弦软，右寸关滑软。头痛已止，瘀滞亦开。惟肝脾不和，心胃湿热未尽，以致腰胁仍作串痛，身肢软倦，谷食不香。谨拟养肝理脾清心之法，今明各服一贴调理。

生地三钱　当归二钱，土炒　杭芍四钱，生　川芎一钱五分　丹皮二钱　栀仁二钱，炒　莲心一钱　焦三仙各二钱　云苓三钱　狗脊二钱，去毛　寸冬三钱，朱拌　生甘草一钱

引用西洋参一钱五分研、兔丝子三钱、橘核五分盐炒研。

十月二十六日，端康皇贵太妃照原方。

4. 宣统年间

八月十八日戌刻，臣忠勋请得端康皇贵太妃脉息左关沉弦，右寸关滑急。系肝肺气滞，饮停不化，以致两胁作痛，串及腰背。有时恶心，谨拟调气化饮止痛汤调理。

厚朴二钱　青皮二钱　延胡二钱　枳壳二钱　桑皮二钱，生　葶苈二钱，研　鸡金三钱　焦三仙各三钱　砂仁一钱五分，研　陈皮一钱五分　香附二钱，炙　泽泻三钱

引用酒军二钱、白芥子一钱炒。

八月十九日，臣忠勋请得端康皇贵太妃脉息左关沉弦，右寸关仍滑。胁痛渐减，恶心较好。惟肝气未调，饮滞不净。谨拟仿昨方加减调治。

厚朴二钱　延胡二钱　黄连各八分　枳壳二钱　葶苈二钱，包　桑皮二钱，生　砂仁一钱五分，研　陈皮一钱五分　赤苓四钱　泽泻二钱　鸡金三钱　茵陈三钱

引用焦三仙各三钱。

5. 宣统年间

八月二十日，臣忠勋请得端康皇贵太妃脉息如昨。滞热未净，气道不调。以致左胁尚痛，连及胸胁，有时唾酸。谨拟清胃化滞之法调理。

厚朴二钱　青皮二钱　延胡二钱　枳实二钱，小　酒军二钱　吴萸五分　鸡金三钱　莱菔三钱，炒　泽泻二钱　焦三仙各三钱　茵陈三钱　酒芩二钱

引用醋柴胡二钱。

6. 宣统年间

二月十五日，张仲元、佟文斌请得端康皇贵太妃脉息左关弦数，右寸关沉滑。气道欠调，湿痰流注，以致左胁作痛，中脘结满，谷食欠香，身肢稍倦。今议用调气和肝化痰之法调理。

炙香附三钱　醋青皮三钱　醋柴胡二钱　法半夏四钱　溏瓜蒌六钱，捣　炒枳壳三钱　全当归五钱　生白芍四钱　广郁金三钱，研　大生地五钱　白芥子三钱　生粉草一钱五分

引用一捻金二钱煎。

7. 宣统年间

正月十二日，赵文魁请得端康皇贵太妃脉息左寸关弦而近数，右寸关沉滑。肝热气滞，胃蓄湿饮，以致中气欠畅，左胁作痛。今拟清肝调气化饮之法调理。

青皮子三钱，研　元胡四钱，炙　沉香六分，煎　姜朴三钱　溏瓜蒌六钱　黄芩三钱　羚羊一钱五分，先煎　川连二钱，研　炒枳壳三钱　橘红三钱　酒军二钱

引用焦山楂四钱、杭白芍四钱。

8. 宣统年间

三月十八日，赵文魁请得端康皇贵太妃脉息左关沉弦近数，右关沉滑。肝阳郁遏，气道不调，以致两胁作痛，肢臂抽痛。今拟清肝调气活络之法调理。

杭白芍四钱　醋柴胡一钱五分　元胡四钱，炙　黄连二钱，研　羚羊面六分，煎　沉香八分，煎　姜朴三钱　瓜蒌六钱　橘红络各三钱　藤钩四钱　焦山楂四钱

引用青皮子三钱研、炒枳壳三钱。

三月十九日，赵文魁请得端康皇贵太妃脉息左关沉弦，右关沉滑，诸症轻减。惟肝胃尚欠和畅。今拟清肝调气舒化之法调理。

青皮子三钱,研　姜朴三钱　元胡四钱,炙　沉香四分,研　羚羊面四分,先煎　姜连一钱五分,研　焦山楂四钱　枯芩三钱　橘红络各三钱　枳壳三钱　酒军二钱　藤钩四钱

郁李仁四钱研、瓜蒌八钱。

垣大奶奶

1. 光绪朝

十一月初三日，张仲元、姚宝生看得垣大奶奶脉息左关沉弦，右寸关弦而稍数。肝木欠舒，气道郁结未畅，以致胸胁串痛，有时堵闷。今议用和肝宣郁之法调治。

炙香附三钱　酒芍四钱　全当归四钱　炒栀二钱　黄连炭一钱　云苓四钱　川楝子三钱,肉　枳实一钱五分,炒　酒熟军各一钱　桃仁三钱,炒研　乌药二钱　甘草一钱

引用小枣肉三个。

十一月初四日，张仲元、姚宝生看得垣大奶奶脉息左关沉弦，右寸关弦滑稍数。肝木欠舒，气道郁结未畅。胸胁串痛，有时堵闷。今议用和肝宣郁化滞之法调治。

酒杭芍四钱　炒栀二钱　桃仁泥三钱　当归四钱　酒熟军各一钱五分　元胡二钱,研　川楝子三钱,研　乌药二钱　炒枳壳二钱　黄连一钱,研　怀牛膝三钱　甘草一钱

引用郁李仁三钱研。

十一月初五日，张仲元、姚宝生看得垣大奶奶脉息左关沉弦，右寸关滑而近数。肝郁未和，气道欠畅。胸膈堵闷见好。胁间尚觉串痛。今议用和肝宣郁化滞之法调治。

炒栀一钱五分　全当归四钱　元胡二钱,醋炒,研　川楝肉二钱　乌药一钱五分　怀牛膝三钱　酒芍四钱　五灵脂二钱,炒　熟军三钱　炒枳壳一钱五分　桃仁三钱,炒研　粉甘草一钱

引用郁李仁三钱研。

十一月初六日，张仲元、姚宝生看得垣大奶奶脉息左关沉弦，右寸关滑而近数。肝郁未和，气道欠畅。胸胁串痛见好，身肢尚觉酸倦。今议用和肝宣郁之法调治。

全当归四钱　酒芍三钱　元胡二钱,醋炒,研　川楝肉二钱,研　五灵脂二钱,炒　桃仁三钱,研　熟军一钱五分　台乌药一钱五分　怀牛膝三钱　枳壳一钱五分,炒　甘草一钱

引用郁李仁三钱研。

十一月初七日，张仲元、姚宝生看得垣大奶奶脉息左关沉弦，右寸关滑而近数。肝郁未和，气血凝滞。今议用和肝宣郁之法调治。

全当归四钱　酒芍四钱　醋元胡二钱,炒研　五灵脂三钱　川楝肉二钱,研　三棱三钱,醋炒　白蔻仁一钱,研　炒青皮一钱五分　醋川军一钱五分　炒栀二钱　广陈皮一钱五分　生粉草一钱

引用郁李仁三钱研。

2. 光绪三十二年正月

正月二十七日酉刻，姚宝生看得垣大奶奶脉息左关沉弦，右寸关滑而稍数。肝木欠舒，肺胃饮热上蒸，气道不畅，以致胁下串痛，不时呕吐。今用舒肝和胃宣郁之法调治。

生杭芍三钱　元胡三钱,炒研　淮牛膝三钱　青皮二钱,炒　云茯苓五钱　广皮三钱　焦茅术一钱五分　姜连二钱,研　炙紫朴二钱　枳实一钱五分,炒　炒槟榔三钱　甘草一钱

引用姜汁小半匙冲服。

3．光绪三十二年正月

正月二十九日，姚宝生看得垣大奶奶脉息左关沉弦，右寸关滑而稍数。肝木未舒，肺胃蓄有饮热，荣分已行。惟胁下尚觉串痛，仍不时呕吐，今用调中舒肝之法调治。

酒杭芍_{三钱}　香附_{三钱，炙}　乌药_{二钱}　青皮_{一钱五分，炒}　云茯苓_{四钱}　姜连_{一钱五分}　厚朴_{二钱，炙}　槟榔_{三钱，炒}　焦茅术_{一钱五分}　枳壳_{二钱，炒}　熟军_{三钱}　甘草_{一钱}

引用藿梗八分。

二月初一日姚宝生看得垣大奶奶照原方。

4．光绪三十二年二月

二月初二日，姚宝生看得垣大奶奶脉息左关沉弦，右寸关滑而稍数。中气稍和，呕吐见好。惟肝木未舒，胁下时作串痛。今用舒肝理气之法调治。

酒杭芍_{四钱}　元胡_{二钱，炒研}　淮牛膝_{三钱}　川芎_{一钱五分}　云茯苓_{四钱}　枳实_{一钱五分，炒}　炙厚朴_{二钱}　广砂_{一钱五分，研}　焦茅术_{一钱五分}　姜连_{一钱五分}　煨木香_{一钱五分}　甘草_{一钱}

引用佛手柑一钱。

5．光绪三十二年二月

二月初五日，姚宝生看得垣大奶奶脉息左关沉弦，右寸关缓滑。中气渐和。惟肝木欠舒，胸胁有时串痛。今用舒肝理脾之法调治。

焦酒芍_{四钱}　当归_{四钱}　炙香附_{三钱}　丹参_{三钱}　云茯苓_{四钱}　于术_{二钱，土炒焦}　焦枳实_{二钱}　乌药_{一钱五分}　祁艾炭_{三钱}　广砂_{一钱五分，研}　吴萸连_{一钱五分}　炙甘草_{一钱}

引用佛手柑一钱五分。

二月初六日，姚宝生看得垣大奶奶脉息左关稍弦，右寸关滑软，中气已和。惟肝木欠舒，脾土软弱。今用舒肝理脾之法调治。

焦酒芍_{四钱}　归身_{四钱}　炙香附_{三钱}　祁艾_{二钱，炒}　酒丹参_{四钱}　于术_{二钱，土炒}　云茯苓_{四钱}　广砂_{二钱}　萸连炭_{二钱，研}　乌药_{一钱五分}　法半夏_{一钱五分，研}　甘草_{一钱，炙}

引用乌梅肉一钱五分研。

初七日，姚宝生看得垣大奶奶脉息左关稍弦，右寸关滑软，中气已和。惟肝木欠舒，脾土虚弱，今用舒肝理脾之法调治。

焦酒芍_{四钱}　归身_{三钱}　炙香附_{三钱}　祁艾_{三钱，炒}　淮牛膝_{三钱}　丹参_{四钱}　云茯苓_{四钱}　于术_{二钱，土炒}　萸连炭_{二钱}　广砂_{一钱五分，研}　台乌药_{二钱}　炙甘草_{一钱}

引用乌梅肉二钱炒。

初八日，姚宝生看得垣大奶奶脉息左关稍弦，右寸关缓滑，中气已和。惟肝木未舒，脾土虚弱。今用舒肝理脾之法调治。

酒杭芍_{四钱}　当归_{四钱}　炙香附_{三钱}　青皮_{一钱五分，炒}　淮牛膝_{三钱，酒炒}　祁艾_{三钱，焦}　台乌药_{二钱}　于术_{一钱五分}　云茯苓_{四钱}　酒连_{一钱五分，研}　广木香_{一钱五分}　甘草_{一钱}

引用白蔻仁八分研。

初十日，姚宝生看得垣大奶奶脉息左关沉弦，右寸关滑软，中气已和。惟肝木未舒，胁下时化串痛。今用舒肝理脾之法调治。

酒杭芍_{四钱}　当归_{四钱}　炙香附_{三钱}　青皮_{一钱五分，炒}　淮牛膝_{三钱}　木香_{一钱五分}　祁艾炭_{三钱}　萸连_{一钱五分}　五灵脂_{二钱，炒}　茯苓_{四钱}　山楂肉_{三钱，炒}　甘草_{一钱}

引用白蔻仁二钱研。

十一日，姚宝生看得垣大奶奶脉息左关沉弦，右寸关缓滑。肝木未舒，胁下时作串痛。今用舒肝理脾之法调治。

酒杭芍_{四钱}　当归_{四钱}　五灵脂_{二钱，炒}　元胡_{二钱，炒研}　淮牛膝_{三钱}　青皮_{一钱五分，炒}　祁艾炭_{三钱}　枳壳_{二钱，焦}　云茯苓_{四钱}　厚朴_{一钱五分，炙}　山楂肉_{三钱，炒}　甘草_{一钱}

引用壳砂二钱研。

十二日照原方。

十三日，姚宝生看得垣大奶奶脉息左关沉弦，右寸关缓滑。肝木未舒，胁下有时作痛。今用舒肝理脾之法调治。

酒杭芍_{四钱}　当归_{四钱}　五灵脂_{二钱，炒}　香附_{三钱，炙}　淮牛膝_{三钱}　枳壳_{二钱，焦}　祁艾炭_{三钱}　厚朴_{一钱五分，炙}　炒神曲_{三钱}　黄连_{一钱五分，炒研}　盐缩砂_{二钱，研}　甘草_{一钱}

引用佛手柑一钱五分。

6. 光绪三十二年二月

二月十四日，姚宝生看得垣大奶奶脉息左关沉弦，右寸关缓滑，中气渐和。惟肝木尚有未舒，胁下时或串痛。今用舒肝理脾膏调治。

酒杭芍_{六钱}　当归_{八钱}　制香附_{八钱}　丹参_{六钱}　祁艾炭_{五钱}　抚芎_{四钱}　杜仲炭_{六钱}　黄连_{三钱，研}　炒神曲_{六钱}　缩砂_{五钱，研}　焦于术_{六钱}　木香_{四钱，研}

共以水煎透，去渣再熬浓汁，兑炼蜜收膏，每服一匙，白开水冲服。

二、痉病

玉贵人

1. 嘉庆朝

三月初六日，张自兴、栗世雄请得玉贵人脉息沉细无力。原系素有血枯筋挛之证，今又复夹痰，不时抽搐，胃气过虚，不能运化饮食，症势重大，恐其脱变，竭力议用养荣如圣饮，午晚二贴调治。

当归_{三钱}　抚芎_{一钱}　白芍_{二钱，炒}　熟地_{三钱，砂仁炒}　宣木瓜_{二钱}　柴胡_{八分，醋炒}　苦参_{一钱}　秦艽_{一钱五分}　羌活_{八分}　橘红_{一钱五分}　半夏_{一钱，炙}　茯神_{二钱}

引用赭石一钱煅，灯心一子。

2. 嘉庆朝

十九日，张自兴、钱松、薛文昱、刘德福请得玉贵人脉息和缓。原系血枯筋挛抽搐之证。用药以来，诸症已好。惟久病血虚，筋脉拘挛，一时难以痊愈。今议用益气养荣丸缓缓调理。

党参_{二两}　归身_{一两}　扁豆_{一两，炒}　柏子仁_{一两，炒}　黄芪_{二两，炙}　焦白芍_{八钱}　薏米_{一两，炒}　山药_{一两，炒}　白术_{一两，土炒}　大地黄_{二两，熟}　枣仁_{一两五钱，炒}　谷芽_{五钱，炒}　茯苓丁_{一两}　抚芎_{五钱}　茯神_{一两}　炙甘草_{三钱}

共为细末，炼蜜为丸，如桐子大，每服二钱，早晚服，白开水送下。共得丸一百三十二服。

3．嘉庆朝

二十日，张自兴、张永清请得玉贵人脉息虚数。原系气血两亏，筋挛之证。因节届霜降，旧症举发，以致不食少寐，时或积气抽痛，此由血不荣筋所致。时缓时复，恐其脱变，今议用益气养荣汤缓缓调理。

党参三钱　茯神三钱　白术二钱，土炒　归身三钱　熟地四钱　白芍二钱，炒　抚芎一钱五分　远志一钱，去心　牡丹皮一钱五分，炒　橘皮一钱五分　炙甘草五分

引荷蒂三个。

二阿哥福晋

嘉庆朝

初十日，张自兴、郝进喜请得二阿哥福晋脉息弦数。系肝胃不和，湿滞凝结之证，以致胸胁满痛，气促抽搐，夜不得寐。今议用清肝调气汤，午服一贴调治。

川郁金二钱　香附三钱，炙　槟榔二钱五分　醋青皮二钱　整瓜蒌三钱，打碎　姜连一钱五分　半夏曲二钱，炒　苏梗二钱　葛根二钱　枳实一钱五分，炒　沉香八分，研面冲服　橘皮一钱五分

引用六一散五钱。

三阿哥下大格格

嘉庆朝

十四日，钱松请得三阿哥下大格格脉息虚涩。系荣分不调，血热肝旺，胃火上冲之证，以致胃胁胀满，寒热往来，间有抽搐。宜用和肝养胃丸常服调理，方能渐缓。今暂用调荣疏肝汤，晚服一贴调理。

川芎一钱五分　当归三钱　茯神四钱　于术二钱，土炒　香附三钱，炙　缩砂一钱五分　枳壳一钱五分，炒　牛膝一钱五分　龟板三钱　丹参二钱　甘菊一钱，炒　郁金一钱五分

引用红枣二个，灯心一子。

十五日，三阿哥下大格格照原方晚服一贴。

常贵人

1．道光朝

二十九日，栾泰请得常贵人脉息滑而弦数。系肝虚饮热之证，以致胸满胁胀，口渴心悸，四肢抽颤。此由饮热内结，外受风凉所致。今用清肝化饮汤，晚服一贴调理。

柴胡二钱　川芎一钱五分　防风三钱　半夏二钱，制　赤苓五钱，块　橘皮二钱　黄芩三钱，炒　焦曲三钱　木通三钱　腹皮二钱

引用荷梗二尺。

三十日，栾泰请得常贵人照原方减去柴胡、防风，加川牛膝三钱、丹皮二钱。

2．道光朝

十一月初一日，栾泰请得常贵人脉息弦滑。原系肝虚饮热，筋脉不足之证，以致胸满胁胀，有时抽颤，喘促烦渴少寐。此皆虚饮上攻所致。然虚不可补之症，不能速效。今用和肝化饮汤，晚服一贴调理。

赤芍三钱，炒　二钱醋炒　川牛膝五钱　丹皮三钱　木通三钱　赤苓五钱，块　麦冬五钱，朱砂拌　山楂炭三钱

香附_{二钱, 醋制}　枳壳_{二钱, 炒}

引用桑枝五钱。

初二日，栾泰请得常贵人仍照原方加川楝子二钱，熟大黄二钱。

初三日，栾泰请得常贵人仍照原方晚服一贴。

初四日，栾泰请得常贵人仍照原方减去熟大黄，用生大黄二钱，晚服一贴。

3. 道光朝

初五日，栾泰请得常贵人脉息弦滑，诸症渐轻。惟肝虚血弱，下焦湿热壅遏，有时厥气上冲，胸胁胀满，癥瘕昏愦，足膝牵痛。今用和肝调气饮，晚服一贴调理。

香附_{二钱, 醋制}　赤芍_{三钱}　次生地_{五钱}　怀牛膝_{六钱}　麦冬_{五钱, 朱砂拌}　川楝子_{三钱}　木通_{三钱}　槟榔_{二钱, 炒}　青皮_{二钱, 醋炒}　焦曲_{三钱}

引用桑枝五钱。

初六日，栾泰请得常贵人仍照原方和肝调气饮，加半夏曲炒二钱，晚服一贴调理。

初七日，栾泰请得常贵人仍照原方和肝调气饮，减去川楝子，加归尾二钱，晚服一贴调理。

4. 道光二十五年十月

十月十八日，张世良请得常贵人脉息弦滑。系肝郁气滞，扶饮之证，以致胸膈满闷，手足癥瘕，两胁胀痛。此由气道壅遏所致。今用和肝调气饮，午晚二贴调理。

抚芎_{二钱}　当归_{三钱}　制香附_{三钱}　枳壳_{二钱, 炒}　萸连_{一钱}　青皮_{二钱, 炒}　厚朴_{一钱}　半夏曲_{三钱}　醋柴胡_{一钱五分}　生甘草_{一钱}　郁金_{一钱, 研}

引用荷梗一尺。

5. 道光二十五年十月

十月十九日，杨春请得常贵人脉息弦滑。系肝郁气滞，夹饮之证，以致癥瘕胁痛，胸膈胀满。今用舒肝调气饮，午晚二贴调理。

香附_{三钱, 炙}　萸连_{八分}　酒芩_{二钱}　青皮_{二钱}　柴胡_{一钱}　川郁金_{二钱}　枳壳_{二钱}　半夏_{二钱, 炙}　栀子_{二钱}　甘草_{八分}

引用荷梗二尺。

本日，常贵人用冰片五分。

二十日，张世良请得常贵人脉息弦滑。原系肝郁气滞，夹饮之证。昨服舒肝调气饮，癥瘕渐轻，气道稍和。惟饮滞未净，以致腹胁作痛，饮食懒思。今照原方加焦三仙各二钱，午晚二贴调理。

二十一日，杨春请得常贵人脉息弦滑。原系肝郁夹饮之证。服药以来，诸症渐减。惟饮滞未净，肝气不和，以致胁痛呕逆，胸满不寐。今照原方舒肝调气饮加陈皮二钱、白芍二钱，午晚二贴调理。

云贵人

道光三十年七月

七月二十八日，栾泰、纪振纲请得云贵人脉息弦滑。饮食精神平和。惟肝经郁结有热，筋脉有时掣动。今议用清肝饮一贴，匀二次服。

羚羊角_{二钱}　钩藤_{三钱}　川牛膝_{三钱}　紫草_{二钱}　川郁金_{一钱五分}　木通_{二钱}

引用活络丹半丸。

二十九日，栾泰、纪振纲请得云贵人脉息弦滑。饮食精神平和。惟夜间尚有抽掣。此由肝胆之中痰滞郁结未净，至夜气归五脏，则邪正交争而病作。然症在阴分，不可急攻，须用因势利导之法，缓为调治。今议用清肝饮一贴，匀二次服。

钩藤_{二钱}　羚羊角_{二钱}　僵蚕_{二钱}　山甲_{五分，研}　川郁金_{一钱五分}　陈皮_{二钱}

引用牛黄抱龙丸一丸冲。

八月初一日，栾泰、纪振纲请得云贵人脉息弦滑，夜间抽掣渐减。惟胆经络之中痰滞未净，肠中燥结。今议照原方清肝饮，改用山甲一钱，早服一捻金一钱五分调理。

初二日，栾泰、纪振纲请得云贵人脉息弦滑。夜间抽掣未作。惟肝胃不和，稍有饮滞。今议照原方清肝饮加减，午服一贴调理。

钩藤_{三钱}　羚羊角_{二钱}　川郁金_{一钱五分}　山甲_{一钱，制}　陈皮_{二钱}　半夏_{二钱}　茯神_{五钱}　腹皮_{二钱}

引用牛黄抱龙丸一丸冲。

四阿哥福晋

道光朝

十一日，栾泰、张世良请得四阿哥福晋脉息弦虚。原系肝阴素亏，卫任之脉闭塞。经期三个月未行，荣卫不利，则胃气滞，饮食艰于运化，以致上虚下闭，肝失所养，昏晕厥逆，甚则抽搐，血瘀中虚，补行皆碍。议用育神安胃饮，以防抽搐之变。

茯神_{四钱}　沙参_{三钱}　丹参_{二钱}　白术_{一钱五分，土炒}　麦冬_{三钱}　当归_{三钱}　白芍_{二钱，酒炒}　远志_{一钱}
桂心_{五分，研}　甘草_{一钱，生}

引用生姜三片、朱砂面三分冲服。

十二日，栾泰、张世良请得四阿哥福晋脉息弦虚。昨服育神安胃饮，夜间稍寐，饮食微进。今议照原方加沙参二钱、焦枣仁二钱，午服一贴调理。

瑾贵人

光绪朝

十一月十一日，张仲元请得瑾贵人脉息左关沉弦，右寸关沉滑，数象见缓。连日抽搐未作，腿膝酸麻见好，仍觉力软，谷食渐香。惟左胁稍有跳动，两胁微有串痛，稍有动作，即觉头晕。系由痰热未清，气滞血脉未和使然。今用调肝和脉清热饮，一贴调理。

当归身_{三钱}　次生地_{五钱}　生杭芍_{二钱}　竹茹_{二钱}　炙香附_{三钱}　广陈皮_{二钱}　煅赭石_{三钱}　牛膝_{二钱，淮}　朱茯神_{五钱}　南薄荷_{八分}　半夏曲_{二钱}

引用橘络二钱。

十一月十二日，张仲元请得瑾贵人脉息左关沉弦，右寸关滑缓。症势见好，左胁跳动渐止，头晕已轻。惟胃气欠和，中州气道未舒，以致胸膈稍闷，两胁微有串痛，稍有动作，仍觉腿膝力软。今用调肝和胃饮一贴调理。

当归身_{三钱}　次生地_{五钱}　生杭芍_{二钱}　竹茹_{二钱}　炙香附_{三钱}　川郁金_{三钱，研}　煅赭石_{三钱}　木瓜_{二钱}　朱茯神_{五钱}　焦谷芽_{三钱}

引用橘皮一钱五分。

珍贵人

光绪朝

光绪□年七月二十七日申刻，白文寿请得珍贵人脉息右寸关滑数稍浮，左寸关弦数。肝阴不实，气道欠畅，肺胃饮热，稍受风湿，以致周身筋脉抽掣，牵及腿膝疼痛，胸膈胁胀满，时作烦躁，谷食不香，夜不得寐。今用舒肝调气抾痛汤，外用熰熨之法调理。

醋柴胡﹍钱　薄荷﹍钱五分　炙香附﹍钱　郁金﹍钱，研　归身﹍钱　生地﹍钱，次　粉丹皮﹍钱　炒栀﹍钱　秦艽﹍钱　牛膝﹍钱　宣木瓜﹍钱　橘络﹍钱

引用乳香一钱、没药一钱。

垣大奶奶

光绪三十四年六月

六月初十日，戴家瑜看得垣大奶奶脉息左关弦数，右寸关滑缓。证系血不荣筋，偏头作痛，四肢抽痛。今用平木止抽之法调治。

柴胡﹍钱，醋炒　钩藤﹍钱　羚羊﹍钱　木瓜﹍钱　当归﹍钱　川芎﹍钱五分　杭芍﹍钱　桑寄生﹍钱　生地﹍钱

引用竹茹二钱、青枫藤一钱。

六月十一日，垣大奶奶照原方。

三、颤证

端康皇贵太妃（瑾妃）

宣统年间

四月十三日，石国庆请得端康皇贵太妃脉息左寸关弦涩而数。系心阴不足，血不荣筋，肝经气滞不畅，以致右手筋颤偶作，胸膈满胀，夜寐不实。今拟舒肝养血荣筋育神之法调理。

当归身﹍钱　远志﹍钱　益智仁﹍钱　夏曲﹍钱　炒杭芍﹍钱　川芎﹍钱　焦枣仁﹍钱　续断﹍钱　朱茯神﹍钱　陈皮﹍钱　朱麦冬﹍钱　杜仲﹍钱，炒

引用川郁金二钱研、炙甘草一钱、谷芽炭三钱。

四月十四日，石国庆请得端康皇贵太妃脉息左寸关弦涩而缓。系心阴微复，血气略亏，不能荣养筋络。肝经气滞未畅，右手筋颤见轻，神气见爽，眠寐觉实。今拟舒肝安神养血荣筋之法调理。

当归身﹍钱　远志﹍钱，朱拌　益智仁﹍钱　续断﹍钱　炒杭芍﹍钱　川芎﹍钱　焦枣仁﹍钱　杜仲﹍钱，炒　朱茯神﹍钱　陈皮﹍钱　朱麦冬﹍钱　制草﹍钱

引用川郁金二钱研、柏子仁三钱、谷芽炭三钱。

四月十五日，石国庆请得端康皇贵太妃六脉和缓，惟左关部弦涩，诸症见轻，心阴肝气稍有未和。以致右手筋络偶作振掣。今仍拟舒肝安神养血荣筋之法，一帖调理。

当归身﹍钱　远志﹍钱，朱拌　益智仁﹍钱　制草﹍钱　炒杭芍﹍钱　川芎﹍钱　柏子仁﹍钱　续断﹍钱　朱茯神﹍钱　陈皮﹍钱　焦枣仁﹍钱　杜仲﹍钱，炒

引用女贞子二钱、川郁金二钱研、谷芽炭三钱。

第六章　肾膀胱病证

一、淋证

循嫔

乾隆四十八年五月

五月初八日，罗衡、牛永泰请得嫔脉息弦数。系心脾积热移于膀胱，以致小关防频数赤少，四肢发热。今议用分清导赤饮调理。

车前子二钱　赤芍一钱五分　赤苓二钱　滑石三钱　木通二钱　小生地二钱　川草薢一钱五分　炒栀子二钱　木香八分,研　泽泻一钱五分　甘草梢一钱　酒军三钱

引用灯心五十寸、冬笋尖五个，午晚服。

初九日，嫔前方分清导赤饮二贴，午晚服。加苏叶一钱五分、薄荷七分。

本日，罗衡、沙成玺请得嫔脉息弦数。系心脾积热移于膀胱，以致小关防频数赤少，四肢发热。用药调治，脉息渐减。议仍用分清导赤饮调理。

五阿哥

1. 嘉庆二十三年四月

四月十六日，张桐舒请得五阿哥脉息弦滑。系肝胃湿热，以致小水涩痛，少腹作胀。今内用服清热导赤汤，外用盐葱熨法调理。

木通二钱　炒栀仁一钱五分　赤苓三钱　小生地二钱　甘草梢一钱　泽泻一钱五分

引用灯心五十寸。

2. 嘉庆二十三年四月

本日，张桐舒、赵璧请得五阿哥脉息弦滑。原系肝胃有热，以致小水不利，涩痛，少腹作胀。服过清热导赤汤，外用盐葱熨法，精神渐长。惟小水未通，今议用加味导赤汤，晚服一贴调理。

次生地二钱　木通一钱五分　炒栀子一钱五分　酒芩一钱五分　车前子一钱五分　赤苓三钱　云连八分　滑石二钱　淡竹叶一钱　甘草六分

引用灯心五十寸。

盐葱熨法方

食盐一两　葱白二两

炒热温熨。

二、癃闭

正白旗护军统领哈岱

乾隆朝

六月三十日，吏目臣李星耀、医士臣林昌谨奏，臣等于二十五日接李德晟奉旨：看正白旗护军统领哈岱之病，原系小水癃闭之证。由内蓄热未清，复因外感寒邪，以致身痛发热，口干烦躁，舌上焦胎，神气昏愦，脉息虚浮，病势可畏。今议用三黄石膏汤调治。谨此奏闻。

三黄石膏汤

黄连_{一钱}　黄芩_{二钱}　黄柏_{一钱}　石膏_{三钱，生}　淡豆豉_{一钱}　淡竹叶_{一钱}　甘草_{七分，生}

引加灯心五十寸。

三、腰痛

隆裕皇后

1. 光绪朝

十月二十八日，张仲元、佟文斌请得皇后脉息左关沉弦，右寸关滑而近数。气滞夹湿，流注腰间，以致腰际沉坠作痛，有时咳嗽口渴。谨拟疏气化湿之法，外用腾药调理。

炙香附_{三钱}　乌药_{三钱}　炒青皮_{三钱}　木香_{一钱五分，研}　当归尾_{三钱}　杭芍_{三钱}　盐黄柏_{三钱}　泽泻_{三钱}　川独活_{二钱}　秦艽_{三钱}　汉防己_{三钱}　甘草_{一钱}

引用怀牛膝三钱。

十月二十八日，张仲元、佟文斌谨拟皇后通气活络止疼熨药方。

独活_{五钱}　秦艽_{四钱}　木瓜_{六钱}　茅术_{四钱}　抚芎_{三钱}　归尾_{五钱}　木香_{三钱}　没药_{四钱}

共捣粗末，兑食盐八两，麸子一升，用陈醋拌匀，蒸极热，腾熨痛处。

十月二十九日，张仲元、佟文斌请得皇后脉息左关弦数，右寸关沉滑。腰痛渐轻，惟气滞未畅，湿热熏蒸。以致头闷微痛，咳嗽顿引腰痛。今议用通气清化之法调理。

炙香附_{三钱}　乌药_{三钱}　炒青皮_{三钱}　木香_{一钱，研}　南薄荷_{一钱五分}　甘菊_{三钱}　川独活_{一钱五分}　秦艽_{二钱}　怀牛膝_{三钱}　防己_{三钱}　炒栀子_{二钱}　甘草_{一钱}

2. 光绪三十四年十一月

十一月初一日戌刻，忠勋请得皇后脉息左关弦数，右寸关沉滑。良由肝阴不实，气道未畅，湿热下注，以致腰际坠痛，手间筋脉，午后作胀，有时咳嗽，夜寐不实，醒则汗出。谨拟养阴调肝化湿丸调理。

炙香附_{二钱}　骨皮_{三钱}　沙参_{四钱}　延胡_{一钱五分}　金毛狗脊_{三钱}　秦艽_{二钱}　盐柏_{二钱}　茅术_{二钱，炒}　怀牛膝_{三钱}　防己_{三钱}　独活_{二钱}　丹参_{三钱}

共研细面，炼蜜为丸。每丸重三钱，每早晚各服一丸，白开水送服。

珍妃

光绪朝

九月二十三日，刘玉璋请得珍妃脉息关滑而结，两尺无力。系属中焦气脉不得流通，腰间作痛。惟饮滞见轻。今拟用和胃理气汤调理。

焦三仙_{各二钱} 苍术_{三钱} 瓜蒌_{三钱} 薤白_{三钱} 广木香_{一钱五分，研} 法半夏_{二钱} 槟榔_{二钱} 枳实_{二钱} 白茯苓_{三钱} 橘红_{三钱} 金银花_{二钱} 泽泻_{二钱}

引用生姜三片、甘草一钱。

四、遗尿

李莲英

光绪朝

六月初四日，陈秉钧看得总管脉禀六阴。《太素》云：寿考之征。自春间至夏，湿热逗留，手足掌起瘰并不破碎，疼痛甚猛，现在次第平复，渐能行动。惟小溲太多，昼夜频数，且小腹时有进坠。显属膀胱勿约，肾失封藏。关系者又在口渴引饮，所谓饮一溲二，最宜调摄，拟清上固下。

台人参_{六分，另炖冲} 抱茯神_{三钱} 生白芍_{一钱五分} 西绵芪_{三钱} 花龙骨_{一钱五分，煅} 寸麦冬_{一钱五分，去心} 桑螵蛸_{一钱五分，蜜炙} 覆盆子_{一钱五分} 新会络_{五分} 兔丝子_{二钱} 川杜仲_{一钱，炒} 炙甘草_{四分}

引用湘莲肉七枚去心，西砂仁四分，丝瓜络二钱。酉初二刻十分煎药，酉正五分服药。

五、遗精、滑精

光绪皇帝

1．光绪朝

三月二十七日，李锡璋请得皇上脉息左关微弦，右寸关稍数。厥阴肝客于阴器，则梦接相火，鼓之致肾不闭藏，则遗。谨拟滋阴固肾汤调理。

桂枝_{一钱} 白芍_{一钱} 牡蛎_{一钱五分，煅} 蛤粉_{一钱五分} 芡实_{二钱} 甘草_{一钱}

引用生姜一片、红枣三枚。

2．光绪朝

四月二十三日，全顺请得皇上脉息左部沉弦，右寸关沉缓。肝肾不实，气息欠和，脾胃运化迟慢，以致胸旁脊间滞痛，项筋微痛，腰间有时流串，周身筋络欠和，足膝少力，下元虚弱，时或梦遗自泄。谨拟滋益肝肾清气之法调理。

白术_{三钱，炒} 茯苓_{三钱} 生地_{三钱，次} 生杭芍_{二钱} 杜仲_{二钱，炒} 橘络_{二钱} 青皮_{一钱} 桑寄生_{三钱} 川贝_{二钱，研} 山萸肉_{二钱，肉} 川牛膝_{一钱五分}

引用沙苑蒺藜二钱。

四月二十四日，全顺请得皇上脉息左关沉弦，右寸关沉缓。肝肾不实，脾胃运化迟慢，偶然受风，头觉微痛，胸旁脊间滞痛，项筋微痛，腰间有时流串，周身筋络欠和，足膝少力，下元虚弱，时或梦遗自泄。谨拟滋益肝肾清气之法调理。

白术三钱,炒　茯苓三钱　生地三钱,次　生杭芍二钱　杜仲二钱,炒　橘络二钱　青皮一钱　桑寄生三钱　川贝二钱,研　川牛膝一钱五分　沙苑蒺藜二钱

引用荆芥穗一钱。

四月二十五日，全顺请得皇上脉息左关沉弦，右寸关沉缓。肝肾不实，脾胃运化迟慢，胸旁脊背时作串痛，头觉微晕，周身筋络欠和，足膝少力，下元虚弱，时或梦遗自泄。今用滋益肝肾清气之法调理。

白术三钱,炒　茯苓三钱　桑枝三钱　桑寄生三钱　杜仲二钱,炒　橘络二钱　生地三钱,次　川牛膝一钱五分　菊花二钱　沙苑蒺藜二钱

引用鲜藕节一段。

3．光绪朝

四月二十日，全顺请得皇上脉息左部沉弦，右寸关沉缓。肝肾不实，脾胃运化迟慢，以致脊脊腰间串痛，倦则较甚，卧时仍重。呼吸咽唾牵掣亦痛。项筋微痛，两胁觉空，周身筋络欠和，有时腹痛，足膝少力，下元虚弱。时或梦遗自泄。谨拟滋益肝肾和络之法调理。

黄芪二钱　白术三钱,炒　熟地四钱　山萸肉二钱　杜仲二钱,炒　防风一钱　橘络二钱　桑寄生三钱　茯苓三钱　附子一分　五味子七粒

引用广砂五分研。

四月二十三日全顺请得皇上脉息左部沉弦，右寸关沉缓。肝肾不实，气息欠和，脾胃运化迟慢，以致胸旁脊间滞痛，项筋微痛，腰间有时流串，周身筋络欠和，足膝少力，下元虚弱，时或梦遗自泄。谨拟滋益肝肾清气之法调理。

白术三钱,炒　茯苓三钱　生地三钱,次　生杭芍二钱　杜仲二钱,炒　橘络二钱　青皮一钱　桑寄生三钱　川贝二钱,研　山萸肉二钱,肉　川牛膝一钱五分

引用沙苑蒺藜二钱。

四月二十四日，全顺请得皇上脉息左关沉弦，右寸关沉缓。肝肾不实，脾胃运化迟慢，偶然受风，头觉微痛。胸旁脊间滞痛，项筋微痛，腰间有时流串，周身筋络欠和，足膝少力，下元虚弱，时或梦遗自泄。谨拟滋益肝肾清气之法调理。

白术三钱,炒　茯苓三钱　生地三钱,次　生杭芍二钱　杜仲二钱,炒　橘络二钱　青皮一钱　桑寄生三钱　川贝二钱,研　川牛膝一钱五分　沙苑蒺藜二钱

引用荆芥穗一钱。

四月二十五日，全顺请得皇上脉息左关沉弦，右寸关沉缓。肝肾不实，脾胃运化迟慢，胸旁脊背时作串痛，头觉微晕，周身筋络欠和，足膝少力，下元虚弱，时或梦遗自泄。今用滋益肝肾清气之法调理。

白术三钱,炒　茯苓三钱　桑枝三钱　桑寄生三钱　杜仲二钱,炒　橘络二钱　生地三钱,次　川牛膝一钱五分　菊花二钱　沙苑蒺藜二钱

引用鲜藕节一段。

4．光绪朝

光绪□年四月二十三日，臣陆润庠请得皇上脉息左部寸关俱弦，右部亦见弦象。平时肝肾不足。近为风湿所阻，以致筋络不舒，时作疼痛，食物不化，梦遗滑泄，足膝软弱。

谨拟祛风逐湿兼顾肝肾本病，以冀速痊。

秦艽一钱　橘络一钱　沙苑蒺藜二钱　白术三钱　桑寄生三钱　桑枝三钱　茯苓三钱　兔丝饼二钱　杭菊花二钱

引用鲜藕节一段。

5. 光绪朝

五月十八日辰刻，庄守和、杨际和请得皇上脉息左寸关沉弦，重按力弱。右寸关沉滑力软，两尺细弱。肝旺脾弱，心肾两亏，阴虚肺燥，以致喉痒呛嗽，口内起有白泡，每遇多言气息作促，久坐腰酸腿膝疼痛，睡欠沉实，偶有滑精。手足发胀，不耐劳乏。今议用滋阴益肾健脾代茶饮调理。

熟地黄六钱，捣碎　麦冬四钱　云苓三钱　淮山药四钱，炒　芡实米三钱炒　莲蕊三钱　酒芩二钱　酒知母三钱　炒杭芍二钱　丹皮二钱　川贝二钱，研　炙甘草一钱　金毛狗脊三钱，制

水煎代茶。

五月十九日辰刻，庄守和、杨际和请得皇上脉息左寸关弦软近数，右寸关沉滑力弱，两尺缓软。夜寐较安。惟喉痒呛嗽，口干作渴，多言气怯，久立久坐则胸间气促，腰痛酸坠，腿膝骨间作痛，偶有不梦精遗。手足发胀，不耐寒热。睡不解乏，系由脾、肝、肾经三阴不足，肺燥湿盛使然。今议用照原方加减调理。

大熟地六钱，捣　麦冬四钱　云苓四钱　淮山药四钱，炒　盐杜仲三钱　牛膝三钱，淮　莲蕊三钱　芡实三钱，炒　补骨脂二钱，炒　丹皮二钱　炙甘草一钱　金毛狗脊三钱，炙

水煎代茶。

6. 光绪朝

四月初六日，庄守和、全顺请得皇上脉息左部沉弦，右寸关沉缓。禀赋不壮，肝肾不实，脾胃运化较慢，以致头觉稍晕，耳鸣目赤，项筋作痛，夜间醒时口燥舌干，脊骨疼痛。早晨四肢觉凉，足膝少力。膳后多步，食方消化，若卧片刻，食壅胸满。有时精滑自遗。谨拟滋益肝肾、强胃健脾之法调理。

大生地三钱　杭芍二钱，炒　山萸肉二钱　丹皮二钱　芡实米三钱，研　云苓三钱　淮山药三钱，炒　莲心一钱　霜桑叶三钱　甘菊二钱　薏苡米三钱，炒　炙甘草八分

引用核桃肉三钱。

四月初七日，庄守和、全顺请得皇上脉息左部沉弦，右寸关沉缓。禀赋不壮，肝肾不实，脾胃运化较慢，以致头觉稍晕，耳鸣目赤，项筋作痛微轻，夜间醒时，口燥舌干。脊骨疼痛，早晨四肢觉凉，足膝少力。膳后多步，食方消化，若卧片刻，食壅胸满。有时精滑，自遗大便觉滞。谨拟滋益肝肾、强胃健脾之法调理。

大生地三钱　杭芍二钱，炒　山萸肉二钱　丹皮二钱　芡实米三钱，研　云苓三钱　溏瓜蒌五钱　莲心一钱　霜桑叶三钱　甘菊二钱　薏苡米三钱，炒　炙甘草八分

引用核桃肉三钱。

四月初八日，庄守和、全顺请得皇上脉息左部沉弦，右寸关沉滑。禀赋不壮，肝肾不实，脾胃运化较慢，以致头觉稍晕，耳鸣目赤，项筋作痛微轻，夜间醒时口燥舌干，脊骨疼痛。早晨四肢觉凉，足膝少力。膳后多步，食方消化。若卧片刻，即觉胸满。时或嗳酸。有时精滑自遗，大便不畅。谨拟滋益肝肾、强胃健脾之法调理。

党参二钱　于术二钱，炒　杭芍二钱，炒　大生地三钱　芡实三钱，研　云苓三钱　薏米三钱，炒　溏瓜

蒌_{五钱}　桑叶_{三钱}　菊花_{二钱}　丹皮_{二钱}　炙甘草_{八分}

引用核桃肉三钱。

四月初九日，庄守和、全顺请得皇上脉息左部沉弦，右寸关沉滑。禀赋不壮，肝肾不实，脾胃运化较慢，以致头觉稍晕，耳鸣目赤，项筋作痛微轻，夜间醒时，口燥舌干，脊骨疼痛。早晨四肢觉凉，足膝少力。膳后多步，食方消化。若卧片刻，即觉胸满。时或嗳酸。有时精滑自遗，大便欠调。谨拟滋益肝肾、强胃健脾之法调理。

党参_{二钱}　于术_{二钱,炒}　杭芍_{二钱,炒}　大生地_{三钱}　芡实_{三钱,研}　云苓_{三钱}　薏米_{三钱,炒}　溏瓜蒌_{五钱}
桑叶_{三钱}　菊花_{二钱}　丹皮_{二钱}　炙甘草_{八分}

引用广皮一钱五分。

四月十一日，庄守和、全顺请得皇上脉息左部沉弦，右寸关沉滑。禀赋不壮，肝肾不实，脾胃运化较慢，以致头觉稍晕，耳鸣目赤，项筋作痛，周身气络串痛。夜间醒时口燥舌干，腰脊疼痛。早晨四肢觉凉，足膝少力。膳后多步，食方消化。若卧片刻，即觉胸满，时或嗳酸。有时精滑自遗，大便欠调。谨拟滋益肝肾、强胃健脾之法调理。

党参_{二钱}　杭芍_{二钱,炒}　杜仲_{三钱,炒}　大生地_{三钱}　香附_{二钱,炙}　云苓_{三钱}　薏米_{三钱,炒}　溏瓜蒌_{五钱}　桑叶_{三钱}　菊花_{二钱}　丹皮_{二钱}　炙甘草_{八分}

引用青皮一钱炒。

四月十三日，庄守和、全顺请得皇上脉息左部沉弦，右寸关滑缓。禀赋不壮，肝肾不实，脾胃运化较慢，以致头觉稍晕，耳鸣目赤，项筋作痛，两胁觉空，腰脊疼痛，口燥舌干。早晨手凉，足膝少力。膳后多步，食方消化。若卧片刻，胸满嗳酸。有时遗精，大便欠调。谨拟滋益肝肾、强胃健脾之法调理。

党参_{二钱}　云苓_{三钱}　薏米_{三钱,炒}　怀山药_{三钱,炒}　杜仲_{三钱,炒}　杭芍_{二钱,炒}　莲须_{三钱}　沙苑蒺藜_{三钱}　广皮_{一钱}　芡实_{二钱,炒研}　炙甘草_{八分}

引用霜桑叶二钱。

第七章 气血津液病证

一、内伤发热

循嫔

1. 乾隆四十八年六月

六月初三日，张肇基、姜晟请得嫔脉息弦数。原系血热湿热内盛，外受微凉。服疏解清热饮，外凉渐解。惟热犹盛，烦倦发热，胸闷身酸。今议用柴芍清热饮调理。

柴胡—钱五分　丹皮—钱五分　炒栀子—钱五分　黄芩—钱五分　生地三钱　木通—钱五分　猪苓—钱五分　泽泻—钱五分　当归—钱五分　赤芍—钱五分　香附二钱　苏梗—钱五分　甘草五分

引用生姜一片、灯心五十寸，一贴午服。

初四日，张肇基、姜晟请得嫔脉息弦缓。原系血分湿热内盛，外受微凉。服疏解清热饮，外凉已解，湿热渐减。惟烦倦身酸，时或发热，心悸懒食。今议仍用柴芍清热饮加减调理。减去木通、苏梗，加缩砂一钱五分、陈皮一钱五分。

嫔前方柴芍清热饮一贴。

2. 乾隆四十八年七月

七月三十日，张肇基、姜晟请得嫔脉息弦数。系荣分热盛，肝气不调，以致烦热，胸胁满闷，时或咳嗽。今议用清热和荣汤调理。

归尾三钱　赤芍—钱五分　生地三钱　桃仁二钱　红花—钱五分　元胡—钱　香附二钱　黄芩—钱五分　枳壳—钱五分　木通—钱五分　青皮—钱五分　地骨皮—钱五分

引用姜皮三片、灯心三十寸，一贴晚服。

八月初五日，嫔用清阴和荣丸十服，每服二钱。

十六日，嫔用清阴和荣丸十服，每服三钱。

3. 乾隆四十九年七月

七月初二日，张肇基、刘彬请得嫔脉息弦数。系荣分热盛，暑湿凝滞之证，以致头眩胁痛，发热烦躁，身肢酸软。今议用清荣和解汤调治。

银柴胡—钱五分　丹皮二钱　炒栀子—钱五分　当归二钱　赤芍—钱五分　黄连—钱　陈皮—钱五分　神曲—钱五分,炒　香附二钱,炒　枳壳—钱五分,炒　赤苓二钱　甘草八分,生　香薷—钱五分

引用姜皮二片、灯心五十寸，二贴，午晚服。

初三日，张肇基、刘彬请得嫔脉息弦数。系荣分热盛，暑湿凝结之证。服清荣和解汤，暑湿稍减。惟荣分热盛，头眩胁痛，发热烦躁。今议仍用清荣和解汤加减调理。

二阿哥下二格格

嘉庆二十一年五月

五月初五日，陈嘉善看得二阿哥下二格格脉息弦缓。系肝木乘脾，肝脾两亏之证，以致午后潮热，形瘦懒食。今用和肝理脾汤调治，晚服一贴。

醋柴胡_{八分} 白芍_{一钱五分，炒} 归身_{三钱} 茯苓_{三钱} 白术_{三钱} 橘皮_{一钱五分} 半夏曲_{二钱，炒} 缩砂_{八分，研} 丹皮_{三钱} 生地_{三钱，次} 甘草_{八分，生}

引用煨姜二片、薄荷四分。

初六日，商景霭、陈嘉善看得二阿哥下二格格脉息弦缓。系肝脾两亏之证，以致午后潮热，形瘦懒食。服过和肝理脾汤，寝寐稍安。今议仍用原方加减调理，晚服一贴。

醋柴胡_{八分} 白芍_{一钱五分，炒} 当归_{三钱} 生术_{三钱} 茯苓_{三钱} 半夏曲_{二钱，炒} 厚朴_{一钱五分，炙} 苏梗_{五分} 青皮_{一钱五分，炒} 黄连_{八分，研} 炒栀_{一钱五分，研} 丹皮_{二钱} 甘草_{八分，生}

引用薄荷四分。

初七日，陈嘉善看得二阿哥下二格格，照原方加减和肝理脾汤，一贴晚服。

初八日，陈嘉善看得二阿哥下二格格，仍照前方加减和肝理脾汤，一贴晚服。

全皇贵妃（全贵妃、孝全成皇后）

道光朝

二十四日，苏钰、郝进喜请得皇贵妃脉息滑缓。原系湿热停滞，荣分过期，腰腿酸痛之证。用药调治，诸症渐好，疼痛已止，荣分渐畅。惟上焦湿热过盛，有时发热口渴。今议用芩连四物汤，一贴调理。

次生地_{五钱} 当归_{三钱，炒洗} 赤芍_{二钱，炒} 川芎_{一钱} 酒连_{八分，研} 酒芩_{二钱} 丹皮_{二钱} 炒栀_{二钱，研} 醋柴胡_{一钱} 元胡_{三钱} 知母_{二钱，生} 花粉_{三钱}

引用益母草二钱。

本日，皇贵妃用代茶饮二分。

二十五日，苏钰、郝进喜请得皇贵妃照原方减去酒连二分，一贴。

本日，皇贵妃用代茶饮二分，缩砂一两。

慈禧太后

光绪朝

正月十六日，师大人带进汪守正、李德立、庄守和、李德昌，请得慈禧皇太后脉息虚弱而缓，脾胃气血久亏，肺金虚而增湿，以致痰咳头眩口渴，仍有酸甜黏沫，身肢发热，夜晚觉甚。昨热势微轻，今日精神即觉稍旺。是固肠之外，以退热为要义。议晚用秦艽扶羸丸二钱，明早服，照原方丸药二钱调理。

秦艽_{一钱} 炙鳖甲_{一钱} 银柴胡_{三分} 当归_{一钱，土炒} 紫菀_{一钱} 党参_{一钱} 法半夏_{一钱} 黄芪_{一钱五分}

各研细末，合匀，枣肉为丸，一丸重二钱，今晚进一丸，姜汤送服。

二、外感发热

光绪皇帝

光绪四年八月

八月初一日，张仲元、佟文斌请得皇上脉息左关弦数，右寸关滑数。营卫未和，里滞尚盛，以致发热口渴，腹中有时作痛，小水短赤，大便尚有黏滞，种种见症，无不由火郁结滞所致。经云：火郁发之，土郁夺之。依斯二者，循序调治，则日臻安康矣。谨拟清扬化滞之法调理。

葛根三钱　荆芥二钱　防风二钱　南薄荷二钱　羚羊二钱　花粉三钱　炒栀子三钱　条黄芩三钱　槟榔二钱　鸡金三钱　焦三仙各二钱　生粉草一钱

引用紫雪丹二钱煎。

三、血证

福嫔

1. 同治朝

三月初十日，李万清请得福嫔脉息浮弦而数。系肺胃痰热，外受风温之证，以致发热自汗，咳嗽气喘，吐痰带红，胸胁胀闷，咳则牵引胸中疼痛。此由痰火夹温，上舍于肺所致。今用清肺饮，晚服一贴调理。

荆芥二钱　前胡一钱　瓜蒌五钱　生地六钱　赤芍三钱　川郁金三钱　丹皮三钱　犀角一钱五分　侧柏叶三钱, 炭　浙贝三钱　杏仁三钱, 研　桃仁三钱, 研

引用藕节三枚，炒栀二钱。

2. 同治朝

十一日，李万清请得福嫔脉息弦数。昨服清肺饮，温气渐解。惟咳嗽气逆，有时痰涎带红，牵引胸胁作痛。今用清肺舒郁饮，午服一贴调理。

杏仁三钱　浙贝三钱　生地五钱　丹皮三钱　赤芍三钱　知母三钱　黄芩三钱　侧柏三钱, 炭　川郁金三钱　犀角一钱

引用藕节三个。

十二日，李万清请得福嫔脉息弦数。昨服清肺舒郁饮，表热已解。惟午后潮热，口渴咽干，身肢懒怠，咳嗽气逆，有时痰涎带红，懒食少寐。此由热阴虚，肺燥火烁所致。今照原方清肺舒郁饮加减，午服一贴，避风调理。

浙贝三钱　麦冬三钱　天冬三钱　桑皮二钱　枳实三钱　杏仁三钱　川军三钱　生地五钱　山楂六钱　桔梗三钱

引用藕节三个。

3. 同治朝

三月二十日，冯钰请得福嫔脉息弦滑。气道渐畅，惟肝肺不和，以致胸满咳嗽，有时见红。此由荣分余热未净所致。今用百合固金汤，今明各服一贴调理。

百合三钱　次生地八钱　元参五钱　川贝母三钱　桔梗二钱　麦冬五钱　当归三钱　白芍五钱　丹皮三钱　黄连一钱　甘草八分

引用梨汁二匙兑服。

本日，福嫔：当归二钱，白芷二钱，川芎二钱，防风二钱。

大公主

1. 同治朝

三月初六日，李德全请得大公主脉息滑缓。肺胃痰热未清，又兼伤风，以致咳嗽痰

红。今用清肺饮，今明各一贴调理。

犀角一钱　次生地三钱　杏仁一钱五分　前胡二钱　桑皮一钱五分　苏梗子一钱　苦梗一钱　浙贝二钱　蒌仁一钱五分　一捻金五分，冲

引用藕节五个。

本日，大公主：

石膏五钱　薄荷五钱　灯心五钱　竹叶五钱　菊花五钱　三仙饮一分

初八日，照原方今明各一贴。

初八日，大公主：

石膏五钱　薄荷五钱　灯心五钱　竹叶五钱　菊花五钱　三仙饮一分

2.同治朝

三月十一日，大公主脉息弦数。原系肺胃湿热，风邪客于阳明，面部疙瘩，两颧起癣，伤风咳嗽之证。服药以来，疙瘩尽消，癣亦渐愈，诸症俱好。惟血热逆行，天癸应至而冲任不通，以致鼻衄痰红。今用清肝凉血饮，午服一贴调理。

犀角一钱　羚羊一钱　次生地五钱　赤芍三钱　丹皮三钱　黄芩三钱　白茅根三钱　归尾三钱　红花二钱　桃仁二钱　军炭二钱　浙贝三钱

引用藕节五个。

十二日，照原方生地减去二钱，加槟榔三钱、木通二钱，午服一贴调理。

光绪皇帝

光绪朝

三月二十七日，薛福辰、庄守和、李德昌请得皇上脉息右寸关微浮带滑，余部平和。迩来咳嗽稍平，偶见血点，有时呕哕。自系湿饮伤脾，兼肺热所致。今议用清降肺胃，佐以泄湿之品，一贴调理。

制半夏三钱　橘皮一钱　苦桔梗一钱五分　桑白皮一钱五分，蜜炙　茅根一钱五分　侧柏叶二钱，炒　生地炭三钱　生甘草五分　地骨皮三钱　云苓三钱　前胡一钱五分　川贝母三钱，去心

引用蔻仁四分研冲。

瑾嫔（瑾妃）

1.光绪朝

三月初一日亥刻，李德昌请得瑾嫔脉息右关沉滑，左关弦滑，人迎浮数。系肝经有热，肺胃饮滞，外感风凉，客于肺俞，以致身肢发热，胸满欲呕，咳嗽痰涎，咳之不爽，带有血色。今用疏解理嗽饮，佐以清热和血之法调理。

前胡三钱　苏叶子三钱　桑皮三钱，炙　冬花三钱　郁金三钱，研　次生地五钱　炒栀子二钱　丹皮三钱　桔梗三钱　炒枳壳三钱　茯神四钱，朱染　广皮二钱

引用藕节三个。

三月初二日，李德昌请得瑾嫔脉息右寸关沉滑，左关弦而稍数。表凉解而血色渐止，夜寐安适。惟肺气不清，寒火不净，肝经少有浮热，胃经湿饮尚盛，以致胸膈膨闷，咳嗽痰涎，咳之不爽，声重微呛。今用理嗽清肺化饮汤，一贴调理。

前胡三钱　苏叶子三钱　桑皮三钱，炙　冬花三钱　橘红二钱　炒枳壳三钱　桔梗三钱　炒栀二钱

半夏一钱五分，片炙　　青竹茹二钱　　甘草五分

引用广木香五分研。

2．光绪朝

五月初六日亥正，李德昌请得瑾嫔脉息右关滑数，左寸关稍弦而数。系肝胃有热，停蓄水饮，以致头晕心跳，胸闷发热，唾有血色。今用清热化饮汤，一贴调理。

甘菊二钱　　桑叶二钱　　朱茯神三钱　　广皮二钱　　炒栀子二钱　　香附一钱五分，炙　　益元散三钱，煎　　茅根三钱

引用牛膝二钱。

五月初七日，李德昌请得瑾嫔脉息右关沉滑而数，左寸关弦而兼数。肝胃有热，湿饮尚盛，以致胸闷心跳，两胁胀痛，食少饮多。动则头目眩晕，膈间发热，时或唾有血色。总由湿郁生热，热伤血络，肝阳上升，月事不调所致。今用清肝化饮汤，佐以调气和血之法，晚服一贴调理。

甘菊二钱　　桑叶二钱　　朱茯神三钱　　广皮二钱　　炒栀子二钱　　丹参二钱　　细生地五钱　　青皮二钱，炒　　郁金二钱，研　　木香一钱，研　　益元散三钱，煎　　牛膝二钱

引用泽兰叶二钱。

五月初八日，李德昌请得瑾嫔脉息右关沉滑，左寸关弦数。肝热渐清，症势亦减。惟湿热尚盛，气血欠调，以致有时头晕心跳，胁肋偶或胀痛。今用调肝清热化饮汤，晚服一贴调理。

甘菊一钱　　广皮二钱　　朱茯神三钱　　炒栀子二钱　　丹参二钱　　次生地五钱　　焦白芍一钱五分　　抚芎二钱　　木香一钱，研　　条芩三钱　　益元散三钱，煎

引用泽兰叶二钱。

宣统皇帝

宣统年间

正月初三日卯刻，赵文魁请得皇上脉息左寸关沉弦近数，右寸关沉滑。心肝蕴热未净，肺气亦欠清和，以致痰中见红，时作咳嗽。拟用加味犀角地黄汤调理。

生地炭各三钱　　杭芍三钱　　元参四钱　　丹皮三钱　　犀角尖四分，先煎　　黑栀子三钱　　黄芩二钱　　浙贝二钱，研　　侧柏炭一钱　　茅根一钱五分　　瓜蒌四钱

引用鲜藕节三个。

裕庚妻

光绪二十九年九月

九月初一日，庄守和看得裕庚之妻脉息左寸关弦数，右寸关滑数。心肝急火，胃阳饮热熏灼，以致头疼胸痛。今已见轻。惟右胁隐隐作痛，有时呕吐，痰涎带有鲜血，谷食不香。今用平肝清热凉血化饮之法调治。

生地炭三钱　　黑栀二钱　　白茅根三钱　　橘红二钱　　川郁金二钱　　杭芍三钱，炒　　粉丹皮二钱　　枳壳二钱，炒　　炒侧柏二钱　　茯神三钱　　荷叶炭三钱　　竹茹二钱

引用灯心一子。

慈禧太后

1. 光绪朝

正月初八日，庄守和、张仲元、姚宝生请得皇太后脉息左寸关弦而稍数，右寸关滑而近数。肝胃不清，阴分郁热，以致眼目发眩，脊背作烧，大关防便血紫黑。谨拟清热化郁之法调理。

焦栀子一钱五分　子芩一钱五分，酒炒　酒军炭一钱五分　通草八分　瓜蒌二钱，研　广皮一钱　生甘草六分

引用鲜藕二两切片研，鲜芦根二支切碎。

2. 光绪朝

正月初八日申刻，张仲元、姚宝生请得皇太后脉息左寸关弦而稍数，右寸关滑而近数。阴分郁热稍见轻减，惟肠胃余热未清，以致脊背发热，腹中微痛，大关防见有紫黑血块。谨拟清热宣郁之法调理。

酒生地二钱　酒芩一钱　通草八分　广皮八分　粉丹皮一钱五分　甘草六分

引用鲜藕一两切片研，鲜芦根二支切碎。

四、积聚

扎萨克喇嘛沙隆堪布

乾隆十四年十一月

十一月二十日，太医院左院判臣陈止敬、御医臣徐恒泰谨奏，奉旨看得扎萨克喇嘛沙隆堪布。病系积气疼痛之证。由于痰凝气聚，右胁内坚硬有块，牵引少腹攻痛，已经数日，饮食懒少，身酸倦软。臣等议用二香分气汤调治。谨此奏闻。

香附一钱，酒炒　木香七分，研　枳壳二钱，炒　瓜蒌仁一钱五分　广皮一钱　半夏一钱，制　茯苓一钱　白芥子一钱二分，炒　山楂二钱　片姜黄一钱　甘草五分，炙

引用生姜一片。

奏事总管王常贵等奏过。奉旨：知道了。

彤贵人

1. 道光朝

十三日，赵士林请得彤贵人脉息浮滑。原系肝郁夹饮，感受风凉之证。昨服疏解定痛汤，表邪微解，胸痛稍缓。惟中脘素有痞块，攻胃作呕，有牵引腰胁酸痛。此由湿热凝结所致。今用清解化饮汤，午晚二贴调理。

羌活二钱　防风二钱　柴胡二钱　赤苓块四钱　黄连一钱　厚朴二钱　青皮二钱　小枳实二钱　槟榔三钱　焦山楂五钱

引用生姜三片。

2. 道光朝

十四日，赵士林请得彤贵人脉息弦滑。昨服清解化饮汤，表邪渐解，惟饮热凝结，气道不舒，以致痞块动转，痛无常处，牵引腰胁酸胀。此由肝郁过盛所致。今用舒郁调中汤，午晚二贴调理。

醋柴胡二钱　　当归三钱　　香附三钱，炙　　元胡三钱，炒　　萸连一钱　　白芍三钱　　青皮三钱，炒　　乳香一钱　酒军一钱五分　　没药一钱　　小枳实三钱，研　　焦曲三钱，研

引用荷梗一尺。

3．道光朝

十五日，赵士林请得彤贵人脉息沉弦。昨服舒郁调中汤，胸间气道渐通。惟胁下痞块牵引四肢，腰腹抽痛。此由饮滞过盛，凝结经脉所致。今用和肝化滞汤，午晚二贴调理。

醋柴胡一钱五分　　当归五钱　　焦白芍三钱　　牡丹皮二钱　　萸连一钱　　酒军二钱　　元胡索三钱，醋炒　　香附三钱，醋制　　小枳实二钱，炒研　　青皮二钱，炒　　次生地三钱　　抚芎一钱五分

引用荷梗一尺。

4．道光朝

初六日，赵士林请得彤贵人脉息沉滑。服药以来，症势渐轻，荣分方行。惟肝阴素虚，湿热尚盛，以致懒食少寐，有时痞块凝结，腰腹胀痛。今用和肝化饮汤，午晚二贴调理。

当归四钱　　赤芍三钱，炒　　抚芎一钱五分　　生地炭四钱　　赤苓块三钱　　青皮二钱，炒　　白术二钱，土炒　　元胡三钱，醋炒　　香附三钱，制　　怀牛膝三钱　　焦山楂三钱　　六一散三钱

引用荷梗一尺。

佳贵人

道光二十六年六月

六月十七日，赵士林请得佳贵人脉息弦滑。昨晚服清热调中汤，里滞已行，胸胁痛止。惟有时寒热似疟，腹中痞块胀痛。此由湿饮过盛，凝结经脉所致。今用调中化痞汤，午晚二贴调理。

醋柴胡一钱五分　　当归尾三钱　　赤芍药二钱，炒　　丹皮二钱　　元胡索三钱，炒　　槟榔三钱，炒　　香附三钱，制　小枳实二钱，研　　五灵脂一钱，研　　生蒲黄一钱，煎

引用荷梗一尺。

玫妃

同治六年

七月二十三日，李德立请得玫妃脉息沉弦。系气饮里结成积气之证，以致左胁饮积攻冲，懊恼冷汗，身凉肢颤。今用调气化饮汤，今明后各服一贴。另配和肝消积丸，常服调理。

制香附三钱　　青皮二钱，炒　　萸连一钱　　苍术二钱，炒　　川郁金三钱　　赤芍二钱，炒　　三棱二钱，炒　　木通二钱　　煅赭石四钱　　甘草一钱

引用当归三钱。

本日，李德立请得玫妃：和肝消积丸，共得二十二服。

制香附一两　　青皮八钱，炒　　萸连四钱　　煅赭石六钱　　川郁金八钱　　苍术八钱，炒　　三棱八钱，醋炒　白芥子六钱　　石决明八钱，生　　当归八钱　　白芍八钱，炒　　木通六钱

共研细末，水丸，绿豆大，每服二钱五分，白水送下。

本日，玫妃：灯心七钱，腹皮一两，薄荷六钱，橘红五钱，水葱五钱，菊花五钱，三

仙饮一分，益元散二钱一包，共十包。

五、厥闭证

定贵人

乾隆二十二年十二月

十二月初三日寅刻，崔文光、王世安请得定贵人脉息弦滑。原系痰热上冲，气闭作抽之证，以致舌强、咬牙、烦躁、神志不清。昨服育神化痰汤，症势时缓时复。今议用清热化痰汤，早服一贴调理。

瓜蒌三钱　半夏二钱　钩藤三钱　天麻一钱五分　竹茹三钱　羚羊一钱五分　桔梗二钱　麦冬四钱　橘红三钱　僵蚕三钱

引用荷梗一尺。

禄贵人

乾隆四十九年九月

九月初二日，张肇基、李德宣请得禄贵人脉息细涩，系气虚痰厥之证，以致迷晕不省人事。服苏合丸神识渐清。惟气弱身软，时或迷晕，痰热犹盛。议用育神化痰汤调理。

茯神三钱　远志一钱五分　白术二钱，土炒　橘红一钱五分　半夏二钱，制　白芍一钱五分，炒　扁豆四钱，炒　泽泻一钱五分　枣仁一钱五分，炒黑　炙甘草一钱

引用建莲肉三钱、生姜二片，晚服。

同治皇帝

同治朝

同治□年十月三十日寅刻，王允之请得皇上脉息弦软而虚。原系因病致弱，气不化饮之证。今忽然气道梗阻，有似厥闭之象。病势重大，气体太虚。今用助气化饮汤，早服一贴调理。

沙参五钱　麦冬五钱　伏龙肝五钱　枇杷叶二钱　白薇二钱　陈皮二钱　五味子四分　柏仁霜二钱

引用一捻金六分冲服。

瑾妃

光绪朝

十月二十九日戌刻，张仲元、聂鸿钧、周鹤龄请得瑾妃脉息左关弦细，右寸关沉伏。抽搐未止，痰涎壅盛，气息尚闭，神识不清，仍觉筋惕肉颤，症势见重。今议用调肝化痰止抽之法调理。

炙香附三钱　川郁金三钱，研　煅赭石三钱　乌药三钱　天竺黄三钱　天南星三钱，炙　秦艽三钱　青皮三钱，炒　南薄荷一钱　钩藤三钱　青枫藤三钱　橘红二钱

引用琥珀抱龙丸一丸煎。

六、痰饮

定贵人

乾隆二十年十一月

十一月二十六日，周龙章请得定贵人脉息弦滑。系气滞痰饮之证，以致胸膈满闷，四肢酸痛，烦躁少寐，口渴头眩。此由痰热郁结所致。今用调气化痰汤，午晚二贴调理。

橘皮一钱　半夏二钱，炒　厚朴二钱，姜炙　茯苓四钱，研　苏梗一钱　枳壳一钱，炒　香附二钱，醋炒　黄连四分　山楂二钱　腹皮二钱　缩砂五分　甘草五分

引用生姜三片。

十一阿哥福晋

乾隆五十三年二月

二月二十二日，王诏恩请得十一阿哥福晋脉息沉滑。系饮热有痰之证，以致头闷身酸，咳嗽胸满，胃有时痛，四肢酸懒。今用清热化饮汤调理。

苏梗一钱　半夏二钱，制　陈皮一钱五分　杏仁二钱，研　前胡一钱　茯苓一钱　焦曲三钱　枳壳一钱五分，炒　香附三钱，醋炒　缩砂一钱五分，研　南查二钱，微炒　甘草五分，生

引用生姜一片、灯心一束，二贴，今晚明早。

二十三日，王诏恩请得十一阿哥福晋脉息沉滑。原系饮热痰盛之证，以致头闷身酸，咳嗽胸满〔中残〕。

苏叶一钱　半夏二钱　藿香叶一钱五分　陈皮一钱五分　杏仁二钱　枳壳一钱五分　香附三钱　柴胡一钱　前胡一钱　桔梗一钱五分　黄芩一钱　甘草五分　焦曲二钱

引用荷叶梗七寸、生姜三片。

彤贵人

1．道光朝

二十一日，刘焕章请得彤贵人脉息浮弦。系肝胃气道不和，痰饮受凉之证，以致头闷胸满，周身酸痛。今用清解化饮汤，晚服一贴调理。

苏梗叶一钱五分　香附三钱　厚朴三钱　白芷一钱五分　羌活二钱　橘皮一钱五分　壳砂二钱，炒　半夏一钱五分　焦曲三钱　甘草六分，生

引用生姜二片。

2．道光朝

二十二日，刘焕章请得彤贵人脉息弦滑。原系肝胃气道不和，痰饮受凉之证。昨服清解化饮汤，表凉已解，痰饮渐减。惟肝经气道未和，以致胸满、身软、懒食。今用和肝化饮汤，午晚二贴调理。

醋柴胡一钱五分　半夏一钱五分，炙　赤苓三钱　焦曲三钱　橘皮一钱五分　制香附三钱　青皮一钱五分　厚朴二钱　焦栀子二钱　竹叶二钱　甘草六分，生

引用荷梗一尺。

3．道光朝

二十三日，刘焕章请得彤贵人脉息沉弦。用药调治，诸症俱减。惟气道未畅，饮热渐清，以致身软懒食，有时胸满。今用香砂和中饮，午服一贴调理。

香附三钱，炙　壳砂三钱　炒栀子三钱　竹茹三钱　苏梗二钱　橘皮一钱五分　花粉三钱　赤苓三钱　厚朴三钱　半夏一钱五分　焦曲三钱　甘草六分，生　青皮二钱

引用荷梗一尺、灯心二束。

4．道光朝

二十四日，刘焕章请得彤贵人脉息沉弦。诸症俱减，气道稍有未和。惟膈间痰热不清，以致胸闷懒食，夜间得少寐。今用清热化痰汤，午服一贴调理。

姜连一钱　橘红二钱　赤苓三钱　香附三钱，炙　炒栀子三钱　半夏一钱五分，炙　桔梗二钱　茯神三钱　瓜蒌四钱　竹茹三钱　焦曲三钱　甘草四分，生　胆星一钱五分

引用灯心二束。

二十五日，刘焕章请得彤贵人脉息沉弦，诸症俱减。气道稍有未畅，痰热渐清，以致胸闷懒食，夜间少寐。昨服清热化痰汤。今照原方减去香附，加枳实一钱五分，午服一贴调理。

二十六日，刘焕章请得彤贵人脉息沉弦。昨服加减清热化痰汤，气道已和。惟身软、胸闷、懒食，夜间少寐。今照原方加黄芩二钱，午服一贴调理。

恬嫔

道光朝

十一月十三日，栾泰请得恬嫔脉息滑缓，诸症俱减。惟痰滞未清，以致胸膈满闷，心悸懒食，肢体酸倦。今用和胃化痰汤，晚服一贴调理。

桔梗三钱　半夏三钱，制　瓜蒌五钱　杏仁二钱，研　茯苓四钱，块　熟大黄二钱　元明粉二钱，煎　焦曲三钱　枳实二钱，炒　陈皮二钱

引用竹茹二钱。

十一月十四日，栾泰请得恬嫔脉息滑缓，诸症俱减。惟痰滞未净，以致胸膈满闷，恶心懒食。今照原方和胃化痰汤，再加瓜蒌二钱、熟大黄一钱，晚服一贴调理。

十一月十五日，栾泰请得恬嫔脉息滑缓，诸症俱减。惟肺胃不清，尚有痰热。今照原方和胃化痰汤，加桑皮四钱，晚服一贴调理。

珍贵人

光绪朝

光绪□年七月初一日，冯盛化请得珍贵人脉息左寸关沉弦而数，右寸关滑数。暑邪见解，湿热未清，气道尚滞，兼有痰饮见症。胸膈仍闷，头痛眩晕，舌本犹强不能言语，身肢酸沉，谷食不香。今用调气清热化痰汤调理。

菖蒲二钱　橘红一钱五分　台乌二钱　木香一钱五分，煨　酒芩二钱　炒栀子二钱　瓜蒌二钱，仁　枳壳三钱，炒　青皮二钱　赤苓三钱　浙贝三钱，研　知母二钱

引用茅术二钱、焦三仙各二钱。

七、悬饮

十五阿哥福晋

乾隆朝

六月二十三日，姜晟看得十五阿哥福晋脉息沉弦。系气道不和，内停饮热，以致胸膈胀满，攻冲疼痛。今用正气导饮汤调理。

藿香一钱五分　厚朴二钱　陈皮一钱五分　青皮一钱五分　大腹皮一钱五分　苏梗一钱　赤苓一钱五分　苍术一钱五分，炒　木香一钱，研　槟榔一钱五分　滑石二钱　甘草八分，生

引用生姜三片、红枣三枚，二贴午晚服。

二阿哥福晋

1. 嘉庆二十一年九月

九月十七日，傅仁宁、陈嘉善请得二阿哥福晋脉息弦数。系饮热感寒之证，以致胸闷头眩，腰膝酸软。议用四七化饮汤调理。

苏梗二钱　半夏曲三钱，炒　厚朴二钱，炙　赤苓三钱　枳壳一钱五分　桔梗一钱五分　黄芩二钱　黄连一钱　山栀二钱，生　焦山楂三钱　槟榔二钱　青皮二钱，炒

引用生姜三片、灯心一束。

2. 嘉庆朝

二十七日，陈昌龄请得二阿哥福晋脉息弦数。系内停饮热，外受风凉之证，以致胸胁胀满，遍身疼痛，口渴不服。昨服正气化饮汤，风凉渐解。惟膈间气滞不畅，此由饮滞过盛所致。今用四七导滞汤，午服一贴调理。

苏梗二钱　半夏二钱，炙　厚朴二钱，炒　茯苓三钱　瓜蒌三钱　青皮一钱五分　橘红二钱　枳壳一钱五分，炒　郁金一钱五分　酒军二钱　醋芍一钱五分　元胡一钱五分，炒

引用荷叶梗一尺。

二阿哥大侧福晋

嘉庆二十四年闰四月

闰四月二十八日，王泽溥请得二阿哥大侧福晋脉息浮滑。系内停饮滞，外受微凉之证，以致胸膈满闷，恶心懒食。今用正气化饮汤，晚服一贴调理。

藿香一钱五分　苏梗一钱五分　半夏二钱，炙　陈皮一钱五分　枳壳二钱，炒　厚朴二钱，炒　缩砂一钱　焦曲三钱　焦山楂三钱　麦芽三钱，炒　甘草五分，生

引用生姜三片。

全嫔（孝全成皇后）

道光朝

十一月二十六日，郝进喜请得全嫔脉息沉缓。系湿饮凝滞，受凉之证，以致胸满胀

174

痛，周身酸懒。今用五积散丸三钱，荷梗煎汤送下调理。

二十七日，郝进喜请得全嫔脉息弦数。系湿饮凝滞，受凉之证，以致胸满胀痛，周身肿痛，发热口渴，夜不得寐。今用当归拈痛汤，午晚二贴调理。

羌活_一钱五分_　独活_一钱_　防风_一钱五分_　猪苓_一钱五分_　泽泻_二钱_　当归_二钱_　苍术_一钱，炒_　茵陈_二钱_　酒芩_二钱_　花粉_二钱_　葛根_二钱_　甘草_五分，生_

引用生姜二片。

琳贵妃

1. 道光朝

十二日，琳贵妃用金衣祛暑丸十丸，麦冬五钱。

十三日，栾泰、曹宗岱请得琳贵妃脉息滑紧。系肝胃不和，饮滞结于胸膈之证，以致胸胁疼痛，内热作渴，少寐懒食，腹中胀满。今议用和肝化饮汤，晚服一贴调理。

香附_三钱，炙_　壳砂_一钱_　枳壳_二钱_　川郁金_二钱_　茯苓块_三钱_　腹皮_二钱_　焦曲_三钱_　橘皮_二钱_　白蔻_五分_　焦山楂_二钱_

引用荷梗一尺。

十四日，栾泰、曹宗岱请得琳贵妃脉息浮紧。原系胸胁胀痛之证。昨服和肝化饮汤，胸膈疼痛渐轻，惟胁肋牵引作痛。此由肝气不和，饮滞未清所致。今议照原方加厚朴二钱五分，午服二贴调理。

本日，琳贵妃用清麟丸二钱。

2. 道光朝

十五日，栾泰、曹宗岱请得琳贵妃脉息弦滑。原系饮滞郁结之证。昨服和肝化饮汤，气道渐开，惟饮滞尚盛。以致腹胁痛满，二便不利。今议用加减和肝化饮汤，午晚二贴调理。

制香附_二钱_　枳壳_三钱，炒_　青皮_二钱，炒_　砂仁_一钱，研_　厚朴_二钱_　赤苓块_四钱_　泽泻_三钱_　大腹皮_二钱_　火麻仁_三钱_　熟大黄_二钱_

引用荷梗一尺。

本日，琳贵妃用麦冬五钱。

彤贵人

道光二十八年八月

八月二十二日，纪振纲请得彤贵人脉息弦滑。系肝郁气滞，夹饮之证，以致胸满胁胀，牵引周身酸痛，懒食少寐。此由饮滞凝结气道不开所致。今用舒郁化饮汤，午服一贴调理。

醋柴胡_一钱五分_　香附_三钱_　枳壳_三钱_　青皮_三钱_　木香_八分，研_　川芎_二钱_　橘红_二钱_　赤苓_三钱，块_　腹皮_三钱_

引用荷梗一尺。

大阿哥福晋

1. 道光朝

十四日，骆师崇请得大阿哥福晋脉息弦数。系肝胃热盛，郁结停饮之证，以致胸胁作痛，身体酸软，小水短少。今用香砂四七汤，午晚二贴调理。

香附三钱,炙　缩砂一钱五分　苏梗二钱　厚朴二钱　赤苓三钱　半夏一钱五分　陈皮二钱　抚芎一钱五分　木通二钱　甘草八分,生

引用荷梗一尺、灯心一子。

2. 道光朝

十五日，陈昌龄、孔毓麟、郝进喜请得大阿哥福晋脉息弦数。系肝胃热盛，郁结停饮之证，以致胸膈满闷，腿膝酸痛。此由湿热凝结经络，气道不通所致。今议用除湿拈痛汤，午晚二贴调理。

赤苓三钱　橘皮二钱　苦参二钱,酒炒　泽泻三钱　防己二钱　当归三钱,酒洗　独活二钱　木通一钱五分　川芎一钱五分　牛膝二钱,酒洗　茵陈三钱,酒炒　酒军一钱五分　六一散三钱

引用木瓜三钱。

十六日，陈昌龄、孔毓麟、郝进喜请得大阿哥福晋脉息弦滑。系肝胃热盛，郁结停饮之证。昨服除湿拈痛汤，腿痛稍减。惟胸膈满闷，此由湿饮尚盛所致。今议用除湿化饮汤，午晚二贴调理。

赤苓三钱　苍术一钱五分,炒　羌活一钱五分　茵陈二钱,炒　泽泻二钱　橘皮二钱　酒苓二钱　枳壳二钱,炒　葛根二钱　半夏曲三钱,炒　木通二钱　桔梗二钱　六一散三钱

引用姜皮一片、灯心一束。

玫妃

同治六年

二十一日，冯钰请得玫妃脉息弦滑。表凉已解，暑邪渐减。惟中州气道不畅，湿饮尚盛，以致胸满，中脘隐隐作痛，左胁微痛，夜不安寐。今用和肝化饮汤，午服一贴调理。

当归三钱,酒洗　白芍二钱,炒　黄连八分　于白术二钱,炒　茯苓三钱,赤　泽泻四钱　猪苓三钱　木香八分　六一散二钱

引用荷梗二尺。

二十二日，照原方减去白术，加酒军三钱、枳壳三钱、焦三仙各二钱，午服一贴调理。

祺妃

1. 同治朝

十八日，李万清请得祺妃脉息浮弦而滑。系内有饮滞，外受风凉之证，以致恶寒发热，胸胁胀闷，牵引刺痛，心悸懊恼，呕恶懒食，咽喉疼痛。今用疏解化饮汤，午服一贴调理。

荆芥二钱　苏叶二钱　桔梗二钱　青皮三钱　茯苓三钱　半夏三钱　陈皮三钱　牛蒡二钱　木香一钱　缩砂二钱　苍术三钱　厚朴三钱

引用焦三仙各三钱，生姜五片。

2．同治朝

十九日，李万清请得祺妃脉息浮弦而滑。昨服疏解化饮汤，风凉微解，表症稍减。惟胸胁胀闷，心悸懊侬，呕恶懒食，夜间少寐。此由湿饮过盛，壅郁心脾所致。今用调胃化饮汤，午服一贴调理。

橘皮_二钱_　半夏_二钱_　茯苓_三钱_　党参_三钱_　白术_二钱，炒_　生者_二钱_　苍术_二钱，炒_　厚朴_二钱_　木香_八分_　缩砂_一钱_　炒三仙_各三钱_　甘草_一钱_

引用生姜五片。

二十日照原方，午服一贴调理。

本日，祺妃：麦冬五钱，灯心三钱。

第八章　经络肢体病证

一、头痛

循嫔

乾隆四十四年十二月

十二月初七日，罗衡、张淳请得嫔脉息弦数。系肝热冲肺，气道不舒之证，以致头痛咽痛，烦渴懒食。议用清肝平肺汤调理。初八日减去牛蒡、赤芍，加香附一钱五分，神曲一钱五分。

柴胡一钱五分　薄荷一钱　酒芩一钱五分　枳壳一钱五分　桔梗一钱五分　栀仁一钱五分　元参一钱五分　花粉一钱五分　连翘一钱五分　牛蒡子二钱　赤芍一钱五分　甘草五分

引用荷蒂二个，午服。

初八日、初九日，嫔用前方清肝平肺汤，每日一贴。

惇妃

乾隆五十年五月

五月十六日，田福请得妃脉息洪滑。由肺胃湿热，外受微风，以致头痛恶心，身软口干，胸膈烦满。今用清解六和汤调理。

藿香一钱五分　厚朴一钱五分　杏仁一钱　缩砂八分　大腹皮八分　木瓜一钱　赤苓二钱　苍术一钱　扁豆二钱　半夏曲一钱五分　苏梗一钱五分　木通八分　炒栀子一钱五分　甘草五分　黄芩一钱

引用生姜二片、红枣肉二枚，晚服。

十七日，妃用前方清热六和汤一贴，益元散一次。

十八日，妃用益元散二钱，灯心一百寸，竹叶三十寸，水煎。

十九日、二十日，妃每日进益元散一次。

六月十三日，妃用加味保和丸五服，每服三钱。

总管孙进朝

嘉庆朝

二十二日，傅仁宁看得乾清宫总管孙进朝脉息弦滑。系内热受凉头风之证，以致头痛眩晕，恶风身软。今用川芎茶调饮，午晚二贴调理。

川芎一钱五分　菊花二钱　荆芥穗二钱　白芷一钱五分　羌活一钱五分　防风一钱五分　细辛六分　黄芩二钱　蔓荆子二钱　甘草八分，生

引用松萝茶一钱。

二十三日，薛载华看得乾清宫总管孙进朝脉息滑数系内热受凉、头风之证，以致头痛眩晕，恶风身软。今用芎菊茶调饮，午晚二贴调理。

川芎一钱五分　菊花二钱　白芷二钱　天麻三钱　荆芥穗一钱五分　防风一钱五分　甘松一钱五分　细

辛_{五分}　　升麻_{一钱}　　酒芩_{二钱}　　甘草_{五分}

引用松罗茶一钱。

二十四日，薛文昱看得乾清宫总管孙进朝脉息浮缓。系内有饮热，外受风凉，头痛之证，以致眩晕头痛，恶风，身软作胀。用芎菊茶调饮后症势稍减。今仍照原方加减，茶调饮，午晚二贴调理。

菊花_{二钱}　　川芎_{二钱}　　蔓荆子_{二钱}　　白芷_{一钱五分}　　细辛_{六分}　　僵蚕_{二钱，炒}　　天麻_{二钱}　　薄荷_{一钱五分}
苍术_{一钱五分}　　半夏_{二钱，制}　　橘红_{二钱}　　甘草_{五分}

引用荷叶半片。

二十五日，钱松看得乾清宫总管孙进朝脉息弦涩。系血虚兼受风凉痛之证。昨服芎菊茶调饮，症势微减。今仍用芎菊茶调饮，晚服一贴调理。

祺妃

同治朝

初三日，冯钰请得祺妃脉息弦数。血分有热，肝胃未和，以致头项作痛，日晡潮热，夜不安寐。今用清热和中汤，午服一贴调理。

当归_{三钱，酒洗}　　赤芍_{三钱}　　羌活_{二钱}　　藁本_{三钱}　　川芎_{三钱}　　酒芩_{三钱}　　酒军_{一钱五分}　　次生地_{五钱}
丹皮_{五钱}

引用生姜三片。

初四日，照原方减去酒军，加炒山栀三钱，今明午各服一贴调理。

初五日，祺妃用如意金黄散一钱。

慈禧太后

1．光绪朝

十一月初九日，庄守和、姚宝生请得老佛爷脉息右寸关滑数，左关弦数。肝肺有火，肠胃蓄滞生热，风热未净，以致头微疼痛，耳中觉响，鼻涕有时带血。今议用清解抑火化滞之法调理。

荆芥_{一钱}　　次生地_{四钱}　　蔓荆子_{二钱，炒}　　甘菊_{三钱}　　酒芩_{三钱}　　薄荷_{一钱}　　天花粉_{三钱}　　元参_{四钱}
焦三仙_{各三钱}　　枳实_{二钱，炒}　　酒川军_{二钱}　　生甘草_{八分}

引用灯心二子。

本方减枳实一钱，减去酒川军，加溏瓜蒌四钱。

老佛爷用陈皮一钱，桑叶二钱，金石斛三钱，鲜青果二十个研。本方加干青果三十八个研，水煎代茶。

2．光绪朝

十一月初九日，庄守和、姚宝生请得老佛爷脉息右寸关滑数，左关弦数。肝肺有火，肠胃蓄滞生热，风凉未净，以致头微疼痛，耳中觉响，鼻涕有时带血。今议用清解抑火化滞之法调理。

荆芥_{一钱}　　薄荷_{一钱}　　蔓荆子_{二钱，炒}　　甘菊_{三钱}　　酒芩_{三钱}　　次生地_{四钱}　　天花粉_{三钱}　　元参_{四钱}
焦三仙_{各三钱}　　枳实_{二钱，炒}　　酒川军_{二钱}　　生甘草_{八分}

引用灯心二子。

本方枳实减一钱，减去酒川军，加溏瓜蒌四钱。

光绪皇帝

1．光绪朝

二月初四日，庄守和请得皇上脉息左寸浮弦，右寸关滑数。憎寒发热见好，口黏恶心亦减。惟偏右头痛，身肢酸软，谷食欠香。今用清解化湿饮调理。

荆芥_{一钱五分}　防风_{二钱}　川芎_{一钱五分}　蔓荆子_{二钱，炒}　桑叶_{二钱}　甘菊_{二钱}　陈皮_{一钱五分}　酒黄芩_{一钱五分}　茅术_{一钱五分，炒}　神曲_{二钱，炒}　谷芽_{二钱，炒}　生甘草_{八分}

引用薄荷六分。

2．光绪朝

十一月二十六日，庄守和请得皇上脉息左关见弦，右关沉滑。胃经蓄有水饮，湿热薰蒸，外受风寒。偏右头痛，胸中懊侬，口干作渴。今用清化代茶饮调理。

蔓荆子_{三钱，炒}　川芎_{二钱}　防风_{三钱}　茅术_{二钱，炒}　藿香梗_{二钱}　橘皮_{二钱}　建曲_{三钱，炒}　薄荷_{一钱}

水煎代茶。

3．光绪朝

十一月二十六日申刻，李德昌请得皇上脉息左关弦数，右关沉滑。表凉不净，肝胃饮热未清，时或薰蒸，以致头痛呕恶，胸闷口渴，谷食懒思，身倦微麻。今用平胃清化饮调理。

橘皮_{二钱}　竹茹_{三钱}　茅术_{二钱，炒}　藿梗_{二钱}　甘菊_{二钱}　桑叶_{二钱}　建曲_{三钱，炒}　川芎_{二钱}　茵陈_{二钱}　蔓荆子_{三钱，生}　麦芽_{三钱，炒}　甘草_{八分}

引用鲜芦根二支切碎。

十一月二十七日，李德昌请得皇上脉息左关弦数，右寸关沉滑而数。表凉已解，身倦酸麻俱减。惟肝胃饮热未清，有时薰蒸，以致头痛眩晕，胸闷口渴，谷食欠香，大便未行，小水不畅。今照原方加减调理。

橘皮_{二钱}　竹茹_{三钱}　茅术_{一钱五分，炒}　藿梗_{一钱}　甘菊_{二钱}　桑叶_{二钱}　粉葛_{一钱五分}　花粉_{四钱}　川芎_{二钱}　蔓荆子_{三钱，生}　茵陈_{二钱}　焦三仙_{各二钱}

引用芦根二支切碎、灯心三子。

十一月二十七日申刻，李德昌请得皇上脉息左关弦数，右寸关沉滑而数。肝胃不和，饮热未清，时或薰蒸，以致头仍眩晕，胸中懊侬，似欲恶心，口干作渴，谷食懒思，大便一次不畅。身肢较倦。今照早方加减调理。

橘皮_{三钱}　竹茹_{三钱}　茅术_{一钱五分，炒}　藿梗_{一钱}　甘菊_{二钱}　桑叶_{二钱}　粉葛_{一钱五分}　花粉_{四钱}　蔓荆子_{三钱，生}　茵陈_{二钱}　枳壳_{二钱，炒}　焦三仙_{各三钱}

引用芦根二支切碎、灯心三子。

4．光绪朝

正月二十二日，庄守和请得皇上脉息左寸浮弦，右寸关滑数。肝胃蓄饮生热，外受风寒，以致头痛口干。今用疏风清热饮调理。

羌活_{二钱}　防风_{三钱}　川芎_{二钱}　蔓荆子_{三钱，炒}　茅术_{二钱，炒}　蝉退_{一钱五分}　白芷_{二钱}　霜桑叶_{二钱}　神曲_{二钱，炒}　甘草_{八分}

引用薄荷七分。

5．光绪朝

正月十二日，李德昌请得皇上脉息左寸关弦数，右关沉滑而数。表感风凉已解，身倦烧热见减。惟肝胃饮滞，余热未清，时或熏蒸，以致偏右头痛，口干作渴，大便未行。今用清热和中化饮汤调理。

甘菊二钱　桑叶二钱　蔓荆子二钱，生　茅术二钱，炒　陈皮二钱　厚朴一钱五分，制　焦三仙各三钱　滑石四钱　花粉四钱　甘草一钱　青竹茹三钱

引用灯心三子。

6．光绪朝

三月十九日，张仲元请得皇上脉息左寸关浮弦而数，右寸关沉滑，风凉渐解。惟湿热未清，胃蓄饮滞尚盛，以致偏右头痛，时作呕吐，口黏而渴，微觉恶风。今用清解化饮汤调理。

防风二钱　白芷二钱　川芎一钱五分　蔓荆子三钱，炒研　陈皮二钱　厚朴二钱，炙　猪苓三钱　建泽泻三钱　花粉三钱　竹茹二钱　姜连一钱，研　炒枳壳二钱

引用焦山楂三钱。

三月二十日，张仲元请得皇上脉息左关弦数，右寸关沉滑，表邪已解。惟胃气欠和，蓄饮未净，偏右微觉头痛，口黏而渴。今用和胃化饮汤调理。

陈皮二钱　竹茹二钱　炒枳壳二钱　姜连八分，研　赤苓三钱　白芷一钱五分　川芎一钱　泽泻二钱　猪苓二钱　白术二钱，炒　甘草八分

引用焦山楂三钱。

7．光绪朝

二月初四日，庄守和请得皇上脉息左寸浮弦，右寸关滑数，憎寒发热见好，口黏恶心亦减，惟偏右头痛，身肢酸软，谷食欠香。今用清解化湿饮调理。

荆芥一钱五分　防风二钱　川芎一钱五分　蔓荆子二钱，炒　桑叶二钱　甘菊二钱　陈皮一钱五分　酒黄芩一钱五分　茅术一钱五分，炒　神曲二钱，炒　谷芽二钱，炒　生甘草八分

引用薄荷六分。

8．光绪朝

二月初九日，庄守和请得皇上脉息左寸关浮弦，右寸关滑缓。复夹停饮受风，以致头痛耳鸣，腰痛腿酸。今用疏风化饮汤调理。

荆芥一钱五分　防风二钱　川芎一钱五分　甘菊二钱　蔓荆子二钱，炒　茅术二钱子，炒　云苓三钱　薏米三钱，炒　谷芽三钱，炒　蝉衣一钱　甘草八分

引用薄荷六分。

二月初十日，庄守和请得皇上脉息左寸关浮弦，右寸关滑缓。脾肾不实，化湿不快，稍受风寒，则头痛耳鸣，心中懊侬，腰痛腿酸，恶风身倦，口干作渴，谷食欠香。今用疏风调脾化湿之法调理。

荆芥一钱五分　防风二钱　川芎一钱五分　甘菊二钱　茅术二钱，炒　云苓三钱　薏米三钱，炒　陈皮一钱　谷芽三钱，炒　杜仲二钱，炒　牛膝一钱五分　炙甘草八分

引用麦冬三钱。

二月十一日，庄守和请得皇上脉息左寸关浮弦，右寸关滑缓。脾肾不实，化湿较慢，内蓄饮热熏蒸，稍受风寒则头风作痛，眩晕耳鸣，心中懊侬，腰痛腿酸，恶风身倦，谷食

欠香。今用疏风调脾化湿饮调理。

荆芥_{一钱} 防风_{二钱} 川芎_{一钱五分} 甘菊_{二钱} 于术_{一钱五分,炒} 陈皮_{一钱} 云苓_{三钱} 薏米_{三钱,炒} 谷芽_{三钱,炒} 杜仲_{二钱,炒} 牛膝_{一钱五分} 炙甘草_{八分}

引用泽泻一钱。

二月十二日，庄守和请得皇上脉息左寸关浮弦，右寸关滑缓。头面恶风，巅顶作痛，眩晕耳鸣，有时懊憹，腰痛腿酸，谷食欠香。今用疏风调脾化湿饮调理。

荆芥穗_{一钱} 川芎_{一钱五分} 蔓荆子_{二钱,炒} 藁本_{一钱五分} 甘菊_{一钱五分} 蝉衣_{一钱五分} 薏苡米_{三钱,炒} 云苓_{三钱} 谷芽_{三钱,炒} 杜仲_{二钱,炒} 怀山药_{三钱,炒} 炙甘草_{八分}

引用荷叶一钱五分。

二月十四日，庄守和请得皇上脉息左部和平，右部滑缓，症势均减。惟禀赋脾肾不实，素日伤湿，偶感寒风，则见头痛呕饮之证。总宜平日少进茶水，谷食有节，令其脾胃强健，易于运化，诸症痊愈。今用和胃代茶饮调理。

甘菊_{一钱五分} 桑叶_{二钱} 陈皮_{一钱} 云苓_{三钱} 石斛_{二钱,金} 谷芽_{三钱,炒} 薏米_{三钱,炒} 甘草_{八分}

水煎代茶。

9.光绪朝

二月二十八日，庄守和请得皇上脉息左寸关浮弦，右关滑数。胃蓄痰饮，湿热熏蒸，外受风凉，以致偏右头痛，憎寒恶心，呕吐痰涎。今用平肝化痰饮调治。

明天麻_{一钱五分} 橘红_{二钱} 川厚朴_{二钱,炙} 赤苓_{三钱} 法半夏_{三钱,研} 防风_{三钱} 蔓荆子_{三钱,炒} 川芎_{二钱} 建神曲_{二钱} 茅术_{二钱,炒} 生甘草_{八分}

引用薄荷八分。

10.光绪朝

九月十九日，杨际和请得皇上脉息左关弦而近数，右寸关滑数。风邪未净，湿热不清，寒热均退，头尚微痛，口黏作渴，谷食不香，身肢懒倦，小水欠畅。今用调肝清化汤调理。

次生地_{四钱} 元参_{三钱} 薄荷_{一钱} 川芎_{二钱} 甘菊_{三钱} 香附_{二钱,炙} 青皮_{二钱,炒} 炒栀子_{三钱} 花粉_{三钱} 陈皮_{二钱} 木通_{二钱} 生甘草_{八分}

引用焦三仙各三钱。

垣大奶奶

1.光绪朝

二月十四日，庄守和看得垣大奶奶脉息左关稍弦，右关滑数。肝胃郁热未清，有时项后牵引头顶作痛。今用清肝祛风止痛之法调治。

川芎_{二钱} 蔓荆子_{三钱,炒} 藁本_{二钱} 白芷_{二钱} 赤芍_{三钱} 胆草_{一钱五分} 防风_{二钱} 陈皮_{二钱} 甘草_{八分} 归尾_{三钱} 香附_{二钱,炙}

引用芦根二支切碎。

2.光绪朝

六月初九日，戴家瑜看得垣大奶奶脉息左关微弦，右寸关缓滑。证系肝虚受风，血不荣筋，偏头抽痛。今用养肝木祛风邪之法调治。

当归_{三钱} 川芎_{一钱五分} 杭芍_{三钱} 生地_{三钱} 荆芥穗_{一钱五分} 白芷_{二钱} 法半夏_{一钱五分} 茯

苓_{三钱} 炙甘草_{五分}

引用竹茹一钱、荷叶一角。

隆裕皇太后

1. 宣统年间

三月初三日戌刻，臣佟文斌、忠勋请得皇太后脉息右寸关滑数，左关见弦。证系肺胃湿热薰蒸，肝阳上乘。以致睡醒后偏右头痛，日晡较甚。谨拟清热化湿平肝之法调理。

甘菊_{三钱} 杭芍_{三钱，生} 薄荷_{一钱五分} 元参_{三钱} 酒芩_{三钱} 桑叶_{二钱} 川芎_{一钱五分} 枳实_{一钱五分，研} 茵陈_{三钱} 厚朴_{一钱五分} 焦曲_{四钱}

引用竹叶二钱。

三月初四日，臣佟文斌、忠勋请得皇太后脉息右寸关滑数，左关仍弦。湿饮略清，肝阳尚燥，以致午后偏右头痛，连及目睛觉胀。谨拟仿前法加减调理。

甘菊_{三钱} 桑叶_{三钱} 薄荷_{一钱五分} 荆芥穗_{一钱五分，炒} 酒芩_{三钱} 杭芍_{三钱，生} 元参_{三钱} 生地_{三钱} 枳实_{二钱，研} 石斛_{三钱，金} 川柏_{二钱} 壳芽_{三钱，炭}

引用竹叶二钱。

2. 宣统年间

十一月初五日，臣周鸣凤请得皇太后脉息右关浮滑而大，左三部弦软，浮取较数。湿热在中，脑虚引风邪而内侵，以致巅顶沉痛，咳嗽频作。谨拟脱风化饮汤调理。

蔓荆子_{三钱，研} 藁本_{一钱五分} 杏仁_{三钱，研} 麦冬_{三钱} 法半夏_{三钱，研} 瓜蒌_{三钱，研} 赤苓_{三钱，研} 甘草_{五分} 甘菊花_{三钱} 苏梗_{一钱五分} 陈皮_{二钱}

引用荷叶一钱。

端康皇贵太妃（瑾妃）

1. 宣统年间

二月十九日，张仲元、佟文斌请得端康皇贵太妃脉息左关弦数，右寸关滑而近缓。气道渐畅，肝热未清。晚间有时头痛，右臂抽痛。今议用清肝调气之法调理。

羚羊_{三钱，先煎一刻} 生杭芍_{六钱} 菊花_{四钱} 桑皮_{六钱} 瓜蒌_{八钱} 大生地_{六钱} 钩藤_{四钱} 秦艽_{四钱} 青皮_{四钱，研} 炙香附_{四钱} 生栀_{四钱，研} 胆草_{三钱}

引用酒军三钱、薄荷三钱。

2. 宣统年间

七月初四日，赵文魁请得端康皇贵太妃脉息左关沉弦，右关沉滑。肝热未清，以致头项强痛。今拟清上和肝舒化之法调理。

杭白芍_{四钱} 抚芎_{一钱五分} 薄荷_{一钱五分} 甘菊_{三钱} 酒胆草_{三钱} 炒栀子_{三钱} 枯芩_{三钱} 丹皮_{三钱} 炒枳壳_{三钱} 熟军_{一钱五分} 藤钩_{三钱} 橘络_{三钱}

引用羚羊面六分先煎、鲜桑叶十片。

3. 宣统年间

七月初五日，张仲元、赵文魁请得端康皇贵太妃脉息左关弦数，右寸关滑而近数。气道郁遏，湿热困脾，以致头闷项强，胸胁胀满，纳食欠香，身肢懒倦。今议用调气清肝化湿之法调理。

小青皮三钱　抚芎一钱五分　炒枳壳三钱　钩藤四钱　焦神曲四钱　甘菊三钱　瓜蒌根六钱　秦艽二钱　南薄荷二钱　橘红三钱　焦山楂四钱　酒军一钱五分

引用羚羊面六分先煎、胆草三钱。

4．宣统年间

十二月初四日，赵文魁请得端康皇贵太妃脉息左关弦而近数，右寸关滑数。肝热气滞，中州蓄饮，以致头痛胸闷，肢节酸痛。今拟清上和肝活络之法调理。

霜桑叶二钱　薄荷二钱　胆草三钱　川芎二钱　橘红络各三钱　酒芩三钱　白芷三钱　生栀三钱　炒枳壳三钱　酒军二钱　藤钩三钱　牛膝三钱

引用沉香面六分煎、青皮子三钱研。

十二月初五日，佟文斌、赵文魁请得端康皇贵太妃脉息左关弦而近数，右寸关滑数。肝木较舒，浮热渐清。惟湿饮欠化。今议用照原方加减调理。

霜桑叶二钱　薄荷二钱　甘菊三钱　姜朴三钱　青皮子三钱,研　生栀三钱,仁,研　瓜蒌六钱　枳壳三钱　橘红络各三钱　胆草三钱　酒军二钱　花粉三钱

引用沉香面六分煎、焦曲四钱。

总管春恒

1．宣统年间

六月初六日，李崇光诊得总管脉息左关弦数，右寸关滑而近数。系肝胃湿热蒸灼上焦而成，以致身肢酸倦，胸胁不爽，头目迷闷。今用平肝清热化湿之法调治。

蔓荆子三钱,炒　甘菊三钱　桑叶三钱　薄荷一钱五分　酒胆草二钱　青皮二钱　槟榔三钱,炒　枳壳一钱五分,炒　焦茅术一钱五分　赤苓三钱　木通二钱　蒌皮三钱

引用益元散三钱煎。

总管用六合定中丸，一盒计七丸。

六月初六日酉刻，总管照原方。

2．宣统年间

六月初七日，李崇光诊得总管脉息左关弦数，右寸关滑而微数。上焦浮热较轻，肝胃湿滞未化，以致头目仍闷，胸膈气道欠爽，大便结秘。今用清热平肝降滞之法调治。

甘菊三钱　桑叶三钱　酒胆草二钱　青皮二钱　槟榔三钱,炒　枳壳二钱,炒　炙香附一钱　姜连一钱五分,研　木香一钱五分,研　熟军三钱　瓜蒌皮三钱　木通二钱

引用益元散三钱煎。

二、痹病

定贵人

1．乾隆二十一年闰三月

闰三月初六日，聂继昌请得定贵人脉息沉缓。原系外感风凉，内有肝脾湿热。服药以来，风凉已解。惟素因肝郁血虚，湿热下注。左半身酸痛，头眩心悸，腿膝无力，筋骨作痛。今用和肝渗湿汤，午晚二贴调理。

醋柴胡_一钱五分_ 茯苓_三钱_ 泽泻_二钱_ 茵陈_二钱_ 全当归_三钱_ 木瓜_三钱_ 独活_二钱_ 牛膝_二钱_ 白芍_三钱_ 橘皮_一钱五分_ 五加皮_二钱_ 制草_八分_

引用荷梗一尺、灯心二束。

初九日，郑汝骧请得定贵人脉息弦涩。原系肝郁血虚，不能荣经之证。昨服舒肝养荣汤，左腿疼痛未减。今用温经化滞汤，午晚二贴调理。

蕲艾叶_三钱,炒_ 桑寄生_三钱_ 香附_三钱,炙_ 桃仁_二钱,炒_ 郁金_二钱_ 全当归_二钱_ 肉桂_八分,去粗皮_ 秦艽_三钱_ 延胡索_二钱,醋炒_ 远志肉_二钱_ 赤芍_二钱_ 杜仲_五钱,炒_

引加生姜三片、红枣肉五枚。

初十日，郑汝骧请得定贵人脉息弦涩。原系肝郁血虚，不能荣经之证。昨服温经化滞汤，左腿疼痛稍减。今仍照原方，午晚二贴调理。

十一日，郑汝骧请得定贵人脉息弦涩。原系肝郁血虚，不能荣经之证。连服温经化滞汤，左腿疼痛渐减。今仍照原方，午晚二贴调理。

2. 乾隆二十一年四月

十六日，郑汝骧请得定贵人脉息沉涩。原系元阳不足，血不荣筋，以致腿足疼痛。今用温经养荣汤，晚服一贴调理。

熟附子_三钱_ 桂枝_二钱_ 蕲艾叶_三钱,炒_ 桃仁_二钱_ 全当归_五钱_ 杜仲_五钱_ 肉桂_一钱_ 秦艽_三钱_ 蔓荆子_三钱_ 川芎_二钱_ 制香附_三钱_ 血竭_二钱_

引加苏木一钱、姜三片、红枣肉五枚。

十七日，郑汝骧请得定贵人脉息沉涩。原系元阳不足，血不荣筋之证，以致腿足疼痛。昨服温经养荣汤，疼痛微减。今仍照原方，午晚二贴调理。

3. 乾隆二十二年四月

四月二十八日，聂继昌请得定贵人脉息沉紧。系原外感寒邪，素因三阴虚弱，肝脾湿热，荣血不能下注，以致腿膝浮肿，疼痛身热，口渴，今用温经养荣汤，晚服一贴调理。

独活_三钱_ 桑寄生_三钱_ 川芎_二钱_ 全当归_四钱_ 宣木瓜_三钱_ 茯苓_三钱_ 白芍_三钱_ 威灵仙_一钱五分_ 松节_二钱_ 乳香_三钱,去油_ 川牛膝_三钱_ 桂枝_一钱_

引加生姜三片、老酒一匙。

禄贵人

1. 乾隆四十九年八月

八月二十四日，张肇基、李德宣请得禄贵人脉息浮数。系内有湿热，外受风凉，以致身肢拘急疼痛，胸满热盛。议用当归拈痛汤调理。

当归_一钱五分_ 苦参_一钱五分_ 葛根_一钱_ 防风_一钱_ 酒军_二钱_ 茵陈_二钱_ 赤苓_二钱_ 泽泻_一钱五分_ 苍术_一钱五分,炒_ 黄芩_二钱_ 瓜蒌_三钱_ 枳实_二钱_

引用生姜二片、灯心三十寸，三贴，每晚服。

2. 乾隆四十九年十月

十月十七日，张肇基、花映墀请得禄贵人脉息沉涩。系气血两虚，不能荣养脉络，内有湿饮，外受风寒，痿痹之证，以致手足转侧，不能屈伸，肢体疼痛，自汗恶风。议内服养荣蠲痹汤，外用熨药调理。

当归_二钱_ 白芍_一钱五分_ 川芎_一钱_ 生地_三钱_ 秦艽_一钱五分_ 威灵仙_一钱五分_ 桂枝_一钱五分_ 木瓜_二钱_

独活—钱　牛膝—钱五分　赤苓二钱　炙甘草八分

引用姜皮二片、荷叶三钱。

十八日，禄贵人前方养荣蠲痹汤一贴，熨药二分。

十九日，禄贵人前方养荣蠲痹汤一贴。

3. 乾隆五十一年五月

五月二十一日，花映墀、鲁维淳请得禄贵人脉息沉缓。系风湿下注，袭于经络，以致两腿足抽筋，屈伸疼痛。今议用当归拈痛汤调理。

当归三钱，酒洗　羌活—钱五分　防风—钱五分　威灵仙—钱五分　木瓜三钱，酒洗　苍术—钱五分，炒　茵陈三钱　赤苓—钱五分　猪苓—钱五分　黄芩—钱五分　淮牛膝二钱　甘草三分

引用生姜二片，二贴午晚服。

二十二日，李德宣、牛永泰请得禄贵人脉息弦缓。系风湿下注，袭于经络，以致两腿足抽筋，屈伸疼痛。服当归拈痛汤，左腿疼痛稍减。议仍用原方加减调理。

当归三钱　防己—钱　苍术—钱五分　木瓜三钱　黄柏—钱　茵陈二钱　羌活—钱五分　牛膝二钱　秦艽—钱五分　赤苓二钱　桂枝—钱　甘草五分　威灵仙—钱五分

引用生姜一片，二贴午晚服。

二十三日至二十五日，禄贵人前方当归拈痛汤每日进二贴，午晚服。

二十六日，禄贵人前方当归拈痛汤一贴。

嘉庆皇帝

嘉庆朝

嘉庆□年正月二十七日，鲁维淳、陈昌浩请得皇上圣脉沉滑。系内有湿痰，外受寒气所痹，以致四肢微凉，右膊臂有时麻木。此属湿痰袭于经络所致。今议用蠲痹化痰汤，午晚二贴调理。

羌活—钱五分　防风—钱五分　当归二钱　赤芍—钱五分　片姜黄—钱　炙芪三钱　茯神二钱　橘红—钱五分　半夏—钱五分，炙　枳壳—钱五分，炒　甘草五分，生

引加姜汁一茶匙。

奴才商景霨、钱松恭阅原方与脉恙相宜，谨将茯神加入二钱、半夏加入五分。

正月二十八日，商景霨、钱松请得皇上圣脉沉滑。系内有湿痰，外为寒气所袭，以致有时肢冷。昨进蠲痹化痰汤，寒气渐开，湿滞亦通。今议仍用原方加减，晚进一贴调理。

羌活—钱　防风—钱　当归三钱　赤芍—钱五分　炙芪三钱　茯神四钱　橘红—钱五分　半夏二钱，炙　枳壳—钱五分，炒　桂枝四分　甘草三分，生　抚芎—钱五分

引加姜汁一茶匙。

华嫔

嘉庆朝

初三日，张昱煊、田广福请得嫔系湿热袭于经络，外受风凉之证，以致胸胁胀满，腰腿疼痛。今议用内服除湿拈痛汤，外用疏风熨药调理。

186

羌活—钱五分　防风—钱五分　葛根—钱五分　苍术—钱五分　升麻八分　当归三钱　苦参二钱　黄芩二钱
赤苓二钱　猪苓—钱五分　知母二钱　泽泻—钱五分　茵陈—钱五分　独活—钱五分　甘草八分，梢

引用生姜三片，二贴午晚。

二阿哥福晋

1. 嘉庆朝

二十八日，傅仁宁、郝进喜请得二阿哥福晋脉息弦滑。系肝热气滞夹痰，外受微风之症，用药调治，痰热稍清。惟湿热下注，腿膝疼痛。今议用当归拈痛汤，午服一贴，外煎熨法调理。

当归二钱　黄芩二钱　柴胡—钱五分，醋炒　苦参—钱五分　葛根—钱五分　青皮—钱五分　木瓜三钱　知母—钱五分　萸连—钱　牛膝二钱　茵陈二钱　赤苓三钱

引用桑枝五钱。

2. 嘉庆朝

二十一日，陈昌龄、郝进喜请得二阿哥福晋脉息沉缓。原系肝胃不和，气滞受凉之证。用药以来，诸症渐减，里滞已行。惟脾胃虚弱，饮湿下注，牵引腿膝酸痛，不能化湿所致。今议用缓肝除湿汤，午服一贴调理。

瓜蒌二钱　香附二钱，醋炙　青皮二钱，醋炒　枳壳二钱，炒　当归二钱，酒洗　白芍—钱五分，醋炒　橘红二钱　半夏—钱五分，炙　郁金—钱五分　木瓜三钱　神曲三钱，炒　谷芽三钱，炒

引用木通二钱。

二阿哥侧福晋

1. 嘉庆朝

二十九日，王文彬、薛文昱请得二阿哥侧福晋脉息沉滑。系风湿夹痰之证，以致右半身麻木，二目微斜。此由痰饮风湿所致。今议用疏风化痰汤，午晚二贴调理。

苏梗—钱五分　独活—钱五分　桑寄生—钱五分　当归三钱　川芎—钱　天麻—钱五分　木瓜二钱　乌药二钱　橘红二钱　沉香八分　青皮二钱，炒　僵蚕二钱，炒

引加姜汁一茶匙临服时兑，午晚二贴。

2. 嘉庆朝

三十日，鲁维淳、薛文昱请得二阿哥侧福晋脉息沉滑。系血虚夹痰、风湿痹证，以致右半身麻木，二目微斜。昨服疏风化痰汤，症势渐轻。惟身肢起泡。此由湿痰发越所致。今议用蠲痹汤，午晚二贴调理。

当归四钱　赤芍—钱五分　炙黄芪—钱五分　防风—钱五分　木瓜二钱　威灵仙—钱五分　僵蚕—钱五分　大生地三钱　秦艽—钱五分　桂枝五分　南星—钱五分　黄柏—钱五分，炒

引加姜汁一茶匙，临服时兑。

八月初一日，薛文昱、陈昌浩请得二阿哥侧福晋照前方加减蠲脾汤，午晚二贴。

初二日，薛文昱、傅仁宁请得二阿哥侧福晋仍用原方加减蠲痹汤，午晚二贴。

三阿哥侧福晋

1. 嘉庆十六年三月

三月二十六日，商景霭、崔良玉请得三阿哥侧福晋脉息弦数。系脾湿受凉之证，以致胸膈痞满，腿膝疼痛。今议用疏解除湿汤，晚服一贴调理。

羌活—钱五分　独活—钱五分　苍术—钱五分，炒　厚朴二钱，炒　陈皮二钱　赤苓三钱　半夏二钱　当归三钱　抚芎—钱五分　枳壳—钱五分，炒　防风—钱五分　甘草五分，生

引用生姜皮三片。

2. 嘉庆十六年三月

二十七日，张自兴、钱松请得三阿哥侧福晋脉息弦数。系脾湿受凉之证。昨服疏解除湿汤，表凉稍解。惟湿热未清，咽痛腿疼。今议用疏解利咽汤，晚服一贴调理。

柴胡—钱　葛根—钱五分　苦梗三钱　元参二钱　山豆根—钱　木瓜—钱五分　当归三钱　川芎—钱五分　泽泻二钱　赤苓三钱　甘草—钱　防己八分

引用生姜皮二片。

3. 嘉庆十六年三月

二十八日，沙惟一、薛文昱请得三阿哥侧福晋脉息弦滑。系脾湿受凉之证。昨服疏解利咽汤，咽痛已减。惟腿膝疼痛未轻。今议用当归拈痛汤，晚服一贴调理。

当归三钱　防己二钱　猪苓二钱　赤苓三钱　泽泻二钱　茵陈二钱　苍术—钱五分，炒　黄柏—钱五分　知母—钱五分　川牛膝二钱　独活—钱五分　甘草五分，生

引用新桑枝二钱。

二十九日，沙惟一、李澍名请得三阿哥侧福晋照原方当归拈痛汤，晚服一贴。

孝慎成皇后

道光朝

初十日，郝进喜请得皇后脉息浮数。系停饮受凉之证，以致头闷胸满，发热口渴，周身酸痛。昨服疏解正气汤，表凉微解。惟少腹胀满，腿膝酸痛。今用除湿拈痛汤，午服一贴调理。

苍术—钱五分，炒　羌活二钱　独活二钱　葛根二钱　猪苓二钱　防风二钱　茵陈三钱　泽泻三钱　赤苓块三钱，研　木通二钱　苦参三钱　酒芩三钱　甘草五分，生

引用木瓜三钱。

和妃

1. 道光朝

本日，赵汝梅、崔良玉请得和嫔脉息弦数。原系肝阴素亏，复受风凉之证，以致周身酸软，腰膝作痛。今议用独活寄生汤，晚服一贴调理。

独活—钱五分　生地五钱，大　木瓜三钱　桑寄生三钱　秦艽二钱　防风—钱五分　抚芎—钱五分　杜仲三钱，炒，去丝　白芍二钱，炒　当归三钱，酒洗　牛膝三钱，酒炒　威灵仙—钱

引用桑枝五钱、生姜二片。

2. 道光朝

初五日，郝进喜请得和妃脉息滑数。系湿热受凉之证，以致胸腹胀满，腰腿酸痛，发

热恶寒。用药调治，表凉已解。惟腿膝肿痛，此由湿热下注所致。今用除湿拈痛汤，午晚二贴调理。

苍术一钱五分　酒柏一钱五分　羌活一钱五分　独活一钱五分　猪苓二钱　当归三钱　茵陈三钱　苦参二钱　麻仁三钱　郁李仁三钱，研　熟大黄三钱　枳壳二钱，炒　香附三钱，醋炙　抚芎一钱五分　木瓜三钱

引用滑石三钱。

祥妃

道光朝

二十日，郝进喜请得祥妃脉息浮数。系受凉之证，内停湿滞，以致头闷身酸，胸满恶寒，腿膝疼痛。今用除湿拈痛汤，午晚二贴调理。

当归三钱　防风一钱五分　羌活二钱　苦参二钱　葛根二钱　泽泻二钱　猪苓二钱　茯苓二钱　苍术一钱五分，炒　酒芩二钱　知母二钱　茵陈二钱

引用生姜二片、木瓜三钱。

四阿哥福晋

道光二十九年闰四月

闰四月二十二日，曹宗岱请得四阿哥福晋脉息沉弦。系寒湿下注之证，以致腿膝肿疼，牵及足胫筋骨。今用除湿拈痛汤，午服一贴调理。

全当归四钱　羌活三钱　独活三钱　防己三钱　川牛膝三钱　苍术一钱五分，炒　赤苓五钱　酒柏二钱

引用生姜汁一匙。

本日，照原方除湿拈痛汤，一贴。

二十三日，曹宗岱请得四阿哥福晋脉息弦缓。原系寒湿下注之证。昨服除湿拈痛汤，腿膝肿痛渐减。惟寒湿尚盛。今照原方加白芷一钱五分、川芎一钱五分，午晚二贴调理。

丽皇贵妃

咸丰朝

初八日，甄景芳请得丽皇贵妃脉息和缓无力。服药以来，诸症俱好。惟肝阴素虚，下焦湿气不清，以致左膝牵引腰酸。今止服汤药，用健步虎潜丸，每早服三钱，白开水送，外用熨药缓缓调理。

透骨草五钱　川牛膝三钱　防风三钱　木瓜五钱　独活三钱　防己三钱　麸子一两

共研粗末，老酒拌炒，布包，热熨。

十一日，甄景芳请得丽皇贵妃脉息和平。诸症已好，湿气亦清。惟平素肝阴不足，以致腰腿一时不能骤复。今仍用健步虎潜丸，每早三钱常服，外用原方熨法，缓缓避风调理。

透骨草五钱　木瓜五钱　防己三钱　川牛膝三钱　防风三钱　独活三钱　麸子一两

共研粗末，老酒拌炒，布包，热熨。

本日，丽皇贵妃用灯心三钱，三仙饮二分，薄荷五钱。

禧嫔

1．咸丰朝

九月十三日，冯钰请得禧嫔脉息弦滑。表凉已解，滞热尚盛，以致胸满咽嗌作痛，身肢酸痛。此由湿热壅于经络所致。今用清热化滞汤，午服一贴调理。

当归_{三钱，酒洗}　苍术_{三钱，炒}　苦参_{三钱}　茵陈_{三钱}　石膏_{三钱}　川军_{三钱}　枳壳_{三钱，炒}　酒芩_{三钱}　炒栀子_{二钱}　赤苓_{三钱}　泽泻_{三钱，炒}　甘草_{八分}

引用生姜三片。

2．咸丰朝

十四日，冯钰请得禧嫔脉息滑数，诸症渐减。惟滞热尚盛，以致身肢酸痛，口干作渴，有时咽痛。此由湿热壅于经络所致。今用除湿拈痛汤，午服一贴调理。

苍术_{三钱，炒}　赤苓_{三钱}　泽泻_{三钱}　当归_{三钱}　葛根_{二钱}　羌活_{一钱五分}　防风_{一钱五分}　酒芩_{三钱}　川军_{二钱}　花粉_{五钱}　酒连_{一钱}　甘草_{八分}

引用薄荷八分。

玫妃

1．同治六年

六月二十三日，冯钰请得玫妃脉息弦滑，诸症渐减。惟气道未畅，肝胃欠和，以致腰酸，腿膝有时作痛。此由湿热尚盛，下聚于经络所致。今用清热化滞汤，午服一贴调理。

当归_{三钱，酒洗}　赤芍_{三钱}　茵陈_{二钱}　苍术_{二钱}　酒芩_{三钱}　焦三仙_{各三钱}　枳壳_{三钱}　川军_{三钱}　黄柏_{三钱，炒}　六一散_{二钱}

引用灯心二束。

本日，玫妃：益元散四钱一包，共五包，薄荷五钱，灯心五钱，竹叶五钱，石膏五钱，三仙饮二分。

2．同治六年

二十四日，冯钰请得玫妃脉息弦滑，诸症渐减。惟湿滞尚盛，肝胃欠和，以致身肢酸软，腰间牵引腿膝作痛，气道未畅，夜不安寐。今用除湿拈痛汤，今明晚各服一贴调理。

当归_{三钱，酒洗}　羌活_{三钱}　防风_{三钱}　苍术_{三钱，炒}　黄柏_{二钱}　川军_{一钱五分}　焦三仙_{各三钱}　酒芩_{三钱}　赤苓_{三钱}　泽泻_{三钱}　六一散_{二钱}

引用生姜三片。

二十六日，照原方减去川军，加赤苓三钱，晚服一贴调理。

本日，玫妃：灯心五钱，竹叶五钱，益元散五钱一包，共五包。

3．同治六年

六月二十七日，冯钰请得玫妃脉息弦数，诸症渐减。惟肝胃欠和，血分有热，以致日晡微作潮热，腰腿牵引疼痛，夜间少寐。今用清热凉血汤，晚服一贴调理。

酒连_{八分}　酒芩_{三钱}　当归_{三钱}　白芍_{三钱}　次生地_{五钱}　丹皮_{三钱}　知母_{三钱}　川军_{三钱}　焦三仙_{各三钱}　六一散_{三钱}

引用竹叶二十片。

祺妃

同治朝

二十六日，冯钰请得祺妃脉息弦数。表凉渐减，湿滞尚盛，以致胸胁胀满，膝股有时作痛，口干作渴，夜不安寐。此由肝胃不和，气道未畅所致。今用清热化滞汤，午服一贴调理。

紫苏三钱　香附三钱，制　半夏三钱，姜炙　瓜蒌五钱　枳壳三钱，炒　酒连一钱　酒芩三钱　炒栀三钱　焦三仙各三钱　陈皮三钱　柴胡三钱　甘草八分

引用荷梗二尺。

本日，祺妃：灯心五钱，竹叶五钱，薄荷五钱，三仙饮三分。

宫女素琴

同治三年十月

十月二十八日，薛天锡看得储秀宫女子素琴脉息弦滑。系气郁停饮之证，以致肢体牵引作痛，胸满呕恶。今用舒气化饮汤，晚服一贴调治。

乌药二钱　白芍三钱，酒炒　抚芎二钱　泽泻三钱　厚朴二钱　陈皮二钱　缩砂一钱，研　木瓜三钱

吉妃

1．光绪朝

光绪 年正月初四日，范绍相请得吉妃脉息沉弦而细，系寒饮气滞之证，以致两胁刺痛，腰酸腿软，牵引膀背作痛。此由风寒外束所致。今用调气拈痛汤，午服一贴调理。

全当归三钱　延胡三钱　杜仲二钱　独活二钱　杭白芍三钱　秦艽三钱　山药三钱　防风二钱　煨木香二钱　没药一钱

引用桑寄生三钱。

2．光绪朝

正月初五日，范绍相请得吉妃脉息沉弦，系风寒气滞之证，以致牵引膀背作痛，腰酸，此由气滞受寒所致。今用疏风拈痛汤，晚服一贴，外兼用腾药调理。

酒当归四钱　赤芍三钱　乌药三钱　牛膝二钱　川楝子三钱　续断三钱　杜仲三钱　山药三钱　延胡索三钱　防风二钱　独活一钱　防己二钱

引用乳香一钱，桑寄生二钱。

腾药方：

煨木香五钱　乳香五钱　没药四钱　小茴香四钱

共为粗末，炒热盛于布袋内，兑醋腾痛处。

3．光绪朝

正月初六日，范绍相请得吉妃脉息沉缓，原系风寒气痛之证。连服疏风拈痛汤，风寒渐解，惟腰胯酸痛。今用顺气拈痛汤晚服一贴，外仍兼用腾熨之法调理。

酒当归五钱　杜仲三钱　川断三钱　秦艽三钱　川楝子三钱　牛膝三钱　延胡二钱　独活二钱　橘核仁三钱　防己二钱　山药三钱　乌药三钱

引用桑寄生三钱。

4．光绪朝

正月初七日，范绍相请得吉妃脉息浮弦而数，系饮热结滞经络，外受风寒闭塞之证，以致两胁刺痛，腰酸腿软，牵引膀背周身犹甚作痛。此由饮热内蓄，风寒外束所致。今用拈痛化滞汤一贴，外仍兼用腾熨之法调理。

酒当归_{五钱}　杜仲_{三钱}　川断_{三钱}　秦艽_{三钱}　橘核仁_{三钱}　防己_{二钱}　山药_{三钱}　乌药_{三钱}
引用桑寄生三钱。

腾药方：

煨木香_{五钱}　乳香_{五钱}　没药_{四钱}　小茴香_{四钱}
共为粗末，炒热盛于布袋内，兑醋腾痛处。

5．光绪朝

正月初八日，范绍相请得吉妃脉息弦缓，膀背腿膝酸痛俱好。惟腰胯痛痒，此由流饮不净所致。今用舒经活络饮，晚服一贴。外仍用腾熨之法调理。

全当归_{五钱}　白芍_{三钱}　防己_{三钱}　独活_{二钱}　川楝子_{三钱}　川断_{三钱}　秦艽_{三钱}　山药_{三钱}　橘核仁_{三钱}　葛根_{二钱}
引用桃仁三钱。

初九日，照原方。

6．光绪朝

正月十二日，范绍相请得吉妃脉息弦缓，周身四肢酸痛俱好。惟腰胯稍有酸沉，此由流饮不净所致。今用温经调荣饮，午服一贴，外仍用腾熨之法调理。

全当归_{四钱}　杜仲_{三钱}　续断_{三钱}　山药_{三钱}　杭白芍_{三钱}　牛膝_{三钱}　乌药_{二钱}　秦艽_{二钱}
引用鸡血藤二钱。

十三日照原方。

隆裕皇后

1．光绪三十三年三月

三月十四日戌刻，庄守和请得皇后脉息左关弦数，右寸关沉滑而数。肝肺气滞，湿郁经络，外受风邪，以致左边肩臂作痛，项筋疼痛，胁肋串痛，身肢酸倦。谨拟祛风舒络止痛之法调理。

十五日，庄守和请得皇后脉息左关见弦，右寸关沉滑而数。肝肺气道欠舒，经络湿郁受风。左边肩臂作痛，项筋胀痛，两胁串痛，嗽顿胸满，身肢酸倦。谨拟舒络拈痛之法调理。

羌活_{二钱}　防风_{二钱}　抚芎_{二钱}　僵蚕_{二钱，炒}　秦艽_{二钱}　前胡_{二钱}　枳壳_{二钱，炒}　青皮_{一钱五分}　当归_{三钱}　赤芍_{二钱}　桃仁_{三钱}　甘草_{八分}
引用桑枝三钱。

十六日，庄守和请得皇后脉息左关见弦，右寸关沉滑稍数。项筋胀疼渐轻。惟肩臂作痛，两胁串痛，有时咳嗽身倦，荣分不调。谨拟舒络止痛之法调理。

羌活_{二钱}　抚芎_{二钱}　秦艽_{二钱}　僵蚕_{二钱}　当归_{三钱}　赤芍_{二钱，炒}　青皮_{一钱五分，炒}　桃仁_{三钱，研}　前胡_{二钱}　川贝_{三钱，研}　桑皮_{二钱，炙}　枳壳_{二钱，炒}
引用鸡血藤膏二钱。

2．宣统元年正月

正月初九日，张仲元、忠勋请得皇太后脉息左关弦而近数，右关尺滑数。气道欠和，湿热郁滞，以致胁胯酸胀，项背筋脉酸痛，胸闷口渴，有时恶心头眩。谨拟调气化湿之法调理。

醋柴胡一钱五分　制香附二钱　元胡一钱五分　狗脊三钱，去毛　盐黄柏二钱　南苍术一钱　广皮二钱　菊花三钱　秦艽二钱　天花粉二钱　石斛三钱，金　泽泄二钱

引用竹茹二钱。

珍贵人

1．光绪朝

八月二十四日未刻，请得珍贵人脉息左寸关沉弦，右寸关滑数。肝经气道不畅，肺胃有热，内停湿饮，以致胸膈堵闷，时作咳嗽，兼左边腿膝筋脉串痛，由湿热下注所致。今用调肝舒郁化湿饮调理。

郁金三钱，研　赤苓三钱　青皮二钱　条芩二钱　橘络一钱　枳壳二钱，炒　炒栀一钱　茅术二钱　苦参二钱　秦艽二钱　续断三钱　生甘草一钱

引用川牛膝二钱。

八月二十五日，冯盛化请得珍贵人脉息左寸关沉弦，右寸关滑数。肝经气道欠和，肺胃饮热未清，膈间仍觉堵闷，咳嗽时作时止，兼湿热下注，筋脉滞涩，左边腿膝仍作疼痛。今用舒肝和脉化湿饮调理。

赤苓二钱　橘络一钱　枳壳二钱，炒　茅术三钱　苦参一钱　秦艽二钱　续断三钱　牛膝一钱

引用丝瓜络一钱。

八月二十六日，冯盛化请得珍贵人脉息左寸关弦缓，右寸关滑数。肝经稍和，湿热未清，晚间发热，时作咳嗽，腿膝筋脉尚然作痛，步履觉软。系由湿热下注，滞涩经络所致。今用舒筋活络清化饮调理。

抚芎三钱　青皮二钱　杭芍二钱　酒芩二钱　赤苓三钱　独活二钱　茅术三钱　防己三钱　秦艽二钱　续断三钱　木瓜三钱　牛膝一钱

2．光绪朝

八月二十八日，冯盛化请得珍贵人脉息左寸关浮数，右寸关滑数。外感风凉未解，湿热不清，以致头目眩晕，身肢作烧，胸堵咳嗽，谷食欠香，腿膝仍痛，步履甚软。今用清热解表化湿饮调理。

荆芥二钱　防风二钱　薄荷一钱　苏叶一钱　炒栀子一钱　酒芩二钱　秦艽二钱　茅术二钱　赤苓三钱　泽泻三钱　木瓜二钱　生甘草一钱

引用竹茹二钱。

3．光绪朝

七月二十九日，白文寿请得珍贵人脉息左寸关沉弦，重取近数，右寸关滑数。头痛渐轻，腿膝疼痛略减。惟屈伸尚觉不利，膀臂筋脉强滞，有时串痛，胸胁烦满，心悸跳动，谷食不香，夜寐不沉，大关防未行。系由肝阴欠壮，肺气不舒，风湿饮热壅瘀脉络所致。今用舒肺调气化饮汤，熥药照原方调理。

酒芩二钱　桔梗二钱　炙香附三钱　橘络三钱　次生地四钱　归身三钱　赤茯苓三钱　茅术二钱，炒

秦艽_{三钱}　木瓜_{三钱}　焦枣仁_{三钱}　远志_{二钱，肉}

引用焦三仙各二钱、熟军三钱。

七月三十日，白文寿请得珍贵人脉息左寸关沉弦，数象稍减，右寸关滑数。膀疼腿痛渐轻，头目眩晕亦好。惟步履筋脉无力，尚觉腿软，胸闷欠畅，稍作嘈杂，谷食不香，夜寐欠沉，大关防已行。今用舒肺调气止痛汤，熴药照原方调理。

酒芩_{二钱}　桔梗_{二钱}　香附_{三钱，炙}　橘络_{三钱}　次生地_{四钱}　归身_{三钱}　木香_{一钱五分，研}　秦艽_{三钱}　木瓜_{三钱}　没药_{一钱，研}　枣仁_{三钱，焦}　远志_{二钱，肉}

引用焦三仙各二钱。

八月初一日，白文寿请得珍贵人脉息右关缓滑，寸部稍数，左寸关沉弦。肝阴未壮，肺气尚滞，湿饮不净，以致膀疼腿痛虽渐轻减，步履筋脉无力，有时作痛，胸膈欠畅，微作嘈杂，谷食不香，夜寐不实。今照原方加减，熴药照原方调理。

酒芩_{二钱}　桔梗_{二钱}　次生地_{四钱}　归身_{三钱}　抚芎_{二钱}　木香_{一钱五分，研}　宣木瓜_{三钱}　秦艽_{三钱}　枣仁_{三钱，焦}　远志_{二钱，肉}　朱茯神_{三钱}　陈皮_{二钱}

引用没药一钱研。

端康皇贵太妃（瑾妃）

1．宣统年间

三月初五日酉刻，忠勋请得端康皇贵太妃脉息右寸关沉滑，左关沉弦。天癸未行，气道郁滞，心热疲倦，兼有湿痰，以致右半身走痛，有时串及左膊，胸中堵闷作痛，头闷心悸，腹内两腋胀痛，右膝上酸痛，神疲嗜睡，食后恶心。谨拟调气行血化湿之法调理。

归尾_{三钱}　赤芍_{三钱}　川芎_{三钱}　生地_{三钱}　延胡_{二钱}　灵脂_{二钱}　青皮_{二钱}　龟板_{四钱}　荆芥_{二钱，炒}　独活_{二钱}　砂仁_{一钱，研}　焦三仙_{各三钱}

引用牛膝三钱、淮腹皮子各二钱、萸连七分研。

2．宣统年间

三月初六日，忠勋请得端康皇贵太妃脉息右寸关沉滑有力，左关沉弦。肝胃不和，气滞湿郁，以致两胁酸坠作痛，右半筋脉串痛，有时心悸发热，神疲嗜卧。谨拟调肝和胃化湿之法调理。

全当归_{三钱}　赤芍_{三钱}　延胡_{二钱}　龟板_{四钱}　侧柏叶_{二钱}　僵蚕_{二钱，炒}　苏木_{三钱}　焦山楂_{三钱}　片姜黄_{一钱五分}　枳壳_{二钱}　茵陈_{三钱}　赤苓_{四钱}

引用桑寄生三钱。

3．宣统年间

五月初八日申刻，赵文魁请得端康皇贵太妃脉息左关沉弦，右寸关滑数。肝胃结热，湿饮下注，以致腰际酸痛，腿膝无力。今拟清肝活络化饮之法调理。

杭白芍_{六钱}　青皮_{三钱}　姜朴_{三钱}　茅术_{三钱，炒}　汉防己_{三钱}　牛膝_{三钱}　川断_{三钱}　盐柏_{三钱}　小枳实_{三钱，研}　橘红_{三钱，老树}　酒军_{三钱}　木通_{二钱}

引用盐独活三钱、宣木瓜三钱。

五月初九日，赵文魁请得端康皇贵太妃脉息左关沉弦，右关沉滑。湿热轻减。惟肝气尚欠调畅，以致右臂酸痛，腿膝无力。今拟和肝活络荣筋之法调理。

杭白芍_{六钱} 青皮_{三钱} 僵蚕_{三钱,炒} 藤钩_{四钱} 溏瓜蒌_{六钱} 姜朴_{三钱} 羚羊_{一钱五分,先煎} 盐柏_{三钱} 汉防己_{四钱} 茅术_{三钱,炒} 牛膝_{三钱} 橘红_{三钱,老树}

引用枳实三钱研、酒军三钱、法半夏三钱。

五月初十日，赵文魁、佟成海请得端康皇贵太妃脉息左关沉弦，右关沉滑，诸症轻减。惟经络尚欠舒畅，以致口干作渴，腿膝无力。今议用和肝活络增液之法调理。

杭白芍_{六钱} 青皮_{三钱} 姜朴_{三钱} 藤钩_{四钱} 天花粉_{四钱} 羚羊_{二钱,先煎} 牛膝_{三钱} 盐柏_{三钱} 汉防己_{四钱} 橘络_{三钱} 丹皮_{四钱} 木通_{二钱}

引用川郁金四钱研、元参六钱。

五月十一日，赵文魁、佟成海请得端康皇贵太妃脉息左关沉弦，右关沉滑。诸症均愈。惟下焦湿热未清。今议用和肝活络止渴之法调理。

杭白芍_{四钱} 青皮_{三钱} 藤钩_{四钱} 牛膝_{三钱} 大生地_{六钱} 元参_{四钱} 羚羊_{二钱,先煎} 知母_{三钱,生} 生石膏_{四钱} 防己_{三钱} 枳实_{三钱,研} 酒军_{二钱}

引用草薢三钱、瓜蒌六钱、橘红三钱老树。

4．宣统年间

二月十七日，张仲元、佟文斌请得端康皇贵太妃脉息左关弦数，右寸关滑数。气道欠调，肝胃蓄热，以致头闷烦急，两臂有时串痛，谷食欠香，身肢微觉酸倦。今议用调气清热之法调理。

炙香附_{四钱} 青皮_{三钱,研} 溏瓜蒌_{八钱,捣} 枳壳_{三钱炒} 大生地_{六钱} 胆草_{三钱} 生杭芍_{五钱} 薄荷_{三钱} 条黄芩_{四钱} 菊花_{四钱} 桑叶_{六钱} 秦艽_{三钱}

引用酒军三钱。

二月十八日，张仲元、佟文斌请得端康皇贵太妃脉息左关弦数，右寸关滑数。气道尚滞，肝热未清，以致头闷烦急，左臂有时抽痛。今议用调气清热之法调理。

炙香附_{四钱} 青皮_{三钱,研} 溏瓜蒌_{八钱,捣} 薄荷_{三钱} 大生地_{六钱} 当归_{四钱} 生白芍_{六钱} 川芎_{三钱} 广郁金_{三钱,研} 秦艽_{四钱} 生栀仁_{四钱,研} 菊花_{四钱}

引用酒军三钱、青枫藤四钱。

5．宣统年间

七月十四日，张仲元、佟成海请得端康皇贵太妃脉息左关沉弦，右关滑而近数。肝郁甚深，脾土因滞，湿热下注，膝上作痛，胃纳减少，肢体有时懒倦。种种见症，皆由肝郁制脾，运化失常所致。今议用开郁调脾化湿之法调理。

炙香附_{三钱} 茅术_{二钱} 焦神曲_{三钱} 抚芎_{二钱} 佩兰叶_{二钱} 生栀子_{三钱,研} 细木通_{二钱} 川柏_{二钱} 瓜蒌根_{三钱} 甘草_{一钱} 炒薏米_{四钱}

引用丝瓜络一钱五分。

6．宣统年间

六月十一日，赵文魁请得端康皇贵太妃脉息左寸关弦而近数，右寸关沉滑。肝气郁滞，湿饮欠调，以致流串作痛，牵及腰际。今拟清肝活络拈痛之法调理。

青皮子_{三钱,研} 元胡_{三钱,炙} 赤芍_{三钱} 姜朴_{三钱} 腹皮子_{四钱} 牛膝_{三钱} 防己_{三钱} 法半夏_{三钱} 橘红络_{各三钱} 枳壳_{三钱} 酒军_{二钱} 木通_{二钱}

引用赤苓四钱、茅术三钱炒、胆草三钱。

三、痿病

禄贵人

1. 乾隆四十九年十一月

十一月二十二日，陈世官、牛永泰请得禄贵人脉息弦涩。原系气血两亏，不能荣养筋脉，痿痹之证。服养荣蠲痹汤兼熨药以来，疼痛已止，手臂屈伸大见活动。惟腿膝尚不得力。今议用十全大补汤调理。

黄芪_{三钱} 白芍_{一钱五分} 桂心_{一钱} 白术_{一钱五分} 抚芎_{一钱} 牛膝_{二钱} 茯苓_{二钱} 防己_{一钱五分} 续断_{一钱五分} 当归_{二钱} 熟地_{四钱} 甘草_{六分，炙}

引加茯神木五钱，晚服。

二十三日至二十七日，禄贵人前方十全大补汤一贴，熨药一贴。

二十八日，禄贵人前方十全大补汤一贴，前方熨药四分。

二十九日，陈世官、张肇基请得禄贵人脉息弦涩。原系气血两亏，不能荣养筋脉，痿痹之证。服养荣蠲痹汤、十全大补汤兼熨药以来，疼痛已止，手臂屈伸大见活动。惟腿膝不甚得力。今议仍用十全大补汤调理。

前方十全大补汤四贴，每晚服。

十二月初二日，禄贵人前方熨药四贴。

初三日，张肇基、胡增请得禄贵人脉息弦涩。原系气血两亏，不能荣养筋脉，痿痹之证。服养荣蠲痹、十全大补等汤，兼熨药以来，疼痛已止，手臂屈伸大见活动，惟腿膝不见得力。今议仍用十全大补汤加减调理。

初七日，禄贵人前方十全大补汤四贴，每晚服。前方熨药四贴。

初十日，禄贵人熨药四贴。

十一日至二十六日，禄贵人前方十全大补汤，每日进一贴。

四、痛风

珍嫔

道光朝

十二日，郝进喜、曹进昇请得珍嫔脉息浮数，系湿热下注，痛风之证，以致腿膝肿痛，发热恶寒，夜不得寐。今议用除湿拈痛汤，一贴调理。

当归_{三钱} 羌活_{二钱} 独活_{二钱} 防风_{二钱} 牛膝_{二钱} 木瓜_{三钱} 苦参_{三钱} 川芎_{一钱五分} 赤苓_{三钱} 茵陈_{三钱} 猪苓_{二钱} 泽泻_{二钱} 甘草_{五分，生}

引用木瓜酒一盅。

十三日，郝进喜、曹进昇请得珍嫔脉息浮数。系湿热下注，痛风之证，以致腿膝肿痛，发热恶寒，夜不得寐。今仍用原方除湿拈痛汤，减去牛膝，加葛根二钱。

十四日，郝进喜、曹进昇请得珍嫔脉息浮数。系湿热下注，痛风之证，以致两腿肿痛，发热恶寒，夜不得寐。今仍用原方除湿拈痛汤，加益智仁三钱、花粉二钱、酒芩一钱五分，一贴调理。

十五日，郝进喜、曹进昇请得珍嫔脉息浮数。系湿热下注，痛风之证，以致两腿肿痛，发热恶寒，夜不得寐。今仍用原方除湿拈痛汤，减去益智仁，加山楂三钱，晚服一贴调理。

五、面肌痉挛

慈禧太后

光绪朝

五月十八日，全顺、张仲元请得老佛爷脉息左关弦而近数，右寸关沉滑。胃阳滞热稍清，惟肝经瘀滞湿痰，目皮颊旁时作瞤动。今议用神效活络丹加减，每进一丸，白开水调服外，仍用敷面法调理。

胆星二钱　防风一钱五分　前胡一钱五分　羌活一钱五分　川芎一钱五分　全蝎一钱五分　橘红二钱，老树　苍术一钱五分　川郁金一钱五分　白附子一钱五分　当归一钱五分　乌药一钱五分　香附一钱五分，炙　茯神二钱　石菖蒲一钱五分　麻黄二钱　牛黄八分　川附子八分　钩藤三钱　白芷一钱五分　天麻一钱　麝香四分　冰片四分　苏合油一钱　僵蚕三钱，炒　生地三钱，次　杭芍三钱，炒　羚羊二钱

共为细面，炼蜜为丸，每丸重一钱，蜡皮封固。（四月初九日，全顺、张仲元谨拟）

第九章 妇儿病证

一、月经不调

孝淑睿皇后

嘉庆朝

十月初四日，商景霱、傅仁宁、薛文昱、舒岱请得皇后脉息弦软。系外感解后，荣分适至，下血较多，胸腹胀满，肢体酸软。由血虚湿盛所致。今议用和肝归脾汤，午服一贴调理。谨奏。

制黄芪_{四钱} 归身_{三钱} 焦白芍_{二钱} 枣仁_{二钱，炒} 茯神_{三钱} 茯苓_{三钱} 半夏_{一钱五分，制} 橘红_{一钱五分} 丹参_{二钱} 石斛_{二钱} 艾叶_{一钱五分，炒} 阿胶_{一钱五分，蛤粉，炒} 续断_{三钱，炒}

引用荷叶梗五寸。

二阿哥福晋

1. 嘉庆朝

二十二日，钱松、孙奉廷请得二阿哥福晋脉息弦滑。系湿热凝结，停滞未净，兼以经行不畅之证，以致胸膈饱闷，有时疼痛。此由滞热不净所致。今议用芎归化滞汤，午服一贴调理。

制香附_{三钱} 缩砂_{一钱五分} 花粉_{三钱} 黄芩_{三钱} 枳壳_{三钱，炒} 川芎_{二钱} 当归_{四钱} 丹参_{二钱} 桃仁_{二钱} 酒连_{一钱} 木香_{一钱} 查炭_{五钱} 焦曲_{三钱} 甘草_{四分}

引用佛手干一钱五分。

2. 嘉庆朝

七月十一日，孙奉廷请得二阿哥福晋脉息沉滑。系气郁夹饮，血分凝滞之证，以致胸膈胀满，腰间酸痛。此由气道不宜，湿饮下注所致。今用舒肝调荣汤，晚服一贴调理。

当归_{四钱，酒洗} 白芍_{二钱} 川芎_{二钱} 元胡_{二钱} 制香附_{三钱} 缩砂_{二钱，炒} 木香_{一钱} 杜仲_{二钱} 川续断_{二钱} 茯苓_{二钱} 青皮_{三钱} 泽泻_{一钱五分} 木通_{三钱} 枳壳_{三钱，炒} 厚朴_{二钱，炒}

引用佛手干二钱。

十二日，孙奉廷请得二阿哥福晋脉息沉软。系气郁夹饮，血分凝滞之证，以致胸膈胀满，腰间酸痛。昨服舒肝调荣汤，症势稍减，今仍用加减舒肝调荣汤，晚服一贴调理。

当归_{四钱} 白芍_{二钱，炒} 川芎_{二钱} 元胡_{三钱} 制香附_{三钱} 缩砂_{二钱，炒} 木香_{八分} 茯苓_{二钱} 川续断_{三钱} 杜仲_{二钱} 丹皮_{二钱} 木通_{三钱} 厚朴_{二钱，炒}

引用佛手干一钱。

四阿哥福晋

嘉庆二十五年四月

四月初六日，郝进喜请得四阿哥福晋脉息弦数。系荣分血虚有热，外受微风，以致荣分过期而至，血有紫块，身肢酸软，胸腹胀满。今用芩连四物汤，一贴调理。

荆芥炭_{八分}　条芩_{一钱}　酒连_{五分}　大生地_{二钱}　当归_{三钱,酒洗}　白芍_{一钱五分}　黑栀_{一钱}　川芎_{一钱}
引用荷梗七寸、生姜一片。

初七日，郝进喜请得四阿哥福晋芩连四物汤，加焦山楂三钱，苍术炭二钱。晚服一贴。

初八日，郝进喜请得四阿哥福晋芩连四物汤，晚服一贴。

条芩_{二钱}　酒连_{八分}　大生地_{三钱}　当归_{三钱}　白芍_{一钱五分}　黑栀_{二钱}　川芎_{八分}　焦山楂_{三钱}　甘草_{五分,生}
引用荷梗七寸、灯心一束。

静贵妃

道光九年正月

正月初二日，苏钰、张新请得静妃脉息弦缓。系荣分不调、并月之证，以致腰腹微痛，荣分虽行，尚属未净。今议用香砂逍遥汤，午晚二贴调理。

香附_{二钱,制}　焦白芍_{二钱}　元胡_{二钱}　陈皮_{一钱五分}　缩砂_{一钱五分,研}　柴胡_{八分,醋}　焦山楂_{三钱,研}
抚芎_{一钱五分}　当归_{五钱}　块苓_{二钱,研}　白术_{一钱五分,炒}　制草_{七分}
引用老酒半杯兑煎。

宫女玉庆

同治元年十一月

十一月二十一日，李德全看得储秀宫女子玉庆脉息弦滑。系肝经气血不调，停饮受凉之证，以致寒热身痛，胸膈满闷，肚腹牵痛，荣血不调。今用疏肝和荣饮，一贴调治。

柴胡_{三钱}　青蒿_{三钱}　香附_{三钱,炙}　延胡_{三钱}　薄荷_{一钱五分}　郁金_{三钱,研}　炒白芍_{三钱}　当归_{三钱}
军炭_{二钱}　乌药_{三钱}　缩砂_{一钱五分,研}　山楂_{三钱,生}
引用生蒲黄一钱，煎六分。

三姑娘

1. 光绪二十九年七月

七月初八日，庄守和看得三姑娘脉息左关沉弦，右寸关滑。系肝胃不和，气滞水寒饮伤胃，以致中脘疼痛，胸闷恶心，有时身倦，荣分不调。今用安胃止疼舒气调经膏调治。

制香附_{三钱}　川郁金_{三钱,研}　木香_{一钱,研}　草豆蔻_{二钱,研}　片姜黄_{二钱}　制元胡_{二钱}　青皮_{二钱,炒}
五灵脂_{二钱,炒}　全当归_{三钱}　酒赤芍_{二钱}　梭椤子_{三钱,焙透}　制甘草_{一钱五分}
共以水煎透，再熬浓汁，炼蜜成膏，每服二钱，白开水冲服。

2. 光绪二十九年九月

九月初八日，庄守和诊得三姑娘脉息沉弦。平素血虚肝热，夹以受寒，以致荣分不调，有时胸腹作痛，谷食不香，腰酸身倦。今用养血舒肝调荣饮调治。

全当归_{三钱}　杭芍_{二钱,炒}　川芎_{一钱五分}　大生地_{三钱}　炙香附_{三钱}　炙元胡_{二钱}　醋柴胡_{一钱五分}
白茯苓_{三钱}　炒侧柏_{三钱}　女贞子_{三钱}　炙甘草_{一钱}
引用梭椤子三钱炙。

端康皇贵太妃（瑾妃）

1．宣统年间

六月十五日，臣忠勋请得端康皇贵太妃脉息右寸关沉滑，左关沉弦。肝气未和，脾湿尚在，凝滞于荣分之中，以致天癸过期未行，头眩口渴，有时恶心，谷食不香，晨起脐腹作痛。谨拟和肝化湿通经之法调理。

归尾三钱　赤芍三钱　南红花三钱　牛膝三钱　法半夏三钱，研　赤苓四钱　炒槟榔二钱　天麻二钱　苏木三钱，研　五加皮二钱　焦三仙各三钱　台乌一钱五分

引用甲珠七分、藁本二钱、砂壳二钱研。

2．宣统年间

十月二十三日，臣忠勋请得端康皇贵太妃脉息左寸关弦缓，右寸关沉滑。证系心肝气道郁滞，脾湿胃热，以致荣分未能调和，过期复行，肢体酸倦作抽，有时头晕恶心，胁痛心悸，午后较甚，谷食不香，谨拟开郁调荣化湿之法调理。

川郁金二钱，研　香附二钱，炙　青皮一钱五分　归尾三钱　酒赤芍二钱　薄荷一钱　醋柴胡二钱　云苓三钱　白术二钱，生　法半夏二钱　砂仁八分，研　生甘草五分

引用木香五分研。

3．宣统年间

十月二十四日，臣忠勋请得端康皇贵太妃脉息左寸关弦软，右寸关沉滑。天癸畅行，腹痛渐减。惟肝气未和，脾湿尚盛，以致有时头痛，胁腰串痛，肢体软颤。谨拟调肝化湿之法调理。

当归二钱　赤芍二钱　香附二钱，炙　厚朴二钱，炙　藁本一钱　生牡蛎三钱　赤苓四钱　白术三钱，炒　法半夏二钱　木香五分，研　枳壳一钱五分，炒　生甘草七分

引用藕节二枚干。

4．宣统年间

二月二十二日，臣忠勋请得端康皇贵太妃脉息左关尚弦，右寸关滑而稍数。诸症渐好。惟气道尚滞，天癸未行，腹中作痛，谷食不多，胸前满闷。谨拟理气调荣之法，今明各服一贴调理。

薄荷一钱　玉竹三钱　川芎一钱五分　苏叶梗各五分　法夏二钱，研　茯苓三钱　陈皮一钱五分　延胡索二钱　归尾二钱　赤芍二钱　槟榔二钱，炒　炒枳壳二钱

引用焦三仙各三钱、苏木一钱五分。

二月二十四日，臣忠勋请得端康皇贵太妃脉息左关稍弦，右寸关滑而尚数。诸症均好。惟心气稍热，肝胃欠和，以致有时犹作头眩而痛。谨拟清热和胃之法调理。

玉竹三钱　薄荷六分　川芎一钱　元参三钱　法夏一钱五分　茯苓二钱　陈皮一钱　槟榔一钱，炒

引用竹叶一钱、煅石膏二钱。

二月二十五日，臣忠勋请得端康皇贵太妃脉息左关弦缓，右寸关尚见稍数。诸症均好。惟肝胃微欠调和，夜间少寐。相应止服汤剂，拟用和肝调胃膏徐徐调理。

当归三钱　青皮一钱五分　狗脊三钱　枯芩二钱　丹皮三钱　郁金三钱，研　槟榔片三钱，炒　枳壳三钱　焦枣仁五钱　茯神四钱，朱拌　茵陈三钱　法半夏三钱，研

共以水煎透去渣，兑炼蜜六两收膏，每用一匙，白开水送服。

二、痛经

循嫔

1. 乾隆四十二年三月

三月二十四日，陈世官、罗衡请得嫔脉息沉弦。系气滞血热，以致荣分期至，肚腹疼痛。议用调荣清热饮调理。

苏梗_{二钱} 归尾_{二钱} 丹皮_{二钱} 香附_{三钱} 陈皮_{一钱} 赤芍_{一钱五分} 元胡_{一钱五分} 桃仁_{一钱} 黄芩_{一钱五分} 酒军_{一钱} 枳壳_{一钱五分}

引加藕节二个，午服。

二十五日，嫔前方调荣清热饮一贴，加泽兰叶一钱五分。

2. 乾隆四十三年二月

二月十五日，陈世官、罗衡请得嫔脉息弦数，外感已解。惟荣分结滞，少腹作痛。议用调荣定痛汤调理。

归尾_{一钱五分} 赤芍_{一钱五分} 川芎_{一钱} 丹皮_{二钱} 桃仁_{一钱五分} 红花_{一钱} 延胡_{一钱五分} 香附_{二钱} 酒军_{一钱} 枳壳_{一钱五分} 泽兰叶_{一钱五分}

引用姜皮五分，二贴午晚服。

十六日，罗衡、马秀请得嫔前方调荣定痛汤一贴，加厚朴一钱，晚服。

十七日至二十日，嫔前方调荣定痛汤每日一贴，晚服。十七日减去酒军。十九日加姜炭一钱。

端康皇贵太妃（瑾妃）

1. 宣统年间

正月初六日申刻，忠勋请得端康皇贵太妃脉息左关沉弦，右寸关滑数。证系肝郁气滞，湿热停蓄，以致经前腹痛，胸满不食，腰间坠痛。谨拟和肝调荣化湿饮调理。

归尾_{二钱} 赤芍_{三钱} 青皮_{二钱} 茵陈_{四钱} 胆星_{二钱} 枳壳_{二钱, 炒} 赤苓_{四钱} 胡连_{二钱} 郁金_{二钱, 研} 苏木_{二钱} 红花_{一钱五分} 牛膝_{三钱}

引用三棱七分、莪术七分。

2. 宣统年间

闰二月初四日戌刻，忠勋请得端康皇贵太妃脉息右寸关滑数，左关弦数。证系肝郁脾湿，血瘀热滞，以致经行腹痛，牵及腰胯。又复外受风邪，遂有头晕恶心，肢体颤动，筋脉拘急，食后胸前作痛，延及两胁，口渴懒食。宜以化风除湿清热之法调理。

薄荷_{一钱} 防风_{二钱} 川芎_{三钱} 当归_{三钱} 甘菊_{二钱} 桑叶_{二钱} 生地_{三钱} 赤芍_{三钱} 赤苓_{三钱} 枳实_{一钱五分, 炒} 酒芩_{三钱} 鸡金_{三钱, 炒}

引用焦三仙各三钱、砂壳一钱、钩藤二钱。

3. 宣统年间

闰二月初五日，忠勋请得端康皇贵太妃脉息右寸关滑数，左关弦数。风邪稍解，头痛微轻。尚觉恶心作晕，肢体颤动，食后胸前作痛，血瘀气滞，经行腹痛牵及腰胯。总缘脾湿肝郁所致。今以调荣化湿之法调理。

生地﹍三钱　赤芍﹍三钱　归尾﹍三钱　川芎﹍一钱五分　延胡﹍一钱五分　灵脂﹍一钱五分　法半夏﹍二钱　葛花﹍三钱　茵陈﹍三钱　香附﹍二钱，炙　菊花﹍三钱　桑叶﹍二钱

引用焦三仙各三钱。

4．宣统年间

闰二月初七日，忠勋请得端康皇贵太妃脉息左寸关沉滑，右关沉弦。肝郁未舒，脾湿而滞，以致头仍眩晕，两胁胀坠，腹中有时作痛，不食恶心等症。宜以调气养荣化滞之法调理。

全当归﹍三钱　延胡﹍一钱五分　生牡蛎﹍三钱　龟板﹍三钱　云赤苓﹍三钱　猪苓﹍二钱　焦三仙各二钱　酒芩﹍二钱　法夏曲﹍三钱　陈皮﹍一钱五分　炒知母﹍二钱　盐柏﹍二钱

引用砂仁一钱，生木香七分。

闰二月初八日，忠勋请得端康皇贵太妃脉息右寸关沉滑，左关沉弦。腹痛较减，胃口渐开。惟肝阴不实，脾元不壮，湿热未清，以致头仍眩晕，两胁胀坠，有时恶心烦急。谨拟益阴和肝理脾之法调理。

全当归﹍三钱　秦艽﹍三钱　生牡蛎﹍三钱，研　龟板﹍三钱　次生地﹍三钱　猪苓﹍二钱　炒知母﹍三钱　枳实﹍一钱五分　法夏曲﹍三钱　陈皮﹍二钱　焦三仙各三钱　盐柏﹍二钱

引用砂仁一钱五分、竹茹三钱生、木香八分。

5．宣统年间

六月十六日，臣忠勋请得端康皇贵太妃脉息左关弦象见减，右寸关仍觉沉滑。天癸已行，惟头眩恶心仍在，肢体倦软作痛，谷食不香，腹中尚痛。谨拟调肝化湿活瘀之法调理。

全当归﹍三钱　生地﹍三钱　川芎﹍三钱　赤芍﹍三钱　淡苁蓉﹍三钱　黄连各七分，研　三棱﹍一钱五分　延胡﹍一钱五分　官桂炭﹍五分　白术﹍三钱　香附﹍一钱五分　酒芩﹍二钱

引用砂仁八分研、醋柴胡二钱、杜仲四钱炒。

三、妊娠下血

琳贵妃（庄顺皇贵妃）

道光二十八年九月

九月初八日寅刻，赵士林请得琳贵妃脉息弦滑。系肝经有热，从子刻血分大行，以致头痛作眩，心悸自汗，此由血热妄行所致。今用和肝养荣汤，急服一贴调理。

归身﹍四钱　焦白芍﹍三钱　生地炭﹍五钱　阿胶珠﹍一钱，蛤粉炒　川芎﹍一钱五分　蕲艾炭﹍一钱　黄柏炭﹍二钱　甘草﹍八分，炙

引用棕炭三钱。

四、产后发热

静嫔

道光朝

本日申刻，张永清、赵妆梅、郝进喜、李奎瑛请得静嫔脉息浮数。系产后复受风凉之证。以致周身疼痛，头闷胸满，发热口渴。今议用柴胡四物汤，一贴调理。

银柴胡一钱五分　当归三钱，酒洗　丹皮二钱　焦曲三钱　条芩三钱　赤芍一钱五分　骨皮三钱　陈皮二钱　大生地五钱，酒洗　荆穗炭一钱五分　川芎一钱五分　甘草六分，生

引用老酒半盅煎服。

二十八日，张永清、苏钰、崔良玉、赵汝梅、郝进喜、李奎瑛请得静嫔脉息弦数。系产后复受风凉之证。昨服柴胡四物汤，表凉微解，症势稍减。今议仍用原方加茯苓三钱，午服一贴调理。

本日申刻，崔良玉、王泽溥、郝进喜、苏清泰请得静嫔脉息渐缓。系产后复受风凉之证。用药调治，表凉已解，诸症渐减。今议仍用原方柴胡四物汤减去柴胡七分、荆穗炭发七分，一贴调理。

五、产后眩晕

静妃（静贵妃）

1. 道光十二年十二月

十二月初一日，张新、方惟寅请得静妃脉息弦缓。原系产后热盛，血不养神之证。昨服清热育神汤，诸症渐减。惟余热未净，以致头目微眩，有时微痛。今议用养荣育神汤，一贴调理。

大生地三钱，炒焦　归身五钱　川芎一钱五分　白芍一钱五分，酒炒　石决明三钱，煅研　柴胡一钱五分，醋炒　茯神二钱　龟板四钱，炙　酒芩一钱五分　菊花一钱五分　麦冬三钱，朱砂拌炒　甘草六分，生

引用荷梗七寸、青茶叶一钱。

2. 道光十二年十二月

十二月初五日，张新请得静妃脉息弦数。系产后血虚，气道不畅，肝热上冲之证，以致胸膈满闷，头目眩晕重痛，烦躁发热。今用清热泻肝汤，午晚二贴调理。

醋柴胡一钱五分　青皮二钱，炒　胆草一钱五分，酒洗　石决明三钱，煅研　萸连八分　焦生地五钱　归身五钱，酒洗　酒芩二钱　木香八分，煨　菊花五钱　焦山楂三钱　益母草三钱

引用生姜三片、荷梗一尺。

初六日，张新请得静妃脉息弦数。原系产后血虚，气道不畅，肝热上冲之证。昨服清热泻肝汤，诸症渐减。惟肝热尚盛。今仍照原方清热泻肝汤加藁本、川芎各一钱五分，午晚二贴调理。

六、恶露不净

十五阿哥福晋

1. 乾隆朝

八月十一日，刘彬、李世隽、赵正池、吕纶请得十五阿哥福晋脉息沉缓。系产后恶露未畅，以致身热腹痛。今议用生化汤调理。

全当归五钱　川芎一钱五分　炮姜炭八分　桃仁八分　炙甘草五钱　麦芽生熟四两，煎汤代茶

引用黄酒一小杯，午服一贴。

十二日，福晋照原方一贴，午服。

2. 乾隆朝

十四日，李世隽、赵正池请得十五阿哥福晋脉息弦细而数。系产后恶露未畅，气味腥秽，身热怯寒。此由素有湿热所致。今用四物利湿汤调理。

生地炭三钱　归尾二钱　赤芍一钱五分　丹参一钱五分　银柴胡一钱　阿胶一钱　麦冬二钱，去心炒　扁豆三钱，炒　山药三钱　薏米四钱，炒生各半　赤苓三钱　麦芽生熟四两，水煎代茶

引灯心一子，午服一贴。

十六日，李世隽、赵正池请得十五阿哥福晋脉息弦细而数，系产后恶露正行，湿热下注，以致气味腥秽，寒热交作。今议用四物利湿汤调理。

生地一钱五分　归尾一钱五分　焦白芍一钱　丹参一钱五分　银胡一钱　祁艾一钱五分　阿胶一钱　茯苓一钱　陈皮一钱五分　炮姜炭四分　炙甘草八分　麦冬一钱五分

引用灯心一子，午服一贴。

生麦芽二两　熟麦芽二两

煎汤代茶。

十七日，十五阿哥福晋用回乳饮一贴。

祥妃

1. 道光五年正月

正月二十日，赵永年、张新、崔文光、郝进喜请得祥妃脉息安和。于本日子时育喜公主。母女均安，相宜慎重调理。

本日辰刻，张永清、苏钰、崔良玉、赵永年、张新、崔文光、郝进喜请得祥妃脉息弦滑。系产后恶露未畅，以致头闷目胀。今议用加味生化汤调理。

全当归八钱　桃仁一钱五分，泥　荆穗炭一钱五分　山楂炭五钱　川芎二钱　炮姜炭七分　红花一钱　益母草三钱

引用豆淋酒一小盅、童便一大盅兑服。

本日午刻，张永清、苏钰、崔良玉、赵汝梅、张新、郝进喜请得祥妃脉息弦滑。系产后恶露未畅，以致头闷目胀。早服生化汤，症势稍缓。今议仍用原方减去炮姜炭，加泽兰叶二钱，晚服一贴调理。

2. 道光五年二月

二月初一日，张永清、苏钰、崔良玉、赵汝梅、郝进喜请得祥妃脉息弦滑。系产后恶

露未畅，以致头闷目胀。昨服加味生化汤，头闷渐减。惟肚腹作痛。今议用当归行瘀汤午服一贴调理。

川芎二钱　蒲黄三钱，生　元胡三钱　香附三钱，炙　全当归八钱　五灵脂三钱　丹参三钱　红花一钱五分　桃仁三钱　黄芩一钱五分，酒炒　山楂炭五钱　益母草三钱

引用童便一大钟、老酒一小钟。

初二日，赵汝梅、甄德润、郝进喜请得祥妃脉息滑缓。系产后恶露未畅。昨服当归行瘀汤，头闷目胀渐减。惟恶露尚属未净。今议用仍照原方，早服一贴调理。

静贵妃（静嫔）

1. 道光朝

二十四日，张永清、苏钰、崔良玉、王泽溥、郝进喜、叶元德、苏清泰请得静嫔脉息弦涩。系产后恶露未畅，以致腹胁胀痛。今议用加减生化汤，一贴调理。

全当归五钱　川芎一钱五分　益母草三钱　桃仁一钱五分，炒研　红花一钱五分　泽兰叶二钱　炮姜炭五分　查炭五钱　蒲黄三钱，生　五灵脂三钱，炒　炙甘草五分

引用煮酒、童便各半盅兑服。

本日，静嫔照方加减生化汤，晚服一贴。

2. 道光朝

二十五日，张永清、苏钰、崔良玉、赵汝梅、郝进喜、李奎英请得静嫔脉息浮数。系产后恶露未畅，外受微凉之证，以致头痛身热，口干胸满，腹胁胀痛。今议用荆芩四物汤，午晚二贴调理。

荆芥穗二钱　川芎一钱五分　泽兰叶二钱　丹皮一钱五分，炒　条芩二钱，酒洗　次生地三钱　益母草三钱　炒黑栀二钱　全当归五钱，酒洗　赤芍一钱五分　木通一钱五分　查炭五钱

引用豆淋酒一酒盅兑服。

二十六日，张永清、苏钰、崔良玉、王泽溥、郝进喜、苏清泰请得静嫔脉息浮涩。系产后恶露未畅，外受微凉。昨服荆芩四物汤，表凉已解，头痛渐减，恶露畅行，仍属不净。今议仍用原方减去荆芥穗，午服一贴调理。

3. 道光朝

本日亥刻，张永清、张新请得静贵妃脉息弦滑。系产后儿枕作痛之证，以致腹胁胀痛，此由恶露未畅所致。今议用加味生化汤调理。

全当归八钱　元胡三钱　益母草五钱　川芎一钱五分　焦山楂三钱，研　炮姜五分　桃仁三钱，研　生蒲黄三钱　香附三钱，炙　红花二钱　五灵脂三钱，生　制草五分

引用川牛膝三钱、老酒、童便各半盅。

七、小儿惊悸

三阿哥

嘉庆朝

三月二十四日，商景霨、赵璧请得三阿哥脉息弦数。系肝胃有热，湿痰闭塞之证，以

致胸满痰盛，气道不宣，身热惊悸，此由湿热结痰所致。今议用清热化痰汤调治。

苏叶_{二钱}　橘红_{二钱}　枳壳_{一钱五分}　前胡_{一钱五分}　赤苓_{二钱}　花粉_{二钱}　半夏_{二钱，炙}　酒芩_{二钱}
甘草_{五分}　桔梗_{一钱五分}

引用生姜一片、灯心一子，一贴晚服。

二十五日，商景霨、赵璧请得三阿哥脉息弦滑。原系痰热闭塞之证，以致胸满痰盛，气道不宣，身热惊悸。昨服清热化痰汤，诸症渐减。惟胃气未清，今议用加减清热化痰汤，加黄连六分、山楂二钱，午服一贴调理。

第十章　眼耳鼻喉口腔病证

一、天行赤眼

循嫔

乾隆四十五年正月

正月二十五日，张淳、方宏霈请得嫔脉息浮数。系内有积热，外受风凉之证，以致头闷，眼皮浮肿，白睛红赤，上有红翳。今议用疏风清热饮调治。

荆芥_{一钱五分}　防风_{一钱五分}　柴胡_{一钱五分}　红花_{一钱}　生地_{三钱}　当归_{二钱}　花粉_{一钱五分}　黄芩_{一钱五分}　木贼_{二钱}　木通_{一钱五分}　薄荷_{一钱五分}　甘草_{八分，生}

引用竹叶二十片、灯心一束，三贴，每早服。

吉嫔

同治四年四月

四月二十三日，鲁景曾请得吉嫔脉息浮数。系天行赤热之证，以致右目白睛红赤，青睛有白膜一片，沙涩难睁，时流热泪。此由肝胃热盛，外受风邪所致。今用疏风清热饮，晚服一贴，外敷牛黄春雪散调理。

白羚羊_{三钱}　黄连_{一钱}　胆草_{二钱}　栀子_{三钱}　川羌活_{二钱}　防风_{二钱}　枯芩_{二钱}　柴胡_{二钱}　车前子_{一钱五分}　木香_{一钱}　木通_{二钱}　甘草_{一钱}

引用竹叶二十片。

二、耳鸣

嘉庆皇帝

嘉庆朝

嘉庆□年正月初六日，商景霈、陈昌龄恭请皇上圣脉弦滑。系肝经饮热，湿气不畅，有时耳鸣。此由饮热凝滞所致。今议用和肝化饮汤，晚进一贴，安和调理。

苏梗_{二钱}　厚朴_{一钱五分，炒}　茯苓_{四钱}　半夏_{二钱，制}　次生地_{三钱}　石斛_{三钱}　橘红_{一钱五分}　神曲_{二钱}　麦冬_{二钱，去心}　枳壳_{一钱五分，炒}　甘草_{五分，生}

引用荷叶丝一钱。

三、鼻衄

慈禧太后

1. 光绪朝

四月初六日，全顺、张仲元请得老佛爷脉息左关弦数，右寸关滑数有力。肝胃滞热尚盛，肺气不清，以致咳嗽痰黏，鼻涕带有血色，目皮时或掣动。今议用清热调中饮调理。

羚羊_{一钱五分}　次生地_{三钱}　生白芍_{三钱}　钩藤_{三钱}　酒芩_{二钱}　桑叶_{三钱，炙}　炒枳壳_{二钱}　前胡_{二钱}　玉金_{二钱，研}　苦梗_{二钱}

引用青果五个研。

2. 光绪朝

四月初七日，全顺、张仲元请得老佛爷脉息左关弦数，右寸关滑数有力。肝胃带热尚盛，肺气欠调，经络瘀滞痰湿，以致时作咳嗽，唾痰黏，鼻涕带有血色，目皮掣动，胸膈不爽。今议用清热化痰调中饮调治。

羚羊_{二钱}　杭芍_{三钱，生}　僵蚕_{三钱，炒}　钩藤_{三钱}　酒芩_{二钱}　前胡_{二钱}　橘红_{一钱五分，老树}　枳壳_{二钱，炒}　川郁金_{二钱，研}　杏仁_{三钱，研}

引用一捻金七分煎。

四月初八日，全顺、张仲元请得老佛爷脉息左关弦数，右寸关滑数有力。肝胃滞热稍轻，肺气欠和，经络痰湿尚然瘀滞，以致有时咳嗽痰黏，目皮掣动，筋脉不爽。今议用清热化痰调中饮调理。

羚羊_{一钱五分}　杭芍_{三钱，生}　僵蚕_{三钱，炒}　钩藤_{三钱}　菊花_{二钱}　桑叶_{三钱}　前胡_{二钱}　橘红_{一钱五分，老树}　川郁金_{二钱，研}　枳壳_{二钱，炒}

引用一捻金五分煎。

总管崔玉贵

1. 光绪朝

未时，细按六部左关弦而数浮，右关滞涩，而右寸尤甚。乃胆经郁火，冲动脑髓，偶因风寒，引动邪火，肺气上壅，血不归经，致自鼻窍出，须用清利胆经，收敛肺气，引血归原法治之。

苏子_{二钱}　侧柏_{三钱，炒}　白茅根_{四钱}　龙胆草_{二钱}　牡蛎粉_{一钱五分}　牡丹皮_{三钱}　知母_{二钱}　次生地_{三钱}　白僵蚕_{三钱，炒}　苦梗_{二钱}　荆芥穗_{一钱五分，炒}　生甘草_{一钱二分}　地丁_{一钱二分}

引用古墨汁二钱，冲童便少许兑。

2. 光绪朝

五月二十五日，张仲元看得总管玉贵脉息左寸关弦数，右寸关滑数。表邪见解，惟里热尚盛。以致口黏而渴，头晕腰痛，有时鼻衄，气短身倦。今用轻清化热之法调治。

菊花_{三钱}　桑皮叶_{各二钱}　银花_{三钱}　连翘_{三钱}　苦梗_{三钱}　川贝母_{三钱，研}　黄芩_{三钱}　瓜蒌_{三钱，研}　薄荷_{五分}　细生地_{五分}　辛夷_{一钱五分，去皮研}　甘草_{一钱}

引用羚羊一钱五分。

3．光绪朝

五月二十五日申刻，张仲元看得总管玉贵脉息左寸关弦数，右寸关滑数。伏热在内，肝气上逆，以致午后发热，呛嗽胸痛，烦躁口渴，时作鼻衄。今用泻热降逆之法调治。

黄连二钱,研　黄芩三钱　酒军四钱,酒煎　杏仁三钱,研　厚朴二钱

引用白茅根二两熬汤煎药。

4．光绪朝

五月二十六日，陈秉钧看得总管玉贵感冒风邪，邪属温气。身热未退，咳嗽胸痛，向有鼻衄之患，连日溢血尤甚。合脉细弦，系肝木叩金，金气为燥。风邪温气，两为煽烁。拟用清邪而和肝肺。

桑叶一钱五分　杭菊花一钱五分　川贝母一钱五分,去心　嫩白薇一钱五分　茅花二钱　光杏仁三钱,研　钩藤钩一钱五分　粉前胡一钱五分　连翘一钱五分　冬瓜子三钱　方通草五分　全福花一钱五分

引用鲜藕节三个、鲜荷叶一角、侧柏叶一钱五分炒。

5．光绪朝

五月二十六日申刻，张仲元、李德源看得总管玉贵脉息左寸关弦数，右关芤象。邪热伤阴，血溢清道，以致午后发热，时作鼻衄，烦躁口渴，身肢懒倦无力。今议用养阴清热引血归源之法调治。

大生地六钱　赤芍三钱　丹皮三钱　元参五钱　黑栀子三钱　蒲黄炭五钱　小蓟四钱　青蒿三钱　地骨皮四钱　银花四钱　怀牛膝三钱　当归四钱

引用犀角一钱五分先煎。

五月二十七日，张仲元、李德源看得总管玉贵脉息左寸关弦数，右关见芤。夜间未衄。惟有邪热未清，肝气尚逆，以致胸间呛逆，时作鼻嚏咳嗽，烦躁口渴，身肢烧热，谷食不思，懒倦无力。今议用养阴化热引血归源之法调治。

大生地六钱　赤芍三钱　丹皮三钱　元参六钱　黑栀子三钱　银花四钱　连翘四钱　青蒿三钱　蒲黄炭五钱　当归五钱　小蓟三钱　怀牛膝三钱

引用地骨皮四钱、犀角一钱五分先煎。

6．光绪朝

五月二十七日酉刻，张仲元、李德源看得总管玉贵脉息左寸关弦数，右关芤象稍缓。身热见轻。惟肝气尚逆，邪热未清，以致时作咳嗽，顿引胸胁串痛，稍作鼻衄，烦躁口渴，谷食不思，懒倦无力。今议用养阴清热引血归源之法调治。

大生地六钱　赤芍三钱　丹皮三钱　元参六钱　黑栀子三钱　银花四钱　连翘三钱　当归五钱　蒲黄炭三钱　犀角一钱五分,先煎　黄芩三钱　小蓟三钱

引用怀牛膝三钱。

隆裕皇太后

1．宣统年间

闰二月初七日，臣张仲元、忠勋请得皇太后脉息左关沉弦，右寸关滑而近数。阳气郁遏，湿热熏蒸，以致早〔晨〕额闷头晕，有时咳嗽，鼻涕带红。谨拟宣郁清热之法调理。

南薄荷一钱　荆芥炭七分　菊花三钱　桑叶三钱　中生地三钱　生杭芍三钱　羚羊一钱　瓜蒌三钱,研

炒枳壳六分　茵陈二钱　连翘三钱　酒芩二钱

引用荷叶一钱五分、芦根二支切碎。

2．宣统年间

三月初十日酉刻，臣张仲元、忠勋请得皇太后脉息左关弦数，右寸关滑数。肝阴有热，胃阳湿郁熏蒸，以致五心发热，头闷口渴，鼻涕带血，寤后躁汗。谨拟养阴清热之法调理。

次生地四钱　生杭芍四钱　知母三钱,炒　青蒿三钱　牡丹皮三钱　地骨皮四钱　麦冬三钱,去心　竹叶二钱　生桑皮三钱　生甘草一钱　广皮一钱五分

引用羚羊一钱、鲜青果十个研。

三月十一日，臣张仲元、忠勋请得皇太后脉息左关弦数，右寸关滑数。躁汗未出，头闷较轻。惟肝阴未和，湿热尚盛。谨拟养阴清热之法调理。

次生地四钱　生杭芍四钱　知母三钱　青蒿三钱　牡丹皮三钱　地骨皮四钱　麦冬三钱,去心　竹叶二钱　生桑皮三钱　生牡蛎三钱　广皮二钱　甘草一钱

引用羚羊一钱、鲜青果十个研。

三月二十八日，臣张仲元、全顺请得皇太后脉息右寸关滑数，左关弦数。肝胃蓄热，熏蒸上焦，以致牙痛牵引唇颊间微肿，早间鼻中流血，头闷不爽。谨拟养阴清热之法调理。

次生地三钱　丹皮三钱　生杭芍三钱　羚羊一钱　南薄荷一钱五分　桑叶三钱　白菊花三钱　炒栀子二钱　溏瓜蒌二钱　麦冬三钱,去心　生桑皮三钱　甘草一钱

引用竹叶一钱五分、橘红一钱五分老树。

三月二十九日，臣张仲元、全顺请得皇太后脉息右寸关滑数，左关弦数。牙痛见好，肝胃蓄热未清，头闷不爽，有时鼻血，或作恶心。谨拟养阴清热之法调理。

次生地三钱　丹皮三钱　生杭芍三钱　羚羊一钱　生桑皮三钱　瓜蒌三钱　白菊花三钱　炒栀一钱五分　花粉二钱　广皮二钱　麦冬三钱,去心　甘草一钱

引用鲜青果七个研。

3．宣统年间

四月初八日未刻，臣张仲元请得老佛爷脉息左关弦滑有力，右寸关沉滑。肝胃蓄有滞热，阳气郁遏，以致恶寒身倦，鼻中流红，膝上筋脉有时抽痛。谨拟调气清热化滞之法调理。

炒枳壳三钱　炒青皮二钱　鸡金三钱　焦三仙各三钱　大生地四钱　炒栀仁三钱　羚羊一钱五分　溏瓜蒌四钱　醋柴胡二钱　生杭芍三钱　甘草一钱　一捻金二钱,煎

引用元明粉二钱煎。

四月初九日，臣张仲元请得老佛爷脉息左关弦而近数，右寸关沉滑。恶寒身倦已好。惟肝热未净，胃气欠和。谨拟清热和胃之法调理。

大生地四钱　羚羊一钱五分　焦三仙各三钱　竹茹三钱　炒栀仁二钱　广皮三钱　炒枳壳三钱　鸡金三钱　南苦梗二钱　菊花三钱　生杭芍三钱　甘草一钱

引用鲜青果七个研。

宣统皇帝

宣统元年四月

四月初一日亥刻，臣周鸣凤请得皇上脉息左关数大，右部浮洪。缘血分蓄热，循肝肺之经脉上炎，以致鼻血如流。谨拟犀角地黄汤，使血自归经。

犀角_{八分} 小生地_{三钱} 桑叶_{一钱五分} 菊花_{一钱五分} 丹皮_{二钱} 山栀仁_{二钱} 归尾_{一钱五分} 赤芍_{一钱,炒} 元参_{二钱} 大麦冬_{三钱}

引用鲜藕五片。

淑妃

宣统年间

十一月二十五日，赵文魁请得淑妃脉息右寸关滑而近数，左寸关弦而稍数。气道较畅，只肝热未清，以致热升上焦，鼻衄肢烧。今拟清热和肝止衄之法调理。

青皮子_{二钱,研} 香附_{一钱五分,炙} 生地_{三钱} 赤芍_{二钱} 牡丹皮_{三钱} 黑栀_{三钱} 归尾_{二钱} 川断_{二钱} 淮牛膝_{一钱五分} 酒芩_{三钱} 丹参_{一钱} 泽兰_{一钱}

引用茜草二钱、木香三分。

四、喉痹

十一阿哥福晋

1. 乾隆四十七年七月

七月二十六日，陆廷贵请得十一阿哥福晋脉息浮数。病系风热之证，以致发热恶寒，咽喉疼痛。今用疏风清热汤调理。

荆芥穗_{一钱五分} 牛蒡_{一钱五分,炒研} 薄荷_{一钱五分} 防风_{一钱五分} 桔梗_{二钱} 黄芩_{二钱} 连翘_{二钱} 山栀_{一钱五分,炒} 元参_{二钱} 银花_{二钱} 甘草_{一钱,生}

引用生姜三片、灯心一束。

2. 乾隆四十七年七月

二十九日，罗衡、田福请得十一阿哥福晋脉息浮数。系肺胃有热，微受风凉，以致烦热，咽喉疼痛，左项微浮，食后呕恶。今用清咽利膈汤调理。

牛蒡_{三钱,研} 荆芥穗_{一钱五分} 防风_{一钱五分} 桔梗_{三钱} 连翘_{一钱五分} 栀子_{一钱五分,炒} 元参_{二钱} 花粉_{二钱} 枳壳_{一钱五分,炒} 麦芽_{二钱} 浙贝母_{二钱,去心} 甘草_{七分}

引姜皮二片，荷蒂二个，二贴，每晚服。

外用胡黄连一钱。

十五阿哥福晋

1. 乾隆朝

十一月二十九日，田福、马敬伦请得十五阿哥福晋脉息浮缓。系外受风凉咽痛之证，以致头痛胸闷，发热恶寒，咳嗽声重。议用疏风清咽汤调理。

荆芥穗_{一钱五分} 羌活_{一钱五分} 桔梗_{一钱五分} 元参_{二钱} 防风_{一钱五分} 薄荷_{二钱} 前胡_{一钱五分} 牛

蒡_{二钱}　苏叶_{一钱五分}　花粉_{一钱五分}　赤苓_{二钱}　甘草_{六分，生}

引用生姜二片、灯心五十寸，晚服。

2. 乾隆朝

二月二十七日，罗衡、全志修看得十五阿哥福晋脉息弦数。系肝肺郁热，以致咽紧作痛。议用牛蒡甘桔汤调治。

牛蒡_{二钱}　桔梗_{二钱}　柴胡_{一钱}　黄芩_{一钱五分}　元参_{一钱五分}　枳壳_{一钱五分}　花粉_{一钱五分}　连翘_{一钱五分}
防风_{一钱五分}　僵蚕_{一钱五分}　炒栀_{一钱五分}　甘草_{五分}

引用荷叶一钱，午服一剂。

二十八日，屠景云、刘彬看得十五阿哥福晋照原方减去僵蚕，加山豆根一钱五分，晚服。

3. 乾隆朝

七月初四日，顾兴祖请得十五阿哥福晋脉息弦数。证系肝经郁热，以致胸胁满闷烦热，大小关防燥结，咽中微紧之症。今用滋阴和肝汤调治。

柴胡_{一钱，炒}　当归_{一钱五分}　生地_{三钱}　薄荷_{一钱五分}　丹皮_{一钱五分}　桔梗_{二钱}　元参_{二钱}　黄芩_{一钱五分}
炒栀_{一钱五分}　木通_{二钱}　枳壳_{一钱五分，炒}　甘草_{八分}

引用灯心三十寸、荷梗十寸。

4. 乾隆朝

七月十二日，鲁维淳、赵正池看得十五阿哥福晋脉息浮数。系肺胃饮热，外受风凉，以致头痛身热，咽痛口渴。今用疏解正气汤调治。

羌活_{一钱}　苏叶_{一钱}　藿香_{一钱五分}　防风_{一钱五分}　桔梗_{二钱}　川芎_{一钱}　陈皮_{一钱五分}　腹皮_{一钱五分}
前胡_{一钱}　条芩_{一钱五分}　牛蒡_{一钱五分，炒研}　甘草_{八分，生}

引用姜二片，晚服。

十三日，李世隽、赵正池看得十五阿哥福晋照原方加荆芥穗一钱五分、白芷一钱五分，减去羌活、前胡。

十四日，十五福晋仍照前方，晚服一贴。

5. 乾隆朝

十五日，刘彬、吕纶看得十五阿哥福晋原系肺胃饮热，外受风凉。服过清解正气汤，表凉已解。惟余热不清，以致咳嗽咽痛。今议用清热甘桔汤调理。

苦桔梗_{三钱}　黄芩_{一钱，酒炒}　川贝母_{一钱}　炒栀仁_{一钱}　元参_{二钱}　连翘_{一钱，去心}　苏梗_{一钱}　甘草_{一钱，生}

引梨三片，晚服一帖。

十六日，刘彬、刘正池看得十五阿哥福晋仍照原方，晚服一贴。

华嫔

1. 嘉庆朝

二十一日，胡增、王文彬请得嫔脉息浮数，系风热咽痛之证，以致身热头痛，咽痛烦闷。用过清热利咽汤，表凉微解。惟里热过盛，今仍用前方加减调治。

射干_{一钱五分}　黄芩_{二钱}　栀子_{二钱}　甘草_{一钱，生}　牛蒡子_{二钱}　羚羊_{一钱五分}　连翘_{二钱}　元参_{二钱}
桔梗_{三钱}　薄荷_{一钱}　赤苓_{三钱}

引用竹叶、灯心一束，二贴午晚服。

2. 嘉庆朝

本日晚，胡增、张铎、王文彬请得嫔脉息浮数。系风热咽痛之证，以致身热头痛，咽痛烦闷。用过清热利咽汤，咽痛微减。惟里热过盛。今议用疏风清热汤调治。

羌活一钱　独活一钱　桔梗二钱　元参二钱　川芎一钱五分　荆芥穗一钱五分　赤芍一钱五分　僵蚕一钱五分　防风一钱五分　羚羊一钱　半夏一钱五分，制　藿香梗一钱五分

引用生姜一片、灯心三十寸，一贴晚服。

二十二日，胡增、张铎、王文彬请得嫔脉息浮缓。系风热咽痛之证，以致身热头痛，烦闷抽搐。用过清热利咽疏风等汤，诸症稍减，惟里热尚盛，今仍用疏风清热汤调治。

荆芥穗一钱五分　防风一钱五分　羌活一钱　独活一钱　川芎一钱五分　桔梗二钱　半夏一钱五分，制　枳壳一钱五分，炒　羚羊一钱　赤芍一钱五分　瓜蒌霜一钱五分　橘红一钱五分

引用生姜一片、灯心三十寸，二贴午晚服。

3. 嘉庆朝

二十日，张文瑞、田广福请得嫔系肺胃热盛，外受风凉之证，以致咽痛膈热，头闷身软，此由风热凝结所致。今议外吹绛雪散，内服清热利咽汤调理。

连翘三钱　牛蒡子二钱，炒　荆芥穗一钱五分　防风一钱五分　白芷一钱　银花一钱五分　桔梗三钱，苦　黄芩一钱五分　枳壳一钱五分，炒　射干二钱　前胡一钱五分　甘草五分，生

引用生姜一片、灯心三十寸，二贴午晚服。

三阿哥下二格格

1. 嘉庆朝

十一月二十七日，张自兴、苏钰请得三阿哥下二格格脉息浮数。系内有饮热，外受风凉之证，以致头疼身痛，胸满恶寒，风热凝结，咽喉作痛。今用疏解利咽汤，晚服一贴调理。

荆芥穗二钱　防风一钱五分　牛蒡三钱，研　葛根二钱　苦桔梗三钱　山豆根三钱　薄荷一钱五分　花粉二钱　元参二钱　麦冬三钱，去心　甘草一钱，生

引用淡竹叶一钱五分。

2. 嘉庆朝

十一月二十八日，付仁宁、舒岱请得三阿哥下二格格脉息滑数。系内有饮热，外受风凉之证。昨用疏解药，诸症渐减，惟里热未净。今议仍用原方，晚服一贴调理。

荆芥穗二钱　防风一钱五分　牛蒡三钱，研　葛根二钱　苦桔梗三钱　山豆根三钱　薄荷一钱五分　花粉二钱　元参二钱　麦冬三钱，去心　甘草一钱，生

引用淡竹叶一钱五分。

孝慎成皇后

1. 道光朝

二十日，郝进喜请得皇后脉息浮数。系停饮受凉之证，以致头疼身痛，发热恶寒，咽喉肿痛。今用羌防疏解饮，午晚二贴调理。

羌活一钱五分　防风一钱五分　荆芥穗一钱五分　蜜麻黄一钱五分　苏叶一钱五分　酒芩一钱五分　葛根二钱

白芷_{一钱五分}　酒连_{八分}　射干_{三钱}　苦梗_{三钱}　元参_{三钱}　甘草_{八分,生}

引用芦根五把。

2．道光朝

二十二日，张新、苏钰、郝进喜请得皇后脉息滑数。原系饮热受凉之证。用药调治，表凉已解，咽喉肿痛稍轻。惟膈间余热尚盛。今议用清咽利膈汤，午晚二贴，兼外吹牛黄散调理。

元参_{五钱}　连翘_{三钱,去心}　酒芩_{三钱}　牛蒡_{三钱}　山豆根_{三钱}　枳壳_{三钱}　苦梗_{三钱}　射干_{三钱}　瓜蒌_{四钱,糖}　荆芥穗_{三钱}　犀角_{一钱五分}　人中黄_{一钱五分}　酒军_{一钱五分}

引用鲜竹叶一钱、秋梨一个切片。

本日，皇后：灯心五钱，竹叶一钱。

祥妃

道光朝

十月初十日，张新、郝进喜请得祥妃脉息浮数。系肺胃有热，外受风凉之证，以致咽喉肿痛。此由肺热薰蒸所致。今议用疏解利咽汤一贴，外吹牛黄散调理。

荆芥穗_{二钱}　酒芩_{二钱}　元参_{四钱}　犀角_{八分}　防风_{二钱}　酒连_{八分}　枳壳_{二钱}　麦芽_{三钱,炒研}　牛蒡_{三钱,炒研}　射干_{三钱}　桔梗_{一钱}　山楂_{三钱}

引用芦根五把。

十一日，张新、王明福请得祥妃脉息弦数。系肺胃有热，外受风凉之证。昨服疏解利咽汤，肿痛渐减。惟余热未净。今议仍用原方减去荆芥穗、防风、山楂，加麦冬三钱、薄荷一钱、甘草八分，晚服一贴调理。

禧嫔

1．咸丰朝

十五日，冯钰请得禧嫔脉息滑缓。诸症俱减，惟余热不净，以致咽嗌作痛，口干烦躁，头眩，夜间少寐。今用清咽利膈汤，午服一贴调理。

连翘_{三钱}　酒芩_{三钱}　苦梗_{五钱}　枳壳_{三钱}　元参_{五钱}　川军_{三钱}　酒连_{八分}　薄荷_{一钱}　甘草_{一钱}

引用芦根二把。

本日，禧嫔：山豆根五钱，麦冬五钱，薄荷三钱。

十六日，照原方清咽利膈汤，减去川军，午服一贴。

2．咸丰朝

十七日，冯钰请得禧嫔脉息浮弦。原系停饮夹温之证。服药以来，诸症渐减。因复受风凉，胃经停滞，以致咽嗌痛甚，烦躁不安。今用疏解清热饮，午服一贴调理。

枳壳_{三钱}　防风_{三钱}　牛蒡_{五钱}　元参_{五钱}　荆芥穗_{三钱}　焦曲_{三钱}　麦芽_{三钱炒}　薄荷_{一钱}　桔梗_{五钱}　僵蚕_{三钱}　连翘_{三钱}　甘草_{一钱}

引用芦根三把。

3．咸丰朝

十八日，冯钰请得禧嫔脉息浮数。原系滞热夹温。调治以来，诸症俱减。惟咽嗌稍有疼痛，因复受风凉，肺胃不清，风热闭于会厌，以致咽喉壅肿痛甚，吞吐不利，时哕痰涩，形如温毒喉痹。今用疏风利咽汤，午服一贴调理。

荆芥穗_{二钱} 牛蒡_{二钱} 元参_{五钱} 桔梗_{五钱} 酒芩_{三钱} 酒连_{八分} 生石膏_{三钱} 丹皮_{三钱} 小生地_{八钱} 银花_{五钱} 焦三仙_{各二钱} 甘草_{八分}

引用薄荷一钱五分。

十九日，照原方午服一贴调理。

本日，禧嫔：灯心三钱，竹叶二钱。

二十日，冯钰请得禧嫔脉息浮弦。原系滞热夹温。调治以来，诸症俱好，惟咽嗌稍有疼痛，因受风凉，肺胃不清，风热闭于会厌，以致咽喉壅肿痛甚，吞吐不利，时哕痰涎，状如瘟毒喉痹，连用疏风利咽汤，形势仍然，似未服药之象。今仍照原方加减，午服一贴调理。

牛蒡_{三钱} 元参_{五钱} 苦梗_{五钱} 豆根_{二钱} 连翘_{三钱} 大青叶_{三钱} 马勃_{二钱} 牙皂_{三钱，醋炒焦研} 僵蚕_{三钱，姜炒} 银花_{五钱}

引用薄荷八分。

4.咸丰朝

二十日申刻，俞秉忠请得禧嫔脉息弦滑。系气郁挟痰，外受风温之症，以致咽喉漫肿作痛，胸膈不畅，四肢倦怠。此由温热聚于肝肺所致，惟恐咽喉暴肿，闭塞不通。今用清咽化痰汤，即服一贴调理。

元参_{八钱} 瓜蒌_{二钱} 豆根_{二钱} 射干_{二钱} 大生地_{八钱} 僵蚕_{三钱} 木香_{五分} 陈皮_{二钱}

引用锦灯笼五枚。

5.咸丰朝

二十一日，冯钰、俞秉忠请得禧嫔脉息弦滑。原系气滞夹温慢喉痹之证。服药以来，肿胀渐消，疼痛稍减，惟肝气不畅，温热郁结。今议用清热利咽汤，午晚二贴调理。

柴胡_{一钱五分} 羚羊_{一钱五分} 豆根_{二钱} 川军_{二钱} 荆芥穗_{二钱} 牛蒡_{三钱} 射干_{一钱} 生地_{六钱}

引用焦三仙各二钱，灯心二子。

二十二日，冯钰、俞秉忠请得禧嫔脉息弦缓。昨服清热利咽汤，咽喉肿痛渐消，周身引透瘀疹，诸症渐轻，夜间得寐。今议照原方加瓜蒌二钱，午服一贴，外仍吹冰硼散调理。

6.咸丰朝

二十三日，冯钰、俞秉忠请得禧嫔脉息弦缓。诸症俱减，惟气血素亏，肝胃尚有余热未净，以致身软气怯，胸满懒食。今议用清热和胃饮，午服一贴调理。

竹茹_{三钱} 麦冬_{三钱} 木通_{一钱五分} 枳壳_{一钱五分} 花粉_{二钱} 小生地_{四钱} 焦山楂_{三钱} 缩砂_{八分，研}

引用灯心二束。

7.咸丰朝

二十四日，冯钰、俞秉忠请得禧嫔脉息弦缓。原系气郁夹温，咽喉肿痛之证。服药以来，咽喉肿痛渐消，瘀疹已透。惟肺胃余热，稍有未清，气血素弱，以致身软气怯，咽喉微肿。此由气滞郁结，湿热薰蒸所致。今议用和肝清胃饮，午服一贴调理。

醋柴胡_{一钱} 青皮_{一钱五分} 厚朴_{二钱} 元参_{二钱} 炒栀_{一钱五分} 木香_{五分} 酒芩_{二钱} 枳壳_{一钱}

引用灯心一束。

8.咸丰朝

二十五日，冯钰、俞秉忠请得禧嫔脉息弦缓。诸症渐减，惟肝胃湿热未清，以致咽喉微痛。今议用清热和肝饮，午服一贴调理。

生地_{三钱}　薄荷_{一钱}　麦冬_{三钱}　焦山楂_{二钱}　酒芩_{二钱}　元参_{三钱}　焦曲_{三钱}　木通_{二钱}

引用竹叶二十片。

本日，禧嫔：薄荷一两，山豆根一两。

玫妃

同治六年

二月二十八日，冯钰请得玫妃脉息浮数。系复受风凉之证，以致头晕身热，咽喉疼痛，胸胁牵引作痛。此由寒热凝结，气道不通所致。今用清咽利膈汤，晚服一贴调理。

荆芥_{一钱五分}　防风_{一钱五分}　牛蒡_{二钱}　元参_{二钱}　麦冬_{三钱}　桔梗_{三钱}　黄连_{八分}　黄芩_{一钱五分}　木香_{六分}　甘草_{二钱}

引用苇根三把。

二十九日，照原方加山豆根三钱，晚服一贴调理。

本日，玫妃：灯心五钱，竹叶五钱，麦冬五钱，石膏五钱，薄荷五钱，芦根五钱，三仙饮二分。

祺妃

1．同治朝

初七日，李万清请得祺妃脉息弦缓。暑温已解。惟肝阴不足，气道不畅，以致胸胁胀闷，虚火上壅，咽喉干痛。有时发热，懒食少寐。今用清热益阴汤，晚服一贴调理。

桔梗_{二钱}　瓜蒌_{三钱}　麦冬_{三钱}　天冬_{二钱}　元参_{三钱}　白芍_{三钱}　生地_{三钱}　地骨皮_{二钱}　银柴胡_{一钱}　益元散_{一钱}

引用葛根一钱。

初八日照原方清热益阴汤，晚服一贴调理。

本日，祺妃：灯心五钱，竹叶五钱，薄荷五钱，麦冬五钱，芦根五钱，白菊花五钱。

2．同治朝

初九日，李万清请得祺妃脉息弦缓。胸胁胀闷稍开，咽喉干痛微减。惟元气素虚，以致虚火上壅，五心潮热，懒食少寐。今用清热地黄汤，晚服一贴调理。

生地_{三钱}　桔梗_{二钱}　麦冬_{三钱}　天冬_{三钱}　瓜蒌_{二钱}　白芍_{三钱}　地骨皮_{二钱}　益元散_{二钱}

引用柴胡一钱。

初十日，照原方减去天冬，加橘皮三钱，晚服一贴调理。

3．同治朝

十一日，祺妃：灯心五钱，竹叶五钱，薄荷五钱，麦冬五钱，三仙饮二分。

本日，李万清请得祺妃脉息弦缓。咽喉干痛微减。惟气道不畅，元阴素虚，以致胸胁胀闷，虚火上壅，口干舌燥。今用调气甘露饮，晚服一贴调理。

生地_{三钱}　桔梗_{二钱}　瓜蒌_{三钱}　白芍_{二钱}　麦冬_{三钱}　花粉_{二钱}　焦山楂_{六钱}　麦芽_{三钱，炒}

引用制香附三钱。

4．同治朝

正月十五日，李德立请得祺妃脉息弦涩。原系咽喉肿痛，日久阴虚火炎，血分亏伤之证，以致咽喉上腭细碎红颗，干刺作痛，日暮尤甚，荣分不行。今用益阴清热饮，晚服一贴调理。

生地四钱　元参四钱　当归三钱　川郁金三钱　赤芍二钱，炒　川连一钱五分，研　银花四钱　山豆根三钱　射干三钱　连翘三钱　僵蚕三钱，炒　牛蒡子三钱，研

引用荆芥三钱。

本日，祺妃：黄连上清丸三钱一服，共四服，冰硼散二钱，灯心五钱，竹叶五钱，薄荷五钱，麦冬五钱，三仙饮二分。

5. 同治朝

正月三十日，李德立请得祺妃脉息弦数。咽喉上腭红颗渐消，血分已和。惟喉痛已久，热结阴虚，以致咽喉红肿，晚间干痛，夜间少寐。今用清热益阴汤，晚服一贴调理。

麦冬四钱　元参四钱　大青叶三钱　僵蚕三钱，炒　川连一钱五分　酒芩三钱　山豆根三钱　枳壳三钱，炒　苦梗二钱　远志一钱五分，去心　柏子仁三钱　甘草一钱

引用锦灯笼三个。

二月初一日，照原方清热益阴汤，今明各一贴，晚服调理。

福嫔

1. 同治六年正月

正月二十八日，冯钰请得福嫔脉息浮弦。系停饮夹温之证，以致胸胁满痛，往来寒热，干呕，咽嗌紧痛，夜不安寐。此由肝郁不舒，湿热凝结所致。今用疏解化饮汤，午服一贴调理。

荆芥穗三钱　防风三钱　柴胡三钱　半夏三钱　酒芩三钱　苦梗三钱　元参五钱　射干二钱　甘草八分

引用生姜三片。

本日，福嫔：黄连上清丸三钱一服，共四服，白菊花五钱，薄荷五钱。

2. 同治六年正月

正月二十九日，冯钰请得福嫔脉息弦数。昨服疏解化饮汤，表凉渐减。惟气道未畅，滞热尚盛，以致胸满咽痛，口干烦躁，夜不安寐。此由肝胃湿热壅结所致。今用清热化滞汤，午服一贴调理。

酒芩三钱　元参五钱　苦梗五钱　焦三仙各二钱　川军一钱五分　酒连一钱，研　连翘三钱　柴胡一钱五分　半夏二钱，炙　花粉三钱　甘草八分

引用薄荷八分。

慈禧太后

1. 光绪朝

十二月十九日申刻，姚宝生请得老佛爷脉息左关弦数，右寸关滑而有力。肝胃有热，稍感寒凉，微觉头痛，咽喉稍有不利。今用清解化饮之法调理。

甘菊二钱　苏梗叶四分　酒芩一钱　霜桑叶三钱　橘红一钱，老树　牛蒡二钱，研　苦梗二钱　云茯苓三钱　枳壳一钱五分，焦　淡竹叶一钱　甘草一钱

引用薄荷梗三分。

2．光绪朝

十一月初八日，庄守和、姚宝生请得老佛爷脉息右寸关滑数，左关弦数。肝胃热盛，肺经饮热，薰蒸，以致头闷鼻干，牙齿咽喉作痛。今议用清胃抑火化饮之法调理。

次生地_{四钱}　元参_{三钱}　牛蒡_{二钱，研}　连翘_{二钱}　霜桑叶_{三钱}　白芷_{二钱}　苏薄荷_{一钱}　酒连_{一钱，研}　焦三仙_{各三钱}　枳壳_{二钱，炒}　天花粉_{三钱}　甘草_{八分，生}

引用橘红一钱老树。

本方减牛蒡、白芷，加川贝母二钱研、甘菊三钱。

光绪皇帝

1．光绪十四年十一月

十一月十三日，全顺、杨际和请得皇上脉息左寸关浮弦而数，右寸关滑数。系肝肺有热，胃气不和，蓄有饮滞，外感风寒，以致头痛而晕，咽干作痛，口黏而渴，身倦作烧。今议用清解利咽汤，一贴调理。

薄荷_{八分}　荆芥穗_{二钱}　防风_{一钱五分}　牛蒡_{一钱五分，炒}　连翘_{二钱}　元参_{三钱}　花粉_{二钱}　酒芩_{二钱}　苦梗_{三钱}　枳壳_{二钱，炒}　焦三仙_{各二钱}　生甘草_{八分}

引用鲜青果五个捣碎。

2．光绪十四年十一月

十一月十五日，全顺、杨际和请得皇上脉息左关弦数，右寸关滑数，沉取有力。表感已解，肝肺浮热，滞火未清，以致头晕咽痛见轻，惟项右筋强微痛，口黏微渴，眠食尚好，大便未行。今议用清热化滞饮调理。

元参_{四钱}　麦冬_{三钱}　苦梗_{三钱}　花粉_{三钱}　连翘_{二钱}　枳壳_{二钱，炒}　酒芩_{三钱}　夏枯草_{三钱}　溏瓜蒌_{四钱}　川郁金_{一钱五分，研}　酒军_{一钱}　生甘草_{八分}

引用薄荷六分。

3．光绪朝

正月二十九日，张仲元、忠勋请得皇上脉息左部弦缓，右寸关沉滑。上焦风热未净，右脸尚有微肿，咽痛渐轻。谨拟清解风热之法调理。

薄荷_{六分}　白芷_{一钱五分}　桑叶_{二钱}　菊花_{二钱}　苦梗_{二钱}　川贝_{二钱，研}　麦冬_{三钱，去心}　元参_{二钱}　枳壳_{一钱五分，炒}　牛蒡_{一钱五分，炒研}　甘草_{八分}

引用鲜青果五个研碎。

宣统皇帝

1．宣统年间

正月初十日，何廷俊、王常明请得皇上脉息两关沉滑而数。系肝胃湿热上蒸，以致症见咽痛。谨拟清热化湿饮调理。

细生地_{二钱}　润元参_{二钱}　大麦冬_{二钱}　莲子心_{三分}　肥知母_{一钱}　天花粉_{二钱}　白通草_{一钱}　鲜芦根_{三钱}

引用鲜青果五个。

2．宣统年间

正月十一日，徐起霖、胡溥源请得皇上脉息两关滑数。由于肝胃有热，以致痰多咽痛。谨拟清咽化痰之法。

元参_{一钱} 黄芩_{一钱} 牡丹皮_{二钱} 霜桑叶_{二钱} 麦冬_{二钱} 橘络_{一钱} 生栀子_{八分} 生白芍_{一钱}

引用鲜芦根三钱，水煎代茶饮。

3．宣统年间

三月初四日戌刻，范一梅请得皇上脉息左关沉弦，右寸关滑而有力。风邪已解，肺胃饮热不清，以致颅颥干燥，咽嗌作痛。今用养阴清肺利咽之法调理。

小生地_{二钱} 元参_{二钱} 苏梗_{一钱} 姜栀仁_{二钱} 酒芩_{二钱} 枳壳_{二钱，炒}

水煎代茶。

4．宣统年间

四月十六日，皇上脉象两寸关均数，右关尤甚。肺胃积热，咽喉作痛。宜用清热散风为治。

粉葛_{一钱五分} 小生地_{四钱} 木通_{一钱五分} 连翘_{二钱} 薄荷叶_{八分} 元参_{二钱} 白芍_{二钱} 僵蚕_{一钱} 甘草_{五分} 浙贝母_{二钱} 丹皮_{一钱五分}

引用生石膏三钱。

5．宣统年间

四月十六日，赵文魁请得皇上脉息左寸关微弦，右寸关滑而近数。肝肺结热，熏蒸上焦，以致身肢酸倦，咽嗌作痛。今拟清肝理肺少佐和解之法调理。

大元参_{三钱} 薄荷_{八分} 忍冬_{二钱} 连翘_{二钱} 细生地_{三钱} 赤芍_{一钱五分} 寸冬_{二钱} 浙贝_{二钱} 锦灯笼_{一个} 甘草_{三分}

引用胖大海三个。

本方加竹沥水半杯兑。

6．宣统年间

闰五月二十一日，袁其铭请得皇上脉息左关弦数，右寸关微滑。系属肝胃湿热，以致咽喉作痛。湿滞则气道不畅，故肢体酸倦。谨拟清热化湿之法调理。

银花_{三钱} 青竹茹_{二钱} 桑叶_{二钱} 炒枳壳_{一钱半} 苦梗_{二钱} 宣木瓜_{一钱} 云苓_{一钱半} 广陈皮_{一钱} 甘草_{六分}

7．宣统年间

闰五月二十一日，白永祥请得皇上脉息左寸关弦数，右寸关微数。系因清热上攻，气化不行，以致咽喉微痛。谨拟清咽止痛化湿理气之法调理。

葛根_{钱半} 黄芩_{钱半} 杭芍_{二钱} 麦冬_{二钱} 瓜蒌_{二钱} 生地_{二钱} 丹皮_{一钱半} 元参_{一钱半} 甘草_{一钱}

皇后婉容

1．宣统十五年正月

正月初五日，赵文魁请得皇后脉息左寸关微弦，右寸关浮滑。肝肺结热，外感风凉，以致头闷肢倦，咽痛作嗽。今拟清热和肝理肺之法调理。

板蓝根_{一钱五分} 连翘_{二钱} 薄荷_{一钱五分} 双花_{二钱} 苏梗子_{各一钱} 杏仁_{二钱，研} 赤芍_{二钱} 元参_{三钱} 黑山栀_{二钱} 酒芩_{二钱} 瓜蒌_{四钱} 陈皮_{一钱}

引用鲜青果五个打、干寸冬三钱。

2. 宣统年间

正月初六日子刻，赵文魁请得皇后脉息右寸关浮滑，左寸关弦而近缓。蕴热较减，风凉未净，以致头闷肢倦，咽堵作痛。今拟和解清热利咽之法调理。

大青叶_{二钱} 薄荷_{一钱} 连翘_{二钱} 双花_{二钱} 大元参_{二钱} 赤芍_{一钱五分} 射干_{三分} 黄芩_{二钱} 干寸冬_{二钱} 生栀_{二钱} 前胡_{二钱}

引用鲜青果五个打。

十格格

宣统十四年

十四年正月二十一日，赵文魁诊得十格格脉息左关弦而近数，右关沉滑。肺胃有热，以致头闷咽痛。今用清肺利咽舒化之法调治。

板蓝根_{二钱} 连翘_{二钱} 银花_{二钱} 薄荷_{一钱五分} 小生地_{三钱} 元参_{二钱} 寸冬_{三钱} 知母_{三钱，生} 郁李仁_{三钱，研} 枯芩_{三钱} 熟军_{二钱}

引用溏瓜蒌四钱。

五、喉喑

慈禧太后

光绪三十年正月

正月初三日，庄守和、姚宝生请得老佛爷脉息左关弦数，右寸关滑数。寒火郁肺，大肠蓄有滞热，以致声音不爽，有时鼻流清涕。今议用清肺利音兼化滞热之法调理。

川郁金_{二钱，研} 元参_{三钱} 桔梗_{三钱} 川贝母_{三钱，研} 霜桑叶_{三钱} 黄芩_{二钱，炒} 知母_{二钱} 蝉衣_{二钱} 焦三仙_{各二钱} 橘红_{一钱，老树} 生甘草_{八分}

引用鲜芦根二支切碎。

正月初四日，庄守和、张仲元、姚宝生请得老佛爷脉息左关弦数，右寸关滑数。肺火未清，大肠滞热尚有未净，声音较昨清爽，有时鼻流清涕。今议用清肺利音兼化滞热之法调理。

川郁金_{二钱，研} 元参_{三钱} 桔梗_{三钱} 川贝母_{三钱，研} 霜桑叶_{三钱} 黄芩_{二钱，炒} 知母_{二钱} 蝉衣_{二钱} 焦三仙_{各二钱} 橘红_{一钱，老树} 枳壳_{一钱五分，炒} 生甘草_{八分}

引用鲜芦根二支切碎。

端康皇贵太妃（瑾妃）

1. 宣统年间

十月初九日申刻，赵文魁请得端康皇贵太妃脉息左关弦而近数，右寸关缓滑。肝肺结热，中气欠调，外受浮风，声音哑闷。今拟化风清肝理肺之法调理。

大元参_{六钱} 寸冬_{三钱} 赤芍_{三钱} 薄荷_{二钱} 生知母_{三钱} 蝉衣_{一钱} 酒芩_{二钱} 炒栀子_{三钱} 杏仁泥_{三钱} 防风_{二钱} 枳壳_{三钱} 酒军_{一钱五分}

引用胖大海五个、鲜青果七个打。

2. 宣统年间

十月初十日，赵文魁请得端康皇贵太妃脉息左关沉弦，右关滑缓。蕴热轻减。惟音哑如昨。今拟照原方加减调理。

大元参_{六钱}　寸冬_{四钱}　赤芍_{三钱}　花粉_{三钱}　生知母_{三钱}　蝉衣_{一钱}　薄荷_{二钱}　炒栀子_{三钱}　胖大海_{五个}　枯芩_{三钱}　诃子_{三分}　桔梗_{八分}

引用鲜青果七个打。

六、口疮

李莲英

光绪朝

七月初五日午刻，庄守和、张仲元看得总管脉息左关稍弦，右寸关滑而近数。心脾火郁，胃阳湿热熏蒸，口疮疼痛。今议用古方清胃散加减调治。

次生地_{三钱}　酒连_{八分,研}　丹皮_{二钱}　石膏_{三钱,研}　炒栀子_{二钱}　藿梗_{一钱}　连翘_{三钱}　生甘草_{八分}

引用升麻八分。

本方减石膏、次生地一钱五分，加竹茹二钱、灯心一子、银花三钱。

七月初五日，庄守和、张仲元拟总管漱口方。

生石膏_{四钱,研}　薄荷_{八分}　元参_{三钱}　食盐_{一钱}　金银花_{二钱}　甘草_{一钱}
水煎温漱。

七、牙痛

惇妃

乾隆五十一年九月

九月初十日，刘太平请得妃脉息浮洪。牙龈浮肿，牵引疼痛，微作寒热。系肝胃有热，外受风凉所致。今用祛风清上饮外，用葱汤烫熨，兼上红清胃散调治。

升麻_{一钱五分}　白芷_{一钱}　防风_{一钱}　细辛_{五分}　黄连_{八分,姜炒}　生地_{一钱五分}　丹皮_{一钱五分}　归身_{一钱}　赤芍_{一钱}　川芎_{八分}　石膏_{一钱,煅}　甘草_{七分}

引用姜皮二片，午服。

十一日，妃前方祛风清上饮一贴，午服。

端康皇太贵妃（瑾妃）

宣统年间

宣统十二年正月初二日，佟文斌、赵文魁请得端康皇贵太妃脉息左关弦数，右部沉滑。肝胃有热，略感风邪，以致牙龈肿痛，便秘烦急。今议用化风清肝调胃之法调理。

荆芥穗_{三钱}　防风_{三钱}　薄荷_{二钱}　甘菊_{三钱}　次生地_{六钱}　元参_{六钱}　胆草_{三钱}　赤芍_{四钱}　生石膏_{六钱,研}　炒栀子_{四钱}　枳壳_{四钱}　瓜蒌_{六钱}

引用酒军三钱。

漱药方。

川羌活_{二钱}　防风_{二钱}　细辛_{六分}　红花_{二钱}　生石膏_{四钱}　银花_{二钱}　食盐_{二钱}

水煎，兑醋少许，随时漱之。

正月初三日，佟文斌、赵文魁请得端康皇贵太妃脉息左关弦而尚数，右部仍滑。浮风渐解，肝胃余热未清，以致头痛口渴，牙龈略浮。今议用清上平肝调中之法调理。

荆芥穗_{三钱}　薄荷_{二钱}　防风_{三钱}　甘菊_{四钱}　生石膏_{八钱, 研}　元参_{六钱}　赤芍_{四钱}　胆草_{三钱}　青连翘_{四钱}　生栀_{四钱, 仁, 研}　瓜蒌_{六钱}　枳壳_{四钱}

引用酒军二钱、焦山楂四钱。

六太太

宣统十四年九月

九月初六日，赵文魁诊得六太太脉息左关弦数，右寸关滑而近数。肝胃有热，以致牙龈肿痛。今以清肝调胃泄热之法调治。

大元参_{六钱}　赤芍_{三钱}　胆草_{三钱}　枯芩_{三钱}　生石膏_{六钱}　炒栀子_{三钱}　薄荷_{二钱}　连翘_{三钱}　炒枳壳_{三钱}　大黄_{三钱}　木通_{二钱}

引用焦山楂六钱、丹皮三钱。

八、瘰疬

五阿哥

嘉庆朝

十二月初二日，商景霁、陶尚礼、张懋懿请得五阿哥脉息和缓。原系痰核瘰疬之证。自用药数日，上阿魏化坚散兼熨药以来，肿势已消大半，尚有一小核形，如黄豆大，原系本根。今议用内消瘰疬散，每晚煎服三钱，外仍上阿魏化坚散调治，预防来年木旺于春之举发也。

醋柴胡_{五钱}　升麻_{三钱}　当归_{一两}　川芎_{五钱}　大生地_{一两}　玉竹_{八钱}　白术_{五钱}　茯苓_{八钱}　夏枯草_{一两}　三棱_{五钱}　莪术_{五钱}　浙贝_{八钱}　香附_{八钱}　橘红_{五钱, 化}　甘草_{三钱, 生}

共为细末，每晚煎服三钱，兑黄酒一羹匙。

福嫔

1. 同治朝

正月十九日，李万清请得福嫔脉息弦滑而浮。系气饮郁结，外受风凉之证，以致肢节酸痛，脖项筋疬数枚，咽喉疼痛。此由气道不畅，血不荣筋所致。今用疏解舒郁饮，午服一贴调理。

柴胡_{二钱}　夏枯草_{三钱}　苦梗_{三钱}　青皮_{三钱}　枳壳_{二钱}　山豆根_{三钱}　银花_{三钱}　连翘_{三钱}　荆芥_{二钱}　甘草_{一钱}

引用昆布三钱。

2．同治朝

二十日，李万清请得福嫔脉息弦滑。表凉微解，症势稍减。惟肝阴不足，肝气过郁，以致胸胁胀满，牵引疼痛，脖项筋疬数枚，有时胀痛。今用舒郁饮，午服一贴调理。

柴胡_{一钱} 瓜蒌_{三钱} 浙贝_{三钱} 归身_{三钱} 川芎_{二钱} 白芍_{三钱} 生芪_{三钱} 党参_{三钱} 生地_{五钱} 银花_{二钱} 昆布_{五钱} 连翘_{二钱}

引用海藻三钱、青皮三钱。

3．同治朝

二十一日，李万清请得福嫔脉息弦涩。昨服舒郁饮，胸胁胀闷稍开，症势渐减。惟咽喉微痛，脖项筋疬，有时胀痛。此由肝经气道不畅，荣阴不足，血不荣筋所致。今用调肝养荣汤，午服一贴调理。

瓜蒌_{三钱} 贝母_{三钱} 夏枯草_{三钱} 川芎_{二钱} 苦梗_{三钱} 山豆根_{三钱} 当归_{三钱} 元参_{三钱} 白芍_{三钱} 昆布_{三钱}

引用海藻三钱。

4．同治朝

二十二日，李万清请得福嫔脉息弦数。连服舒郁饮，肝郁稍开。惟肝阴不足，虚火上壅，以致胸胁胀闷，咽喉疼痛，脖项筋疬微消，懒食少寐。今用清气利咽汤，午服一贴调理。

苦梗_{二钱} 山豆根_{三钱} 元参_{三钱} 牛蒡_{二钱，炒} 枳壳_{二钱} 青皮_{三钱} 大青叶_{二钱} 川军_{二钱} 瓜蒌_{三钱} 贝母_{三钱}

引用炒三仙各三钱。

本日，福嫔：薄荷五钱，三仙饮二分。

5．同治朝

二十三日，李万清请得福嫔脉息弦数。筋疬微消，疼痛已减，惟胸胁胀闷，咽喉疼痛，烦躁口渴，懒食少寐，此由肝胃火郁上壅所致。今用清火利咽汤，午服一贴调理。

苦梗_{二钱} 山豆根_{五钱} 射干_{一钱} 牛蒡_{二钱，炒} 浙贝_{二钱} 大青叶_{二钱} 元参_{三钱} 山楂_{三钱} 花粉_{三钱} 麦冬_{三钱} 连翘_{二钱} 甘草_{一钱}

引用银花二钱。

垣大奶奶

光绪朝

二月十二日，庄守和看得垣大奶奶脉息左关弦数，右寸关滑数。诸症渐减。惟肝胃郁热未清，湿滞不净，以致右耳项间瘰疬肿硬，有时作痛，身肢倦慢。今用舒肝消化止痛之法，外敷冲和膏调治。

夏枯草_{三钱} 归尾_{三钱} 酒赤芍_{三钱} 青皮_{二钱，炒} 炙香附_{三钱} 川芎_{二钱} 草河车_{三钱，研} 醋柴胡_{一钱五分} 川郁金_{三钱，研} 桔梗_{二钱} 香白芷_{二钱} 甘草_{一钱}

引用石决明二钱。

二月十三日，庄守和看得垣大奶奶脉息左关弦数，右寸关沉滑。诸症见好。惟项傍瘰疬尚有未消，时或作痛。今用消化之法调治。

夏枯草_{三钱} 赤芍_{三钱} 当归_{三钱} 青皮_{二钱，炒} 炙香附_{二钱} 醋柴胡_{一钱五分} 云苓_{三钱} 丹

皮_{二钱}　草河车_{三钱}　桔梗_{二钱}　甘草_{八分}

引用薄荷八分。

皇后婉容

宣统十四年十一月

十一月十六日，范一梅请得皇后脉息左寸关沉弦，右寸关浮滑。系肝热胃经不和，以致颃颡干燥，项下微痛。今用和血舒肝清热之法调理。

酒当归_{三钱}　生地_{三钱}　抚芎_{二钱}　坤草_{三钱}　夏枯草_{二钱}　姜栀_{二钱}　条芩_{二钱}　桔梗_{二钱}　天花粉_{三钱}　枳壳_{二钱，炒}　丹皮_{一钱五分}

引用鲜青果五个打碎。

十一月十六日，皇后项下脖间两傍结核，皮色如常，坚硬不化，胸膈满闷。系由肝胃饮热，气道欠舒所致使然。宜用和血舒肝化坚丸，缓缓调理。

酒当归_{六钱}　赤芍_{四钱，炒}　丹皮_{四钱}　小生地_{四钱}　夏枯草_{四钱}　香附_{三钱，炙}　昆布_{四钱}　海藻_{四钱}　川郁金_{四钱}　青皮_{四钱，炒}　炒栀子_{三钱}　条芩_{三钱}　草红花_{二钱}　木香_{二钱}　抚芎_{三钱}　皂角_{一钱，子}

共研极细面，炼蜜丸如梧桐子大，每服三钱，用白开水送服。范一梅谨拟。

第十一章 其他病证

一、脱证

定贵人

乾隆二十二年十二月

十二月初九日，崔文光、王世安请得定贵人脉息沉缓无力。原系肝阴不足之证。惟病后气血衰微，因循日久，以致脾土虚败，胃气日渐消耗，恐成虚脱之证。今议用参苓代茶饮一贴调理。

沙参五钱　块苓三钱　天冬二钱

本日申刻，崔文光、王世安请得定贵人照原方参苓代茶饮，一贴调理。

初十日，崔文光、王世安请得定贵人脉息沉细无力。因病后气血衰微，脾已土虚，胃气日渐消耗，以致喜笑无常，恐成脱惫之象。今议用照原方参苓代茶饮一贴，加五味子五粒调理。

十一日，崔文光、王世安请得定贵人脉息沉细无力。因病后气血衰微，脾土□败，神志时昏时明，喜笑无常，胃气日渐消耗，恐成脱惫之象。今议用参麦代茶饮一贴调理。

沙参五钱　麦冬四钱　块苓三钱　五味子五粒

和妃

道光十六年

四月初四日亥刻，苏钰、周龙章请得和妃脉息虚细。原系大病后元气未复，火郁生痰，以致脾肺两亏，喘汗交作。今议用保元汤挽治。

党参四钱　生黄芪三钱　五味子十一粒

引用大枣肉三枚。

本日亥刻，苏钰、周龙章请得和妃脉息虚散。系脾肺两亏，喘汗交作，急用保元汤救治，不应于亥正二刻逝了。

同治皇帝

同治朝

十二月初五日申刻，李德立、庄守和请得皇上六脉散微无根。系病久神气消耗，偶因气不运痰，厥闭脱败。急用生脉饮一贴竭力调理。

高丽参五钱　麦冬五钱　五味子一钱，炙

水煎温服。

十二月初五日酉刻，李德立、庄守和请得皇上六脉已绝。灌生脉饮不能下咽，元气脱败，于酉时崩逝。

光绪皇帝

光绪朝

十月二十一日，子刻，张仲元、全顺、忠勋请得皇上脉息如丝欲绝，肢冷气陷，二目上翻，神识已迷，牙关紧闭，势已将脱。谨勉拟生脉饮，以尽血忱。

人参一钱　麦冬三钱　五味子一钱

水煎灌服。

光绪三十四年十月二十一日，回事庆恒奉旨，皇上六脉已绝。于本日酉正二刻三分，龙驭上宾。着派乾清宫总管李长喜，敬事房首领王度寿太监四名，散众首领四名，太监十二名，在檐前穿孝。所有应行一切事宜，着各该衙门照例敬谨预备。钦此。差首领张永和传。

恭亲王

光绪朝

四月初十日，庄守和、张仲元、姚宝生诊得恭亲王脉息左寸关弦数而软，右寸关滑而力软，两尺虚弱无根。昨夜痰壅气喘，汗出如洗，耗伤气液，脾肺不固，元气过亏，精神异常委顿，不能躺卧，坐睡迷闷，筋脉瘛动，手足浮肿，形肉消瘦，症势重险，谨防喘汗虚脱。今议用保元养阴，敛汗定喘之法调治。

西洋参三钱　沙参四钱　麦冬四钱，带心　熟地四钱　五倍子二钱　云苓四钱　川贝三钱　玉竹三钱　广红一钱五分　杭芍三钱，生　粉草一钱　款冬三钱

引用浮小麦三钱。

隆裕皇后

宣统五年正月

正月十六日午刻，张仲元、佟文斌请得皇太后脉息左寸关浮散，尺部如丝。症势垂危，痰壅愈盛，再勉拟生脉化痰之法，以冀万一。

西洋参三钱，研　麦冬三钱　五味子一钱　橘红二钱　竹沥水三钱，兑

水煎灌服。

二、虚劳

光绪皇帝

1. 光绪二十四年九月

九月初三日，卢秉政、朱焜、陈秉钧、庄守和、李德昌、范绍相请得皇上脉息左右寸细软，左关微弦而数，右关虚数，左尺细数，右尺数而无力。证属肝肾久亏，脾胃均弱。昨夜前半夜未眠，后半夜眠不甚沉。昨晚大便一次溏条，今早大便二次稀溏。色白，兼有糟粕未化。少腹气坠，有时头晕眼涩，耳鸣而塞，口渴咽干，时或作痒，咳嗽少痰，腰痛，腿膝无力，麻木空痛。神倦喜卧，小便频数，色白而少。气怯懒言，语多则牵引少腹作抽，时或牙痛口疮，手指作胀，时常恶寒，有时胸满，嘈杂作呕。面色㿠白，左颧色青

而滞，右颧淡白。下部潮湿寒凉，夜梦闻金声则遗精或滑精，有时似滑未滑。躺卧难于转侧，不能久坐久立，不耐劳累。总由心肾不交，肝气郁结，阴不潜阳，虚热上蒸于肺，中气不足，升降失宜。至于梦闻金声遗精，此心不藏神，肾不藏精，肺不藏魄所致。治拟中培脾胃，下固肾真，上清肺气，滋养肝阴之方，以图缓效。今议用八珍麦味地黄汤加减调理。

潞党参_{四钱} 焦于术_{三钱} 茯苓神_{三钱} 杭白芍_{三钱，炒} 淮山药_{三钱} 干地黄_{三钱} 川杜仲_{二钱} 麦冬_{三钱，米炒} 山萸肉_{二钱} 补骨纸_{一钱五分，盐炒} 兔丝子_{二钱，酒炒} 炙甘草_{一钱}

引用金石斛三钱、芡实三钱、莲子肉三钱。

2. 光绪朝

光绪□年六月初二日卯刻，庄守和、杨际和请得皇上脉息左寸关弦软近数，右寸关滑而稍数，两尺细弱。夜寐尚可，谷食不香，食后胀闷，立久气短，似欲喘促，口渴较轻，手仍发胀，体倦嗜卧，腰腿酸痛。总缘气体软弱，肝肾阴亏，脾胃不足所致。今议用益气养胃健脾饮调理。

西洋参_{三钱，研} 于术_{三钱，土炒} 朱茯神_{三钱} 远志肉_{一钱五分} 炒杭芍_{三钱} 广皮_{二钱} 茯苓皮_{四钱} 薏苡米_{五钱，炒} 淮山药_{四钱，炒} 扁豆_{四钱，炒} 炒谷芽_{三钱} 炙甘草_{一钱}

引用鲜荷叶半张、竹茹二钱。

三、奔豚

将军成滚扎布

乾隆朝

十二月十五日，太医院御医臣罗衡谨奏：十一月二十三日奉旨，现今将军成滚扎布患病，看罗衡驰驿前往看治，钦此。臣于二十四日起程，至十二月十三日到乌里雅苏台，随看得将军成滚扎布，脉息弦细，歇止。病系肝肾素亏，劳伤心脾，贲豚之证。以致少腹腰胁牵掣，攻冲胸膈，时或作痛，心悸气短，身软无力，小水红赤，全不思食。此乃年老正气衰弱，肾水不纳，脾不健运，水气凌心所致。病势险大。今设法用益气建中汤，以培补脾肾，纳气归元调治。谨此奏闻。

黄花_{三钱} 白术_{二钱，炒} 玉竹_{二钱} 半夏_{一钱五分，制} 茯苓_{六钱} 肉桂_{一钱} 白芍_{三钱} 陈皮_{一钱五分} 泽泻_{一钱五分} 猪苓_{一钱五分} 甘草_{五分}

引用生姜五分。

附：著名御医脉案举隅

一、刘裕铎

按：刘裕铎，雍正、乾隆年间御医，历任太医院吏目、御医、右院判、院使，与吴谦共同担任《医宗金鉴》的总修官。

乾隆皇帝

乾隆□年五月初五日，刘沧州传旨：上腭微觉干些，应用何药，钦此。

臣陈止敬、臣刘裕铎议用孩儿茶一味，研末，搽上，或噙化亦可。

按：孩儿茶，功效能上清口中浮热。

侍卫大臣班第

七月十二日，院使臣刘裕铎谨奏：奉旨看得御前侍卫内大臣班第。原系阴分不足，虚火乘肺之证，以致咳嗽胸痛，痰中带血，头晕心跳，身软懒食。服过滋肺养阴汤及太平丸，头晕痰红俱好。惟时或咳嗽，牵引胸膈微痛。今用麦味地黄丸兼二冬膏常服调理。谨此奏闻。

于七月十二日，此帖未奏，本人面见谢恩。

庄亲王

六月十九日，院使臣刘裕铎谨奏：奉旨看得庄亲王脉息浮缓。由内停暑湿，外感风凉，以致头闷身酸，恶心胸满，肚腹泄泻，兼带红白下痢，日夜十余次。臣用加减仓廪汤调治。谨此奏闻。

羌活一钱　独活一钱　前胡一钱　柴胡一钱　川芎八分　茯苓二钱　枳壳八分,炒　桔梗一钱　木香六分,研　黄连八分,姜炒　扁豆二钱,炒　甘草六分,生

引用生姜一片、陈仓米一钱。

总管王常贵奏过。奉旨：知道了。

大臣侯陈泰

雍正七年三月二十二日，光禄寺卿臣冀栋、御医臣刘裕铎谨奏，雍正七年正月十三日，奉旨看得内大臣侯陈泰。原系伤寒发斑之证，服过益气、化斑、温胆等汤，今已全好。谨此奏闻。

奉旨：陈泰病症，为冀栋、刘裕铎医治，着各赏记录一次，钦此。

大学士张廷玉

十一月十六日，院使臣刘裕铎谨奏：奉旨看得大学士张廷玉。系心脾虚弱，胃经微受客寒，以致腹胁作胀，夜间少寐，时或头晕心跳。臣用加味异功汤调治。谨此奏闻。

人参三钱　白术二钱，土炒　陈皮一钱　茯苓二钱　炮姜八分　附子一钱，制　甘草六分，炙

不用引。

十六日奏事总管王常贵等奏过。奉旨：知道了。

礼部侍郎齐召南

十一月初六日，院使臣刘裕铎右院判臣邵正文谨奏：奉旨看得原任礼部侍郎齐召南病。系跌扑伤于筋脉，以致经络壅闭，右半身牵引疼痛，口眼歪斜，牙关偏紧，饮食艰难，时或头晕心悸，言语健忘，病势缠绵。臣等议用疏经活络汤酌量调治，谨此奏闻。

僵蚕二钱，炒　川芎一钱　白芷一钱　秦艽二钱　薄荷一钱　菊花一钱　钩滕二钱　桂枝一钱　白芍二钱，炒

甘草五分，生

引用生姜二片

总管王常贵等奏过。奉旨：知道了，慢慢地治。钦此。

二、陆润庠

按：陆润庠（1841—1915 年），同治十三年（1874 年）状元，曾任工部尚书、吏部尚书，官至太保、东阁大学士、体仁阁大学士。辛亥后，留清宫，任溥仪老师。民国四年卒，赐太子太傅，谥文端。

慈禧太后

五月十六日，臣陆润庠、力钧请得皇太后脉象左关弦，右关微滑。病由肝旺胃实，兼有湿气阻滞，不易运化，饮食不香。拟用开胃和肝之法调理。

炙川朴一钱　化橘红一钱　焦麦芽三钱　炒枳壳一钱　生山栀一钱，去心　川贝母二钱　炒丹皮一钱

片槟榔一钱五分　炒苡仁二钱

加鲜荷梗五寸。

五月二十一日，臣陆润庠、力钧、张仲元、姚宝生请得皇太后六脉俱平，稍有弦象，实系本脉，胸口亦舒畅。再以清解之法调治。

广橘红一钱　扁豆衣二钱　霜桑叶三钱　姜半夏一钱　焦谷芽三钱，炒　藿梗一钱　炒神曲三钱　云茯苓三钱

加荷梗五寸。

五月二十五日，臣陆润庠、力钧、张仲元、姚宝生请得皇太后脉象惟右关稍滞，重按微滑。病象专在脾胃。谨拟理脾开胃为治。

生于术一钱　焦谷芽三钱　焦曲二钱　广橘皮一钱　鸡内金二钱　云茯苓三钱　淡竹茹一钱五分

加阳春砂仁二分研后下。

光绪皇帝

四月二十五日，臣陆润庠请得皇上脉息弦象大减，惟左部微觉沉细。风邪已净，尚有余湿未化，以致阻滞气机，筋络不舒。谨拟于滋益肝肾剂中稍加祛湿之品。

白术三钱，炒　杭芍二钱　金樱子二钱　半夏一钱　沙苑蒺藜三钱　茯神三钱　橘络一钱　远志肉二钱　桑寄生三钱

引用莲须五分、芡实十粒。

四月二十七日，臣陆润庠请得皇上脉息平和，弦象全减。惟沉细乃脉之本体，非由外感。谨拟调摄肝肾之剂，嗣后饮食得宜，可暂勿药。

白术三钱，炒　橘络一钱　远志肉二钱　怀山药三钱　兔丝饼三钱　茯苓三钱　杭白芍二钱　沙苑蒺藜三钱　半夏曲一钱

引用莲须五分、芡实十粒。

闰四月初三日，臣陆润庠、力钧请得皇上脉象左三部均细，关部稍弦，右寸关沉而滑。病由里积外热，干呕头晕，不思饮食，得食即微觉胀满。舌干口渴，夜卧不安，腰酸腿软，精神疲倦。后天不足，脾不健运。谨拟和中消积祛热之法，尽心调理。

北沙参二钱　云茯苓三钱　瓜蒌皮三钱　橘络一钱　枳壳一钱五分　川贝母二钱　竹茹一钱五分　麦芽三钱　薏仁米三钱

引用荷叶一小片鲜。

四月二十四日，臣陆润庠请得皇上脉息沉象见轻，左脉微觉沉细。头痛项痛。自系受风所致，带及周身筋络欠和，尚有湿滞。谨拟散风逐湿之剂，兼顾本原。

防风五分　半夏一钱　杭芍一钱　秦艽一钱　橘络一钱　兔丝饼二钱　白术三钱，炒　桑寄生三钱　甘草八分　茯苓三钱

引用芡实十粒。

光绪□年四月二十三日，臣陆润庠请得皇上脉息左部寸关俱弦，右部亦见弦象。平时肝肾不足。近为风湿所阻，以致筋络不舒，时作疼痛，食物不化，梦遗滑泄，足膝软弱。谨拟祛风逐湿兼顾肝肾本病，以冀速痊。

秦艽一钱　橘络一钱　沙苑蒺藜二钱　白术三钱　桑寄生三钱　桑枝三钱　茯苓三钱　兔丝饼二钱　杭菊花二钱

引用鲜藕节一段。

三、力钧

按：力钧（1855—1925 年），福州市永泰县人，光绪二十九年（1903 年），授商部保惠司郎中，后任主事，亦官亦医。经庆亲王奕劻推荐，力为慈禧太后与光绪皇帝诊病，赏加四品卿衔。具体可参见陈可冀主编的《清代御医力钧文集》一书。

慈禧太后

五月十七日，臣力钧请得皇太后脉息左关弦急，右关濡滑。肝旺由于胆热，胃实由于脾湿，胃气稍开。拟用疏肝和胃之法调理。

杭白芍一钱，生杵　生枳壳一钱　南柴胡八分　粉甘草八分

百沸汤煎数沸，公丁香末二分冲，去渣服。

五月十八日，臣力钧请得皇太后脉息左关弦而不急，右关滑而不濡。肝疏则脉管动，肝血入胆，旺则胆热解，胃和则吸管通，胃液入脾，足则脾湿解。拟用平胃加味调理，胃平则肝亦平。

川厚朴二钱五分　茅山术二钱　广化皮一钱五分　老生姜一钱　粉甘草五分
百沸汤煎数沸。

光绪皇帝

光绪三十三年七月二十日，臣力钧请得皇上脉息左弦郁，右濡滑。病在肝气不舒，胃气不健。谨按：周身血管由肝脉管出，汇总血管，出右心房，过肺入左心房。胃弱则肝虚，肝虚则血少，血少故心跳。且上身左右血管循左右胁而上。肩膊上血管虚，故肩胁牵掣作痛。而下身左右血管循左右少腹而下膝。下血管虚，故语言则少腹作抽，腿足酸软而懒于行动。痛在右边，晕在左边者，因心房之血右入左出，入时血行之力较旺，上激右脑筋，故右痛。出时血行之力渐减，不能上激左脑筋，故左晕。此皆由于肝病而血不足之见症也。至于大便干燥由胆汁少，有时糟粕不化，则大小肠吸核功用不足。饮食消化迟缓，则脾之运动不健，此胃受病之由。胃病则肝愈虚。至于脊背痛，身倦嗜卧，则脑虚所致。脑虚故督脉病，故梦遗自泄，耳鸣脑响诸症并见。甚至鼻涕亦激动脑部。总之血虚气亦虚，药力但能行血益气，而补养仍借饮食。谨拟行血益气之方，附以饮食补养之法。恭候圣裁。

当归三钱　杭芍一钱　川芎七分　人参七分　桂枝三分　附子三分
七月二十一日，臣力钧请得皇上脉息左弦郁，右濡滑。病在肝胃两经，时见心跳。因肝胃虚弱，不能生血所致。周身血管回血，由上房入，再落右下房出，过肺入左上房，再落左下房。由总血管散布周身。一出一入，心辄一跳。血足则不觉心跳也。生血全借饮食补养。昨已开单进呈，谨拟行血益气之品以佐之。

当归三钱　元参一钱　杭芍一钱　川芎七分　人参七分
引用附子三分。

七月二十二日，臣力钧请得皇上脉息左弦滑有神，右滑缓。此血管初畅之象。谨拟行血益气之法调理。

当归三钱　杭芍一钱　人参一钱　附子五分
七月二十三日，臣力钧请得皇上脉息左弦滑，右滑缓。心跳渐少，此系饮食补养之效。但血管初通，阳气未足，转觉虚热上浮。谨拟补中寓泻之法调理。

当归二钱　生地黄二钱　川芎七分　杭白芍一钱
引用锦纹大黄一分。

七月二十四日，臣力钧请得皇上脉息左弦右滑。血管初通，而微丝血管未通。故心跳未作，而身内作冷，肉皮发热。谨拟行血而兼和解之法调理。

当归二钱　杭芍一钱　柴胡五分　桂枝五分　甘草三分
引用生姜三分。

七月二十五日，臣力钧请得皇上脉息左弦滑，右滑缓。咳嗽见轻，寒热亦解，心跳愈，食物香，夜寐尚可，此新血渐充，血管渐畅之象。昨日见似外感者，因微丝血管室塞，故血脉总管与回血总管交通不利，所以身内作冷，而皮肤发热，一经和解汗出而诸症全愈，则微丝血管亦渐通也。谨拟行血益气之法调理。

当归二钱　川芎一钱　杭芍八分　桂枝四分　附子八分

七月二十六日，臣力钧请得皇上脉息左弦滑，右滑缓。心跳愈，咳嗽少，食物香，夜寐安，大便润。遗精未作，小便如恒。此血管通畅，病机大愈之候。顷奉单开皇上连日服桂枝附子等热剂，以致嗓间似起小泡，口唇亦觉起皮，显系药力过热，平素气体本上盛下虚，若多服补剂，徒助上热，于下元之虚弱毫无裨益。嗣后用药总宜详细斟酌，勿使虚热上攻，仍须引火归元。俾下部渐暖，清气上升，滋养真阴等谕。臣自应钦遵旨意斟酌立方，减去桂枝、附子。谨拟行血养阴之法调治。

当归三钱　川芎一钱　黄芪一钱　杭芍一钱　黄连二分

引用生姜三分。

七月二十七日，臣力钧请得皇上脉息左沉弦，右滑缓。血管虽通而血未充足，故心跳虽愈，咳嗽虽少，遗精虽未作，而头晕脑响，胸胁串痛，腿足酸软未愈。实系本原虚弱。徐俟血气调和，日渐强壮，自觉轻减。谨拟行血益气之剂调理。

当归三钱　川芎二钱　黄芪二钱　杭芍一钱　生姜一钱　甘草五分

七月二十八日，臣力钧请得皇上脉息左弦滑，右滑缓重，按有神。日渐向愈。谨拟行血系用泻心之法调理。

当归三钱　川芎二钱　杭芍二钱　生姜一钱　黄连三分

七月二十九日，臣力钧请得皇上脉息左沉弦，右沉滑。口渴减，心跳愈，肩项胸胁腰背各处串痛见轻。此上部血管渐通，气脉渐调，病机渐转之候。干嗽时作，食物香而不能多，大便溏而不甚畅，则肺与胃肠功用未健。消化缓，故津液不充。至腿足仍觉少力，则下元虚冷所致。谨拟行血固本佐以运化之法调理。

当归三钱　川芎二钱　黄芪二钱　生姜一钱　牛膝一钱　补骨脂一钱

引用川厚朴一钱后入。

七月三十日，臣力钧请得皇上脉息左弦滑，右滑缓。溯自进药以来，心跳愈矣。遗精尚未作，诸症虽有轻减，时而复发。即如胸胁腰背串痛一节，初时向右则见重者，由回血管在右，回血管虚，故向右见重。现时向左则见重者，由血脉管在左，血脉管虚，故向左见重。其忽重忽轻者，视新血之多少。新血多则血管实，实则气脉和畅，故不串痛。少则血管虚，虚则气脉阻滞，故串痛。然心跳不觉，则心房之血已满。因心房甚小，所需出入之血无多，即见实。盖人身之血，由回血管入右心房，过肺，下左心房出，由血脉管散布上下左右血管。现心跳不作，则心房出入之血已足矣。初时串痛在右，近则串痛在左，是回血管稍实，而血管未实也。幸而食物虽不多而香，大便虽不畅而溏，肠胃未健而尚能运动自如。本日口渴咳嗽，则由天气新寒，阳气不足以御外寒所致。顷奉单开圣躬欠安。病原则系脑气筋病，与微丝血管病。当俟血足，自可向愈。兹先开方进呈。余容按条详对，续呈御览，谨照昨开行血固本之法加减，立方伏候圣裁。

当归三钱　川芎一钱五分　黄芪二钱　生姜一钱　补骨脂一钱　杭芍一钱

引用黄连二分。

八月初二日，臣力钧请得皇上脉息左浮弦，右浮濡。气血未充，肌腠虚，故外感易入。胸背串痛，身体酸倦，亦因本体素弱，偶受风邪则经络俱窒，所以汗出而诸症见轻。

盖汗出则经络通也。现外感未解。谨拟和解肌表，兼用通络之法调理。

橘络_一钱_　生姜络_五分_　生芪_一钱五分_　茅山术_一钱_　防风_一钱_

八月初三日，臣力钧请得皇上脉息左弦滑，右滑濡。外感解，故咳嗽见轻，串痛略减。人身血脉管尽处即回血管起处，中隔微丝血管。盖微丝血管紧黏肌腠，故微丝血管虚，往往遍身发抖。其有热气外侵，则皮肤发热。所以夜间盖被须极严密，微露肩臂即能受风。举凡腠理不密，风寒易侵，皆微丝血管血虚之象。微丝血管之尤小者，上则脑，下则外肾，所以头晕及遗精诸症相因而起。至于手足四末亦微丝血管之最小处，所以天气稍寒，四肢俱凉，特腿膝足踝则发凉。而手指作空胀者，因下体有衣服里住，尚有热气自卫，而手指空无所护，血又不足以实之，徒有虚气旋转，故不免有空胀之象。总之病原只在血虚。古方药物只取草木气味以为引经之用，故治外感甚验，而内伤或不必速效。病有虚实寒热之不同。实者热者一泻一清则可以全愈。若虚寒之体，必借饮食补养，以为生血之原。前拟牛羊蒸汁一方，原冀新血渐充，血管渐通，则诸病渐愈。如以牛羊蒸汁太浓，或代以鸡汁亦可。至饮食消化迟慢，此由胃弱，多饮蒸汁亦足以助消化。现外感初解，谨拟行血益气之法调理。而补养之法，仍在饮食。盖血充则微丝血管实，通身气脉和畅。而脑气筋之病，如耳鸣脑响，眼皮发青赤，肩背酸沉诸症，自可渐愈矣。

当归_二钱_　生芪_一钱五分_　杭芍_一钱_　生姜_五分_　川芎_七分_

八月初四日，臣力钧请得皇上脉息左浮弦，右浮濡。体气本虚，稍感风寒觉有燥象。谨拟清燥解表之法调理。

竹茹_二钱_　川贝_二钱_　苦杏_一钱五分_　杭白菊_七分_　桑叶_一钱_　天花粉_一钱_

开水煎一沸。

八月初六日，臣力钧请得皇上脉息左浮弦，右浮滑。外感尚未全解。谨拟醒脾润肺兼解表之法调理。

竹茹_二钱_　川贝_一钱_　麦芽_二钱_　花粉_一钱_　连翘_一钱_　蜜枇杷叶_一钱_

引用丝瓜络三寸。

八月初七日，臣力钧请得皇上脉息左濡右缓。身冷两点钟之久，后即发热，大似疟疾。实因血管甚虚，外感寒气，内热不足以御。初起先觉周身酸麻思卧，此即内热为外寒所胜，血管窒滞，脑筋之运动不灵。胸胁腰背血管虚故串痛。肺血管虚，故咳嗽。至于头痛口渴，此由内热与外寒交战，寒解而热出之候。臣恭请圣脉半月有余，详考先后所见诸症，皆由血虚。现时外感初解，食物不香，口渴无味，谨拟和中益气之法调理。

结茯苓_三钱_　薏苡仁_三钱,土炒_　生谷芽_二钱_　桑寄生_一钱_　广橘络_一钱_

用引黄芪一钱。

八月初九日，臣力钧请得皇上脉息左弦，右濡。咳嗽串痛见轻，烧冷未作。则前日之寒热，实因内热不足御外寒，似疟非疟。为血虚之见症。顷奉单开圣躬上焦有浮热，口内似欲起泡，左腮颊内起有小泡，右鼻孔内亦微作痛。臣谨案：上开各症与前日烧冷之症当是一理。盖人身之强弱，验诸热力之盛衰。血不足不能生气，气不足不能行血。腮颊起泡，口内似欲作泡，鼻孔微痛，因热气在血管鼓动，故能起泡作痛。此病机向愈之象。惜在血管尚虚，气到而血未到，欲使热气之不浮，当以养血为要。药物只能助饮食消化，而补养专在饮食，伏望皇上饮食卫生随时珍重，前进补养之方。如或不甚适口，有应当增改之处，亦望训示，以便遵循。现表症初解，中气未充，谨拟固表和中之法调理。

党参一钱　当归一钱五分　黄芪一钱　杭芍七分　甘草五分

引用鸡内金二个。

八月初十日，臣力钧请得皇上脉息左弦右滑。心跳愈，遗精愈。君火相火皆得其平，则根本可望其渐固矣。至于各症或作或辍或轻或重，此由血之盈虚消长无定，故所见之症亦无定根。本固则枝叶自渐茂盛。所以前后所呈脉案皆以养血为要务。谨照前方加减，以收固表和中之效。微臣之见是否有当，只候圣裁。

党参一钱　当归二钱　黄芪一钱五分　杭芍一钱　川芎一钱

八月十一日，臣力钧请得皇上脉息左浮弦，右浮滑。外感秋燥。谨拟清燥醒脾之法调理。

鲜竹茹二钱　杭白菊十朵　桑叶一钱　云伏苓三钱　薏仁米三钱　川贝母二钱　谷芽一钱

八月十二日，臣力钧请得皇上脉息左弦右缓。先冷后烧，此外寒与内热相拒，由微丝血管之血不足。头痛咳嗽，此由停饮在膈上，薰蒸胃弱可知。肩胁腰胸各处串痛，外寒未解，内热未达故。血管气脉阻窒，吐出涎沫，心仍糟杂，渴不思食，则停饮未净，清阳不能上升。谨拟化精解表之法调理。

竹茹一钱　枳壳一钱　青皮七分　缩砂五分　柿蒂二个　丁香一个

引用生姜一小片。

八月十三日，臣力钧请得皇上脉息左滑右缓。头痛见减，咳嗽见轻，小便复常，烧冷未作。则外感已解也。口内仍渴，食物无味，是表症虽愈，而中气尚弱。谨拟和中通络之法调理。

杭芍二钱　云苓三钱　川芎一钱　生姜一钱　甘草五分

引用橘络一钱。

八月十四日，臣力钧请得皇上脉息左滑右弦。烧冷未作，食物尚可，串痛咳嗽亦轻，心跳未作。此外感初解，血脉渐和之象。至向来心中懊侬，重即欲呕，此由胃火不足，食物消化迟滞，薰蒸化热。现时中气未充。谨拟和中通络兼清浮热之法。

云茯苓三钱　怀山二钱　谷芽二钱，炒　薏仁米三钱，土炒　炊荷叶三钱　橘络二钱

引用鸡内金一个。

八月十六日，臣力钧请得皇上脉息左弦右滑。酸麻欲呕，此由膈上有停积，故不思食，寒热往来，原为疟疾现象，但疟疾有定期或一日一发，或二日一发，或三日一发，其因皆由内热与外寒相拒，或瘴气由口鼻入，或饮食停积不化，一起便有欲呕之象。若外感寒气仅在肌腠，血管之热足得汗便解。血管之热不足，则寒气深入。故先时发战，直至内热能出，以御外寒，而寒始解，此症比疟疾更重。盖疟疾尚是外因，可用表破，内伤之体只宜和解。血气稍调，即须补固。此次心烦欲呕，则有停积。可知现时寒热初罢。谨拟和解消导之法调理。

柴胡三分　桂枝二分　杭芍一钱　枳壳一钱　生姜三分　粉草五分

引用砂仁五分研后入。

八月二十二日，臣力钧请得皇上脉息左软右弦。血管虚内热不足以御外寒，故觉遍身拘紧，肢体酸软，胸胁脊背串痛。谨拟行血益气之法调理。

当归二钱　生芪一钱　杭芍一钱　生姜络三分

八月二十三日，臣力钧请得皇上脉息左弦右滑，重按稍软。寒热未作，心跳未作，食

物尚好，大便尚润，夜寐尚好，则归芪行血、益气之剂，诚为对症之药。但身上微麻，手指发凉，时觉恶寒，以及酸痛咳嗽等症，则皆血虚寒胜之象。谨拟行血益气，稍加辛温之品调理。

当归_一钱 黄芪_一钱 杭芍_一钱 生姜_三分

八月二十四日，臣力钧请得皇上脉息沉濡而细。身麻手凉腹痛，穿三件棉衣不觉暖，发冷而不热，此皆血虚寒胜之症。心烦欲呕，因停积膈上滞而不化故，溏泻二次而觉畅，所以下多糟粕。咳嗽由肺虚。耳鸣由脑虚，串痛由血管虚，头闷口渴由阳虚，不能上升。但停积初下，中气未复，谨拟和中化积之法调理。

吴萸_三分 生姜络_三分，水洗 茯苓_二钱 半夏曲_一钱，炒 生杭芍_八分

引用焦麦芽一钱五分。

八月二十五日，臣力钧请得皇上脉息左软右弦。食物尚好，头晕轻，心跳未作，小便照常，大便稍润。此由昨日稀泻后停积稍净也。至于头痛手凉恶寒，以及酸软串痛等症，则皆虚寒之象。口渴不喜饮，且天热则不渴，亦因真阳不足所致。谨拟和中通络之法调理。

当归_一钱 生杭芍_一钱 桂枝_二分 生姜络_三分 甘草_二分

引用红枣一枚。

九月初九日，臣力钧请得皇上脉息左右均濡软。心跳已愈，食物尚可，口渴略减，夜寐尚好，小便照常，寒热未作，气血渐调而营卫渐和之候也。停药二日有此症候，从此调养自可向愈，惟咳嗽酸沉实由素体本亏。俟气血充则诸症渐减。谨拟行血通络之品，应否服食，恭谨圣裁。

当归_一钱 杭芍_一钱 黄芪_一钱 橘络_五分

引用甜杏仁二钱。

四、姚宝生

按：姚宝生，字铁臣，生于咸丰八年（1858 年），河北任丘人。因鹿传霖举荐，于光绪二十二年入太医院，任为医士。光绪二十六年因内廷废立之议，传"御医姚宝生泄之"，下于刑部狱。辛丑合约后，因鹿传霖、荣禄之请，出狱供职。光绪三十年一月升为御医，十一月署理右院判，光绪三十一年实授。宣统元年辞去右院判，兼左院判并护理院使。曾任天津北洋医学堂总校长，民国二年辞去校长职。自民国四年至民国十三年，以医名著于北京。民国十四年（1925 年）逝世。

慈禧太后

二月十一日申刻，姚宝生请看老佛爷脉息右寸关滑而近数，左关弦数。肝经有热，肺胃饮热薰蒸，以致时作头晕，上腭发干，喉中时觉不清。今议用清热化饮平肝之法调治。

酒芩_二钱 川贝母_二钱，研 霜桑叶_三钱 甘菊_二钱 青竹茹_二钱 橘红_一钱，老树 枳壳_二钱，炒 厚朴_一钱五分，炙 次生地_三钱 羚羊_一钱五分 泽泻_一钱五分 甘草_八分

引用焦三仙各二钱。

二月十二日，姚宝生请得老佛爷脉息右寸关滑而近数，左关稍数。肝经有热，肺胃饮

热稍清，头晕见好，惟喉中尚不清爽。今仍用清热化饮平肝之法调理。

酒芩_{二钱} 川贝母_{二钱，研} 菊花_{二钱} 竹茹_{二钱} 霜桑叶_{三钱} 橘红_{一钱，老树} 枳壳_{二钱，炒} 茯苓_{三钱} 次生地_{三钱} 羚羊_{一钱} 泽泻_{一钱五分} 生甘草_{八分}

引用焦三仙各二钱。

二月十三日，姚宝生请得老佛爷脉息右寸关滑而近数，左关稍数。眩晕渐好，惟肝热未清，肺胃饮热不净。今用清热平肝之法调理。

酒芩_{二钱} 川贝母_{二钱，研} 菊花_{二钱} 竹茹_{二钱} 霜桑叶_{三钱} 橘红_{一钱，老树} 枳壳_{二钱，炒} 茯苓_{三钱} 生杭芍_{三钱} 羚羊_{一钱} 泽泻_{一钱五分} 生甘草_{八分}

引用炒建曲三钱。

二月十四日，姚宝生看得老佛爷脉息右寸关滑而近数，左关稍数。眩晕渐好，惟肺胃饮热未净，肝热未平。今仍用清热化饮平肝之法调治。

酒芩_{二钱} 川贝母_{二钱，研} 菊花_{二钱} 竹茹_{二钱} 霜桑叶_{三钱} 橘红_{一钱，老树} 枳壳_{二钱，炒} 茯苓_{三钱} 生杭芍_{三钱} 羚羊_{一钱} 泽泻_{一钱五分} 生甘草_{八分}

引用炒建曲三钱。

二月十六日，姚宝生谨拟老佛爷加味三仙饮。

焦三仙_{各二钱} 陈皮_{一钱五分} 槟榔_{二钱，炒} 酒芩_{一钱五分} 川贝母_{二钱，研} 知母_{二钱} 甘菊_{二钱} 羚羊_{一钱} 细生地_{三钱} 泽泻_{一钱五分} 生甘草_{八分}

水煎温服。

三月初二日戌刻，姚宝生请得老佛爷脉息右寸关滑数，左关稍数。肝肺有热，湿饮上蒸，以致头晕微痛，目不清爽。今用清热化湿之法调理。

酒芩_{三钱} 浙贝母_{二钱，研} 霜桑叶_{三钱} 薄荷_{八分} 菊花_{三钱} 枳实_{一钱五分，炒} 炙厚朴_{二钱} 橘红_{一钱，老树} 生地_{四钱} 泽泻_{一钱五分} 炒建曲_{三钱} 生甘草_{八分}

引用竹叶八分。

老佛爷祛风润面散和福传。

绿豆白粉_{六分} 山奈_{四分} 白附子_{四分} 白僵蚕_{四分} 冰片_{二分} □□□□

共研极细面，再过重绢罗，兑胰子四两抟匀。

四月十三日，姚宝生传老佛爷霜桑叶五钱。

水煎，每日净面后洗目用。

四月十四日，四两抟匀。

正月十六日，姚宝生谨拟老佛爷加味三仙饮。

焦三仙_{各一钱五分} 枳壳_{一钱五分，炒焦} 广皮_{一钱} 酒连_{八分，研} 细生地_{三钱} 甘菊_{三钱} 鲜芦根_{二支，切碎} 竹叶_{八分}

水煎温服。

正月十六日，春连传老佛爷霜桑叶三钱。水煎，每日净面后洗目用。

正月十七日，加白菊花二钱。

二月初二日，姚宝生请得老佛爷脉息左关弦数，右寸关浮滑而数。肝胃有火，肺经感有风热，以致上腭咽喉作痛，身肢有时冷热。今用清解化饮之法调理。

霜桑叶_{三钱} 牛蒡子_{三钱，研} 苏梗叶_{各六分} 苦梗_{二钱} 甘菊花_{三钱} 酒芩_{二钱} 藿梗_{八分} 橘红_{一钱五分，老树} 炒枳壳_{一钱五分} 知母_{二钱} 川贝母_{二钱，研} 甘草_{一钱}

引用鲜芦根二支切碎。

酉刻，姚宝生谨拟老佛爷清热代茶饮。

鲜青果_{三十个，去核} 鲜芦根_{四支，切碎}

水煎代茶。

二月初三日，姚宝生请得老佛爷脉息左关弦数，右寸关浮滑而数。肝经有火，肺胃感有风热，以致上腭咽喉作痛，身肢有时冷热。今用清解化饮之法调理。

霜桑叶_{三钱} 橘红_{一钱五分，老树} 苏梗叶_{各八分} 苦梗_{二钱} 牛蒡子_{三钱，研} 川贝母_{二钱，研} 酒芩_{二钱} 前胡_{一钱五分} 炒枳壳_{二钱} 甘菊_{三钱} 藿梗_{八分} 甘草_{一钱}

引用鲜芦根二支切碎。

二月初四日，姚宝生请得老佛爷脉息左关弦而稍数，右寸关沉滑近数。风热渐解，咽痛见轻，惟肺胃饮热未清，咳嗽痰饮。今用清热化饮之法调理。

霜桑叶_{三钱} 桑皮_{二钱，炙} 牛蒡子_{三钱，研} 川贝母_{二钱，研} 酒芩_{二钱} 橘红_{一钱五分，老树} 甘菊花_{三钱} 苦梗_{二钱} 炒枳壳_{一钱五分} 藿梗_{八分} 茯苓_{三钱} 甘草_{一钱}

引用鲜芦根二支切碎。

老佛爷祛风活络贴药法：

辛夷_{一钱} 霜桑叶_{一钱} 僵蚕_{一钱} 白附子_{一钱}

共研极细面，兑大角子二两，合匀为团。

二月初五日，姚宝生请得老佛爷脉息左关弦而稍数，右寸关滑而近数。风热渐解，咽痛见轻，惟肺胃尚有饮热，咳嗽痰饮。今用清热化饮之法调理。

霜桑叶_{三钱} 桑皮_{一钱五分，炙} 牛蒡子_{二钱，研} 川贝母_{二钱，研} 酒芩_{一钱五分} 橘红_{一钱五分，老树} 甘菊_{三钱} 知母_{二钱} 炒枳壳_{一钱五分} 藿梗_{八分} 茯苓_{三钱} 甘草_{一钱}

引用鲜芦根二支切碎。

二月初六日酉刻，姚宝生谨拟老佛爷清热上嗽代茶饮。

甘菊_{二钱} 霜桑叶_{二钱} 广皮_{一钱} 枇杷叶_{二钱，包炙包煎} 生地_{一钱五分} 焦枳壳_{一钱五分} 酒芩_{一钱} 鲜芦根_{二支，切碎}

水煎温服。

二月初七日，姚宝生请得老佛爷脉息左关弦而稍数，右寸关滑而近数。风热渐解，惟肺胃稍蓄滞热，气道不畅，有时咳嗽痰饮。今用清热调胃化饮之法调理。

霜桑叶_{三钱} 甘菊_{三钱} 酒芩_{二钱} 橘红_{一钱五分，老树} 炒枳壳_{一钱五分} 建曲_{三钱，炒} 牛蒡子_{三钱，研} 藿梗_{一钱} 炙香附_{二钱} 知母_{二钱} 槟榔炭_{一钱五分} 甘草_{一钱}

引用鲜芦根二支切碎。

本方加苏梗叶各五分、荆芥一钱。

二月初八日，姚宝生请得老佛爷脉息左关弦而稍数，右寸关滑而近数，风热已解，惟肺胃饮热未清，气道稍有不畅。今议用清热化饮之法调治。

霜桑叶_{三钱} 甘菊_{三钱} 酒芩_{二钱} 知母_{二钱} 炒枳壳_{一钱五分} 橘红_{一钱五分，老树} 炒建曲_{二钱} 藿梗_{八分} 牛蒡子_{二钱，研} 苏梗叶_{八分} 槟榔炭_{一钱五分} 甘草_{一钱}

引用鲜芦根二支切碎。

二月初九日，姚宝生请得老佛爷脉息左关弦而稍数，右寸关滑而近数。外感已解，惟肝脾余热未清，咳嗽痰饮。今用清热化饮之法调理。

霜桑叶_{三钱}　甘菊_{三钱}　牛蒡子_{二钱,研}　知母_{一钱五分}　炒建曲_{二钱}　广皮_{一钱五分}　炒枳壳_{一钱五分}　羚羊_{五分}　酒芩_{一钱五分}　苏梗_{八分}　槟榔炭_{一钱五分}　甘草_{一钱}

引用鲜芦根二支切碎。

二月初十日，姚宝生请得老佛爷脉息左关弦而稍数，右寸关滑而近数。外感渐解，惟肺胃郁热未清，咳嗽痰饮。今用清热理气化饮之法调理。

甘菊_{二钱}　霜桑叶_{三钱}　桑皮_{一钱五分}　苏梗叶_{一钱}　羚羊_{五分}　酒芩_{一钱五分}　广皮_{一钱五分}　炒枳壳_{一钱五分}　建曲_{二钱}　槟榔炭_{二钱}　藿香_{八分}　生甘草_{一钱}

引用鲜芦根二支切碎。

二月十一日，姚宝生请得老佛爷脉息左关沉弦近数，右寸关滑而稍数。外感渐解，惟肝胃郁热未清，有时头目作晕。今用清热宣郁之法调理。

甘菊_{三钱}　桑皮叶_{各一钱五分}　橘红_{一钱五分,老树}　苏梗叶_{各四分}　羚羊_{五分}　酒芩_{一钱五分}　知母_{二钱,酒炒}　川贝母_{二钱,研}　建曲_{二钱,炒}　槟榔炭_{一钱五分}　枳壳_{一钱五分,炒}　生甘草_{一钱}

引用鲜芦根二支切碎。

二月十二日，姚宝生谨拟老佛爷清热化痰代茶饮。

甘菊_{二钱}　桑皮叶_{各一钱五分}　橘红_{一钱,老树}　川贝母_{一钱五分,研}　羚羊_{五分}　鲜芦根_{二支,切碎}　建曲_{一钱五分,炒}　生甘草_{八分}

水煎温服。

二月十三日，姚宝生谨拟老佛爷清热化痰代茶饮。

甘菊_{三钱}　桑皮叶_{各一钱五分}　橘红_{一钱五分,老树}　鲜芦根_{二支,切碎}　羚羊_{五分}　炒建曲_{二钱}　川贝母_{一钱五分,研}　鲜青果_{五个,研}

水煎温服。

二月十四日，姚宝生谨拟老佛爷清热理气代茶饮。

甘菊_{三钱}　桑皮叶_{各一钱五分}　橘红_{一钱五分,老树}　鲜芦根_{二支,切碎}　羚羊_{五分}　炒建曲_{二钱}　川贝母_{二钱,研}　炒枳壳_{一钱五分}

水煎温服。

二月十六日，姚宝生谨拟老佛爷清热理气代茶饮。

甘菊_{三钱}　霜桑叶_{三钱}　橘红_{一钱五分,老树}　鲜芦根_{二支,切碎}　建曲_{二钱,炒}　炒枳壳_{一钱五分}　羚羊_{五分}　炒谷芽_{三钱}

水煎温服。

二月十七日，姚宝生谨拟老佛爷清热化湿代茶饮。

甘菊_{三钱}　桑皮叶_{各一钱五分}　酒芩_{一钱五分}　炒建曲_{三钱}　羚羊_{五分}　云茯苓_{四钱}　枳壳_{一钱五分,炒}　老树橘红_{一钱五分}

水煎温服。

二月十八日，老佛爷照原方。

二月十九日，姚宝生谨拟老佛爷清热化湿代茶饮。

甘菊_{三钱}　桑皮叶_{各一钱}　酒芩_{一钱五分}　云茯苓_{四钱}　羚羊_{五分}　炒建曲_{三钱}　泽泻_{一钱五分}　橘红_{一钱五分,老树}

水煎温服。

二月二十日，姚宝生谨拟老佛爷清热化湿代茶饮。

甘菊_{三钱}　桑皮叶_{各一钱}　酒芩_{一钱五分}　云茯苓_{三钱}　羚羊_{五分}　炒建曲_{二钱}　泽泻_{一钱五分}　炒枳壳_{一钱五分}

水煎温服。

二月二十一日，姚宝生谨拟老佛爷清热化湿代茶饮。

甘菊_{三钱}　霜桑叶_{三钱}　酒芩_{一钱}　云茯苓_{四钱}　羚羊_{四分}　炒建曲_{二钱}　枳壳_{一钱五分，炒}　鲜芦根_{二支，切碎}

水煎温服。

二月二十二日，姚宝生谨拟老佛爷清热化湿代茶饮。

甘菊_{三钱}　霜桑叶_{三钱}　酒芩_{一钱五分}　云茯苓_{四钱}　羚羊_{四分}　炒建曲_{三钱}　广皮_{一钱五分}　鲜芦根_{二支，切碎}

水煎温服。

二月二十三日，姚宝生谨拟老佛爷清热化湿代茶饮。

甘菊_{二钱}　桑皮叶_{各一钱五分}　酒芩_{一钱}　云苓_{四钱}　羚羊_{四分}　炒枳壳_{一钱}　麦冬_{三钱}　鲜芦根_{二支，切碎}

水煎温服。

二月二十四日，姚宝生谨拟老佛爷清热养阴代茶饮。

甘菊_{三钱}　霜桑叶_{三钱}　羚羊_{五分}　带心麦冬_{三钱}　云苓_{四钱}　广皮_{一钱五分}　枳壳_{一钱五分，炒}　鲜芦根_{二支，切碎}

水煎温服。

二月二十五日，姚宝生谨拟老佛爷清热理气代茶饮。

甘菊_{三钱}　霜桑叶_{三钱}　羚羊_{五分}　带心麦冬_{三钱}　云苓_{四钱}　炒枳壳_{一钱五分}　广皮_{一钱五分}　炒谷芽_{三钱}

水煎温服。

二月二十六日，姚宝生谨拟老佛爷清热理气代茶饮。

甘菊_{三钱}　霜桑叶_{三钱}　羚羊_{五分}　带心麦冬_{三钱}　云苓_{四钱}　炒枳壳_{一钱}　泽泻_{一钱五分}　炒谷芽_{三钱}

水煎温服。

三月十六日，姚宝生请得老佛爷脉息左关弦而近数，左关沉滑稍数。肝经有热，中焦稍蓄湿滞，脾胃欠和。今用和中化湿之法调治。

云茯苓_{四钱}　广皮_{一钱五分}　焦茅术_{一钱五分}　姜连_{一钱五分，研}　煨木香_{一钱}　壳砂_{一钱五分，研}　炙香附_{二钱}　泽泻_{一钱五分}　酒芩_{一钱五分}　藿梗_{一钱}　炒谷芽_{三钱}　甘草_{一钱}

引用生姜一大片。

三月二十一日未刻，姚宝生请得老佛爷脉息左关弦而近数，右寸关滑而稍数。肝经郁热，脾胃不和，稍蓄湿饮。今用调中化湿之法调理。

云茯苓_{四钱}　广皮_{一钱五分}　焦茅术_{二钱，土炒}　壳砂_{一钱五分，研}　煨木香_{一钱}　藿梗_{一钱}　姜连炭_{一钱五分，研}　泽泻_{一钱五分}　香附炭_{二钱}　扁豆_{三钱，炒}　槟榔炭_{三钱}　甘草_{一钱}

引用炙厚朴四分。

三月二十二日，姚宝生请得老佛爷脉息左关弦而近数，右寸关滑而稍数。肝经有热，脾胃湿饮见好，稍有未和。今用和中化湿之法调治。

云苓_{四钱}　广皮_{一钱五分}　焦茅术_{一钱五分，土炒}　壳砂_{一钱五分，研}　扁豆_{三钱，炒}　藿梗_{八分}　姜连炭_{一钱}

泽泻_一钱五分_　香附_二钱，炙_　槟榔_二钱，炭_　煨木香_八分_　甘草_一钱_

引用酒芍二钱。

三月二十三日，姚宝生请得老佛爷脉息左关稍弦，右寸关滑而近数。胃脘稍有饮热，气道欠和。今用调中化饮之法调理。

云茯苓_四钱_　广皮_一钱五分_　炙厚朴_八分_　藿梗_八分_　姜川连_一钱，研_　建曲_二钱，炒_　炙香附_二钱_　甘草_八分_

引用竹茹一钱五分。

三月二十四日，姚宝生请得老佛爷脉息左关稍弦，右寸关滑而近数，肝经有热，肠胃气道未和。今用调中化饮之法调理。

云茯苓_四钱_　广皮_一钱五分_　焦茅术_二钱_　厚朴_八分，炙_　姜川连_一钱二分，研_　木香_八分_　炙香附_二钱_　酒芍_三钱_　盐壳砂_一钱五分，研_　甘草_一钱_

引用藿梗七分。

三月二十五日，姚宝生请得老佛爷脉息左关稍弦，右寸关滑而近数。肝胃有热，气道欠和。今用调中化饮之法调理。

云茯苓_三钱_　广皮_一钱五分_　炒茅术_一钱五分_　党参_一钱五分_　炙厚朴_一钱_　壳砂_一钱，研_　炙香附_二钱_　姜连_一钱，研_　生杭芍_三钱_　藿梗_八分_　炒神曲_二钱_　甘草_一钱_

引用佛手柑一钱。

五月初四日申刻，姚宝生请得老佛爷脉息左关弦而稍数，右寸关滑数。肝脾有热，湿热上蒸，头目（不）清，气道稍觉不畅。今用调中清热化湿之法调理。

云茯苓_四钱_　广皮_一钱五分_　焦茅术_一钱五分_　酒连_一钱，研_　酒芩_一钱五分_　泽泻_一钱五分_　生杭芍_三钱_　生地_二钱_　炙香附_二钱_　枳壳_一钱五分，炒_　炒建曲_二钱_　甘草_一钱_

引用淡竹叶一钱。

五月十八日巳刻，姚宝生请得老佛爷脉息左关弦而近数，右寸关洪滑稍数。肝经有火，肺胃蓄有饮热，微感风凉。今用清热化饮之法调理。

酒芩_二钱_　川贝母_二钱，研_　桑皮_一钱五分_　霜桑叶_三钱_　苏梗叶_各三分_　橘红_一钱五分_　茯苓_四钱_　甘菊花_二钱_　牛蒡子_二钱，研_　枳壳_一钱五分，炒_　知母_一钱五分_　甘草_一钱_

引用淡竹叶八分。

五月十九日巳刻，姚宝生请得老佛爷脉息左关弦而近数，右寸关滑而稍数。外感已解，惟肺胃饮热未清，气道欠畅。今用清热理气化饮之法调理。

酒芩_二钱_　橘红_一钱五分，老树_　桑皮叶_各一钱五分_　知母_一钱五分_　牛蒡子_一钱五分，研_　川贝母_二钱，研_　云茯苓_四钱_　枳壳_一钱五分，炒_　炒建曲_二钱_　甘菊_二钱_　次生地_三钱_　甘草_一钱_

引用藿梗七分。

五月二十日未刻，姚宝生请得老佛爷脉息左关弦而近数，右寸关浮滑稍数。微感风凉，膈间气道欠畅，滞热未清。今用清解理气化饮之法调理。

酒芩_一钱五分_　橘红_一钱五分，老树_　霜桑叶_三钱_　甘菊_三钱_　牛蒡子_一钱五分，研_　川贝母_二钱，研_　云茯苓_四钱_　枳壳_一钱五分，炒_　生建曲_三钱_　知母_二钱，酒炒_　炒槟榔_二钱_　甘草_一钱_

引用午时茶一块。

六月初九日，姚宝生请得老佛爷脉息左关弦而近数，右寸关沉滑稍数。肝经有火，肠胃蓄有湿滞。今用调中化湿之法调理。

云茯苓四钱　陈皮一钱五分　焦茅术一钱五分　厚朴一钱五分,炙　槟榔炭三钱　薏米四钱,炒　煨木香一钱五分　藿梗一钱　萸连炭一钱五分　车前子二钱,包煎　甘草一钱

引用炒扁豆二钱。

六月初十日，姚宝生请得老佛爷脉息左关弦而近数，右寸关沉滑稍数。肝经有火，中气欠和，肠胃湿滞未净。今用和中清热化湿之法调理。

云茯苓四钱　陈皮一钱五分　焦茅术二钱,土炒　藿梗一钱　萸连炭一钱五分　厚朴一钱,炙　煨木香一钱五分　扁豆三钱,炒　槟榔炭三钱　薏米四钱,炒　车前子三钱,包煎　甘草一钱

引用霜桑叶二钱。

六月十一日，姚宝生请得老佛爷脉息左关弦而近数，右寸关沉滑稍数。肝胃有热，气道欠舒，湿滞尚有未净。今用调中化湿之法调理。

云茯苓四钱　陈皮一钱五分　焦茅术一钱五分,土炒　藿梗一钱　酒芩一钱五分　甘菊二钱　槟榔炭三钱　扁豆三钱,炒　煨木香八分　薏米三钱　炙厚朴八分　甘草一钱

引用霜桑叶二钱。

六月十二日，姚宝生请得老佛爷脉息左关弦而近数，右寸关沉滑。肝胃有热，肠胃气道欠和。今用调中化湿之法调理。

云茯苓四钱　厚朴一钱,炙　焦茅术一钱五分,土炒　陈皮一钱五分　萸连炭一钱五分　藿梗一钱　煨木香一钱五分　薏米四钱,炒　槟榔炭三钱　酒白芍三钱　炒扁豆三钱　甘草一钱

引用霜桑叶二钱。

六月十三日，姚宝生请得老佛爷脉息左关弦而稍数，右寸关沉滑近数。肝经有热，肠胃湿热未清。今用清热化湿之法调理。

云茯苓四钱　茅术一钱五分,土炒焦　煨木香一钱　厚朴一钱,炙　焦槟榔三钱　酒连一钱五分,研　酒杭芍二钱　甘草一钱

引用霜桑叶三钱。

六月十四日，姚宝生请得老佛爷脉息左关沉弦稍数，右寸关滑而近数。肝火未平，肠胃湿热未清。今用清热化湿之法调理。

云茯苓四钱　扁豆四钱　广皮一钱五分　藿梗一钱　槟榔炭二钱五分　酒连一钱五分,研　茅术炭一钱五分　甘草一钱

引用煨木香八分。

六月十六日，姚宝生请得老佛爷脉息右关沉弦稍数，右寸关滑而近数。肝胃有火，湿热未清。今用清热化湿之法调理。

云茯苓四钱　扁豆四钱　槟榔炭三钱　酒连一钱五分,研　茅术炭一钱　陈皮一钱五分　炒杭芍三钱　甘草一钱

引用煨木香八分。

六月十六日，益气理脾开胃，清暑利湿，升清降浊。

金银花三钱　白扁豆四钱　竹叶卷心二钱　莲子心一钱　鲜藕五片

水煎代茶。

六月十七日，姚宝生请得老佛爷脉息左关沉弦稍数，右寸关滑而近数。肝胃有火，湿热未清。今用清热化湿之法调理。

云茯苓四钱　扁豆四钱　槟榔炭三钱　酒连一钱五分,研　煨木香一钱　藿梗一钱　生杭芍三钱　甘

草一钱

引用茅术炭八分。

六月十八日，姚宝生请得老佛爷脉息左关沉弦稍数，右寸关滑而近数。肝经有火，肺胃湿热未清。今用清热化湿之法调理。

酒芩二钱　云茯苓四钱　扁豆三钱　槟榔炭三钱　甘菊二钱　生杭芍三钱　广皮一钱五分　甘草一钱

引用藿梗八分。

六月十九日，姚宝生请得老佛爷脉息左关稍数，右寸关滑而近数。肝胃有火，湿热未清。今用清热化湿之法调理。

酒芩二钱　广皮一钱五分　云茯苓四钱　扁豆三钱　生杭芍三钱　桑叶三钱　槟榔炭二钱　甘草一钱

引用藿梗八分。

六月二十日照本方减藿梗，加甘菊一钱五分。

六月二十一日，姚宝生谨拟老佛爷加味三仙饮。

焦三仙各一钱　橘红一钱，老树　霜桑叶三钱　甘菊二钱　淡竹叶一钱　羚羊六分

水煎代茶。

八月十四日，姚宝生请得老佛爷脉息左关弦而近数，右寸关沉滑稍数。肝经有热，肠胃气道不和，稍蓄湿滞，以致大关防作泻，胃气稍觉不畅。今用和中化湿之法调理。

云茯苓四钱　广皮一钱五分　焦茅术一钱五分，土炒　扁豆四钱，炒　黄连炭一钱五分　木香一钱五分，煨　焦槟榔三钱　泽泻二钱　炒谷芽三钱　壳砂一钱，研　甘草一钱

引用霜桑叶二钱。

八月二十八日，姚宝生谨拟老佛爷加味三仙饮。

焦三仙各一钱　橘红一钱五分，老树　酒芩二钱　厚朴一钱五分，炙　甘菊花三钱　羚羊一钱五分　竹茹三钱　枳实一钱五分，炒焦

水煎温服。

九月初二日，姚宝生请得老佛爷脉息左关弦数，右寸关滑数有力。肝经有火，肺胃饮热，上蒸气道，稍欠舒畅。今用养阴宣郁，引热下行之法调理。

细生地三钱　甘菊二钱　羚羊尖一钱五分　泽泻二钱　云茯苓四钱　广皮一钱五分　酒芩二钱　川贝母二钱，研　焦枳壳二钱　谷芽三钱，炒　朱麦冬三钱　甘草一钱

引用酒炒知母二钱。

九月初三日，老佛爷照原方。

九月初四日，老佛爷照原方。

九月初五日，老佛爷照原方加酒芩一钱，竹茹三钱。

九月十四日，老佛爷防风三钱，白芷三钱，用鸡子二枚。

九月十七日，老佛爷防风一两，白芷一两，用鸡子十枚。

十二月十三日申刻，姚宝生谨拟老佛爷清热化湿饮：

甘菊一钱五分　霜桑叶三钱　广皮一钱五分　云茯苓四钱　泽泻一钱五分　酒连炭八分，研　甘草一钱　焦枳壳一钱五分

引用灯心一子。

十二月十四日老佛爷照原方。

十二月十九日申刻，姚宝生请得老佛爷脉息左关弦数，右寸关滑而有力。肝胃有热，

稍感寒凉，微觉头痛，咽喉稍有不利。今用清解化饮之法调理。

甘菊_{二钱} 苏梗叶_{四分} 酒芩_{二钱} 霜桑叶_{三钱} 橘红_{一钱，老树} 牛蒡子_{二钱，研} 苦梗_{二钱} 云茯苓_{三钱} 枳壳_{一钱五分，焦} 淡竹叶_{一钱} 甘草_{一钱}

引用薄荷梗三分。

光绪三十二年正月初八日酉刻，姚宝生谨拟老佛爷加味三仙饮。

焦三仙_{各一钱五分} 厚朴_{一钱，炙} 云茯苓_{四钱} 橘红_{一钱，老树} 酒芩_{二钱} 甘菊_{三钱} 槟榔炭_{一钱五分} 泽泻_{一钱五分}

水煎温服。

正月二十五日酉刻，姚宝生请得老佛爷脉息左关弦而稍数，右寸关沉滑近数。肝经有火，肺胃蓄有饮热，气道欠舒。今用清热化湿理气之法调理。

甘菊_{三钱} 酒芩_{一钱五分} 羚羊_{六分} 酒连炭_{一钱五分，研} 橘红_{一钱二分，老树} 紫厚朴_{一钱，炙} 川贝母_{二钱，研} 炙香附_{二钱} 云茯_{四钱} 炒枳壳_{一钱五分} 谷芽_{三钱，炒} 生甘草_{一钱}

引用鲜青果五个研。

二月十一日，姚宝生请得老佛爷脉息左关弦数，右寸关滑而近数。肝经有火，肠胃气道欠舒。今用养阴理脾膏调理。

生杭芍_{六钱} 羚羊_{二钱} 全当归_{五钱} 茯神_{六钱} 柏子仁_{五钱，研} 枳壳_{三钱，炒} 生于术_{四钱} 黄芩_{四钱} 焦槟榔_{三钱} 广砂_{四钱，研} 甘菊花_{六钱} 甘草_{三钱}

共以水煎透，去渣再熬浓汁，兑炼蜜收膏，每服三钱，白开水冲服。

二月十六日，姚宝生请得老佛爷脉息左关沉弦稍（数），右寸关滑而近数。肝脾有热，肠胃气道欠舒。今用养阴理脾化湿之法调理。

酒芩_{二钱} 桑叶_{三钱} 广皮_{一钱五分} 知母_{一钱五分} 生于术_{一钱五分} 枳壳_{一钱五分，炒} 朱茯神_{四钱} 泽泻_{一钱五分} 柏子仁_{三钱，研} 木香_{一钱} 蜜槐实_{三钱} 甘草_{一钱}

引用竹叶卷心一钱、鲜芦根二支切碎。

二月十七日，老佛爷照原方。

二月二十二日，姚宝生请得老佛爷脉息左关弦而稍数，右寸关滑数。肝郁稍舒，肠胃尚有滞热。今用清热理气之法调理。

生杭芍_{三钱} 抚芎_{一钱五分} 炙香附_{二钱} 广皮_{一钱五分} 云茯苓_{三钱} 酒芩_{二钱} 生于术_{一钱五分} 枳壳_{一钱五分，炒} 炒神曲_{二钱} 甘菊_{二钱} 干麦冬_{三钱} 甘草_{一钱}

引用鲜芦根二支切碎。

二月二十四日，老佛爷用加味三仙饮。

焦三仙_{各三钱} 霜桑叶_{二钱} 竹茹_{二钱}

水煎温服。

三月二十一日酉刻，姚宝生谨拟老佛爷清目养阴洗眼方。

甘菊_{三钱} 霜桑叶_{三钱} 薄荷_{一钱} 羚羊尖_{一钱五分} 生地_{三钱} 夏枯草_{三钱}

共用水煎，先熏后洗。

三月二十一日酉刻，姚宝生请得老佛爷脉息左关弦数，右寸关滑数有力。肝经有火，肺胃饮热上蒸，气道欠畅。今用清热化饮滞法调理。

酒芩_{三钱} 知母_{二钱} 霜桑叶_{三钱} 橘红_{一钱五分，老树} 焦枳壳_{二钱} 神曲_{三钱，炒} 槟榔炭_{二钱} 川贝母_{二钱，研} 生杭芍_{三钱} 羚羊_{八分} 建泽泻_{二钱} 甘草_{一钱}

引用淡竹叶一钱。

三月二十二日，老佛爷照原方。

三月二十六日，姚宝生请得老佛爷脉息左关弦数，右寸关滑数。肝经有火，肺胃饮热未清。今用清热化湿饮调理。

酒芩_{二钱} 知母_{二钱} 霜桑叶_{三钱} 苦梗_{二钱} 金银花_{二钱} 广皮_{一钱五分} 云茯苓_{三钱} 黄连_{四分，研} 焦枳壳_{一钱五分} 于术_{一钱五分生} 生甘草_{一钱}

引用淡竹叶一钱。

三月二十七日，姚宝生请得老佛爷脉息左关弦数，右寸关滑数。肝经有火，肺胃饮热未清。今用清热化饮之法调理。

霜桑叶_{三钱} 羚羊_{七分} 金银花_{二钱} 苦梗_{二钱} 焦枳壳_{一钱五分} 广皮_{一钱五分} 生于术_{一钱五分} 酒连_{一钱，研} 云茯苓_{四钱} 甘草_{一钱}

引用淡竹叶一钱五分。

四月初二日，姚宝生请得老佛爷脉息左关弦数，右寸关滑数。肝经有火，肺胃蓄有饮热。今用清热化饮之法调理。

甘菊_{三钱} 霜桑叶_{三钱} 酒芩_{二钱} 羚羊_{一钱} 茯苓_{三钱} 生于术_{一钱五分} 橘红_{一钱，老树} 生杭芍_{三钱} 香附_{二钱，炙} 焦枳壳_{一钱五分} 甘草_{一钱}

引用淡竹叶一钱五分。

四月十二日，姚宝生谨拟老佛爷清头目敷药。

鲜丁香叶_{二钱} 鲜八宝叶_{二钱} 鲜薄荷叶_{一钱} 大黄_{二钱} 荸荠_{三个} 黄上_{五钱} 醋_{酌用}

共研为泥敷上，用神效活络丹一丸兑匀。

四月十三日，姚宝生请得老佛爷脉息左关弦数，右寸关滑数。肝经有火，肺胃蓄有饮热。今用清热化饮之法调理。

生杭芍_{三钱} 羚羊_{八分} 霜桑叶_{三钱} 黄芩_{二钱} 广皮_{一钱五分} 枳壳_{一钱五分，炒} 生于术_{一钱五分} 甘菊_{二钱} 云茯苓_{四钱} 泽泻_{二钱} 炒神曲_{三钱} 甘草_{一钱}

引用麦冬三钱。

四月十四日，姚宝生请得老佛爷脉息左关弦数，右寸关滑数。肝胃有热，湿饮上蒸。今用清热化饮之法调理。

生杭芍_{三钱} 羚羊_{八分} 霜桑叶_{三钱} 甘菊_{二钱} 云茯苓_{四钱} 绦芩_{三钱} 生于术_{二钱} 泽泻_{二钱} 焦枳壳_{一钱五分} 神曲_{三钱，炒} 槟榔炭_{二钱} 甘草_{一钱}

引用麦冬三钱。

四月十六日酉刻，姚宝生请得老佛爷脉息左关弦数，右寸关滑数。肝胃有热，脾元欠畅，湿饮上蒸。今用调中清热化饮膏调理。

云茯苓_{六钱} 广皮_{三钱} 酒芩_{四钱} 知母_{三钱} 甘菊花_{五钱} 羚羊_{二钱五分} 焦枳壳_{四钱} 泽泻_{四钱} 茅于术炭_{各一钱五分} 神曲_{六钱，炒} 焦槟榔_{三钱} 甘草_{二钱}

共以水煎透，去渣再熬浓汁，少兑炼蜜收膏，每服二钱，白开水冲服。

五月十一日未刻，姚宝生请得老佛爷脉息左关弦数，右寸关滑数。肺胃湿热，熏蒸上腭觉疼，寒火郁结。今用清解湿热之法调理。

酒芩_{二钱} 霜桑叶_{三钱} 苦梗_{三钱} 薄橘红_{一钱五分} 藿梗_{八分} 炒扁豆_{三钱} 厚朴_{一钱五分，炙} 云茯苓_{三钱} 泽泻_{一钱五分} 牛蒡子_{二钱，研} 竹茹_{二钱} 生甘草_{一钱}

引用薄荷三分。

本日酉刻，照原方减藿梗、竹茹、泽泻，加藿香一钱、甘菊三钱。

五月十五日，姚宝生谨拟老佛爷醒脾化湿代茶饮。

炒扁豆三钱　藿梗三分　生于术八分　茯苓三钱　广皮一钱　紫朴七分,炙　车前子二钱,包煎　泽泻八分,盐炒　盐广砂一钱,研

水煎温服。

五月十六日，老佛爷照原方加生薏米四钱。

七月初七日，姚宝生请得皇太后脉息左关稍弦，右关缓滑。脾元化湿稍有未畅。谨拟理脾和肝之法调理。

党参二钱　人参四分　桂枝四分　桑枝八分,鲜　广皮八分　丹皮八分

引用生姜一片。

七月初十日，臣力钧、姚宝生请得皇太后脉息左关稍弦，右关稍缓。浮热已解。谨拟理脾和肝之剂调理。

桂枝八分　当归一钱　杭芍一钱　丹皮一钱　人参六分　广皮一钱　党参一钱五分

引用生姜一片。

七月十一日，臣力钧、姚宝生请得皇太后脉息左关弦而缓，右关缓而稍滑。浮热已解，气血未充。谨拟和胃养肝之剂调理。

人参八分　党参二钱　桂枝八分　当归一钱五分　丹皮一钱　广皮一钱

引用青竹茹二钱后入。

七月十二日，臣力钧、姚宝生请得皇太后脉息左关稍弦，右关稍缓。气血渐调。谨拟和胃养肝之剂调理。

人参一钱　党参三钱　桂枝一钱　当归二钱　丹皮一钱五分　广皮一钱　生姜一片

引用青竹茹一钱后入。

七月十三日，臣力钧、姚宝生请得皇太后脉息左关稍弦，右关稍缓。血脉渐调。谨拟和胃养肝之剂调理。

人参一钱　党参三钱　桂枝一钱　当归二钱　丹皮一钱　广皮一钱　于术一钱

引用生姜一片。

本方减于术，加青竹茹五分。

七月十三日申刻，老佛爷用清热祛风贴药法。

防风二钱　薄荷八分

共研细面，兑大角子二两，搀匀作定（锭）（贴）之。

七月十四日，臣力钧、姚宝生请得皇太后脉息左关沉弦，右关滑缓。血脉渐调。谨拟和胃养肝之剂调理。

人参八分　党参二钱　桂枝一钱　柴胡八分　杭芍一钱　丹皮一钱　广皮一钱

引用青竹茹五分后入。

八月二十五日申刻，姚宝生谨拟皇太后清热宣郁之法。

甘菊一钱五分　银花二钱　霜桑叶二钱　灯心二子　竹叶八分　橘红一钱,薄

水煎温服。

十月二十一日申刻，姚宝生请得皇太后脉息左关沉弦，右关稍滑。气血日充。谨拟养

阴调中之法调理。

大熟地_{三钱} 山萸肉_{一钱五分} 丹皮_{一钱二分} 泽泻_{一钱二分} 茯苓_{一钱二分} 山药_{一钱五分} 霜桑叶_{二钱} 甘菊_{一钱五分}

引用广皮一钱五分。

十月二十二日，姚宝生请得皇太后脉息左关沉弦，右关稍滑。气血日充。谨拟养阴调中之法调理。

大熟地_{三钱，九炙} 山萸肉_{一钱五分} 丹皮_{一钱二分} 泽泻_{一钱二分} 茯苓_{一钱五分} 山药_{一钱二分} 广砂_{一钱，研} 甘菊_{一钱五分} 霜桑叶_{二钱}

引用广皮一钱五分。

十月二十三日，姚宝生请得皇太后脉息左关稍弦，右关滑而有神。气日充，上焦微有浮热。谨拟养阴清热之法调理。

大熟地_{三钱，九制} 山萸肉_{一钱五分} 丹皮_{一钱二分} 泽泻_{一钱二分} 云茯苓_{一钱五分} 山药_{一钱二分} 广砂_{一钱，研} 神曲_{二钱，炒} 霜桑叶_{二钱} 甘菊_{一钱五分}

本方减广皮一钱五分，引用灯心一子。

皇太后疏风活络之法：

麻黄_{四钱} 石膏_{二钱} 桂心_{一钱} 干姜_{一钱} 川芎_{一钱} 当归_{五分} 黄芩_{五分} 杏仁_{七粒} 竹沥_{二钱}

共研细面，兑大角子搀匀，敷于患处。

十月二十四日，姚宝生请得皇太后脉息左关稍弦，右关滑而有神。气血日充，上焦微有浮热。谨拟养阴清热之法调理。

大熟地_{一钱五分，九炙} 山萸肉_{八分} 丹皮_{一钱} 泽泻_{一钱} 云茯苓_{一钱五分} 山药_{一钱} 广砂_{八分，研} 神曲_{二钱，炒} 广皮_{一钱} 甘菊_{一钱五分}

引用霜桑叶二钱。

十月二十七日，姚宝生请得皇太后脉息左关沉弦，右寸关稍滑。气血日充，惟气道稍有未畅。谨拟养阴兼调中法调理。

大熟地_{二钱，九炙} 山萸肉_{八分} 丹皮_{一钱} 泽泻_{一钱} 云茯苓_{一钱五分} 山药_{一钱} 广砂_{八分，研} 广皮_{一钱五分} 霜桑叶_{二钱} 甘菊_{一钱五分} 桂枝_{一钱}

引用炙香附一钱五分。

十月二十八日，姚宝生请得皇太后脉息左关沉弦，右寸关稍滑。气血日充。谨拟养肝调中之法调理。

霜桑叶_{二钱} 桂枝_{一钱} 生杭芍_{一钱五分} 归身_{一钱} 广皮_{一钱} 广砂_{一钱，研} 甘菊花_{一钱五分} 柴胡_{八分}

引用麦冬二钱。

十月二十九日，姚宝生请得皇太后脉息左关沉弦，右寸关稍滑。气血日充。谨拟养肝调中之法调理。

霜桑叶_{二钱} 桂枝_{一钱} 生杭芍_{一钱五分} 归身_{一钱} 广皮_{一钱} 香附_{一钱，炙} 甘菊花_{一钱五分} 柴胡_{八分}

引用麦冬二钱。

十月三十日，姚宝生请得皇太后脉息左关沉弦，右寸关稍滑。气血日充。谨拟养肝调中之法调理。

霜桑叶_{二钱} 桂枝_{一钱} 生杭芍_{一钱五分} 柴胡_{八分} 炙香附_{一钱} 丹皮_{七分} 广皮_{一钱} 甘菊_{一钱五分}

引用麦冬二钱。

三月二十三日酉刻，姚宝生谨拟皇太后清热化湿饮。

霜桑叶三钱　竹茹一钱五分　丹皮一钱　苦梗一钱五分　毛橘红八分　谷芽二钱，炒　鲜青果十个，研

水煎温服。

四月十六日，姚宝生请得皇太后脉息左关稍弦，右寸关滑缓。中气稍有未和。谨拟益气和中之法调理。

人参八分　党参三钱　生于术一钱五分　云苓三钱　广皮一钱　黄连四分，研　炙甘草八分

引用霜桑叶二钱。

四月十七日，姚宝生请得皇太后脉息左关稍弦，右寸关滑缓。肠胃稍有未和。谨拟益气调中之法调理。

人参八分　党参三钱　生于术一钱五分　云苓三钱　广皮一钱　黄连四分，研　炙甘草八分

引用煨木香四分。

四月十八日，姚宝生请得皇太后脉息左关稍弦，右寸关滑缓。肠胃稍有未和。谨拟益气和中之法调理。

人参八分　党参三钱　生于术一钱五分　云苓三钱　广砂一钱，研　广皮一钱　炙甘草八分

引用煨木香四分。

四月十九日，姚宝生请得皇太后脉息左关稍弦，右寸关滑缓。肠胃稍有未和。谨拟益气和中之法调理。

人参八分　党参三钱　生于术一钱五分　云苓三钱　广砂一钱，研　广皮一钱　黄连四分，研　炙甘草八分

引用煨木香四分。

四月二十一日，姚宝生请得皇太后脉息左关稍弦，右寸关滑而近数。稍蓄湿热。谨拟清热调中之法调理。

甘菊二钱　霜桑叶三钱　盐柏一钱　丹皮一钱五分　枳壳一钱，炒　炒谷芽三钱　广皮一钱

引用灯心二子。本方加竹茹二钱、羚羊一钱五分。

四月二十四日，姚宝生请得皇太后脉息左关稍弦，右寸关滑缓。脾胃欠和，稍有湿热。谨拟调中化湿之法调理。

洋参一钱五分　云苓三钱　黄连四分，研　煨木香四分　广砂八分，研　泽泻八分，盐炒　甘菊二钱

引用霜桑叶三钱。本方减煨木香。

四月二十五日，姚宝生请得皇太后脉息左关稍弦，右寸关滑而稍数。脾胃稍有湿热。谨拟调中化湿之法调理。

洋参一钱五分　党参二钱　黄连四分，研　泽泻八分　云苓三钱　甘菊二钱

引用霜桑叶三钱。

四月二十六日，姚宝生请得皇太后脉息左关稍弦，右寸关滑缓。脾胃湿热渐清。谨拟调中化湿之法调理。

洋参一钱五分　云苓三钱　广砂八分，研　盐柏一钱　泽泻八分　甘菊二钱

引用霜桑叶三钱。

四月二十七日，姚宝生请得皇太后脉息左关稍弦，右寸关滑缓。脾胃运化欠畅。谨拟调中化湿之法调理。

人参八分　党参二钱　生于术八分　盐柏八分　广皮一钱　甘菊二钱

引用霜桑叶三钱。

四月二十八日，姚宝生请得皇太后脉息左关稍弦，右寸关滑缓。脾胃运化欠畅。谨拟益气调中之法调理。

人参_{八分} 党参_{二钱} 生于术_{八分} 盐柏_{八分} 广皮_{一钱} 归身_{一钱，土炒} 霜桑叶_{三钱}

引用甘菊二钱。

四月三十日，姚宝生请得皇太后脉息左关稍弦，右寸关滑缓。脾胃稍有未和。谨拟益气和中之法调理。

人参_{八分} 党参_{二钱} 生于术_{六分} 云苓_{三钱} 广皮_{一钱} 甘草_{六分}

引用霜桑叶三钱。

五月初三日，姚宝生请得皇太后脉息左关稍弦，右寸关滑缓。中气稍有未畅。谨拟调中化湿之法调理。

人参_{一钱} 生黄芪_{八分} 云苓_{三钱} 生于术_{一钱} 广皮_{八分} 炙厚朴_{八分} 炙甘草_{八分}

引用霜桑叶三钱。

五月初四日，姚宝生请得皇太后脉息左关稍弦，右寸滑缓。脾经有湿，中气稍欠充畅。谨拟补中益气之法调理。

生黄芪_{一钱五分} 人参_{一钱} 广皮_{四分} 归身_{五分} 生于术_{五分} 升麻_{二分} 柴胡_{二分} 炙甘草_{一钱}

引用盐柏五分。

初五日照原方人参减二分另包研。

初六日至初八日照原方。

六月初九日，姚宝生请得老佛爷脉息左关弦而近数，右寸关沉滑稍数。肝经有火，肠胃蓄有湿滞。今用调中化湿之法调理。

云茯苓_{四钱} 陈皮_{一钱五分} 焦茅术_{一钱五分} 厚朴_{一钱五分，炙} 槟榔炭_{三钱} 薏米_{四钱，炒} 煨木香_{一钱五分} 藿梗_{一钱} 萸连炭_{一钱五分} 车前子_{二钱，包煎} 甘草_{一钱}

引用炒扁豆二钱。

六月初十日，姚宝生请得老佛爷脉息左关弦而近数，右寸关沉滑稍数。肝经有火，中气欠和，肠胃湿滞未净。今用和中清热化湿之法调理。

云茯苓_{四钱} 陈皮_{一钱五分} 焦茅术_{二钱，土炒} 藿梗_{一钱} 萸连炭_{一钱五分} 厚朴_{一钱，炙} 煨木香_{一钱五分} 扁豆_{三钱，炒} 槟榔炭_{三钱} 薏米_{四钱，炒} 车前子_{三钱，包煎} 甘草_{一钱}

引用霜桑叶二钱。

六月十一日，姚宝生请得老佛爷脉息左关弦而近数，右寸关沉滑稍数。肝胃有热，气道欠舒，湿滞尚有未净。今用调中化湿之法调理。

云茯苓_{四钱} 陈皮_{一钱五分} 焦茅术_{一钱五分，土炒} 藿香_{一钱} 酒芩_{一钱五分} 甘菊_{二钱} 槟榔炭_{三钱} 扁豆_{三钱，炒} 煨木香_{八分} 薏米_{三钱} 炙厚朴_{八分} 甘草_{一钱}

引用霜桑叶二钱。

六月十二日，姚宝生请得老佛爷脉息左关弦而近数，右寸关沉滑。肝胃有热，肠胃气道欠和。今用调中化湿之法调理。

云茯苓_{四钱} 厚朴_{一钱，炙} 焦茅术_{一钱五分，土炒} 陈皮_{一钱五分} 萸连炭_{一钱五分} 藿梗_{一钱} 煨木香_{一钱五分} 薏米_{四钱，炒} 槟榔炭_{三钱} 酒芍_{三钱} 炒扁豆_{三钱} 甘草_{一钱}

引用霜桑叶二钱。

六月十三日，姚宝生请得老佛爷脉息左关弦而稍数，右寸关沉滑近数。肝经有热，肠胃湿热未清。今用清热化湿之法调理。

云茯苓_{四钱}　茅术_{一钱五分，土炒焦}　煨木香_{一钱}　厚朴_{一钱，炙}　焦槟榔_{三钱}　酒连_{一钱五分，研}　酒杭芍_{二钱}　甘草_{一钱}

引用霜桑叶二钱。

六月十四日，姚宝生请得老佛爷脉息左关沉弦稍数，右寸关滑而近数。肝火未平，肠胃湿热未清。今用清热化湿之法调理。

云茯苓_{四钱}　扁豆_{四钱}　广皮_{一钱五分}　藿梗_{一钱}　槟榔炭_{二钱五分}　酒连_{一钱五分，研}　茅术炭_{一钱五分}　甘草_{一钱}

引用煨木香八分。

六月十五日，姚宝生请得老佛爷脉息左关沉弦稍数，右寸关滑而近数。肝胃有火，湿热未清。今用清热化湿之法调理。

云茯苓_{四钱}　扁豆_{四钱}　槟榔炭_{三钱}　酒连_{一钱五分，研}　茅术炭_{一钱}　陈皮_{一钱五分}　炒杭芍_{三钱}　甘草_{一钱}

引用煨木香八分。

六月十六日，老佛爷：金银花二钱，白扁豆三钱，鲜竹叶一钱，莲子心二钱。

六月十七日，姚宝生请得老佛爷脉息左关沉弦稍数，右寸关滑而近数。肝胃有火，湿热未清。今用清热化湿之法调理。

云茯苓_{四钱}　扁豆_{四钱}　槟榔炭_{三钱}　酒连_{一钱五分，研}　煨木香_{一钱}　藿梗_{一钱}　生杭芍_{三钱}　甘草_{一钱}

引用茅术炭八分。

六月十八日，姚宝生请得老佛爷脉息左关沉弦稍数，右寸关滑而近数。肝经有火，肺胃湿热未清。今用清热化湿之法调理。

酒芩_{二钱}　云茯苓_{四钱}　扁豆_{三钱}　槟榔炭_{三钱}　甘菊_{二钱}　生杭芍_{三钱}　广皮_{一钱五分}　甘草_{一钱}

引用藿梗八分。

六月十九日，姚宝生请得老佛爷脉息左关稍数，右寸关滑而近数。肝胃有火，湿热未清。今用清热化湿之法调理。

酒芩_{二钱}　广皮_{一钱五分}　云茯苓_{四钱}　扁豆_{三钱}　生杭芍_{三钱}　桑叶_{三钱}　槟榔炭_{二钱}　甘草_{一钱}

引用藿梗八分。

六月十九日，姚宝生请得老佛爷脉息左关稍数，右寸关滑而近数。肝胃有火，湿热未清。今用清热化湿之法调理。

酒芩_{二钱}　广皮_{一钱五分}　云茯苓_{四钱}　扁豆_{三钱}　生杭芍_{三钱}　桑叶_{三钱}　槟榔炭_{二钱}　甘草_{一钱}

引用藿梗八分。

六月二十日，照原方减藿梗，加甘菊一钱五分。

六月二十一日，姚宝生谨拟老佛爷加味三仙饮。

焦三仙_{各一钱}　橘红_{一钱，老树}　霜桑叶_{三钱}　甘菊_{二钱}　淡竹叶_{一钱}　羚羊_{六分}

水煎代茶。

八月十四日，姚宝生请得老佛爷脉息左关弦而近数，右寸关沉滑稍数。肝经有热，肠胃气道不和，稍蓄湿滞，以致大关防作泻，胃气稍觉不畅。今用和中化湿之法调理。

云茯苓_{四钱} 广皮_{一钱五分} 焦茅术_{一钱五分，土炒} 扁豆_{四钱，炒} 黄连炭_{一钱五分} 木香_{一钱五分，煨} 焦槟榔_{三钱} 泽泻_{二钱} 炒谷芽_{三钱} 壳砂_{一钱，研} 甘草_{一钱}

引用霜桑叶二钱。

八月二十八日，姚宝生谨拟老佛爷加味三仙饮。

焦三仙_{各一钱} 橘红_{一钱五分，老树} 酒芩_{二钱} 厚朴_{一钱五分，炙} 甘菊花_{三钱} 羚羊_{一钱五分} 竹茹_{三钱} 枳实_{一钱五分，炒焦}

水煎温服。

九月初二日，姚宝生请得老佛爷脉息左关弦数，右寸关滑数有力。肝经有火，肺胃饮热上蒸，气道稍欠舒畅。今用养阴宣郁、引热下行之法调理。

细生地_{三钱} 甘菊_{二钱} 羚羊尖_{一钱五分} 泽泻_{二钱} 云茯苓_{四钱} 广皮_{一钱五分} 酒芩_{二钱} 川贝母_{二钱，研} 焦枳壳_{二钱} 谷芽_{三钱，炒} 朱麦冬_{三钱} 甘草_{一钱}

引用酒炒知母二钱。

初三、四日，照原方。

初五日，照原方加酒芩一钱、竹茹三钱。

十月十六日，姚宝生请得老佛爷脉息右寸关滑数有力，左关弦数。肝经有火，肺胃蓄有饮热，中气不和，以致呕吐痰饮，有时作晕。今用清热兼化饮滞之法调理。

酒芩_{二钱} 炒槟榔_{二钱五分} 厚朴_{一钱五分，炙} 炒建曲_{三钱} 橘红_{一钱五分，老树} 炒枳壳_{二钱} 竹茹_{三钱} 焦山楂_{三钱} 羚羊_{一钱} 甘菊花_{二钱} 香附_{二钱，炙} 生甘草_{一钱}

引用霜桑叶三钱。

十二月十九日申刻，姚宝生请得老佛爷脉息左关弦数，右寸关滑而有力。肝胃有热，稍感寒凉，微觉头痛，咽喉稍有不利。今用清解化饮之法调理。

甘菊_{二钱} 苏梗叶_{四分} 酒芩_{一钱} 霜桑叶_{三钱} 橘红_{一钱，老树} 牛蒡子_{二钱，研} 苦梗_{二钱} 云茯苓_{三钱} 枳壳_{一钱五分，焦} 淡竹叶_{一钱} 甘草_{一钱}

引用薄荷梗三分。

太监李莲英

正月初六日，姚宝生看得总管脉息左关稍弦，右寸关缓滑，神力甚好。惟气道有时欠调，稍有浮热。今用理脾调气化湿膏调治。

生于术_{六钱} 茯苓_{六钱} 炒薏米_{九钱} 陈皮_{三钱} 炒扁豆_{六钱} 神曲_{六钱，炒} 炙香附_{三钱} 甘菊_{四钱} 佛手柑_{二钱} 生甘草_{三钱}

共以水煎透去渣，再熬浓汁，少兑炼蜜为膏，每服三钱，白开水冲服。

五月十四日戌刻，姚宝生看得总管脉息左关沉弦，右寸关缓滑，神力甚好。惟肺胃稍蓄湿热，气道欠舒。今用调中化湿饮调治。

藿梗_{四分} 炒扁豆_{三钱} 广皮_{七分} 生于术_{八分} 竹茹_{八分} 淡竹叶_{六分}

引用益元散一钱五分煎。

五月初九日，姚宝生看得总管脉息左关稍弦，右寸关滑而无力。稍觉受暑。今用清暑益气之法调治。

洋参_{一钱} 人参_{三分} 霜桑叶_{一钱五分} 酒连_{四分} 广皮_{七分} 粉葛_{八分} 炒扁豆_{三钱} 竹叶_{六分}

引用香薷三分。

二月初十日酉刻，姚宝生看得总管脉息左关稍弦，右关缓滑。中气欠舒，稍有湿热。今用调畅中气之法调治。

生于术_{五钱}　茯苓_{一钱五分}　炒谷芽_{二钱}　香附_{六分，炙}　广橘红_{五分}　泽泻_{六分}

引用佛手柑五分。

本方减泽泻，炙香附减三分。

五、马培之（文植）等

按：马培之（1820—1903年），清代名医，字文植。孟河医派代表人物，被誉为"江南第一圣手"，应诏入宫为慈禧太后诊病。慈禧称赞其"脉理精细"，手书"务存精要"匾额，赐三品官。其门生中代表人物有巢渭芳、丁甘仁等。

慈禧太后

光绪六年正月初七日，广大人带进汪守正、马文植、李德立、庄守和、李德昌，请得慈禧皇太后脉息两寸虚弱，两关弦滑，重按亦无力。久服益气健脾等方，而脾元阳虚陷，不见全复。时值春令木旺，脾土尤不能支，以致食少口干，昨日下泻，间有完谷无味，气软形瘦较甚，口气五味，脊背凉热仍然，症势疲缓。用温补固肠饮一贴，俾不致肠滑气陷，消耗难起为要。

人参_{一钱五分，蒸，兑}　炒于术_{三钱}　茯苓_{三钱}　赤石脂_{三钱，煅}　肉蔻_{一钱，煨，去油}　诃子_{一钱五分，煨}　肉桂_{六分，去皮}　禹余粮_{三钱，煅}　葛根_{一钱五分}　白芍_{二钱，炒}　炙甘草_{八分}　车前子_{二钱}

引用煨姜三片，乌梅二个。

正月初八日，大人带进汪守正、马文植、李德立、庄守和、李德昌，请得慈禧皇太后脉息虚弱稍起，两关弦滑。昨服温补固肠之药，大便未行，小水微利，水串肠鸣，食少口干，咽嗌五味，脊背凉热仍然。此由肠气暂守，而中下二焦元阳未能骤固，水气不易分消所致。今议用照原方加减一贴，务使二便调匀，不再反覆，则气日复而脾易扶矣。

人参_{二钱，蒸，兑}　炒于术_{三钱}　赤石脂_{三钱，煅}　茯苓_{三钱}　肉桂_{六分，去皮}　煨诃子_{一钱五分}　煨木香_{四分}　肉蔻_{一钱，煨，去油}　葛根_{一钱五分}　炒白芍_{一钱五分}　车前子_{三钱，包}　炙甘草_{八分}

引用煨姜三片，乌梅二枚。

正月初九日，大人带进汪守正、马文植、李德立、庄守和、李德昌，请得慈禧皇太后脉息如昨，大便未行，〔上残〕咽嗌五味，脊背仍有凉热。此由肠胃元气不实，清浊升降未利所致。今议用温补固肠饮加减一贴调理。

人参_{二钱}　炒于术_{三钱}　赤石脂_{三钱，煅}　茯苓_{三钱}　肉桂_{六分，去皮研}　杜仲_{三钱，盐水炒}　煨木香_{四分}　泽泻_{二钱}　葛根_{一钱五分}　炒白芍_{一钱五分}　车前子_{三钱，包}　肉蔻_{一钱，煨，去油}　炙甘草_{八分}

引用煨姜三片，乌梅二个。

正月初十日，志大人带进汪守正、马文植、李德立、庄守和、李德昌，请得慈禧皇太后脉息两关尚带弦滑，余部如旧。面黄而浮，兼有咳嗽吐痰黄白二色有块。昨大便三次，仍有糟粕。身软口渴，水串肠鸣，夜寐不实。总由脾胃过弱，土不生金，肺虚夹湿，清阳不升，泻痢伤阴所致。今议用仍以固摄下元为要，照原方加减一贴调理。

党参_{四钱}　炒于术_{三钱}　赤石脂_{三钱，煅}　茯苓_{四钱}　肉桂_{八分，去皮}　煨木香_{四分}　泽泻_{一钱}　诃

子一钱五分, 煨　炒白芍一钱五分　车前子三钱, 包　禹余粮三钱, 煅　炙甘草八分

引用煨姜三片、乌梅二个、灶心土一两、冬瓜皮五钱, 水煎代茶。

正月十一日, 广大人带进汪守正、马文植、李德立、庄守和、李德昌, 请得慈禧皇太后脉息两关稍为弦大, 气弱阴伤。今晨溏泻二次, 完谷不化, 脾肾大亏, 门户不藏, 进温脾固下之剂, 泻止复作, 元阳下陷。今拟以脾肾双固, 冀泻止为要。仍照原方加减一贴调理。

破故纸二钱, 盐水炒　□□□□去皮　□□□□□□　炒白芍二钱　炮姜六分　茯苓三钱　车前子三钱, 包　赤石脂三钱, 煅　炙甘草八分

引用乌梅二个, 另用四神丸一钱五分, 临寝时用灶心土、冬瓜皮汤进。

正月十二日, 恩大人带进汪守正、马文植、李德立、庄守和、李德昌, 请得慈禧皇太后脉息两关弦大已平, 仍见缓弱。昨服四神丸, 大便未泻, 小水稍利, 嗳气嘈串微减。惟脾元尚弱, 肠胃未能坚固, 余症仍在。今议用四君合四神作丸, 每早晚各用一钱五分, 姜汤送服调理。

党参一钱　土炒于术一钱　茯苓一钱　补骨脂一钱　肉蔻八分, 煨, 去油　吴茱萸七分, 炒　炙五味七分

共研细末, 红枣泥为丸。

正月二十日, 志大人带进汪守正、马文植、李德立、庄守和、李德昌, 请得〔中残〕健脾固肠之品。议今晚进益气固本汤, 明早进益气固肠丸调理。

党参五分　鹿茸片一钱五分, 炙　黄芪三钱, 米炒　巴戟肉二钱, 炙　土炒于术三钱　补骨脂三钱, 炒　肉桂八分, 去皮　款冬花二钱　炙鳖甲三钱　柴胡五分　炙甘草一钱　炙五味五分

引用桂元肉七枚。

益气固肠丸

党参七分　鹿茸七分, 炙　炙五味三分　补骨脂五分, 炒　于术七分, 炒　鳖甲五分, 炙　黄芪七分

枣肉为丸, 重二钱五分, 姜汤送服。

〔上残〕加减一贴调理。

党参五钱　土炒于术三钱　黄芪三钱, 米炒　巴戟肉二钱, 炙　鹿茸片一钱五分, 炙　补骨脂三钱, 炒　肉桂六分, 去皮　款冬花二钱　炙鳖甲三钱　银柴胡五分　炙五味五分　炙甘草一钱

引用生姜三片。

正月二十三日, 师大人带进汪守正、马文植、李德立、庄守和、李德昌, 请得慈禧皇太后脉息如昨, 痰咳稍轻, 昨大便一次。惟身肢空软, 大肉陷下, 脊背手心发热, 晚间尤甚, 食少难消, 食入胃〔后〕胸脘空痛。此由脾伤气陷, 中虚不能砥柱所致。今议加填纳肾气之品, 以肾为胃关也。仍照原方加减一贴, 并随便酌服人乳调理。

党参五钱　鹿茸片一钱五分, 炙　米炒黄芪三钱　大熟地三钱　土炒于术三钱　补骨脂三钱, 炒　巴戟肉二钱, 炙　肉桂六分, 去皮　炙鳖甲三钱　银柴胡七分　炙五味五分　炙甘草一钱

引用生姜三片。

正月二十四日, 广大人带进汪守正、马文植、李德立、庄守和、李德昌, 请得慈禧皇太后脉息, 虽虚弱而神渐长。今早便溏一次, 身肢仍软。昨晚发热胸痛, 水串仍然。病久脾肾阴阳气血过虚, 不速生复。今议用益气固本汤一贴调理。

党参五钱　鹿茸片一钱五分, 炙　米炒黄芪三钱　大熟地四钱　砂仁五分, 拌炒　土炒于术三钱　补骨脂三钱, 炒　肉桂六分, 去皮　炙五味五分　炙鳖甲□　□□□□　焦白芍二钱　炙甘草一钱

正月二十五日，志大人带进汪守正、马文植、李德立、庄守和、李德昌，请得慈禧皇太后脉息如昨，胸痛已减。昨晚咳嗽掌热渐轻，今早便溏一次，身软，水串下气仍然，□由脾肾本元□□，清气不升，湿不易利所致。今议用照原方加减一贴调理。

党参_{五钱} 鹿茸片_{一钱五分，炙} 米炒黄芪_{三钱} 大熟地_{四钱} 砂仁_{七分，拌炒} 土炒于术_{三钱} 补骨脂_{三钱，炒} 肉桂_{六分，去皮} 炙五味_{五分} 炙鳖甲_{三钱} 巴戟肉_{二钱，炙} 焦白芍_{一钱} 炙甘草_{一钱}

引用银柴胡七分、蜜水炒升麻三分。

正月二十六日，外广大人带进汪守正、马文植、李德立、庄守和、李德昌，请得慈禧皇太后脉息神气稍长，尚见虚弱，右关微滑。精神渐可支持，夜热较轻，大便未行，惟元虚气弱，脾胃未能速固，余症仍在。今议用照原方一贴。当此顺境之际，极宜加意调理。

党参_{五钱} 鹿茸片_{一钱五分，炙} 米炒黄芪_{三钱} 大熟地_{四钱} 砂仁_{一钱，拌炒} 土炒于术_{三钱} 补骨脂_{三钱，炒} 肉桂_{六分，去皮} 炙五味_{五分} 炙鳖甲_{三钱} 巴戟肉_{二钱，炙} 焦白芍_{一钱} 炙甘草_{一钱}

引用银柴胡七分、蜜水炒升麻三分。

正月二十七日，恩大人带进汪守正、马文植、李德立、庄守和、李德昌，请得慈禧皇太后脉息神力渐长，右部关尺尚弱。精神微强，手臂发热已止，气陷渐固，大便未行。惟本元未充，脾胃运化欠利，有时胸满口酸，脊背仍热。今议用照原方加减一贴调理。

〔上残〕

土炒于术_{三钱} 补骨脂_{三钱，炒} 肉桂_{六分，去皮} 炙五味_{五分} 炙鳖甲_{三钱} 巴戟肉_{二钱，炙} 陈皮_{一钱} 炙甘草_{八分}

引用银柴胡七分、蜜水炒升麻三分。

正月二十八日，广大人带进汪守正、马文植、李德立、庄守和、李德昌，请得慈禧皇太后脉息比昨稍弱，两关微见弦滑。脾虚肝旺，寒湿易伤。昨晚大便四〔次〕，又复溏泻，脊背手臂仍热、本元未充，脾胃运化欠利。今议用照原方加减一贴，相宜饮食慎重调理。

党参_{五钱} 鹿茸片_{一钱五分，炙} 米炒黄芪_{三钱} 大熟地_{四钱} 砂仁_{一钱，拌炒} 土炒于术_{三钱} 补骨脂_{三钱，炒} 肉桂_{六分，去皮} 炙五味_{五分} 炙鳖甲_{三钱} 巴戟肉_{二钱，炙} 苍术_{二钱，炒} 炙甘草_{八分}

引用银柴胡七分、蜜水炒升麻三分。

正月二十九日，志大人带进汪守正、马文植、李德立、庄守和、李德昌，请得慈禧皇太后脉息神力渐起，左关平。精神稍长，今早大便一次，微溏。脾胃尚弱，本元不足。饮食稍有不合，即作嘈杂串闷下泻，背肢有时作热。今议用照原方一贴调理。

二月初三日，外广大人带进薛福辰、汪守正、马文植、李德立、庄守和、李德昌，请得慈禧皇太后脉息神力渐长，精神稍强，大便未行。惟元气太亏，脾不健运，以致饮食入胃，时难分消。稍有不合，即作嘈杂，串痛下泻。是以身瘦气软，总不复原。今议用照原方升阳扶土固肠一贴调理。

党参_{五钱} 鹿茸片_{一钱五分，炙} 米炒黄芪_{三钱} 土炒于术_{三钱} 茯芩_{一钱} 补骨脂_{三钱，炒} 肉桂_{六分，去皮} 炙五味_{六分} 炒茅术_{二钱} 巴戟肉_{二钱，炙} 炒干姜_{八分} 炙甘草_{八分}

引用银柴胡七分、蜜水炒升麻四分。

二月初四日，内广大人带进薛福辰、汪守正、马文植、李德立、庄守和、李德昌，请得慈禧皇太后脉息如昨。连服升阳培土固肠之方，症势渐轻。惟久病本元大亏，脾不健运，以致饮食无多，稍有不合，即作嘈杂刺串，下气作泻，身仍凉热。今议用照原方一贴调理。

党参_{五钱}　鹿茸片_{一钱五分，炙}　米炒黄芪_{三钱}　土炒于术_{三钱}　茯苓_{三钱}　补骨脂_{三钱，炙}　肉桂_{六分，去皮}　炙五味_{六分}　炒干姜_{八分}　巴戟肉_{二钱，炙}　炒茅术_{三钱}　炙甘草_{八分}

引用银柴胡七分、蜜水炒升麻四分。

二月初五日，恩大人带进薛福辰、汪守正、马文植、李德立、庄守和、李德昌，请得慈禧皇太后脉息比昨力软。大便二日未行，脾胃太亏，元气不能资生，食少无味，且难运化，身软气怯，仍串凉热。今议用照原方加减一贴调理。

党参_{五钱}　鹿茸片_{一钱五分，炙}　米炒黄芪_{三钱}　土炒于术_{三钱}　茯苓_{三钱}　补骨脂_{三钱，炒}　肉桂_{六分，去皮}　炒干姜_{八分}　炒茅术_{三钱}　巴戟肉_{二钱，炙}　砂仁_{一钱，研}　炙甘草_{八分}

引用柴胡七分、蜜水炒升麻四分。

二月初六日，内广大人带进薛福辰、汪守正、马文植、李德立、庄守和、李德昌，请得慈禧皇太后脉息右三部比昨稍见有神，夜间便溏二次，脘中停饮不消，谷食减少，脾胃元阳不振，身软气怯。今议用照原方加和中化饮之品一贴调理。

党参_{五钱}　鹿茸片_{一钱五分，炙}　米炒黄芪_{三钱}　土炒于术_{三钱}　茯苓_{三钱}　补骨脂_{三钱，炙}　炒干姜_{八分}　肉桂_{六分，去皮}　砂仁_{一钱，研}　炒茅术_{三钱}　炙半夏_{三钱}　炙甘草_{八分}

引用银柴胡七分、蜜水炒升麻四分。

二月初七日，外广大人带进薛福辰、汪守正、马文植、李德立、庄守和、李德昌，请得慈禧皇太后脉息如旧。昨酉刻大便一次，仍溏不多，饮邪尚未尽化，谷食无多，肢体软倦，身热略轻。总缘脾胃积弱，一时未能骤复。今议用照原方加减一贴调理。

党参_{五钱}　鹿茸片_{一钱五分，炙}　米炒黄芪_{四钱}　茯苓_{三钱}　土炒于术_{三钱}　补骨脂_{三钱，炒}　炒干姜_{八分}　肉桂_{六分，去皮}　炒茅术_{三钱}　砂仁_{一钱，研}　炙半夏_{三钱}　炙甘草_{八分}

引用银柴胡五分、蜜水炒升麻三分。

二月初八日，师大人带进臣薛福辰、汪守正、马文植、李德立、庄守和、李德昌，请得慈禧太后脉息如昨。今早大便一次仍溏，胸肠停饮未消，脊背依然作热，饮食不多，艰于运化，气怯身倦。总缘营卫未和，中宫不能健运，元气难以骤复。今议用照原方一贴调理。

党参_{五钱}　鹿茸片_{一钱五分，炙}　米炒黄芪_{四钱}　土炒于术_{三钱}　茯苓_{三钱}　补骨脂_{三钱，炙}　炒干姜_{八分}　肉桂_{六分，去皮}　炒茅术_{三钱}　砂仁_{一钱，研}　炙半夏_{三钱}　炙甘草_{八分}

引用银柴胡五分、蜜水炒升麻三分。

二月初九日，内广大人带进薛福辰、汪守正、马文植、庄守和、李德昌，请得慈禧皇太后脉息神力渐起。气血有生长之机，脾土稍固，胃阳未充，余饮不尽，食后尚作嘈辣，大便未行，□□□□。今宜温固脾肾，以健中阳。今议用仍照原方一贴调理。

潞党参_{五钱}　鹿茸片_{一钱五分，炙}　米炒黄芪_{四钱}　于术_{三钱，土炒}　茅术_{三钱，炒}　制半夏_{二钱}　砂仁_{一钱，研}　补骨脂_{三钱，炒}　干姜_{八分，炒}　肉桂_{六分，去皮}　茯苓_{三钱，研}　炙甘草_{八分}

引用银柴胡五分、蜜水炒升麻三分。

二月初十日，外广大人带进薛福辰、汪守正、马文植、庄守和、李德昌，请得慈禧皇太后脉息右关微带滑象，左寸稍弱，余部如昨。今早便溏一次，夜间睡卧不实，中脘嘈辣未尽，颅颡，早晨咯有血沫，背热稍觉松减。惟体瘦身软，食少难化。今议用仍照原方加减一贴调理。

党参_{五钱}　鹿茸片_{一钱五分，炙}　米炒黄芪_{四钱}　土炒于术_{三钱}　炒茅术_{三钱}　炙半夏_{二钱}　补骨

脂三钱，炙　炒干姜八分　肉桂六分，去皮　茯神三钱，研　巴戟肉二钱，炙　炙甘草八分

引用银柴胡五分、蜜水炒升麻三分。

二月十一日，恩大人带进薛福辰、汪守正、马文植、庄守和、李德昌，请得慈禧皇太后脉息右三部有神，左三部稍弱。食后尚有嘈辣，两胁作热较松，夜寐下半夜不实，脾胃元阳渐固，气分稍充，血分仍弱。宜加阴分之药以两补之。今议用仍照原方加减一贴调理。

党参五钱　米炒黄芪四钱　肉桂六分　干姜八分，炒　补骨脂三钱，炒　炒苍术三钱　炒于术三钱　茯神三钱　砂仁一钱　炒熟地四钱　炙甘草八分　鹿茸一钱五分　半夏二钱

引用银柴胡□□、蜜水炒升麻三分。

二月十二日，师大人带进薛福辰、汪守正、马文植、庄守和、李德昌，请得慈禧皇太后脉息两寸右尺见软。脾胃稍好，大便间日一次，先干后溏，行后即觉气软，下虚故也，嘈辣稍减，膳后尚觉串热，夜间脘中微闷，胃虚不胜谷气所致。今议用仍照原方一贴调理。

党参五钱　鹿茸片一钱五分，炙　于术三钱　黄芪四钱，米炒　茅术二钱，炒　砂仁炒熟地三钱　肉桂六分，去皮　制半夏二钱　炙甘草八分　补骨脂三钱，炒　茯神三钱　干姜八分，炒

引用柴胡五分、蜜炒升麻三分。

二月十三日，内广大人带进薛福辰、汪守正、马文植、庄守和、李德昌，请得慈禧皇太后脉息左寸虚软，右关略起。脾胃纳谷较佳，大便未行，夜寐至寅刻后总欠甜适。膳后药后胸〔脘〕尚觉嘈满，而消化较前稍易，身热颇有松减之意。此乃脾阳渐复，还宜温固中下二焦。今议用照原方加减一贴调理。

党参五钱　鹿茸片一钱五分，炙　米炒黄芪四钱　于术三钱，土炒　炒茅术三钱　补骨脂三钱，炙　肉桂六分，去皮　制半夏二钱　熟地三钱　砂仁一钱，炒　杜仲一钱五分，盐水炒　茯神三钱　炙甘草八分

引用银柴胡五分、蜜水炒升麻三分。

二月十四日，外广大人带进薛福辰、汪守正、马文植、庄守和、李德昌、佟文彬，请得慈禧皇太后脉息左寸仍软，左关渐起。服益气温固脾肾之方，□□□开大便渐调。惟食后药后微觉饱闷，下半夜睡卧不沉。总由气血未充，脾元尚弱所致。今议用补脾固肾饮一贴调理。

党参五钱　黄芪四钱，米炒　鹿茸片一钱五分　肉桂六分　山萸肉一钱五分　于术三钱，炒　茯神三钱　补骨脂三钱，炒　法半夏二钱　炙甘草八分　杜仲二钱，炒　熟地二钱　砂仁一钱，炒

引用煨姜三片。

二月十五日，恩大人带进薛福辰、汪守正、马文植、庄守和、李德昌、佟文彬，请得慈禧皇太后脉息渐有神力。眠食均稍好。惟食后药后数刻时，食水即觉下沉，中脘微觉嘈辣。此乃中气不足，消化不能调匀，喉间仍有五味。宜用建中法。今议用益气建中汤一贴调理。

党参五钱　鹿茸片一钱五分，炙　米炒黄芪四钱　于术二钱，土炒　肉桂六分，去皮　炒白芍二钱　茯神三钱，研　杜仲二钱，盐水炒　山萸肉二钱，炙　补骨脂三钱，炒　熟地二钱　砂仁一钱，拌炒　炙甘草八分

引用生姜三片、红枣五枚。

二月十六日，志大人带进薛福辰、汪守正、马文植、庄守和、李德昌、佟文斌，请得慈禧皇太后脉息两寸虚软，右尺尚弱，余部均较前稍起。晚膳觉香，惟背热如昨，夜寐至

寅刻后，咳痰数口，即难甜寝，食后药后微觉饱闷，并有酸味。此胃肠未充，尚难健运。今议用照原方加减一贴调理。

党参_{五钱} 鹿茸片_{一钱五分，炙} 米炒黄芪_{四钱} 土炒于术_{三钱} 茯神_{三钱} 补骨脂_{三钱，炒} 肉桂_{六分，去皮} 杜仲_{三钱，盐水炒} 炙半夏_{二钱} 熟地_{二钱} 砂仁_{一钱，拌炒} 炒白芍_{二钱} 炙甘草_{八分}

引用煨姜三片、红枣五枚。

二月十七日，师大人带进薛福辰、汪守正、马文植、庄守和、李德昌、佟文斌，请得慈禧皇太后脉息右手如昨，左手微软。胃气渐好，谷食虽加，消化仍慢，心脾尚弱，肺气稍有不清，以致早晨鼻塞喷嚏，咳吐痰涎，膳后微觉嘈辣，咽干口酸。今议照原方加以理肺之品一贴调理。

党参_{五钱} 冬花_{三钱，炙} 杜仲_{三钱，姜炒} 熟地_{二钱} 砂仁_{一钱，炒} 黄芪_{四钱} 半夏_{二钱} 补骨脂_{三钱，炒} 茯神_{三钱} 肉桂_{六分} 于术_{三钱，炒} 炙甘草_{八分} 鹿茸片_{一钱五分}

引用生姜，三片红枣五枚。

二月十八日，内广大人带进薛福辰、汪守正、马文植、庄守和、李德昌、佟文斌，请得慈禧皇太后脉息左三部平和，右部稍弱。饮食较香，膳后微觉胀闷，数刻间又觉空嘈。此中气久亏，荣卫未能和畅，晨刻痰嗽咽干，肺气未清，日来大便渐调。今议用照原方加减一贴调理。

党参_{五钱} 于术_{三钱，土炒} 黄芪_{四钱，米炒} 鹿茸片_{一钱五分，炙研} 杜仲_{二钱，姜汁炒} 熟地_{二钱} 砂仁_{一钱，炒} 茯神_{三钱，研} 款冬花_{二钱，炙} 肉桂_{六分，去皮} 补骨脂_{三钱，炒} 炙甘草_{八分} 姜半夏_{二钱}

引用生姜三片、桔梗一钱五分。

二月十九日，外广大人带进薛福辰、汪守正、马文植、庄守和、李德昌、栾富庆、佟文斌，请得慈禧皇太后脉息左三部平平，右寸微滑，关尺略起而欠和。昨日饮食好，而心中觉闷背热，未刻后较甚，申刻后大便通调，热势觉减。惟咳嗽痰不易出，仍属肺气未清，夜寐亦欠醋适。今议用益气补脾汤加理肺之品一贴调理。

党参_{四钱} 于术_{三钱，土炒} 生黄芪_{三钱} 鹿茸片_{一钱，炙} 茯神_{三钱} 款冬花_{三钱} 炙半夏_{三钱} 补骨脂_{三钱，炒} 桔梗_{一钱五分} 炙甘草_{八分} 米炒麦冬_{一钱五分}

引用生姜三片、红枣五枚。

二月二十日，恩大人带进薛福辰、汪守正、马文植、庄守和、李德昌，请得慈禧皇太后脉息右三部弱而欠调，左部稍旺。昨饮食略减，食后仍觉不运，嘈嗳背热，入夜较甚。早晨咳痰六七口，尚不易出，夜寐卯刻后不甜。总缘脾阳未复，稍加思郁，又欠健运所致。今议用仍照原方加减一贴调理。

党参_{五钱} 半夏_{三钱} 麦冬_{一钱五分，米炒} 米炒黄芪_{四钱} 于术_{三钱} 茯神_{三钱} 干姜_{八分} 炙甘草_{八分} 补骨脂_{三钱，炒} 茸片_{一钱，炙} 冬花_{三钱，炙}

引用红枣五枚。

二月二十一日，志大人带进薛福辰、汪守正、马文植、庄守和、李德昌，请得慈禧皇太后脉息右部见起，关脉重按仍软，左部渐平。饮食觉香，夜寐较好，惟膳后中脘微嘈，两胁串热，身肢软倦，已酉之时较甚，早晨咳□□□□□微干。今议用照原方加减一贴调理。

党参_{五钱} 鹿茸_{一钱，炙研} 炙半夏_{二钱} 于术_{三钱，土炒} 茯神_{三钱，研} 陈皮_{一钱，盐水炒} 黄芪_{四钱，米炒} 款冬花_{三钱} 干姜_{八分，炒} 补骨脂_{三钱，炒} 杜仲_{二钱，炒} 炙甘草_{八分}

引用红枣五枚。

二月二十二日，师大人带进薛福辰、汪守正、马文植、庄守和、李德昌、佟文斌，请得慈禧皇太后脉息左右相等，尚无偏胜。惟关部带弦。眠食较好，二便渐调，肠胃之气未洽，食后尚作嘈嗳，腹胁串热，隐隐作痛，已酉时身肢软倦，晨间咳痰不爽，肺气未清。今议用照原方加减一贴调理。

党参五钱　归身一钱五分,土炒　于术三钱,土炒　茯神三钱　补骨脂三钱,炒　黄芪四钱,米炒　炒杜仲三钱　鹿茸片一钱,炙　陈皮五分　炙半夏二钱　款冬花二钱　炙甘草八分

引用煨姜三片、红枣五枚。

二月二十三日，外广大人带进薛福辰、汪守正、马文植、庄守和、李德昌，请得慈禧皇太后脉息左三部尚调，右部微滑，比昨稍软。总缘气分未充，脾元尚弱，以致食后复胁串热，中脘微嘈，夜寐肌肤之热稍减，早晨咳痰不爽，口中仍有酸苦诸味，肢体有时软倦。今议益气保元汤一贴调理。

人参一钱五分,另炖　于术三钱,炒　炙甘草八分　茯神三钱,研　黄芪四钱,米炒　补骨脂三钱　归身一钱五分,土炒　冬花二钱　鹿茸一钱五分,炙研　干姜八分　杜仲三钱,姜炒

引用醋柴胡六分、红枣五枚。

二月二十四日，恩大人带进薛福辰、汪守正、马文植、庄守和、李德昌，请得慈禧皇太后脉息仍软。上半夜心中懊侬，有欲吐之象，下半夜得寐。今早大便一次，先干后溏，晨间咳痰六七口，痰出稍利。日间偶咳，觉痰不易出，气短胸口微痛，天气寒暖不和，肺虚易受，身肢仍软，肠胁仍有串热下气，总由中气不〔实〕，脾阳不壮所致。今议用照原方加减一贴调理。

党参五钱　黄芪四钱　于术三钱　茯神三钱　补骨脂三钱,炒　鹿茸片一钱五分　杜仲三钱,炒　炙甘草八分　桔梗一钱五分　款冬花二钱　归身一钱五分,土炒　半夏二钱

引用银柴胡五分、姜三片。

二月二十五日，志大人带进薛福辰、汪守正、马文植、庄守和、李德昌、栾富庆，请得慈禧皇太后脉息右关微滑，两寸软缓，余部平平。昨日酉刻大便溏泻一次，脾胃之气见弱，身肢软倦，食后仍作嘈杂，中脘微痛，腹胁串热，有时下气。早晨痰嗽比前较减，夜寐渐安。今议用照原方一贴调理。

党参五钱　米炒黄芪四钱　于术三钱,土炒　茯神三钱　鹿茸一钱五分,炙　炙半夏二钱　款冬花二钱　补骨脂三钱,炒　桔梗一钱五分　当归一钱五分,土炒　炒杜仲三钱　炙甘草八分

引用银柴胡五分、生姜三片。

二月二十六日，师大人带进薛福辰、汪守正、马文植、庄守和、李德昌，请得慈禧皇太后脉息左部稍软，右关微弦，余部平平。昨早晚两膳后，懊侬倒饱，中脘尚虚，未能健运，每思缓步，借资运化而腰肢乏力，步履不轻。背热较正月间已觉松缓，而荣卫未和，仍有时串凉串热，喉间尚有酸盐之味，腹胁隐隐作痛，时或下气。今议用照原方加减一贴调理。

党参五钱　补骨脂三钱,炒　茅术二钱　黄芪四钱,米炒　半夏二钱　当归一钱五分　于术三钱　茯神三钱　鹿茸一钱五分　杜仲三钱　炙甘草八分　桔梗一钱五分

引用姜三片、银柴胡六分。

七月二十六日，马文植请得慈禧皇太后脉息两寸虚细，左关沉而微弦，右关沉小带

滑，两尺沉濡。以脉参症，缘积郁积劳，心脾受亏。心为君主之官，脾为后天之本，神思过度，心脾受病，则五内皆虚。肾虚不能生木。木失畅荣，脾乏生化之源，荣血内亏，以致经脉不调，腰酸，肢体倦息，虚热时作，谷食不香。所谓二阳之病发心脾是也。拟培养心脾兼养血和肝之法。

党参一钱五分　冬白术一钱，藕汁炒　当归二钱　怀山药二钱　白芍一钱五分　茯神二钱　炙生地三钱　生牡蛎三钱　续断一钱五分

引用藕三片、红枣三个。

七月二十七日，师大人带进薛福辰、马文植、汪守正、李德立、庄守和、李德昌，请得慈禧皇太后脉息两寸如昨，两关较为弦大，两尺细弱。厥阴肝气又复上升，便后之血未止，夜寐不安。经云：中焦受气取汁，变化成赤，是名为血。盖血长于胃，统于脾，藏于肝，布于肺，泄于肾，为心之主，脉之宗，气之辅。曲运神机，劳伤乎心。思谋夺虑，劳伤乎肝。矜持志节，劳伤乎肾。心肾交亏，木气拂郁，肝病必传脾。脾脉络于胸中，肝脉布于两胁。此气升胁痛之所由来也。脾受木贼，则藏统失司，气不摄阴，此便后血之所由来也。络血既已旁流，无以下注冲任，致令血海空虚，经脉不调亦由此，故刻下还宜调养心脾，兼舒木郁。今议用养心归脾汤一贴调理。

党参三钱　冬白术一钱五分，藕汁炒　茯苓三钱，研　归身二钱，土炒　白芍一钱五分，炒　制香附一钱，研　地榆炭二钱　醋柴胡一钱　丹皮二钱　炙甘草八分

引用灶心土三钱。

七月二十八日，外广大人带进薛福辰、马文植、汪守正、李德立、庄守和、李德昌，请得慈禧皇太后脉息左关肝脉较平，中候稍带弦象。肝郁之气尚未全舒，余部平平。便红未见，惟脊背忽凉忽热。颃颡作干，或作酸甜之味，心脾气馁，中土不和。肝肾阴亏，伤及奇脉，阴阳不相维而然。议用养心归脾汤加减一贴调理。

党参三钱　冬白术一钱五分，藕汁炒　丹参一钱五分　归身二钱，土炒　白芍一钱五分，炒　制香附一钱，炒　茯神二钱　炙甘草七分　生黄芪二钱　合欢皮一钱五分　女贞子三钱，酒炒

引用龙眼肉五枚。

另煎人参五分，二十九日清晨空心服。

七月二十九日，师、广、恩、志、广大人带进薛福辰、汪守正、马文植、李德立、庄守和、李德昌，请得慈禧皇太后脉息较为有神，左关中候尚觉弦大。脾肾久亏，水不养肝，肝阳易动，扰犯心肺，以致颃颡作干，卧寐不实，厥阴绕咽，少阴循喉。肾水既亏，阴津不能上承，肝阳上扰，泥丸头目为之不清，有时作晕。惟有调养心脾，滋水潜肝，阴平阳秘，精神乃治。今议用照昨方减丹参、香附、广皮，加黑豆衣二钱、牡蛎四钱煅、佩兰叶五分，一贴调理。

七月三十日，恩大人带进薛福辰、汪守正、马文植、李德立、庄守和、李德昌，请得慈禧皇太后脉息右三部已和，右寸稍带微弦。稍有微感，不足为虑。□□虚软，心肾素亏，阴气未复，左关沉候尚弦，肝阴不足，郁未尽舒。脊热已减，颃颡五味之气亦轻。今议仍用原方加减一贴调理。

党参三钱　冬白术一钱五分，藕汁炒　归身二钱，土炒　白芍一钱五分，炒　女贞子三钱，制　茯神二钱，研　旱莲草一钱五分　左牡蛎四钱，煅　佩兰叶八分　炙甘草五分　沙苑蒺藜二钱，炒

引用龙眼肉五枚。

八月初一日，师大人带进薛福辰、汪守正、马文植、赵天向、李德立、庄守和、李德昌，请得慈禧皇太后脉息右三部和缓有神，左寸尺依然虚软，关部尚弦。心气虚，肾阴亏，木郁未舒，胁肋微觉不畅，语言气怯。今议用原方加减一贴，更请节劳静养，庶可早臻康复。

党参三钱　冬白术一钱五分,炒　归身二钱,土炒　白芍一钱五分,炒　女贞子三钱,制　茯神二钱,研　柏子仁二钱,去油炒　左牡蛎三钱,煅　佩兰叶五分　山药三钱　炙甘草五分　沙苑蒺藜三钱,炒

引用龙眼肉五枚。

六、陈秉钧

按：陈秉钧（1840—1914年），字莲舫，清末上海名医，光绪年间曾五次奉诏入京，为皇帝和太后诊病。

慈禧太后

六月初四日，臣陈秉钧请得皇太后脉左细而弦，属营不养肝，肝阳扰中，右部之脉所以浮大不平，关部少冲和之气，因之脘宇嘈杂欠和，时平时起，无非营虚生热，热则化风，头蒙微晕，目眶垂重，近复卧不安神，口燥引饮，皆由厥阴冲克，及于胃，而扰于心，则心阴早为不足，胃液渐为内亏。谨拟养肝体而柔肝用，佐增液以和胃安神以济心。

西洋参一钱五分　霍石斛三钱　制丹参三钱　寸麦冬一钱五分,辰砂拌　抱茯神三钱　炙甘草三分　北秫米一钱五分　苍龙齿一钱五分,煅　新会白一钱　半夏一钱五分,盐水制　杭菊花一钱　双钩藤三钱

引用鲜荷叶一角，红枣三枚。

六月初五日，臣陈秉钧请得皇太后脉左细涩较起，尚有弦象，右部浮大稍平，仍复带弦。合脉蓄症，肝为生生之本。昔贤云：肝体阴而用阳，肝之证借营血为养，肝之用偏气火为多，脘宇嘈杂之恙，都由厥阴不和，中焦正当其衡。考脾喜刚燥，胃喜柔润，脾不为胃而行津液，胃阴为虚，肝阴为炽，此嘈杂之所由来也。早有面部跳动，其肝之由气化风，由风化热，相因相并，气为横攻，震动有声，气为上扰，发嗳频仍。至于肢倦目重，头晕耳响，亦属木旺中亏所致。谨拟调气不用燥烈，和营不用滋腻。

西洋参一钱五分　杭菊花一钱五分　抱茯神三钱,辰砂拌　半夏一钱五分,盐水制　双钩藤三钱　龙齿一钱五分,煅　北秫米一钱五分　寸麦冬一钱五分　霍石斛三钱　远志肉一钱五分　川杜仲二钱,盐水炒　新会络一钱五分

引用鲜荷叶一角，红枣三枚，竹茹一钱五分（用玫瑰花一朵泡汤炒）。

六月初六日，臣陈秉钧请得皇太后脉寸关涩象渐起，细而带弦，右部关上尚见滑弦，仍欠冲和之气。大致厥阴为起病之源，脾胃为受病之所，嘈杂见减，饱嗳频仍，痞痛尚和，胸胁震响。由于营阴郁热未除，气分微见虚弱，背间忽凉忽热，牵引臂部，两目垂重，肢节软倦，头有微晕，耳有金声，总觉病情。谨拟培脾胃之气，养肝木之阴调理。

人参须一钱　杭白芍一钱五分　炒归身二钱　半夏一钱五分,盐水制　川杜仲二钱,盐水炒　抱茯神三钱,辰砂拌　寸麦冬一钱五分,去心　桑寄生三钱　煅龙齿一钱五分　白蒺藜三钱,去刺　霍石斛三钱　新会白一钱

引用竹茹一钱五分（用玫瑰花一朵泡汤炒），红枣三枚。

六月初七日，臣陈秉钧请得皇太后左脉弦涩渐减，右之关部较平，尚见滑象。以脉详症，肝之有余在气，肝之不足在营，营气不和，见症较多。气为火则嘈杂未除，尚觉口

干，营生风则耳有金声，微见头晕。凡厥阴冲突，胃受之，脘宇发嗳，胸胁攻响；脾受之，两目涩重，肢节酸倦。考脾为湿土，胃为阳土，谨拟和脾，主以甘温，养胃，主以甘润。正合经云：肝苦急，急食甘以缓之。

人参须_{八分} 寸麦冬_{一钱五分，去心} 西洋参_{一钱} 半夏_{一钱五分，盐水炙} 霍石斛_{三钱} 白蒺藜_{三钱，去刺} 抱茯神_{三钱，辰砂拌} 钩藤勾_{三钱，后入} 苍龙齿_{一钱五分，煅} 川杜仲_{三钱，盐水炒} 生白芍_{一钱五分}

引用橘叶七片，桑寄生三钱，竹茹一钱五分（用玫瑰花一朵泡汁炒）。

六月初八日，臣陈秉钧请得皇太后脉左三部弦象渐平，右关浮大亦减。以脉论症，肝之性主条畅，郁则为病。肝之本藉滋清，燥则亦病。肝之为郁为燥，营卫必致偏胜，经络之间忽凉忽热，由背及臂屈伸不甚舒展，遂致胃阴亏，胃脘嘈杂。脾阳虚，两目重倦。气为扰则堵满发嗳，风内生则清空蒙晕，种种症情。考厥阴刚脏，以柔养之，中焦宗气，以甘缓之。谨拟调气和营两为照顾。

人参须_{八分} 抱茯神_{三钱，辰砂拌} 西洋参_{八分} 远志肉_{一钱五分} 法半夏_{一钱五分} 川杜仲_{三钱，盐水炒} 寸麦冬_{一钱五分} 生白芍_{一钱五分} 佛手柑_{七分} 制丹参_{二钱} 白蒺藜_{三钱，去刺} 炒谷麦芽_{各二钱}

引用橘叶七片，桑寄生三钱，竹茹一钱五分（用玫瑰花一朵泡汁炒）。

光绪皇帝

四月十七日，臣陈秉钧请得皇上脉弦数均减，重按轻按无力而软。以脉议症，头为诸阳之会。足为至阴之部，虚阳少潜，耳窍堵响未平，又为眩晕。真阴不充，足胕酸痛就轻，又移腰胯。先天之本虚。后天之气弱，胃之容物，脾之消滞，升降失度则清浊每易浑淆。所以脘宇膜胀作嗳，更衣溏泻不调。处方用药，谨拟阴不能不养，藉以解热、熄风。气不能不调，藉以运滞化湿。

生于术_{一钱} 金石斛_{三钱} 金毛脊_{一钱五分，炙去毛} 炒焦夏曲_{一钱} 杭菊花_{一钱五分} 生白芍_{一钱五分} 黑稆豆_{一钱}

引用干荷叶边一角、嫩桑枝三钱酒炒。

四月二十二日，臣陈秉钧请得皇上脉细软如前，又起数象带弦。弦属阴虚火旺，数属阳不潜藏。所以诸恙纷叠而来。耳响作堵，骤为眩晕。足跟尚痛，亦觉酸软。种种上盛下虚，由于肾真亏乏，腰俞疼痛尤甚，咳嗽转动，皆为牵引。应当填补相宜。惟以中虚气滞，纳食消运尚迟，大便溏稀勿定，向来虚不受补，斟酌于虚实之间。谨拟镇肝熄热，安中和络。

大生地_{三钱} 抱茯神_{三钱，辰砂拌} 川续断_{三钱} 扁豆衣_{三钱，炒} 苍龙齿_{一钱五分，煅} 炒焦夏曲_{一钱五分} 白蒺藜_{三钱，去刺}。

引用丝瓜络一钱五分切，桑枝四钱酒炒，百效膏东安门内大街，路北，万安堂药铺。贴于痛处，尚为平安。

四月二十七日，臣陈秉钧请得皇上脉左三关均细软无力，右寸关独见濡浮。阴虚阳旺所致。经云：阴在内阳之守也，阳在外阴之使也。阴不敛阳，浮阳上越。阳不引阴，阴失下贯。遂至耳窍蒙听，鸣响不止。足跟酸痛，筋络时掣。阴阳本互为其根，其禀承悉由于肾封藏内虚，精关因之不固，遗泻后腰痛胯酸有增无减。诸恙亦未见平，头晕口渴，纳食泛酸，大便溏泻。按症调理，谨拟运水谷之精华，调气营之敷布，则合阳平阴秘，精神乃复。

野于术一钱二分，饭蒸　潼蒺藜三钱　川续断三钱　西洋参一钱二分　黑料豆一钱五分　杭菊一钱五分　双钩藤三钱　炙甘草四分

引用嫩桑梗六钱酒炒。

五月初二日，臣陈秉钧请得皇上脉左右皆静而和，关部不弦，寸尺平调。所见诸症，无非虚发。耳响发堵，实者风与火，若虚主脑筋不得充盈也。腰酸足痛，实者湿与风，若虚主血管不得流贯也。补脑补血似乎相宜。惟现当长夏气候，脾胃司令，着重在清升浊降。所以滋腻重浊诸品，在所不合。仍须调胃和脾。谨拟清煦汤饮随时酌进。

杭菊花五分　红枣三枚　桑寄生三钱　鲜荷叶一角去蒂

右味或煎、或泡，用以代茶、代药。

五月初七日，臣陈秉钧请得皇上脉左三部细软，属阴虚于下。右部均浮弦数，属阳冒于上，以致上之耳蒙发鸣，下之足跟酸痛。近复阴不敛阳，阳旺内迫，关门失固，遗泄之后，腰胯坠胀，疼痛更增。甚至口干心烦，满闷交作，坐卧倦懒。现在脾胃当令，燥则生风，滞则酝湿。因之气与阴虚，风与湿极为用事。谨拟简括数味。伏乞圣裁。

西洋参一钱　抱茯神三钱，辰砂拌　黑芝麻三钱，炒熟去屑　川续断三钱，酒炒

右味浓煎，用桑寄生膏五钱冲调服。桑寄生四两，煎一二次，去渣，存汁，和白蜜六钱，收膏听用。

五月初九日，臣陈秉钧请得皇上脉左右皆软，两尺尤甚。由于夏季损气，气失运行。经云：百病生于气。表虚为气散，里滞为气阻，冲和之气致偏，气火上升则耳病，气痹不宣，则足病。气之所以亏者，又归肾，肾关久不为固，所谓精生气，气化神，之用有所不足。腰胯之痛有增少减，且神倦无力，心烦口渴，食物运迟，大便见溏。总合病机，按以时令，拟甘温中气，参以柔肝养心。

潞党参二钱　生白芍一钱五分　炒焦夏曲一钱五分　野于术一钱，饭蒸　炙甘草三分　白茯苓三钱

引用桑寄生三钱、橘络五分。

五月初十日，臣陈秉钧请得皇上脉右寸濡细属肺气之虚，左寸细小属心阴之弱。左关属肝，右属脾胃，见为细弦，系木邪侮中。两尺属肾，一主火，一主水。按之无力，当是水火两亏之象。三焦俱及，诸症欠舒，所以腰胯痛胀。大便溏稀，上起舌泡，下发遗泄，无非阳不潜藏，生风郁热。现在耳窍蒙堵，鸣响更甚。以各部脉情参观，似有可据。惟调理多时，全无寸效。必由处方用药未能切当，不胜惶悚之至。再谨拟和阳清阴之法，伏乞圣裁。

潞党参一钱五分　扁豆衣一钱五分，炒　抱茯神三钱，辰砂拌　寸麦冬一钱五分，去心　生白芍一钱五分　原金斛三钱　白蒺藜三钱，去刺　双钩藤三钱，迟入　阳春砂仁三分

引用莲子心七根、路路通三枚、桑寄生二钱。

五月十一日，臣陈秉钧请得皇上脉左右六部如昨，两尺细软更甚。肾为先天之本，肾家之症，虚多实少。肾为胃关，少宣行则纳食运迟也。肾司二便，少蒸化，大便不调也。且腰为肾府，耳为肾窍，仍耳蒙腰楚。现在腰痛尚可支持，两耳堵日甚一日。古肾论耳病，实者在肝胆，虚者在肝肾。肝阳不潜，由于肾水不足，所有胯酸筋跳，心烦口渴，亦关封藏为主。谨拟三才封髓丸，滋肾水熄肝火。汪昂云："合天地人之药饵，为上中下之调理。"其推重如是。录请圣裁。

潞党参三两　炙甘草四钱　寸麦冬一两糯米，炒　川黄柏六钱，盐水炒　大生地二两，炒　阳春砂仁七钱

上药先粗捣，再研细末，水泛为丸。每用三钱，早晚分服，亦可开水送下。

五月十二日，臣陈秉钧请得皇上脉六部细软，今日略有数象。以脉论症，诸恙勿增勿减。吃紧者又在耳患，耳内由响而蒙，由蒙而堵，甚至听音不真。古肾以内经详病：精虚则为蒙，属肾。气逆则为堵，属胆。胆与肝为表里，肾与肝为乙癸。所以肝火化风，一时俱升。至于腰俞酸重，胯筋跳痛，脘满运迟，大便不调，神倦口渴，种种见症。谨拟煎丸分调，丸以补下，煎以清热，宣窍调之。

茱萸肉一钱五分　细菖蒲四分　远志肉一钱，去心　石决明三钱，煅　抱茯神三钱，辰砂拌　霍石斛三钱

霜桑叶一钱五分　钩藤钩三钱　炒麦谷芽各二钱

引用荷叶边一角、路路通三枚、红枣三枚。丸药即昨录之三才封髓丸照服。

五月十三日，臣陈秉钧请得皇上脉左三部静软，右寸关微弦，微数。仍属水亏木旺，心阴心神，两为不足，耳堵发响，轻重不定。腰俞酸重，胯筋掣痛。头蒙觉痛，夜寐不实，心烦较甚，口亦作渴。大致阳浮于上，阴虚于下，郁热内风，有升少降，仍用丸以滋补，佐以煎方调理。谨拟清阴和阳之法。

杭菊一钱五分　抱茯神三钱，辰砂拌　桑寄生三钱　制萸肉一钱五分　远志肉一钱，去心盐水炒　合欢皮一钱五分

石决明三钱，煅　川续断三钱，酒炒　橘络五分

引用炒麦芽二钱、谷芽二钱、红枣五个、路路通三枚。三才封髓丸照服。

五月十四日，臣陈秉钧请得皇上脉左三部均静软，右寸关浮弦，尺微数。仍系气痹阴亏。耳疾有增无减，如风雨声者，内火冲激。每为呵欠，或咽津之时，辄作鼓声者，由于气堵而少宣通所致。考左属血、右属气，如叩耳轮，左之营分渐和，右之气机触发尤甚。所以左平右起矣。至于腰之酸重，胯筋跳痛，心烦口渴，神倦气懒，无不本于虚出。仍从煎丸并用，丸之质重可达下焦调补，而煎贵轻灵，藉以清火通气。谨录。

石决明三钱　炒丹皮一钱五分　茯神三钱，辰砂拌　钩藤三钱　桑叶一钱五分　龙齿一钱五分，煅　细菖蒲八分

料豆衣一钱五分

引用炒麦芽谷芽各二钱、路路通三枚、鲜荷叶边三寸一方。三才封髓丸照服。

五月十六日，臣陈秉钧请得皇上脉左三部仍细软，右寸关浮濡，尺亦不敛。就脉论症，现应先调耳患。耳之病因不外两端，一为气闭，由于清升浊降失司。一为阴虚，由于夹火化风内扰。久而不和，又关脑筋不足，以清空诸窍最近脑也。考脑为元神之府，精髓之海，交于心而通于肾。腰胯酸痛未除，入夜遗泄又作。阴虚而为气痹。所以脾胃不健，运食较缓，更衣欠调，气体总觉疲软。谨拟煎丸相辅而行，煎以宣耳窍，丸以固精关调理。

桑叶一钱五分，蜜炙　灵磁石一钱五分　抱茯神三钱，辰砂拌　丹皮一钱二分，酒炒　远志肉一钱五分，盐水炒去心

金毛脊一钱五分，炙去毛　制山萸肉二钱，去核　淮山药三钱，炒黄勿焦　炙甘草三分

引用炒麦芽谷芽各二钱、鲜荷叶边三寸一方、莲肉心七根。三才封髓丸照服。

五月二十一日，臣陈秉钧请得皇上脉左右各三部皆静软。惟尺部太虚，重按亦少力。以脉论症，耳患或轻或重，有时堵而不响，属气之为闭。有时响而不堵，属火之上炎。其响堵兼作者，属气火交乘。考耳为肾之外候，而腰为肾之要会，所以腰跨酸重，筋掣为痛。向来脾胃不健，食物运迟，大便溏结勿定，以致气滞不旺，阴液更亏，头晕偶作，神倦欠和。种种见症，谨拟煎丸并调，仍固下清上。

银州柴胡七分　抱茯神三钱，辰砂拌　淮山药二钱，炒黄勿焦　石决明二钱　双钩藤三钱　炙甘草三分

制山萸肉—钱五分　霜叶—钱　生白芍三钱

引用炒麦芽、谷芽各二钱，鲜荷边四寸，莲心莲子五枚。三才封髓丸照服。

五月二十三日，臣陈秉钧请得皇上脉左右寸微而滑，属郁热上浮。关部和平属肝脾尚协。两尺仍软弱无力，属关元久虚。虚不肯复，叠次调理，用滋养诸品未见获效。大致耳患总在脑气脑髓。髓即真阴也。气即元神也。所以药力不易达到病所。气虚为闭，阴虚为热，耳之声音不一而作，镇日欠和，遂至诸恙牵连着重。又在胯腰俯仰转侧，大筋细络均为酸痛。所谓上盛下虚，头晕艰寐，心烦口渴，喉间亦不爽利。谨拟镇摄潜毓，参以血肉有情之品，有合与否。伏乞圣裁。

元精石三钱　左牡蛎三钱　抱茯神三钱，辰砂拌　大生地三钱，砂仁末炒　制女贞三钱　苍龙齿—钱五分，煅
肥玉竹—钱五分，炒　宣木瓜—钱五分　天仙藤—钱五分

引用路路通三枚、淡菜二枚酒洗、红枣三枚、鲜荷叶边一角。

五月二十四日，臣陈秉钧请得皇上脉轻按重按，一律细软。其去来之势尚和。以脉论症，症情总属于虚。昨议血肉有情诸品为调脑气脑髓而设。诸恙未见轻减，究属补脑性味不多，仍培脾摄肾为宗旨。考孙真人云："补脾不如补肾。"许学士云："补肾不如补脾。"现于脾肾两经兼调并理，为食物少化，作嗳，作溏，关元有不固之时，所以培养仍归精气神。三者日渐充满，则耳窍堵响，腰胯酸痛，未有不平复者矣。谨拟甘温其气，温宜除燥；滋养其阴，滋当避腻。

大生地三钱，两味同捣　抱茯神三钱，辰砂拌　炙甘草三分　西砂仁六分　淮山药二钱，炒黄　金毛
脊—钱五分，去毛炙　左牡蛎三钱　生白芍—钱五分　潼白蒺藜各—钱五分，白者去刺

引用淡菜三枚酒洗、红枣三枚、鲜荷叶边一角、路路通三个。

五月二十六日，臣陈秉钧请得皇上脉左右细滑，滑甚近数，尺部左软于右。属正气内亏，真阴失固。关键总在脾肾。大便不调，属脾不健化也。梦泄又发，属肾不坚守也。口渴心烦，头晕艰寐，气软体倦，归于脾肾之虚牵连所致。前年病由上而下，虚寒为多。此时之病由下而上，虚热为甚。所以上热下寒，耳响发堵，腰胯酸重，累月不平，且两日间食后恶心，微汗津津。谨将详审原委，推究虚实，拟清上摄下。系以和络调气。

大生地三钱　灵磁石—钱，同捣　川续断三钱，酒炒　制山萸肉—钱五分，去核　抱茯神三钱，辰砂拌　淮
山药二钱，炒黄勿焦　苍龙齿—钱五分，煅　金毛脊—钱五分，去毛炙　远志肉—钱，盐水炒　左牡蛎三钱

引用鲜荷叶边一角、淡菜三枚酒洗、淮小麦一钱五分炒、路路通三枚。

五月二十七日，臣陈秉钧请得皇上脉依然细软。想由天气湿闷，而滑数兼之左寸左关为甚。按脉之部位，论症之原委，仍以脾肾为纲领。关元易滑，肾不坚矣。更衣勿匀，脾不健矣。以致土不培木，肝化内风。水不制火，心生虚热。耳响发堵，兼头晕者，即属于火。腰重胯痛，兼筋掣者，即属于风。至于左胁与右不同，似觉膨大，当是左营右气，升降不利，络痹不宣所致。谨拟培养脾肾两经，系以柔肝熄风，养心安神调理。

大生地三钱　砂仁末二分，拌捣　茯神三钱，辰砂拌　白蒺藜三钱，去刺　石决明三钱，煅　酸枣仁—钱五分，炒
川青皮三分，醋炒　制萸肉—钱五分，去核　淮山药二钱，炒黄　杭菊花—钱

引用炒谷芽麦芽各二钱、鲜荷叶边一角，另煎潞党参三钱，临服时，冲服。

五月二十八日，臣陈秉钧请得皇上脉左三部细涩，右三部俱见微浮带数。以脉言症，数日之间，梦泄两次，诸恙皆由此转移。下元愈虚，上窍愈闷。耳内蒙响，殊形堵闷，不外乎心不济肾，肾不涵肝，肝炎上扰下迫，复侮克中焦，所以食物运迟，大便不匀。脾不

为胃而行津液，阴液就热，口渴心烦与之俱作。现在调理，谨拟固摄肾真为至要。兼以平肝之热，养心之神，而脾胃亦不能不顾，借以益气和阴。

大生地三钱　淮山药二钱，炒黄　抱茯神三钱，辰砂拌　炙龟版三钱　生白芍一钱五分　川续断三钱，酒炒　炒夏曲一钱五分　杭菊花一钱五分　广橘络五分

引用淡菜三枚酒洗、湘莲肉七粒连心用、灯心五寸辰砂拌、炒麦谷芽各二钱，另煎潞党参三钱冲服。

五月二十九日，臣陈秉钧请得皇上脉左三部均静软，右三部细濡带数。仍属阴虚于下，阳冒于上。遗泄后，阴更受亏，气阳有升少降，夹心之热，夹肝之风，所以耳鸣发堵，孔窍被蒙，腰酸胯痛机关不利。考后天主乎脾胃，可以补益先天。乃纳食运迟，大便勿实，次数稍多，因之气怯神倦，嗜卧头晕，种种见症。当潮湿天令，未免中气不和。谨拟调心肾为主，柔肝运脾佐之。

大生地三钱　扁豆衣一钱五分，炒　抱茯神三钱，辰砂拌　炒焦夏曲一钱五分　生白芍一钱五分　金毛脊二钱，去毛炙　潞党参三钱　炒丹参一钱五分　嫩桑梗四钱，酒炒

引用淡菜三枚酒洗、红枣三枚、丝瓜络二钱切、炒麦谷芽各三钱。

五月三十日，臣陈秉钧请得皇上脉左涩细，右濡带数，与昨相同。以脉言症，症情亦无增无减。惟天令溽闷，虚火虚风夹湿上升更盛，耳窍不清，且响且堵。上热愈炽，下虚益见。腰胯依然酸痛，种种上下一盛一虚，又关中焦运行不健，所以化食见缓，大便勿匀，诸恙纷沓。口渴头晕，神倦嗜卧。谨拟滋养封藏为第一义，兼熄肝胆之火，并和心脾之气。

大生地三钱　西砂仁末四分，拌捣　扁豆衣一钱五分，炒　煅龙齿一钱五分　石决明三钱　炒焦夏曲一钱五分　白蒺藜三钱，去刺　制萸肉一钱五分，去核　抱茯神三钱，辰砂拌　川黄柏八分，盐水炒

引用炙甘草四分、炒苡米三钱、淡菜三枚酒洗、鲜荷叶边一角。

六月初二日，臣陈秉钧请得皇上脉左部细软，右濡而带数，两尺细而无力。以脉合症，耳窍堵响，听声不真，腰俞发重，胯筋酸痛，属阴虚热炽。以少阴肾虚为多，肾不涵肝，肝木失其疏泄，肝又侮脾，脾土失其运行。所以头晕肢软，神疲嗜卧，仍食物运动不速，大便溏泄勿匀，见症纷叠，则用药有所牵制。现当长夏溽蒸，谨拟运脾而养胃阴，柔肝以清胆火，于封藏亦须兼顾。

种白术一钱五分　抱茯神三钱，辰砂拌　白蒺藜三钱，去刺　金石斛三钱　扁豆衣二钱，炒勿焦　生白芍一钱五分　石决明三钱　炒焦夏曲一钱五分　新会皮六分

引用淡菜三枚酒洗、炙甘草三分、鲜荷叶边一角、炒苡米三钱。

六月初三日，臣陈秉钧请得皇上脉见细弦，左右部均兼数象。阴虚阳炽显然，关元热迫遗泄，因之又发，耳响不熄则堵塞益增，其本在肾，而其标则在胆。食物运迟则大便多溏，其标在胃，而其本则在脾也。考少火生气，壮火食气，少火化为壮火，生风入络，遍体软倦，腰之重坠，胯之酸痛，亦久而不平。照症以潜阳育阴为正治，惟以中虚气弱，亦须照顾其间，不致偏倚。谨拟摄肾以清肝胆，运脾而和肠胃。

大生地三钱　砂仁末三分，拌捣　抱茯神三钱，辰砂拌　制萸肉一钱五分　制丹参二钱　桑螵蛸一钱五分，蜜炙　生白芍一钱五分　炒夏曲一钱五分　新会皮八分　左牡蛎三钱

引用龙眼肉三枚，川连二分，分包，杭菊花一钱二分，淡菜三枚酒洗。

六月初四日，臣陈秉钧请得皇上脉息细软，而数象依然未和。于遗泄后，少火未藏，

壮火尚炽。火能化风，所以耳堵作鸣，腰酸胯痛。火能食气，所以纳食运迟，大便溏稀。总由脾肾两经亏乏。肾为先天之原，脾为万物之本，遂至阴虚于下，阳冒于上，清空屡晕，肢节酸弱。总核病机，谨拟清养其阴调达其气。

大生地三钱，捣松　抱茯神三钱，辰砂拌　合欢皮一钱五分　生白术一钱五分　川黄柏八分，盐水炒　白蒺藜三钱，去刺　左牡蛎三钱　炒夏曲一钱五分　新会皮八分

引用龙眼肉三枚，川连二分，红枣三枚，淡菜三枚酒洗。

六月初五日，臣陈秉钧请得皇上脉弦数未平，且跃跃上浮，仍属虚阳不平，真阴未复。论脉按症，肾开窍于耳，耳响作堵属肾也。肾推原在腰，腰酸胯痛亦肾也。肾之所以虚者，由关元不坚，以肾为坚脏也。水亏则木旺，水旺则土虚。纳食运迟，精华因之少化，糟粕反见为多。近来大便多溏、少结，遂至气痹阴虚，头晕屡起，夜寐不实，肢倦嗜卧诸恙。谨拟潜阳育阴，照顾中气调理。

生白术一钱五分　抱茯神三钱，辰砂拌　炒夏曲一钱五分　酸枣仁一钱五分　白蒺藜三钱，去刺　大生地三钱　石决明三钱　杭菊花一钱五分　炙甘草三分

引用龙眼肉二枚，川连二分，淡菜三枚酒洗，鲜荷叶边一角。

六月初六日，臣陈秉钧请得皇上脉数弦颇减，重按轻按俱见少力。以脉论症，耳响复为堵闷，腰酸连及胯痛，总之少阴肾家为虚。肾之胜其所胜者肝也。肾之胜其不胜者脾也。所以土木两经，亦为不协，转为上盛下虚。上而为热，下而为寒。头晕频仍，食后尤甚，纳食不运，大便为溏，并胫膝欠健，夜寐欠实，调理诸恙。谨拟固摄共阴，通调其气。

生于术一钱五分　抱茯神三钱，辰砂拌　炒夏曲一钱五分　左牡蛎三钱　酸枣仁一钱五分　白扁豆一钱五分，炒　大生地三钱，捣松　川续断三钱，酒炒　新会络五分

引用淡菜三枚酒洗，龙眼肉二个，川连二分。

六月初七日，臣陈秉钧请得皇上脉数象又起，濡软无力，尺部尤甚。即脉论症，肾主液，肝主营，营液所以养孔窍而利机关也。虚则耳堵作鸣，腰酸胯痛。脾主升，胃主降，升降所以化饮食而分糟粕也。虚则用膳运迟，更衣溏薄。昨夜遗泄又发，诸恙亦觉有增无减，热升头晕，肢体多倦，精神欠振。谨拟固肾养肝，运脾和胃调理。

制丹参三钱　淮山药三钱，炒黄不焦　制萸肉一钱五分　饭蒸于术一钱五分　抱茯神三钱，辰砂拌　覆盆子一钱五分　金石斛三钱　桑螵蛸一钱五分，蜜炙　川续断三钱，酒炒　炒夏曲一钱五分

引用淡菜三枚酒洗，莲肉七粒连心。

六月初八日，臣陈秉钧请得皇上脉左右之脉不同，左手皆细小，右部重按滑数。自连次梦泄后，诸恙有增少减。营阴不利机窍，仍耳堵发蒙，腰酸胯痛。气阳不克运行，仍食物运迟，大便溏薄。所以肝肾之阴不复，脾胃之阳亦虚。欲滋阴则碍脾胃，欲扶阳则碍肝肾。既不能升与散，又不能填与涩。再三研究，详症用药。谨拟上下分治，用潜镇以清空窍，用固养以摄关元。

调理上部用药粉方。

真珠二钱

研极细之末，每于午后二三点钟酌进二三分，开水冲调。

调理下部，即照金锁固精丸方。

芡实　莲子去心　莲须　山药　抱茯神辰砂拌　白茯苓　干藕节各二钱，为末

以金樱膏酌量多少为丸。每朝服一钱五分。开水送下。

六月初九日，臣陈秉钧请得皇上脉数未减，尚兼细兼软，右甚于左。自遗泄连次后，肾阴更亏，脾阳亦弱。昨又腹内微痛，溏薄一次，糟粕甚多。大致少火不得蒸化，湿土不主运行；少阴亏不和机窍，仍耳孔被蒙，鸣响作堵；太阴弱不利肢体，仍腰俞发软，胯筋酸痛。本属上盛下虚，热升则清空眩晕，食后尤甚；气陷则步履维艰，倦卧频仍。种种见症，谨拟煎丸并调，上下分治。

北沙参_{二钱，元米炒}　炒焦夏曲_{一钱五分}　原金斛_{三钱}　扁豆衣_{三钱，炒}　抱茯神_{三钱，辰砂拌}　熟枣仁_{一钱五分}　嫩桑梗_{三钱，捣炒}　杭菊花_{一钱}　新会络_{五分}

引用鲜荷叶一角、红枣三枚，金水固精丸照服。

六月十一日，臣陈秉钧请得皇上脉又数而不平，右部亦带弦象。仍属阴虚于下，阳冒于上，每逢脉之数而不静时，必发遗泄为多。现在耳堵不清，夹湿火更为鸣响。腰痛不和，夹风阳更为胯掣。水亏则木旺，木旺则土虚，所以纳食运迟，大便溏泄，上盛下亏，头蒙发晕，足软气怯。谨拟清阴和里之法调理。

生白术_{一钱五分}　炒夏曲_{一钱五分}　北柴胡_{三分，醋炒}　覆盆子_{一钱五分}　淡鳖甲_{四钱，水炙}　生白芍_{一钱五分}　抱茯神_{三钱}　炒丹参_{三钱}

引用莲肉五粒去心、灯心十寸辰砂拌。

六月十二日，臣陈秉钧请得皇上脉数象较减，仍濡软无力，尺部尤甚。气火稍平，尚真阴勿固。昨夜欲遗未遗，诸恙如前。耳蒙发响，头晕频起，腰胯掣痛。肢力更疲。肾之先天素虚，脾之后天亦弱。所以脘宇得食运迟，大便溏泄未固。以脉合症，谨拟固肾兼以养心，培脾兼以柔肝。

制丹参_{二钱}　抱茯神_{三钱，辰砂拌}　潼蒺藜_{一钱五分}　生白芍_{一钱五分}　炒夏曲_{一钱五分}　覆盆子_{二钱}　炙甘草_{三分}　淮山药_{二钱，炒}　金石斛_{三钱}

另煎人参七分冲服。

六月十三日，臣陈秉钧请得皇上脉左三部仍细软，右寸关又见浮弦带数。细按诸恙，耳堵内鸣未见轻减，腰胯掣痛转见加增。向有眩晕之根，因感受之，多脑海受亏，病情因之齐起。总核原委，不外乎上盛而为热，下虚而为寒。惟寒非真寒，热为假热，中焦亦少砥柱，纳食少运，大便多溏。谨拟和阴熄风，运中和络。

杭菊花_{一钱}　抱茯神_{三钱，辰砂拌}　金毛脊_{一钱五分，去毛}　生白芍_{一钱五分}　左秦艽_{八分}　淮山药_{二钱，炒勿焦}　桑寄生_{二钱}　川续断_{一钱五分，盐水炒}　净归身_{二钱，土炒}　制萸肉_{一钱}

引用鲜荷叶一角、红枣三枚。

六月十四日，臣陈秉钧请得皇上脉左三部皆静软，右关向来不和，或滑或弦，今诊尚不失冲和之象。气分郁湿，阴虚生热，湿热逗留。所以虚不受补，脘宇运迟，大便溏而不畅。中气不调，则真阴不复，耳响发堵不见增减，腰痛胯掣较甚。近因溽暑郁闷，机关益为不利，仍下虚转为上热，头晕时起，口发小泡。以脉合症，谨拟协肝脾而化湿火。

生白术_{一钱五分}　抱茯神_{三钱，辰砂拌}　生白芍_{一钱五分}　炒夏曲_{一钱五分}　陈皮_{一钱}　川续断_{三钱，炒}　金石斛_{三钱}　杭菊_{一钱}　厚朴花_{四分}

引用丝瓜络三钱切，红枣三个，桑寄生三钱。

六月十六日，臣陈秉钧请得皇上脉弦象未平，两关尤甚，尺部较软。以脉合症，症情仍属水不涵木，木邪侮土，所以脾肾两虚，肝阳煽烁扰于上，耳响发堵，眩晕频作。扰于下，腰酸胯痛，肢体少力。厥阴直行中焦，升降失和，清浊相干，用膳尚觉运迟，更衣未得调匀。谨拟清热和中。

生白术—钱五分　炒夏曲—钱五分　生白芍—钱五分　金石斛三钱　陈皮—钱　冬桑叶—钱五分　炒丹皮—钱五分　白蒺藜三钱，去刺　抱茯神三钱，辰砂拌　黑料豆—钱五分

引用红枣三个，炒麦、谷芽各二钱。

六月十九日，臣陈秉钧请得皇上脉左细数，关上为弦，两尺依然细软无力，右关较大。以脉言症，尺属根蒂之脉，左主水，右主火。水火不藏，数日间有梦两次，尚得不泄。肾不济心，心气通肝，左关为肝之本位，弦数未除，郁热生风，风善行而数变，游窜三焦，耳鸣不息头蒙时晕。腰俞酸软，胯痛无力，皆关肾不涵肝所致。命门少火，不得蒸腾，厥阴浮火，转为冲动，脾胃适当其要，能食欠运，虽运而大便不实，所以右部之脉仍不见静，则为上热而下寒也。谨拟清上摄下，宣化中州，仍从轻淡之剂调理。

生白术—钱五分　金石斛三钱　黑料豆—钱五分　粉丹皮—钱二分，炒　东白芍—钱五分　杭菊花—钱二分　宣木瓜三钱　北沙参—钱五分　制女贞二钱

引用炒麦，谷芽各二钱，莲肉心七根。

六月二十一日，臣陈秉钧请得皇上脉左部尚细而带数。总系水亏火旺，右关弦仍未平，不外胃强脾弱。两尺细软如昨。根蒂为虚，虚不即复。以脉论症，耳管鸣响，腰胯掣痛，属肝营肾液两亏，不克流贯机窍也。纳食运迟，大便不结，属脾升胃降失司，不克分化清浊也。考先身而生为先天，主肾；后身而生为后天，主脾。脾能散精，可培养肾家气血。所以脾肾为症之关键。至于头晕肢倦时重时轻，亦当兼调。谨拟运行其气，柔养其阴。

北沙参三钱　野于术—钱五分，饭蒸　生白芍—钱五分　炙甘草四分　桑寄生三钱　川续断二钱，炒　炙丹参二钱　抱茯神三钱，辰砂拌　炒丹皮—钱五分

引用红枣三枚、丝瓜络三钱。

六月二十二日，臣陈秉钧请得皇上脉两尺细软未和，左部细数，右部弦而亦数。其为真阴不足，气火有余，固不待言。肾失封藏，坎宫之火无从附。脾失传化，东方之木即为乘。火土又为合听，肝肾又为同源。症之有相并而来者，有相因而至者，缠绵不已。耳鸣未减，食后头晕，随之腰酸加重，筋掣胯痛亦随之。总由关元勿固，虽有梦未泄，而真藏被火内迫，元神未免受亏。水不涵肝，肝木不得疏畅。木能克土，脾土转成卑监。所以食物运迟，大便溏而少坚实也。就症调理，谨拟和脉数以固肾水，平脉弦以协肝脾。

野于术—钱五分，饭蒸　黑料豆—钱五分　归身二钱，土炒　生白芍—钱五分　制萸肉—钱五分　炙甘草四分　抱茯神三钱，辰砂拌　覆盆子—钱五分　川柏—钱，盐水炒

引用莲肉七粒去心、桑梗四钱酒炒。

六月二十三日，臣陈秉钧请得皇上脉两尺软弱如前，左右部弦象有增无减，关较甚，且兼滑。阴分郁热未平，气分又不调达。胃属阳土，主降；脾属湿土，主升。升降不调，则清浊混淆。或因停滞郁湿，阻遏气道，所以纳食少化，嗳酸并作，大便溏稀，次数较多。所以诸症未减，耳窍鸣响，且头晕艰寐，腰俞无力，且胯酸体倦。总之脾肾两亏，阴阳造偏，见于阴则关元不固，见于阳则中气不振。用药动多牵制，欲滋清则碍气，欲甘温则碍阴，调理于气阴之间。谨拟益气和阴，参以化湿运滞。

潞党参二钱，元米炒　野于术—钱五分，饭蒸　白茯苓三钱　生白芍—钱五分　炙甘草四分　焦神曲—钱五分　陈皮—钱　西砂仁四分　金石斛三钱

引用红枣三枚、桑梗三钱炒。

六月二十四日，臣陈秉钧请得皇上脉左部细弦，右寸关两部弦而浮，仍带滑象。外受新凉，内郁痰湿，以致症情渐有更动。营卫两为不协，邪在清肃，鼻管欠利，且为涕嚏。头晕发闷，喉觉味咸，因之食物少味，寤寐少安，牵引诸恙，耳窍鸣响，腰胯酸痛，足跟之痛复作。最关系者，咳嗽无痰，本有旧根，恐其再损娇脏。诸脏腑病情已不为少，肺阴肺气必须早为调护，以免绵延。谨拟和表调中，借以肃降。

黄芪皮—钱五分，去内肉　黄防风八分　真川贝二钱，去心　连皮杏仁三钱，勿捣　杭菊花—钱　冬桑叶—钱五分，蜜炙　橘红—钱　白茯苓三钱　冬瓜子三钱

引用枇杷叶三张去毛、红枣三枚。

七月初三日，臣陈秉钧请得皇上脉尺软未和，左关弦细，右均弦而带数。属气阴为虚，气不能流行络脉，营不能贯注经隧。近日腰俞酸痛较前更甚，且气亏于营，右部重于左部，甚至俯仰转侧皆为牵引，以致内风上扰，仍头晕不平，湿滞下行，胯筋不利，且厥阴胜克，脾胃当其要冲。食后运迟，满闷作嗳，大便勿调，溏泄不实。以脉合症，以症议药。《素问》云：形不足者温之以气，无如少火化成，壮火安敢重温。又云：精不足者补之以味，变胃不为胃变，安敢峻补。谨拟调理于气味之中，标本虚实均能照顾。

于术—钱五分，饭蒸　制首乌—钱五分　当归三钱，土炒　金毛脊—钱五分，去毛　川续断三钱，炒　炒夏曲—钱五分　桑寄生三钱　宣本瓜—钱　生白芍—钱五分

引用丝瓜络二寸切、红枣三枚。

七月初四日。臣陈秉钧请得皇上脉两尺软弱未复，关部左大于右，且弦且滑，而数象总未见平。以脉合症，肾藏为水火之本，水能制火，可梦少而勿遗。脾胃为仓廪之官，脾能运胃，可食强而便调。脾肾与胃诸恙如得向安，则耳之鸣响，头之眩晕，腰之沉软，胯之酸疼，可与之俱减。且艰寐神疲，上重下轻，种种虚象。昔贤云：静则生水，动则生火。胃阴喜润，脾阳喜健，卫身之道，与用药之义，似相须而相合者也。谨拟济水火而运中焦为宗旨。

野于术—钱五分，饭蒸　金石斛三钱　生白芍—钱五分　黑料豆—钱五分　制丹参二钱　炒夏曲—钱五分　新会白—钱　净归身二钱，土炒　杭菊—钱五分

引用鲜莲肉七粒去心、红枣三枚。

七月初五日，臣陈秉钧请得皇上脉左右三部均见滑而带弦，数象尚未见平。乃水亏火旺，胃强脾弱所致。耳管鸣响，眩晕时生，腰胯酸痛，牵掣时作，总由脾肾两经为之进退。肾之封藏，未必能坚，脾之健运又为不职。昨夜大便两次，且复溏稀。关乎胃家运行不利，谷食不得尽化精华而变糟粕。遂致气怯神倦，上热下寒诸见症。谨拟芳香以醒胃，健化以和脾。

野于术—钱五分，饭蒸　白茯苓三钱　炒夏曲—钱五分　厚朴花五分　生白芍—钱五分　陈皮八分　炙甘草三分　金石斛三钱　广霍梗八分

引用鲜荷叶一角，薏苡米三钱，红枣三枚，桑梗一钱酒炒。

七月初六日，臣陈秉钧请得皇上脉数减而转沉细，细而兼滑，右关尚弦，两尺俱软，诸部脉情见为参差。属近日溽暑伤中。中者，脾胃也。考脾胃属土，寄旺于四季，炎夏乃独主其权。阳在于外，阴在于内，受凉受热皆能阻遏气道，更易停滞。所以食物更少运行，大便更不调达，气不流行则津液内亏。心肾之症层出叠见，耳鸣勿熄，腰俞酸软，胯

筋掣痛，甚至瘄寐欠安，眩晕频仍，上元虚热，口泡时起，下元肢体疲困。数日闻不见遗滑者，为脉数得平也。现虽虚不受补，而攻伐分泄诸品亦不敢用，谨拟清养。

北沙参一钱五分　法半夏一钱五分　陈秫米一钱五分　生白芍一钱五分　黑料豆一钱五分　广皮络八分
白苡米三钱，盐水炒　生炙甘草各三分　抱茯神三钱，辰砂拌

引用桑寄生三钱，红枣三枚，扁豆花十朵，炒建曲一钱五分。

七月初十日，臣陈秉钧请得皇上脉两尺如前软弱，关部略见弦象，左右寸亦微细少力。正合仲景云：脉虚伤暑。论暑为有余之邪，论脉为不足之象，虚实互形，诸恙有增少减。耳鸣声杂属阴虚热炽，腰胯酸痛属阳虚湿郁。阴阳偏胜，中气无权，纳食减少，且难消化，大便不调，总不结实。虚体入夏，昔人本有疰夏之名。无论有感冒与无感冒，气体有所不支，神倦气怯，转侧欠舒，种种见症。谨拟和阴以清热，益气以调络。

西洋参一钱，白粳米炒　抱茯神三钱，辰砂拌　淡黄芩一钱五分，姜汁炒　黑料豆一钱五分，酒炒　白扁豆三钱，微炒
炒焦夏曲一钱五分　杭菊花一钱，酒炒　西砂仁四分，盐水炒　金石斛三钱

引用白荷花瓣一张、丝瓜络三钱。

七月十六日，臣陈秉钧请得皇上脉息于交秋后，更见微软，关部略有弦滑之象，左右尺细弱如前。近日腰俞酸痛有增无减。昔贤云：凡痛久则为入络，所以走窜无定，行于股胯之间，入于少腹两旁。手不能举，身不能俯，由于肾不涵肝，肝邪侮脾，皆在肝脾循经之处，大筋小络抽掣欠舒。论脉合症，从中生风郁湿，属虚实参半。仍耳响不平，头晕心悸，诸症纷至沓来。中气仍然不振，食物运迟，大便勿调。谨拟补气以化湿，养营以熄风，藉以和经隧而通脉络。

西黄芪二钱，盐水炒　宣木瓜一钱五分　潞党参三钱，白粳米炒　广橘络七分　左秦艽一钱五分　杭菊花一钱五分
川续断三钱，酒炒　全当归三钱，土炒　半夏曲一钱五分，炒

引用十大功劳叶七片去刺、嫩桑梗四钱酒炒。

七月二十四日，臣陈秉钧请得皇上脉尺部久为微弱，现在寸关左右并不弦数，俱见濡软。交秋后，阴分未复，阳亦见为虚。腰痛较前更甚，游窜多处。腹为脾之郛郭，胯为肝之循行。虚风与湿皆属内发，并非外受，经脉舒展，筋络不克贯通，因之转侧欠利，伸缩失和，如收引之象。仍瘄而欠寐，耳鸣头晕，脘纳运迟，大便溏稀。虚不受补，补气补阴动多窒碍，于相生相制之中，寓或偶或奇之法谨呈。

全当归三钱，土炒　生白芍一钱五分　宣木瓜一钱五分　川续断三钱，酒炒　延胡索八分，炒　覆盆子一钱五分
金沸草一钱五分，包煎　炙甘草四分　淮山药二钱，炒不焦

引用麦冬两个包上，肉桂一分去皮。

陈秉钧敬注药名出处。

全当归出陇西，金沸草出河南，覆盆子处处有，宣木瓜出宣州，生白芍出浙江，炙甘草出大同，延胡索奚国种今出二茅山，川续断出四川，淮山药处处有，麦冬出江宁，肉桂出广东、越南。

七月三十日，臣陈秉钧请得皇上脉左三部均见静软，右濡并无弦数之象。秋节后数日间，有梦无梦遗泄三次，肾家封藏之虚固不待言。近来腰胯之痛，有增少减。考经义：仰不利者虚于阴，俯不利者虚于阳，左难转者虚于气，右难转者虚于营。阴阳不协，气营失调，周身之络脉经隧皆少流利。年月病久，六腑之邪似少，五脏之虚渐多。所以不能受补者，中焦气失通调，药饵亦不得敷布之故。谨拟养血兼顾头为晕、耳为响，调气兼顾食少

运，便少调。

当归_{三钱，土炒}　西芪皮_{三钱，盐水炒}　制丹参_{三钱，辰砂拌}　川续断_{三钱，酒炒}　半夏曲_{一钱五分，炒焦}　金毛脊_{一钱五分，去毛炙}　佛手片_{七分}　炒延胡_{六分}　橘络_{五分}

引用桑梗六钱酒炒，砂仁四分盐水炒。

七月三十日，臣陈秉钧谨拟摩腰止痛和络方。

生香附_{三钱}　全当归_{三钱}　元红花_{一钱}　晚蚕沙_{一钱五分}　桑寄生_{三钱}　香独活_{一钱五分}　威灵仙_{一钱五分}　宣木瓜_{一钱五分}　雄黄_{二分}　麝香_{一分}

上药研为细末，用煮熟白蜜酌调为丸。丸如桂圆大，用时以绍酒化开，烘热勿凉，蘸于手掌，摩擦腰部痛处为度。

八月初七日，臣陈秉钧请得皇上脉左部带数带弦，右濡软，两尺如前软细。不外乎肾阴内亏，脾阳失健。阴虚生热，阳虚生湿，湿与热皆从本原内发。前夜又为遗泄，天热少发，天凉偏为多发，属阴不得为阳守，阳不得为阴使，似不合内经之阳守阴使之旨也。后天可补先天，乃纳少运迟，时作嗳酸，大便未能按时调达，脾胃又不足恃，所以腰胯酸痛，时轻时重，甚至寤不安神，肢体麻痹，耳响不除，头晕尚作，致阳怯于表则畏寒恶风，阴虚于里则浮火口渴。按脉与症两为照顾。谨拟益气阳藉以化湿，养营阴藉以熄热。

黄防风_{一钱五分}　西黄芪皮_{二钱}　炒当归_{三钱}　香独活_{一钱五分}　生白芍_{一钱五分}　宣木瓜_{一钱五分，酒炒}　生于术_{一钱二分}　抱茯神_{三钱，辰砂拌}　炒丹参_{二钱}

引用桑梗六钱酒炒，丝瓜络二钱。

中篇　清宫配方精华

第一章 风 痰 方

虎骨木瓜丸

出处：

丸药配方档，御药房丸散膏丹配方，京师药行丸散膏丹配方，（乾隆朝）散方；清太医院配方，风痰门；清太医院秘录医方配本，风痰伤寒门；太医院秘藏膏丹丸散方剂卷一；京师药行药目，风痰门。

组成：

（乾隆五十一年十一月）十五日，绵勤阿哥虎骨木瓜丸一料。

木瓜二两, 酒洗　血竭一两, 另研　没药一两, 另研　虎骨一两, 酥炙　木香一两　枫香一两　当归一两, 酒洗　猴□一两, 去毛　甜瓜子一两　龟板一两, 酥炙　自然铜一两, 火煅醋炙七次　安息香一两　乳香五钱, 去油　地龙二两, 盐水洗

共为细末，酒四两，打糊为丸，如桐子大，每服三钱。（散方）

黄芪四两　白术四两　茯神四两　熟地四两　当归四两　枸杞子四两　牛膝二两　虎骨二两　杜仲二两　木瓜二两　酒芍二两　独活二两　菟丝子二两　山药二两　黄柏二两

共研细末，炼蜜和丸。（丸药配方档）（清太医院配方）

木瓜一两, 酒洗　血竭一两, 另研　没药一两, 另研　虎骨一两, 酥炙　木香一两　甜瓜子一两　当归一两, 酒洗　肉桂一两　猴姜一两, 去毛　龟板一两, 酥炙　枫香一两　自然铜一两, 火煅醋淬七次　安息香一两, 酒蒸　乳香五钱, 另研　地龙去土, 盐水炒

共末，用酒四两打糊，为丸如梧桐子大。（内方）（清太医院秘录医方配本）

木瓜一两, 酒洗　血竭另研　没药另研　虎骨醋炒　木香　枫香　当归酒洗　肉桂　猴姜去毛　甜瓜子　龟板醋炙　自然铜火煅, 醋淬七次　安息子各一两, 酒蒸　乳香五钱, 另研　地龙二两, 去土, 盐水炒

共为细末，用酒四两，打糊为丸，如梧桐子大。每料重十五两五钱，碾筛每斤伤折四两，共应折三两七钱五分，净得丸十一两七钱五分。（太医院秘藏膏丹丸散方剂）

主治：

治腰腿疼痛，脚膝拘挛，筋骨无力，行步艰难；或热痛如火；或冷痛如冰，常怕风寒，虽夏月不离棉絮；或久经湿气所伤，或房劳饮酒无度，致肝肾虚亏，两腿麻木，肿胀疼痛，时常举发，经年不愈者，并皆治之。每服一二钱，空心用白开水送下。如冬月及虚寒症者，用黄酒送下。忌烧酒，戒房欲。（清太医院配方）

专治腰膝疼痛，腿脚拘挛，筋骨无力，行步艰难；或热甚如火；或冷甚如冰，常怕风寒，虽夏月不离棉絮；或久经湿气所伤，或房劳饮酒无度，以致肝肾有亏，两腿麻木，肿胀疼痛时常举发，经年不愈者，并皆治之。每服一二钱，空心用白滚水送下。如冬月及虚寒证者，用黄酒送下。忌烧酒、房欲。（清太医院秘录医方配本）

此药专治腰膝疼痛，腿脚拘挛，筋骨无力，行步艰难，或热如火，或冷如冰，常怕风寒，虽夏日不离棉絮；或久经湿气所伤，或房劳饮酒无度，以致肝肾有亏，两腿麻木，肿胀疼痛，时常举发，行年不愈者，并皆治之。每服一二钱，空心用白开水送下。如冬月仍

为虚寒，以黄酒送下。忌烧酒、房欲。（太医院秘藏膏丹丸散方剂）

换骨丹

出处：

丸药配方档；清太医院配方，风痰门；京师药行药目，风痰门。

组成：

人参一两　白术一两　川乌一两　灵仙一两　桑皮一两　苍术一两　麻黄一两　防风一两　首乌一两　蔓荆子一两　苦参一两　五味子五钱　木香五钱

共研细末，炼蜜和丸，朱砂为衣。（丸药配方档）（清太医院配方）

主治：

治男妇左瘫右痪，口眼歪斜，半身不遂，遍身疼痛，风寒湿痹，四肢不举，下部痿疾，行步艰难，及打破伤风，诸般暗风，但患风疾，皆可服之。每服一丸，用温黄酒研化服之。上部临睡服，下部空心服。以衣被盖厚，汗出即效。勿见风寒，勿出房门，避三四日。凡病愈后，忌食厚味、动风之物，戒气恼和房事一二百日。（清太医院配方）

救苦还魂丹

出处：

丸药配方档；清太医院配方，风痰门；京师药行药目，风痰门。

组成：

沉香三钱　僵蚕三钱　丁香三钱　朱砂三钱　郁金三钱　藿香三钱　蒌仁三钱　诃子三钱　礞石三钱　香附三钱　乳香三钱　降香三钱　安息香三钱　麝香三分　冰片三分　甘草五钱

共研细末，炼蜜和丸，蜡壳封护。（丸药配方档）（清太医院配方）

主治：

- 治猝然昏倒，不省人事，牙关紧闭。用药一钱二分，姜汁冲服。
- 治左瘫右痪，半身不遂，口眼歪斜，一切风痰之症。昏迷不醒者用药一钱，将竹沥膏一钱、生姜汁一茶匙，煎汤送下。如醒后即服再造丸，至四肢活动，再饮虎骨酒，可保速为还原。
- 治邪祟缠身，即将病人房屋门窗闭严，再以此丹烧熏，立祛邪症。如房内有邪祟缠扰者，熏之即可安然。
- 治染受一切秽恶之气，用药五分，生姜汤送下。
- 治气冲气逆，一切中气之症，用药五分，陈皮二钱、沉香一钱，煎汤送下。
- 治偏正头风，用药如梧桐子大，涂于太阳穴即愈。
- 治风火虫牙疼痛不止，用此丹如绿豆大，敷患处立愈。
- 治心胃疼痛，用药六分，无灰酒温服。
- 治自言自语，见鬼见神，如醉如痴，或哭或笑。用药一钱，真金汤送下，或朱砂代金亦可用。
- 治小儿急惊风、痰喘等症。一周内用药一分，两三岁用药二分，五七岁以内者用药三分，薄荷汤送下。

凡小儿风痰等症，皆由脾胃虚弱，并平素多食油腻、糖物所致。服此药后，即服小儿科脾胃门药味。如无病时，亦时常服脾胃门之药，可免风痰之症。孕妇勿服。（清太医院配方）

梁会大津丹

出处：

丸药配方档，御药房丸散膏丹配方；清太医院配方，风痰门；（梁会大金丹）清太医院秘录医方配本，风痰伤寒门；太医院秘藏膏丹丸散方剂卷一；京师药行药目，风痰门。

组成：

大黄二两，用黄酒煮透晒干　黄连六钱　黄柏六钱　黄芩六钱　甘草六钱　橘红二钱　栀子三钱　苏叶三钱

共研细末，炼蜜和丸，朱砂为衣，外贴金箔衣，蜡壳封护。（丸药配方档）（清太医院配方）

甲巳化土甘草　乙庚化金黄芩　丙辛化水黄柏　丁壬化木栀子　戊癸化火黄连各六两，为君者倍之

共末，用大黄九两熬膏，于冬至日、夏至日合丸，弹子二钱、大朱砂面一两二钱，外用金衣。（清太医院秘录医方配本）

川连　川柏　甘草　黄芩　生栀子各六两　共为细末。

大黄九两，熬膏　朱砂一两二钱　雄黄一两三钱

甲巳年，甘草为君，属土；乙庚年，黄芩为君，属金；丙辛年，黄柏为君，属水；丁壬年，栀子为君，属木；戊癸年，川连为君，属火。

每为君加一倍，大黄膏为丸，朱砂、雄黄为衣，遇冬至、夏至日合丸尤妙，外赤金为衣。（太医院秘藏膏丹丸散方剂）

主治：

此药得自异人传授，治伤寒、伤风、中气、中风、中恶，筋骨疼痛，大痛大毒，跌打损伤，疯癫狂乱，瘀血凝痰，老少男妇奇怪疑难之症。兹将一切药引开载于后：

- 治伤寒初起，头痛恶寒，身痛，葱姜汤送下。
- 治伤寒头疼，鼻塞恶风，姜汤送下。
- 治口眼歪斜，牙关紧闭，不省人事，竹沥调姜汁送下。
- 治痰迷心窍，喜笑不常，灯心汤送下。
- 治疯癫狂乱，爬墙上屋，金子煎汤送下。
- 治羊癫疯，不时举发，姜汤送下。
- 治寒疟，寒热往来，草果汤送下。
- 治痢疾，白者木香汤送下，红者黄连汤送下。
- 治跌打损伤，闪腰岔气，黄酒送下。
- 治浑身骨节风湿作痛，羌活汤送下。
- 治痈疽发背，一切阴疮不起，金银花汤送下。
- 治小肠疝气，寒湿偏坠，茴香汤送下。

- 治遍身或手足麻木不仁，秦艽汤送下。
- 治寒湿痿痹，苍术黄柏汤送下。
- 治产后败血不行，心腹绞痛，红花桃仁汤送下。
- 治风湿浸淫，遍身疥癞，水萍白鲜皮汤送下。
- 治误吞毒物，金汁送下。
- 治腰腿疼痛，牛膝木瓜汤送下。
- 治产后搐搦，四物汤送下。
- 治小儿急惊，天吊抽搐，全蝎汤送下。（清太医院配方）

此丹得自异传，专治伤风、中气、中风、中恶，筋骨疼痛，阴疮大毒，跌打损伤，癫狂疯迷，瘀血凝痰，老少男妇奇怪疑难之症，效如桴鼓，真济世之金丹。一切引药，开列于下：

- 治伤寒初起，头疼恶寒，身痛，葱姜汤下。
- 治伤风头疼，鼻塞恶风，姜汤下。
- 治口眼歪斜，牙关紧闭，不省人事及痰迷心窍，竹沥调姜汁下。（清太医院秘录医方配本）

此膏得自异传，专治伤寒、伤风、中风、中气、中恶，筋骨疼痛，大疮大毒，跌打损伤，疯癫狂乱，瘀血凝痰，老少男妇奇怪疑难之症，效验如神，真济世之金丹也。今将主治各症及药引开列于下。

- 治伤寒初起，头疼恶心，恶寒身痛，用葱姜汤送下。
- 治伤风头疼，鼻塞恶风，用生姜汤送下。
- 治口眼歪斜，牙关紧闭，不省人事，用竹沥调姜汁送下。
- 治痰迷心窍，喜笑不常，用灯心煎汤送下。
- 治疯癫狂乱，爬墙上屋，用金子煎汤送下。
- 治羊癫疯症，不时举发，用生姜煎汤送下。
- 治寒疟，寒热往来，用姜果煎汤送下。
- 治红白痢疾，红者用黄连煎汤送下，白者用木香煎汤送下。
- 治跌打损伤，闪腰岔气，用黄酒送下。
- 治浑身骨节风湿作痛，用羌活汤送下。
- 治痈疽发背，一切阴疮不起，用金银花汤送下。
- 治小肠疝气，寒湿偏坠，用茴香汤送下。
- 治遍身或手足麻木不仁，用秦艽汤送下。
- 治寒湿痿痹，用苍术黄柏汤送下。
- 治产后败血不行，心腹绞痛，用桃仁红花汤送下。
- 治风湿浸淫，遍身疥癞，用水萍白鲜皮汤送下。
- 治误吞毒物，用金汁送下。
- 治腰腿疼痛，用牛膝木瓜汤送下。
- 治小儿急惊，天吊抽搐，用全蝎汤送下。
- 治产后搐搦，用四物汤送下。（太医院秘藏膏丹丸散方剂）

灵应痧药

出处：

丸药配方档，上用丸散膏丹配方簿，慈禧用方；清太医院配方，风痰门；清太医院秘录医方配本，外科损伤门；太医院秘藏膏丹丸散方剂卷三；（灵应痧药方）慈禧光绪医方选议，慈禧太后各类效验医方；京师药行药目，风痰门。

组成：

天麻三两六钱　雄黄三两六钱　麻黄三两六钱　朱砂三两六钱　苍术三两　大黄六两　丁香六钱　甘草二两四钱　蟾酥九钱　麝香二钱

共研细末，水泛和丸，朱砂为衣。（丸药配方档）（清太医院配方）

（又名兑金丸、万应丹）苍术三两　麝香三钱　丁香六钱　麻黄三两六钱　大黄六两　明雄二两六钱　蟾酥九钱　朱砂三两六钱　甘草二两四钱　明天麻三两六钱

糯米粥浆为丸。（清太医院秘录医方配本）

茅苍术六两　明雄黄六两四钱　朱砂一斤　蟾酥九钱　麝香一两　甘草四两八钱

共为细面，水叠为丸，如黍米大，朱砂为衣。（太医院秘藏膏丹丸散方剂）

光绪□年五月十四日，寿药房传出奉懿旨：着合灵应痧药六料。

茅苍术二斤四两　大黄六斤　丁香七两二钱　天麻十九两二钱　明雄黄二斤六两四钱　朱砂六斤　蟾酥五两四钱　麝香六两，上请　甘草一斤十二两八钱

共为细面，水叠小丸，朱砂为衣。（慈禧光绪医方选议）

主治：

● 中暑，头晕眼黑，及绞肠腹痛，一时闭闷，不省人事，及斑痧等症，先将二丸研细，吹入鼻内，再用六丸，以阴阳水或凉水送服。

● 中寒骤然腹痛，阴阳反错，睡卧不安，转筋霍乱，手足厥冷，并吐泻不出，猝然难醒者，治法同前。

● 山岚瘴气，夏月途行，及空心触秽，口含三丸，邪热不侵。

● 感冒风寒，恶心头疼，肚腹臌胀，及风寒等症，治法同前。

● 痈疽疗毒，及蛇蝎毒虫所伤，捣末，好酒涂敷。

● 小儿发痘不出，闭闷而死，且痰涎壅盛，并年老卒中风痰等症，用灯心汤或凉水调服。

● 小儿急热惊风，两脚已直，两眼反白，牙关紧闭，不能服药者，即将四五丸研末，吹入鼻内，即刻醒转。随以此药调汤灌之。

● 遇有自缢之人，轻轻解下，速将药丸研末，吹入鼻内。若胸口尚温者，皆可复生。

● 凡跌死、打死、惊死、吓死、魇死、魅死、气闭死、溺死，痰厥冷厥，不省人事者，只要略有微气，皆可将此药研末，吹入鼻，灌入口，可冀复活。（清太医院配方）

● 中暑，头晕眼黑，及绞肠腹痛，一时闭闷，不省人事，及斑疹等症，先将二丸研细，吹入鼻内，或纳舌下，发麻吞下，再灌五六丸，以阴阳水或凉水送下。

● 中寒骤然腹痛，阴阳反错，睡卧不安，转筋霍乱，手足厥冷，并吐泻不出，猝然难省者，治法如前。

● 山岚瘴气，夏月途行，及空心触秽，口含三丸，邪热不侵。

● 感冒风寒，恶心头疼，肚腹饱胀，及风痰等症，治法如前。

- 痈疽疔毒，及蛇蝎毒虫所伤，捣末，好酒涂敷，立见消愈。
- 小儿发痘不出，闭闷而死，及痰涎壅盛，并年老卒中风痰等症，用灯心汤或凉水调服，俱能有效。
- 小儿急慢惊风，两脚已直，两眼反白，牙关紧闭，不能服药者，即将四五丸研末，吹入鼻内，即刻醒转。随以此药调汤灌之，无不立效。
- 遇有自缢之人，轻轻解下，速即将药丸研末，吹入鼻内。若胸口尚温者，皆可复生。
- 凡跌死、打死、惊死、吓死、魇魅死、气闭死、溺死，痰厥冷厥，不省人事者，只要略有微气，皆可将此药研末，吹入鼻，灌入口，可冀复活。既活之后，仍服内科调理药。此系救急仙丹，如将药贮小瓶，常佩在身，随时救济，自更有益。
- 此药奏效神速，尝于夏日出行，见道旁有病暍者，僵卧呻吟。停车问所苦，曰腹痛难忍。亟以药七丸与之，令含舌下。俟舌微麻，即咽下。其人卧少顷刻，霍然而起，负担行矣。是此药之神验也，附志之。（清太医院秘录医方配本）

专治暑湿霍乱，吐泻腹痛，四肢厥冷，面青神昏等症。（太医院秘藏膏丹丸散方剂）

灵应愈风丹

出处：

丸药配方档，散方；清太医院配方，风痰门；清太医院秘录医方配本，风痰伤寒门；京师药行药目，风痰门。

组成：

加皮二两　乌药二两　白芍二两　荆芥穗二两　独活二两　秦艽二两　天麻二两　乌蛇二两　防风二两　海桐皮二两　灵仙二两　当归二两　川乌二两　萆薢二两　胆星二两　羌活二两

共研细末，炼蜜和丸。（丸药配方档）（清太医院配方）

防风一两　连翘一两　麻黄一两　秦艽二两　川芎二两　当归四两　赤芍二两　独活二两　桔梗二两　首乌二两　熟地四两　羌活二两　甘草二两　甘菊二两　天麻二两　黄芩二两　白术二两　肉桂二两　茯苓二两　僵蚕二两　甘草二两　黄连一两　薄荷二两　细辛二两　荆芥二两

蜜丸，重二钱五分，朱砂为衣。（清太医院秘录医方配本）

主治：

治男妇诸般风症，左瘫右痪，半身不遂，口眼歪斜，腰胯疼痛，手足顽麻，语言蹇涩，行步艰难，遍身疮疥、顽癣、麻风，皮肤瘙痒，偏正头风，打破伤风，流痰流火，筋骨拘挛，角弓反张，一切中风寒湿痹之症。每服一二丸，临卧用茶清送下，温黄酒亦可。（清太医院配方）

治八风五痹，瘫痪不遂，半身麻木，破伤风肿，口眼歪斜，风寒湿痹，手足拘挛等症。

大抵人之有生，必以元气为根，荣卫为本。荣卫平和，腠理致密，何患病哉？大凡人患手足酸麻，口眼歪斜，舌音不转，语言蹇涩，皆因风邪乘虚而入，故有忽然扑倒之症。此药能搜风除湿，豁痰散火，顺气平肝，舒筋活血。一切左瘫右痪，半身不遂，筋脉拘挛，腰膝疼痛等症，并皆治之。每服一丸，早晚细嚼，白滚水送下。（清太医院秘录医方配本）

牛黄清心丸

出处：

丸药配方档，御药房丸散膏丹配方，慈禧用方，散方；清太医院配方，风痰门；清太医院秘录医方配本，风痰伤寒门；太医院秘藏膏丹丸散方剂卷一；京师药行药目，风痰门。

组成：

牛黄_{二钱} 冰片_{二钱} 阿胶_{二钱} 肉桂_{二钱} 麝香_{二钱} 朱砂_{二钱} 犀角_{四钱} 桔梗_{五钱} 蒲黄_{五钱} 神曲_{五钱} 白蔹_{五钱} 川芎_{五钱} 人参_{五钱} 白芍_{三钱} 茯苓_{三钱} 麦冬_{三钱} 柴胡_{三钱} 防风_{三钱} 白术_{三钱} 黄芩_{三钱} 杏仁_{三钱} 甘草_{一两} 山药_{一两} 胶枣_{二十枚} 雄黄_{一钱五分} 姜黄_{一钱五分} 当归_{三钱} 羚羊_{二钱}

共研细末，炼蜜和丸，蜡壳封护。（丸药配方档）（清太医院配方）

胆南星_{三两五钱} 全蝎_{二两五钱} 蝉蜕_{二两五钱} 牛黄_{一两二钱} 僵蚕_{二两五钱} 防风_{一两五钱} 天麻_{二两} 麝香_{五钱} 辰砂_{七钱} 羚羊_{一两五钱} 犀角_{一两五钱} 人参_{二两} 柴胡_{一两五钱} 雄黄_{七钱} 黄芩片_{一两五钱} 肉桂_{一两五钱} 白附子_{一两二钱} 冰片_{五钱} 茯苓_{二两五钱} 甘草_{一两}

蜜丸，重八分，金衣、蜡皮。（清太医院秘录医方配本）

人参_{一两} 茯苓_{五钱} 白术 白芍_{酒洗} 当归_{酒洗} 黄芩 麦冬 防风各_{六钱} 柴胡 川芎_{各五钱} 肉桂 山药 冰片 麝香_{各四钱} 干姜 白薇_{各三钱} 桔梗_{五钱五分} 阿胶_{六钱八分，蛤粉炒} 杏仁_{五钱，另研} 蒲黄_{一两，炒} 神曲_{一两，炒} 甘草_{二钱} 大豆黄卷_{七钱} 羚羊角_{六钱} 朱砂_{六钱} 犀角_{八钱} 雄黄_{三钱三分} 牛黄_{四钱八分}

上药细末，用大胶枣四十枚，捣研为丸。每料重十五两七钱，碾筛每斤伤折四两，共应折三两七钱五分，得末十一两九钱五分，入净蜜五两九钱七分五厘，每丸重一钱，共得丸一百七十丸，去二分五厘。莫外用。大赤金为衣。（太医院秘藏膏丹丸散方剂）

主治：

治男妇诸风，缓纵不随，言语謇涩，痰涎壅盛，猝然晕倒，口眼相引，手足拘挛，脊背强直，口吐涎沫；或心悸怔忡健忘，癫狂痫病，言语错乱，神不守舍，或歌或哭，或痴或呆，如见鬼神；或惊悸恐怖，心神恍惚，梦寐不安；或积热吐血，骨蒸痨病，及小儿五痫天吊，急慢惊风，潮热发搐，头目仰视，身背反张，痘疹郁结不出，发而为惊等症。

- 中风不语，口眼歪斜，牙关紧急，猝然晕倒，痰壅堵塞，不省人事，中风痰火，遍身麻木，半身不遂，语言謇涩，痰迷心窍，气心风症，五种痫症。以上诸症，用竹沥姜汁送下，或淡姜汤送下，白开水亦可。病轻者每服一丸，病势重者每服二三丸。
- 诸气不顺，木香磨水送下。
- 咳嗽痰涎，哮吼喘急，梨汤送下，白开水亦可。
- 痰厥头疼，川芎白芷汤送下。
- 健忘怔忡，思虑不眠，圆眼汤送下。
- 小便不通，淋漓溺血，灯心竹叶汤送下。
- 大便秘结，蜜汤送下。
- 肠风下血，槐花汤送下。
- 吐血衄血，侧柏叶汤送下。

- 咽喉声哑，麦门冬汤送下。
- 伤风热病，谵语发狂，不得发汗，无根水送下。
- 小儿急慢惊风，一切痰症，俱用薄荷汤送下。
- 一二岁者一丸，分三四服；五六岁者每服半丸。

此丸乃祛风、化痰、理气、调血之药，审是症而用之，效如桴鼓。（清太医院配方）

治男妇中风不语，半身不遂，语言蹇涩，痰涎壅盛，猝然晕倒，牙关紧急，及小儿惊风发搐等症。

中风之症，暮年者多，中年者少。盖缘精神耗损，不能荣养，筋骨强直；或因体元形盛气衰，内伏湿痰，外邪乘虚，猝然扑倒，不省人事。既而受病，当救其急，由牛黄清心丸为主。此药治中风痰厥，昏迷不省，口噤痰喘，手足抽掣，五痫僵扑。癫狂二症，总有风痰，久郁于内，正气先虚，邪火极盛，一时顿作。或逾墙上屋，打物咬人，裸体骂詈，不避亲疏；痴笑唱哭，语言不伦；左顾右盼，如见鬼神。经年不愈，或时发时止者，并宜服之。能镇惊安神，化痰清火，顺气祛风，养心和脾。每服一丸，姜汤化下。中风牙关紧闭，姜汁调此药搽，牙关即开。再用姜汁调化一丸服或灌下。诸癫痫风邪，早晚竹沥姜汤化下。孕妇勿服。（清太医院秘录医方配本）

中风之症，暮年者多，中年者少。盖因精血耗损，不能荣养，筋骨强直；或因体元盛气衰，内伏湿痰，外邪乘虚，猝然扑倒，不省人事。既而受病，当救其急，以牛黄清心丸为主。此药治中风痰厥，昏迷不省，口噤痰喘，手足抽掣，五痫僵扑。癫狂二症，总有风痰，久郁于内，正气先虚，邪火极盛，一时顿作。或逾墙上屋，打物咬人，裸体骂詈，不避亲疏；痴笑喝哭，语言不伦；左顾右盼，如见神鬼。经年不愈，或时发时止者，并宜服之。能镇惊安神，化痰清火，顺气祛风。牙关紧闭，姜汁调此药搽，牙关即开。再用姜汁调化一丸服或灌下。诸癫痫风邪，早晚竹沥姜汤化下。孕妇勿服。（太医院秘藏膏丹丸散方剂）

神仙药酒丸

出处：

丸药配方档；清太医院配方，杂治门；京师药行药目，风痰门。

组成：

木香三钱　丁香二钱　檀香二钱　茜草二两　砂仁五钱　红曲一两

共研细末，炼蜜和丸。（丸药配方档）（清太医院配方）

主治：

开胃健脾，快膈宽胸，顺气消食。每丸泡酒一斤，香美异常，堪供筵席。凡出外远行，甚便于人，白酒转红，故有神仙之称。（清太医院配方）

神效活络丹

出处：

丸药配方档，上用丸散膏丹配方簿，散方；清太医院配方，风痰门；清太医院秘录医方配本，风痰伤寒门；太医院秘藏膏丹丸散方剂卷四；慈禧光绪医方选议，慈禧太后各类效验医方；京师药行药目，风痰门。

组成：

虎胫骨_{二钱} 胆星_{二钱} 防风_{一钱五分} 半夏_{一钱五分} 羌活_{一钱五分} 川芎_{一钱五分} 全蝎_{一钱五分} 广橘红_{一钱五分} 苍术_{一钱五分} 川贝_{一钱五分} 白附子_{一钱五分} 独活_{一钱五分} 桂枝_{一钱五分} 当归_{一钱五分} 乌药_{一钱五分} 香附_{一钱五分} 茯神_{一钱五分} 石菖蒲_{一钱五分} 麻黄_{六钱} 牛黄_{八分} 沉香_{八分} 川附子_{八分} 钩藤_{二钱五分} 白芷_{二钱五分} 牛膝_{二钱五分} 天麻_{四分} 麝香_{四分} 冰片_{四分} 苏合油_{一钱} 僵蚕_{二钱五分}

共研细末，炼蜜和丸，蜡壳封护。（丸药配方档）（清太医院配方）

川乌_{一两} 草乌_{一两} 乳香_{一两} 白附子_{一两} 天麻_{八钱} 地龙_{一两} 没药_{一两} 乌梢蛇_{一两} 桂枝_{一两} 人参_{一两} 僵蚕_{一两} 当归_{二两} 防风_{一两} 胆星_{二钱} 赤芍_{一两} 血竭_{一两} 羌活_{一两} 肉桂_{一两} 麝香_{五钱} 甘草_{五钱}

蜜丸，重一钱五分，本色蜡皮。（清太医院秘录医方配本）

草乌_{三两} 川乌_{三两} 乳香_{四两} 没药_{四两} 蚯蚓_{十条，白颈}

共研极细末，蜜丸一钱五分重。每早晚服一丸，老酒蒸化服。（太医院秘藏膏丹丸散方剂）

光绪□年四月初五日，寿药房传出：皇太后用神效活络丹一料。

虎胫骨_{五钱} 胆星_{八钱} 防风_{六钱} 半夏_{六钱} 羌活_{六钱} 川芎_{六钱} 全蝎_{六钱} 广红_{六钱} 苍术_{六钱} 川贝_{六钱} 白附子_{六钱} 独活_{六钱} 桂枝_{六钱} 当归_{六钱} 乌药_{六钱} 香附_{六钱} 茯神_{六钱} 石菖蒲_{六钱} 麻黄_{二两四钱} 牛黄_{一钱七分} 沉香_{四钱六分} 川附子_{三钱二分} 钩藤_{一两} 白芷_{一两} 牛膝_{一两} 天麻_{一钱六分} 麝香_{一钱} 冰片_{一钱二分} 苏合油_{一两} 僵蚕_{一两}

共为末，蜜丸，蜡皮封固，每丸重二钱（慈禧光绪医方造议）。

主治：

治风湿诸痹，肩臂腰膝筋骨疼痛，口眼歪斜，半身不遂，行步艰难，筋脉拘挛。能清心明目，宽胸畅膈，宣通血气。年逾四十，预服十丸，到老不生风病。每服一丸，用温酒送下，白开水、茶清亦可。随症上下，食前后服。（清太医院配方）

治风湿诸痹，口眼歪斜，半身不遂，行步艰难，筋骨拘挛。此药能宣通气血，疏活经络。

夫人之以气为主，气行血亦随之，气逆血亦凝结。而经络闭塞，不能通畅百脉，而百病生焉。男子四十以上血衰气弱，不能荣于周身，以致遍身麻木不仁。风湿诸痹，肩臂腰膝筋骨疼痛，口眼歪斜，半身不遂，行步艰难，筋脉拘挛，痰涎壅盛，语言涩滞，眼目昏花，头晕耳鸣，手足浮肿，项强背痛，不能俯仰。此有顽痰逆于经络，使气血不能流通。非此丸不能治之。服此药驱风散火，益气养血，舒筋强骨，活络调元。每服二丸，老东酒送下，永不染中风之症，其效如神，不能尽述。（清太医院秘录医方配本）

此药专治中风痰气，半身不遂，口眼歪斜，瘫痪不仁，手足麻木，肩臂疼痛，筋脉不舒，腰强酸疼，风寒湿痹，跌扑闪错，瘀血肿痛。一切等症，服之无不神效。（太医院秘藏膏丹丸散方剂）

十香返魂丹

出处：

丸药配方档，上用丸散膏丹配方簿，（十香追魂丹）御药房丸散膏丹配方；清太医院配方，风痰门；清太医院秘录医方配本，风痰伤寒门；太医院秘藏膏丹丸散方剂卷二；慈禧光绪医方选议，慈禧太后各类效验医方；京师药行药目，风痰门。

组成：

沉香_{三钱} 丁香_{三钱} 檀香_{三钱} 藿香_{三钱} 木香_{三钱} 乳香_{三钱} 降香_{三钱} 香附_{三钱} 麝香_{三钱} 苏合香_{三钱} 朱砂_{一钱} 冰片_{一钱} 青礞石_{五钱} 旱三七_{五钱} 毛橘红_{五钱} 僵蚕_{五钱} 甘草_{六钱}

共研细末，炼蜜和丸，金箔为衣，蜡壳封护。（丸药配方档）（清太医院配方）

伽南香_{如无，用沉香} 公丁香_{各三两} 蒌仁_{三两，去油} 苏合香_{三两} 乳香_{三两，去油} 檀香_{三两} 藿香_{三两} 安息香_{一两} 朱砂_{二两，飞} 降香_{三两} 僵蚕_{三两，炒去嘴丝} 麝香_{一两} 磁石_{三两} 诃子_{三两} 莲心_{三两} 牛黄_{一两} 天麻_{三两，煨熟} 郁金_{三两} 香附_{三两，便酒醋盐炙} 木香_{三两} 血琥珀_{三两} 礞石_{三两，醋煅九次}

共为细末。炼蜜加甘草四两熬汁，和在蜜内，为丸。每丸重一钱大，赤金衣，蜡皮。（清太医院秘录医方配本）

伽南香 雄丁香 清木香 苏合油 檀香 降香 乳香 藿香 姜_{蚕炒，去丝嘴} 天麻_{煨热} 朱砂飞 郁金 建莲子心 瓜蒌仁_{去净油} 香附_{童便、酒、米醋、盐水，分为四次制} 血珀_{以上各二两} 安息香_{水，一两} 麝香_{一两} 礞石_{二两，醋煅九次} 冰片_{五钱} 诃子_{二两} 牛黄_{一两}

上各药俱研极细末，分量兑准，无有低昂。用甘草四两熬稠汁，兑炼蜜为丸，每丸重一钱，金箔为衣。（太医院秘藏膏丹丸散方剂）

光绪十二年五月二十日，由《良方集成》抄下来十香返魂丹。

伽南香 雄丁香 清木香 苏合油 檀香 降香 乳香_{去油} 藿香 僵蚕_{去头嘴、炒} 天麻_{微热} 朱砂_飞 香附_{米醋，分为四次制} 米醋、童便、盐水、酒，分为四次制 血珀_{以上各二两} 安息香_水 牛黄 麝香_{以上三味各一两} 冰片_{五钱} 诃子_{二两} 建莲子_{二两，心} 瓜蒌仁_{二两，去净油} 郁金_{二两} 礞石醋_{二两，煅九次}

上各味研极细面，分两兑准，无有低昂，用甘草四两熬稠汁，兑炼蜜为丸，每丸重一钱，金箔为衣。（慈禧光绪医方选议）

主治：

治一切痰厥、中风、中气、中脏、中腑，口眼歪斜，牙关紧闭，昏迷晕死；或诸风自言自语；或哭或笑，狂乱如见鬼神；或登高涉险，上树爬房。以上诸症，皆用白开水兑生姜汁化服。

- 治夏月行人中暑，猝晕死去，香薷汤化服。
- 治七情所伤而死者，灯心汤化服。
- 治夜梦、惊悸、怔忡，心神不安，梦起游荡，重复又卧，醒后不知，灯心真金汤化服。
- 治妊娠七、八、九月忽然猝死者，为子晕，人参朱砂汤化服。
- 治如醉如痴，似呆非呆，真金汤化服。
- 治小儿急慢惊风，天吊，口吐涎沫，手足抽搐，灯心钩藤汤化服。
- 治胎哭有声，胎动不安，莲心汤化服。

以上诸症，对症用引。大人服一丸，童子半丸，小儿一丸分四服。（清太医院配方）

- 治男妇痰厥，中风入脏，口眼歪斜，牙紧目闭，昏晕死去；或诸风狂语，见鬼见神，自言自语；或笑或哭，登高涉险，上树爬房。生姜汁溶开，水送。
- 治行人夏月中暑，猝昏死去，香薷汤下。
- 治喜、怒、哀、乐、忧、恶、惧七情所伤而成患者，灯心汤下。
- 治夜梦、惊悸、怔仲，心神不安，梦起游荡，重伤又卧，醒后不知，灯心同金樱汤下。
- 治孕妇怀妊七八月猝然欲死，此为子晕，人参同朱砂隔水炖汤下。
- 治男妇大小，如醉如痴，似獃似呆，赤金汤下。
- 治孕妇胎哭有声，胎动不安，莲心汤下。
- 治小儿急慢惊风，天吊仰头，口吐痰沫，手足抽搐，薄荷汤下，灯心汤亦可。
- 治男妇阴塞，升麻汤下。（清太医院秘录医方配本）
- 治男妇痰厥，中风中脏，口眼歪斜，牙关紧闭，昏晕死去；或诸风狂乱，见神见鬼，自言自语；或笑或哭，登高涉险，上树爬房。生姜汁溶开下。
- 治行人夏月中暑，猝然晕倒死去，藿香汤下。
- 治喜、怒、哀、乐、爱、恶、惧七情所伤而死者，灯心汤下。
- 治夜梦、慌悸、怔仲，心神不安，梦起游荡，重伤又卧，醒后不知，灯心金子汤下。
- 治孕妇怀孕七八个月忽然死去，此为子晕，人参同朱砂隔水炖汤下。
- 治孕妇胎哭有声，胎动不正，莲心汤下。
- 治男妇大小，如醉如痴，似獃似呆，赤金煎汤下。
- 治小儿急慢惊风，天吊仰头，口吐痰沫，手足抽搐，薄荷汤下，灯心汤亦可。
- 治男妇交媾，脱阴而死者，升麻汤下。（太医院秘藏膏丹丸散方剂）

加减史国公药酒

出处：

丸药配方档；清太医院配方，风痰门。

组成：

当归二两　防风二两　秦艽二两　羌活二两　白术二两　杜仲二两　鳖甲二两　枸杞二两　川牛膝二两
草薢一两五钱　松节四两　苍耳四两　蚕沙一两　虎胫骨一对　茄根八两

用烧酒五十斤、蜂蜜四斤，泡至百日，然后用红花汁再加白酒酿十五斤，冰糖十斤。

若用酒料，系前开群药不兑酒；若用酒丸，将群药共研细末，炼蜜和丸。（丸药配方档）（清太医院配方）

主治：

治男妇左瘫右痪，半身不遂，口眼歪斜，手足顽麻，下部痿软，筋骨疼痛；一切三十六种风，七十二般气；并寒湿诸痛，及虚损劳伤，真火不足，饮食不化，肚腹不调，十膈五噎，气滞积块，泻痢痞满，肚腹冷痛，男子阳衰，女人血虚，赤白带下，久无子嗣，一切男妇虚损、杂症，皆有奇效。每日早晚各用一小盅，久服自验。（清太医院配方）

搜风顺气丸

出处：

丸药配方档，御药房丸散膏丹配方，京师药行丸散膏丹配方；清太医院配方，风痰门；清太医院秘录医方配本，风痰伤寒门；太医院秘藏膏丹丸散方剂卷一；京师药行药目，风痰门。

组成：

大黄_{五两} 火麻仁_{二两} 郁李仁_{二两} 山药_{二两} 山萸_{二两} 车前子_{二两} 牛膝_{二两} 菟丝子_{二两} 独活_{一两} 防风_{一两} 槟榔_{一两} 枳壳_{一两}

共研细末，炼蜜和丸。（丸药配方档）（清太医院配方）

熟军_{五两，要黑色者，九蒸九晒} 郁李仁_{二两，泡，去皮} 火麻仁_{二两，去壳，微炒} 山萸_{二两，酒蒸，去核} 菟丝子_{二两，酒蒸，捣成饼，晒干} 枳壳_{二两，炒} 槟榔片_{二两} 独活_{一两} 山药_{二两} 牛膝_{二两，酒洗} 车前子_{二两二钱} 防风_{一两}

共末，蜜丸如梧桐子大。（清太医院秘录医方配本）

熟军_{五两，要黑色者，用酒蒸九次晒九次} 火麻仁_{去壳，微炒} 郁李仁_{泡，去皮} 槟榔_{各二两} 独活_{一两} 枳壳_炒 山药 山萸肉_{各二两。酒蒸去核} 车前子_{二两二钱} 牛膝_{酒洗} 菟丝子_{各二两。酒蒸，捣成饼，晒干}

共为细末，蜜水为丸，如梧桐子大。每科一斤八两五钱，碾筛每斤折伤四两，共折六两，净得丸一斤二两五钱。（太医院秘藏膏丹丸散方剂）

主治：

治三十六种风，七十二般气，祛风活血。治腰膝疼痛，四肢无力，多睡少食，口苦无味，憎寒毛耸，积年癥瘕气块，久患痰症吐涎，皆可服之。能补精驻颜，搜风顺气。每服一钱，用白开水，或茶或米饮送下。服经一月，健脾消食；二月，祛肠内宿滞；三月，无倦少睡；四月，精神强盛；五月，耳目聪明；六月，腰膝轻健；一年，百病皆除，老者返少。孕妇勿服。此药预防中风，善治言语蹇涩，瘫痪麻木，流痰流火，游走肿痛，大便燥结，噎膈胀满，郁结嘈杂，饮食不甜等症。早晚各进一服，宿酒宿食尽消，百病不生。（清太医院配方）

治中风、中气、瘫痪、流火，四肢麻木，一切痰火，诸病燥结不通等症。

治三十六种风，七十二般气，去上热下冷，腰脚疼痛，四肢无力，多睡少食，渐渐羸瘦，颜色不光，口苦无味，憎寒毛耸，积年癥瘕痞气块，丈夫阳事断绝，老人久无子嗣，久患痰症吐涎，气滞变成劳病，百节酸疼。初生小儿及百岁老人皆可治之。能补精驻颜，疏风顺气。每服一钱，用白滚水，或茶或米饮送下。百无所忌。服经一月，消食；二月，祛肠内宿滞；三月，无倦少睡；四月，精神强盛；五月，耳目聪明；六月，腰脚轻健；一年，百病皆除，老者返少。孕妇勿服。此药预防中风，善治言语蹇涩，瘫痪麻木，流痰流火，游走肿疼，大便燥结，噎膈胀满，郁结嘈杂，饮食不甜等症。早晚各进一服，宿酒宿食尽消，百病不生，无病不治。（清太医院秘录医方配本）

此药专治三十六种风，七十二般气，祛风活血，治腿脚疼痛，四肢无力，多睡少食，口苦无味，憎寒毛耸，积年癥瘕，气短，久患痰症吐涎，皆可服之。能补精驻颜，搜风顺气。每服一钱，用白滚水送下。服经一月，消食；二月，祛肠内宿滞；三月，去倦少睡，四月，精神绝盛；五月，耳目聪明；六月，腰膝轻健；一年，百病皆除，老者返少。孕妇勿服。此药预防中风，善治言语蹇涩，瘫痪麻木，流火流痰，游走肿痛，大便燥结，噎膈胀满，郁结嘈杂，饮食不甜等症。早晚各进一服，宿酒宿食尽消，百病不生，无病不治。（太医院秘藏膏丹丸散方剂）

苏合香丸

出处：

丸药配方档，御药房丸散膏丹配方，（苏合丸）京师药行丸散膏丹配方，（苏合丸）京师药行配本；清太医院配方，风痰门；清太医院秘录医方配本，风痰伤寒门；太医院秘藏膏丹丸散方剂卷一；慈禧光绪医方选议，慈禧太后各类效验医方；京师药行药目，风痰门。

组成：

檀香五钱　苏合香五钱　木香五钱　诃子肉五钱　乳香五钱　白术五钱　没药五钱　香附五钱　安息香五钱　丁香五钱　草薢四钱　朱砂四钱　犀角三钱　麝香一钱　冰片一钱

共研细末，炼蜜和丸，朱砂为衣，蜡壳封护。（丸药配方档）（清太医院配方）

安息香一两,酒熬膏　苏合油五钱,入安息香膏内　丁香一两　沉香一两　木香一两　檀香一两　白术一两　麝香一两　朱砂一两　柯子肉一两　荜茇一两　香附一两　犀角一两　冰片五钱

共末，用安息香膏加炼蜜八钱七分五厘为丸，重一钱五分，蜡皮。（内方）（清太医院秘录医方配本）

沉香　木香　檀香　白术　麝香　安息香　丁香　朱砂　诃子肉　荜茇　香附　犀角各一两　冰片五钱　苏合油五钱,入安息香膏内

上为细末，入冰片、安息香、苏合油，同药搅匀，炼蜜为丸。共重十三两，碾筛每斤伤折四两，共应折三两二钱五分，净得丸九两七钱五分，净蜜八钱七分五厘，共重十四两六钱二分五厘，每丸重一钱五分，共得丸九十七丸，去七分五厘算。（太医院秘藏膏丹丸散方剂）

光绪三十二年十一月二十三日，老佛爷苏合香丸一料。

沉香一两　木香一两　丁香一两　檀香一两　麝香一两　安息香一两　香附一两　白术一两　诃子肉一两　荜茇一两　犀角一两　朱砂一两　冰片五钱　苏合油五钱

共为极细面，炼蜜为丸。每丸重一钱五分，蜡皮封固。（慈禧光绪医方选议）

主治：

治男妇中气、中风、中痰、中祟，牙关紧闭，口眼歪斜，不省人事；或狂乱如见鬼神，并传尸劳瘵，骨蒸干瘦，鬼魅瘴疟，暴气心疼，霍乱吐痢时气，五种癫痫，小儿急慢惊风，妇人产后中风，一切气暴之症。此药最能顺气化痰。小儿当心带之，鬼邪不近。大人一丸，小儿半丸，姜汁汤化开，不拘时，用白开水送下，温酒亦可。（清太医院配方）

治男妇中风、中气、中痰、中祟、癫痫。邪怪鬼魅不期之症，非此丸不能取效。中风不语，口眼歪斜，牙关紧急，用姜汁汤送下。猝然晕倒，痰涎壅塞，不省人事，竹沥化水送下。语言涩滞，遍身麻木，半身不遂，温酒送下。中风痰火，痰迷心窍，淡姜汤送下。气心风症，五种痫症，白滚水送下。以上症病轻者每服一丸，病势重者每服二三丸即愈。诸气不顺，木香磨水送下。阳明头疼，川芎白芷汤送下。吐血衄血，茅根柏叶汤送下。夜梦鬼魅，失心狐压，灯草桂圆汤送下。邪祟山瘴，琥珀、朱砂研细，白水送下。妇人产后

血晕，当归红花汤送下。小儿急慢惊风，薄荷汤送下。大人常服一丸，小儿半丸。（清太医院秘录医方配本）

天麻丸

出处：

丸药配方档；清太医院配方，风痰门；京师药行药目，风痰门。

组成：

天麻_{四两} 独活_{四两} 生地_{四两} 羌活_{四两} 萆薢_{四两} 杜仲_{三两} 牛膝_{三两} 元参_{二两} 川附子_{二两}

共研细末，炼蜜和丸。（丸药配方档）（清太医院配方）

主治：

治肩疼背痛，四肢疼痛，麻痹不仁，筋脉拘挛，腿脚无力，通身骨痛，流走举发，经年不愈，一切虚热风痰，血不荣筋等症，并皆治之。常服滋阴抑火，行荣卫，壮筋骨，疗中风瘫痪，半身不举。每服一钱，看病轻重加减丸数。病在下空心服，病在上临睡服，中部食远服。冬用温黄酒送下，夏用白开水送下。忌食厚味、烧酒、动风之物，戒气恼、房劳。（清太医院配方）

通关散

出处：

丸药配方档，药库丸散膏丹配方档，京师药行丸散膏丹配方；清太医院配方，风痰门；清太医院秘录医方配本，风痰伤寒门；太医院秘藏膏丹丸散方剂卷四；京师药行药目，风痰门。

组成：

牙皂_{二两} 细辛_{二两} 麝香_{一分}

共研细末。（丸药配方档）（清太医院配方）

牙皂_{一钱} 细辛_{一钱} 藜芦_{一钱} 麝香_{二分}

共为极细末。（清太医院秘录医方配本）

皂角如猪牙者，去皮弦，二两。用生矾一两，以苎包，入水与牙皂同煮。化下去白矾再煮，令干取出，晒干为末。辽细辛五钱，去土、叶，为末。

上合一处研匀。每遇痰厥及喉闭，不省人事，先以少许吹鼻喉，有嚏可治。（太医院秘藏膏丹丸散方剂）

主治：

治中风痰厥，昏迷不省，人事欲绝者。每用小许吹入鼻内，有嚏可治，无嚏不可治。（清太医院配方）

凡遇中风中气，痰厥喉闭，不省人事，牙关紧急，汤水不下，难于进药。急以通关散少许吹入鼻中，有斩关夺命之力。无嚏不可治，有嚏可治。再以牛黄清心丸、苏合香丸、延龄愈风丹之类随症酌用。贵乎早治，万无一失，不然定有性命之忧，慎之慎之！（清太医院秘录医方配本）

此药专治中风、中气、痰厥，不省人事，或痰火喉闭，牙关紧急，汤水不下，以少许

吹鼻喉。有嚏可治，无嚏不治。（太医院秘藏膏丹丸散方剂）

治男妇中风，痰厥不省人事，牙关紧闭，昏迷不醒。每用少许吹鼻。有嚏可治，无嚏不易治。（京师药行药目）

透骨镇风丹

出处：

丸药配方档；清太医院配方，风痰门；清太医院秘录医方配本，风痰伤寒门；京师药行药目，风痰门。

组成：

人参五钱　灵仙五钱　独活五钱　黄芩五钱　香附五钱　熟军五钱　青皮五钱　朱砂五钱　没药五钱　茯苓五钱　加皮五钱　薜皮五钱　麻黄五钱　透骨草五钱　川芎五钱　生地五钱　首乌五钱　紫荆皮五钱　丹皮五钱　乳香五钱　白芷五钱　白芍五钱　乌药五钱　菊花五钱　元参五钱　猴姜五钱　虎胫骨五钱　官桂一钱五分　丁香一钱五分　羌活二钱五分　全蝎二钱五分　沉香二钱五分　草乌二钱五分　甘草二钱五分　川乌二钱五分　木香二钱五分　红花二钱五分　白蔻二钱五分　秦艽四钱　小茴香四钱　天麻四钱　木瓜四钱　川牛膝三钱　细辛三钱　川连三钱　僵蚕三钱　当归八钱　防风一两

共研细末，炼蜜和丸。（丸药配方档）（清太医院配方）

川乌二两八钱　秦艽一两　甘松一两　茯苓一两　草乌二两八钱　朱砂一两六钱　南星二两　细辛二两　赤芍二两　羌活二两　天麻一两　川芎二两　赤小豆二两　当归一两　香附二两　白芷二两　白术一两　地龙一两六钱　乳香四钱　防风一两　桂枝一两　麻黄二两　没药四钱　甘草二两

蜜丸，重三钱。（清太医院秘录医方配本）

主治：

治三十六种风痛，七十二般气疼，诸虚不足，筋骨软弱，脾胃虚寒，冷如风吹，腰痛、背痛、筋痛、骨痛，四肢体痛，经年举发；或跌打损伤，伤筋动骨，久痛不止，及麻木无力，痿痹大虚，半身不遂，不能动履等症。每服一丸，临睡时用暖黄酒入生姜汁四五茶匙调服。盖被宜暖，有微汗出为度。此药舒筋活血，益气壮阳，健筋强骨。治虚寒风湿，腰痛腿痛，百发百中。忌酒色，壮少实热勿服。（清太医院配方）

此药乃异人所授，千金不易，不可轻视。专治三十六种风病，七十二般气疼，诸虚不足，筋骨软弱，脾胃虚寒，冷振风吹，腰痛背疼，筋疼骨痛，四肢体痛，经年举发；或跌打损伤，伤筋动骨，久痛不止，及麻木无力，痿痹大虚，半身不遂，不能动履等症。每服一丸，临睡时用暖黄酒入生姜汁四五茶匙调服。盖被宜暖，有微汗出为度。此药舒筋活血，调气壮阳，健筋强骨。治虚寒风湿，腰痛腿疼，百发百中。忌酒色，壮少实热勿服。（清太医院秘录医方配本）

卧龙丹

出处：

丸药配方档，药库丸散膏丹配方档；清太医院配方，风痰门；清太医院秘录医方配本，外科损伤门；太医院秘藏膏丹丸散方剂卷四；京师药行药目，伤寒门。

组成：

麝香四两　冰片四两　猪牙皂十二两　闹羊花十二两　灯草炭四十两　西牛黄二两四钱　细辛八两

共研细末，装瓷瓶内，封固。（丸药配方档）（清太医院配方）

灯心灰一两　细辛一钱　闹羊花三钱　牛黄一钱　梅片一钱　牙皂三钱　麝香一钱

共研细末。（清太医院秘录医方配本）

牛黄六分　蟾酥六分　冰片六分　麝香六分　月石二钱　焰硝二分　赤金六十张　朱砂二钱　草霜四钱　明雄二钱

共为极细面。（太医院秘藏膏丹丸散方剂）

主治：

- 治中寒、中暑，感瘴触秽，中满心烦，眩晕，胸腹急痛，外感头痛，绞肠、霍乱、痧气等症。用丹少许，吹入鼻中即愈。

- 治自缢二便未行，心口微温，大人中风中痰，小儿急热惊风，伤寒邪毒，瘟疫厥逆，并中邪中恶，不省人事等症。速用芦管连吹，取嚏即醒。

- 治文武痴痫，痰迷心窍，及天行时疫，霍乱吐泻，四肢发厥之症。用丹一二分，开水调吞。

- 治痈疽发背，无名肿毒，疔疮顽癣，用醋调涂。妇人乳痈，小儿丹毒痱疮，清水调敷即效。

- 治风火牙疼，走马牙疳，用丹搽之立验。

- 治蜈蚣、蛇蝎螫毒，用酒调涂，痛止即安。

凡六畜中疫，以此丹吹鼻或调灌立痊。（清太医院配方）

此方乃异人口授，云是武侯行军备用之丸，凡一切猝症，性命在顷刻间者，用之立可回生，无不神效。

- 治中寒中暑，感瘴触秽，中满神昏，心烦眩晕，胸腹急痛，外感头痛，绞肠、霍乱、痧气等症。用丹少许，吹入鼻中即愈。

- 治自缢二便未行，落水心口微温，大人中风中痰，小儿急慢惊风，伤寒邪郁，瘟疫厥逆，并中邪中恶，不省人事等症。用芦管连吹，更晓即醒。

- 治文武痴痫，痰迷心窍，及天行时疫，霍乱吐泻，四肢发厥之症。用丹一二分，开水调吐，其效如神。

- 治痈疽发背，无名肿毒，疔疮顽癣，用醋调涂。妇女乳痈，小儿丹毒痱疮，搽之立效。

- 治蜈蚣、蛇蝎诸虫螫毒，用酒调涂，止痛即安。

- 治风火牙疼，走马牙疳，用丹搽之，立效。

凡遇六畜中疫，以此丹吹鼻，或调灌，立痊，亦利物之一助也。此丹盛行以来，流传愈广，奇验愈多，功效之神，不能详述。凡居家远行，皆宜珍备，以治不虞，其功岂浅鲜哉！（又名诸葛行军散）（清太医院秘录医方配本）

五加皮酒

出处：

丸药配方档；清太医院配方，风痰门；清太医院秘录医方配本，风痰伤寒门；（五加皮药酒）太医院秘藏膏丹丸散方剂卷一；（五加皮药酒）京师药行药目，风痰门。

组成：

当归二钱　玫瑰二钱　栀子二钱　白蔻二钱　加皮二钱五分　红花二钱五分　佛手一钱　黄柏一钱　甘草一钱　白芷一钱　菊花一钱　知母一钱　木瓜一钱　官桂一钱　陈皮一钱　丁香一钱　玉竹五两　木香八分

用烧酒一罐加酒酿四斤，蜜十两，白糖一斤。若用酒料，系前开群药不兑酒。（丸药配方档）（清太医院配方）

木香三钱　陈皮五钱　郁金一两　枳壳三钱　檀香三钱　当归三钱　丁香三钱　栀子一两　红花一两　玫瑰五钱　五加皮二两　姜黄五钱　玉竹四两　薄荷五钱

上药加乾酒三十斤，冰糖五斤。白酒十斤。（清太医院秘录医方配本）

加皮四钱　羌活钱半　当归三钱　红花一钱　秦艽一钱　姜黄四两，后下　檀香一钱　丁香七分　杭芷一钱　砂仁一钱　官桂七分　木香八手　甘草钱半

泡酒二十五斤。（太医院秘藏膏丹丸散方剂）

主治：

治中风骨节拘挛，风湿痿痹，四肢挛急，两脚疼痛，风弱五缓，虚赢劳伤。男子肾囊湿汗，小便余沥；妇人阴气不足，腰脊疼痛。每日早晚量饮三五杯，能祛风湿，壮筋骨，顺气化痰，添精益髓。久服轻身耐老。（清太医院配方）

昔孟绰子、董士固相与言：宁得五加一把，不用金玉满车，言其贵也。今则制酒，能治中风，骨节拘挛，风湿痿痹，四肢挛急，两脚疼痛，风弱五缓，虚赢劳伤。男子肾囊湿汗，小便余沥；妇人阴气不足，腰脊疼痛。每日早晚量饮三五杯，能去风湿，壮筋骨，顺气化痰，添精补髓。久服轻身耐老，大有功益。（清太医院秘录医方配本）

此酒治手足顽麻，口眼歪斜，半身不遂，下部痿软，筋脉疼痛，寒湿诸痹，真火不足，脾胃不调，噎膈痞满，气滞积块，泄痢无度，肚腹冷痛，男子阳衰，女子赤白带下等症。每早晚饮一二小盅，立效。（太医院秘藏膏丹丸散方剂）

豨莶丸

出处：

丸药配方档，御药房丸散膏丹配方，散方；清太医院配方，风痰门；清太医院秘录医方配本，风痰伤寒门；太医院秘藏膏丹丸散方剂卷三；京师药行药目，风痰门。

组成：

豨莶草八两　人参一两　川芎四两　熟地四两　白芍四两　当归四两　天麻三两　灵仙三两　秦艽二两　木瓜二两　桂枝二两

共研细末，炼蜜和丸。（丸药配方档）（清太医院配方）

豨莶草，以五月五日、七月七日、九月九日采者佳。不拘多少，拣去粗梗，留枝、叶、花、子，酒拌蒸晒九次，为末，丸如梧桐子大。（清太医院秘录医方配本）

豨莶草一斤，蜜，酒拌，蒸九，晒干，为细末。

炼蜜为丸，如梧桐子大。（太医院秘藏膏丹丸散方剂）

主治：

治中风瘫痪，口眼歪斜，时吐痰沫，语言蹇涩，手足缓弱，麻木疼痛，筋骨痿软等症。每服二三钱，空心用温黄酒送下，米饮、白开水亦可。久服舒筋健骨，益气滋荣，搜风顺气，清热化痰，消除百病，耐老延年。（清太医院配方）

专治中风瘫痪，半身不遂，四肢软弱，口眼歪斜，时吐痰沫，语言蹇涩，手足缓弱，麻木疼痛，筋骨痿软等症。每服一丸，空心用温黄酒送下，米饮、白滚水亦可。久服舒筋健骨，益气滋荣，搜风顺气，清热化痰，消除百病，耐老延年，大有神效。（清太医院秘录医方配本）

餐食饮水，可作充肠之馔，饵松含柏，亦成救病之功。是以疗肌者不在于珍馐，愈病者何妨于异术。倘获济世之方，聊陈鄙物之邪。因换龙兴观，掘得一碑，内说修养气术，并药方二件。依方觅采，其草有异，金棱银丝，素茎枝荄，对节生枝，采合宜用。药本寻常，制法颇繁，但能久服，效有殊功。服至百服，筋骨轻健，耳目聪明。服至千服，精神倍长，语言清亮，齿根坚固，黑发乌须。又能益元气，疗诸风，强四肢，除麻痹，神敦。每服一丸，早晚白水送下。（太医院秘藏膏丹丸散方剂）

医痫无双丸

出处：

丸药配方档；清太医院配方，风痰门；清太医院秘录医方配本，风痰伤寒门；京师药行药目，同痰门。

组成：

荆芥穗_{四两}　白矾_{四两}

共研细末，水泛和丸。（丸药配方档）（清太医院配方）

荆穗_{一两}　白矾_{一两}

水法为丸，如绿豆大。（清太医院秘录医方配本）

主治：

治痫症，其病始发，忽然自倒在地，闷乱无知，口吐涎沫，角弓反张，目多上视，手足搐搦，筋急拘挛，痰涎壅盛，神志不安。小儿惊痫风搐；大人暗风、羊癫风，癫发叫如雷，或作六畜声者，风邪堵其气窍而声自变也。其病有一月一发，有一月数发，皆可治之。大人每服一钱，早晚各进一服。小儿量其大小，加减丸数。俱用淡姜汤兑竹沥一二茶匙送下。病久气虚者勿服。（清太医院配方）

此药专治痫症。其病之发也，忽然扑倒在地，闷乱无知，口吐涎沫，角弓反张，目多上视，手足搐搦，筋急拘挛，瘀涎壅盛，神志不安。小儿惊痫风搐；大人暗风、羊痫风癫，发叫如雷，或作六畜声音者，风邪堵其气窍而声自变也。其病有一月一发，一月数发，皆可治之。大人每服一钱，早晚各进一服。小儿量其大小，加减丸数。俱用淡姜汤兑竹沥一二茶匙送下。（清太医院秘录医方配本）

再造丸

出处：

丸药配方档，药库丸散膏丹配方档，上用丸散膏丹配方簿；清太医院配方，痰症门；慈禧光绪医方选议，慈禧太后各类效验医方；京师药行药目，风痰门。

组成：

蕲蛇二两　檀香三钱　地龙三钱　旱三七三钱　丁香一两　细辛一两　天竺黄二两　香附一两　乳香一两　青皮一两　蔻仁一两　茯苓一两　骨碎补一两　朱砂一两　附子二两　僵蚕二两　山甲一两　白术一两　龟板一两　当归一两　没药一两　乌药二两　毛橘红一两　建曲一两　红曲一两　人参一两　肉桂一两　元参一两　生地一两　防风二两　黄芪二两　首乌二两　甘草二两　黄连二两　生军一两　藿香一两　麻黄一两　萆薢二两　天麻二两　白芷一两　羌活一两　两头尖二两五钱　桑寄生二两五钱　全蝎二两五钱　牛黄二钱　犀角三钱　冰片三钱　麝香三钱

共研细末，炼蜜和丸，蜡壳封护。（丸药配方档）（清太医院配方）

光绪十一年正月二十六日，李德昌拟：再造丸。

蕲蛇一两,净肉　檀香二钱五分　细辛五钱　京牛黄一两五分　地龙二钱五分　香附五钱　旱三七二钱五分　青皮五钱　红曲二钱五分　防风一两　犀角三钱六分　山羊血五钱　大熟地一两　丁香五钱　天竺黄五钱　元参一两　片姜黄一钱五分　乳香五钱　蔻仁五钱　炙首乌一两　川芎一两　炙甘草一两　赤芍五钱　两头尖一两　桑寄生一两　葛根七钱五分　骨碎补五钱　辰砂五钱　虎胫五钱　川草薢一两　炙龟板五钱　冰片一钱二分　炙黄芪一两　茯苓五钱　川连一两　生军一两　藿香一两　麻黄一两　全蝎七钱五分,去钩　川附子五钱　僵蚕五钱,炒　炙山甲五钱　沉香五钱　天麻一两　当归五钱　白术五钱　草蔻一两　桂心一两　麝香二钱五分　人参一两　炙没药一两　炙灵仙七钱五分　羌活一两　白芷一两　血竭三钱六分　白芍一两　乌药一两

共为细末，蜜丸，重二钱。内用白灯花纸、蜡皮拈裹，外用蜡皮封固。（慈禧光绪医方选议）

主治：

治风湿诸痹，口眼歪斜，半身不遂，行步艰难，筋骨拘挛，手足疼痛，宣畅血气，通利经络。大者一丸，小者酌用。病在左部，用四物汤为引，当归、白芍、生地、川芎各一钱；病在右部，用四君子汤为引，白术一钱、人参一钱、茯苓一钱、甘草五分。如无人参，用黄芪代。其余用姜汤黄酒酌用。孕妇勿服。五种痫症，用金器煎汤送下。（清太医院配方）

追风丸

出处：

丸药配方档；清太医院配方，风痰门；京师药行药目，风痰门。

组成：

人参五钱　朱砂一两　丁香三钱　血竭三钱　红花三钱　全蝎三钱　沉香三钱　蔻仁三钱　僵蚕三钱　透骨草一两　灵仙一两　独活一两　黄芩一两　香附一两　熟军一两　青皮一两　元参一两　防风一两　白芷一两　菊花一两　白芍一两　丹皮一两　乳香一两　首乌一两　生地一两　川芎一两　麻黄一两　天

麻_{一两}　没药_{一两}　木瓜_{一两}　猴姜_{一两}　白藓皮_{一两}　川牛膝_{八钱}　细辛_{八钱}　官桂_{六钱}　麝香_{一钱}　冰片_{一钱}

共研细末，炼蜜和丸，蜡壳封护。（丸药配方档）（清太医院配方）

主治：

能舒筋活血，强筋健骨，虚寒风湿，风吹冷振，筋骨软弱，腰痛背痛，手足麻木，四肢疼痛，经年举发；或跌打损伤，伤筋动骨，不能动履，痿痹不仁，四痹五软，半身不遂，一切虚寒、风寒、潮湿、风湿、疼痛等症，悉皆治之，颇有速功。每服一丸，临睡时用暖黄酒入生姜汁四五茶匙调服。如有痰症，用淡姜汤汁，盖被宜暖，有微汗出为度。忌酒色，壮少年如实热勿服。（清太医院配方）

第二章 伤寒方

寸金丹

出处：

丸药配方档，御药房丸散膏丹配方；清太医院配方，伤寒门；太医院秘藏膏丹丸散方剂卷一；京师药行药目，伤寒门。

组成：

防风三两 羌活三两 乌药三两 前胡三两 白芷三两 广皮三两 半夏三两 赤苓三两 苍术三两 厚朴三两 藿香三两 苏叶三两 香附三两 川芎三两 木香三两 薄荷三两 草果三两 青皮三两 枳壳一两五钱 神曲一两五钱 甘草一两五钱 白蔻一两

共研细末，水泛和丸。（丸药配方档）（清太医院配方）

乌药 防风 羌活 前胡 川芎 白芷 半夏炙 陈皮 赤苓 缩砂 木香 藿香 紫苏 薄荷 苍术 香附 厚朴各三两 神曲五钱 枳壳二两五钱 甘草一两五钱 白豆蔻 草果仁各一两

共为细末，入神曲五两七钱五分，姜半斤取汁做锭，每锭二钱，外用朱砂四两为衣。每料重三斤十四两，碾筛每斤折伤四两，共应折十五两五钱，净得末二斤十四两五钱，入神曲五两七钱五分，共重三斤四两五钱五分，共得二百六十一锭。（太医院秘藏膏丹丸散方剂）

主治：

治男妇老幼中风、中寒、中暑、中痰，口眼歪斜，牙关紧急，不省人事；或内伤生冷，外感风寒，头疼发热，百节酸痛，咳嗽痰实，鼻流清涕，胸膈胀满，不思饮食；或出外不服水土，心腹疼痛，呕吐痰水；或受山岚瘴气，疟痢泄泻，妇人产后昏迷，恶露不尽；小儿急慢惊风。以上诸症，俱用淡姜汤送下。每服二钱，小儿加减丸数。（清太医院配方）

此药专治男妇老幼中风、中暑、中寒、中气，口眼歪斜，牙关紧闭，不省人事；或内伤生冷，外感风寒，头疼发热，骨节酸痛，咳嗽痰涎，鼻流清涕，胸膈胀满，不思饮食；或出外不服水土，腹心疼痛，呕吐痰水；或受山岚瘴气，疟疾泄泻，妇人产后昏迷，恶露不尽；小儿急慢惊风。以上诸症，俱用淡姜汤送下。每服一丸，小儿半丸。（太医院秘藏膏丹丸散方剂）

代天宣化丸

出处：

丸药配方档；清太医院配方，伤寒门；清太医院秘录医方配本，风痰伤寒门；京师药行药目，伤寒门。

组成：

人中黄_{属土二两, 甲已为君} 栀子_{属木, 二两, 丁壬为君} 黄芩_{属金二两, 乙庚为君} 黄连_{属火二两, 戊癸为君} 川黄柏_{属水二两, 丙辛为君} 苦参_{一两} 芥穗_{一两} 连翘_{一两} 豆根_{一两} 苏叶_{一两} 牛蒡_{一两} 防风_{一两}

著合此药先著年，但君者加倍用之，其余之药作减半用之。共研细末，冬雪煮升麻汤，同竹沥膏水和匀，水泛和丸，雄黄为衣。（丸药配方档）（清太医院配方）

人中_{黄甲巳年属土为君} 黄芩_{乙庚年属金为君} 黄柏_{丙辛年属水为君} 栀子丁_{壬年属木为君} 黄连_{戊癸年属火为君} 苦参 荆芥穗 防风 连翘 牛蒡子 豆根 苏叶

先视其年所属之药，其年主岁者为君，倍之。为臣者半之，为佐又半之。共为细末，于冬至日取雪水煮升麻和竹沥，水打神曲糊为丸，如绿豆大，朱砂、雄黄为衣。（清太医院秘录医方配本）

主治：

运气症治者，所以参天地阴阳之理，明五行衰旺之机。考气候之寒温，察民病之凶吉。推加临补泻之法，施寒热温凉之剂。古人云：治时病不知运气，如涉海问津。此丸药味合五运六气，以各年所属五行，轮流为君。专治时行疫疠，伤寒头疼，口苦舌干，咽喉肿痛，小水赤黄，心火炽盛，发斑瘾疹，项强拘急，牙痛耳痛，腮颊肿痛，及小儿痘疹初起，夜卧不安，烦躁火盛之症，皆可服之。每服一钱，小儿加减丸数，用竹叶灯心汤，不拘时送下。（清太医院配方）

运气证治者，所以参天地阴阳之理，明五行衰旺之机。考气候之寒温，察民病之凶吉。推加临补泻之法，施寒温凉热之剂。古人云：治时病不知运气，如涉海问津。此丸药味合五运六气，以各年所属五行，轮流为君。专治时行疫疠，伤寒头疼，口苦舌干，咽喉肿痛，小水赤黄，心火炽盛，发斑瘾疹，项强拘急，牙痛耳痛，腮颊肿痛，及小儿痘疹初起，夜卧不安，烦躁火盛之症，皆可服之。每服一钱，小儿减半，用竹叶灯心汤，不拘时送下。（清太医院秘录医方配本）

防风通圣丸

出处：

丸药配方档，御药房丸散膏丹配方，京师药行丸散膏丹配方；清太医院配方，伤寒门；清太医院秘录医方配本，风痰伤寒门；太医院秘藏膏丹丸散方剂卷二；京师药行药目，伤寒门。

组成：

防风_{二两} 芥穗_{二两} 赤芍_{二两} 薄荷_{二两} 川芎_{二两} 连翘_{二两} 栀子_{二两} 黄芩_{二两} 桔梗_{二两} 麻黄_{二两} 白芷_{二两} 石膏_{二两} 滑石_{二两} 归尾_{二两} 甘草_{二两}

共研细末，水泛和丸。（丸药配方档）（清太医院配方）

《诀》曰：防风通圣大黄硝，荆芥麻黄栀芍翘，甘桔芎归膏滑石，薄荷芩术力偏饶。表里交攻阳热盛，外科疡毒总能消。

防风_{一两} 荆芥_{一两} 连翘_{一两} 麻黄_{一两} 当归_{一两} 赤芍_{一两} 白术_{一两} 山栀_{一两} 薄荷_{一两} 川芎_{一两} 桔梗_{一两} 甘草_{五钱} 黄芩_{二两} 石膏_{二两} 滑石_{三两} 生军_{五钱} 朴硝_{五钱}

共末，用姜葱豆豉煎水，丸如桐子大。（清太医院秘录医方配本）

防风　大黄　白术　川芎　白芍　石膏　当归　荆芥　黄芩　栀子　桔梗　滑石　连翘_{各一两}　麻黄_{五钱}　薄荷_{七钱}　朴硝_{七钱}　甘草_{五钱}

共为细末，水叠为丸，如梧桐子大。（太医院秘藏膏丹丸散方剂）

主治：

治风热蕴结，气血凝滞，头痛腰酸，鼻塞清涕，周身骨节疼痛，憎寒壮热，口苦舌干，咽喉不利，咳嗽声哑，一切初起伤风伤寒，并皆治之。每服一钱五分，用茶清送下。（清太医院配方）

专治风热郁结，寒火凝滞，头目不清，咽喉不利。或疼或肿，发热发赤，咳嗽痰喘，溲便淋闭，舌强口噤，谵语妄言，瘫痪麻木，癫狂惊悸，跌打损伤，疥癣癫疬，伤风伤寒，感冒瘟疫，时毒肿毒，初起痈疽，风刺瘾疹，斑热发紫。此药解表通里，并皆治之。每服二钱，淡姜汤送下，清茶亦可。（清太医院秘录医方配本）

治风热郁结，寒火相激，头目不清，咽喉不利。或疼或肿，发热发赤，咳嗽痰喘，溲便淋闭，舌强口噤，语言谵妄，瘫痪麻木，癫狂惊悸，伤风伤寒，感冒瘟疫时毒，肿毒初起，痈疽风刺瘾疹。此药发表通里，并皆治之。每服二钱，姜汤送下。（太医院秘藏膏丹丸散方剂）

和解丸

出处：

丸药配方档；清太医院配方，伤寒门；清太医院秘录医方配本，风痰伤寒门；京师药行药目，伤寒门。

组成：

滑石_{二两}　桔梗_{二两}　朴硝_{二两}　当归_{二两}　甘草_{二两}　川芎_{二两}　豆豉_{二两}　连翘_{二两}　石膏_{二两}　大黄_{二两}　防风_{二两}　白芷_{二两}　赤芍_{二两}　荆芥穗_{二两}　黄芩_{二两}　薄荷_{二两}　麻黄_{二两}　栀子_{二两, 炒}

共研细末，水泛和丸。（丸药配方档）（清太医院配方）

滑石_{一斤十四两}　甘草_{十两}　石膏_{七两}　桔梗_{五两}　防风_{五两}　川芎_{五两}　当归_{五两}　赤芍_{五两}　大黄_{五两}　薄荷_{五两}　皮硝_{五两}　白术_{五两}　麻黄_{五两}　连翘_{五两}　荆芥_{五两}　栀子_{五两}　豆豉_{三两}　黄芩_{七两}

水法为丸，如绿豆大。（清太医院秘录医方配本）

主治：

治伤寒伤风，四时瘟疫头疼，身热无汗，百节酸疼，憎寒口苦，壮热恶寒，鼻流清涕，咳嗽声哑，寒火相急，并皆治之。每服一二钱，用姜汤送下，葱酒亦可。火盛，用茶清送下，出汗为度。（清太医院配方）

专治伤寒伤风，四时瘟疫头疼，身热无汗，百节酸痛，憎寒口苦，壮热憎寒，鼻流清涕，咳嗽声哑，寒火相急，并皆治之。每服一二钱，姜汤送下，葱酒亦可。火盛，茶清送下，出汗为度。兼治瘟疹疥癣及大小风热，疮毒痈疽等症。服之解表发毒，神效。（清太医院秘录医方配本）

精制灵砂丹

出处：

丸药配方档；清太医院配方，伤寒门；清太医院秘录医方配本，补益虚损门；京师药行药目，伤寒门。

组成：

人参_一两　白术_一两　当归_一两　川芎_一两　荆芥穗_一两　薄荷_一两　黄芩_一两　炒山栀_一两　细辛_一两　大黄_二两　桔梗_一两　菊花_一两　天麻_一两　全蝎_二两　白芍_一两　防风_二两　连翘_二两　寒水石_二两　独活_二两　羌活_三两　滑石_六两　石膏_二两　砂仁_六钱

共研细末，炼蜜和丸。（丸药配方档）（清太医院配方）

川芎_三两　麻黄_二两　细辛_二两　全蝎_二两　荆芥_三两　连翘_三两　白芷_三两　菊花_三两　赤芍_三两　当归_三两　栀子_三两　枳壳_二两　石膏_八两　大黄_三两　滑石_三两　桔梗_三两　砂仁_二两　黄芩_三两　甘草_三两

炼蜜为丸，朱砂为衣。（清太医院秘录医方配本）

主治：

治风热郁结，气血蕴滞，头目昏眩，鼻塞声重，痰涎清涕，口苦舌干，咽喉不利，胸膈疼闷，咳嗽痰实，肠胃燥涩，小便赤黄，及偏正头疼，发落齿痛，遍身麻木，疥癣疮疖，一切风热之症，并皆治之。每服一二丸，食远或临睡细嚼，用茶清送下。四时感冒，伤寒无汗，用葱或姜汤送下，或葱酒下；伤风有热，用白开水送下；火盛，用茶清送下；瘟疫邪气，用淡姜汤送下。（清太医院配方）

治伤风伤寒，偏正头疼，寒水相结，鼻塞不通，上焦火盛，眼目晕花等症。（清太医院秘录医方配本）

理中丸

出处：

丸药配方档；清太医院配方，伤寒门；京师药行药目，伤寒门。

组成：

人参_一两　干姜_一两　甘草_一两，制　白术_二两

共研细末，炼蜜和丸。（丸药配方档）（清太医院配方）

主治：

寒中太阴，中脘疼痛，手足厥冷，脐腹冷痛，胃停寒痰，自利不渴，寒泻寒吐，虚寒诸病，面色青黄，脉息沉迟，如痞满胃寒，霍乱吐泻不渴；或过食生冷肚痛；或脾胃虚寒，饮食不思，食物不化；或厥阴饥不能食，食即吐蛔等症。每服一丸，病甚二丸，不拘时用淡姜汤送下，白开水亦可。忌食生冷。（清太医院配方）

灵宝如意丹

出处：

丸药配方档；清太医院配方，杂治门；清太医院秘录医方配本，外科损伤门；京师药行药目，风痰门。

组成：

蟾酥一钱　天麻一钱　苦葶苈一钱　朱砂一钱五分　雄黄一钱五分　血竭一钱五分　白粉霜一钱五分　银朱一钱五分　硼砂一钱五分　人参五分　熊胆五分　麝香一分　冰片一分　牛黄三分　珍珠三分

共研细末，水泛和丸，朱砂衣。（丸药配方档）（清太医院配方）

人参一两　白粉霜二两　朱砂二两　雄黄二两　血竭二两　蟾酥二两　天麻二两　硼砂二两　冰片三钱　麝香三钱　银珠二两

水法为丸，如粟米大，朱砂为衣。（清太医院秘录医方配本）

主治：

- 伤寒三日或三四日，不论传经不传，风寒咳嗽，一切初起恶疮，五疔恶毒等症，俱用葱须、姜、黄酒热服，取汗。
- 肿烂太甚，用津液研二丸涂疮上，再将黄酒送下一服，即愈。
- 疔或走疔，用法同上，黄酒服。要挑破疔头，再用药丸入内，用膏贴上自消。
- 诸疮破者，黄芪金银花汤送下。
- 温症疹子不出，葱姜黄酒送下。
- 疟疾，车前子槟榔汤送下。
- 胃寒气痛，姜汤送下。
- 咽喉胸膈疼痛，桔梗柿蒂汤送下。
- 蛊症胃痛，槟榔汤送下。
- 中风不语，姜汤送下。
- 口眼歪斜，手足麻木，姜黄桂枝汤送下。
- 腿脚疼痛，桑寄生牛膝汤送下。
- 白痢，吴茱萸汤送下。
- 红痢，金银花汤送下。
- 噤口痢，石莲子汤送下。
- 泻痢，黄连汤送下。
- 水泻，车前子汤送下。
- 饥饱劳碌，沙参汤送下。
- 忘前失后，石菖蒲汤送下。
- 四肢无力，牛膝汤送下。
- 水蛊，车前汤送下。
- 气蛊，香附柿蒂汤送下。
- 疟腮，嚼化一丸。
- 酒毒，陈皮汤送下。
- 大小便不通，白开水送下。

- 偏坠，小茴香汤送下。
- 小便尿血，车前子汤送下。
- 白浊下淋，葱须汤送下。
- 癫痫，即风迷，姜汤送下。
- 痰症，姜汤送下。
- 鬼迷疯魔，桃仁汤送下。
- 转筋霍乱，木瓜汤送下。
- 怀孕过月不生，用风吹落的秋秋汤送下，即产。
- 产后血迷，炒荆芥穗汤送下。
- 子死腹中，白芥子汤送下。
- 产后腹胀，厚朴汤送下。
- 产后见神见鬼，当归汤送下，炒荆芥穗汤亦可。
- 小儿痘疹，麦芽汤送下。
- 蝎螫虫咬，黄酒送下。
- 牙疼，姜汤送下。含一粒在患处亦可，止痛。
- 跌打损伤坠马，不省人事，黄酒童便送下。
- 杨梅初起，姜黄酒热服，取汗。再进一服，白开水送下。
- 火烧烫泡，服一付，毒火不致内攻。
- 小儿有积，用一丸。
- 小儿乳积、食积，风寒惊吓症，无有不效。并治不辨不明之症，服一付即愈，俱用
白开水送下。

　　大人十几粒；小儿四五粒，随症调引。孕妇勿服。（清太医院配方）
- 治伤寒，或一二日，或三四日，不论传经不传经，风寒咳嗽。
- 治初起五疔毒恶等病，以上俱用姜、葱须、黄酒，热服出汗。
- 治肿烂太甚，用津液研二丸，涂疔上，再用黄酒送下一服，即愈。
- 治疔毒走黄，同前黄酒热服。用针挑破疔头，用药二丸入内，用膏药贴上，肿自消。
- 治诸疮破者，黄芪金银花汤下。
- 治瘟疹不出，姜葱黄酒下。
- 治疟疾，草果槟榔汤下。
- 治胃寒气冷，姜汤下。
- 治咽喉胸膈疼痛，桔梗柿蒂汤下。
- 治蛊症，心胃疼痛，槟榔汤下。
- 治中风不语，姜汤下。
- 治口眼歪斜，手足麻木，姜黄桂枝汤下。
- 治腿脚疼痛，桑寄生牛膝汤下。
- 治白痢，吴萸汤下。
- 治红痢，银花汤下。
- 治噤口痢，石莲子汤下。
- 治泻痢，黄连汤下。

- 治水泻，车前子汤下。
- 治饥饱劳碌，沙参汤下。
- 治忘前失后，石菖蒲汤下。
- 治四肢无力，牛膝汤下。
- 治水蛊，葶苈汤下。
- 治气蛊，木香柿蒂汤下。
- 治疟腮，嚼化一丸。
- 治酒毒，陈皮汤下。
- 治大小便不通，蜜水下。
- 治偏坠，小茴香汤下。
- 治小便尿血，车前子汤下。
- 治白浊下淋，葱须汤下。
- 治癫痫，即风迷，姜汤下。
- 治厥症，姜汤下。
- 治鬼迷、鬼魇、鬼叫，桃仁汤下。
- 治初热自汗，白糖汤下。
- 治筋转霍乱，木瓜汤下。
- 治妇人胎热，清茶下。
- 治怀孕过月不产，用风吹落的秋秋汤下，即高粱粒花。
- 治产后血迷，炒荆芥穗汤下。
- 治子死腹中，白芥子汤下。
- 治产后腹胀，厚朴汤下。
- 治产后见神见鬼，当归汤下，焙荆芥汤亦可。
- 治小儿痘疹，麦芽汤下。
- 治蝎蜇虫咬，黄酒下。
- 治牙疼，姜汤下，含一粒在患处，亦可止疼。
- 治跌打损伤坠马，不省人事，黄酒或童便下。
- 治杨梅初起，姜、葱须、黄酒热服取汗，再进一服，次用滚白水下。
- 治火烧汤烫，服一服，火毒不致内攻。
- 治小儿奶积食积，风寒惊啼等症，服之无不有效。并及辨不明之症，服之自愈，俱用滚水送下。大人每服十数丸，小儿七八丸，斟酌用之，无不神效。（清太医院秘录医方配本）

普济通眩丸

出处：

丸药配方档；清太医院配方，伤寒门；清太医院秘录医方配本，风痰伤寒门；京师药行药目，伤寒门。

组成：

川连_{五两} 黄芩_{五两} 元参_{四两} 陈皮_{四两} 连翘_{四两} 僵蚕_{四两} 马勃_{四两} 板蓝根_{四两} 柴胡_{四两} 甘草_{四两} 干葛_{四两} 花粉_{四两} 黄柏_{四两} 牛蒡_{六两} 桔梗_{六两} 薄荷_{三两} 赤芍_{三两} 羌活_{三两} 升麻_{一两五钱} 青黛_{一两五钱}

共研细末，水泛和丸。（丸药配方档）（清太医院配方）

牛蒡子_{四两} 白芷_{三两} 川芎_{三两} 防风_{四两} 元参_{三两} 赤芍_{三两} 花粉_{三两} 葛根_{二两} 淡竹叶_{二两} 连翘_{四两} 桔梗_{四两} 豆根_{二两} 荆芥_{四两} 川连_{二两} 甘草_{二两} 薄荷_{二两} 石膏_{二两}

水法为丸，如绿豆大，青黛、黄柏为衣。（清太医院秘录医方配本）

主治：

治四气不正，瘟疫伤寒，头疼身热，脊强眼胀，口苦无味，恶心呕吐，不思饮食，遍身节骨酸痛，壮热憎寒，咽喉肿痛，咳嗽痰喘，夜卧不宁；或感冒伤风，鼻塞清涕，偏正头风，麻木不仁等症。每服一二钱，用白开水送下。小儿伤寒、伤风、瘟疹，每服三五分，用芫荽汤化下。时行瘟病，用酸梅二三枚，煎汤送下。（清太医院配方）

专治四时不正，瘟疫伤寒，头疼身热，脊强眼胀，口苦无味，恶心呕吐，不思饮食，遍身骨节酸疼，壮热憎寒，咽喉肿痛，咳嗽痰喘，夜卧不安；或感冒伤寒，鼻塞清涕，偏正头风，麻木不仁，并湿热风毒等症。每服一二钱，白滚水送下。小儿伤寒、伤风、瘟疹，每服三五分，芫荽汤化下。（清太医院秘录医方配本）

清瘟解毒丸

出处：

丸药配方档，御药房丸散膏丹配方，上用丸散膏丹配方簿，京师药行丸散膏丹配方；清太医院配方，伤寒门；清太医院秘录医方配本，风痰伤寒门；太医院秘藏膏丹丸散方剂卷三；慈禧光绪医方选议，慈禧太后各类效验医方，光绪皇帝其他效验医方；京师药行药目，瘟疫门。

组成：

元参_{二两} 花粉_{二两} 淡竹叶_{二两} 连翘_{二两} 黄芩_{二两} 银花_{二两} 桔梗_{二两} 川芎_{二两} 柴胡_{二两} 生地_{二两} 防风_{二两} 干葛_{二两} 羌活_{二两} 白芷_{二两} 豆根_{二两} 赤芍_{二两} 甘草_{一两}

共研细末，炼蜜和丸。（丸药配方档）（清太医院配方）

广皮_{十二两} 山楂_{十二两} 半夏_{十二两} 生地_{斤半} 赤苓_{十二两} 黄芩_{十二两} 苍术_{六两} 黄柏_{斤半} 厚朴_{十二两} 丹皮_{十二两} 升麻_{六两} 栀子_{斤半} 枳实_{十二两} 川连_{十二两} 木通_{六两} 石膏_{二斤四两} 甘草_{六两}

水法为小丸。（清太医院秘录医方配本）

黄芩_{二两} 元参_{三两} 桔梗_{二两} 陈皮_{二两} 黄连_{一两五钱} 升麻_{三两} 马勃_{一两} 薄荷_{一两} 牛蒡_{一两五钱} 柴胡_{一两} 板蓝根_{一两五钱} 连翘_{二两} 姜蚕_{二两} 人中黄_{一两} 炒栀_{二两} 豆鼓_{二两，淡} 犀角_{一两}

共为细末，炼蜜为丸，重三钱。（太医院秘藏膏丹丸散方剂）

光绪十年四月十一日，清瘟解毒丸。

黄芩_{二两} 元参_{三两} 桔梗_{二两} 陈皮_{二两} 黄连_{一两五钱} 升麻_{五钱} 马勃_{一两五钱} 牛蒡子_{一两五钱} 柴胡_{一两} 连翘_{二两} 板蓝根_{一两五钱} 僵蚕_{二两} 人中黄_{一两五钱} 山栀_{二两，炒} 豆豉_{二两} 犀角_{一两} 薄荷_{一两}

共研细面，炼蜜为丸，每丸重三钱。

评议：此方系普济消毒饮加味，不仅能疏风散邪，清热解毒，而且加入人中黄、犀角、山栀和豆豉，使本方清解之力更大，用于瘟毒，颇为合适。

光绪□年□月□日，清瘟解毒丸一料。

黄芩_{二两} 元参_{三两} 桔梗_{二两} 陈皮_{二两} 黄连_{二钱} 升麻_{五钱} 马勃_{一两五钱} 牛蒡子_{一两五钱} 柴胡_{一两} 连翘_{二两} 板蓝根_{一两五钱} 僵蚕_{二两} 人中黄_{一两五钱} 栀子_{二两，炒} 豆豉_{二两} 犀角_{一两} 薄荷_{一两}

共研极细末，炼蜜为丸。（慈禧光绪医方选议）

主治：

凡人正气足，则瘟毒之气不得沾染，一沾染则未免头疼身热，骨节酸疼，四肢发软，口苦舌干。此丸治四时不正之气，一切风寒瘟毒热症，兼能清里。每服一丸，少壮者二三丸，俱用姜汤送下。（清太医院配方）

专治心胃火盛，脏腑积热，火盛伤阴，面赤身热，咽喉肿痛，口舌生疮，咳嗽声哑，吐血衄血，牙齿疼痛，耳鸣作痒，腮颊肿痛，牙龈出血，烦闷不快，睡卧不安，津液不生，消渴引饮，小便赤黄，一切口燥舌干，胃热牙宣等症，并皆治之。每服一二钱，食远临卧，茶清送下。孕妇忌服。（清太医院秘录医方配本）

专治四时不正，瘟疫伤寒，头痛心热，脊强胁胀，口苦无味，心烦呕吐，不思饮食，遍身疼痛，憎寒壮热，咽喉肿痛，咳嗽痰喘，睡卧不安；或感冒伤风，鼻流清涕，偏正头风，麻木不仁，山岚瘴气。每服一丸，淡姜汤送下。瘟热风毒，疥癣疮毒等症，俱用白汤送下。（太医院秘藏膏丹丸散方剂）

神仙冲和丹

出处：

丸药配方档；清太医院配方，伤寒门；清太医院秘录医方配本，风痰伤寒门；京师药行药目，伤寒门。

组成：

羌活_{一两五钱} 防风_{一两五钱} 生地_{一两五钱} 苍术_{一两五钱} 黄芩_{一两五钱} 川芎_{一两五钱} 白芷_{一两五钱} 甘草_{五钱} 细辛_{五钱}

共研细末，炼蜜和丸，朱砂为衣。（丸药配方档）（清太医院配方）

羌活_{一两五钱} 细辛_{五钱} 白芷_{一两} 黄芩_{一两} 防风_{一两五钱} 川芎_{一两} 生地_{一两} 苏叶_{一两} 苍术_{一两五钱} 甘草_{一两}

蜜丸，重三钱，朱衣。（清太医院秘录医方配本）

主治：

治风寒感冒头疼，身热无汗，腰痛脊弱，遍身骨节酸疼，憎寒毛耸，壮热畏寒，乍冷乍热，口苦无味。每服二丸，不拘时细嚼，用姜汤送下。伤寒，用葱酒送下，出汗为度。四时疫疠，瘟症发斑瘾疹，已出未出，用芫荽汤送下。鬼犯疙瘩，用姜汤送下。伤风鼻塞头眩，寒火相急，风寒咳嗽等症，俱用茶清送下。兼治中风郁热，项强拘急，肩痛背痛，四肢痛风，破伤风等症，俱用淡姜汤送下。忌食椒、酒、厚味等物，戒食一二日，避风

寒，暑月勿服。（清太医院配方）

专治风寒感冒，头痛身热无汗，腰痛脊强，遍身骨节酸痛，憎寒毛耸，壮热长寒，乍冷乍热，口苦无味。每服二丸，不拘时细嚼，用姜汤送下。伤寒，用葱汤送下，出汗为度。四时疫疠，瘟症发斑瘾疹，已出未出，用芫荽汤送下。鬼犯疙瘩，用姜汤送下。伤风鼻塞头眩，寒火相急，风寒咳嗽等症，俱用茶清送下。专治中风郁热，项强拘急，肩痛背痛，四肢痛风，破伤风等症，俱用淡姜汤送下。（清太医院秘录医方配本）

神应救苦丹

出处：

丸药配方档；清太医院配方，伤寒门；京师药行药目，伤寒门。

组成：

生大黄_{四两}　槟榔_{四两}　牙皂_{四两}

共研细末，水泛和丸。（丸药配方档）（清太医院配方）

主治：

治伤寒感冒，恶寒头疼，发热无汗，腰脊项强，浑身肢节疼痛、目痛，鼻干不眠，乍寒乍热，呕而口苦，肚腹疼痛，大便实者；或潮热自汗，谵语发渴，扬手掷足，揭衣狂妄、斑黄等症。每服一二钱，用绿豆汤送下。（清太医院配方）

神应七宝丹

出处：

丸药配方档；清太医院配方，伤寒门；清太医院秘录医方配本，风痰伤寒门；京师药行药目，伤寒门。

组成：

常山_{四两}　槟榔_{四两}　草果_{四两}　陈皮_{四两}　麦芽_{四两}　青皮_{四两}　山楂_{四两}　神曲_{四两}　熟军_{四两}
三棱_{四两}　莪术_{四两}　枳实_{四两}　厚朴_{四两}　萝卜子_{四两}　甘草_{四两}

共研细末，水泛和丸。（丸药配方档）（清太医院配方）

柴胡_{八两}　浙贝_{八两}　草果_{八两}　甘草_{四两}　槟榔_{六两}　陈皮_{八两}　常山_{六两}　知母_{八两}　厚朴_{八两}
苍术_{八两}　青皮_{六两}

水法为小丸。（清太医院秘录医方配本）

主治：

治诸疟，不论先寒后热，先热后寒，或寒热独作，或连日并发，或间日一发。其症头疼恶心，烦渴引饮，气息喘急，口苦咽干，肢体倦怠，乏力少食，一切新久虚实寒热，诸般瘟疟、瘴疟、寒疟、风疟、痰疟、食疟，并皆治之。无汗，用葱白三寸煎汤送下。有汗，用桂枝煎汤送下。伤暑疟疫，用香薷扁豆煎汤送下。余俱用白开水送下。每服二钱，早晚各进一服。忌食椒、酒、辛热等物。（清太医院配方）

此药专治诸疟，不论先寒后热，先热后寒，或寒热独作，或连日并发，或间日一发。其症头疼恶心，烦渴引饮，气息喘急，口苦咽干，肢体倦怠，乏力少食，一切新久虚实寒热，诸般瘟疟、瘴疟、寒疟、风疟、痰疟、食疟，并皆治之。无汗，葱白三寸煎汤送下。有汗，用桂枝煎汤送下。伤暑疟疫，用香薷扁豆煎汤送下。余用白滚水送下。每服二钱，早晚各进一服，忌食酒、生冷之物。（清太医院秘录医方配本）

双解通圣丸

出处：

丸药配方档，京师药行丸散膏丹配方；清太医院配方，伤寒门；清太医院秘录医方配本，风痰伤寒门；京师药行药目，伤寒门。

组成：

大黄_二两_　朴硝_二两_　防风_二两_　荆穗_二两_　赤芍_二两_　薄荷_二两_　川芎_二两_　连翘_二两_　栀子_二两_　黄芩_二两_　桔梗_二两_　麻黄_二两_　白芷_二两_　石膏_二两_　滑石_二两_　归尾_二两_　甘草_二两_

共研细末，水泛和丸。（丸药配方档）（清太医院配方）

防风_二两_　荆芥_二两_　连翘_二两_　麻黄_二两_　当归_二两_　赤芍_二两_　苍术_二两_　山栀_二两_　薄荷_二两_　川芎_二两_　桔梗_二两_　甘草_二两_　黄芩_二两_　石膏_二两_　滑石_六两_

水法为小丸，滑石为衣。（清太医院秘录医方配本）

主治：

治风热郁结，气血凝滞，头痛腰痿，鼻塞音哑，周身骨节疼痛，痰涎清涕，憎寒壮热，口苦舌干，咽喉不利，胸膈痞闷，寒火咳嗽，脾胃燥涩，大小便黄色不通，及偏正头痛，牙痛耳痛，腮颊肿痛，遍身麻木，疥癣疮疖，一切风寒温热之症。每服一钱五分，用茶清送下。（清太医院配方）

治风热郁结，气血蕴滞，头痛腰酸，鼻塞声哑，周身骨节疼痛，痰涎清涕，憎寒壮热，口苦舌疮，咽喉不利，胸膈痞闷，寒火咳嗽，肠胃燥涩，大小便黄色不通，及偏正头痛，牙痛，耳痛，耳聋，腮颊肿痛，遍身麻木不仁，顽癣疮疖，一切风寒温热之症，并皆治之。每服二钱，用茶清送下，白滚水亦可。（清太医院秘录医方配本）

万应丹

出处：

丸药配方档；清太医院秘录医方配本，风痰伤寒门。

组成：

京牛黄_三钱_　轻粉_一钱_　血竭_一钱五分_　儿茶_五分_　雄黄_一钱_　丁香_五分_　巴豆霜_三钱，去皮油_　沉香_五分_　木香_七分_　鸦片_六分_　冰片_三分_　牙皂_八分，炙黄色_

共细末，煮枣肉为丸，朱衣。

主治：

治一切四时伤寒，瘟疫中暑，风痰头疼，身热、吐泻、痢疾，心腹疼痛。重者二丸，轻者一丸。如绿豆大，冷水下。（清太医院秘录医方配本）

五积散丸

出处：

丸药配方档，京师药行丸散膏丹配方；清太医院配方，伤寒门；清太医院秘录医方配本，风痰伤寒门；京师药行药目，伤寒门。

组成：

苍术七钱　厚朴六钱　陈皮六钱　麻黄四钱　肉桂三钱　干姜三钱　当归八钱　白芍八钱　半夏四钱　茯苓八钱　桔梗八钱　枳壳七钱　川芎八钱　白芷六钱　甘草三钱

共研细末，水泛和丸。（丸药配方档）（清太医院配方）

麻黄四两　苍术六两　白芷六两　白芍八两　当归八两　川芎八两　枳壳七两　桔梗八两　肉桂三两　厚朴六两　茯苓四两　陈皮六两　半夏四两　干姜三两　甘草三两

共为细末，水法为小丸。（清太医院秘录医方配本）

主治：

治感冒寒邪，头疼身痛，腰背项急，恶寒呕吐，遇寒腹痛；或外感风寒，内伤生冷，遇受寒温，克于经络，身痛腰酸，及寒中少阴，脐腹疼痛。每服一二钱，病重二三钱，用姜汤送下。寒温无汗，用葱姜汤送下。妇人虚寒，小腹疼痛，经脉不行，酒下。忌食生冷，戒风寒。（清太医院配方）

治寒积、食积、气积、血积、痰积，中寒冷痛，及感冒寒邪，头疼身痛，腰背拘急，恶寒呕吐，遇寒腹痛；或外感风寒，内伤生冷，过受寒湿，克于经络，身疼腰酸，及寒中少阴，脐腹疼痛。每服二三钱，姜汤送下。寒湿无汗，葱姜汤下。（清太医院秘录医方配本）

消风百解发汗散

出处：

丸药配方档；清太医院配方，伤寒门；清太医院秘录医方配本，风痰伤寒门；京师药行药目，伤寒门。

组成：

荆芥二两　防风二两　麻黄二两　羌活二两　葛根二两　白芷一两　细辛一两　川芎一两　陈皮一两　苍术一两五钱

共研细末。（丸药配方档）（清太医院配方）

荆穗八两　白芷六两　陈皮六两　麻黄八两　苍术四两　干姜四两　甘草四两

共为极细末。（清太医院秘录医方配本）

主治：

治四时瘟疫伤寒，发热头疼，憎寒壮热，无汗、眼胀、口苦、舌干、咽痛，遍身沉重，骨节酸疼，及伤风鼻塞，咳嗽清涕，声哑失音，一切寒火相急外感风寒等症。每服一钱，重用二钱，用姜汤送下，葱酒亦可。有火，用白开水送下，有汗，速出神效。（清太医院配方）

治四时瘟疫，伤寒发热头疼，天行不正之气，乍寒乍热，发渴头疼，心烦不宁，口苦舌干，无汗伤风伤寒，鼻塞声重气闭，身体疼痛，脊痛项强，头目眩晕，一切风寒等症，并皆治之。每服三钱，姜汤调服。（清太医院秘录医方配本）

选料大灵砂丹

出处：

丸药配方档；清太医院配方，伤寒门；清太医院秘录医方配本，风痰伤寒门；京师药行药目，伤寒门。

组成：

天麻一两　薄荷一两　半夏一两　甘草一两　连翘一两　细辛一两　葛根一两　石膏二两　川芎一两　栀子一两　独活一两　桔梗二两　防风二两　麻黄二两　芥穗二两　羌活二两　赤芍二两　砂仁二两　陈皮二两　菊花二两　滑石二两　苏叶二两　白芷

共研细末，炼蜜和丸，朱砂为衣。（丸药配方档）（清太医院配方）

天麻四两　独活四两　细辛四两　羌活四两　连翘四两　薄荷四两　川芎一两　栀子一两　黄芩一两　熟军一两　全蝎一两　菊花一两　石膏四两　荆穗一两　党参一两　防风四两　当归一两　白术一两　桔梗二两　滑石四两　砂仁二两　寒水石二两　甘草二两

蜜为丸，重四钱，辰砂为衣。（清太医院秘录医方配本）

主治：

治风热郁结，气血蕴滞，头目昏眩，鼻塞声重，痰涎清涕，口苦舌干，咽嗌不利，胸腹痞闷，咳嗽痰实，肠胃燥涩，小便赤黄；或肾水阴虚，心火炽盛，及偏正头疼，发落牙痛，遍身麻本，疥癣疮疖，一切风热之症，并皆治之。每服一丸，食远或临睡细嚼，用茶清送下，小儿半丸。四时感冒，伤寒无汗，用葱或姜汤送下，或葱酒送下；伤风有热，用白开水送下；火盛，用茶清送下；瘟疫邪气，用淡姜汤送下。（清太医院配方）

治风热郁结，气血蕴滞，头目眩昏，鼻塞声重，痰涎清涕，口苦舌干，咽嗌不利，胸膈痞闷，咳嗽痰实，肠胃燥涩，小便赤黄；或肾水亏损，心火炽盛，及偏正头痛，发落牙痛，遍身麻木，疥癣疮疖，一切风热之症，并皆治之。每服一丸，食远或临睡细嚼，用茶清送下，或葱酒送下。（清太医院秘录医方配本）

紫雪

出处：

丸药配方档；（紫雪方）清太医院配方，伤寒门；（紫雪散）清太医院秘录医方配本，外科损伤门；（紫雪）京师药行药目，伤寒门。

组成：

真金十两　石膏四两八钱　磁石四两八钱　滑石四两八钱　寒水石三两二钱

加水五升，煮至四升，取出真金再入：

犀角八两　羚羊五钱　青木香五钱　沉香五钱　元参一两六钱　升麻一钱　甘草八钱

入前药汁内煮一升五，再加朴硝一斤，硝石三两二钱，放入前药内，微火煮之，用柳木杆搅至水气将尽，再入麝香二分五厘，朱砂三钱，捣匀取之。（丸药配方档）（清太医院

配方）

寒水石_{一两}　滑石_{一两}　升麻_{一两}　元参_{二两}　甘草_{八钱}　朴硝_{二两}　羚羊_{一两}　犀角_{一两}　没药_{五钱}
木香_{五钱，研}　丁香_{五钱，研}　石膏_{一两}　硝石_{二两}　磁石_{水煮五两，捣煎去渣，入没药}　大赤金_{百张，研}

水五碗煎药，剩汤一碗，将渣用绢滤去，再煎滚，投入净朴硝、硝石，文火漫煎，水气将尽欲凝结之时，倾入碗内，下辰砂、冰片各三钱，麝香一钱。各预细末和匀，将药碗入凉水盆中，候冷凝结如雪为度。（清太医院秘录医方配本）

主治：

治伤寒一切积热，瘟疟发狂，叫走烦躁，瘴疫毒疠，猝倒脚气，五尸五痓，心腹诸疾，疞刺切痛，邪热发黄，蛊毒鬼魅，野道热毒，小儿惊痫，百病皆可服之。每服一二钱，小儿一二分，凉水调服。病甚者，临时加减。（清太医院配方）

（紫雪散）治伤寒一切积热，温疟发狂，叫走烦躁，瘴疫毒疠，猝倒脚气，五尸五痓，心腹诸疾，疞刺切痛，邪热发黄，蛊毒鬼魅，野道热毒，小儿惊痫，百病皆可服之。每服一二钱，小儿一二分，凉水调服。病甚者，临时加减。（清太医院秘录医方配本）

第三章 瘟疫方

避瘟丹

出处：

丸药配方档；清太医院配方，杂治门；太医院秘藏膏丹丸散方剂卷二；慈禧光绪医方选议，慈禧太后各类效验医方；（避瘟吉祥丹）吉祥室，增补杂治门；京师药行药目，瘟疫门。

组成：

大黄_{八两}　苍术_{八两}　白芷_{六两}　三奈_{二两}

共研细末，水泛和丸。（丸药配方档）（清太医院配方）

乳香　南苍术　北细辛　生甘草　川芎　降真香_{各一两}　一方加白檀香_{一两}

共为细末，枣肉为丸，如芡实大。（太医院秘藏膏丹丸散方剂）

（避瘟丹方）光绪□年正月二十四日，着合避瘟丹二料共用；

雄黄_{八两}　鬼箭羽_{一斤}　丹参_{一斤}　赤小豆_{一斤}

炼蜜为丸，如桐子大。（慈禧光绪医方选议）

（避瘟丹又方）光绪□年□月□日，又避瘟丹方。

兹因今春瘟疫流行，急而且速，至四五月间尤甚，盖寒暖不时，厉气由坤方而至，人若感触，十无一生。今将此避毒丹，药味寻常，其功立见，不可轻忽，幸甚！幸甚！

生甘草　南苍术　北细辛　黄乳香_{各一两}

共为细末，加红枣肉半斤为圆饼，如桂圆大。放炭火上取烟薰之，可保三日无灾，一家免难。入夏加干石膏一两，入冬加朱砂五分，春秋不加。惟望仁人君子，广行布传，则增福益寿，功德莫大矣。（慈禧光绪医方选议）

主治：

凡遇四气不正，瘟疫流行。宜常焚烧，不致转染。岁末多烧，可以避邪，可以避瘟。空室久无人住，积湿容易侵入，预制此烧之，可以避害。（清太医院配方）

此药烧之能令瘟疫不染，空房内烧之可避秽气。（太医院秘藏膏丹丸散方剂）

第四章 暑湿方

八宝红灵丹（八宝红灵散）

出处：

丸药配方档、上用丸散膏丹配方簿；清太医院配方，暑湿门；慈禧光绪医方选议慈禧太后各类效验医方；（法制红灵药）吉祥室，增补杂治门；京师药行药目，瘟疫门。

组成：

朱砂_{五钱} 硼砂_{五钱} 冰片_{一钱} 麝香_{一钱} 青礞石_{一钱} 雄黄_{三钱} 火硝_{二钱} 大赤金_{三十张}

共研细末，装瓷瓶内封固。（丸药配方档）（清太医院配方）

光绪十年五月初四日，长泰传上交八宝红灵散。

赤金_{二十张} 冰片_{一钱} 麝香_{一钱} 朱砂_{五钱，擂末水淘晒干} 牙硝_{五钱，生用即火硝} 硼砂_{一钱} 礞石_{一钱，生用}

雄黄_{三钱}

共研极细面，收在磁瓶内。（慈禧光绪医方选议）

主治：

治脚麻肚痛，每服一分，用白开水送下。一时许再服，一二次即愈。

- 治上吐下泻，肚痛绞肠，白开水送下，并受寒腹痛皆效。
- 治途中受暑，用温热水冲服三四厘。远行不服水土，用药五厘，白开水送下。
- 治中风，用药五分，一周时内均作三次服，用白开水送下。
- 治瘟病并痧气，风火眼，用骨簪点眼角，男左女右，盖被出汗即愈。
- 治火眼，用稻柴心浸湿，蘸药少许点眼角，男左女右。单日疟、间日疟，发三四次后，未来一时许，放药五厘于脐内，盖贴金不换膏。再将药少许，撒膏药上，贴脊骨第三节间即愈。
- 治痢疾，将药放脐内，用暖脐膏贴之。
- 治发背疔疮初起，醋调敷。溃后，搽上虽痛，却能祛腐生肌。
- 治疮毒发背等症，将药放硇砂膏药上，贴之。
- 治蛇头疔，用鸡蛋敲一孔，入药五厘，套指上，即愈。
- 治喉内生蛾，水米不下，将药吹入喉内。舌痛牙痛，用药搽上即愈。汤烫火烧，用药搽患处。如未破，用人乳或香油调敷即愈。将药佩带身上，永不染瘟疫时疾。此药服时，切忌生姜，孕妇勿服。又治牛、马、羊等，用药点眼。（清太医院配方）
- 治无名肿毒，用醋调贴患处。
- 治寒热肚内疼痛，用白开水送下五厘。
- 治大人、小儿上吐下泻，肚内疼痛，里急后重，用开水送下五厘。
- 治暑天行路，途中受热，目黑耳鸣，用茶送下五厘。
- 治口吐青水，腰痛、面青、手冷，冷汗长流，用茶送下五厘。
- 治绞肠痧，用茶送下五厘。

- 治瘟病，用簪点眼角内，男左女右，盖被出汗即愈，孕妇忌之。
- 治一切火症，用开水送下五厘。
- 治霍乱、吐泻，或出外不服水土，用开水送下五厘。
- 治喉内生蛾，水米不下，用竹筒吹喉内五厘即愈，忌煎炒发物。
- 治小便疳疮，洒上即好。
- 治小儿腰生白蛇，串如泡者，急早治之，用醋调上二三分，搽之即好。
- 治火眼，点眼角即好。
- 治痈疽发背，疔毒恶疮，初起、或溃、或腐，搽上祛腐生肌即好。
- 治妇人经水不调，或前或后，小肚疼痛，用三四分黄酒送下，随量饮之，盖被出汗即好。
- 治指上生疗，用生鸡蛋一个，开一小口，入药五厘搅匀，套指上，轻则一个，重则二个即好。此药带在身上，瘟病不染，畜牲生得时症。将此药点眼角内，不见水即好。
- 治跌打损伤，蝎蜇蛇咬，破伤风搽之即好，忌发物。（慈禧光绪医方选议）

冰霜梅苏丸

出处：

丸药配方档；清太医院配方，暑湿门；清太医院秘录医方配本，暑湿燥火门；京师药行药目，暑湿门。

组成：

薄荷七钱　干葛四钱二分　苏叶八钱四分　白糖四十八两　乌梅九两六钱

共研细末，用冰糖一两，起母和丸。（丸药配方档）（清太医院配方）

盐梅肉四两　麦冬一两，去芯　薄荷叶一两，去梗　柿霜一两　细茶一两　紫苏叶五钱，去梗　人参一两

共为细面，白糖四两为丸，芡实大。（清太医院秘录医方配本）

主治：

治三焦有热，舌干口燥，时常作渴；或远径体倦；或饮酒无度；或过用炙煿、面食、辛热之物。但燥热盛而阴气衰，致令咽喉干渴，而津液短少。此药能凉心清肺，降火润燥，生津止渴，解酒毒，化结痰，妙难尽述。每用一二丸，嚼化咽下。（清太医院配方）

专治三焦积热，五脏伏火，心中烦闷，口舌干燥，咽喉不利，时常作渴；或饮酒过度，或过用煎炒；或途行劳倦，酷日炎暑，燥热生火，以致津液短少，胃热烦躁，头目不清，心神不爽。此药以清肺，酸能收火，甘以治燥。能除内热，消烦渴，生津液，解酒毒，清头目，润咽喉，定心慌，伸劳倦。及出外远行，暑热作渴，茶水不便，此药尤宜多备，每服一二粒，止渴爽神，除烦清暑，发表解肌，凉心润肺，止嗽消痰。（清太医院秘录医方配本）

辰砂益元散

出处：

丸药配方档；清太医院配方，暑湿门；清太医院秘录医方配本，暑湿燥火门；太医院

秘藏膏丹丸散方剂卷二；京师药行药目，暑湿门。

组成：

滑石_{六斤}　朱砂_{四两}　甘草_{六两}

共研细末。（丸药配方档）（清太医院配方）

滑石_{六两}　甘草_{一两}　辰砂_{一两}

共为极细面，一名天水散。（清太医院秘录医方配本）

滑石_{六两}　甘草_{一两}　朱砂_{三钱}

共为极细末。（太医院秘藏膏丹丸散方剂）

主治：

治中暑、水泻、呕吐、恶心，转筋霍乱，小便赤涩，大便不调，内热火盛，心烦发热，口燥舌干，四肢倦怠，恍惚不安；或热病谵语，消渴饮水，并皆治之。此药清虚火，解诸毒，生津液，分阴阳，利小水。治水泻如神，酒毒能解。夏月伏暑，无病之人，可常服。每一二钱，或三四钱，用新汲井水或冰水调服。（清太医院配方）

能祛暑清火，解渴除烦，通六腑涩结，利大小二便，生津液，去热毒，安心神，涤恶秽。凡暑热之令出外远行者，宜多带之，凉水和服。（清太医院秘录医方配本）

此散专治夏月中暑，身热头晕，上吐下泻，烦躁不安，头眩目胀，神魂不定，口干舌燥，四时疫疬，感冒伤寒，妇人下乳催生，小便淋漓等症，并皆治之。每服二三钱，用新汲凉水调服。孕妇忌之，勿服。（太医院秘藏膏丹丸散方剂）

二妙丸

出处：

丸药配方档，京师药行丸散膏丹配方；清太医院配方，杂治门；京师药行药目，暑湿门。

组成：

川黄柏_{六两}　南苍术_{六两}

共研细末，水泛和丸。（丸药配方档）（清太医院配方）

主治：

治湿热脚气，或肿或痛，或热如火燎，或过膝两腿流走疼痛，举发无时；或新久臁毒，浮肿酸软，行走艰难；或四肢骨节麻疼，肩背沉重，下注足胫生疮，痛痒赤肿，一切湿热等症，并皆治之。每服一二钱，空心用淡盐汤送下，白开水或酒亦可。忌烧酒，戒房欲。（清太医院配方）

藿香正气丸

出处：

丸药配方档，京师药行丸散膏丹配方；清太医院配方，暑湿门；清太医院秘录医方配本，风痰伤寒门；太医院秘藏膏丹丸散方剂卷二；京师药行药目，暑湿门。

组成：

藿香_{三两}　紫苏_{三两}　白芷_{三两}　大腹皮_{三两}　茯苓_{三两}　白术_{二两}　陈皮_{二两}　半夏曲_{二两}　厚

朴_{二两}　桔梗_{二两}　甘草_{二两}

共研细末，姜枣汤和丸。（丸药配方档）（清太医院配方）

藿香_{三两}　苏叶_{三两}　白芷_{三两}　茯苓_{三两}　苍术_{二两}　陈皮_{二两}　半夏_{二两}　厚朴_{二两}　桔梗_{二两}　甘草_{一两}

上用腹皮三两加姜枣煎汁，和丸如绿豆大。（清太医院秘录医方配本）

主治：

治四时不正之气，寒疫时气，山岚瘴气，雨湿蒸气；或中寒腹痛吐痢，中暑胃气吐泻，中湿身重泄泻；或不服水土，脾胃不和，饮食停滞，复感外寒，头痛憎寒；或吐逆、呕秽、恶心，胸膈痞闷；或发热无汗，秋夏霍乱吐泻，饮水不欲思食等症。每服一二钱，日进二三服，用淡姜汤送下。有火，用白开水送下；或过食生冷，因寒腹痛，用鲜姜汤送下。忌食生冷。（清太医院配方）

专治四时不正之气，山岚瘴气，雨湿蒸气；或中寒腹痛吐痢，中暑冒风吐泻，中湿身重泄泻；或不服水土，脾胃不和，饮食停滞，后感外寒，头痛憎寒；或吐逆呕哕，恶心，胸膈痞闷；或发热无汗，夏秋霍乱吐泻，饮食不香，饮水不止等症。每服二三钱，日进二三服，淡姜汤送下。有火，用白滚水送下；或过食生冷，胃寒肚痛，用鲜姜数片煎汤送下。忌生冷厚味。（清太医院秘录医方配本）

附方：加味藿香正气丸

出处：

丸药配方档；清太医院配方，暑湿门；京师药行药目，暑湿门。

组成：

藿香_{四两}　香薷_{四两}　苏叶_{四两}　白术_{四两}　陈皮_{四两}　赤苓_{四两}　薄荷_{四两}　厚朴_{四两}　枳壳_{四两}　川芎_{二两}　黄芩_{二两}　羌活_{二两}　木通_{二两}　桔梗_{二两}　白芷_{二两}　前胡_{二两}　花粉_{二两}　连翘_{二两}　栀子_{二两, 炒}　元参_{二两}　甘草_{二两}　半夏_{一两}

共研细末，炼蜜和丸。（丸药配方档）（清太医院配方）

主治：

治四时不正之气，风寒时气，山岚瘴气，雨湿蒸气；或中寒腹痛吐痢，中暑胃气吐泻，中湿身重泄泻；或不服水土，脾胃不和，饮食停滞，复感外寒，头疼憎寒；或吐逆、呕秽、恶心，胸膈痞闷；或发热无汗，秋夏霍乱吐泻，饮水不欲思食等症。每服一丸，日进二三丸，用淡姜汤送下。有火，用白开水送下；或过食生冷，因寒肚痛，用鲜姜数片，煎汤送下。忌食生冷、厚味等物。（清太医院配方）

加味天水散

出处：

丸药配方档；清太医院配方，暑湿门；京师药行药目，暑湿门。

组成：

滑石_{六两}　朱砂_{一两}

共研细末。（丸药配方档）（清太医院配方）

主治：

治诸般泄泻，秋夏中暑，身热霍乱。大能解毒化食，生津液，除烦渴，补脾胃，分利阴阳，通畅小水，治妄行虚火。每服三五钱。中暑泄泻，用新汲井水调服，冰水亦可；食泻，用茶清调服；火泻，用白开水调服；寒泻，用淡姜汤调服；久泻，用仓米汤调服一二钱；水泻，用竹叶灯心汤调服；用小儿泄泻，炒老米汤调服一二钱。忌食荤腥、煮面、瓜果、生冷等物。脾胃虚弱，肚腹不调，胃口不开，用姜枣汤调服。（清太医院配方）

金衣祛暑丸

出处：

丸药配方档，御药房丸散膏丹配方，上用丸散膏丹配方簿；清太医院配方，暑湿门；清太医院秘录医方配本，暑湿燥火门；太医院秘藏膏丹丸散方剂卷二；慈禧光绪医方选议，慈禧太后暑药方；（金衣去暑丸）京师药行药目，暑湿门。

组成：

藿香叶_十两　苏叶_十两　丁香_一两五钱　檀香_一两五钱　茯苓_十五两　香薷_八两　甘草_七两二钱

共研细末，炼蜜和丸，朱砂为衣，外贴金箔衣。（丸药配方档）（清太医院配方）

藿香_四两　香薷_四两　苏梗叶_四两　白术_一两，土炒　苍术_二两，炒　姜朴_二两半　陈皮_二两半　桔梗_一两　扁豆_二两　茯苓_四两　白芷_一两　大腹皮_一两　羌活_两半　半夏_一两　木瓜_两半　猪苓_三两　泽泻_一两　甘草_一两

蜜为丸，重一钱五分。先用朱砂为衣，再用赤金包皮。（清太医院秘录医方配本）

藿香_四两　香薷_四两　苏梗叶_四两　白术_一两，土炒　黑苍术_二两　厚朴_二两五钱，姜炒　陈皮_二两五钱　桔梗_一两　白扁豆_二两五钱，炒　白茯苓_四两　白芷_一两　大腹皮_一两　羌活_一两五钱　半夏_一两，姜炒　木瓜_一两五钱　猪苓_三两　泽泻_一两　甘草_一两，生

共为细末，炼老蜜为丸，重一钱五分，用朱砂二两为衣，外用大赤金重衣。（太医院秘藏膏丹丸散方剂）

光绪七年五月二十八日，由药库抄来金衣祛暑丸配方。

藿香_四两　香薷_四两　苏梗叶_四两　白术_一两，土炒　苍术_二两，炒　厚朴_二两五钱，姜炒　桔梗_一两　扁豆_二两五钱，炒　陈皮_二两五钱　茯苓_四两　白芷_一两　大腹皮_一两　羌活_一两五钱　半夏_一两，姜炒　木瓜_一两五钱　猪苓_三两　泽泻_一两　甘草_一两

共研极细面，炼蜜为丸，重一钱五分，朱砂大赤金为衣。（慈禧光绪医方选议）

主治：

治四时不正之气，瘟疫时气，中风瘟气，雨湿寒气；或中寒腹痛吐痢，中暑感风吐泻，中湿胀肿湿泻；或不服水土，脾胃不和，饮食停滞，复感外寒，头痛身寒；或吐逆、咳嗽、恶心，有痰痞闷；或发热多汗，秋夏霍乱吐泻，烦闷不思饮食等症，并皆治之。每服一二丸，用淡姜汤送下。有火，用茶清送下。忌食生冷、厚味等物。（清太医院配方）

夫阴阳之道，当分四时；寒暑之令，须明气候。夏月炎蒸，相火行令，诸阳俱发，伏阴在内，阴气偏盛，不得宣通。或天时霪雨，湿令并行；或内伤饮食，过用生冷，或深堂大厦，酷日炎蒸；或山岚瘴气，远行不服水土。治法先分阴阳，次看虚实。《经》云："阳暑可清热，阴暑可散寒。"此古人之妙用也。此药专治中暑，身热头疼，上吐下泻，烦躁

不安，头目眩晕，呕哕恶心，口苦舌干，四肢困倦，精神恍惚，心腹胀疼，不思饮食，消渴饮水，霍乱转筋。及红白痢疾，大便溏泻，小便赤黄。夏月伏暑，恒病之人可常服之。每服一二丸，用新汲井水或冰水送下。风寒，用姜汤送下。（清太医院秘录医方配本）

专治中暑，身热头痛，上吐下泻，烦躁不安，头目眩晕，呕哕恶心，口苦舌干，四肢困倦，精神恍惚，心腹胀痛，不思饮食，消渴饮水，霍乱转筋，及红白痢疾，大便赤黄。夏月伏暑，无病之人可常服之。每服一二丸，用新汲井水或冰水送下。风寒，用姜汤送下。（太医院秘藏膏丹丸散方剂）

六合定中丸

出处：

丸药配方档，御药房丸散膏丹配方，上用丸散膏丹配方簿；清太医院配方，暑湿门；清太医院秘录医方配本，暑湿燥火门；太医院秘藏膏丹丸散方剂卷二；慈禧光绪医方选议，慈禧太后暑药方；京师药行药目，暑湿门。

组成：

香薷四两　藿香叶四两　枳壳二两　厚朴二两　赤苓二两　木瓜二两　羌活一两　柴胡一两　檀香六钱　木香六钱　甘草八钱

共研细末，炼蜜和丸。（丸药配方档）（清太医院配方）

苏叶八两　藿香八两　香薷八两　木香二两　檀香二两　甘草二两　赤苓四两　枳壳五两　厚朴三两　木通二两

蜜为丸，重一钱五分。（清太医院秘录医方配本）

厚朴一两五钱　苏叶四两五钱　香薷四两　枳壳二两五钱　砂仁一两　甘草五钱　赤苓二两　扁豆二两五钱　丁香一两　羌活一两五钱　檀香二两　木瓜二两五钱　半夏二两　藿香四两

共为细末，炼蜜为丸，每丸重二钱五分。每料重一斤十四两，碾筛每斤伤折四两，共应折七两五钱，共净得末一斤六两五钱。入净蜜二斤十三两，共重四斤三两五钱。每丸重二钱五分，共得丸二百七十丸。（太医院秘藏膏丹丸散方剂）

光绪七年五月二十八日，由药库抄来六合定中丸。

香薷四两　苏叶四两　炙厚朴一两五钱　枳壳二两五钱, 炒　缩砂一两　甘草五钱　扁豆二两五钱, 炒　赤苓二两　丁香一两　羌活一两五钱　木瓜二两五钱　檀香一两　炙半夏二两　藿香四两

共研极细面，炼蜜为丸，重二钱五分。（慈禧光绪医方选议）

主治：

治男妇老幼四时感冒，伤寒头疼身痛，中暑昏沉不醒，头目眩晕，中寒腹痛，霍乱吐泻，疟疾，红白痢疾，暑热伤食，四肢困倦，精神短少，胸膈胀满，不思饮食，气郁不舒等症。每服一丸。伤寒、伤风、霍乱、呕吐、寒泻，用姜汤送下。伤食，用白开水送下。（清太医院配方）

专治四时伤风，伤寒、中暑、中湿、中痰，头疼鼻塞，痰涎壅盛，面瘴发痒，憎寒壮热，或暴感风邪，内停饮食，霍乱吐泻，胸膈痞满，以及时疫流行，疟疾初起，远行不服水土，山岚瘴气，四肢无力，头目眩晕，厥逆痰喘，咽喉肿痛，一切诸邪等症，并皆服

之。每服一丸，用淡姜汤下，以汗为度。忌食生冷、煎炒等物。（清太医院秘录医方配本）

此丸专治男妇老幼四时感冒伤寒，夏月伤暑瞀闷，头目昏眩，胸膈烦闷，呕哕恶心，口苦舌干，不思饮食，霍乱吐泻，雨湿蒸气，转筋中暑，霍乱暑风等症。每服一二丸，用冰凉水送下。如红白痢疾、疟、伤酒、伤食，俱用开水送下。（太医院秘藏膏丹丸散方剂）

六一散

出处：

丸药配方档，京师药行丸散膏丹配方；清太医院配方，暑湿门；京师药行药目，暑湿门。

组成：

滑石_{六斤}　甘草_{一斤}

共研细末。（丸药配方档）（清太医院配方）

主治：

治小水不利，中暑身热，烦渴饮水，霍乱吐泻。又能外敷，痱子、热毒并治之，神效。（清太医院配方）

千里水葫芦

出处：

丸药配方档；清太医院配方，暑湿门；清太医院秘录医方配本，暑湿燥火门；（千里水葫芦丸）京师药行药目，暑湿门。

组成：

百药煎_{五钱}　党参_{五钱}　麦冬_{五钱}　乌梅_{五钱}　葛根_{五钱}　甘草_{五钱}　诃子_{五钱}　硼砂_{五钱}

共研细末，炼蜜和丸。（丸药配方档）（清太医院配方）

紫苏叶_{四两}　冰片_{钱半}　白柿霜_{四两}　粉干葛_{三两}　薄荷叶_{四两}　乌梅肉_{一两}　白檀香_{一两}　上白糖_{十六两}

共末，乌梅水和丸。（清太医院秘录医方配本）

主治：

治消渴饮水，口燥舌干，咽喉不利，声音不清，伏暑口渴，夏月出行；或肾水亏虚，三焦有热，心火上炎，肺受火邪，上致干渴，饮水不已。此药能润燥、生津、止渴、清喉音。每用一二丸，嚼化，津液咽下。忌食动火、燥热之物。（清太医院配方）

凡人口燥舌干，皆因胃火盛则口渴，或饮酒过度，或过用煎炒，或途行劳倦，酷日炎蒸，燥热生火，以致津液短少，心中闷闷，头目不清，心神不爽。此药能除内热，清三焦，消烦渴，生津液，解酒毒，清头目，润咽喉，定心慌，伸劳倦。及出路远行暑热作渴，茶水不便，尤宜多备。每服三四丸，勿论男妇老幼，随便嚼化为妙。（清太医院秘录医方配本）

清暑益气丸

出处：

丸药配方档，药库丸散膏丹配方档，散方；清太医院配方，暑湿门；清太医院秘录医方配本，暑湿燥火门；京师药行药目，暑湿门。

组成：

（嘉庆朝）五月初七日，涂景云、张铎请得华妃娘娘脉息和缓。系素有气血两亏旧症。今时届暑令，议用清暑益气丸补气养血，除湿健脾，常服调理。

人参六钱　葛根五钱　五味子五钱　炙芪八钱　青皮四钱,炒　泽泻一两　苍术五钱,炒　麦冬一两　焦白术一两　神曲一两,炒　黄柏五钱,酒炒　陈皮五钱　归身一两　升麻三钱,炙　炙甘草二钱

共为细末，炼蜜为丸，重三钱，每早服一丸，开水送下，得丸五十三丸。（散方）

黄芪一两五钱　麦冬六钱　青皮六钱　陈皮六钱　升麻五钱　葛根五钱　黄柏五钱　泽泻五钱　五味子三钱　神曲七钱　当归四钱　白术三两　甘草一两　苍术一两二钱

共研细末，炼蜜和丸。（丸药配方档）（清太医院配方）

人参　黄芪　甘草　当归　麦冬　五味　青皮　陈皮　神曲　黄柏　葛根　苍术　白术　升麻泽泻各等份，姜枣煎汤为丸。（清太医院秘录医方配本）

主治：

夫伤暑之症，皆因禀受不足，形神劳役，饮食失节，气虚而感，以致四肢困倦，精神短少，胸满气喘，身热心烦，口苦津枯，不思饮食，遍身酸痛，小水赤涩，大便溏泻，转筋霍乱，自汗头眩，久泻痢疾，口不知味，腹中不和，外受暑湿，一切气虚百病。此丸大能清暑益气，除热止渴。伏暑之时，无论男妇老幼，气弱不能盛暑之人，皆宜常服。每服一二丸，用白开水送下。（清太医院配方）

夫伤暑之症，皆因禀受不足，或气虚而感，以致四肢困倦，精神短少，胸满气促，心烦身热，日渴津少，不思饮食，肢体疼痛，小便赤涩，大便溏泻而脾虚者。暑湿蒸人，脾土受伤，故肢倦便溏。暑热伤肺，故心烦气促，口渴便赤。浊气在上，则生腹胀，故胸满不食。暑先入心，汗为心液，故自汗。湿盛身痛身重，寒伤形，表邪外盛，脉大而有余。暑伤阳，元气耗伤，脉虚而不足。今制此丸，最能清理。遇症每服一丸，细嚼，白滚水送下。真乃益气清暑之圣药也。（清太医院秘录医方配本）

人马平安散

出处：

丸药配方档；清太医院配方，暑湿门；清太医院秘录医方配本，外科损伤门；京师药行药目，暑湿门。

组成：

牛黄一钱　麝香一钱　雄黄一两二钱　火硝一两二钱　硼砂一两二钱　朱砂四两　冰片三钱

共研细末。（丸药配方档）（清太医院配方）

朱砂四两　明雄一两二钱　冰片一钱　麝香二钱　硼砂三钱　牛黄二钱　飞金三十张

共研细末。（清太医院秘录医方配本）

主治：

治一切暴病，人马俱用。

- 中风中气，牙关紧急，不省人事，风热癫痫，惊邪瘈疭。
- 寒中太阴，手足厥冷，脐腹疼痛。
- 头疼似裂，诸心腹痛。
- 火眼暴发，壅眵热泪，口疮喉痹，咽塞肿痛。
- 伏暑伤冷，霍乱吐泻。
- 风火牙疼，左边疼点右眼角，右边疼点左眼角。

以上诸症，俱用簪梃蘸药点大眼角内即愈，孕妇忌用。又治马生骨眼起卧等症，并点大眼角立效。（清太医院配方）

治受寒暑，心肚疼痛，手足麻木，人事昏沉，爪甲唇青，一名搅肠痧。不拘男妇小儿，俱点大眼角内，男左女右，用无根水蘸药点之，即愈。（清太医院秘录医方配本）

香薷丸

出处：

丸药配方档，御药房丸散膏丹配方，上用丸散膏丹配方簿，（雍正朝）散方；清太医院配方，暑湿门；清太医院秘录医方配本，暑湿燥火门；太医院秘藏膏丹丸散方剂卷二；慈禧光绪医方选议，慈禧太后暑药方；京师药行药目，暑湿门。

组成：

雍正九年四月初四日，臣钱斗保、钟元辅、翟文益议：

香薷丸方

藿香叶_{水洗净，四两} 陈香薷_{去子梗水洗净，二两} 苏叶_{去梗，水洗净二两} 白茯苓_{去皮木，四两} 沉香_{五钱} 人参_{一两五钱} 木瓜_{去子洗净，一两五钱} 冰糖_{二两} 甘草_{二两，生}

共为细末，炼蜜为丸，重一钱，不拘时凉汤细嚼送下。

雍正九年□月□日。

香薷丸

藿香叶_{水洗净为末，十两} 香薷蕊_{去子梗，水洗净为末，五两} 紫苏叶_{去梗，洗净为末，八两} 檀香_{净末，一两五钱} 丁香_{净末，一两五钱} 白茯苓_{去皮木为末，十五两} 木瓜_{去子，洗净为末，三两五钱} 甘草_{去皮，切片，为末，七两}

右共合一处，炼蜜为丸，每丸重一钱，金箔为衣，不拘时用冰水或新汲凉水细嚼送下。

朱批：此即真正旧方。

评议：本方与前方相较，有檀香、丁香而无沉香，芳化湿浊之力自必更强，故雍正朱批为"此即真正旧方"。此方盛暑用之，有预防作用，夏月远行，伤暑中湿亦宜。（散方）

藿香_{一斤八两} 木瓜_{一斤八两} 苏叶_{一斤八两} 茯苓_{一斤八两} 香薷_{三斤} 扁豆_{一斤} 陈皮_{八两} 甘草_{八两} 丁香_{四两} 檀香_{四两}

共研细末，炼蜜和丸。（丸药配方档）（清太医院配方）

藿香_{斤半} 香薷_{三斤} 木瓜_{斤半} 苏叶_{斤半} 赤苓_{斤半} 茯神_{斤半} 扁豆_{一斤} 陈皮_{八两} 甘草_{八两} 丁香_{四两} 檀香_{四两}

蜜为丸，重一钱五分。

内方：香薷$_{五两}$　茯苓$_{十五两}$　藿香$_{十两}$　苏叶$_{八两}$　甘草$_{七两}$　木瓜$_{三两半}$　檀香$_{两半}$　丁香$_{两半}$　蜜为丸，重一钱五分。（清太医院秘录医方配本）

香薷$_{五两}$　茯苓$_{十五两}$　藿香$_{十两}$　苏叶$_{八两}$　甘草$_{七两}$　木瓜$_{三两五钱}$　檀香$_{一两五钱}$　丁香$_{一两五钱}$

共为细末，炼蜜为丸，每丸重一钱五分。每料三斤三两五钱，每斤碾筛伤折四两，共应伤折十二两七钱五分，得末二斤六两七钱五分。入净蜜四斤十三两五钱，共重七斤四两二钱五分，共得丸七百七十五丸。（太医院秘藏膏丹丸散方剂）

光绪七年五月二十八日，由药房抄来香薷丸。

香薷$_{五两}$　藿香$_{十两}$　苏叶$_{八两}$　甘草$_{七两}$　木瓜$_{三两五钱}$　檀香$_{一两五钱}$　丁香$_{一两五钱}$　茯苓$_{十五两}$

共研极细面，蜜丸，重一钱五分。（慈禧光绪医方选议）

主治：

治盛暑远行，伤暑中浊，燥渴脘闷，头目皆眩，胸膈烦满，呕哕恶心，口苦舌干，四肢困倦，精神短少，不思饮食；或发霍乱，吐泄转筋，小便黄而敷，大便溏且频。以上诸症，悉皆治之。每服一二丸，不拘时用新汲井水送下。时当夏月盛暑之时，无论男妇大人小儿，宜常服之，不可缺也。（清太医院配方）

治暑气内攻，心烦头晕，恶心呕吐，胃口不开，并痊夏脾虚，气弱泄泻，火旺中热，中暑中暍等症。每服一丸，开水和服，凉水亦妙。凡远行出外，宜多带之。（清太医院秘录医方配本）

此丸专治盛暑远行，伤暑中暑，燥渴瞀闷，头目昏眩，胸脯烦闷，呕哕恶心，口苦舌干，四肢困倦，精神短少，不思饮食，或发霍乱、吐泻、转筋，小便黄而数，大便溏且频，并皆治之。每服一二丸，不拘时，用新汲井水送下。此药并能清暑。若夏月盛暑之时，不论男妇小儿，亦宜常服之，不可缺也。（太医院秘藏膏丹丸散方剂）

第五章　燥　火　方

当归龙荟丸

出处：

丸药配方档，御药房丸散膏丹配方，京师药行丸散膏丹配方；清太医院配方，燥火门；清太医院秘录医方配本，暑湿燥火门；太医院秘藏膏丹丸散方剂卷一；京师药行药目，燥火门。

组成：

当归_{一两}　胆草_{一两}　栀子_{一两}　黄连_{一两}　黄柏_{一两}　黄芩_{一两}　大黄_{五钱}　青黛_{五钱}　芦荟_{五钱}　木香_{二钱}　麝香_{五分}

共研细末，水泛和丸。（丸药配方档）（清太医院配方）

当归_{四钱}　龙胆草_{四钱}　生栀子_{四钱}　黄连_{四钱}　黄柏_{四钱}　黄芩_{四钱}　大黄_{四钱}　芦荟_{二钱}　柴胡_{二钱}　木香_{一钱}　川芎_{二钱}

水法为小丸，青黛，麝香为衣。（清太医院秘录医方配本）

当归_{酒浸}　龙胆草_{去芦,酒洗}　栀子_{微炒}　黄连_{姜妙}　大黄_{酒蒸,纸裹煨}　芦荟_净　青黛_{水泡}　柴胡_{各五钱}　木香_{三钱五分}　麝香_{五分,另研}　青皮_{一两}

共为细末，用神曲五钱打糊为丸，如梧桐子大。每料重五两三钱，碾筛每斤折四两，共折一两二钱五分。（太医院秘藏膏丹丸散方剂）

主治：

此药伐肝木之气，泻肝胆火盛之要药。因内有湿热，两胁痛甚，胀满不食，一切肝气盛之病，此药主之，及忿怒耳聋宜服。每服七八分，空心用淡姜汤送下，白开水亦可。（清太医院配方）

治怒气伤肝。肝经郁火不清，上攻头目，两耳共聋，或生脓水，腮颊赤肿，胁肋作疼，瘀血凝滞，痰火炽盛。此药伐肝木之怒气，泻肝胆之火盛，能平肝顺气，清痰止胁满疼痛，明耳目。每服一钱，临卧用茶清送下。（清太医院秘录医方配本）

此药为伐肝木之气，泻肝胆火盛之要药。因内有湿热，两胁痛甚，胀满不食，一切肝气之药，此药主之。及忿怒耳聋，宜服此药。每服一钱五分，白水、姜汤、茶引服。（太医院秘藏膏丹丸散方剂）

分清五淋丸

出处：

丸药配方档；清太医院配方，燥火门；清太医院秘录医方配本，暑湿燥火门；京师药行药目，燥火门。

组成：

海金沙_{四两}　车前子_{八两}　赤芍_{八两}　泽泻_{八两}　萹蓄_{八两}　当归_{八两}　黄柏_{八两}　瞿麦_{八两}　大

黄_八两　猪苓_八两　生栀_八两　赤苓_八两　滑石_八两　木通_八两　黄芩_八两

共研细末，水泛和丸。（丸药配方档）（清太医院配方）

萆薢_四两　菖蒲_二两　桑螵蛸_四两　木通_三两　龙骨_二两　车前子_三两　栀子_二两　萹蓄_二两　黄柏_一两六钱　赤苓_四两　木香_一两二钱　泽泻_三两　乌药_二两　滑石_三两　甘草_二两

水法为小丸。（清太医院秘录医方配本）

主治：

凡人小便浑浊，淋漓作痛，壅塞肿满，举之则痛，按之不倒，便出浊物，如精如血，随溺而下，此皆膀胱邪热之所致也。服之能疏利下元，调畅水道，大有奇功。每服一钱或二钱，空心用灯草竹叶汤送下，白开水亦可。忌动火之物，戒房欲。（清太医院配方）

凡小便浑浊，淋漓作痛，壅塞肿满，举之则痛，按之不倒，便出浊物，如精如血，随溺而下，此皆膀胱邪热之所致也。服之大能疏利下元，调畅水道，大有奇功。每服一钱或二钱，空心用灯草竹叶汤送下。戒房欲，忌动火之物。（清太医院秘录医方配本）

归参丸

出处：

丸药配方档；清太医院配方，燥火门；清太医院秘录医方配本，暑湿燥火门；京师药行药目，燥火门。

组成：

当归_一斤　苦参_八两

共研细末，炼蜜和丸。（丸药配方档）（清太医院配方）

当归_二两　苦参_二两

水法为小丸。（清太医院秘录医方配本）

主治：

治肺经不清，血热火旺，糟鼻糟面，红紫不散，肿亮不消，饮酒愈盛，及肺风小毒，粉刺不消，面色不润，干燥起皮，并皆治之。每服一钱，或一钱五分，临卧用白开水送下。忌食烟、酒、鸡、鱼、羊肉、面食、辛辣等物。（清太医院配方）

凡人肺火上炎，皆因嗜酒太过。喜食炙烤辛辣之物，以致血热火旺也。今修此药，专治肺经不清，糟鼻糟面，红紫不散，肿亮不消，饮酒愈盛，及肺风小毒，粉刺白屑，面色不润，干燥起皮，并皆治之。每服二三钱，临睡用白滚水送下。忌烟酒、鱼肉、辛辣等物。（清太医院秘录医方配本）

黄连上清丸

出处：

丸药配方档，御药房丸散膏丹配方，京师药行丸散膏丹配方；清太医院配方，燥火门；清太医院秘录医方配本，暑湿燥火门；京师药行药目，燥火门。

组成：

大黄_四两　黄芩_四两　赤芍_四两　荆芥穗_四两　生栀_二两五钱　连翘_二两五钱　当归_二两五钱　薄荷_二两五钱

清代宫廷医学精华

桔梗_{二两五钱}　　元参_{二两五钱}　　黄连_{二两五钱}　　石膏_{二两五钱}　　菊花_{二两}　　川芎_{二两}　　花粉_{二两}　　甘草_{二两}　　黄柏_{二两}

共研细末，水泛和丸。（丸药配方档）（清太医院配方）

黄连_{八两}　　大黄_{八两}　　石膏_{八两}　　黄柏_{八两}　　黄芩_{八两}　　当归_{八两}　　栀子_{十两}　　连翘_{八两}　　白芷_{八两}　　菊花_{八两}　　生地_{八两}　　薄荷_{十两}　　甘草_{四两}

水法为丸，姜黄为衣。（清太医院秘录医方配本）

主治：

治三焦积热，五脏实火，头目不清，咽喉肿痛，口燥舌干，牙齿疼痛，咳嗽痰实，腮颊赤肿，暴发火眼，烦躁不安，大便秘结，小水赤黄，皆可治之。每服一二钱，临睡用茶清送下。忌一切动火之物，孕妇禁用。（清太医院配方）

治三焦积热，五脏实火，头目眩晕不清，咽喉肿痛不利，口舌生疮，牙齿疼痛，口燥舌干，暴发火眼，烦躁不安，大便燥结，小水赤黄等症。每服二三钱，用茶清送下。（清太医院秘录医方配本）

黄连丸

出处：

丸药配方档；清太医院配方，燥火门；京师药行药目，燥火门。

组成：

川连_{四两}　　黑丑_{四两}　　大黄_{六两}　　滑石_{五两}　　生栀_{八两}

共研细末，水泛和丸。（丸药配方档）（清太医院配方）

主治：

治三焦火盛，面赤身热，口舌生疮，咽喉肿痛，鼻干黑燥，耳鸣作痒，目暴赤肿，牙齿急痛，咳嗽黄痰，吐血衄血，大便干难，小便浑浊，睡卧不安，烦闷不快，消渴饮水，津液不生，一切火郁等症，并皆治之。每服一钱或一钱五分，临卧用茶清或白开水送下。孕妇勿服。（清太医院配方）

加味犀角丸

出处：

清太医院配方，燥火门；清太医院秘录医方配本，暑湿燥火门；京师药行药目，燥火门。

组成：

生地_{三两}　　犀角_{三两}　　荆芥_{三两}　　防风_{三两}　　牛蒡子_{三两}　　当归_{三两}　　桔梗_{三两}　　连翘_{三两}　　栀子_{三两}　　黄芩_{三两}　　赤芍_{三两}　　薄荷_{三两}　　甘草_{一两五钱}　　黄柏_{三两}　　元参_{三两}　　苦参_{三两}　　花粉_{三两}

共研细末，水泛和丸，黄芩为衣。（丸药配方档）（清太医院配方）

犀角_{五两}　　牛蒡子_{四两}　　芥穗_{一两}　　甘草_{一两}　　防风_{一两}　　黄芩_{一两}　　升麻_{五钱}

水法为小丸。（清太医院秘录医方配本）

主治：

治肺气不清，心经积热，头痛鼻塞，项背拘急，喷嚏声重，耳鸣头晕，风癣疮疥，咽喉肿痛，痰火咳嗽，口舌生疮，牙齿疼痛，并皆可攻。每服百丸，食远用茶清送下。常服能清三焦火，通利大小便，和气血，化痰涎。（清太医院配方）

治上部有火，头眩耳鸣，眼目昏花，迎风多泪，头面鼻口生疮，咽喉肿痛，痰涎壅盛，手足顽麻，胸膈不利，大小便结滞不通，一切风热等症俱治之。每服一钱，用灯心竹叶汤下。（清太医院秘录医方配本）

九制大黄丸

出处：

丸药配方档，京师药行丸散膏丹配方；清太医院配方，燥火门；清太医院秘录医方配本，暑湿燥火门；京师药行药目，燥火门。

组成：

熟军四十八两　当归十六两　火麻仁八两

用黄酒制，蜜和丸。（丸药配方档）（清太医院配方）

川大黄十斤

用黄酒拌，蒸晒九次，候干，如法为末，蜜为小丸。（清太医院秘录医方配本）

主治：

此药润脏腑，滋血脉，祛风痰，消滞火，调理肠胃，壅积痰滞，郁结不散，聚块疼痛，燥热不通，三焦火盛，呕吐噎膈，宿酒宿食，不能消化，并皆治之。常服五六分，早晚用白开水送下。小人少用，壮人每服一钱。痰滞火盛者服一钱五分，老弱服五分。百无所忌，服经一月，痰滞尽消，精神爽健，夏月无困，三月耳目聪明，饮食多增。服经一年，百病消除。孕妇勿服，气虚滑泻者勿服。大便燥结者更宜多服。（清太医院配方）

润脏腑，滋血脉，通秘结，祛风痰，消流火，善理肠胃壅积燥结等症。

此药专治大肠燥结，积痰热结，停食不化，伤酒不清，三焦火盛，聚块疼痛，呕吐噎膈，风痰壅滞，肢节酸疼。每服二钱，早晚用白滚水送下。老弱小儿俱用五六分，不可常服，恐伤胃气。（清太医院秘录医方配本）

凉膈散

出处：

丸药配方档；清太医院配方，燥火门；清太医院秘录医方配本，暑湿燥火门；京师药行药目，燥火门。

组成：

栀子四两　连翘四两　薄荷四两　黄芩四两　生地二两五钱　朴硝二两五钱　甘草二两五钱

共研细末。（丸药配方档）（清太医院配方）

连翘四两　生栀子二两　大黄二两　薄荷二两　黄芩二两　甘草四两　朴硝一两

共为细末。清火凉膈丸治引同上水法为丸。（清太医院秘录医方配本）

主治：

治五脏实火，诸经积热，心烦作渴，口舌生疮，小便赤，大便结，头面常生热毒，咽喉肿痛，牙齿胀疼，暴发火眼，热嗽痰实，并酒毒积热，胸膈不开，一切有余之火。每服一钱，临卧用蜜水调服。孕妇勿服。（清太医院配方）

治三焦火盛，口舌生疮，小便赤黄，大便燥结，咽喉肿痛，牙根生血，胃火牙疼，暴发火眼，并酒毒滞火，胸膈不开，一切有余火盛之症。每服二钱，早晚用茶清调服。孕妇忌服。（清太医院秘录医方配本）

嚼化上清丸

出处：

丸药配方档，上用丸散膏丹配方簿，京师药行丸散膏丹配方，慈禧簿册，慈禧用方；清太医院配方，燥火门；清太医院秘录医方配本，暑湿燥火门；慈禧光绪医方选议，慈禧太后治咽喉病医方；京师药行药目，燥火门。

组成：

花粉_{四两} 桔梗_{四两} 干葛_{四两} 乌梅肉_{四两} 前胡_{四两} 冰糖_{一斤} 薄荷_{一两} 檀香_{一两}

共研细末，水泛和丸。（丸药配方档）（清太医院配方）

薄荷_{四两} 百药_{煎，四两} 乌梅肉_{二两} 诃子_{五钱} 檀香_{四两} 桔梗_{五钱} 元明粉_{五钱} 寒水石_{一两} 白糖_{二斤}

水法为丸，如芡实大。（清太医院秘录医方配本）

光绪二年十一月二十六日，李德立谨拟：嚼化上清丸。

桔梗、花粉、葛根、百药煎、柿霜、玫瑰、木樨_{各一两} 乌梅肉、前胡、甘草、薄荷、麦冬、杏仁_{各六钱} 硼砂_{六钱} 白檀香_{二钱} 冰糖_{二斤八两}

共研极细面，以玫瑰、木樨合水为丸，打如芡实米大。（慈禧光绪医方选议）

主治：

治上焦火盛，头目不清，咽喉作肿，口燥舌干，津液不生，时常作渴。此药能清心润肺，安嗽化痰，止渴生津，滋阴降火，能解酒毒、烟毒，消饮食之毒，远行稍带，遇内热烦渴，嚼化数丸，更生津液，滋养肺胃，妙不尽述。常服三五丸，不拘时嚼含化下。（清太医院配方）

凡人口燥咽干，皆由过食煎炒、油腻、烟酒、面椒、燥热之物所致也。遂致口渴心烦，涕唾稠黏，鼻孔干燥，津液不生。急嚼化一二丸，津生液涌，妙不尽述。兼治上焦一切热症，或头目眩晕，面目赤红，唇燥口疮并治。每服一二丸，嚼化咽下。（清太医院秘录医方配本）

清火凉膈丸

出处：

丸药配方档；清太医院配方，燥火门；京师药行药目，燥火门。

组成：

桔梗三两　连翘三两　黄芩三两　栀子三两　升麻三两　干葛三两　防风三两　白芍三两　薄荷三两　荆芥三两　石膏三两　甘草一两　黄连一两　熟军一两　元参二两　黄柏二两　花粉二两　生地二两

共研细末，水泛和丸。（丸药配方档）（清太医院配方）

主治：

治五脏实火，六经积热，烦躁作渴，口舌生疮，小便赤，大便结，头面常生热毒，咽喉肿痛，牙宣出血，胃火牙疼，暴发火眼，热嗽痰实，并酒毒滞火，胸膈不开，一切实毒有余之火。每服一二钱，早晚用茶清送下。孕妇勿服。（清太医院配方）

清麟丸

出处：

丸药配方档，京师药行丸散膏丹配方；清太医院配方，燥火门；京师药行药目，燥火门。

组成：

生大黄十二斤

蒸十四次，松柏枝垫底亦算一次，共为十五次。

一次黄酒蒸；二次黑豆汁蒸；三次绿豆汁蒸；四次桃叶汁蒸；五次厚朴八两熬汁蒸；六次灰头菜汁蒸；七次麦芽八两熬汁蒸；八次香附八两熬汁蒸；九次车前草汁蒸；十次白术八两熬汁蒸；十一次桑叶汁蒸；十二次陈皮八两熬汁蒸；十三次半夏八两熬汁蒸；十四次牛乳蒸。

每次蒸用汁浸一宿，蒸时均用松柏枝铺甑底，一次一换新松柏枝。蒸毕，晒干为细末，炼蜜和丸，每年春夏间可配。（丸药配方档）（清太医院配方）

主治：

天地之气，则随阴阳寒暑之令，人之禀赋，亦从生克制化之源。内合五脏，外应五行，则有周流循环不已之数，即人之五脏六腑。使阴阳之气各有升降之理，上下交泰，人身清爽矣。此药清气安神，专治男妇老幼三焦积热，五脏伏火，风热上攻，头目疼痛，咽喉不清，痰火吼喘，口燥舌干，脏腑积滞，二便不利，鼻口生疮，牙疼耳聋，嘈杂恶心，红白痢疾，鼻血溺血，肠红下血，热嗽痰实，宿酒停毒，胸膈不开，风瘫臌胀，一切诸症，并皆治之。每服三钱，随症调引。

- 头脑疼痛，眉棱骨疼，姜皮灯草汤送下。
- 两太阳疼，白芷石膏藁本汤送下。
- 眼目赤痛，当归菊花汤送下。
- 臌胀小便不利，大腹皮灯心汤送下。
- 四肢浮肿，车前子汤送下。
- 咽喉肿痛，单双乳蛾，甘桔汤送下。
- 痰涎哮喘，陈皮半夏茯苓甘草汤送下。
- 口舌生疮，石膏茶清汤送下。
- 大便燥结，红蜜汤送下。

- 五淋白浊，小便疼痛，灯心汤送下。
- 鼻孔生疮，黄芩汤送下。
- 耳聋作痒，灯心汤送下。
- 牙齿疼痛，石膏灯心汤送下。
- 胸膈痞满，嘈杂恶心，三仙饮姜汤送下。
- 翻胃噎膈，木香汤送下。
- 红白痢疾，槟榔汤送下。
- 溺血，灯心汤送下。
- 诸毒不散，金银花汤送下。
- 鼻衄不止，乌梅汤送下。
- 痰嗽，陈皮姜汤送下。
- 伤食恶心，吞酸腻满，山楂枳壳汤送下。
- 肠红下血，地榆槐花汤送下。
- 呕吐不止，煨姜汤送下。
- 中暑，姜皮灯心汤送下。
- 霍乱，香薷汤送下。
- 积聚痞块，三棱莪术汤送下。
- 妇人瘀血作痛，桃仁汤送下。
- 小儿余毒不解，薄荷汤送下。
- 产后恶露不净，益母草炮姜汤送下。
- 瘟疫发热，如见鬼神，雪水化服。
- 如无病之人，常服此丸，升清降浊，清目止眩，滋润脏腑，通利关节，真养阴消滞之圣药也。

凡此症相同，俱照前引。如购引不便，俱用白开水送下。孕妇勿服。（清太医院配方）

清胃黄连丸

出处：

丸药配方档，京师药行配本；清太医院配方，燥火门；清太医院秘录医方配本，暑湿燥火门；京师药行药目，燥火门。

组成：

川连四两　花粉四两　连翘四两　生地四两　大黄四两　厚朴四两　石膏四两　陈皮四两　黄芩八两　生栀六两　枳壳六两　赤芍二两　黄柏二两

共研细末，水泛和丸。（丸药配方档）（清太医院配方）

广皮十二两　山楂十二两　半夏十二两　生地斤半　赤苓十二两　黄芩十二两　苍术六两　黄柏斤半　厚朴十二两　丹皮十二两　升麻六两　栀子斤半　枳实十二两　川连十二两　木通六两　石膏二斤四两　甘草六两

水法为小丸。（清太医院秘录医方配本）

主治：

治心胃火盛，口燥舌干，牙齿疼痛，腮颊肿痛，牙根宣露，溃烂出血，疼痛难忍，一切郁火上升，以致面赤眩晕，心烦作渴，夜卧不安，时出寝汗，不论男妇小儿皆可服之。每服一钱，或一钱五分，小儿加减丸数，临卧用茶清送下。忌食煮面、糖食、辛热等物。（清太医院配方）

专治心胃火盛，脏腑积热，火盛伤阴，面赤身热，咽喉肿痛，口舌生疮，咳嗽声哑，吐血衄血，牙齿疼痛，耳鸣作痒，腮颊肿痛，牙龈出血，烦闷不快，睡卧不安，津液不生，消渴引饮，小便赤黄，一切口燥舌干，胃热牙宣等症，并皆治之。每服一二钱，食远临卧，用茶清送下。孕妇忌服。（清太医院秘录医方配本）

清眩丸

出处：

丸药配方档；清太医院配方，燥火门；清太医院秘录医方配本，风痰伤寒门；京师药行药目，燥火门。

组成：

茯苓二两　川芎二两　细辛二两　白芷二两　荆芥穗二两　薄荷二两　藁本五两　栀子五两　陈皮五两　甘草五两　天麻四两　蝉蜕四两　菊花四两　防风四两　苍术四两　僵蚕四两　半夏四两

共研细末，炼蜜和丸。（丸药配方档）（清太医院配方）

川芎一两　菊花一两　茯苓一两　白芷一两　羌活一两　甘草一两　僵蚕一两　半夏一两　细辛一两　黄连一两　苍术一两　防风一两　陈皮一两　栀子一两　蝉蜕一两　薄荷一两

蜜为丸，重三钱。（清太医院秘录医方配本）

主治：

治诸般风热上攻，头目眩晕，偏正头疼，鼻塞不闻香臭，伤风壮热，恶风，脖项拘急、酸疼，不能回转，以及六经头痛，诸药无功，久不愈者，服之神效。每服一丸或二丸，食远临卧细嚼，用茶清送下。忌食动火之物。（清太医院配方）

治诸般风热上攻，头目眩重，颈项拘急，偏正头疼，两太阳如针刺，鼻塞眼胀，一切风痰晕闷上攻之症，宜服此丸。每服二丸，茶清送下。忌烧酒、辛热之物。（清太医院秘录医方配本）

清咽利膈丸

出处：

丸药配方档，御药房丸散膏丹配方，京师药行丸散膏丹配方；清太医院配方，燥火门；清太医院秘录医方配本，暑湿燥火门；京师药行药目，燥火门。

组成：

连翘一两　黄芩一两　栀子二两　薄荷一两　防风一两　元参一两　牛蒡子一两　花粉一两　射干一两　荆芥穗一两　桔梗二两　熟军四两　甘草二两五钱

共研细末，水泛和丸。（丸药配方档）（清太医院配方）

牛蒡子三两　荆芥一两　薄荷三两　防风一两　黄芩一两　花粉二两　元参二两　黄柏一两　山栀子一两　大黄三两　朴硝七钱　桔梗二两　连翘一两　枳壳一两　川连一两　甘草一两

水法为小丸。（清太医院秘录医方配本）

主治：

治肺胃火邪，咽喉肿痛，痰涎壅盛，鼻塞声重，单双乳蛾，喉痹喉痛，重舌木舌，胸膈不利，烦躁饮冷，大便秘结，小水赤黄等症。每服一钱，或一钱五分，临卧用茶清送下。（清太医院配方）

治肺胃火邪，咽喉肿痛，痰涎壅盛，鼻塞声重，单双乳蛾，喉痹喉痈，重舌木舌，胸膈不利，烦躁饮冷，大便秘结，小水赤黄等症。每服一钱，临卧清茶送下。（清太医院秘录医方配本）

润肠丸

出处：

丸药配方档；清太医院配方，燥火门；清太医院秘录医方配本，暑湿燥火门；京师药行药目，燥火门。

组成：

火麻仁_{七两}　羌活_{一两五钱}　郁李仁_{一两五钱}　生地_{一两五钱}　归尾_{一两五钱}　皂角子_{一两五钱}　防风_{一两五钱}
秦艽_{一两五钱}　松仁_{六两}　酒芩_{一两}　酒军_{三两}

共研细末，炼蜜和丸。（丸药配方档）（清太医院配方）

当归尾_{二两}　生地_{二两}　桃仁_{二两}　火麻仁_{二两}　枳壳_{二两}　郁李仁_{二两}

蜜为丸，如桐子大。（清太医院秘录医方配本）

主治：

治大便燥结，皆因劳欲过度，饮食失节，恣饮醇酒，过食辛热。饮食之火，起于脾胃。劳欲之火，起于命门。致使火盛水亏，血液消耗，而成燥结之症。其病不一，有热结风结；有年高之人，津液不足；有大病愈后，大肠血少，而为结者，并皆治之。此药辛润，不甚峻利。每服二钱或三钱，用白开水送下。忌食煎炒、辛热、动火之物。（清太医院配方）

治大便燥结，皆因劳欲过度，饮食失节，恣饮醇酒，过食辛热。饮食之火，起于脾胃。劳欲之火，起于命门。致使火盛水亏，血液消结，而成燥结之症。其病不一，有热结风结；有年高之人，津液不足；有大病愈后，大肠血少，而为结者，并皆治之。此药辛润，不至峻利，能清热润肠，养血滋阴，生津解热，老人可常服之。每服二钱或三钱，用白滚水送下。忌动火之物。（清太医院秘录医方配本）

三黄丸

出处：

丸药配方档；清太医院配方，燥火门；清太医院秘录医方配本，暑湿燥火门；太医院秘藏膏丹丸散方剂卷四；京师药行药目，燥火门。

组成：

大黄_{一斤}　黄芩_{一斤}　黄柏_{一斤}

共研细末，水泛和丸。（丸药配方档）（清太医院配方）

黄柏_{一两} 黄芩_{一两} 大黄_{一两}

水法为小丸。名清火三黄丸，又名三补丸。（清太医院秘录医方配本）

大黄_{二两，生} 黄连_{一两，生} 黄芩_{一两，生}

上为细末，炼蜜为丸，如梧桐子大。每服一钱或一钱五分，滚水下。（太医院秘藏膏丹丸散方剂）

主治：

治三焦积热，咽喉肿闭，口舌生疮，心膈烦躁，小便赤涩，大便秘结；或平日过用辛热厚味，以致脾胃积滞，诸火上炎，一切实热有余之火，并皆治之。每服一钱，临卧用茶清或白开水送下。忌食动火之物，孕妇勿服。（清太医院配方）

治三焦积热，咽喉肿闭，口舌生疮，心膈烦躁，小便赤涩，大便秘结；或平日过用辛热、厚味、煎烤之物，以致脾胃积滞，诸火上炎。一切实热有余之火，并皆治之。每服一钱，用清茶送下。有胎勿服。（清太医院秘录医方配本）

此药专治积热积痰，胸膈痞闷，咽喉不利，眼目赤肿，口舌生疮，小便赤色，大便结涩等症。（太医院秘藏膏丹丸散方剂）

上清丸

出处：

丸药配方档；清太医院配方，燥火门；清太医院秘录医方配本，暑湿燥火门；太医院秘藏膏丹丸散方剂卷四；京师药行药目，燥火门。

组成：

黄连_{四两} 黄芩_{四两} 黄柏_{四两} 栀子_{四两} 生军_{五钱} 连翘_{五钱} 川芎_{五钱} 花粉_{五钱} 桔梗_{二两} 石膏_{二两} 元参_{二两} 菊花_{二两} 归尾_{二两} 甘葛_{二两}

共研细末，水泛和丸。（丸药配方档）（清太医院配方）

黄连_{八两} 黄芩_{八两} 黄柏_{八两} 干葛_{二两} 元参_{一两} 川芎_{一两} 花粉_{一两} 大黄_{一两} 菊花_{四两} 归尾_{四两} 栀子_{八两} 桔梗_{一两} 连翘_{一两} 石膏_{二两}

水法小丸。（清太医院秘录医方配本）

犀角_{一两} 川芎_{一两} 牛蒡子_{一两} 赤苓_{一两} 桔梗_{一两} 连翘_{一两二钱} 黑参_{一两二钱} 薄荷_{一两二钱} 黄芩_{一两二钱} 青黛_{一两} 生地_{一两} 甘草_{一两二钱，生}

共为细末，蜜为丸，如梧桐子大，每服一钱五分，食远用清茶送下。（太医院秘藏膏丹丸散方剂）

主治：

治三焦积热，口燥咽干，面目赤肿，口舌生疮，大小便不利，心膈烦躁，皆可服之。每服一钱，临睡或食远用茶清送下。孕妇勿服。（清太医院配方）

治三焦积热，口燥咽干，面目赤肿，口舌生疮，大便不通，小便不利，心膈烦躁，一切上焦火盛，皆可服之。每服一钱，临睡或食远用茶清送下。孕妇勿服。（清太医院秘录医方配本）

此药专治上部有热，头目赤肿，口舌生疮，咽喉肿痛，吐血衄血等症。（太医院秘藏

膏丹丸散方剂）

神芎丸

出处：

丸药配方档，药库丸散膏丹配方档；清太医院配方，燥火门；太医院秘藏膏丹丸散方剂卷四；京师药行药目，燥火门。

组成：

川芎_四两_　大黄_八两_　黄芩_八两_　黄柏_八两_　栀子_八两_　滑石_八两_　黑丑_八两_　薄荷_二两五钱_

共研细末，水泛和丸。（丸药配方档）（清太医院配方）

大黄_三两，生_　黄芩_二两，生_　黑丑_四钱_　滑石_四两_　黄连_五钱，生_　川芎_五钱_　薄荷_五钱_

上为细末，滴水为丸，如梧桐子大。每晨一钱或一钱五分，食远用清茶或白滚水送下。（太医院秘藏膏丹丸散方剂）

主治：

治心经积热，风痰壅滞，头目赤肿；或有疮疖，咽喉不利，大小便闭涩，一切热症。每服一钱，食远用白开水送下。（清太医院配方）

此药治上焦积热，风痰壅滞，头面赤肿，或生疮疖，咽喉不利，大小便秘，一切风热之症。（太医院秘藏膏丹丸散方剂）

四季三黄丸

出处：

丸药配方档；清太医院配方，燥火门；清太医院秘录医方配本，补益虚损门；京师药行药目，燥火门。

组成：

柴胡_四两_　桔梗_四两_　大黄_四两_　甘草_四两_　黄芩_八两_　黄柏_八两_

共研细末，水泛和丸。（丸药配方档）（清太医院配方）

黄芩_春四两，夏一两，秋三两，冬五两_　黄连_春四两，夏五两，秋三两，冬一两_　大黄春_三两，夏一两，秋二两，冬四两_

共面，水泛小丸，黄柏为衣。（清太医院秘录医方配本）

主治：

治三焦积热，咽喉肿闭，牙齿疼痛，口舌生疮，心膈烦躁，耳鼻肿毒，暴发火眼，消渴热淋，壮热火盛，小便赤黄，大便秘结等症，并皆治之。或平日过用辛热、厚味、煎炒、炙煿等物，胃中食热变生火症，无不神效。每服八分或一钱，或一钱五分，或二钱。虚弱者服五分，用茶清送下，白开水亦可。上部食远服，或临卧服下；中部空心或食前服。小儿少用，孕妇勿服。（清太医院配方）

治三焦积热，口舌生疮，牙齿急疼，心膈烦躁，暴发火眼，消渴热淋，小便黄赤，大便秘结等症。（清太医院秘录医方配本）

通幽润燥丸

出处：

丸药配方档；清太医院配方，燥火门；清太医院秘录医方配本，暑湿燥火门；京师药行药目，燥火门。

组成：

熟地四两　苁蓉二两　当归二两　火麻仁二两　郁李仁二两　柏子仁二两　松子仁二两　熟军二两

共研细末，炼蜜和丸。（丸药配方档）（清太医院配方）

熟军二两　归尾二两　羌活二两　桃仁二两　火麻仁二两　炒皂角二两　生地三两　枳实二两　升麻二两　槟榔二两

蜜为小丸。（清太医院秘录医方配本）

主治：

大便不通闭结之症，其病不一。有因饮食不调，饥饱失宜，损伤脾胃；有因饮酒过多，过食辛辣；有因劳欲无度，肺肾火炎；有因思虑伤心，怒气伤肝；有因久病，阴虚火动；有因汗出过多，耗散津液。以上数条，皆能成闭。惟年高老人，大肠血少，多有此症。有气虚，有血虚，有老幼壮弱之不同。总皆由大肠经火盛，以致幽闭干燥不润，遂成闭也，均用此药。每服一二钱，空心用生蜜冲汤送下，白开水亦可。五十日不解者，日进三四次即通。忌动火之物，戒气恼、忧思。（清太医院配方）

夫大便不通结滞之症，其病不一。有因饮食不调，饥饱失宜，损伤脾胃；有因饮酒过多，过食辛辣；有因劳欲无度，肺肾火炎；有因思虑伤心，怒气伤肝；有因久病，阴虚火动；有因汗出过多，耗散津液。已前数条，皆能成闭。惟年老人多有此病，因大肠血少也。有气虚，有血虚，有老幼壮弱之不同。总皆由大肠经火盛，以致幽门干燥不润，遂成闭症。通用此药，用生蜜冲汤送下。（清太医院秘录医方配本）

犀角上清丸

出处：

丸药配方档，京师药行丸散膏丹配方；清太医院配方，燥火门；清太医院秘录医方配本，暑湿燥火门；太医院秘藏膏丹丸散方剂卷二。

组成：

黄芩四两　生地四两　薄荷四两　花粉四两　生栀四两　石膏四两　牛蒡四两　防风四两　桔梗四两　赤芍四两　连翘二两　黄连二两　菊花二两　荆芥穗二两　犀角一两

共研细末，水泛和丸。（丸药配方档）（清太医院配方）

犀角一两　桔梗一两　生地一两　赤苓一两　川芎一两　牛蒡一两　青黛一两　连翘一两二钱　元参一两二钱　薄荷一两二钱　黄芩一两二钱　甘草一两二钱

水法为丸，如桐子大。（清太医院秘录医方配本）

犀牛角一两　桔梗一两　赤苓一两　大生地一两　牛蒡子一两　川芎一两　青黛一两，净　连翘一两二钱　条黄芩一两二钱　元参一两二钱　薄荷一两二钱　生甘草一两二钱

共为细末，水叠为丸，如梧桐子大。（太医院秘藏膏丹丸散方剂）

主治：

治心经火盛，三焦有热，口舌生疮，眼目赤肿，牙齿疼痛，耳鸣作痒，鼻塞不通，咽喉不利，咳嗽痰实，烦躁不安，大便秘结，小水赤黄，一切火盛等症。每服八分或一钱。壮人可用一钱五分，食远用茶清送下。老弱者每服五六分。孕妇勿服。（清太医院配方）

专治心经火盛，三焦有热，口舌生疮，眼目赤肿，牙齿急痛，耳鸣作痒，鼻塞不通，咽喉不利，咳嗽痰实，烦躁不安，大便秘结，小水黄赤，一切火盛等症。每服八分或一钱，用茶清送下。（清太医院秘录医方配本）

此丸专治心经火盛，三焦有热，口舌生疮，眼目赤肿，牙齿急痛，耳鸣作痒，鼻塞不通，咽喉不利，咳嗽痰实，烦躁不安，大便秘结，小便赤黄，一切火盛等症。每服一钱，壮实人一钱五分，食远用清茶送下。老弱者每服五六分。孕妇勿服。（太医院秘藏膏丹丸散方剂）

芎菊茶调散

出处：

丸药配方档；清太医院配方，燥火门；清太医院秘录医方配本，暑湿燥火门；慈禧光绪医方选议，光绪皇帝治头痛医方；京师药行药目，燥火门。

组成：

川芎一两　菊花一两　清茶一两

共研细末。（丸药配方档）（清太医院配方）

薄荷八两　川芎四两　芥穗四两　羌活二两　白芷二两　细辛一两　菊花三两　僵蚕一两　蔓荆子二两　甘草二两

共为细末。（清太医院秘录医方配本）

光绪□年□月□日，芎菊茶调散。

荆芥二钱　防风二钱　川芎二钱　甘菊三钱　细辛五分　白芷二钱　茅术二钱，炒　薄荷八分　生甘草八分

共研细面，每用一二钱，清茶调服。（慈禧光绪医方选议）

主治：

治风热上攻，头目晕眩，偏正头疼，伤风流涕，鼻塞声重，壮热恶风，久患风眼，遇风举发，风火牙疼，破伤风肿，项强拘急，口眼歪斜，一切风热等症，并皆治之。此药疏通关窍，解除郁热，升阳散火，发散风邪。以上诸症，俱用茶清调服。每服三钱，临卧或食远服。（清太医院配方）

治风热上攻，头目眩晕，偏正头疼，伤风清涕，鼻塞声重，壮热恶风，久患风眼，遇风举发，风火牙疼，破伤风肿，项强拘急，口眼歪斜，一切风热等症并治。此药疏通关窍，解除郁热，升阳散火，发散风邪。以上诸症，俱用茶清调服。每服一二钱，临卧或食远服。（清太医院秘录医方配本）

芎菊上清丸

出处：

京师药行丸散膏丹配方；清太医院配方，燥火门；清太医院秘录医方配本，暑湿燥火门；京师药行药目，燥火门。

组成：

防风八两　荆芥八两　羌活八两　菊花八两　石膏八两　黄芩八两　熟军八两　桔梗八两　细辛四两　薄荷四两　白芷四两　川芎四两　滑石四两　甘草二两　栀子八两,炒

共研细末，水泛和丸。（丸药配方档）（清太医院配方）

生军八两　石膏八两　黄芩八两　羌活四两　芥穗四两　当归六两　黄柏六两　藁本四两　赤芍六两　菊花六两　生地八两　元参六两　桔梗四两　蔓荆子六两　防风六两　薄荷五两　川芎六两　甘草二两

水为小丸。（清太医院秘录医方配本）

主治：

治上焦火盛，头目眩胀，偏正头风，鼻塞不闻香臭，耳鸣肿痛作痒，寒热相急，咳嗽痰喘，胃火上升，牙齿疼痛，咽喉不利，头面常生热毒，肺风鼻红，鼻渊脑痛，风热火眼，迎风流泪，一切上焦火盛，头目不清等症。每服一二钱，临卧或食后用茶清送下。（清太医院配方）

专治上焦火盛，头目眩晕，偏正头痛，鼻塞不闻香臭，耳鸣肿痛作痒，寒热相急，咳嗽痰喘，胃火上升，牙齿疼痛，咽喉不利，头面常生热毒，肺风鼻红，鼻渊脑痛，风热火眼，迎风流泪，一切上焦火盛，头目不清等症。每服一二钱，临卧或食后用清茶送下。（清太医院秘录医方配本）

栀子金花丸

出处：

丸药配方档，京师药行丸散膏丹配方；清太医院配方，燥火门；清太医院秘录医方配本，暑湿燥火门；京师药行药目，燥火门。

组成：

黄芩四两　栀子四两　黄柏四两　黄连四两

加生地四物汤，共研细末，水泛和丸。（丸药配方档）（清太医院配方）

黄连二两　黄柏二两　黄芩二两　生栀子二两　大黄二两　甘草一两

水法为小丸。（清太医院秘录医方配本）

主治：

治面赤口疮，心燥作渴，鼻孔有疮，耳门疼痛，咽喉作哑，浑身发热毒，内外诸热，遍身常生疮疖热毒，夜出盗汗，咬牙睡语，惊悸溺血，及暴发火眼等症。每服七八分或一钱，不拘时用茶清送下。（清太医院配方）

专治三焦火盛，面赤身热，口舌生疮，咽喉肿痛，鼻干黑燥，耳鸣作痒，目暴赤肿，牙齿急痛，咳嗽黄痰，吐血衄血，大便干难，小便浑浊，睡卧不安，烦闷不快，消渴饮水，津液不生。一切内外诸般火邪，头面耳目，耳齿咽喉，大肠小肠诸经火盛，火郁等症，并皆治之。每服一钱，临卧用茶清送下。（清太医院秘录医方配本）

第六章　补　益　方

安神定志丸（宁神定志丸）

出处：

丸药配方档、散方；清太医院配方，补益门；清太医院秘录医方配本，补益虚损门；京师药行药目，补益门。

组成：

党参_{二两}　石菖蒲_{二两}　远志_{二两}　枣仁_{二两}　茯神_{二两}　茯苓_{一两}　柏子仁_{一两}

共研细末，炼蜜和丸，朱砂衣。（丸药配方档）（清太医院配方）

远志_{四两}　人参_{二两}　菖蒲_{四两}　茯苓_{六两}　琥珀_{六两}　郁金_{一两}　麦冬_{二两}　枣仁_{二两}

蜜丸，重三钱，朱衣。（清太医院秘录医方配本）

主治：

治心虚不足，神不守舍，恍惚不安，多言善忘，言谈不知首尾。或夜多怪梦，或盗汗遗精，怔忡惊怖，如畏人捕，或常夜不睡，白昼倦怠，皆因思虑劳神，心事不遂，耗散心血所致。每服一二丸，用圆眼肉三五枚煎汤送下，灯心汤亦可。戒思虑、妄想。（清太医院配方）（清太医院秘录医方配本）

八珍丸

出处：

丸药配方档；清太医院配方，补益门；清太医院秘录医方配本，补益虚损门；太医院秘藏膏丹丸散方剂卷四；京师药行药目，补益门。

组成：

当归_{三两}　白芍_{三两}　川芎_{三两}　熟地_{四两}　茯苓_{四两}　白术_{四两}　黄芪_{四两}

共研细末，炼蜜和丸。（丸药配方档）（清太医院配方）

人参_{四两}　白芍_{二两}　茯苓_{四两}　白术_{四两}　熟地_{四两}　当归_{四两}　川芎_{二两}　炙甘草_{一两}

蜜丸重三钱。（清太医院秘录医方配本）

人参_{一两}　白术_{一两，土炒}　白茯苓_{一两}　当归_{一两，酒洗}　川芎_{七钱}　白芍_{七钱，酒洗}　熟地_{一两}　甘草_{五钱，炙}

上为细末，神曲打糊为丸，如梧桐子大。每服一钱五分或二钱，食远白滚水送下。（太医院秘藏膏丹丸散方剂）

主治：

补气补血，调理阴阳，和顺荣血，强胃壮脾，充实肢体，大补诸虚。不论男妇老幼，凡气血两虚，损伤五脏，变症多端，无不神效。每服一丸，嚼烂，用淡姜汤或白开水送下。戒气恼、房欲，忌食生冷、厚味等物。（清太医院配方）（清太医院秘录医方配本）

此药专治气血两虚，恶寒发热，烦躁口渴，眩晕昏愦，饮食不思，肚腹臌胀，肌肤消瘦，大便不实，小便赤色等症。（太医院秘藏膏丹丸散方剂）

白术膏

出处：

丸药配方档；清太医院配方，补益门。

组成：

白术十六两

用水煎透，炼蜜收膏。（丸药配方档）（清太医院配方）

主治：

补脾滋肾，益气化痰，兼理诸虚，饮食无味，精神短少，四肢无力，面色萎黄，肌肉消瘦，腰膝酸软，脾湿下注，遗精白浊，虚损劳伤，并皆治之。每晨用米饮煎服三五钱。忌生冷、油腻、坚硬等物。（清太医院配方）

百龄丸

出处：

丸药配方档；清太医院配方，补益门。

组成：

陈皮二两　当归二两　白芍二两　枳壳二两　党参二两　虎骨二两　丹皮一两　川贝一两　泽泻一两
鹿角一两　白术四两　茯苓四两　香附四两　马钱子五钱　甘草一两

共研细末，炼蜜和丸。（丸药配方档）（清太医院配方）

主治：

此药不寒不热，平等消补，两益之剂。老人服之，耳目聪明，腰腿有力，身轻体健，益寿延年；中年服之，开胃健脾，多进饮食，强筋壮骨，增添膂力，发胖身体，至老健壮；幼儿服之，消化食水，诸病不生；妇女服之，活血通经，滋阴补虚，宽中理气，经脉调畅。故凡男妇老幼诸虚百损，五劳七伤，新久咳嗽痰喘，劳伤吐血，怒伤吐血；少年破身太早，酒色过度，下元虚损，偏坠疝气，肾囊湿潮，梦遗滑精，五淋白浊，心肾两亏，眼黑头晕，耳鸣心悸，精神短少，四肢无力，睡卧不安，夜出盗汗，多眠少食，脾虚胃弱，不思饮食，胃经不清，膨闷胀满，翻胃呕吐，肝经血虚，气逆不舒，胸膈发满，两胁发胀，寒食积聚，胃气疼痛，脾湿腹胀，阴阳不分，水泻红白痢疾，大肠滞热，肠风下血，妇女月经不调，赤白带下，气弱血虚，产后血瘀，并皆治之。无病之人，均可常服。大能调养身体，功难尽述。大人每服二丸，小儿一丸，二三岁半丸，俱用白开水送下。（与百补增力丹说明基本相同）（清太医院配方）

柏子养心丸（柏子养心丹）

出处：

丸药配方档、京师药行丸散膏丹配方；清太医院配方，补益门；清太医院秘录医方配本，补益虚损门；京师药行药目，补益门。

组成：

黄芪_{一两} 茯苓_{一两} 茯神_{一两} 当归_{一两} 川芎_{一两} 半夏曲_{一两} 炙甘草_{一钱} 柏子仁_{二钱五分} 枣仁_{二钱五分} 远志_{二钱五分} 五味子_{二钱五分} 人参_{二钱五分} 肉桂_{二钱五分}

共研细末，炼蜜和丸。（丸药配方档）（清太医院配方）

黄芪_{四两} 茯神_{四两} 丹参_{二两} 枣仁_{四两} 茯苓_{四两} 当归_{四两} 熟地_{三两} 远志_{二两} 五味子_{一两} 人参_{二两} 菖蒲_{一两} 柏子仁_{四两}

蜜为小丸。（清太医院秘录医方配本）

主治：

养心生血，固精保神，开心窍，多记不忘，安魂魄，怪梦不生。思虑劳烦者，更宜久服。如健忘怔忡，惊悸不寐，盗汗遗精等症神效。每服钱半，临卧用圆眼汤或黄酒、白开水送下。戒思虑、房劳。（清太医院配方）

夫人心为一身之主宰，心无血养，神气紊乱。神乱体虚，则有怔忡、惊悸、健忘之症。治之必先养血，次则安神，可以求全。此丹专治积虑劳心，忧思伤脾，瘦人血少，肥人痰多，昼则神倦，夜不能寐，心神恍惚，烦躁不安，语言颠倒，处事无终，坐卧恐怖，心慌惊悸，梦兴鬼交，遗精盗汗，久服有功。一切血虚之症，并皆治之。每服二三钱，临卧用白滚水送下。（清太医院秘录医方配本）

斑龙丸

出处：

丸药配方档；清太医院配方，补益门。

组成：

鹿角胶_{二两} 天冬_{二两} 麦冬_{二两} 牛膝_{二两} 菖蒲_{二两} 知母_{二两} 杜仲_{二两} 龟板_{二两} 故纸_{二两} 苁蓉_{二两} 黄柏_{二两} 远志_{二两} 枸杞_{四两} 山药_{四两} 山萸_{四两} 牡蛎_{二两五钱} 丹皮_{一两五钱}

共研细末，炼蜜和丸。（丸药配方档）（清太医院配方）

主治：

治真元亏损，阳事不举，气血衰弱，精神短少，小便无度，遗精盗汗，耳鸣腰酸，肾冷胞寒，两脚麻冷，膝腿疼痛，皆宜服之。每服一钱，老人二钱，空心用白开水送下。常服壮元阳，助精神，强筋骨，生精髓，多子嗣，久服通神。（清太医院配方）

保元丸

出处：

丸药配方档；清太医院配方，补益门；清太医院秘录医方配本，补益虚损门；京师药行药目，补益门。

组成：

蒺藜_{八两} 菟丝子_{二两} 牡蛎_{二两} 山药_{二两} 枣仁_{一两} 龙骨_{一两} 莲须_{一两} 芡实_{一两} 茯苓_{一两} 金樱子_{四两} 山萸_{四两}

共研细末，炼蜜和丸。（丸药配方档）（清太医院配方）

人参_{四两} 黄芪_{四两} 白术_{四两} 甘草_{一两二钱}

蜜为小丸。（清太医院秘录医方配本）

主治：

元阳不足，元阴亏损；或先天禀受虚弱，或斫伤太早，以致精神短少，肢体羸瘦，腰痛耳鸣，阳痿不起，小便频数，下部虚冷，腿酸脚软，遗精盗汗等症，皆可服之。每服二三钱，空心用淡盐汤送下，温黄酒亦可。此药添精补髓，保固元阴，益气壮阳，滋长血脉。凡人中年后，皆可常服。服药后戒房欲、劳烦。（清太医院配方）

专治男子诸虚百损，五劳七伤，形体瘦弱，面色不光，精血亏损，饮食难化，腰酸腿麻，气弱神虚，牙齿稀落，须发早白，阳痿不举，小便频数，遗精盗汗，耳鸣眼花。以上诸症，皆因劳伤过度，真元亏损所致也。此丸药品皆保固真元，壮实百脉，滋荣卫，养气血，添精髓，暖丹田，健脾胃，安五脏，功效非常。每服二三钱，用淡盐汤下。（清太医院秘录医方配本）

补天河车大造丸

出处：

丸药配方档、散方；清太医院配方，补益门；清太医院秘录医方配本，补益虚损门；京师药行药目，补益门。

组成：

党参_{三两} 熟地_{三两} 黄芪_{三两} 川续断_{三两} 茯苓_{三两} 虎骨_{三两} 山萸_{三两} 杞子_{三两} 枣仁_{三两}
杜仲_{三两} 五味子_{一两五钱} 肉桂_{一两五钱} 牛膝_{一两五钱} 紫河车_{一具}

共研细末，炼蜜和丸。（丸药配方档）（清太医院配方）

紫河车_{二具} 黄柏_{二两} 龟板_{六两} 熟地_{四两} 当归_{四两}

蜜为小丸。（清太医院秘录医方配本）

主治：

治先天不足，形体瘦弱，腰疼耳鸣，四肢无力，及诸虚百损，五劳七伤并皆治之。此药培元固本，添精驻颜，补丹田，灭相火，强阴壮阳，杀九虫，通九窍，补五脏，益精气，止梦遗。疗心虚盗汗，健忘怔忡。治男子精冷绝阳，妇女胞寒血冷。久服身体健康，延年增寿。每服钱半，空心用酒或白开水送下。（清太医院配方）

治先天不足，形体瘦弱，腰痛耳鸣，四肢无力，及诸虚百损，五劳七伤。此药培元固本，补丹田，灭相火，强阴壮阳，补五脏，益精血，止梦遗，疗心虚自汗盗汗，怔忡健忘。治男子精冷绝阳，妇女胞寒血冷。每服三钱，用白滚水送下。（清太医院秘录医方配本）

补益蒺藜丸

出处：

丸药配方档；清太医院配方，补益门；清太医院秘录医方配本，补益虚损门；京师药行药目，补益门。

组成：

鱼鳔_四两_　蒺藜_四两_　防风_二两_　杞子_二两_　首乌_二两_　山药_二两_　当归_二两_　杜仲_二两_　沙蒺藜_二两_　白术_二两_　牛膝_二两_　楮实子_二两_　生地_一两_　木瓜_一两_　川断_一两_　故纸_一两_　独活_一两_　陈皮_一两_　茴香_一两_　川芎_五钱_　黄柏_五钱_　肉桂_五钱_　苍术_五钱_　甘草_五钱_　木香_二钱五分_　甜瓜子_二钱五分_　菟丝子_四两_

共研细末，炼蜜和丸。（丸药配方档）（清太医院配方）

蒺藜_三斤_　鱼鳔_八两_　枸杞_八两_　山药_八两_　生地_八两_　当归_八两_　陈皮_八两_　白术_六两_　杜仲_六两_　首乌_六两_　砂仁_六两_　川断_六两_　菟丝子_六两_　牛膝_六两_　木香_四两_　小茴_四两_

蜜为丸，重三钱。（清太医院秘录医方配本）

主治：

健脾开胃，生血化痰，补肾养元，益气固精，强力壮志，百病不生，无病不治。如常服之，能壮一身筋脉骨节，气力增添，精神倍加，多进饮食，强力不倦，行步轻健，令人肥胖。年老之人，久久服之，容颜如少；小儿服之，不生头目诸病，疳痞皆消。早晚每服一二丸，用白开水嚼烂送下，黄酒亦可。忌烧酒、萝卜、诸血，戒房劳。（清太医院配方）（清太医院秘录医方配本）

补益资生丸（资生丸）

出处：

丸药配方档、御药房丸散膏丹配方；清太医院配方，补益门；清太医院秘录医方配本，补益虚损门；太医院秘藏膏丹丸散方剂卷一；京师药行药目，补益门。

组成：

党参_二两_　白蔻_二两_　白术_六两_　薏米_六两_　陈皮_四两_　南山楂_四两_　神曲_四两_　茯苓_四两_　山药_四两_　芡实_四两_　扁豆_四两_　谷芽_二两_　建莲_二两_　桔梗_二两_　藿香_二两_　川连_二两_　泽泻_一两_　甘草_一两_

共研细末，炼蜜和丸。（丸药配方档）（清太医院配方）

人参_一两_　白术_四两_　陈皮_一两_　山楂_一两五钱_　茯苓_二两_　山药_一两五钱_　黄连_五钱_　枣仁_一两_　当归_一两五钱_　麦冬_一两五钱_　薏仁_一两五钱_　神曲_二两_　建莲子_二两五钱_　扁豆_二两五钱_　芡实_二两五钱_　桔梗_五钱_　远志_五钱_　白蔻_五钱_　砂仁_五钱_　藿香_五钱_

炼蜜为丸，重三钱。配方有麦芽、甘草、泽泻，无枣仁、当归、麦冬、远志、砂仁。（清太医院秘录医方配本）

（资生丸）人参　橘红　枣仁_各一两,炒_　黄连_五钱_　桔梗_五钱_　茯苓_二两_　白术_四两_　当归　山楂_各一两五钱_　远志肉_五钱_　麦冬_一两五钱,炒_　薏米_一两五钱_　山药_一两五钱_　建莲_一两五钱_　白豆蔻_五钱_　扁豆_一两五钱_　芡实_一两五钱_　建曲_二两_　藿香_五钱_　缩砂_五钱_

共为细末，炼蜜为丸。（太医院秘藏膏丹丸散方剂）

主治：

此药能养胃健脾，益气补中，调和五脏，滋补荣卫，兼理诸虚，消食化痰。此药不燥不热，凡男妇老幼脾胃虚弱，气血不足，多困食少，体瘦面黄，饥饱失宜，不思饮食，虚膨胀满，呕吐痰水，溲便不调，四肢乏力，盗汗遗精，虚损劳伤等症，并皆治之。每服三钱，早晚服，用白开水送下，米汤亦可。忌食生冷、厚味等物。（清太医院配方）（太医院

秘藏膏丹丸散方剂)

原夫五行之理，戊己为先，有生克制化之道。脏腑之论，脾胃为本，乃出纳运化之源。内应五脏，外合五行。阴阳既得平和，一身何病之有？倘如饮食不节，饥饱失宜，劳役过度，致伤中气，而诸经将何以赖焉？今制此丸，清而不寒，温而不燥，健脾胃，进饮食，充四肢，补中气，养精神，滋肾水。专治脾虚气弱，四肢无力，浑身倦怠，不思饮食，腹胀泄泻，阴阳不分，气虚下陷。每服一丸，早晚用白滚水送下。一名固本资生丸。（清太医院秘录医方配本）

补中益气丸

出处：

丸药配方档、修合成方、御药房丸散膏丹配方、京师药行丸散膏丹配方；清太医院配方，补益门；清太医院秘录医方配本，补益虚损门；太医院秘藏膏丹丸散方剂卷二；京师药行药目，补益门。

组成：

黄芪一钱五分　人参一钱　制草一钱　白术五分　陈皮五分　当归五分　升麻三分　柴胡二分
共研细末，姜枣汤和丸。（丸药配方档）（清太医院配方）

人参一斤　黄芪一斤　柴胡一两五钱　白术八两　陈皮四两　当归四两　升麻一两五钱　炙甘草一两五钱
共末，姜枣水泛为丸。（清太医院秘录医方配本）

黄芪一两五钱　茯苓一两　陈皮一两　白术二两，土炒　白芍八钱，酒炒　柴胡三钱　升麻二钱　甘草五钱
共为细末，用红枣、生姜各一两，熬水为丸，如梧桐子。（太医院秘藏膏丹丸散方剂）

主治：

治形神劳役，或饮食失节，内伤元气，始得之时，脉大而虚，身热而烦，气高而喘，于外感类似，不可不辨。凡中气不足，元气下陷，脾胃不调，久病不愈，无精神、少气力，怠惰困倦，虚饱不食，口不知味，腹中不和，一切气虚百病，此药主之。药性甘温，能除大热，升提气血，能补内伤。每服一二钱，空心用姜枣煎汤送下。忌生冷、厚味、房劳。如少年元虚火动，失血热嗽等症勿服。肺经实热火盛者勿服。此药补阳火不实，大有神效，虚寒不足，诸病皆宜。（清太医院配方）

治内伤元气，劳役形神。始得之时，脉大而虚，身热而烦，病形与外感颇似，不可不辨。惟中气不足，元阳下陷，四肢无力，手心微热，精神不振，气力减少，虚饱不食，口不知味，一切气虚之病，此药主之。每服三钱，空心用姜枣煎汤送下。（清太医院秘录医方配本）

内伤之症，起于饮食，当食不食，过食过饱，一饥一饱，元气渐伤，不见其损，日有所亏，耽延岁月，真气耗损，何愁无内伤之患也。况脾胃属土，其性最缓，得之不易，去之尤难。胃气受伤，中气不足，忧思伤脾，两胁作胀，食后倒饱，嘈杂恶心，嗳气吞酸。病者不知调摄，则噎食翻胃之症立至。少年之人，十救一二；年逾五旬，百无一生，深可悯也。若少年劳瘵，阴虚火动，咯血吐血，便血，遗精盗汗，不可服，恐阳气愈盛，阴血不消故也。（太医院秘藏膏丹丸散方剂）

参桂鹿茸膏

出处：

丸药配方档；清太医院配方，补益门；京师药行药目，补益门。

组成：

人参二两　附子二两　苁蓉二两　故纸二两　天麻子二两　杜仲一两　官桂一两　紫梢花一两　赤石脂一两　生地一两　续断一两　龙骨一两　蛇床子一两　大茴香一两　小茴香一两　鹿茸一两　牛膝一两　菟丝子一两　羊腰一对　甘草一两

用香油八斤，熬枯去渣，入黄丹三斤；再加丁香、雄黄各三钱，肉桂五钱，麝香二钱。（丸药配方档）（清太医院配方）

主治：

此膏暖丹田，壮元阳，还元固本，祛病延年，补命门之真火，疗气血之虚寒，强筋壮骨，益髓生精，流畅气血，培养精神。凡老少先天不足，后天失养，下元虚损，久无子嗣，精寒肾冷，下淋白浊，腰腿酸痛，步履艰难，及妇人气血亏损，子宫寒冷，久不受孕，屡经小产，一切虚寒之症，无不神效。常贴此膏者，气血充足，诸疾不生，妇人贴脐上，男子贴左右肾俞穴、丹田穴。（清太医院配方）

参茸酒

出处：

丸药配方档；清太医院配方，杂治门。

组成：

人参二两　鹿茸一两　防风一钱　鳖甲一钱　萆薢一钱　羌活一钱　川牛膝一钱　独活一钱　杜仲一钱　白术一钱　玉竹一钱　当归二钱　秦艽二钱　红花二钱　枸杞子二钱　丁香八分

用多年存性烧酒二十斤，将药料入酒内封妥；再存数年，将药料滤出，入冰糖渣四两、烧酒二斤，兑妥用之。（丸药配方档）（清太医院配方）

主治：

盖人之风痰寒湿诸症，由于血不足；痿痹虚弱诸症，由于气不足。欲宣通血脉，培补元气，则非参茸不为功。今诚制参茸酒，治男妇左瘫右痪，半身不遂，口眼歪斜，手足顽麻，下部痿软，筋骨疼痛；一切三十六种风，七十二般气；并寒湿诸痛，及虚损劳伤，真火不足，饮食不化，肚腹不调，十膈五噎，气滞积块，泻痢痞满，肚腹冷痛。男子阳衰，女人血虚，赤白带下，久无子嗣，一切男妇虚损杂症。久服则气血充足，百病不生，益寿延年，老当益壮。（清太医院配方）

参茸卫生丸

出处：

丸药配方档；清太医院配方，补益门；京师药行药目，补益门。

组成：

人参_{二两} 鹿茸_{一两} 川芎_{一两五钱} 党参_{一两五钱} 白芍_{一两五钱} 木瓜_{一两五钱} 木香_{一两五钱} 半夏_{一两五钱} 条芩_{一两五钱} 锁阳_{一两五钱} 建莲_{一两五钱} 杜仲_{三钱} 熟地_{三钱} 枣仁_{三两} 香附_{三钱} 桂圆肉_{三两五钱} 陈皮_{三两五钱} 枸杞_{五钱} 肉果_{五钱} 麦冬_{五钱} 首乌_{五钱} 川断_{五钱} 红花_{五钱} 牛膝_{五钱} 当归_{五钱} 山萸_{五钱} 砂仁_{五钱} 黄芪_{五钱} 远志_{五钱} 茅术_{五钱} 于术_{一两二钱} 桑寄生_{一两二钱} 鹿角_{一两二钱} 紫河车_{一具}

共研细末，炼蜜和丸，蜡壳封护。（丸药配方档）（清太医院配方）

主治：

治男妇诸虚百损，有病服之除疴去恙，无病常服壮体延年，有补天寿世之功，诚卫生之圣药也。今将治款详列于下：

- 男子气虚血少，忧思过度，伤损精神，四肢困倦，气喘心惊，怔忡健忘，夜卧不宁，饮食少进，茯神、菖蒲各一钱，远志五分，枳壳四分，煎汤化服。倘服此丸见热，宜用麦冬四五粒，生晒，圆眼肉、京柿肉各二钱，煎汤服下。

- 忧思过度，服此药精神倍加，气血充足。将丸含化，或用红枣汤、圆眼汤化服，须服一二丸。

- 男子遗精，用莲须蒺藜汤化服。

- 小肠疝气，用小茴香橘核汤化服。

- 老人气虚，大便溏泄，用芡实肉豆蔻汤化服。

- 小便频数，用黄芩山茱萸汤化服。

- 妇女气血两虚，月经不调，不能成孕，焦术、炮姜各一钱，升麻三分，煎汤化服。

- 气虚不能摄血，经水过多，或崩漏不止，焦术、炮姜、升麻各一钱，煎汤化服，甚者加人参。

- 多年不孕或孕疏歇，用黄酒入姜汁、童便少许化服。

- 酒色过伤，耳鸣眼花，身体虚弱，红枣胡桃肉陈皮煎化服。

- 月经乍歇，或似有孕，或疑闭经，黄酒入姜汁少许化服。

- 人壮血热，月经先期，或瘀或涩，腰腹疼痛。丹参二钱、炒黄芩一钱，煎汤化服，加童便少许更佳。

- 风气走注，头面四肢浮肿，姜皮、陈皮、茯苓皮、桑寄生各一钱，煎汤化服。

- 心气常痛，佛手三钱、元胡一钱，煎汤化服。

- 腹中痞积疼痛，游走肠鸣，海螵蛸、元胡各一钱，煎汤化服。

- 白带白淫，经年不止，海螵蛸三钱、人参数分，煎汤化服；赤带，炒黄芩八分，煨白果肉七个，煎汤化服。

- 经期不定，血色不调，头晕眼花，腰腹刺痛，四肢无力，精神怠倦，黄酒姜汁化服。

- 气郁不舒，夜梦心跳，盗汗自汗，不思饮食，白术、茯神、菖蒲、生晒圆眼肉各一钱，煎汤化服。

- 风虚头痛、骨痛，下部寒冷，舌燥喉干，黄酒入生姜汁化服。

- 产后气血两虚，精神困倦，不思饮食，诸虚百损，黄酒入姜汁化服。

- 二十余岁经血尚未通，时常腹痛，全当归三钱，泽兰、红花各一钱，煎汤化服。

- 五十余岁经尚行者，姜炭一钱半、升麻一钱，人参煎汤化服。

- 瘰疬痰核，姜汁炒川贝母、酒洗夏枯草各一钱半，煎汤化服。
- 老年气血衰弱，时常有病。常服百病不生，精神健壮。俱用姜汤黄酒化服。

此丸功效不能尽述，除实热、伤寒、伤暑、斑疹、血痢等症勿服，其余一切患病常服立验。忌食鱼腥生冷、瓜果油腻、煎炒寒凉、滞气生痰等物。（清太医院配方）

长春广嗣丹

出处：

丸药配方档；清太医院配方，补益门；清太医院秘录医方配本，补益虚损门；太医院秘藏膏丹丸散方剂卷一；京师药行药目，补益门。

组成：

熟地二两 茯苓二两 山药二两 山萸二两 金樱二两 故纸二两 葫芦巴二两 鹿胶二两 楮实子五钱 苁蓉五钱 巴戟五钱 川楝五钱 大茴香五钱 杜仲五钱 枸杞五钱 韭菜子五钱 沉香五钱 蝉蜕五钱 肉桂五钱 川附子五钱 青盐五钱 龙骨五钱 毕澄茄五钱 五味子五钱 黄柏二钱

共研细末，炼蜜和丸。（丸药配方档）（清太医院配方）

大熟地三两 紫梢花一两 当归一两五钱 韭子五钱 茯苓三两 巨胜子一两五钱 黄柏一两 五味子五钱 仙茅一两五钱 山萸肉二两 苁蓉一两 牛膝一两五钱 山药二两 人参一两 枸杞子二两 菟丝子二两 小茴七钱 莲须一两 肉桂五钱 桑螵蛸一两 麦冬一两 芡实一两 茯神一两 丹皮一两 淫羊藿一两 鹿茸七钱 龟板二两 黄芪一两 沙苑蒺藜一两

蜜为小丸。（清太医院秘录医方配本）

天门冬 麦门冬 熟地黄 生地黄 山药 杜仲 五味子 山茱萸 白茯苓 人参木香柏子仁 巴戟各二两 菟丝子 肉苁蓉各四两 车前子 地骨皮 覆盆子各一两五钱。

共为细末，好黄酒打糊为丸，如桐子大。初服五十丸，一月至六十丸，百日后八十丸。盐汤送下，或老黄酒送下。（太医院秘藏膏丹丸散方剂）

主治：

治男子下元虚损，久无子嗣，阳痿不兴，兴而不固，肾寒精冷，遗尿不禁，腰腿疼痛，行步无力，耳鸣眼花，迎风流泪，牙齿稀落，须发早白，饮食难化，面色无光，长怕寒冷，不耐劳烦。以上诸症，并皆治之。此药培元固本，益髓添精，兴阳种子，增寿延年，通畅百脉，壮实五脏，真有长春广嗣之方，螽斯衍庆之功。每服二三钱，用淡盐汤送下，白开水亦可。忌食烧酒、萝卜、诸般血物。（清太医院配方）

此药治男子下元虚损，久无子嗣，阳痿不举，举而不固，肾寒精冷，遗尿不禁，腰腿酸痛，行步无力，耳鸣眼花，迎风流泪，牙齿脱落，须发早白，饮食难化，面色无光，畏寒怕冷，不耐劳烦。以上诸症，皆先天禀受不足，少年时斵丧过度所致也。是药真有长春广嗣之力，螽斯衍庆之功。每服三钱，淡盐汤送下。（清太医院秘录医方配本）

此丹专治男子劳损羸瘦，中年阳事不举，精神短少，老至五旬发须早白，步履艰难，并妇人下元虚冷，久不孕育者，并皆治之。

初服后小便杂色，此系肾经旧病出也。服至二十日后，觉有气瘕。此系五脏寒热旧疾出也。服至三十日后，鼻顶辛酸，此系风症出也。服至四十日，言语雄壮，或原有胸膈之症，咳嗽吐痰，内伤积滞，此是肺疾除也。服至五六十日，唇红体润，口生津液，神清气爽，两乳肥润，此是一切诸疾出也。服至百日后，自觉言语雄壮，容颜光彩，须发变黑，齿落重生，八十老人亦能如壮年之时，目能远视，行不困乏。精神百倍，寿命延长。此真返老还童之圣药也。（太医院秘藏膏丹丸散方剂）

莘仙丸

出处：

丸药配方档；清太医院配方，补益门；清太医院秘录医方配本，补益虚损门；京师药行药目，补益门。

组成：

莲须二两　川断二两　覆盆子二两　菟丝子四两　芡实四两　山萸四两　龙骨一两　蒺藜八两　金樱子六两

共研细末，炼蜜和丸。（丸药配方档）（清太医院配方）

沙苑蒺藜八两　山萸四两　川断二两　菟丝子三两　枸杞子三两　白莲子四两　覆盆子三两　芡实四两　金樱肉四两

蜜为小丸。（清太医院秘录医方配本）

主治：

夫精生气，气生神，精极则无以生气，故瘦弱少气。气弱则不能生神，故目眊不明，精气不固，水火不济，故遗泄多而精愈耗也。此药专补精髓，益血脉，强腰脊，止遗精，助容颜，收盗汗。凡本元不固，肾虚气弱者，久久服之，大有奇效。每服二钱，空心用淡盐汤或白开水任下。（清太医院配方）

专治肾水不足，夜梦遗精，火淋白浊，虚烦盗汗；或禀受不足，或斫丧失宜，以致腰腿酸痛，四肢无力，眼视黑花，耳作蝉鸣，阴囊冷汗，小便频数，多睡少食，渐渐痿弱。以上诸症，皆因水火不能既济之故也。此药滋肾水，降心火，固精气，壮元阳，涩遗精，收盗汗，安五脏，生百脉。久久服之，大有奇功。每服三钱，用盐汤送下。（清太医院秘录医方配本）

打老儿丸

出处：

丸药配方档；清太医院配方，补益门；清太医院秘录医方配本，补益虚损门；京师药行药目，补益门。

组成：

熟地六两　茯苓四两　山药四两　杜仲四两　枸杞四两　山萸四两　巴戟天二两　苁蓉二两　五味子二两
远志二两　楮实子二两　小茴香二两　川断二两　牛膝一两　菖蒲一两

共研细末，炼蜜和丸。（丸药配方档）（清太医院配方）

熟地四两　山药三两　牛膝三两　枸杞二两　山萸二两　茯苓二两　杜仲二两　远志二两　五味子二两
楮实二两　小茴二两　巴戟天二两　苁蓉二两　川断二两　当归二两　黄芪二两　白芍二两　菖蒲二两

蜜为小丸。（清太医院秘录医方配本）

主治：

凡诸虚不足，劳伤过度，五脏虚弱，精亏血短，气弱神虚，饮食难化；或羸瘦不足，以致腰酸腿软，多睡少食，身体瘦弱，遍身不强，动转多病，耳鸣眼花，迎风流泪，牙落齿稀，须发早白，阳痿不兴，兴而不固，小便凝溺，下元虚惫。如是等症，再不服药，则容颜易老，病欲多生矣。今有一方，秘受仙传，名曰老儿丸。方中药品共用十六味，不寒不燥，上等无毒，平和王道，能养五脏，善治诸虚，填精益血，补气安神，多进饮食，培元固本，白发再黑，齿落更生，滋阴壮阳，令人多子，有返老还童、乌须黑发之力，益寿延年、无老无病之效，久久服之，大有奇功。每服二三钱，早用淡盐汤送下，白开水亦可；冬月用黄酒送下。男妇中年，皆可治之。(清太医院配方)

治诸虚不足，劳役过度，五脏皆衰，精亏血短，气弱神虚，饮食难化；或禀受不足，或起居失宜，以致腰酸腿困，多睡少食，身体瘦弱，遍身不强，动转多病，耳鸣眼花，迎风流泪，牙落齿稀，须发早白，阳痿不兴，兴而不固，小便旋溺，下元虚急。如是等症，再不服药，则容颜易老，病则多生矣。久久服之，大有奇效。(清太医院秘录医方配本)

大补阴丸

出处：

丸药配方档，京师药行丸散膏丹配方，散方；清太医院配方，补益门；清太医院秘录医方配本，补益虚损门；京师药行药目，补益门。

组成：

黄柏_四两　知母_四两　熟地_六两　龟板_六两

共研细末，猪脊髓合蜜丸。(丸药配方档)(清太医院配方)

熟地_四两　枸杞子_二两　天冬_二两　盐柏_四两　当归_四两　龟板_四两　盐知母_四两　白芍_二两　菟丝子_二两　锁阳_二两

蜜为小丸。(清太医院秘录医方配本)

主治：

人之一身，阳常有余，阴常不足；气常有余，血常不足，故滋阴补血之药，自幼至老不可缺也。古方立补阴丸常服为主，况节欲者少，过欲者多，精血亏损，相火必旺，火旺则阴愈消，而劳瘵、咳嗽、咳血、吐血、虚病多端作矣。故宜常补其阴，使阴与阳济，则水能制火，而水升火降，斯无病矣。每服一钱或二钱，空心用白开水送下。忌劳欲、思虑。(清太医院配方)

治真阴亏损，相火上炎，虚弱劳伤，咳嗽失血，肾衰精乏，虚火时动，口舌生疮，咽干发渴，手脚心热，肢体酸倦，阴虚阳亢。服之灵应。(清太医院秘录医方配本)

党参膏

出处：

丸药配方档；清太医院配方，补益门；京师药行药目，补益门。

组成：

党参十六两　当归八两　熟地八两　升麻二两

用水煎透，炼蜜收膏。（丸药配方档）（清太医院配方）

主治：

此膏大补元气，开心益智，添精神，定惊悸，通血脉，破坚积，治虚劳内伤，身热心烦，头痛恶寒，懒言恶食，脉洪大而虚；或阳虚自汗，多梦纷纭；或气虚不能摄血；或泻痢脾虚，久不能愈，一切清阳下陷，元气不足之症，皆能治之，效难尽述。每服三五钱，用白开水冲服，或合丸药，或入煎剂，随症加入皆可。（清太医院配方）

都气丸

出处：

丸药配方档；清太医院配方，补益门；清太医院秘录医方配本，补益虚损门；京师药行药目，补益门。

组成：

熟地八两　山萸肉四两　山药四两　丹皮三两　茯苓三两　泽泻三两　五味子八两

共研细末，炼蜜和丸。（丸药配方档）（清太医院配方）

熟地八两　山萸四两　山药四两　丹皮三两　茯苓三两　泽泻三两　五味一两五钱

蜜为小丸。（清太医院秘录医方配本）

主治：

六味地黄加五味子，名都气丸，治阴虚劳碌。凡人真阴亏损，虚火上炎，移热于肺。肺热则津液不能生血，转而变为痰矣。所以口燥舌干，咽喉疼痛，失音失血，咳嗽不止。此药能益肺之源以生肾水，止嗽化痰，泻无根之伏火，清虚热于肺肝，大补精血，功难尽述。每日空心用淡盐汤送下二三钱，白开水亦可。忌烧酒、萝卜、诸般血物。（清太医院配方）

凡人斫丧太过，以致真阴亏损，虚火炎上，津液枯竭，不能生血，变为阴虚劳嗽之症矣。此药专治诸虚百损，肺热咳嗽，咽喉肿痛，口燥舌干，声哑失音。能益肺之源，以生肾水，止嗽化痰，泻无根之火，清虚热于肺肝。大补精血，功难尽述。每服三钱，忌酒。（清太医院秘录医方配本）

法制黑豆

出处：

丸药配方档；清太医院配方，补益门；清太医院秘录医方配本，补益虚损门；京师药行药目，补益门。

组成：

故纸二两　杜仲二两　蒺藜二两　核桃仁二两　大茴香二两　沙蒺藜二两　石菖蒲五钱

先将药煎汁去渣，入雄黑豆一升、青盐一两五钱，煮熟蒸晒九次用之。（丸药配方档）（清太医院配方）

当归_{五钱} 熟地_{五钱} 生地_{五钱} 杜仲_{五钱} 川断_{五钱} 牛膝_{五钱} 广皮_{五钱} 厚朴_{五钱} 砂仁_{三钱}
木香_{三钱} 巴戟天_{五钱} 小茴_{五钱} 旱莲_{二两} 首乌_{五钱} 苁蓉_{五钱} 青盐_{五钱} 故纸_{五钱} 菖蒲_{五钱}
枸杞_{五钱} 山萸肉_{五钱} 远志_{五钱} 茯苓_{五钱} 益智仁_{三钱} 蒺藜_{一两} 陈皮_{五钱} 丁香_{二钱} 官桂_{二钱}
三奈_{五钱} 加皮_{五钱} 芦巴_{五钱} 白蔻_{三钱} 骨碎补_{三钱}

共煎浓汁煮黑豆三升。（清太医院秘录医方配本）

主治：

此豆色黑，与肾同位，专入肾经，能补精髓，助容颜，壮筋骨，聪耳明目，固齿乌须，延年益寿。治腰酸痛如神，阳痿遗精，诸虚百损并效。每日空心细嚼二三十粒，用白开水送下。久服百病不生，不拘男妇老少，皆可服之。（清太医院配方）

此药专治肾水不足，心火上炎，调脾胃，进饮食，添精髓，壮筋骨，润肌肤，悦颜色，聪耳明目，止腰痛，益气和中，健步轻身，乌须黑发。有返老还童之妙，乃平补之药。宜经年久服，容颜异常。每服四五十粒，用淡盐汤送下。（清太医院秘录医方配本）

古庵心肾丸

出处：

丸药配方档；清太医院配方，补益门；清太医院秘录医方配本，补益虚损门；京师药行药目，补益门。

组成：

生地_{四两} 熟地_{四两} 山药_{四两} 山萸_{四两} 丹皮_{三两} 茯苓_{三两} 泽泻_{三两} 当归_{三两} 黄柏_{一两}
杞子_{一两} 龟板_{一两} 牛膝_{一两} 甘草_{一两} 鹿茸_{五钱} 黄连_{五钱}

共研细末，炼蜜和丸。（丸药配方档）（清太医院配方）

熟地_{三两} 生地_{三两} 山药_{三两} 茯神_{三两} 山萸_{二两} 龟板_{二两} 枸杞_{二两} 牛膝_{二两} 丹皮_{一两}
鹿茸_{一两} 当归_{一两} 泽泻_{一两} 黄柏_{一两} 黄连_{一两} 甘草_{五钱}

蜜为小丸，朱砂为衣。（清太医院秘录医方配本）

主治：

有患其无子者，有恶其白发者。无子责乎肾，发白责乎心。肾主精，精盛则孕成，精亏则乏嗣。心主血，血胜则发黑，血衰则发白。今也嗜欲无穷而亏其本然之真，忧虑劳烦而损其天然之性。心，君火也；肾，相火也。君火动，相火从之；相火动，则心肾乱而不宁矣。是心肾二经有相须之道焉，名心肾丸。大能生精益血，降火宁神，治心肾之要药也。不独施于白发无子，其惊悸怔忡，遗精盗汗，目暗耳鸣，腰痛足痿，五劳七伤，诸虚百损，无不治也。每服一钱或钱半，空心用淡盐汤、淡黄酒或白开水任下。戒思虑、房劳。（清太医院配方）

论曰：尝见有无子而发白者，盖肾主精，精盛则孕成，精亏则乏嗣。心主血，血盛则发黑，血衰则发白。若老欲无穷，更兼忧虑劳烦，必至亏损其根本。此药大能生精益血，降火安神，治心肾之要药也。且不独施于白发无子者，即惊悸怔忡，遗精盗汗，目暗耳鸣，腰痛足痿，无不治也。每服三钱，用淡盐汤送下。（清太医院秘录医方配本）

归脾丸

出处：

丸药配方档，御药房丸散膏丹配方，京师药行丸散膏丹配方；清太医院配方，补益门；太医院秘藏膏丹丸散方剂卷二；京师药行药目，补益门。

组成：

人参_{二两} 白术_{二两} 茯神_{二两} 枣仁_{二两} 龙眼肉_{二两} 黄芪_{一两五钱} 当归_{一两} 远志_{一两} 木香_{五钱} 炙甘草_{五钱}

共研细末，姜枣汤和丸。（丸药配方档）（清太医院配方）

炙黄芪_{一两} 野于术_{一两} 怀山药_{一两，炒} 远志_{一两，去心} 白茯苓_{一两} 酒当归_{一两} 建莲肉_{一两} 枣仁_{一两，炒} 广木香_{四钱} 生甘草_{三钱}

共为细末，用圆眼肉八钱煎汤为丸，如梧桐子大。（太医院秘藏膏丹丸散方剂）

主治：

治男妇忧思过度，劳伤心脾，以致健忘怔忡，惊悸少寐；或心脾伤痛，嗜卧少食，大便不调，肢体作痛，发热自汗，妇人经血虚损，一切思虑伤脾等症，并皆治之。每服二三钱，每日一二服，用白开水送下。此药健脾补心，养血益气，安神定志，保精神，安五脏，久泻久痢伤脾，久病伤脾，屡经屡验。戒气恼、忧思，忌食生冷、油腻等物。（清太医院配方）

此丸专治男妇思虑过度，劳心伤脾，健忘怔忡，烦躁不寐，短气自汗，坐卧不安，饮食减少，倦怠无力，痛久气血两虚，不能复元者，此丸主之。读书游宦之人，尤宜多服。食远用龙眼红枣煎汤送下。（太医院秘藏膏丹丸散方剂）

归芍地黄丸

出处：

丸药配方档，京师药行丸散膏丹配方；清太医院配方，补益门；清太医院秘录医方配本，补益虚损门；京师药行药目，补益门。

组成：

熟地_{八两} 丹皮_{三两} 泽泻_{三两} 茯苓_{三两} 当归_{三两} 白芍_{三两} 山萸_{四两} 山药_{四两}

共研细末，炼蜜和丸。（丸药配方档）（清太医院配方）

熟地_{八两} 山萸肉_{四两} 山药_{四两} 茯苓_{三两} 丹皮_{三两} 泽泻_{三两} 当归_{一两五钱} 白芍_{一两五钱}

蜜为小丸。（清太医院秘录医方配本）

主治：

专治肝肾不足，血虚发热，烦躁不寐，胁肋虚痛，头目眩晕，眼花耳聋，咽燥作渴，腰腿酸疼，骨蒸痿软，寝汗盗汗，咳血呕血，形体瘦弱，肌肤憔悴等症。此药有养血滋肾之神功，为制火壮水之圣药也。每服二钱或三钱，空心用淡盐汤送下，白开水亦可。忌食烧酒、白萝卜、生葱、蒜等物，戒气怒、劳烦。（清太医院配方）

专治肝肾不足，血虚发热，烦躁不寐，胁肋虚痛，头目眩晕，眼花耳聋，咽燥作渴，腰腿酸疼，骨蒸痿软，自汗盗汗，便血失血，形体瘦弱，肌肤憔悴等症。此药有滋阴养血

之神功，为制火导水之圣药也。每服三钱，白滚水送下。（清太医院秘录医方配本）

桂附地黄丸

出处：

丸药配方档，御药房丸散膏丹配方，京师药行丸散膏丹配方；清太医院配方，补益门；清太医院秘录医方配本，补益虚损门；太医院秘藏膏丹丸散方剂卷二；京师药行药目，补益门。

组成：

熟地八两　山萸肉四两　山药四两　丹皮三两　茯苓三两　泽泻三两　附子一两　肉桂一两

共研细末，炼蜜和丸。（丸药配方档）（清太医院配方）

熟地八两　山萸四两　山药四两　茯苓三两　丹皮三两　泽泻三两　肉桂一两五钱　附子一两五钱

蜜为小丸。（清太医院秘录医方配本）

即六味地黄丸加附子、肉桂二两。（太医院秘藏膏丹丸散方剂）

主治：

治命门火衰，不能生土，以致脾胃虚寒，饮食少思，大便不实；或下元虚惫，脐腹疼痛，夜作旋溺。《经》云：益火之源以消阴翳，即此药也。每服一钱，或二三钱，空心用白开水送下。（清太医院配方）

治肾气虚乏，下元冷急，脐腹疼痛，夜多旋溺，脚膝缓弱，肢体倦怠，面皮萎黄或黧黑，及虚劳不足，渴欲饮水，腰重疼痛，少腹急痛，小便不利，命门火衰，不能生土，以致脾胃虚寒，难以运化饮食，并宜服之。《经》云：益火之原，以消阴翳，即此药也。每服三钱，用白滚水送下。（清太医院秘录医方配本）

此药专治老人命门火衰，不能生土，形体瘦弱无力，脾胃虚寒，饮食少思，或脐腹寒痛，或湿热以作，腰腿酸痛，及大便不实，小便不禁，淋闭等症。老年常服温补之药也。每服二钱，空心用白滚水或盐汤送下。（太医院秘藏膏丹丸散方剂）

河车膏

出处：

丸药配方档；清太医院配方，补益门；京师药行药目，补益门。

组成：

党参二两　生地二两　枸杞二两　当归二两　紫河车一具

用水煎透，炼蜜收膏。（丸药配方档）（清太医院配方）

主治：

一名混元膏。治男妇诸虚百损，五劳七伤；或由先天禀受不足，元气虚弱，动转多病，不耐劳苦。男子肾虚阳痿，精乏无嗣；妇人子宫虚冷，屡经坠落，不成孕育，并皆治之。每早用黄酒冲服三五茶匙，久服自验。返老还童，百病消除，妙难尽述。戒气怒、房劳，忌食诸般血物、烧酒。（清太医院配方）

黄芪膏

出处：

丸药配方档；清太医院配方，补益门；京师药行药目，补益门。

组成：

黄芪十六两

用水煎透，炼蜜收膏。（丸药配方档）（清太医院配方）

主治：

此膏专主补中益气，调荣固卫，外止阳虚自汗，内托痈疽不起，四肢无力，气虚下陷，男子遗精便血，妇女崩漏带下，痰嗽虚喘，形体羸弱。凡男妇老幼一切气虚不足之症，皆可常服。久服自然骨壮身强，添精益髓，虚症悉退，精神日增。或入煎剂，或用修合丸药，或单用白开水冲服俱可。作黄芪使用，庶觉便捷。（清太医院配方）

健步虎潜丸

出处：

丸药配方档，御药房丸散膏丹配方，京师药行丸散膏丹配方；清太医院配方，补益门；清太医院秘录医方配本，风痰伤寒门；太医院秘藏膏丹丸散方剂卷一；京师药行药目，补益门。

组成：

熟地三两　知母三两　黄柏三两　陈皮二两　白芍二两　牛膝二两　锁阳一两五钱　当归一两五钱　龟板四两　虎胫骨一对

共研细末，羊肉膏合丸。（丸药配方档）（清太医院配方）

人参一两　黄芪一两　白芍一两　黄柏一两　当归一两　山药一两　锁阳一两　枸杞五钱　虎骨一两　龟板五钱　故纸一两　菟丝子五钱　杜仲一两　牛膝一两　熟地四两　五味子五钱

共末，炼蜜和猪脊髓五条为丸，如梧桐子大。（清太医院秘录医方配本）

炙芪　杜仲炒　补骨脂炒　当归各一两五钱，酒洗　牛膝二两，酒洗　白术二两，土炒　羌活　独活　防风　茯苓各一两　黄柏二两　附子五钱，制

共为细末，叠水为丸，如梧桐子大，每料一斤一两五钱，碾筛每斤伤折四两，共折二两四钱五分，净得丸十三两二钱五分。（太医院秘藏膏丹丸散方剂）

主治：

治肾气虚损，筋骨无力，行步艰难，腿酸脚软，腰痛耳鸣，四肢无力，麻木浮肿，鹤膝风症，阳事痿弱，阴囊冷汗；或下部虚损百端，并宜服之。每服一钱，空心用白开水送下，冬月用温黄酒送下。常服济阴扶阳，壮筋强骨，腰腿轻健。忌食烧酒，戒房事。（清太医院配方）

治筋骨无力，行步艰难，下部虚损，麻木疼痛等症。常服壮阳益精，行步有力。

人患步履艰难，即是水亏火衰。多因少年斫丧过度，耗损元神，迨及中年，卦气过半，欲心难减而病症已现。一旦风邪乘虚而入，引出诸经伏痰，以致四肢麻木，半身不遂，下部痿弱，语言蹇涩，痰涎壅盛，皮肤痒疥，凡气血两虚，风痰并作等症。余遵古方

修合此药，借虎胫之威，助人筋骨之强，添精益髓，健步轻身。有返老还童之妙，益元固精之奇。元气既培，风痰何自而生？诚治本之良方也。凡年逾四旬有痰症者，皆宜早服此药。每服二钱五分，空心用淡盐汤送下，或白滚水亦可。（清太医院秘录医方配本）

此药专治肾气虚损，筋骨无力，行步艰难，腿酸脚软，腰痛耳鸣，四肢无力，麻木浮肿，鹤膝风症，阳事痿弱，阴囊冷汗，或下部虚损，并宜服之。每服一钱五分或二钱，空心用白滚水送下。常服济阴共阳，壮筋强骨，腰腿轻健。忌烧酒、房事。（太医院秘藏膏丹丸散方剂）

金匮肾气丸

出处：

丸药配方档，京师药行丸散膏丹配方，京师药行配本；清太医院配方，补益门；清太医院秘录医方配本，补益虚损门；太医院秘藏膏丹丸散方剂卷二；京师药行药目，补益门。

组成：

熟地八两　山萸肉四两　山药四两　丹皮三两　茯苓三两　泽泻三两　附子一两　肉桂一两　车前子一两　牛膝一两

共研细末，炼蜜和丸。（丸药配方档）（清太医院配方）

熟地八两　山萸肉四两　山药四两　泽泻三两　茯苓三两　丹皮三两　肉桂一两五钱　车前子一两五钱　牛膝一两五钱　附子一两五钱

蜜为小丸。（清太医院秘录医方配本）

熟地八两　茯苓三两　山药四两　山萸肉四两　泽泻三两　丹皮三两　附子二两，炙　肉桂二两，去粗皮　牛膝一两　车前子一两

共为细末，滴水成丸，如梧桐子大。（太医院秘藏膏丹丸散方剂）

主治：

治脾肾虚弱，腰重脚肿，小便不利，四肢浮肿；或喘急痰盛，已成臌症，其效如神。此症多因脾肾虚弱，治失其宜，元气复伤，而变症者，非此药不能救。每服八九十丸，空心用米汤送下。戒气恼、房事、劳碌，忌食生冷、厚味、咸物。（清太医院配方）

治脾肾两虚，腰脚肿痛，小便不利，肚腹胀痛，四肢浮肿，喘急痰盛，已成蛊症，其效如神。每服三钱，用淡盐汤送下。（清太医院秘录医方配本）

此丸专治脾肾虚弱，腰重脚肿，小便不利，或肚腹胀疼，四肢浮肿，或喘急痰盛，以成蛊，其效如神。此症多因脾胃虚弱，治失其宜，元气复伤而变症者，非此药不可。每服二钱，用白滚水送下。（太医院秘藏膏丹丸散方剂）

治脾肾虚弱，腰重脚肿，小便不利，四肢浮肿，已成臌症，喘急痰盛，非此药不能救。（京师药行药目）

金樱子煎

出处：

丸药配方档；清太医院配方，补益门；（金樱子膏）清太医院秘录医方配本，补益虚

损门；京师药行药目，补益门。

组成：

金樱子_{五斤}

金樱子_{五斤}

用水熬去渣，炼蜜收之。（丸药配方档）（清太医院配方）

金樱子十斤洗净。五斗熬一斗，次三斗熬七升，末水一斗熬三升，共计二斗，煎至十斤，再加蜜炼成膏。（清太医院秘录医方配本）

主治：

据《本草》云：其子气味酸涩，平，无毒，治脾泻下痢，止小便利，涩精气，久服令人耐寒轻身。时珍曰：无故而服之，以取快欲则不可。若精不固者，服之何咎之有？每服一匙，用暖酒空心调服。活血助颜，其功不可备述。（清太医院配方）

沈存中《笔谈》云：金樱子止遗泄，取其温且涩也。其味酸涩，性平，无毒，出自江西剑南岭外者为胜。丛生郊野，类似蔷薇而有刺。四月间开白花，夏秋间结实。待霜后时用竹夹子摘取。入木臼中，杵去刺，劈去核。以水淘洗数次，方煎成膏。最能益气补真，滋阳涩精，兼治脾泻下痢，小便旋多，骨蒸劳热，并宜服之。亦能令人轻身耐老，活血驻颜，其功不能尽述。每服一二匙，暖酒调服。（清太医院秘录医方配本）

九转黄精丹

出处：

丸药配方档，京师药行丸散膏丹配方；清太医院配方，补益门；京师药行药目，补益门。

组成：

黄精_{五斤}

用黄酒蒸九次，晒九次；当归五斤，用黑豆汤泡九次，晒九次。共研细末，炼蜜和丸。（丸药配方档）（清太医院配方）

主治：

治男妇一切不足之症，五劳七伤，诸虚百损，能安五脏，固精壮神，开胃健脾，多进饮食，脾肾双补，大有水火既济之功。如老年之人，常服此药，多进饮食，腰腿有力，种子身轻，益寿延年；如幼年无病之人，常服此药，壮筋骨，去劳伤，发胖身体，到老健壮；如妇人血衰，瘦弱无乳，但服此药，既养血生乳，能受孕安胎，及临产之时子母健壮，常服此药，永不小产，不论胎前产后，俱可常服，有益无损；如小儿先天不足，短乳瘦弱，脾虚不思饮食，一岁吃三四丸，服十数次，体壮者不可服。

治酒色过度，或先天不足。阳衰下痿，下元虚冷。夜梦遗精，盗汗，阴虚动火。男妇伤肾，腰腿疼痛，下淋流白，精滑无子。男妇脾虚胃弱，血虚心跳。男妇稀屎痨，或肚腹不调常泄，另有膏药贴脐，即愈。男妇头眩眼黑，面黄虚肿。男妇汗后失调，饥饱劳伤。男妇劳伤吐血，大便下血，小便下血，或妇人幼女倒经、吐血、鼻中流血。男妇肝气不足，两胁疼痛。男妇小儿，气虚血少。妇人经水不调，子宫寒冷，赤白带下，另有膏药贴肚脐腰肾，即愈。童子劳、女儿劳，或男妇半身不遂。妇人胎孕不长，或男人中气不足。男、妇、大人、小儿伤寒出汗后，诸虚百损，或吐泻，泻倒元气，此药能补元气。妇人血崩。凡男妇气恼冲肝，或两胁发胀，或妇人气裹胎孕，此二症用好广木香面一二分，浸温黄酒空心服，五六日后不用木香，只用温黄酒送药。如有病之人，须一日空心服五分，每一日添一分，添到一钱为止。

若是一日要吃两次，待食远服。如不会吃黄酒，白开水亦可。此药不泻肚，不动火，能引火归源。不论春夏秋冬，或三九、三伏，俱可常服，有益无损。世间人身体不一样，服多服少量体服药，惟产后妇人多用可也。此药用磁瓶盛收，药性不改，三五年可用。（清太医院配方）

坎离丸

出处：

丸药配方档；清太医院配方，补益门；清太医院秘录医方配本，补益虚损门；京师药行药目，补益门。

组成：

黄柏_{十两} 生地_{十两} 肉桂_{一两} 知母_{六两}

共研细末，炼蜜和丸。（丸药配方档）（清太医院配方）

黄柏_{十两，酒浸} 知母_{六两，盐炒} 肉桂_{五两}

共末，水丸，淡盐汤下。（清太医院秘录医方配本）

主治：

此药取天一生水，地二生火之意，药轻而功大，久服而取效速，先贤王道之药无出于此。大能生精益血，生水降火，久服五脏皆实，百病不生。每服一二钱，空心用白开水送下。（清太医院配方）

此药清离火，滋坎水，补阴虚，平相火。虚弱劳伤，阴血亏损，不可一日无此药也。（清太医院秘录医方配本）

孔圣枕中丹

出处：

丸药配方档；清太医院配方，补益门；京师药行药目，补益门。

组成：

公鸡_{一只} 石菖蒲_{四两} 龟板_{四两} 龙骨_{四两} 朱砂_{一两}

先将药研细末，灌入鸡内，缝好蒸熟，取出晒干，共研细末，炼蜜和丸。（丸药配方档）（清太医院配方）

主治：

治读书健忘，心神恍惚，夜不成寐，肾虚精滑，一切心肾两亏之症，并皆治之。凡人聪明智慧，全赖精气以生。而生气生精，惟在水火既济。心为神明之官，肾乃智慧之府，少有所亏，则精神散涣。故心肾充足，智慧乃生。此药最能补阴阳，培心肾，通灵明，益智慧，安神定志，开郁豁痰。久服耳目聪明，精神健壮。每早晚服二三钱，用老酒送下。（清太医院配方）

老奴丸

出处:

丸药配方档;清太医院配方,补益门;清太医院秘录医方配本,补益虚损门;京师药行药目,补益门。

组成:

紫梢花五钱　灯草炭五钱　蛇床子五钱　车前子五钱　苁蓉五钱　菟丝子五钱　马兰花五钱　巴戟天五钱　淫羊藿五钱　荜澄茄五钱　大茴香五钱　金樱子五钱　破故纸五钱　木香五钱　母丁香五钱　韭菜子五钱　制川乌五钱　远志五钱　干姜五钱　沉香五钱　泽泻五钱　核桃仁一两　柏子仁一两　桑螵蛸一两　杞子一两　山萸肉一两　茯苓一两　蜘蛛十五个　熟地四两

共研细末,炼蜜和丸。(丸药配方档)(清太医院配方)

韭菜子四两　淫羊藿二两　巴戟天四两　桑螵蛸三两　蛇床子一两　牡蛎二两　熟地八两　龙骨二两　紫梢花二两　肉苁蓉四两　山萸肉四两　小茴香一两　母丁香一两　菟丝子四两　破故纸三两　荜澄茄二两　附子三两　当归五两　茯苓三两　蜘蛛廿一个

蜜为小丸。(清太医院秘录医方配本)

主治:

此药培植元阳,壮实五脏,能固元气,添精补髓,长血脉,益寿延年,补两肾,强筋壮骨,起阳痿,种子仙方。百岁者轻身不老,虚枯者返本还元。每服一钱或一钱半,空心用白开水送下。此药入兴阳道,专治中年阳痿,老年无嗣。服药后仍减房欲,久则骨髓充满,生子必男,亦不甚伤身矣。(清太医院配方)

此药补益元阳,壮实五脏,能固真气,添精髓,长血脉,益年寿,补两肾,壮筋骨,养虚羸,起阳痿,诚修真妙药,种子仙方。百岁者轻身不老,羸急者返本还元。又能大兴阳道,专治中年阳痿,老年无嗣。服药后仍戒房欲。久则骨髓充满,生子必男。(清太医院秘录医方配本)

六合散

出处:

丸药配方档;清太医院配方,补益门;清太医院秘录医方配本,补益虚损门;京师药行药目,补益门。

组成:

杜仲一两　肉苁蓉一两　巴戟天一两　小茴香一两　破故纸一两　青盐一两

共研细末。(丸药配方档)(清太医院配方)

肉苁蓉四两　小茴香四两　杜仲四两　青盐四两　巴戟天四两　故纸四两

共为极细末。(清太医院秘录医方配本)

主治:

治两肾虚损,腰脊酸疼,两腿无力,下部虚寒,阳痿湿汗,脚膝痿软,行步艰难,一切精血枯损之症,皆可服之。此药添精补髓,益肾固精,强阴壮阳,治腰疼如神。每用二三钱,用猪腰一对,羊腰亦可,去骚。入药末于内,用湿纸包裹数层,炭火煨熟,空心用暖黄酒服，或酒蒸煮服亦可。

杜仲苁蓉小茴香，故纸巴戟与青盐。猪羊腰子用一对，八十公公返少年。（清太医院配方）

一名猪腰散。专治两肾虚损，腰脊酸痛，两腿无力，下部虚衰，阳痿湿汗，脚膝痿软，行步艰难，一切精血枯损之症，皆可服之。每服二三钱，用猪腰一对，羊腰亦可，去骚。入药末于内，用湿草纸包裹数层，炭火煨熟。空心用暖黄酒下，酒水煮服亦可。（清太医院秘录医方配本）

六味地黄丸

出处：

丸药配方档，御药房丸散膏丹配方，京师药行丸散膏丹配方，京师药行配本，散方；清太医院配方，补益门；清太医院秘录医方配本，补益虚损门；太医院秘藏膏丹丸散方剂卷二；京师药行药目，补益门。

组成：

（嘉庆朝）闰三月初二日、钱松请得三阿哥六味地黄丸一零。

熟地_{二两五钱，砂仁，炒} 丹皮_{一两} 泽泻_{二两} 云苓_{二两} 山药_{二两} 山萸肉_{六钱}

共为细末、炼蜜为丸，如绿豆大，每服三钱，每早服，淡盐汤送下。得丸四十服。

四月十四日，三阿哥合六味地黄丸一零。得丸四十五服。（散方）

熟地_{八两} 山萸肉_{四两} 山药_{四两} 丹皮_{三两} 茯苓_{三两} 泽泻_{三两}

共研细末，炼蜜和丸。（丸药配方档）（清太医院配方）

熟地_{八两} 山萸肉_{四两} 山药_{四两} 茯苓_{三两} 丹皮_{三两} 泽泻_{三两}

蜜为小丸。（清太医院秘录医方配本）

大熟地_{八两} 山药_{四两，炒} 山萸肉_{四两，炒} 粉丹皮_{三两} 白茯苓_{三两} 泽泻_{三两}

共为细末，炼蜜为丸，如梧桐子大。（太医院秘藏膏丹丸散方剂）

主治：

治诸虚百损，形体瘦弱，四肢无力，肾气虚损，肌肤憔悴，寝汗盗汗，五脏虚损，多睡少食，骨蒸劳热，作渴腹疼，耳鸣淋沥等症。每服二钱或三钱，空心用淡盐汤送下。（清太医院配方）

治肾气虚损，腰痛耳鸣，形体瘦弱，耳内蝉鸣，痰中带血，惊悸烦渴，不思饮食，一切真阴不足之症。

治肾水不足，阴虚火旺，下元亏损，四肢痿弱，小便淋闭，气壅痰涎，头目眩晕，眼花耳聋，咽燥舌痛，腰腿酸痛，骨蒸盗汗，遗精白浊，咳嗽失血，五劳七伤，小便不禁，精气虚脱。养血滋肾，壮水制火，使机关利而脾土健，神气强而肾水充。诚丸丹之鼻祖，补剂中仙方也。每服三钱，用白滚水送下，淡盐汤亦可。（清太医院秘录医方配本）

大凡阴虚之症，起自少年之人，纵欲者多，节欲者少。人至十五六岁，阳精始动，正在气血发生。若失保守，真阳必败，相火遂旺，以致形体瘦弱，头目昏眩，耳内蝉鸣，骨蒸盗汗，咳嗽吐痰，痰中带血，午后不安，夜梦遗精，惊悸烦渴，便血淋漓，不思饮食。治之先滋阴降火，以此丸为主。

此药不燥不寒，滋补肾水，并理脾胃。无论老少，凡阴虚火动者，皆宜服之，久服必有奇效。早晚各服二钱，盐汤送下。（太医院秘藏膏丹丸散方剂）

鹿茸丸

出处：

丸药配方档；清太医院配方，补益门；京师药行药目，补益门。

组成：

鹿茸_二两_　当归_四两_　杜仲_四两_　秋石_四两_　故纸_四两_　香附_四两_　楮实子_四两_　巴戟天_四两_　菟丝子_四两_　牛膝_四两_　川芎_四两_　白术_四两_　茯苓_二两_　黄柏_二两_　黄芪_二两_　五味子_二两_　陈皮_二两_　小茴香_二两_　枣仁_二两_　锁阳_二两_　桂圆肉_二两_　红花_一两五钱_　生地_一两五钱_　天冬_一两五钱_　川断_一两五钱_　麦冬_一两五钱_　没药_一两五钱_　黄芩_一两五钱_　砂仁_一两_　益母草_一两_　肉苁蓉_一两_　枸杞子_一两_　木香_一两_　紫河车_一具_

共研细末，炼蜜和丸。（丸药配方档）（清太医院配方）

主治：

治男妇真元亏损，盗汗遗精，腰酸肾冷，及妇人胞寒，脚膝酸痛，并老人双脚麻木，筋骨无力，悉宜常服。久则元阳壮固，精神强健。每服三钱，用白开水送下。（清太医院配方）

麦味地黄丸

出处：

丸药配方档，药库丸散膏丹配方档，京师药行丸散膏丹配方；清太医院配方，补益门；清太医院秘录医方配本，补益虚损门；太医院秘藏膏丹丸散方剂卷二；京师药行药目，补益门。

组成：

熟地_八两_　山萸_四两_　山药_四两_　丹皮_三两_　茯苓_三两_　泽泻_三两_　五味子_二两_　麦冬_三两_

共研细末，炼蜜和丸。（丸药配方档）（清太医院配方）

熟地_八两_　山药_四两_　山萸肉_四两_　丹皮_三两_　泽泻_三两_　茯苓_三两_　麦冬_一两五钱_　五味子_一两五钱_

蜜为小丸。（清太医院秘录医方配本）

大熟地_八两_　山药_四两_　丹皮_三两_　白茯苓_三两_　山萸肉_四两_　泽泻_三两_　寸冬_二两_　五味子_二两_

共为细末，炼蜜为丸，如梧桐子大。（太医院秘藏膏丹丸散方剂）

主治：

一名八仙长寿丹。专治肾水不足，虚火上炎，消渴饮水，五心烦热，心火不降，阴水不升，咳嗽痰血，五脏虚损，腰痛耳鸣，眼目昏花，四肢无力，盗汗遗精等症，服之神效。每服一二钱，空心用淡盐汤送下。忌食萝卜、烧酒、辛热等物。（清太医院配方）

治肾水不足，虚火上炎，消渴饮水，五心发热，心火不降，阴水不升，咳嗽痰血，劳嗽喘急，腰痛耳鸣，盗汗遗精等症，服之神效。每服三钱，淡盐汤送下。（清太医院秘录医方配本）

此丸专治肾水不足，虚火上炎，消渴饮水，五心烦热，心火不降，阴水不升，咳嗽痰血，五脏各损，腰痛耳鸣，眼目昏花，四肢无力，盗汗遗精等症。每服二钱或三钱亦可，盐汤送下。忌萝卜、烧酒等热物。（太医院秘藏膏丹丸散方剂）

七宝美髯丹

出处：

丸药配方档；清太医院配方，补益门；清太医院秘录医方配本，补益虚损门；京师药行药目，补益门。

组成：

首乌一斤　茯苓四两　牛膝四两　故纸四两　当归四两　杞子四两　菟丝子四两

共研细末，炼蜜和丸。（丸药配方档）（清太医院配方）

赤白首乌各一斤　赤白茯苓各一斤　怀牛膝八两　全当归八两　枸杞子八两　菟丝子八两　破故纸四两，黑芝麻炒

蜜为小丸。（清太医院秘录医方配本）

主治：

此足少阴厥阴药也。方内用九制何首乌为君，涩精固气。乳制白茯苓交心肾，而渗脾湿。酒浸牛膝，强筋骨而益下焦。酒洗当归，辛温以养血。酒浸枸杞子，甘温而补水，酒煮菟丝子，益三阴而强肾气，黑芝麻并炒，补骨脂助命门火，而暖丹田，此皆固本之药。常服气血充足，荣卫调和，添精益肾，固齿乌须。每服二钱，用淡盐汤送下，黄酒亦可。（清太医院配方）

治五脏虚衰，精亏血少，体弱神虚，须发早白，遍身不强，腰痛耳鸣，腿脚酸困，多睡少食，牙落齿稀，则容颜易老，病欲丛生矣。此丹专补五脏，善治诸虚，填精益髓，滋阴壮阳，令人多子。固本培元，白发再黑，齿落更生，有返老还童之妙，延年益寿之功，久久服之，须如黑漆，面似童颜，大有奇功，难以尽言。每服三钱，用淡盐汤送下。此药又名首乌大年丸。（清太医院秘录医方配本）

千金封脐膏

出处：

丸药配方档；清太医院配方，补益门；清太医院秘录医方配本，补益虚损门；京师药行药目，补益门。

组成：

肉桂三钱　熟地三钱　川附子三钱　金樱子三钱　当归三钱　甘草三钱　巴戟天三钱　杜仲三钱　干姜三钱　胡椒三钱　淫羊霍三钱　独活三钱　草薢三钱　海马二钱　鹿茸二钱

用香油一斤八两，将前药熬枯去渣，入黄丹十二两，收成膏。再入麝香、冰片各四分，儿茶、硫磺各二钱，研细末入之。（丸药配方档）（清太医院配方）

生附一两　川椒五钱　荜澄茄五钱　干姜三钱　独头蒜九个　川乌三钱　草乌三钱　山甲三钱　木香三钱　乌药三钱　两头尖三钱　肉桂三钱　元胡五钱　海马一对　胡椒四十九粒

香油一斤八两，熬至药枯为度。去渣，加黄丹九两。再用：

麝香_{五分}　冰片_{五分}　蟾酥_{一钱五分}　母丁香_{一钱五分}　雄黄_{一钱}　阿魏_{一钱}　乳香_{一钱}　没药_{一钱}

共为面，入油内收膏。（清太医院秘录医方配本）

主治：

此膏能镇玉池，存精固漏，通二十四道血脉，锁三十六道骨节，贴之气血流畅，阳健不衰，精髓充盈，神气完足。专补虚损，固下元，通三关，壮五脏，有返老还童，益寿延年之妙。老人贴之，夜不旋溺。又治男子下淋精滑，肾虚盗汗，兼治小肠疝气，单腹胀满，并一切腰腿骨节疼痛。妇人子宫虚冷，久不受孕，赤白带下，产后肠风，贴之无不神验。（清太医院配方）

此膏能镇玉池，通二十四道血脉，锁三十六道骨节。贴之气血流畅，阳健不衰，精髓充盈，神气完足。专补虚损，固下元，通三关，壮五脏，有返老还童之功，益寿延年之妙。老人贴之，夜不旋溺。又治男子下淋精滑，肾虚盗汗，兼治小肠疝气，单腹胀满，并一切腰腿疼痛。妇人子宫虚冷，久不受孕，赤白带下，产后肠风等症。贴之无不神效。（清太医院秘录医方配本）

乾坤膏

出处：

丸药配方档；清太医院配方，补益门；京师药行药目，妇科门。

组成：

当归_{四两}　熟地_{四两}　黄芪_{四两}　党参_{四两}　桂圆肉_{二两}　枸杞子_{二两}　升麻_{二两}　肉苁蓉_{二两}

用水煎透，炼蜜收膏。（丸药配方档）（清太医院配方）

主治：

此膏治荣卫虚弱，气血亏损，肌肉消瘦，倦怠嗜卧，肺虚气喘，饮食少思，颜色憔悴，洒洒恶寒，自汗盗汗，骨蒸劳热，寒热往来，常觉惊恐，男子遗精便血，妇人赤白带下。以上诸症，皆由气衰血亏而致，此膏悉能治之。每服三五钱，用白开水冲服，或入煎剂，或合丸药，随症加入亦可。（清太医院配方）

青娥丸

出处：

丸药配方档，散方；清太医院配方，补益门；清太医院秘录医方配本，补益虚损门；京师药行药目，补益门。

组成：

正月二十六日张仲元、忠勋请得皇上（光绪皇帝）脉息左部弦缓，右寸关滑缓。脊骨作疼，俯之觉甚。每值睡时，肝阳上冲，心悸唇瞤，欲作眩晕。谨拟遵用古方青娥丸，早晚各服二钱，淡盐汤送下调理。

杜仲_{二两，盐炒}　补骨脂_{二两，酒炒}　核桃肉_{三个}

共研细面，炼蜜为丸，如绿豆大。（散方）

砂故纸_{二两七钱}　熟地_{二两}　大茴香_{二两}　草薢_{二两五钱}　青盐_{五钱}　杜仲_{四两}　巴戟天_{二两}　核桃肉_{五两}

共研细末，炼蜜和丸。（丸药配方档）（清太医院配方）

破故纸_{十两}　牛膝_{五两}　炒杜仲_{十两}　青盐_{二两}　核桃肉_{二十一两}

共末，用大蒜四两捣膏，和丸如桐子大。或酒糊为丸。（清太医院秘录医方配本）

主治：

治肾气虚寒，腰痛耳鸣，腿酸脚软，步履艰难，阳事痿弱，小便淋漓频数，及小腹冷痛，奔豚疝气等症。此药温补下元，上生津液，兴阳固本，养血滋阴，能补命门之火以健脾土，多服之使发白再黑，齿落更生，驻颜色，壮精神，常如少年，故名青娥丸。不拘男女皆可服之。每服一钱或一钱半，空心用黄酒或白开水送下。忌诸般血物、萝卜、烧酒。（清太医院配方）

专治肾气虚寒，腰痛耳鸣，腰酸脚软，步履艰难，阳事痿弱，小便淋漓频数，及小腹冷痛，奔豚疝气。且能温补下元，上生津液，兴阳固本，养血滋阴，清金益水，和木生火。能补命门真源，抑虚人壮火。多服使发白再黑，齿落更生，驻颜色，壮精神，常如少年，故名青娥丸。每服二三钱，黄酒送下。（清太医院秘录医方配本）

琼玉膏

出处：

丸药配方档，药库丸散膏丹配方档，（雍正朝）散方；清太医院配方，补益门；京师药行药目，补益门。

组成：

琼玉膏方

雍正十二年□月十日一料琼玉膏

生地黄_{十六斤，捣绞取净汁十二斤}　　人参_{细末，二十四两}　白茯苓_{细末，四十八两}，白蜜_{炼去滓十斤}

上和匀，入磁缸内，以油纸五重、厚布一重紧封缸口，置铜锅内水中悬胎，令缸口出水上，以桑柴火煮三昼夜。如锅内水减，则用暖水添之，□满取出再用。蜡纸紧封缸口，纳井中□一昼夜取出，再入旧汤内煮一昼夜，以出水气取出。先用少许，祭天地神祇，然后每取一二匙酒调服，不饮酒白汤下，日进二三服。如遇夏日，置阴凉处，或藏水中，或埋地下。须于不闻鸡犬声幽净处，不令妇人丧服人见之。制时终始勿犯铁器。服时忌食蒜、葱、萝卜、醋、酸等物。（散方）

铁瓮先生琼玉膏

新罗参_{去芦，八两}　生地黄_{五斤五两三钱三分三厘有零取汁}　白茯苓_{去皮，一斤三钱三分三厘有零}　白蜜_{三斤五两三钱三分三厘，有零炼净}

上件人参、茯苓为细末，用密生绢滤过，地黄取自然汁，捣时不用铜铁器，取汁尽去滓，拌和匀，入银石器。或好磁器内，封用净纸二三十重，封闭入汤内，以桑柴火煮三昼夜。取出用蜡纸数重包瓶口，入瓶中去火毒，一伏时取出，再入旧汤内煮一日，出水气，取出开封，取三匙作三盏，祭天地百神，焚香设拜，至诚端心。每日空心酒调一匙头服，原方如此，但痨嗽气盛，血虚肺热者，不可用人参。（散方）

生地_{一斤}　茯苓_{八两}　党参_{五钱}

先将生地熬成膏去渣，用蜜合茯苓、党参，研末收之。（丸药配方档）（清太医院配方）

主治：

此药填精补髓，返老还童，补百损，除百病，发白转黑，齿落更生，行如奔马，日进数服，终日不饥，功效不可尽述。一料分五剂，可救瘫痪五人；分十剂，可救痨瘵十人。若二十七岁服起，寿可至三百六十；若六十四岁服起，寿可至五百年。（散方）

（铁瓮先生琼玉膏）此膏填精补髓，肠化为筋，万神俱足，五脏盈溢，发白变黑，返老还童，行如奔马。日进数服，终日不食亦不饥。开通强志，日诵万言，神识高迈，夜无梦想。服之十剂，绝其欲，修阴功成地仙矣。一料分五处，可治五人瘫疾；分十处，可救十人痨病。渗合之时，沐浴至心，勿轻示人。（散方）

夫人心藏血，肾藏精，脾土为万物之本。精血充实，脾土健壮，则须发不白，容颜不衰，延年益寿，百病不生矣。而膏中之药，地黄为君，大能滋阴生血，损其肺者益其气，故用人参以鼓生发之元；虚则补其母，故用茯苓以培万物之本；白蜜为百花主精，味甘归脾，性润，且缓燥急之火。四者温良和厚之品，诚堪宝重。郭机曰"起吾沉瘵珍赛琼瑶"，故有琼玉之名，示人知所珍也。每早数匙白开水点服。又治阴虚火燥，干嗽无痰，屡效。忌食厚味，戒思虑、劳烦。（清太医院配方）

全鹿丸

出处：

丸药配方档；清太医院配方，补益门；京师药行药目，补益门。

组成：

人参五钱　鹿茸一两　鹿筋二两　白术二两　甘草二两　当归二两　茯苓二两　川芎二两　生地二两　黄芪二两　天冬二两　麦冬二两　枸杞子二两　杜仲二两　牛膝二两　山药二两　菟丝子二两　五味子二两　锁阳二两　肉苁蓉二两　故纸二两　巴戟天二两　川断二两　覆盆子二两　楮实子二两　秋石二两　陈皮二两　小茴香八钱　沉香八钱　鹿角三两

共研细末，炼蜜和丸。（丸药配方档）（清太医院配方）

主治：

气血双补，男妇皆宜，益百虚，养五脏，固精髓，壮筋骨，定心志，安魂魄，一切遗精、失血、盗汗、自汗、潮热、虚热；或口干舌燥，喉痛咽肿；或腰膝酸软，眼目昏花，头脑眩晕，心神不安，健忘不寐，恶烦少力。妇人血虚，骨蒸咳嗽痰喘，面色萎黄，五心烦躁，及子宫久冷，多服必孕，无不应验。年老房有少艾，并能壮阳种子，滋肾水，降心火，补脾火，益脾土，舒肝气，清肺腑，益卫养荣，润肌泽肤，聪耳明目，开心益智。凡中年虚损，亦可常服。无疾者久服益寿延年。此滋补之圣药也，屡经试验，无不应效。每服二三钱，用白开水送下，冬月用淡黄酒亦可。（清太医院配方）

人参固本丸

出处：

丸药配方档，散方，京师药行配本，京师药行丸散膏丹配方；清太医院配方，补益门；清太医院秘录医方配本，补益虚损门；京师药行药目，补益门。

组成：

人参二两　麦冬四两　天冬四两　生地四两　熟地四两

共研细末，炼蜜和丸。（丸药配方档）（清太医院配方）

人参二两　天冬四两　麦冬四两　生熟地各四两

蜜为小丸。（清太医院秘录医方配本）

主治：

治元气不足，形体瘦弱，诸虚百损，五劳七伤，精竭气短，腰痛耳鸣，四肢酸软，老人精寒，阴囊冷汗，及少年先天不足，肌肤憔悴。一切损伤元气之症，皆可服之。此药能填精益肾，补气和血，聪耳明目，健步轻履，固齿延年，乌须黑发，有返老还童之功。每服一二钱，空心用龙圆汤、胡盐汤、白开水任下。（清太医院配方）

治元气不足，形体瘦弱，诸虚百损，五劳七伤，精竭气短，腰痛耳鸣，四肢酸软，老人精寒，阴囊冷汗，及少年先天不足，肌肤憔悴。一切损伤元气之症，皆可服之。此药能填精益肾，补气和血，聪耳明目，健步轻履，固齿延年，乌须黑发，有返老还童之功。每服二钱，龙眼汤送下。（清太医院秘录医方配本）

人参归脾丸

出处：

丸药配方档；清太医院配方，补益门；清太医院秘录医方配本，补益虚损门。

组成：

人参一两　茯苓二两　当归三两　香附一两　麦冬一两　石斛一两　于术五钱　菊花五钱　熟地六两　半夏八钱　甘草四钱　栀子八分　枣仁一两五钱　白芍二两　山药二两

共研细末，炼蜜和丸。（丸药配方档）（清太医院配方）

人参一斤　白术一斤　茯神一斤　枣仁一斤　黄芪八两　当归十二两　远志八两　木香四两　甘草四两

共为面，用桂圆肉一斤，枣四两，姜二两，煎浓汁兑为小丸。（清太医院秘录医方配本）

主治：

一名黑归脾丸。治男妇忧思过度，劳伤心脾，以致健忘怔忡，惊悸不寐；或心脾伤痛，嗜卧少食，大便不调，肢体作痛，发热自汗；妇人经血虚损。一切思虑伤脾等症，并皆治之。每服二三钱，用白开水送下，每日一二服。此药健脾补心，养血益气，安神定志，保精神，安五脏，屡经屡验。戒气恼、忧思，忌食生冷、油腻等物。（清太医院配方）

治男妇忧思过度，劳伤心脾，以致健忘怔忡，惊悸不眠；或心脾伤痛，嗜卧少食，大便不调，肢体作痛，发热自汗；妇人经血虚损。一切思虑伤脾等症，并皆治之。每服二三钱，大能健脾补心，养血益气，安神定志，保精神，安五脏，久泻久痢，养气养脾。忌气

恼忧思，姜枣汤送服。（清太医院秘录医方配本）

人参养荣丸

出处：

丸药配方档；清太医院配方，补益门；清太医院秘录医方配本，补益虚损门；京师药行药目，补益门。

组成：

人参一两　黄芪四两　白术四两　茯苓四两　当归四两　白芍四两　熟地八两　麦冬二两　远志二两　陈皮二两　炙甘草二两　五味子一两　肉桂一两

共研细末，炼蜜和丸。（丸药配方档）（清太医院配方）

人参一两　白术一两　黄芪一两　甘草一两　五味子七钱　远志五钱　陈皮一两　肉桂一两　当归一两　大熟地一两五钱　茯苓七钱　白芍一两五钱

共为末，姜枣煮水泛小丸。（清太医院秘录医方配本）

主治：

治脾肺气虚，营血不足，惊悸健忘，寝汗发热，食少无味，身倦肌瘦，虚羸少力，色枯气短，毛发脱落，小便赤涩，以及发汗过多，身振振摇，筋惕肉瞤，一切荣卫亏损虚弱不足之症，及大病之后气血虚弱。以上诸病，此药悉皆治之。每服一二钱，用白开水送下。（清太医院配方）

夫荣卫者，人身之气血也。气血乃阴阳之本，何有荣卫之名耶？盖卫者，卫护一身之腠理；荣者，荣华百脉之经络。血虽流通之物，非气运之不能行。故《脉经》云：气如橐籥，血如波澜，荣为阴血，卫为阳气，荣行脉中，卫行脉外。脉不自行，随气而至。气动脉应，此之谓也。《素问》云：阴虚阳虚，惟补其阳。阳生而阴自长；气病血病，先补其气，气行而血自随。此赋生之玄机，乃治法之大端也。此药先补其气，后养其血。治病久虚弱，气血不足，积劳虚损，四肢倦怠，肌肉消瘦，颜色枯槁，汲汲短气，厌厌不食，饮食无味，心神不安，精神短少，一切血脉衰弱之症，并皆治之。每服二钱，早晚滚白水送下。（清太医院秘录医方配本）

壬子丸

出处：

丸药配方档；清太医院配方，补益门；清太医院秘录医方配本，补益虚损门；京师药行药目，补益门。

组成：

熟地四两　生地三两　山药三两　山萸三两　茯苓二两　丹参二两　茯神二两　麦冬二两

共研细末，炼蜜和丸。（丸药配方档）（清太医院配方）

吴茱萸一两　白芨一两　白蔹一两　茯苓一两　牛膝五钱　细辛五钱　菖蒲二钱　白附子二钱　当归五钱　厚朴五钱　桂心四两　人参四两　乳香三两　没药三两

蜜为小丸。（清太医院秘录医方配本）

主治：

治房欲过度，精髓枯竭，阳痿不举，举不能坚，坚不能久，及肾冷虚寒，腰酸耳鸣，盗汗遗尿，下元虚怠，大虚百损之症，并皆治之。每服一钱，或一钱五分，空心用白开水送下。此药补阴壮阳，益肾固精，久服种子。年老及虚衰者可服，少壮者不宜服。（清太医院配方）

治房欲过度，精枯髓竭，阳痿不举，举而不坚，坚而不久，及肾冷虚寒，腰酸耳鸣，盗汗遗尿，下元虚急，大虚大损之症，并皆治之。每服三钱。此药补阴壮阳，益肾固精。久服种子，年老及虚衰者可服。少壮者不可服。宜壬子日修合。（清太医院秘录医方配本）

肉桂七味地黄丸

出处：

丸药配方档；清太医院配方，补益门；京师药行药目，补益门。

组成：

熟地_{八两}　山药_{四两}　山萸_{四两}　丹皮_{三两}　茯苓_{三两}　泽泻_{三两}　肉桂_{二两}
共研细末，炼蜜和丸。（丸药配方档）（清太医院配方）

主治：

治形体憔悴，寝汗发热，五脏齐损，火振上焦，变生不测，经久不愈者，服之神效。每服一二钱，空心用淡盐汤送下。忌萝卜、烧酒等物，戒房欲、劳碌。凡肾水不足，虚阳僭上，必用此丸引火归原，虚火自熄。地黄丸补肾，肉桂性热，与火同性，又能收敛邪火，火得敛而不妄发，无根虚热降而归原。此热因热用，从治之法也。有畏其桂而不用，何能达造化生降之征乎？（清太医院配方）

如意长生酒

出处：

丸药配方档，（如意长生药酒）京师药行配本，（如意长生药酒）京师药行丸散膏丹配方；清太医院配方，杂治门；京师药行药目，补益门。

组成：

用陈存捐性加减史国公酒四十斤
陈存捐性加减五加皮酒六十斤
鲜木瓜丝泡酒十斤
木瓜酒一百斤
以上药味，共合一处蒸滤，入缸内数年，捐妥用之。（丸药配方档）（清太医院配方）

主治：

凡人虚损、劳伤、疼痛各症，总由气亏血滞。而运行气血，止痛舒筋，惟药酒合法，最为灵效。此酒大能充肌肤，坚发齿，长须眉，通筋骨，益血脉，壮精神，活筋络，补元气。专治男妇老人筋骨疼痛，手足麻木，跌打损伤，内伤年久；或交节作痛；或阴天作痛；

或风痛、寒痛、湿痛、心痛、胃痛、腰痛、腿痛，阳虚头痛，肚腹冷痛，受寒转筋，寒湿脚气，鹤膝风，漏肩风，真火不足，饮食不化，肚腹不调，十膈五噎，气滞积块，泻痢痞满，气血两亏，五劳七伤，左瘫右痪，半身不遂，三十六种风，七十二般气。女子血虚崩中，内伤不足，赤白带下，腰腿酸痛，小儿背强痛肿，一切病症，服之立见奇效。久服气血充足，筋骨强健，乌须黑发，健体轻身，得心如意，益寿延年，功效难以尽述，较他药见效尤速，神效异常。惟孕妇忌服，伤寒痘疹亦忌服。此药不宜放暖处。（清太医院配方）

三一肾气丸

出处：

丸药配方档；清太医院配方，补益门；清太医院秘录医方配本，补益虚损门；京师药行药目，补益门。

组成：

生地_{四两}　熟地_{四两}　山药_{四两}　山萸肉_{四两}　丹皮_{三两}　茯苓_{三两}　泽泻_{三两}　锁阳_{三两}　龟板_{三两}　枸杞子_{二两}　牛膝_{二两}　党参_{二两}　麦冬_{二两}　知母_{一两}　黄柏_{一两}　肉桂_{一两}　五味子_{一两}　天冬_{二两}

共研细末，炼蜜和丸。（丸药配方档）（清太医院配方）

熟地_{四两}　生地_{四两}　锁阳_{三两}　人参_{二两}　茯苓_{三两}　泽泻_{三两}　天冬_{二两}　知母_{一两}　山萸肉_{四两}　麦冬_{二两}　山药_{四两}　丹皮_{三两}　肉桂_{一两}　黄柏_{一两}　龟板_{三两}　牛膝_{二两}　赤苓_{三两}　枸杞_{二两}　五味子_{一两}

蜜为小丸。（清太医院秘录医方配本）

主治：

人之一身阳常用余，阴常不足；气常有余，血常不足。故滋阴补血之药，自幼至老不可缺也。古方如肾气丸、固本丸、补阴丸，俱是滋阴补血之剂。然固本丸，胸满有痰者忌之；补阴丸，脾虚有湿者忌之；惟肾气丸，兼理痰湿，但味数少，不足以尽其变。今将三方合而为一，各用加减，名曰三一肾气丸。其间有补有清。补者补精血，清者清其湿热。清补兼施，庶乎可也。每服一钱或一钱五分，空心用淡盐汤送下，白开水亦可，冬月用温黄酒送下。忌食烧酒、厚味等物。（清太医院配方）

人之一身，阳常有余，阴恒不足；气恒有余，血常不足。故滋阴补血之药，自幼至老不可缺也。古方如肾气丸、固本丸、补阴丸，俱是滋阴补血之剂。然固本丸，胸满有痰者忌之；补阴丸，脾虚有湿者忌之；惟肾气丸，兼理痰湿，但品味数少，不足以尽其变。今将三方合而为一，各用加减，名曰三一肾气丸。其间有补有清。补者补其精血，清者清其湿热。清补兼施，庶乎可也。每服三钱，盐汤下，冬月酒下。（清太医院秘录医方配本）

神仙既济丹

出处：

丸药配方档；清太医院配方，补益门；（神仙既济丸）清太医院秘录医方配本，补益虚损门；京师药行药目，补益门。

组成：

黄柏_{四两} 山药_{三两} 牛膝_{三两} 知母_{二两} 党参_{二两} 杜仲_{二两} 巴戟天_{二两} 五味子_{二两} 茯苓_{二两} 枸杞子_{二两} 小茴香_{二两} 甘草_{二两} 熟地_{二两} 菟丝子_{二两} 肉苁蓉_{二两} 远志_{二两} 生地_{二两} 菖蒲_{二两} 麦冬_{二两} 天冬_{二两} 当归_{二两} 山萸_{二两}

共研细末，炼蜜和丸。（丸药配方档）（清太医院配方）

生熟地_{各二两} 山萸_{二两} 山药_{二两} 枸杞子_{二两} 云苓_{一两五钱} 天麦冬_{各二两} 黄柏_{二两} 知母_{二两} 当归身_{二两} 丹皮_{一两五钱} 酒白芍_{二两} 泽泻_{二两} 五味_{二两} 人参_{二两} 远志_{二两}

蜜为小丸。（清太医院秘录医方配本）

主治：

补诸虚百损，五劳七伤，滋肾水，降心火，补脾土，添精髓，益气和血，壮筋骨，润肌肤，聪耳明目，开心益智，强阴壮阳，延年益寿。此药性气温而不热，清而不寒，久服则坎离相济，阴阳协和，火不炎而神自清，水不渗而精自固，此平补之圣药也。每服一二钱，空心用淡盐汤送下。（清太医院配方）

此药滋肾水，降心火，聪耳明目，开心益智，添精补髓，强阳壮阴。久服则水火既济，阴阳协和，乃平补之圣药也。（清太医院秘录医方配本）

此药滋肾水，降心火，聪耳明日，开心益智，添精补髓，强阴壮阳，诸虚百损，五劳伤。久服则坎离既济，阴阳协和，乃平补之圣药也。（京师药行药目）

神仙苣胜子丸

出处：

丸药配方档；清太医院配方，补益门；清太医院秘录医方配本，补益虚损门；京师药行药目，补益门。

组成：

生地_{二两} 熟地_{二两} 首乌_{二两} 苣胜子_{二两} 菟丝子_{一两} 枸杞子_{一两} 五味子_{一两} 枣仁_{一两} 破故纸_{一两} 柏子仁_{一两} 覆盆子_{一两} 芡实_{一两} 木香_{一两} 莲须_{一两} 巴戟天_{一两} 肉苁蓉_{一两} 牛膝_{一两} 天冬_{一两} 官桂_{一两} 茯苓_{一两} 党参_{一两} 楮实_{一两} 韭菜子_{一两} 天雄_{一两} 莲肉_{一两} 川断_{一两} 山药_{一两}

共研细末，炼蜜和丸。（丸药配方档）（清太医院配方）

苣胜子_{四两} 山药_{三两} 茯苓_{三两} 芡实_{三两} 枸杞子_{四两} 黑芝麻_{四两} 首乌_{八两} 樱肉_{四两} 菖蒲_{二两} 菟丝子_{四两} 楮实_{三两} 肉苁蓉_{二两} 龟板_{二两} 鹿胶_{二两} 牛膝_{一两五钱} 青盐_{一两五钱}

蜜为小丸。（清太医院秘录医方配本）

主治：

治两肾不足，诸虚百损，腰痛耳鸣，腿酸脚软，肾冷胞寒，阴囊冷汗，阳事不举，夜梦滑精，一切损伤元气之症，并皆治之。每服一钱五分，空心用白开水送下。常服填精补髓，固齿乌须，聪明耳目，益寿延年。久久服之，百病消除，老人还少，令人多嗣。忌食烧酒、萝卜、诸般血物。（清太医院配方）

专治两肾不足，诸虚百损，腰痛耳鸣，腿酸脚软，肾冷胞寒，阴囊冷汗，阳事不举，夜梦滑精，一切损伤元气之症，并皆治之。每服二三钱，常服填精补髓，固齿乌须，聪耳

明目，益寿延年。久久服之，百病消除，老人返少，令人多嗣。忌酒。（清太医院秘录医方配本）

十补丸

出处：

丸药配方档；清太医院配方，补益门；清太医院秘录医方配本，补益虚损门；京师药行药目，补益门。

组成：

鹿茸二两，制　熟地八两　五味子一两　杜仲四两　山萸肉四两　枸杞子四两　牛膝四两　茯苓四两　山药四两　麦冬四两　菟丝子四两

共研细末，炼蜜和丸。（丸药配方档）（清太医院配方）

熟地八两　山萸肉四两　茯苓四两　山药四两　川附子六两　牛膝四两　鹿茸二两　肉桂二两　五味子五钱　人参三两

蜜为小丸。（清太医院秘录医方配本）

主治：

治男妇真阳不足，真阴亏损；或素禀虚弱；或劳伤过度，以致肢体羸瘦，畏寒气短，津液枯竭，面色黧黑，手足厥冷，腰痛耳鸣，小便不利，足膝酸软，脐腹冷痛，精神倦怠，饮食不思等症。每服二钱，空心用白开水送下。此药滋阴壮阳，益气和血，能除三焦痼冷，六腑沉寒。《经》曰：益火之源以消阴翳。火足自有以生土。脾土一生，则诸虚悉愈，诚补中之圣药也。（清太医院配方）

专治男妇真阳不足，真阴亏损；或素禀虚弱；或劳伤过度，以致肢体羸瘦，畏寒毛耸，津液枯竭，面色黧黑，耳鸣眼花，须发早白，牙齿稀落，手足厥冷，脐腹疼痛，肾冷胞寒，腰腿酸麻，足膝厥冷，小便频数，大便不实，精神倦怠，饮食难化等症。此药滋阴壮阳，益气和血。能除四肢虚冷，五脏沉寒。长精神，生精髓，暖丹田，助脾胃，诚补药中之极品也。每服三钱，白滚水送下。（清太医院秘录医方配本）

十全大补丸

出处：

丸药配方档，上用丸散膏丹配方簿，京师药行丸散膏丹配方；清太医院配方，补益门；清太医院秘录医方配本，补益虚损门；太医院秘藏膏丹丸散方剂卷二；慈禧光绪医方选议，慈禧太后补益医方；京师药行药目，补益门。

组成：

当归二两　川芎五钱　人参二钱　茯苓一两　黄芪二两　白芍一两　熟地一两　白术二两　甘草二钱五分　肉桂二钱五分

共研细末，水泛和丸。（丸药配方档）（清太医院配方）

人参二两　黄芪一两　茯苓二两　当归二两　川芎二两　白芍二两　熟地二两　白术二两　肉桂一两　甘草一两

姜枣煎汤加蜜为小丸。（清太医院秘录医方配本）

于白术_{二两,土炒} 当归_{二两} 川芎_{二两} 杭白芍_{二两} 蜜黄芪_{四两} 茯苓_{四两} 肉桂_{四两} 大熟地_{四两} 生甘草_{一两}

共为细末，滴水为丸，如梧桐子大。（太医院秘藏膏丹丸散方剂）

光绪十年闰五月十六日，杨得清传，上交《良方集成》成方十全大补丸，合配一料之半。

人参_{二钱五分} 白术_{五钱,土炒} 当归_{五钱} 川芎_{五钱} 白芍_{五钱} 黄芪_{一两,蜜炙} 茯苓_{一两} 肉桂_{一两} 熟地_{一两} 甘草_{二钱五分}

共为细末，水叠为丸，如梧桐子大，每服一二钱，白开水送下。（慈禧光绪医方选议）

主治：

治气血两虚，脾胃齐损；或四肢怠惰；或眼目昏花；或饮食不思；或动辄自汗，夜卧不安，精神减少，未热畏热，畏寒未寒。一切虚弱之症，并宜服之。每空心用米汤或白开水送下一钱。戒思虑、劳烦。（清太医院配方）

此药治气血两虚，脾胃齐损；或四肢怠惰；或眼目昏花；或饮食不思；或动辄自汗，夜卧不安，精神减少，未热畏热，未寒畏寒。一切虚弱之症，并宜服之。每服三钱，白滚水送下。（清太医院秘录医方配本）

此丸专治气血两虚，脾胃齐损；或四肢怠惰；或眼目昏花；或饮食不思；或动辄自汗，夜卧不安，精神短少，未热则怕热，未寒刚怕寒。一切虚弱之症，皆宜服。每服二钱，空心白滚水送下。（太医院秘藏膏丹丸散方剂）

十香暖脐膏

出处：

丸药配方档；清太医院配方，伤寒门；京师药行药目，伤寒门。

组成：

附子_{二两} 天麻子_{二两} 小茴香_{二两} 菟丝子_{二两} 川芎_{二两} 木香_{一两} 川乌_{一两} 草乌_{一两} 干姜_{一两} 白芷_{一两}

用香油五斤，熬枯去渣，入黄丹二斤，再入丁香、乳香、没药、肉桂各二钱、麝香五分。（丸药配方档）（清太医院配方）

主治：

治男妇虚劳百损，能暖腰肾，和血脉，通筋骨，贴之气血流通。治男妇阴寒肚痛，停食停饮，呕吐酸水。可治吐血，鼻衄便血，水泻痢疾，下坠脱肛，脾胃不和，肝气不舒，胃气疼痛，两胁膨胀；男子五淋白浊，偏坠疝气；妇人癥瘕劳病，经脉不调，红崩白带；小儿痞块疳积。又贴感冒风寒，能发散风邪，调和五脏，流通关窍，能分阴阳。即无病之人，贴之亦能精神健壮，快膈宽胸，多进饮食，不生他病。凡诸药不效，贴此膏立见奇功。（清太医院配方）

熟地膏

出处：

丸药配方档；清太医院配方，补益门；京师药行药目，补益门。

组成：

熟地十六两

用水煎透，炼蜜收膏。（丸药配方档）（清太医院配方）

主治：

熟地黑色入肾，味厚滋阴，填精补髓，益寿延年，真乃培元固本之圣药也。但熬炼务要得法，最恐药器相反，损其功效，何有益也。欲制此膏，器用铅罐，火候文武不惜工价，如法修合，如桴应鼓，不误病症。早晨用黄酒冲服三五茶匙，白开水亦可。男子阴虚盗汗，妇人血虚发热并治，神效。（清太医院配方）

锁阳固精丸

出处：

丸药配方档；清太医院配方，补益门；清太医院秘录医方配本，补益虚损门；京师药行药目，补益门。

组成：

芡实四两　巴戟天四两　锁阳四两　肉苁蓉四两　牡蛎四两　茯苓四两　鹿角四两　莲须二两　龙骨二两　韭菜子三两

共研细末，炼蜜和丸。（丸药配方档）（清太医院配方）

沙苑蒺藜二两　芡实二两　连须二两　煅龙骨一两　煅牡蛎一两　真云茯二两　锁阳二两　熟地四两　覆盆子二两　鱼鳔三两　杜仲炭二两　破故纸二两　桂枝五钱

蜜为小丸。（清太医院秘录医方配本）

主治：

治真元不固，夜梦遗精，盗汗虚烦，经久不愈，腰痛耳鸣，四肢无力，渐渐羸瘦，面色无光，困倦少食。此药固真气，壮元阳，滋肾水，降心火，收久淋滑精，阴囊湿汗。每服一二钱，空心用淡盐汤送下。戒房事、劳碌，忌食烧酒、萝卜等物。（清太医院配方）

治真元不固，夜梦遗精，盗汗虚烦，经久不愈，腰痛耳鸣，四肢无力，渐渐羸瘦，面光无色，困倦少食。此药固真气，壮元阳，滋肾水，降心火，收久淋滑精，阴囊湿汗。每服二钱，忌房事。（清太医院秘录医方配本）

天王补心丹

出处：

丸药配方档，御药房丸散膏丹配方，京师药行丸散膏丹配方，慈禧簿册，散方；清太医院配方，补益门；清太医院秘录医方配本，补益虚损门；太医院秘藏膏丹丸散方剂卷一；京师药行药目，补益门。

组成：

（乾隆）五十五年十月初三日，定郡王天王补心丹一料。

生地_{二两} 天冬_{五钱，去心} 麦冬_{五钱} 柏子仁_{五钱} 枣仁_{五钱，炒} 当归_{五钱} 五味子_{五钱} 远志_{二钱五分} 茯苓_{二钱五分} 元参_{二钱五分} 丹参_{二钱五分} 石菖蒲_{二钱五分} 桔梗_{二钱五分} 黄连_{七钱，酒}

共为细末，炼蜜为丸，重二钱五分，丸用朱砂为衣。（散方）

生地_{四两} 人参_{五钱} 元参_{五钱} 丹参_{五钱} 茯神_{五钱} 桔梗_{五钱} 远志_{五钱} 枣仁_{一两} 柏子仁_{一两} 天冬_{一两} 麦冬_{一两} 当归_{一两} 五味子_{一两}

共研细末，炼蜜和丸，朱砂衣。（丸药配方档）（清太医院配方）

生地_{四两} 人参_{五钱} 元参_{五钱} 丹参_{五钱} 茯神_{五钱} 桔梗_{五钱} 远志_{五钱} 枣仁_{一两} 川连_{一两五钱} 天冬_{一两} 麦冬_{一两} 当归_{一两} 柏子仁_{一两} 菖蒲_{五钱} 五味子_{一两}

蜜为丸，重二钱，辰砂为衣。（清太医院秘录医方配本）

生地_{四两} 天冬 麦冬 柏子仁 枣仁 当归 五味子_{各一两} 人参 远志 甘草 炙茯苓 元参 丹参 石菖蒲 桔梗_{各五钱} 黄连_{一两五钱}

共为细末，炼蜜为丸。（太医院秘藏膏丹丸散方剂）

主治：

补心气，养心血，开心窍，保精神，安五脏，除烦解热，平定惊悸，疗口燥咽干，滋补荣卫。每服二钱或三钱，临卧用灯心煎汤送下。常服不作怪梦，多记不忘，心清气和，耳目聪明，劳烦不倦。（清太医院配方）

此药补心保神，益血固精，壮力强志，宁嗽化痰，养气生血，清三焦火，除烦解热，平定惊悸。疗口燥咽干，育养荣卫，使无虚耗。每服一丸，临睡细嚼，用灯心煎汤下。常服不做怪梦，多记不忘，心清气和，耳目聪明，劳烦不苦。又能日记千言，能通心气，养心血，开心窍，保精神，安五脏，多有神效。（清太医院秘录医方配本）

此药专治劳神过度，长夜不眠，耗损精血，梦寐不安，遗精便浊，自汗盗汗，四肢无力，遍身酸软，不思饮食，一切等症。盖因水不升，火不降之故耳。每服一，临卧丸灯心圆皮汤送下。（太医院秘藏膏丹丸散方剂）

无比山药丸

出处：

丸药配方档；清太医院配方，补益门；清太医院秘录医方配本，补益虚损门；京师药行药目，补益门。

组成：

山药_{四两} 山萸肉_{四两} 杜仲_{四两} 肉苁蓉_{四两} 菟丝子_{四两} 牛膝_{二两} 茯苓_{二两} 巴戟天_{二两} 泽泻_{二两} 熟地_{二两} 赤石脂_{二两} 五味子_{六两}

共研细末，炼蜜和丸。（丸药配方档）（清太医院配方）

菟丝饼 山药 山萸 茯苓 熟地 川牛膝 巴戟天 杜仲_{以上各二两} 五味子_{一两}

蜜为小丸。（清太医院秘录医方配本）

主治：

治脾肾虚损，欲食无味，气血不和，腰腿无力，步行艰难，身体瘦弱，不生肌肉，面

色无光，目暗耳鸣等症，并皆治之。每服一二钱，空心用白开水送下。戒劳碌、房欲，忌食生冷、油腻等物。（清太医院配方）

专治男子一切诸虚，肾气不足，能补心气，修肝益肾；调养荣卫，滋水填精。头眩耳鸣，眼目黑暗，腿软脚酸，遗精盗汗，阴虚火动，脾虚泻泄，一切虚弱之症，并皆服之。久服此丸，补阴和阳，生血益精。温而不热，清而不寒。乃平补之圣剂也。每服三钱，白滚水送下。（清太医院秘录医方配本）

五老还童丸

出处：

丸药配方档；清太医院配方，补益门；清太医院秘录医方配本，补益虚损门；（五老还童丹）京师药行药目，补益门。

组成：

山药四两　牛膝四两　远志四两　山萸四两　茯苓四两　五味子四两　巴戟天四两　肉苁蓉四两　楮实子四两　杜仲四两　小茴香三两　杞子三两　菖蒲三两　熟地五两

共研细末，炼蜜和丸。（丸药配方档）（清太医院配方）

熟地五两　牛膝四两　黄芪四两　肉苁蓉二两　覆盆子四两　茯苓四两　蒺藜四两　巴戟天四两　破故纸二两　核桃肉五两

蜜为小丸。（清太医院秘录医方配本）

主治：

补心生血，滋肾壮阳，能坚筋骨，悦颜色，乌须发，明目固齿，返老还童，延年益寿。久久服之，大有奇功，不能尽述。每服三十丸，空心用温黄酒送下。（清太医院配方）

此药补心生血，滋肾壮阳，能坚筋骨，悦颜色，黑须发，明目固齿，返本还童，延年益寿。久久服之，大有奇功，不能尽述。每服二三钱，温黄酒送下。（清太医院秘录医方配本）

五子衍宗丸

出处：

丸药配方档；清太医院配方，补益门；清太医院秘录医方配本，补益虚损门；京师药行药目，补益门。

组成：

菟丝子五钱　车前子五钱　覆盆子五钱　枸杞子五钱　五味子五钱　熟地八钱　茯苓三两　泽泻三两　山萸肉四两　山药四两

共研细末，炼蜜和丸。（丸药配方档）（清太医院配方）

枸杞子八两　菟丝子八两　覆盆子四两　巨胜子二两　五味子二两

蜜为小丸。（清太医院秘录医方配本）

主治：

添精益髓，扶阳助阴，滋肾经不足之水，平命门有余之火。久服令人眼目精明，乌须黑发，延年益寿，步履强健，广育种子，充足气血，效难尽述。每服一二钱，空心用淡盐汤下，白开水亦可，冬月用黄酒亦可。中年之人常服，助颜不老。（清太医院配方）

天地氤氲，万物化生，男女媾精，胚胎始成。人患子嗣艰难，精髓不固，阳痿不起者，皆因少年开欲太早，斫丧过度，以致精血枯竭，而下元诸虚，百损之症，种种皆作矣。此药能添精补髓，扶阳助阴，滋肾经不足之水，抑命门有余之火。常服肌肤润泽，耳目聪明，广育子嗣。每服三钱，淡盐汤送下。（清太医院秘录医方配本）

仙人还少丹

出处：

丸药配方档；清太医院配方，补益门；京师药行药目，补益门。

组成：

熟地四两　山萸肉三两　茯苓三两　牛膝二两　杜仲二两　远志二两　巴戟天二两　枸杞子二两　小茴香二两　楮实子二两　五味子二两　肉苁蓉二两　菖蒲二两

共研细末，炼蜜和丸。（丸药配方档）（清太医院配方）

主治：

治腰肾虚寒，血气羸乏，或禀受不足，或斫伤太早，以致腰酸腿疼，形体瘦弱，精神短少，不思饮食，遗精盗汗，眼花耳鸣，牙齿浮动，须发早白，阳痿不兴等症。每服三钱，用淡盐汤送下，白开水亦可。夫人两肾为先天之根本，脾为后天之根本。根本有伤，则诸症悉作，故未老而先衰。此药滋补元阳固根本，根本已固，则人虽老，而可还少矣。（清太医院配方）

治脾肾虚寒，气血羸乏，腰腿疼痛，精神短少，遗精盗汗，眼花耳鸣，牙齿浮肿，阳痿不兴，须发早白，精神短少，不思饮食等症。（京师药行药目）

延龄固本丸

出处：

丸药配方档；清太医院配方，补益门；清太医院秘录医方配本，补益虚损门；（延龄固本丹）京师药行药目，补益门。

组成：

莲须二两　远志二两　白术二两　当归二两　枸杞子二两　山萸肉二两　山药二两　黄芪二两　茯苓二两　泽泻二两　肉桂二两　枣仁三两

共研细末，炼蜜和丸。（丸药配方档）（清太医院配方）

人参一两　黄芪五两　白术五两　当归五两　白芍二两　广皮二两　茯苓二两　熟地八两　肉桂二两　麦冬五两　远志二两　泽泻二两　甘草一两

蜜为小丸。（清太医院秘录医方配本）

主治：

补精、补气、补神，治诸虚不足，中年阳事痿弱，精神短少，面色无光，须发早白，腰痛耳鸣，四肢无力，遗精盗汗，不耐寒暑，及禀受不足，瘦弱无力，并皆服之。每服一

钱，空心用白开水送下。年老每服二钱。久服精气神足，遍身丰满，发白再黑，齿落更生，有延龄益寿之功。（清太医院配方）

此药补精益气，育神固本。治脾肾不足，阳事痿弱，精神短少，须发早白，面色无光，腰痛耳鸣，四肢无力，遗精盗汗，瘦弱虚羸，及禀受不足，不耐寒暑，并宜服之。每服三钱。久服精气充足，肌肤丰满，发白能黑，齿落更生，有延龄之功，固本之力。（清太医院秘录医方配本）

延年涌泉膏

出处：

丸药配方档；清太医院配方，补益门。

组成：

杜仲_二两　牛膝_二两　熟地_二两　附子_二两　续断_二两　甘草_二两　生地_五钱　小茴香_五钱　菟丝子_五钱　天麻子_五钱　雄黄_二钱　木香_三钱

用香油三斤，熬枯去渣，入黄丹一斤八两。再加丁香、乳香、没药各二钱，麝香二分。（丸药配方档）（清太医院配方）

主治：

● 治下元虚损，梦遗滑精，阳物收缩，逢阴不举，贴两涌泉穴、阴交穴、关元穴。

● 治左瘫右痪，或麻木不仁，或行步无力，下部虚寒，或肿痛，贴两涌泉穴、阴交穴、关元穴。

● 治五劳七伤，贴膏肓穴、肾俞穴、三里穴。寒湿脚气，贴两涌泉穴、三里穴。

● 治脚根疼，贴两涌泉穴、昆仑穴。腿肚转筋，贴两涌泉穴、委中穴。

● 治手大指、次指麻木，或筋痛，贴两列缺穴、尺泽穴。手小指、第四指麻木或疼，贴通里穴。

● 治肩膊或通手麻木，或筋痛，贴两曲池穴、肩井穴。漏肩风，贴肩井穴。

● 治疝气，贴两涌泉穴、阴交穴、阴廉穴。鹤膝风，贴膝眼穴。

● 治心腹疼痛，或胀满，贴中脘穴。肚疼水泄痢疾，贴脐，并贴气海穴。

● 治怒伤肝气，两胁胀疼，贴期门穴、章门穴。痞块，贴气海穴，兼贴患处。

● 治远年近日咳嗽，气急哮喘，夜卧不宁，贴两肺俞穴。

● 治妇女月水不调，或经至腹痛，或崩漏带下，子宫寒冷，素难受胎，贴两涌泉穴、阴交穴、关元穴。跌打损伤，俱贴患处。腰疼，贴肾俞穴。

● 治寒痰结核于肉内，皮色不变，贴患处。此症早贴易消，若俟发出，即重大矣。

● 治无名肿毒，疮疖未破，轻者贴之即消，重大者排脓败毒，破者拔去脓根，仍贴旧药生肌收口。

● 治先天不足，后天亏损，骨痿身瘦，阳气虚弱，以致腠理不密，易受风寒，常多疾病。若长贴涌泉穴，兼贴肾俞穴、关元穴，不但终身永无寒湿、脚气、瘫痪之症，抑且延年益寿，真仙膏也。（清太医院配方）

益气养元丸

出处：

丸药配方档；清太医院配方，杂治门；京师药行药目，补益门。

组成：

党参_二两　白术_二两　白芍_二两　麦冬_二两　熟地_二两　当归_二两　黄芪_一两　远志_一两　陈皮_一两　肉桂_五钱　紫河车_一具

共研细末，炼蜜和丸。（丸药配方档）（清太医院配方）

主治：

夫元气者，一身之根本。元气不足，则百病丛生。大凡精神疲倦，脾胃不和，畏寒怯暑，睡卧不安，偶出暖室，为风寒所激，遂致咳嗽。久嗽伤气，气亏上喘，每一喘嗽，便抽掣胸际腰际，两胁丹田上顿下坠，鞠躬半日，痛不能伸，以及阳虚自汗，阴虚盗汗，气虚下陷，数思大便，痔疮现形。诸如此类变症多端，皆因元气亏损所致。初发之时，脉大而虚，身热而烦，与外感相似，须辨明，不可误认。如得前症，亟以此药治之。专能滋补气血，益养元神。其性甘温和中，为补益门斟酌合宜之剂。每日早晚各服一钱，空心用白开水送下，服之有效。挨日递加一粒，加至十粒为止。惟少年阴亏，虚火上炎，失血热嗽，肺经实热者，切不可服。其余虚弱不足各症，并宜服之，大有神效。（清太医院配方）

益寿比天膏

出处：

丸药配方档；清太医院配方，补益门；清太医院秘录医方配本，补益虚损门；京师药行药目，补益门。

组成：

牛膝_一两　杜仲_一两　虎骨_一两，制　木鳖子_一两　蛇床子_一两　肉豆蔻_一两　菟丝子_一两　紫梢花_一两　续断_一两　山甲_一两　远志_一两　天麻子_一两　鹿茸_一两　肉苁蓉_一两　生地_一两　熟地_一两　官桂_一两　川楝子_一两　山萸肉_一两　巴戟天_一两　破故纸_一两　海蛆_五钱　甘草_二两　桑枝_七寸　槐枝_七寸　香油_六斤

浸一夜，慢火炸至黑色。每净油一斤，入黄丹六两五钱，用柳棍不住手搅，再下黄丹、雄黄、龙骨、赤石脂各二钱，母丁香、沉香、木香、乳香、没药、阳起石、麝香各四钱，黄蜡五钱。（丸药配方档）（清太医院配方）

鹿茸_一两　虎骨_一两　远志_一两　牛膝_一两　紫梢花_一两　川断_一两　菟丝子_一两　蛇床_一两　天冬_一两　川椒_一两　生地_一两　熟地_一两　肉苁蓉_一两　川楝_一两　川附_一两　杏仁_一两　官桂_一两　锁阳_一两　甘草_一两

香油五斤，煎好。下黄丹八两，黄香四两，柳条不住手搅。再下：

雄黄_二钱　硫黄_二钱　龙骨_二钱　木香_二钱　乳香_二钱　鸦片_二钱

共面，兑匀，入黄蜡五钱成膏。（清太医院秘录医方配本）

主治：

最能添精补髓，保固肾精不泻，善助元阳，润滑皮肤，壮筋骨，理腰膝，下元虚冷，

五劳七伤，半身不遂；或下部痿软，脚膝酸麻，阳事不举，夜梦遗精。男子贴之，行步康健。女人贴之，能除赤白带下，砂淋血崩，能通二十四道血脉，坚固身体，返老还童。每用二张，贴两腰眼上，或贴脐上一张亦可。每贴一次半月一换，其功不能尽述。（清太医院配方）

凡人有先天不足，或后天失养，以至嗜欲无节者，可时时常贴。培养精神，则先天后天自然坚固，虽有伤生之症，不足以忧之，岂不益寿乎？此膏专贴男妇诸虚百损，五劳七伤，腰膝痿弱，步履艰难，小肠疝气，男子遗精白浊，妇人赤白带下，月经不调。久贴则气血双补，阴阳俱合，填精益髓，大兴阳道。老年无嗣，中年阳痿，能强腰壮肾，暖丹田，毓麟种子，滋补下元，除风湿瘫痪之症，最有奇效。（清太医院秘录医方配本）

右归丸

出处：

丸药配方档；清太医院配方，补益门；清太医院秘录医方配本，补益虚损门；京师药行药目，补益门。

组成：

熟地_{六两}　山药_{二两}　杜仲_{二两}　菟丝子_{二两}　枸杞子_{二两}　鹿胶_{二两}　山萸肉_{二两}　当归_{二两}　附子_{一两五钱}　肉桂_{一两五钱}

共研细末，炼蜜和丸。（丸药配方档）（清太医院配方）

熟地_{八两}　山萸肉_{四两}　枸杞子_{四两}　附子_{一两}　当归_{四两}　肉桂_{一两}　鹿胶_{四两}　菟丝子_{四两}　杜仲_{四两}

蜜为小丸。（清太医院秘录医方配本）

主治：

治元阳不足，或先天禀受虚弱，或劳伤过度，以致命门火衰，不能生土，而脾胃虚寒，饮食少进，呕恶膨胀，翻胃噎膈，怯寒畏冷，脐腹多痛；或大便不实，泻痢频作；或小水自遗，虚淋寒疝；或寒侵溪谷，肢节痹痛；或寒在下焦，而水邪浮肿。总之，元阳不足者，必神疲气怯，或心跳不安，或四肢不收，或眼见邪祟，或衰阳无子。如是等症，俱宜益火之源，以培育肾之元阳，而神气自安矣。每服二钱，空心用白开水送下。戒思虑、劳烦。（清太医院配方）

右归者，补命门真火之谓也。真火既衰，则种种之虚劳作矣。所以身体羸瘦，面色无光，饮食难化，食物成痰。或禀赋薄弱，或斫丧失宜，以致腰脚酸痛，行步艰难，久经淋沥，腹中冷痛，小便旋溺，寒疝癥瘕，遗精白浊，久无子嗣，阳痿不兴，兴而不固，精神不足，气虚亏损，憎寒毛耸，下元虚急。如是等症，皆命门火衰，真阳亏损之故也。此药培元阳，固真气，坚筋骨，补虚羸；壮脾土，饮食多进，添精髓益火之源；以培右肾之元阳，兼能补肝而温养胃气。每服三钱，淡盐汤送下。（清太医院秘录医方配本）

鱼鳔丸

出处：

丸药配方档；清太医院配方，补益门；清太医院秘录医方配本，补益虚损门；京师药行药目，补益门。

组成：

鱼鳔_{八两} 蒺藜_{八两} 枸杞子_{二两} 破故纸_{二两} 山药_{二两} 牛膝_{二两} 肉苁蓉_{二两} 川断_{二两} 菟丝子_{二两} 当归_{四两} 杜仲_{四两}

共研细末，炼蜜和丸。（丸药配方档）（清太医院配方）

鱼鳔_{四两} 当归_{四两} 枸杞子_{四两} 牛膝_{四两} 故纸_{四两}

蜜为小丸。（清太医院秘录医方配本）

主治：

补五脏，调六腑，和中补气，益髓荣筋，安神生血。诸虚百损，皆能充益。老弱肾衰，不生子嗣，久服生男。阳痿不举，服之立验。每服一钱或一钱半，用白开水送下。（清太医院配方）

此药补五脏，调六腑，和中补气，益髓荣筋，安神生血，诸虚百损，皆能充益。老弱肾衰，不生子嗣。久服生男，兼能补益。每服一钱或二钱，白滚水送下。（清太医院秘录医方配本）

毓麟固本膏

出处：

丸药配方档，药库丸散膏丹配方档；清太医院配方，补益门；慈禧光绪医方选议，光绪皇帝种子医方；京师药行药目，补益门。

组成：

杜仲_{四两} 熟地_{四两} 附子_{四两} 肉苁蓉_{四两} 牛膝_{四两} 破故纸_{四两} 续断_{四两} 官桂_{四两} 甘草_{四两} 生地_{一两五钱} 大茴香_{一两五钱} 小茴香_{一两五钱} 菟丝子_{一两五钱} 蛇床子_{一两五钱} 天麻子_{一两五钱} 紫梢花_{一两五钱} 鹿角_{一两五钱} 羊腰子_{一对} 赤石脂_{一两} 龙骨_{一两}

用香油八斤，熬枯去渣，入黄丹四十八两。再入雄黄、丁香、沉香、木香、乳香、没药各一两，麝香三分，阳起石五分。（丸药配方档）（清太医院配方）

光绪　年　月　日，毓麟固本膏配方。

杜仲 熟地 附子 肉从蓉 牛膝 破故纸 续断 官桂 甘草_{各四两} 生地 大茴香 小茴香 菟丝子 蛇床子 天麻子 紫梢花 鹿角_{各一两五钱} 羊腰_{一对} 赤石脂 龙骨_{各一两}

用香油八斤，熬枯去渣，用黄丹四十八两，再入雄黄、丁香、沉香、木香、乳香、没药各一两，麝香三分，阳起石五分。（慈禧光绪医方选议）

主治：

此膏异授秘传，能固玉池，真精不泄，灵龟不死，通二十四道血脉，锁三十六道骨节；气血流畅，精髓充满，保固下元，固本全形；如海水之常盈，通三关，壮五脏，下元虚冷，诸虚百损，五劳七伤，阳痿不举，举不坚固，久无子嗣，下淋白浊，小肠疝气，遗精盗汗，手足顽麻，半身不遂，单腹胀满，腰腿疼痛，强阳健力，种子之功，百胜百效；并治妇人脾胃虚弱，经水不调，赤白带下，气血亏虚，久不孕育，干血劳瘵，或系屡经小产。此膏充实血海，能暖子宫，易得孕育，兼崩漏不止，癥瘕血块等症。男妇如能常贴此膏者，气血充足，容颜光彩，诸疾不生，乌须黑发，固精种子。此膏终身永贴者，体健身轻，返者还童。虽八十老人，阴阳强健，目能远视，行不困乏。如欲种子，其精不走者，可将此膏揭去。如系衰老之人，贴至百日之后，其效可验，功效无比，不能尽述。此膏妇人贴脐上，男子贴左右肾俞穴各一张，丹田穴一张。用汗巾缚住，勿令走动，半月一换。（清太医院配方）

知柏八味地黄丸

出处：

丸药配方档；清太医院配方，补益门。

组成：

熟地₈两　山萸肉₄两　山药₄两　丹皮₃两　茯苓₃两　泽泻₃两　知母₂两　黄柏₂两

共研细末，炼蜜和丸。（丸药配方档）（清太医院配方）

主治：

治下元虚损，心肾不交，腰痛耳鸣，小便频数，心火不降，肾水不升，不能既济，而身体瘦弱，精神困倦，潮热往来，遗精便血，盗汗虚烦，消渴淋浊，少年水亏火旺，一切诸虚失血虚劳等症，并皆治之。每服一二钱，空心用淡盐汤，或白开水送下。常服补肾养荣，固本培元。此药降无根之虚火，滋阴水之圣药也。忌诸般血物、烟、酒、萝卜，戒房欲。（清太医院配方）

朱砂安神丸

出处：

丸药配方档、慈禧用方、京师药行配本、京师药行丸散膏丹配方；清太医院配方，补益门；清太医院秘录医方配本，补益虚损门；太医院秘藏膏丹丸散方剂卷一；慈禧光绪医方选议，慈禧太后治怔忡惊悸医方；京师药行药目，补益门。

组成：

黄连₁两五钱　当归₁两　生地₁两　茯神₁两　枣仁₁两　远志₅钱　甘草₅钱

共研细末，炼蜜和丸，朱砂衣。（丸药配方档）（清太医院配方）

川连₆钱　甘草₂钱　生地₂两　当归₃两五钱　茯神₂两　远志₁两　枣仁₂两　麦冬₂两

蜜为小丸，朱衣。

古方朱砂安神丸

朱砂川连各₅钱　当归甘草各₂钱　生地₃钱

共末，酒泡蒸饼，丸如麻子大，朱衣。（清太医院秘录医方配本）

当归　甘草各₂钱五分　生地₁钱五分　黄连₆钱

共为细末，蜜水叠丸，如绿豆大。每料重二两一钱五分，碾筛每斤伤折四两，共折二钱五分，净得丸一两，外用朱砂为衣。（太医院秘藏膏丹丸散方剂）

光绪三十年八月二十四日，老佛爷朱砂安神丸。

当归₁两　麦冬₁两　天冬₁两　元参₅钱　丹参₅钱　远志₅钱　茯苓₅钱　柏子仁₁两　人参₂钱五分　生地₂两　枣仁₁两，炒　五味子₅钱

共研细面，炼蜜为丸，如绿豆大，朱砂为衣，每服二钱。（慈禧光绪医方选议）

主治：

治心神不安，精神恍惚，惊悸不安，夜多怪梦，思虑劳神，怔忡健忘，一切心虚有痰有火等症。每服一二钱，临卧用灯草煎汤送下。常服补心生血，除烦解热，消三焦伏火，疗口燥舌干。久服心窍清明，精神倍长。（清太医院配方）

心者君主之官，神明出焉。人之视听言动，应酬太繁，思虑过度，散耗心血，则有怔忡健忘，惚恍惊恐，目黑心慌，神虚气弱等症。此药久服能养心镇惊，安神益肾，增志广记，培元养真。每服二钱，龙眼肉汤送下。（清太医院秘录医方配本）

此药专治心神不安，精神恍惚，惊悸不安，夜多怪梦，思虑劳神，怔忡健忘，一切心虚有痰有火等症。每服一二钱，临睡灯心煎汤送下。常服补心生血，除烦解热，消三焦伏火，疗口燥舌干。常服心窍清明，精神倍长，又能日记千言，多记不忘。（太医院秘藏膏丹丸散方剂）

加味状元丸

出处：

丸药配方档；清太医院配方，补益门；清太医院秘录医方配本，补益虚损门；京师药行药目，补益门。

组成：

党参五钱　麦冬三两　茯苓三两　菖蒲三两　远志三两　生地三两　当归三两　柏子仁三两　龙眼肉三两　元参二两　枣仁二两　朱砂二两

共研细末，炼蜜和丸，朱砂衣。（丸药配方档）（清太医院配方）

人参六两　茯神六两　麦冬六两　枣仁六两　生地八两　柏仁四两　远志三两　菖蒲三两　元参四两　当归四两

蜜丸重三钱，朱砂为衣。（清太医院秘录医方配本）

主治：

补心生血，安神安志，清虚火，化虚痰。凡健忘怔忡，惊悸不寐；或勤政劳心，读书辛苦，及不善记而多忘事；或忧思不遂，损伤心脾二经。每服一二丸，临卧用龙眼肉煎汤嚼烂送下。脾胃虚者，姜枣同煎送下。戒思虑。（清太医院配方）

专治忧思伤脾，积虑劳心。故能补心生血，宁志安神，清虚火，化虚痰。凡健忘怔忡，惊悸不寐，或勤俭劳心，修业辛苦，及不善记而多忘事，每服一二丸，临卧用龙眼肉煎汤送下。脾胃虚者，姜枣汤送下。久久服之，日诵千言，胸藏万卷。戒思虑。（清太医院秘录医方配本）

滋补大力丸

出处：

丸药配方档，散方；清太医院配方，补益门；清太医院秘录医方配本，补益虚损门；京师药行药目，补益门。

组成：

熟地_{八两} 当归_{二两} 杞子_{二两} 牛膝_{二两} 杜仲_{二两} 蒺藜_{一斤} 鱼鳔_{二两} 鹿筋_{二两} 牛板筋_{二两} 土鳖虫_{二两} 甜瓜子_{二两} 茯苓_{二两} 地龙_{二两} 自然铜_{二两} 菟丝子_{二两} 白术_{二两} 乳香_{一两} 没药_{一两} 桂心_{五钱} 炙甘草_{五钱} 马钱子_{二两}

共研细末，炼蜜和丸。（丸药配方档）（清太医院配方）

当归_{一斤} 白术_{一斤} 鱼鳔_{一斤} 虎骨_{一斤} 蒺藜_{一斤} 山药_{一斤} 茯苓_{一斤} 枸杞子_{一斤} 菟丝子_{一斤} 甜瓜子_{一斤} 广皮_{八两} 牛膝_{八两} 杜仲_{八两} 川断_{八两} 桂枝_{六两} 煅然铜_{六两} 神曲_{四两} 麦冬_{四两，带心} 马钱子_{四两，长流水泡，去毛，羊腰油炙酥}

蜜丸，重三钱，朱衣。（清太医院秘录医方配本）

主治：

健脾胃，生心血，养肺气，助肝血，补肾髓。治五脏虚衰，诸虚百损，五劳七伤，无不神效。久久服之，脾胃健壮，多进饮食，肌肉渐生。脾土为万物之本。心血足，一身滋润，邪火自降，阴与阳济，百病不生。肺气壮，周身丰满，毛窍皆润，气力自添。肝血盛，遍身筋壮，劳苦不倦，身体自轻，膂力添增。肾髓足，一身骨坚，耳目聪明，齿强须黑，容颜不改，力壮无穷，终身不生疾患。每服一丸，空心用白开水送下，或服二丸亦可。服药后忌房事一百日。（清太医院配方）

此药健脾胃，生心血，养肺气，益肝阴，补肾髓。治五脏虚羸，久久神效。况脾胃健壮，多进饮食，肌肉潜生，膂力自倍。心血足，阴与阳齐，邪火自降，一身滋润，百病不生。肺气壮，通身丰满，毛窍闭密。肝血盛，筋脉坚壮，劳苦不倦，身轻体健，膂力增添。两肾足，骨节坚强，耳目聪明，齿固须黑，容颜不改，力壮无穷，终身不生疾病。每服一丸，白滚水送下。服药后戒房事百日。（清太医院秘录医方配本）

滋阴百补丸

出处：

丸药配方档；清太医院配方，补益门；清太医院秘录医方配本，补益虚损门；京师药行药目，补益门。

组成：

熟地_{八两} 泽泻_{五两} 鳖甲_{五两} 川断_{五两} 茯苓_{五两} 丹皮_{五两} 麦冬_{五两} 杜仲_{五两} 芡实_{五两} 山萸_{六两} 山药_{六两} 白芍_{三两} 五味子_{三两} 枣仁_{三两} 远志_{三两} 当归_{四两}

共研细末，炼蜜和丸。（丸药配方档）（清太医院配方）

熟地_{四两} 山药_{三两} 牛膝_{二两} 枸杞子_{二两} 盐知母_{二两} 茯苓_{二两} 杜仲_{二两} 山萸肉_{二两} 泽泻_{二两} 酒黄柏_{二两} 巴戟天_{二两} 肉苁蓉_{二两} 丹皮_{二两} 小茴香_{二两}

共末，蜜为小丸。（清太医院秘录医方配本）

主治：

治男子下元虚损，久无子嗣，身体瘦弱，面色萎黄，行步无力，腰腿酸疼。诸虚百损之症，并宜服之。此药补元气，壮元阳，滋肾水，降心火，固精血，坚筋骨，悦颜色，安五脏，乌髭须，白发返黑，令人多子。每服三钱，空心用淡盐汤送下。忌食诸般血物、白萝卜、烧酒。（清太医院配方）

此药治诸虚百损，五劳七伤，肢体沉重，骨节疼痛，心中烦热，唇干口燥，肝胃虚热，寒热往来，行动喘促，不生肌肉，阴阳不和，饮食无味，日少精神，夜卧不安，心气不足，盗汗虚烦。一切之病，并皆治之。每服二钱，常服强精神，聪耳目，其效不可尽述。（清太医院秘录医方配本）

左归丸

出处：

丸药配方档；清太医院配方，补益门；清太医院秘录医方配本，补益虚损门；京师药行药目，补益门。

组成：

熟地_{八两}　山药_{四两}　枸杞子_{四两}　山萸肉_{四两}　鹿胶_{四两}　菟丝子_{四两}　牛膝_{四两}

共研细末，炼蜜和丸。（丸药配方档）（清太医院配方）

熟地_{八两}　山药_{四两}　山萸肉_{四两}　枸杞子_{四两}　龟胶_{二两}　菟丝子_{四两}　牛膝_{四两}　鹿胶_{二两}

蜜为小丸。（清太医院秘录医方配本）

主治：

治真阴不足，不能滋养荣卫，渐至衰弱；或虚热往来，自汗盗汗；或神不守舍，血不归源；或色欲过度，伤损元阴，以致遗淋不尽；或气虚昏晕；或眼目不清，口燥舌干；或腰痛耳鸣，腿脚酸软。凡精髓内亏，津液枯竭等症，俱宜壮水之主，以培左肾之真阴，而精血自充矣。每服二钱，空心用淡盐汤送下，白开水亦可。（清太医院配方）

左归者，滋肾水真阴之谓也。大凡肾经一亏，则诸病生焉。以致形体瘦弱，肌肤憔悴，多睡少食，四肢无力，骨蒸潮热，消渴引饮，久劳咳嗽，痰中带血，自汗盗汗，腰痛耳鸣，眼花流泪，梦遗精滑，淋漓白浊，小便不禁，频数无度。以上诸症，皆真阴亏损之所致也。此药滋肾水，降虚火，生津液，固精血。久久服之，水升火降，阴与阳齐，则无病矣。每服三钱，淡盐汤送下。（清太医院秘录医方配本）

第七章 脾 胃 方

八厘散

出处：

丸药配方档；清太医院配方，泻痢门；清太医院秘录医方配本，饮食气滞门；京师药行药目，泻痢门。

组成：

川连四两

用初伏生姜汁拌匀，晒干，如是三次，共研细末。（丸药配方档）（清太医院配方）（清太医院秘录医方配本）

主治：

治痢疾日久，昼夜无度，精神倦怠，饮食少思，并老人素禀虚弱，患痢噤口者，服之神验。每服八厘，重者二分。如白痢，用白糖汤调服；红痢，用红蜜汤调服；红白相兼，用白糖红蜜汤调服；如噤口痢虚甚者，用人参煎汤调服。忌食荤腥、生冷等物。（清太医院配方）（清太医院秘录医方配本）

八珍粉

出处：

丸药配方档；清太医院配方，杂治门；京师药行药目，脾胃门。

组成：

薏米八两　茯苓八两　建莲十六两　芡实十六两　扁豆十六两　山药六两　白术四两　白糖十两

共研细末。（丸药配方档）（清太医院配方）

主治：

夫脾胃者，后天生物之本，万化之源。脾胃健，则能食能消，长养气血，滋润五脏，各脉充盈，精神倍增，身体强壮，益寿延年，莫不由中土之健运生化也。倘有亏衰，则饮食难消，不能多食，气血日消，五脏无以禀受，百脉失职，因而精神短少，嗜卧懒动，咳喘生痰，膨胀水蛊。甚至经络空虚，口眼歪斜，半身不遂，自汗盗汗，腹泄溏泻，百病丛生。妇女脾不统血，则月经不调，不能孕育，崩漏小产，干血劳疾，各样奇症。小儿肚腹不调，疳症积聚，急慢惊风，种种各症，难以枚举。推原莫不皆由脾胃损伤之故耳。此粉专培脾胃，进美饮食，气血自生，精神自长，正气充足，日见强壮。无病者服之，愈加康健。有病者久服病自消，益人非浅。无论男妇老幼，皆可朝朝以代点心之。婴儿缺乳，更可以此熬服代乳，脾胃尤健，不致另生各病之虞，久久颇有效验也。（清太医院配方）

白龙粉

出处：

丸药配方档；清太医院配方，杂治门。

组成：

元明粉₋两　甘草₋钱

共研细末。（丸药配方档）（清太医院配方）

主治：

治心胃实热，烦躁不安，五脏宿滞，闷痛燥结。量人年纪大小，或二钱或一钱，用桃花煎汤调服，次用葱汤送下亦可。如未通，以滚汤投之即效。伤寒发狂，热闷气胀，每用二钱，同朱砂末一钱，冷水调，取效。（清太医院配方）

加味保和丸

出处：

丸药配方档、御药房丸散膏丹配方、上用丸散膏丹配方簿；清太医院配方，脾胃门；清太医院秘录医方配本，补益虚损门；太医院秘藏膏丹丸散方剂卷一；慈禧光绪医方选议，慈禧太后治脾胃医方；京师药行药目，脾胃门。

组成：

白术₋三两　神曲₋三两　萝卜子₋三两　广皮₋三两　连翘₋三两　半夏₋三两　香附₋三两　茯苓₋三两　黄芩₋三两
黄连₋一两　山楂₋二两　厚朴₋二两　枳实₋二两　麦芽₋二两

共研细末，水泛和丸。（丸药配方档）（清太医院配方）

白术₋五两　枳实₋一两　苍术₋一两　香附₋一两　莱菔子₋一两　黄芩₋一两　麦芽₋一两　三棱₋二两　莪术₋一两
连翘₋一两　陈皮₋三两　半夏₋三两,炙　茯苓₋三两　神曲₋三两　木香₋五钱　黄连₋一两　厚朴₋一两　山楂₋三两

共为细末，用生姜四两取汁，打糊为小丸，如桐子大。每料一斤十五两五钱，碾筛每个伤折四两，共应折七两七钱五分，净得丸一斤七两七钱五分。（清太医院秘录医方配本）（太医院秘藏膏丹丸散方剂）

光绪二十六年二月十一日，祥福传，合加味保和丸半料，京师药行配方。

白术₋五两五钱,土炒　神曲₋一两五钱　萝卜子₋两五钱,炒　广皮₋一两五钱　连翘₋两五钱　炙半夏₋两五钱
炙香附₋一两五钱　茯苓₋两五钱　黄芩₋两五线　黄连₋五钱　山楂₋两,炒　炙厚朴₋两　枳实₋两,炒
麦芽₋两,炒

共为细面，水法为丸，如绿豆大，每服三钱，白开水送服。（慈禧光绪医方选议）

主治：

治饮食不调，损伤脾胃，痰饮积滞，不能运化；或伤食饱闷，胸膈不利，以致头目昏眩，胃中虚热。常服消痰顺气，理脾和胃，进美饮食，能清胃中湿热。每服七八十丸或二三钱，不拘时用白开水送下。（清太医院配方）（清太医院秘录医方配本）（太医院秘藏膏丹丸散方剂）

参苓白术散

出处:

丸药配方档,散方;清太医院配方,脾胃门;京师药行药目,脾胃门。

组成:

(道光朝)十月初三日,俞世龙请得三公主参苓白术散。

西党参一钱　白术二钱,土炒　扁豆二钱,炒　陈皮一钱　砂仁五分　桔梗一钱　山楂二钱,焦　茯苓块一钱　厚朴　藿香一钱五分　米仁一钱,炒　山药二钱　神曲二钱,焦　制草八分

共为极细面,每服一钱,红枣汤送下。

(嘉庆朝)十月二十一日,张自兴、舒岱悬拟(孝淑睿)皇后今用参苓白术散。此方专能止脾虚作泻,又兼益气得寐。

玉竹三钱　茯苓三钱　白术二钱,土炒　莲肉三钱,去心　桔梗二钱　薏米四钱　山药五钱,炒　扁豆三钱,炒　缩砂二钱,炒　炙甘草八分

共为细末,每服三钱,米饮调服。

评议: 皇后之病荣分不断,缘于脾气不足。脾失充摄,则淋漓不止,经用归脾诸方,症势递减。改以参苓白术散,健脾开胃,益气除湿,徐徐缓图,乃稳健之治法。(散方)

人参一两　白术六两　广皮六两　山药六两　茯苓四两　扁豆四两　建莲四两　薏米四两　砂仁四两　桔梗四两　甘草二两

共研细末。(丸药配方档)(清太医院配方)

主治:

此方药性中和,专补心脾,气弱神昏,体倦多困,饥饱不知,饮食不进,中满痞噎,大肠滑泻,面色萎黄,不生肌肉,呕吐痢泄,经久不愈,皆可治之。久服养气育神,醒脾益胃,扶正辟邪,及内伤劳役,饥饱失宜,损伤脾胃,一切诸虚并治。每服三钱,小儿少用。早晚用姜枣煎汤调服,米汤亦可。(清太医院配方)

参苓白术丸

出处:

丸药配方档、上用丸散膏丹配方簿、京师药行丸散膏丹配方,散方;清太医院配方,脾胃门;清太医院秘录医方配本,补益虚损门;太医院秘藏膏丹丸散方剂卷四;慈禧光绪医方选议,慈禧太后治脾胃病医方、光绪皇帝治脾胃病医方;京师药行药目,脾胃门。

组成:

(嘉庆)十月二十二日,张自兴、舒岱请得(孝淑睿)皇后脉息弦软。系脾虚夹湿,以致中气不运,夜间溏泻。今议应用参苓白术丸,扶脾止泻调理。为此谨奏。

玉竹二钱　茯苓三钱　白术二钱,土炒　莲肉三钱　桔梗二钱　薏苡仁四钱　山药五钱,炒　扁豆三钱,炒　缩砂二钱,炒　甘草八分,炙

共为极细末,蜜为丸。每服三钱,米饮送。(散方)

人参二钱　茯苓五钱　白术五钱　扁豆五钱　薏米五钱　山药五钱　陈皮三钱　缩砂二钱　桔梗二钱　甘草一钱　建莲五钱

共研细末，水泛和丸。（丸药配方档）（清太医院配方）

人参_一两　白术_一两　茯苓_一两　甘草_一两　山药_一两　扁豆_一两　薏苡仁_一两　莲肉_一两　陈皮_一两　砂仁_一两　桔梗_一两

共为细面，水泛作丸。（清太医院秘录医方配本）

人参_一两　白术_二两五钱，土炒　茯苓_一两　山药_一两，炒　扁豆_二两，姜汁炒　桔梗_一两　薏仁_一两，炒　莲肉_二两　陈皮_五钱　半夏_一两，姜汁炒　砂仁_五钱　黄连_一钱，姜汁炒　神曲_一两，炒　香附_一两，童便炒　当归_一两，酒炒　炒芍_一两，酒洗　甘草_五钱，炙　柏子霜_一两　毛橘红_五钱　沙苑蒺藜_一两

上为细末，姜枣煎汤，打神曲糊为丸，如梧桐子大，每服二钱，用米汤送下。（太医院秘藏膏丹丸散方剂）

光绪三十二年十二月初三日，老佛爷御制参苓白术丸二料。

人参_二两　于术_五钱，土炒　茯苓_二两　山药_二两，炒　扁豆_二两，姜汁炒　薏苡仁_二两，炒　莲肉_四两　陈皮_二两　砂仁_一两　半夏_二两，姜汁炒　黄连_二钱，姜汁炒　神曲_二两　当归_四两，酒洗　杭芍_二两，酒炒　炙香附_二两，童便　炙甘草_一两　桔梗_二两　干姜_二钱　红枣肉_二两

共研细面，炼蜜为丸，每丸重二钱，蜡皮封固，每服一丸，米汤送服。（慈禧光绪医方选议）

主治：

夫人一身脾胃为主，脾胃强壮，百病不生；脾胃失调，百病蜂起。故调脾胃，医中之王道，节饮食祛病之良方。古方立参苓白术散改丸，治脾胃虚弱，饮食不甘，形体瘦弱，面色萎黄，四肢少力，大便不调，久泻久痢，一切脾虚胃弱之症，更宜久服。每服一二钱，早晚二服，用米饮送下，白开水亦可。忌食生冷、油腻、糖食、煮面、难克化之物。（清太医院配方）（清太医院秘录医方配本）

此药专治病后元气虚弱，脾胃亏损，四肢沉重，多因少食，肌肤消瘦，久泻久痢等症。（太医院秘藏膏丹丸散方剂）

大健脾丸

出处：

丸药配方档，御药房丸散膏丹配方，京师药行丸散膏丹配方，散方；清太医院配方，脾胃门；清太医院秘录医方配本，补益虚损门；太医院秘藏膏丹丸散方剂卷一；京师药行药目，脾胃门。

组成：

（嘉庆朝）十二日，陈嘉善看得二阿哥下二格格脉息和缓，原系肝脾两亏之证。以致午后潮热，胁痛懒食。服药以来，诸症俱好，宜止汤药，常服大健脾丸缓缓调理。

石斛_五钱　白术_一两　茯苓_一两　陈皮_五钱　山药_一两　半夏曲_一钱　枳实_五钱，炒　黄连_三钱，姜炒　麦芽_一两　青皮_五钱，炒　木香_二钱　山楂_五钱　白豆蔻_三钱

共为细末，炼蜜为丸。重三钱，每服一丸，白水送下。（散方）

人参_五钱　茯苓_一两　当归_一两　枣仁_一两　陈皮_一两　黄芪_二两　山药_二两　白术_三两　远志_五钱　木香_二钱五分

共研细末，炼蜜和丸。（丸药配方档）（清太医院配方）

党参一两　茯苓四两　白术西两　山药四两　薏苡仁四两　莲肉四两　当归四两　半夏二两　香附三两
扁豆四两　陈皮二两　川连一两　泽泻二两　神曲二两　山楂二两　麦芽二两　砂仁二两　甘草一两
蜜丸，重三钱。（清太医院秘录医方配本）

石斛　陈皮　山药炒　青皮醋浸，炒　白豆蔻　山楂各一两　白术二两　茯苓　木香五钱
共为细末，炼蜜为丸。（太医院秘藏膏丹丸散方剂）

主治：

治男妇小儿饮食不节，饥饱失宜，致伤脾胃，瘦弱气短，不喜食冷。夏月虽热，犹有恶寒，饥如常饱，面色萎黄，四肢倦怠，食物难化，肠鸣腹胀，泄泻不止，大便不调等症，皆可服之。此药调养元气，扶助脾胃，补益虚损，润泽肌肤。每服一丸，虚甚者二三丸，小儿半丸，早晚各进一服，用白开水送下，或龙眼肉汤米饮亦可。服药后，忌食苦茶、生冷、油腻、难克化之物。（清太医院配方）

治男妇小儿饮食不调，饥饱失宜，致伤脾胃，精神短少，不思饮食，饥如常饱，面色萎黄，四肢倦怠，食物难化，大便不调。虽至夏月，犹然恶寒，皆可常服。此药又能调养元气，扶助脾胃，补益虚损，泽润肌肤。早晚各服一丸，米汤送下。（清太医院秘录医方配本）

此药专治脾弱气虚，面黄肌瘦，四肢怠惰，精神短少，心腹胀痛，不思饮食，脾泻等症。每服一丸，小儿半丸，早晚细嚼，米汤送下。（太医院秘藏膏丹丸散方剂）

二味枳术丸

出处：

丸药配方档；清太医院配方，脾胃门；清太医院秘录医方配本，补益虚损门；京师药行药目，脾胃门。

组成：

枳实　白术各等分
共研细末，水泛和丸。（丸药配方档）（清太医院配方）

枳实一斤　白术二斤
荷叶煎汤泛为小丸。（清太医院秘录医方配本）

主治：

《神农本草经》言：白术味甘温，健脾强胃，止泻除湿，兼祛痰痞。补元气，进饮食，补药方中不可缺也。枳实味苦，消食化痞，宽中下气，破积化痰，消瘀开郁，治胸中宿食，消导药中不可少也。二味合丸，一补一消，有半消半补之功。凡病有不受补者，有不受消导者，必用此药无不神效。此药消滞、消痰、消胀、宽胸，不伤脾胃，不损元气，补中有消，消中兼补之意也。每服一钱，或一钱五分，不拘早晚，用米饮送下，白开水亦可。（清太医院配方）

二味者，白术、枳实也。《神农本草经》云：白术味甘，健脾强胃，止泻除湿，兼去痰痞。补元气，进饮食，补益方中不可缺也。枳实味苦，消食化痞，宽中下气，破积化痰，消瘀开郁，快胸膈，行气结。消导药中不可缺也。二味合丸，有一补一攻之能，半养半消之力。凡病补则中满，攻则不支，用此二味，无不神效。此药消滞化痰，祛胀宽胸，

快脾和胃，益气安中，乃消补中圣药也。每服三钱，滚水进下。（清太医院秘录医方配本）

葛花解醒丸

出处：

丸药配方档；清太医院配方，脾胃门；清太医院秘录医方配本，补益虚损门；京师药行药目，脾胃门。

组成：

党参六两　木香五钱　葛花六两　陈皮二两　猪苓二两　青黛二两　泽泻二两　神曲二两　白术三两　赤苓三两　砂仁三两　白蔻三两　干姜一两

共研细末，水泛和丸。（丸药配方档）（清太医院配方）

葛花六两　白蔻二两　砂仁二两　木香四两　青皮一两　白术一两六钱　人参一两六钱　广皮一两　茯苓一两六钱　神曲一两六钱　猪苓一两六钱　泽泻一两六钱

用生姜二两，取汁为丸，桐子大。（清太医院秘录医方配本）

主治：

治饮酒太过，呕吐痰水，恶心烦乱，胸膈痞塞，嗳气作酸，头疼发热，恶寒，口燥舌干，消渴饮水，手足颤摇，饮食减少，小便不利等症。每服二钱，用好茶送下。衣被宜暖，但得汗出，则宿酒渐解。惟戒酒痊愈。（清太医院配方）

专治饮酒太过，呕吐痰水，恶心烦乱，胸膈痞塞，嗳气作酸，头疼发热，口燥舌干，消渴饮水，手足颤摇，饮食减少，小便不利等症。每服二钱，好茶送下。衣被宜暖，但得汗出，则宿酒渐解。惟戒酒痊愈。（清太医院秘录医方配本）

和中理脾丸

出处：

丸药配方档；清太医院配方，脾胃门；清太医院秘录医方配本，补益虚损门；京师药行药目，脾胃门。

组成：

熟地八两　苍术八两　山药八两　茯苓四两　白术四两　香附四两　厚朴四两　升麻一两　柴胡一两　泽泻三两　陈皮三两　枳实三两　神曲三两　甘草三两　山楂三两　麦芽三两　猪苓二两　砂仁五钱　木香五钱

共研细末，水泛和丸。（丸药配方档）（清太医院配方）

熟地四两　山药四两　苍术四两　茯苓二两　白术二两　香附一两　厚朴一两　泽泻一两　陈皮一两　枳实一两　炙甘草一两　山楂一两　麦芽一两　升麻三钱　柴胡三钱　砂仁三钱　木香三钱　猪苓一两

蜜为丸，重三钱。（清太医院秘录医方配本）

主治：

此丸理脾和胃，顺气宽中，开郁消滞，宁嗽化痰。凡虚弱之人，饮食不节，饥饱失宜，损伤脾胃，以致呕吐嘈杂，胸膈胀满，不思饮食，瘦弱面黄，胃口不开，宿食不清等症。每服一丸，早晚二服，用白开水或茶清送下。胃有寒，用淡姜汤送下。忌食生冷、厚

味。常服健脾开胃，多进饮食，令人肥肢体、悦颜色。（清太医院配方）

此丸理脾和胃，顺气宽中，开郁消食，止嗽化痰。凡虚弱之人，饮食不节，即损伤脾胃，以致呕吐嘈杂，胸膈胀满，不思饮食，面黄瘦弱，胃口不开，宿食不清等症。每服一丸，早晚二服。胃有寒滞，姜汤送下。食积，焦三仙送下。（清太医院秘录医方配本）

健脾平胃丸

出处：

丸药配方档；清太医院配方，脾胃门；清太医院秘录医方配本，补益虚损门；京师药行药目，脾胃门。

组成：

苍术_{八两}　厚朴_{八两}　陈皮_{四两}　甘草_{四两}　神曲_{四两}　麦芽_{四两}　南楂_{四两}　香附_{四两}　茯苓_{四两}

共研细末，水泛和丸。（丸药配方档）（清太医院配方）

人参_{三两}　白术_{四两}　茯苓_{四两}　山药_{三两}　薏苡仁_{四两}　芡实_{四两}　扁豆_{四两}　砂仁_{二两}　神曲_{四两}
莲肉_{四两}　陈皮_{二两}　泽泻_{二两}　苍术_{二两}　厚朴_{二两}　甘草_{一两}

水泛为小丸。（清太医院秘录医方配本）

主治：

治脾胃不和，呕吐痰水，胸膈痞滞，不思饮食，脾胃不调，四肢困倦，面黄肌瘦。凡有脾胃之疾，不可一日无此药。每服一钱或二钱，食远用白开水送下，姜枣汤亦可。忌食生冷、油腻、面食、难克化之物。（清太医院配方）

治脾胃不和，呕吐痰水，胸膈痞滞，饮食不美，肚腹不调，四肢困倦，面黄肌瘦，不可一日不服此药。每服二三钱。（清太医院秘录医方配本）

健脾丸

出处：

丸药配方档；清太医院配方，脾胃门；清太医院秘录医方配本，补益虚损门；京师药行药目，脾胃门。

组成：

茯苓_{三两}　白芍_{三两}　半夏_{三两}　白术_{五两}　陈皮_{二两}　当归_{二两}　川芎_{二两}　神曲_{二两}　山楂_{二两}

共研细末，炼蜜和丸。（丸药配方档）（清太医院配方）

人参_{三两}　白术_{三两}　陈皮_{二两}　枳实_{一两}　神曲_{二两}　山楂_{二两}　麦芽_{二两}

水法为小丸。（清太医院秘录医方配本）

主治：

治男妇老幼脾胃失调，饮食不节，饥饱失宜，致伤脾胃，腹闷气短，精神倦怠。春时口淡无味，夏月虽热犹有恶寒。饥如常饱，饮食不甜，脾胃大损。每服不拘多少，食远用米汤送下，白开水亦可。常服升降阴阳，调和三焦，养胃进食，精神爽健，乃温补之圣药也。（清太医院配方）

此药治男子女人脾胃失调，饮食不节，倒饱失宜，致伤脾胃，胸膈气短，精神倦怠。

春秋口淡无味，夏日犹寒，冬则愈甚。饮食不甘，脾胃大损。每服不拘多少，食远米汤送下。（清太医院秘录医方配本）

经验健脾丸

出处：

丸药配方档；清太医院配方，脾胃门；清太医院秘录医方配本，补益虚损门；（经验健胃丸）京师药行药目，脾胃门。

组成：

白术三两　扁豆三两　茯苓三两　当归三两　神曲三两　薏苡仁三两　南楂三两　陈皮三两　山药三两　香附三两　桔梗二两　猪苓二两　半夏二两　甘草二两　砂仁一两　川连一两　泽泻一两　人参一两

共研细末，水泛和丸。（丸药配方档）（清太医院配方）

白术四两　扁豆四两　茯苓四两　当归四两　苡仁三两　神曲三两　山楂四两　陈皮四两　山药四两　香附四两　桔梗二两　猪苓二两　半夏二两　甘草二两　砂仁一两　川连一两　泽泻一两

水泛为小丸。（清太医院秘录医方配本）

主治：

治脾胃虚弱，饮食不调，饥饱失宜，损伤脾胃，以致面黄瘦弱，膨闷胀满，呕吐嘈杂，面目浮肿，多困食少，大便不调，食物不化，肠鸣泄泻；或大病愈后失于调养，不能复元等症，并皆治之。此药健脾开胃，益气生血，宽中快膈，开郁化痰，消肿止泻，进美饮食。屡用屡效，经验多人，乃调养脾胃之圣药也。每服二三钱，用米汤送下，白开水亦可。忌食生冷、油腻、煮面等物。（清太医院配方）

专治中气不足，脾胃虚弱，懒于饮食，胸膈窒塞，两胁胀满，肢体倦怠，面黄肌瘦，呕吐寒心，大便不调，或病后致伤脾胃等症，并皆治之。每服二钱，空心白滚水送下。（清太医院秘录医方配本）

橘半枳术丸

出处：

丸药配方档，御药房丸散膏丹配方，京师药行丸散膏丹配方；清太医院配方，脾胃门；清太医院秘录医方配本，补益虚损门；太医院秘藏膏丹丸散方剂卷二；京师药行药目，脾胃门。

组成：

橘红四两　半夏四两　白术四两　枳实四两　桔梗一两　黄芩一两

共研细末，水泛和丸。（丸药配方档）（清太医院配方）

白术一斤　枳实八两　橘红八两　法半夏十二两

水泛为小丸。（内方：白术四两，法半夏二两，山楂肉二两，陈皮二两，枳实二两，神曲二两，麦芽二两，砂仁二两。水泛为小丸。治略同。）（清太医院秘录医方配本）

白术四两，土炒　半夏二两，炙　山楂肉二两　陈皮二两　枳实二两　神曲二两　炒麦芽二两，炒　桔梗二两　缩砂二两，炒　枳壳二两，炒

共为细末，水叠为丸，如梧桐子大。（太医院秘藏膏丹丸散方剂）

主治：

此药健脾养胃，理气化痰，快膈宽胸，进美饮食。有痰有滞能消，脾虚胃弱能补。每服一二钱，早晚用淡姜汤送下，白开水亦可。常服消痰开胃，化宿酒宿食，止呕吐宽中，功不尽述。（清太医院配方）

此药健脾养胃，理气化痰，快膈宽胸，增进饮食。脾虚能补，痰滞能消。每服二钱，淡姜汤送下。（清太医院秘录医方配本）

此药健脾养胃，理气化痰，有滞能消，脾虚胃弱能补。每服三钱，早晚用姜汤送下，白水亦可。常服消痰开胃，化宿酒宿食，止呕吐，功难尽述。（太医院秘藏膏丹丸散方剂）

开胃健脾丸

出处：

丸药配方档；清太医院配方，脾胃门；清太医院秘录医方配本，补益虚损门；京师药行药目，脾胃门。

组成：

白术四两　神曲四两　山楂四两　山药二两　陈皮二两　茯苓二两　薏苡仁二两　枳实二两　麦芽二两　砂仁二两　建莲二两　木香一两　甘草一两　苍术三两　香附三两　厚朴三两　泽泻一两五钱

共研细末，水泛和丸。（丸药配方档）（清太医院配方）

陈皮八两　苍术八两　茯苓八两　白术十两　神曲八两　山楂八两　麦芽八两　姜朴八两　砂仁八两　藿香八两　木香四两　酒芩五两　甘草三两

水法为小丸。（清太医院秘录医方配本）

主治：

治脾胃不和，饮食无味，呕吐恶心，宿酒宿食，嗳气作酸，腹痛气滞。一切胃口不开等症，皆可服之。此药消而不见，响而不动。药本寻常，其功甚捷，如常服之，开胃健脾，补气生血，清郁化痰，消食顺气。每服一钱五分，早晚用白开水送下，米汤亦可。忌食煮面、厚味、油腻等物。（清太医院配方）

夫人禀天地之中以生，则以脾胃之气为主。脾胃之气内充五脏，外连四肢。若脾胃有亏，则伤损之病作矣。缘胃受水谷，脾主运化。而纳受运化之力，皆中气为之升降也。故积滞伤脾乃中气失职，以致食物不甘，胸膈饱闷，呕吐恶心，两胁作胀，肚腹疼痛，泄泻不止。每服一二钱，早晚姜枣汤送下。（清太医院秘录医方配本）

理气健脾丸

出处：

丸药配方档，御药房丸散膏丹配方，京师药行丸散膏丹配方；清太医院配方，脾胃门；清太医院秘录医方配本，补益虚损门；太医院秘藏膏丹丸散方剂卷一，卷二；京师药行药目，脾胃门。

组成：

广皮_{二两}　山楂_{二两}　白芍_{二两}　甘草_{二两}　香附_{二两}　川连_{二两}　桔梗_{二两}　当归_{六两}　神曲_{六两}　白术_{六两}　云苓_{三两}　枳实_{一两五钱}　半夏_{一两五钱}　木香_{一两}

共研细末，水泛和丸。（丸药配方档）（清太医院配方）

香附_{二两}　木香_{五钱}　半夏_{一钱}　茯苓_{三两}　神曲_{二两五钱}　川连_{二两}　白术_{六两，土炒}　陈皮_{三两}　南楂_{一两八钱}　炙甘草_{三钱}　当归_{一两五钱}　桔梗_{一两五钱}

荷叶大米各一两，熬粥为丸桐子大。原方有白芍二两，砂仁一两，无枳实、桔梗。（清太医院秘录医方配本）

白术_{六两，土炒}　归身_{六两}　茯苓_{三两}　陈皮_{三两}　半夏_{一两二钱，炙}　黄连_{二两}　香附_{二两}　枳实_{一两五钱}　桔梗_{一两五钱}　神曲_{二两五钱}　山楂_{一两八钱}　木香_{五钱}　甘草_{三钱}

共为细末，用荷叶、大米各一两熬粥为丸，如梧桐子大。每料重一斤十五两一钱，碾筛伤折四两，共应折七两七钱五分，净得丸一斤七两五钱五分。（太医院秘藏膏丹丸散方剂卷一）

白术_{十一斤四两}　当归_{十一斤四两}　莲肉_{三斤十二两}　陈皮_{五斤十两}　枳实_{二斤十三两}　茯苓_{五斤十两}　香附_{三斤十二两}　桔梗_{二斤十三两}　半夏_{三斤十二两}　神曲_{四斤十一两}　甘草_{三斤十二两}　山楂_{三斤十二两}　山药_{三斤十二两}　砂仁_{三斤十二两}（太医院秘藏膏丹丸散方剂卷二）

主治：

治男妇一切气逆不和，脾胃虚损，饮食不甜，四肢倦怠，大便不调，胸膈不开，两胁膨胀，倒饱嘈杂，呕吐痰水，食积气满，郁结不散。或忧思伤脾，或气怒伤肝，以致血气不和，变生百病。皆因脾虚气逆之由也。常服此药，顺气开胃，健脾和中，平和王道之药，屡见奇效。每服一钱或钱半，早晚用白开水送下。戒气恼、忧思，节减饮食。（清太医院配方）

（内方）治男妇一切气逆不和，脾胃虚弱，饮食不香，四肢倦怠，大便不调，胸膈不开，两胁膨胀，倒饱嘈杂，呕吐痰水，食积气滞，郁结不散。或忧思伤脾，或气怒伤肝，以致血气不和，变生百病。皆因脾胃气逆之由也。每服二钱半，用枣汤送下。（清太医院秘录医方配本）

此药专治男妇一切气逆不和，脾胃虚弱，饮食不甜，四肢倦怠，大便不调，胸膈不利，两胁膨胀，倒饱嘈杂，呕吐痰水，食积气滞，郁结不散，忧伤脾虚，气逆之由也。此药常服顺气开胃，健脾和中。平和王道之药，屡见奇数，功难尽述。每服一钱五分，早晚白滚水送下。忌气恼忧思，节饮食。（太医院秘藏膏丹丸散方剂卷一）

治男妇一切风逆不和，脾胃虚弱，饮食不甜，四肢倦怠，大便不调。胸膈不开，两胁膨胀，倒饱嘈杂，呕吐痰水，食积气满，郁结不散，或忧思伤脾，气怒伤肝，以致血气不和，变生百病，皆因脾虚气逆之由也。此药常服顺气开胃，健脾和中，平和王道之药，屡见奇效，妙难尽述。每服一钱或一钱半，早晚用白滚水送下。忌气恼忧思，节减饮食。（太医院秘藏膏丹丸散方剂卷二）

平胃散

出处：

丸药配方档；清太医院配方，脾胃门；清太医院秘录医方配本，补益虚损门；京师药行药目，脾胃门。

组成：

陈皮四两　厚朴四两　苍术四两　甘草一两

共研细末。（丸药配方档）（清太医院配方）

苍术一两　厚朴一两　陈皮一两　甘草一两

共为细末。（清太医院秘录医方配本）

主治：

治脾胃不和，不思饮食，倒饱嘈杂，呕吐酸水，胸膈不利，大便不调，一切脾胃之症，并皆治之。每服一二钱，早晚用白开水调服，姜枣汤亦可。忌食生冷、油腻等物。（清太医院配方）

治脾胃不和，饮食不快，倒饱嘈杂，呕吐痰水，胸膈不利，大便不调，一切脾胃之症，并皆治之。每服一二钱，姜枣汤送下。（清太医院秘录医方配本）

曲麦枳术丸

出处：

丸药配方档；清太医院配方，脾胃门；清太医院秘录医方配本，补益虚损门；京师药行药目，脾胃门。

组成：

神曲四两　麦芽四两　陈皮四两　白术四两　枳实四两　苍术四两　砂仁二两

共研细末，水泛和丸。（丸药配方档）（清太医院配方）

白术一斤　枳实八两　麦芽八两　神曲八两

荷叶水泛为小丸。（清太医院秘录医方配本）

主治：

治男妇小儿脾胃虚弱，不思饮食，食亦无味，食物成痰，痞闷不舒，宿酒宿食，倒饱虚臌，停痰停食，精神疲倦，一切脾胃虚弱等症，皆可服之。此药开胃和脾，宽中快膈，清郁化痰，多进饮食。每服一二钱，不拘早晚、食前、食后，日进二三次，用白开水送下。（清太医院配方）

专治男妇小儿脾胃虚弱，不思饮食，口淡无味，食物成痰，痞闷不舒，积酒宿食，虚膨倒饱，停痰蓄饮，精神疲倦，一切脾虚有滞之症，皆可服之。每服二钱，白水送下。（清太医院秘录医方配本）

人参健脾丸

出处：

丸药配方档；清太医院配方，脾胃门；清太医院秘录医方配本，补益虚损门；京师药行药目，脾胃门。

组成：

人参_一两_　白术_一两_　广皮_一两_　神曲_一两_　茯苓_两五钱_　谷芽_两五钱_　芡实_两五钱_　建莲_两五钱_　扁豆_两五钱_　山药_两五钱_　木香_五钱_　枳壳_五钱_　炙甘草_五钱_　南楂_二两_　薏苡仁_二两_

共研细末，炼蜜和丸。（丸药配方档）（清太医院配方）

人参_三两_　白术_四两_　茯苓_四两_　山药_三两_　薏苡仁_四两_　芡实_四两_　扁豆_四两，炒_　砂仁_一两_　神曲_四两_　莲肉_四两_　陈皮_二两_　泽泻_二两_　甘草_一两_　枣仁_四两_

蜜为丸，重三钱。（清太医院秘录医方配本）

主治：

凡人损伤脾胃虚弱，肌肉消瘦，面色萎黄，多困少食，精神倦怠，大便不调，四肢无力，饮食不化，嘈杂胀满。一切脾虚胃弱，必用此药调脾。每服二钱或三钱，小儿四五分，早晚用白开水送下。忌食生冷、煮面、难克化之物。如大病愈后，服之生肌肉补虚损，调大小便，多进饮食，甚有功效。（清太医院配方）

治脾胃虚弱，元气不足，肌肉消瘦，面色萎黄，四肢无力，多睡少食，精神不爽，大便不调，饮食不化，倒饱嘈杂，胸膈膨胀，未热畏热，未寒畏寒，一切内伤脾胃等症。每服一二丸，早晚送下。小儿减半。凡人一切大病之后，必用此药扶助脾胃，补养元气。调大便，利小水，进饮食，生肌肉，补虚羸，固真气，宜常服之。（清太医院秘录医方配本）

三补枳术丸

出处：

丸药配方档；清太医院配方，脾胃门；清太医院秘录医方配本，补益虚损门；太医院秘藏膏丹丸散方剂卷四；京师药行药目，脾胃门。

组成：

枳实_十两_　白术_十两_　广皮_十两_　黄柏_十两_　黄芩_五两_　黄连_二两_　茯苓_五两_　神曲_五两_　山楂_五两_　麦芽_三两_　川贝_四两_　砂仁_一两_　甘草_二两_　香附_二两五钱_

共研细末，水泛和丸。（丸药配方档）（清太医院配方）

白术_一斤_　枳实_八两_　川连_四两_　黄柏_四两_　黄芩_四两_

姜枣荷叶煎汤，兑米泔少许，泛为小丸。（清太医院秘录医方配本）

砂仁_三钱，炒_　白术_二两，土炒_　陈皮_一两，去白_　枳实_二两，麸炒_　黄连_五钱，姜汁炒_　黄芩_五两，酒炒_　黄柏_一两，盐水炒_　白梧桐_五钱_　贝母_八钱，去心_　神曲_五钱，炒_　香附_三钱，醋炒_　麦芽_三钱，炒_　山楂肉_五钱_

上为细末，荷叶煎汤煮粳米粥为丸，如梧桐子大。（太医院秘藏膏丹丸散方剂卷四）

主治：

又名三黄枳术丸。治胃脘不清，胸膈疼痛，食物不化，呕吐痰水，多睡少食，虚臌胀闷；若素禀虚弱，胃中多火者，更宜服之。此药健脾养胃，清火化痰，开郁宽中。每服

一二钱，用白开水送下。忌食煮面、厚味等物。（清太医院配方）

脾胃之论，其理浩聚，难以枚举。盖由饮食者为多，或因七情之后，或因六淫之感，或事多劳役顿忘其实，或神疲身倦亦不思食，至事息身安，尽力饱食。过饥过饱皆伤脾胃。脾胃既伤，则脏腑失养，由肺金先病。其母有病而子岂有不病者乎？互相传染，何病不生？以致胸膈饱闷，饮食不思，胃脘疼痛，水谷不消。一切脾胃虚弱，内蓄滞热等症，均服此药二三钱，米饮送下。（清太医院秘录医方配本）

此药专治三焦火盛，痰盛不清，头目迷晕，胸膈不宽，面赤心烦，呕哕痰水，吞酸等症。（太医院秘藏膏丹丸散方剂卷四）

手拈丸

出处：

丸药配方档；清太医院配方，脾胃门；清太医院秘录医方配本，风痰伤寒门，京师药行药目，脾胃门。

组成：

干姜_一两_ 苏叶_一两_ 茯苓_一两_ 枳壳_一两_ 枳实_一两_ 元胡_一两_ 香附_一两_ 白术_一两_ 青皮_一两_ 陈皮_一两_ 藿香_一两_ 乌药_一两_ 吴萸_一两_ 官桂_一两_ 豆蔻_一两_

共研细末，姜汁和丸。（丸药配方档）（清太医院配方）

干姜_一两_ 枳壳_一两_ 五灵脂_一两_ 青皮_一两_ 乌药_一两_ 砂仁_一两_ 元胡_一两_ 陈皮_一两_ 厚朴_一两_ 官桂_一两_ 白附子_一两_ 没药_一两_ 香附_一两_ 木香_一两_ 吴萸_一两_ 白蔻_一两_ 藿香_一两_

水法为小丸。（清太医院秘录医方配本）

主治：

治寒中太阴，中脘疼痛，遇寒即发，时痛时止，呕吐痰水，作酸痞闷，不思饮食等症。每服二钱，食远用淡醋汤送下，白开水亦可。忌食生冷、煮面等物。（清太医院配方）

专治寒中太阴，中脘疼痛，遇寒即发，时痛时止，呕吐痰水，作酸痞闷，不思饮食等症。每服二钱，食远用淡醋汤送下，或白滚水亦可。忌生冷煮面。（清太医院秘录医方配本）

四神丸

出处：

丸药配方档，御药房丸散膏丹配方，京师药行丸散膏丹配方；清太医院配方，泻痢门；清太医院秘录医方配本，补益虚损门；太医院秘藏膏丹丸散方剂卷一；京师药行药目，泻痢门。

组成：

补骨脂_四两_ 五味子_二两_ 肉豆蔻_二两_ 吴萸_一两_

共研细末，水泛和丸。（丸药配方档）（清太医院配方）

肉蔻_四两_ 破故纸_八两_ 五味子_四两_ 吴萸_四两_

用生姜八两，同大枣百枚煮烂，去姜，用枣肉丸，如桐子大。（清太医院秘录医方

配本)

破故纸_{四两, 炒}　肉豆蔻_{二两, 煨, 去油}　五味子_{二两}　吴茱萸_{一两, 炒}

共为细末，用大枣四十九个，生姜四两切片，用大枣加水煮熟。去姜取枣肉为丸，如梧桐子大。每料重九两，碾筛每斤伤折四两，共应折二两五钱，净得丸五两七钱五分。（太医院秘藏膏丹丸散方剂）

主治：

治脾胃虚弱，大便不实，饮食不思，食物即泻，水谷不化，下元虚冷，滑脱，肠鸣，肚胀，四肢无力，瘦弱面黄；或经年痢疾腹痛，或肾虚泄泻，清晨溏泻，每日不止，经年不愈者，并皆治之。每服一钱或一钱五分，空心用淡盐汤送下，淡姜汤亦可，早晚进二服亦可。忌食生冷、厚味、荤腥等物，戒房欲。（清太医院配方）

专治脾胃虚弱，大便不实，饮食不思，食物即泻，水谷不化，下元虚冷，滑脱肠鸣，四肢无力，面色萎白；或经年不愈，或肾虚泄泻，清晨溏泻，每日不止，并皆治之。每服二三钱，淡盐汤下。（清太医院秘录医方配本）

盖人先天之本在肾，后天之本在脾，脾壮肾强，焉有泄泻之症哉？嗜欲过度，肾气虚伤，或思虑日久，脾土过损，致成五更溏泻，腹窜腹鸣，面黄体瘦，食少懒倦，腰疼腿软，一切命门火衰，脾肾泄泻等症，服之神效。（太医院秘藏膏丹丸散方剂）

太仓丸

出处：

丸药配方档；清太医院配方，脾胃门；清太医院秘录医方配本，补益虚损门；京师药行药目，脾胃门。

组成：

白蔻_{二两}　砂仁_{二两}　苍术_{十六两}

共研细末，水泛和丸。（丸药配方档）（清太医院配方）

陈仓米_{一升}　白豆蔻_{二两}　砂仁_{二两}

姜汁为小丸。（清太医院秘录医方配本）

主治：

治七情太过，损伤脾胃，饮食不当，流行为噎、为膈、为翻胃；或脾虚胃弱，不纳饮食，呕吐嘈杂，吞酸痞闷，嗳气咳逆，气不舒畅，呕吐痰水等症。每服一二钱，用淡姜汤送下，早晚日进二三服，用白开水亦可。戒气恼，忌生冷、厚味等物。（清太医院配方）

治七情太过，损伤脾胃，饮食不得下行；或为反胃，或成噎膈。亦有脾胃虚弱，不纳饮食，呕吐嘈杂，吞酸痞闷，嗳气不舒，呕吐痰水等症。每服一二钱，淡姜汤送下。（清太医院秘录医方配本）

太和丸

出处：

丸药配方档；清太医院配方，脾胃门；清太医院秘录医方配本，补益虚损门；京师药行药目，脾胃门。

组成：

豆蔻_二两_　砂仁_二两_　陈仓米_一斗黄，土炒_

共研细末，姜汁和丸。（丸药配方档）（清太医院配方）

人参_五钱_　白术_四两，土炒_　茯苓_一两五钱_　陈皮_一两_　半夏_二两_　枳实_一两_　黄连_一两_　当归_一两_　山楂_一两_　木香_五钱_　白芍_一两五钱，酒炒_　香附_二两，炙_　神曲_二两_　麦芽_二两_　白蔻_一两_　龙眼肉_一两二钱_　甘草_七钱_

共末，用荷叶煎汤打苍米糊为小丸。（清太医院秘录医方配本）

主治：

治脾胃虚损，不思饮食，肌体羸瘦，四肢无力，面色萎黄。此药补气生血，健脾养胃，开胸快膈，清郁化痰，消食顺气，乃平和调理之药。每服一二钱，早晚用米汤或白开水送下。忌食生冷、油腻、糖食、煮面等物。（清太医院配方）

治脾胃虚损，不思饮食，肌体羸瘦，四肢无力，面色萎白。功同太和健脾丸，而补阳益阴则过之。每服三钱，用米泔或米饮下。（清太医院秘录医方配本）

胃苓丸

出处：

丸药配方档，御药房丸散膏丹配方，京师药行丸散膏丹配方；清太医院配方，泻痢门；清太医院秘录医方配本，补益虚损门；太医院秘藏膏丹丸散方剂卷二；京师药行药目，泻痢门。

组成：

肉桂_一两五钱_　甘草_一两五钱_　猪苓_三两_　广皮_三两_　苍术_三两_　泽泻_三两_　白术_三两_　姜朴_三两_　赤苓_三两_

共研细末，水泛和丸。（丸药配方档）（清太医院配方）

苍术_四两_　陈皮_四两_　茯苓_四两_　厚朴_三两_　猪苓_四两_　肉桂_二两_　白术_一两_　泽泻_三两_　甘草_一两五钱_

水法为小丸。内方用神曲打糊为小丸。（清太医院秘录医方配本）

猪苓_一两_　术_二两_　泽泻_一两_　苍术_一两_　厚朴_一两_　白术_二两，土炒_　杭芍_一两五钱_　云苓_一两五钱_　肉桂_三钱，去粗皮_　甘草_三钱_

共为细末，神曲打糊为丸，如梧桐子大。（太医院秘藏膏丹丸散方剂）

主治：

治脾胃不和，呕吐痰水，胸膈痞滞，不美饮食，兼中暑烦渴，身热头疼，霍乱吐泻，小便赤少；或为风寒所伤，停食泄泻，并皆治之。每服一钱，食远用白汤送下。饮食不甜，用生姜红枣煎汤送下；感寒停食，用生姜煎汤送下；霍乱吐泻，用灯心竹叶煎汤送下。常服健脾养胃有效。（清太医院配方）

治脾胃不和，呕吐酸水，胸膈停滞，不思饮食。或中暑烦渴，身热头疼，霍乱吐泻，小便赤少；或为风寒所伤，停食泄泻，并皆治之。每服一钱，白滚水送下。霍乱吐泻，灯心竹叶汤送下。（清太医院秘录医方配本）

此丸专治脾胃不和，呕吐痰水，胸膈痞闷，身热头疼，霍乱吐泻，小便赤少，大便泄泻，每服二三钱，食远用白汤送下。饮食不进，生姜、红枣汤送下；霍乱吐泻，灯心竹叶

汤送下。常服能调中养胃，甚有奇效。（太医院秘藏膏丹丸散方剂）

五味槟榔

出处：

丸药配方档；清太医院配方，杂治门；清太医院秘录医方配本，饮食气滞门；京师药行药目，脾胃门。

组成：

安南槟榔一斤　枣槟榔八两　鲜姜一两　砂仁二两　食盐五钱　蔻仁一两

共研细末，面糊和丸。（丸药配方档）（清太医院配方）

白蔻两半　檀香两半　丁香六钱　冬瓜仁六钱　益智仁九钱　陈皮三钱　砂仁两半　沉香九钱　青盐六钱

用此药煮槟榔。（此大内配方）。（清太医院秘录医方配本）

主治：

槟榔健脾和胃，顺气宽胸，清热化痰，解酒消滞，消食消水，祛风杀虫，止渴生津，避瘴气，散瘟疫，并一切呕吐，嘈杂吞酸，痞闷嗳气咳逆，寒湿黄疸，疟疾，暑暍，心胃疼痛，肝郁不舒，水土不服，痰饮水饮，五积六聚，口舌生疮，舌根坚硬，耳聋耳鸣，牙齿疼痛，阴虚火热等症，并皆治之。每日饮食后，嚼化一二丸，服之日久，以上诸症，皆能顺愈。（清太医院配方）

专能理脾和胃，宽胸顺气，解酒消滞，清热化痰，止渴生津，祛风杀虫，避瘴气，散瘟疫，黄疸疟疾，心胃疼痛，肝郁不舒，一切五积六聚，嗳气咳逆，嘈杂痞闷，并皆治之。每日饮食后嚼化一二枚，能多进饮食，精神倍加，服之日久，百病不生，功难尽述。（清太医院秘录医方配本）

香连丸

出处：

丸药配方档，御药房丸散膏丹配方，京师药行丸散膏丹配方；清太医院配方，泻痢门；清太医院秘录医方配本，饮食气滞门；太医院秘藏膏丹丸散方剂卷二；京师药行药目，泻痢门。

组成：

黄连二两　吴萸炒　木香四钱八分

共研细末，醋和丸。（丸药配方档）（清太医院配方）

木香八两　甘草四两　枳壳六两　槟榔六两　黄连八两　吴萸三两，拌炒去萸

水法为丸，如黍米大，川连为衣。（清太医院秘录医方配本）

主治：

夫痢者，乃湿热食积所致。湿热伤血分则赤，伤气分则白，气血俱伤则赤白相杂，黄者食积，黑者湿胜也。其症脐腹疼痛；或下鲜血、瘀血、紫黑血、白脓；或赤白相杂；或如豆汁；或如鱼脑髓，里急后重，昼夜无度。此药泻脾胃之湿热，消脏腑之积滞。每服一钱，空心用米汤送下。（清太医院配方）

　　夫痢者，乃湿热气滞食积之所致也。因过食生冷、厚味、瓜果、油腻、酒食等物，或兼脾胃虚弱，或泻或痢，而成红白交杂，日夜数次不止，里急后重，肚腹凝坠疼痛，便去不多，五七成点，腰胯酸痛，四肢无力，饮食少思等症，并皆治之。每服一二钱，至重用三钱，空心服。白痢，用淡姜汤送下；红痢，用茶清送下；红白痢疾，姜三四片，高茶叶一二钱，同煎汤送下。噤口痢，陈仓米汤送下。小儿少用，忌生冷、荤腥、煮面。（清太医院秘录医方配本）

　　附方：加味秘制香连丸

　　出处：

　　清太医院配方，泻痢门；京师药行药目，泻痢门。

　　组成：

　　川连_二两　　木香_二两　　槐角_一两　　厚朴_一两　　地榆_一两　　槟榔_一两　　枳壳_一两　　草果_一两

　　共研细末，醋法和丸。（丸药配方档）（清太医院配方）

　　主治：

　　夫痢者，乃湿热气滞食积之所致也。因过食生冷、厚味、瓜果、油腻、酒食等物；或兼脾胃虚弱；或泻或痢，而成红白交杂，日夜数次不止，里急后重，肚腹凝坠疼痛，便去不多，五七成点，腰胯酸痛，四肢无力，饮食少思等症，并皆治之。每服一二钱，病重服三钱，空心服。白痢，用淡姜汤送下；红痢，用茶清送下；红白痢疾，姜三四片，高茶叶一二钱，同煎汤送下。噤口痢，用陈仓米汤送下。小儿少用。忌食生冷、荤腥、煮面等物。（清太医院配方）

香砂平胃丸

　　出处：

　　丸药配方档；清太医院配方，脾胃门；清太医院秘录医方配本，补益虚损门；京师药行药目，脾胃门。

　　组成：

　　木香_二两　　砂仁_二两　　苍术_四两　　陈皮_四两　　甘草_一两　　厚朴_三两

　　共研细末，水泛和丸。（丸药配方档）（清太医院配方）

　　苍术_三两　　厚朴_三两　　陈皮_三两　　香附_一两　　砂仁_二两　　木香_一两　　甘草_一两

　　蜜为丸，重三钱。（清太医院秘录医方配本）

　　主治：

　　治脾胃虚弱，气郁伤食，胸腹饱闷，胃痛恶心，呕吐作酸，大便不调，憎寒无力，发热头眩，久则食减面瘦，不思饮食，饥饱不知，皆属脾胃虚弱，饮食不节所致也。每服一丸，早晚各进一服，细嚼，用白开水送下。忌食生冷、油腻等物。（清太医院配方）

　　治脾胃不和，饮食不美，倒饱嘈杂，呕吐痰水，胸膈不利，大便不调。一切脾胃之症，皆能治之。每服一丸，用姜枣汤下。（清太医院秘录医方配本）

香砂养胃丸

出处：

丸药配方档，御药房丸散膏丹配方，上用丸散膏丹配方簿，京师药行丸散膏丹配方；清太医院配方，脾胃门；清太医院秘录医方配本，补益虚损门；太医院秘藏膏丹丸散方剂卷一；慈禧光绪医方选议，慈禧太后治脾胃医方；京师药行药目，脾胃门。

组成：

广皮四两　香附四两　神曲四两　麦芽四两　白术四两　枳实三两　半夏三两　苍术三两　茯苓三两　厚朴三两　桔梗三两　川连二两　砂仁二两　木香二两　山楂二两　甘草二两　栀子二两五钱，炒　藿香二两五钱　抚芎二两五钱

共研细末，水泛和丸。（丸药配方档）（清太医院配方）

白术一斤　陈皮三两　半夏三两　茯苓三两　厚朴三两　香附三两　藿香三两　砂仁三两　甘草一两

水法为小丸。内方：香附、陈皮、麦芽、半夏、枳实各一两，厚朴、白蔻、木香、槟榔、神曲、砂仁各五钱，茅术八钱，青皮一两，甘草五钱，水为小丸。（清太医院秘录医方配本）

香附　陈皮　麦芽　半夏　枳实各一两　厚朴　白蔻　木香　槟榔　神曲　缩砂各五钱　苍术八钱　青皮一两　甘草五钱

共为细末，水泛为丸，如梧桐子大。每料重十两零六钱，碾筛每斤伤折四两，共应折二两五钱，得丸八两一钱。（太医院秘藏膏丹丸散方剂）

光绪□年□月□日，香砂养胃丸半料。

广皮二两　炙香附二两　神曲二两　麦芽二两，炒　白术二两，土炒　炙枳实一两五钱　炙半夏一两五钱　苍术一两五钱，炒　茯苓一两五钱　炙厚朴一两五钱　桔梗一两五钱　川连一两　砂仁一两　木香一两　山楂一两，炒　甘草一两　栀子一两二钱五分，炒　藿香一两二钱五分　抚芎一两二钱五分

共为细面，水法为丸，如绿豆大，每服三钱，白开水送服。（慈禧光绪医方选议）

主治：

治男妇脾胃虚弱，不思饮食，臌胀腹痛，呕吐痰水，面色萎黄，四肢困倦，气郁不通，痞闷不舒，大便不调，食物不化，一切脾胃之疾，可常服之。每服一二钱，早晚用白开水送下。胃口不开，用姜枣汤送下。胃痛，用艾醋煎汤送下。呕吐恶心，用姜汤送下。忌生冷，戒气恼。（清太医院配方）

治男妇脾胃虚弱，不思饮食，肚腹臌胀，呕吐痰水，面色萎黄，四肢困倦，气郁不舒，痞闷不通，大便不调，食物不化，一切脾胃之疾，可常服之。每服一二钱，早晚用白滚水送下。胃口不开，红枣汤送下。胃痛，艾醋煎汤送下。呕吐恶心，用姜汤送下。（清太医院秘录医方配本）

此药专治男妇脾虚胃弱，饮食不思，臌胀腹痛，呕吐痰水，面色萎黄，四肢困倦，气郁不通，痞闷不舒，大便不调，食物不化，一切脾胃之疾，可常服之。每服一二钱，早晚用白滚水送下。胃口不开，红枣汤送下。胃痛，用艾醋煎汤送下。呕吐恶心，用姜汤送下。忌气恼、生冷、厚味。（太医院秘藏膏丹丸散方剂）

香砂枳术丸

出处：

丸药配方档，京师药行丸散膏丹配方；清太医院配方，脾胃门；清太医院秘录医方配本，补益虚损门；太医院秘藏膏丹丸散方剂卷一；京师药行药目，脾胃门。

组成：

陈皮₂两　香附₃两,制　枳实₅两　枳壳₁两,炒　砂仁₅钱　神曲₅钱,炒　山楂₅钱,炒　麦芽₅钱,炒　木香₄钱　白术₅两

共研细末，水泛和丸。（丸药配方档）（清太医院配方）

白术₁斤　枳实₈两　香附₈两　砂仁₄两

荷叶水泛为小丸。（清太医院秘录医方配本）

白米二两　枳实　木香　缩砂仁，各一两

共为细末，用荷叶、仓米五钱煎汤叠丸，如梧桐子大。每料重五两，辗筛每斤伤折四两，共应折一两二钱五分，净得丸三两七钱五分。（太医院秘藏膏丹丸散方剂）

主治：

治脾胃虚弱，饮食减少，胸膈痞闷，宿酒宿食，不能消化，呕逆恶心，中膈气滞，并宜服之。每服二三钱，食远临卧用白开水送下。（清太医院配方）

消宿食，破滞气，开胃和中，助脾化积，理气清痰，乃半补半消之妙药也。每服二钱，用淡姜汤送下。（清太医院秘录医方配本）

此药治脾胃虚弱，饮食减少，胸膈痞闷，宿食宿酒，不能消化，呕逆恶心，中膈气滞，并宜服之。每服二三钱，食远临睡用白滚水送下。（太医院秘藏膏丹丸散方剂）

泻痢固肠丸

出处：

丸药配方档，京师药行丸散膏丹配方；清太医院配方，泻痢门；清太医院秘录医方配本，补益虚损门；京师药行药目，泻痢门。

组成：

肉果₂两　干姜₂两　赤苓₂两　木香₂两　砂仁₂两　赤石脂₂两　姜朴₂两　神曲₃两

共研细末，水泛和丸。（丸药配方档）（清太医院配方）

龙骨₅两　附子₅两　白矾₃两　丁香₅两　良姜₅两　石脂₅两　白蔻₅两　砂仁₃两　木香₃两

醋为小丸。（清太医院秘录医方配本）

主治：

治冷热不调，下痢赤白，昼夜无度，后重肚痛，及泄泻不止，滑泻肠鸣，不思饮食，肢体困倦，多睡少食，身弱无力。每服二钱或三钱，空心用温米汤送下。忌食生冷、油腻。此药补气固肠，除湿利水。治久痢久泻，其效如神。忌生冷、油腻、大荤等物。（清太医院配方）

治冷热不调，赤白痢下，昼夜无度，后重肚痛，及肠鸣泻痢，不思饮食，肢体困倦，多睡少食，身弱无力。每服二三钱，用米汤送下。重坠，用黑白糖水送下。（清太医院秘

录医方配本）

云林润身丸

出处：

丸药配方档；清太医院配方，脾胃门；清太医院秘录医方配本，补益虚损门；京师药行药目，脾胃门。

组成：

白术_{六两}　当归_{六两}　神曲_{三两}　黄芪_{三两}　香附_{三两}　陈皮_{三两}　枳实_{三两}　山楂_{三两}　白芍_{三两}　茯苓_{三两}　山药_{二两}　建莲_{二两}　川连_{二两}　甘草_{一两}

共研细末，水泛和丸。（丸药配方档）（清太医院配方）

人参_{四两}　白术_{十二两}　茯苓_{四两}　山药_{四两}　莲肉_{四两}　香附_{六两}　神曲_{六两}　当归_{八两}　白芍_{四两}　姜连_{六两}　山楂_{六两}　陈皮_{六两}　枳实_{四两}　甘草_{二两}

水泛小丸。（清太医院秘录医方配本）

主治：

治饮食不节，饥饱劳碌，损伤脾胃，以致肌瘦祛弱，精神短少，饮食不甜，困睡少神，食物难化，二便不调，虚膨胀闷，呕逆嘈杂等症，并皆治之。久服可以耐饥耐劳，滋润一身，令人肥健；又能清火化痰，解郁宽中，健脾养胃，顺气消食，大有奇功。每服一二钱，早晚二服，用米汤送下，白开水亦可。忌食椒、酒、生冷、厚味等物。（清太医院配方）

气血冲和，百病不生。脾胃调和，诸病焉作？溯脾胃致病之由，原其过于劳役，伤于饮食，当食不食，过食不甘，食之不化，停之不消，郁久生火，火盛生痰，咳嗽喘急，浑身发热；运化失常，元气大伤，脾虚日久，肌肉消瘦，津液涸竭，皮肤皱揭，精神短少，身体倦怠；脾虚至此，诸药弗效。云林先生精制此丸，可当劳，可耐久，可理气，可养脾，既可充肌健体，又可开郁化痰。劳役之士，不可一日无此药也。每服二钱，用米汤送下。（清太医院秘录医方配本）

竹沥枳术丸

出处：

丸药配方档；清太医院配方，脾胃门；清太医院秘录医方配本，补益虚损门；太医院秘藏膏丹丸散方剂卷四；京师药行药目，脾胃门。

组成：

白术_{八两}　枳实_{六两}　苍术_{六两}　南星_{六两}　半夏_{六两}　黄芩_{六两}　橘红_{六两}　南楂_{六两}　芥子_{六两}　当归_{六两}　桔梗_{六两}　姜连_{四两}　木香_{二两}　神曲_{六两}

共研细末，竹沥膏水、姜汁和丸。（丸药配方档）（清太医院配方）

白术_{八两}　苍术_{四两}　枳实_{四两}　半夏_{四两}　陈皮_{四两}　茯苓_{六两}　天麻_{四两}　南星_{四两}　人参_{二两}　白芍_{四两}　当归_{四两}　白芥子_{一两}　木香_{一两}　姜连_{四两}

用神曲六两，竹沥一碗，姜汁一盏，煮糊为丸，如桐子大。（清太医院秘录医方配本）

白术_{二两，去芦，土炒}　苍术_{二两，米泔水浸，盐水炒}　枳实_{一两，麸炒}　白茯苓_{一两}　陈皮_{二，去白}　半夏_{一两，白矾、皂角、生姜煎汁浸一日，煮干}　南星_{一两，炙同上}　黄连_{一两，姜炒}　条芩_{一两，酒炒}　当归_{一两，酒洗}　白芥子_{一两，炒}　白芍_{一两，酒炒}　人参_{五钱}　木香_{二钱}　山楂_{一两，去子}

上为细末，以神曲六两，姜汁一盏，竹沥一碗，煮糊为丸，如桐子大，每服百丸，食远临卧淡姜汤下。（太医院秘藏膏丹丸散方剂）

主治：

治脾胃虚弱，饮食难化，多生痰涎，胃脘停阻，宿食宿酒，胸中郁结，烦闷不宽，呕逆恶心等症。每服一二钱，不拘时用白开水送下。忌荤、酒、煮面、甜食等物，戒气恼。（清太医院配方）

专治脾胃虚弱，饮食难化，多生痰涎，胃脘停阻，宿食宿酒，胸中郁结，以致呕逆恶心，胸膈烦闷等症。每服二钱，用姜汤下。（清太医院秘录医方配本）

此药专治脾弱气郁，开脾化痰，胸膈堵闷，不思饮食，呕吐痰涎，精神困倦等症。（太医院秘藏膏丹丸散方剂）

第八章　痰　嗽　方

安嗽化痰丸（宁嗽化痰丸）

出处：

丸药配方档；清太医院配方，痰嗽门；清太医院秘录医方配本，痰喘咳嗽门；京师药行药目，痰嗽门。

组成：

黄芩_{三两}　天冬_{三两}　麦冬_{三两}　半夏_{三两}　阿胶_{二两}　五味子_{二两}　杏仁_{二两}　甘草_{二两}　冬花_{四两}
川贝_{四两}　桑皮_{八两}

共研细末，炼蜜和丸。（丸药配方档）（清太医院配方）

桔梗_{二两}　南星_{二两}　神曲_{二两}　杏仁_{二两}　橘红_{二两}　青皮_{二两}　莱菔子_{二两}　香附_{二两}　半夏_{二两}
苏子_{二两}　麦芽_{二两}　麦冬_{二两}　甘草_{五钱}

蜜丸重三钱。（清太医院秘录医方配本）

主治：

治男妇远年近日，一切痰喘咳嗽。此药能清利咽喉，蠲化痰涎，降有余之邪火，保受伤之肺金，止久劳之咳嗽，定气壅之喘急。每服一二丸，食后用梨汤嚼下，白开水亦可。（清太医院配方）（清太医院秘录医方配本）

百花膏

出处：

丸药配方档；清太医院配方，痰嗽门；京师药行药目，痰嗽门。

组成：

天冬_{二两}　紫菀_{二两}　元参_{二两}　麦冬_{二两}　浙贝_{二两}　百部_{二两}　山药_{二两}　茯苓_{二两}　丹皮_{二两}
橘红_{二两}　黄芩_{二两}　桑皮_{二两}　桔梗_{二两}　知母_{二两}　甘草_{二两}

共研细末，炼蜜和丸。（丸药配方档）（清太医院配方）

主治：

治忧思气怒，饥饱劳伤，言谈太过，酒色失度，损伤脾肺，以致气血不和，阴虚火动，午后潮热，手足五心发热，遍身无力，精神疲倦，口干声哑，上焦郁热，咳嗽喘急，五色稠痰，肺痿肺痈，吐血衄血，痰中见血，并皆治之。每服一丸，嚼化或细嚼，用白开水送下。忌食烧酒、动火之物，戒房欲、劳碌、气恼。（清太医院配方）

半夏天麻丸

出处：

丸药配方档、京师药行配本、京师药行丸散膏丹配方；清太医院配方，痰嗽门；清太医院秘录医方配本，痰喘咳嗽门；京师药行药目，痰嗽门。

组成：

人参四两　陈皮四两　神曲四两　白术四两　茯苓四两　黄柏四两　泽泻四两　黄芪四两　麦芽四两　天麻四两　苍术四两　半夏八两　甘草二两

共研细末，水泛和丸。（丸药配方档）（清太医院配方）

人参一两　半夏三两　麦芽三两　神曲二两　白术二两　苍术一两　黄芪一两　陈皮一两　茯苓二两　泽泻一两　天麻一两　黄柏一两　甘草六钱

水法为小丸。（清太医院秘录医方配本）

主治：

治痰厥头疼，眼黑头旋，恶心烦闷，无力懒言，精神颠倒，目不敢开，如在舟中，头疼如裂，身重如山，四肢厥冷，不得安卧，此乃胃气虚损停痰而致也。每服一二钱，不拘早晚，用淡姜汤送下。（清太医院配方）

治一切偏正头风，并痰厥头疼，眼黑眩晕，恶心烦闷；或呕吐痰沫，气喘倦卧，语言无力，心神颠倒，目不敢视，如在云雾之中；头苦痛如裂，身重如山，四肢厥冷。此乃胃气虚损，停痰而致，此药治之神效。每服一钱五分，淡姜汤送下。（清太医院秘录医方配本）

参贝陈皮

出处：

丸药配方档；清太医院配方，痰嗽门；清太医院秘录医方配本，痰喘咳嗽门；京师药行药目，痰嗽门。

组成：

陈皮二斤

用花粉五钱、甘草五钱、川贝五钱、乌梅五钱、人参五钱、茶叶五钱、薄荷五两、五倍子五两、川芎五两、诃子五两、青盐一两，熬汁入陈皮，煮干为度。（丸药配方档）（清太医院配方）

广皮一斤　硼砂五钱　白糖四两　人参五钱　苏叶一两　青盐二两　川贝一两　甘草一两

将陈皮泡去苦味，群药熬汁，浸入二次，阴干为度。

法制陈皮

前方减硼砂、白糖、苏叶，用参草同陈皮煮一夜，兑川贝、青盐，再煮半日，以干为度。治病同前。（清太医院秘录医方配本）

主治：

凡人脾胃不和，饮食难化，痰涎壅盛，胸膈痞闷，呕吐嘈杂，气郁不舒，口干作渴，咳嗽痰喘，皆因过食煎炒油腻甘甜厚味之所致也。每用数片，食前食后细嚼，白开水送下。此药大能调和脾胃，进美饮食，舒郁开胸，化痰止嗽，生津液，利三焦。凡宿酒宿食，服之无不立效。本草曰，陈皮行中有补，补中兼消。今用参贝等药调和其性，真有无穷之理，不测之功，自幼至老，不可一日无此药也。（清太医院配方）

夫脾乃元气之母，肺乃摄气之籥。陈皮专入二经，得中和之气。同补药则补，同泻药则泻，同升药则升，同降药则降。止嗽定喘，和呕清痰，调中快膈，导滞燥湿。今遵古方，制以参贝，涤虚热，清心肺，安神补气，止消渴，破坚积，定喘嗽，开郁结，功用无穷。服者知其妙，非寻常市肆者比。（清太医院秘录医方配本）

参苏理肺丸

出处：

丸药配方档、"慈禧"簿册、京师药行丸散膏丹配方，（雍正朝）散方；清太医院配方，痰嗽门；清太医院秘录医方配本，风痰伤寒门；太医院秘藏膏丹丸散方剂卷二；京师药行药目，痰嗽门。

组成：

雍正□年□月□日。

参苏理肺丸方

紫苏五钱　干葛五钱　前胡五钱　半夏五钱,姜汁炒　茯苓七钱五分　陈皮五钱　甘草五钱　枳壳五钱,麦炒　桔梗五钱　木香二钱

共为细末，水丸如桐子大，冬月用麻黄二两煎汤为丸。（散方）

人参一两五钱　前胡三两　陈皮三两　桔梗三两　茯苓三两　干葛三两　枳壳三两　半夏二两　桑皮二两　苏叶六两　木香五钱　甘草八钱

共研细末，水泛和丸。（丸药配方档）（清太医院配方）

人参十四两　甘草四两　半夏十四两　陈皮十四两　苏叶十四两　前胡十四两　干葛十四两　茯苓十四两　枳壳四两　木香四两　桔梗四两。如冬月加麻黄二两

水法为小丸。（清太医院秘录医方配本）

苏叶五钱　干葛五钱　前胡五钱　半夏五钱　茯苓七钱五分　陈皮五钱　枳壳五钱　桔梗五钱　木香二钱　甘草五钱

共为细末。如冬月，用麻黄二两煎汤为丸，如梧桐子大。（太医院秘藏膏丹丸散方剂）

主治：

治肺经不清，一切痰喘咳嗽不止，四时感冒，伤寒伤风，发热憎寒，头痛无汗，鼻塞声重，畏怕风寒，不思饮食等症，并皆治之。及经年旧病，昼夜不息，春秋举发无时，鼻流清涕，痰涎壅盛，四肢无力，身体困倦，或内伤外感，寒热风邪，饥饱劳碌，损伤肺气，多致咳嗽，此药主之。每服一二钱，重则三钱。如风寒咳嗽，淡姜汤送下；伤酒伤食，滞火咳嗽，俱用白开水送下，茶清亦可；久嗽不止，用梨汤送下，或淡萝卜汤送下。忌食辛辣、风寒、动火之物。（清太医院配方）

此药专治肺经不清，一切痰喘咳嗽。不论四时感冒，伤风伤寒，发热憎寒，头痛无汗，鼻塞声重，畏怕风寒，不思饮食等症，并皆治之。及经年旧病咳嗽，昼夜不息，春秋举发无时，鼻流清涕，痰涎壅盛，四肢无力，身体困倦；或内伤外感风热风邪，饥饱劳碌，损伤肺气，多致咳嗽。此药每服三钱，用淡姜汤送下。（清太医院秘录医方配本）

此丸专治肺经不清，一切痰喘咳嗽，不论四时感冒，伤寒伤风，发热憎寒，头疼无汗，鼻塞声重，怕风畏寒，不思饮食等症，并皆治之。及经年旧病，咳嗽昼夜不安，春秋举发，鼻流清涕，痰涎壅盛，四肢无力，身体困倦；或内伤外感，寒热风邪，饥饱劳碌，

损伤肺气，多致咳嗽，此药主之。每服二三钱。如风寒咳嗽，用淡姜汤送下，清茶亦可；久嗽不止，用梨汤送下。忌劳碌、风寒、动火之物。（太医院秘藏膏丹丸散方剂）

沉香滚痰丸

出处：

丸药配方档；清太医院配方，痰嗽门；清太医院秘录医方配本，痰喘咳嗽门；京师药行药目，痰嗽门。

组成：

沉香一两　槟榔一两　香附一两　青皮一两　半夏一两　黄芩一两　甘草一两　南星一两　木香一两　茯苓四两　熟军四两　枳壳四两　橘红四两

共为细末，水泛和丸。（丸药配方档）（清太医院配方）

木香　沉香　青皮　槟榔　白附子　南星　半夏　枳壳　熟军　黄芩　橘红　茯苓　甘草各一两

水法为小丸。（清太医院秘录医方配本）

主治：

治一切痰疾为患，变生诸症；一切中风痰火，头目不清，四肢倦怠，大便秘结，小便赤黄；一切失饥伤饱，忧思过虑，气怒劳烦，或癫或狂，心下怔忡，如畏人捕；一切新久咳嗽，哮吼喘急，痰壅堵塞，声哑失音，胸膈作疼，背脊热痛，状如挫闪；一切宿酒宿食，呕吐痰水，恶心嘈杂，腹痛胀满，胸中有块，如停冰雪；一切痰厥头疼，牙疼口臭，咽喉肺痛，眼目赤肿，或绕项结核，口糜舌烂；一切流痰流火，偏身走痛，或拘或挛，或麻或木，或肿无定处；一切顽痰老痰，久致奇病，惟症不可尽言。惟王隐君论：人之诸疾悉出于痰，可谓深识痰之情状，而得其奥者矣。每服一钱，病重者或二三钱，仍量虚实加减服之，小儿少用。临睡用茶清送下，或早晚二服。服药后觉腹微痛，方是中病痰疾。恶物去后，如醉得醒，如沐方出，如睡方起，屡服奇效。孕妇勿服。（清太医院配方）

此药专治一切痰饮为病，头面烘热，眼目赤肿，眩晕风痫，齿颊痛痒，咽喉肿痛，异色痰涎，嘈杂恶心，咳嗽喘急，心头疼痛；或梦寐奇怪，手足酸软；或并腰脊四肢暴痛，状如挫闪；或口糜舌烂，眼涩耳痒；或绕项结核，似疬非疬；或失志癫狂，怔忡惊悸；或胸中如有二气绞扭，腹满烦闷；或中风瘫痪，并肺痈肠毒，大便干燥，小便赤涩，白浊带下。不拘男妇，大人、小儿，并皆治之。每服二钱，不拘时用茶清送下。孕妇勿服。（清太医院秘录医方配本）

沉香消化丸

出处：

丸药配方档；清太医院配方，痰嗽门；清太医院秘录医方配本，痰喘咳嗽门；京师药行药目，痰嗽门。

组成：

沉香五钱　黄芩五钱　陈皮二两　南星二两　茯苓二两　半夏二两　礞石二两　枯矾二两　枳实一两

枳壳_{一两}　薄荷_{一两}　牙皂_{一两}　神曲_{一两五钱}

共研细末，水泛和丸。（丸药配方档）（清太医院配方）

沉香_{一两}　半夏_{一两}　礞石_{一两}　枯矾_{一两}　茯苓_{一两}　南星_{一两}　牙皂_{一两}　黄芩_{一两}　陈皮_{一两}
枳实_{一两}　枳壳_{一两}　神曲_{一两}

水法为丸。（清太医院秘录医方配本）

主治：

此药化痰顺气，快膈宽胸，开脾理胃，化滞消食，止嗽定喘，清热和中。古人论诸病悉出于痰。此方专主痰饮为患。夫痰者，病因也。人之一身，气血清顺，何痰之有？惟饮食不调，七情六欲所伤，气血浊逆，则津湿不清，薰蒸成聚，而变为痰焉。古人论痰之本属湿，又痰因火动，去痰以理气为先。今立此方，用沉香升降气道，用二陈汤除湿化痰。七味降火，清凉宽中，消滞治痰，无不神效。每服一钱，用茶清送下，白开水亦可。治虚劳咳嗽痰盛者，同太平丸二药相攻，痰嗽尽除。服法看太平丸方。（清太医院配方）

此药化痰顺气，快膈宽胸，调理脾胃，化滞消食，宁嗽定喘，清热和中。古人论诸病悉出于痰。此方专主饮食为患。夫痰者，病因也。人之一身，气血清顺，何痰之有？惟夫饮食不调，七情六淫所伤，气血浊逆，则津液不清，薰蒸结聚，变而成痰也。痰之本属于湿，又痰因火动，去痰以理气为先。今立此方，用沉香升降气道，用二陈汤除湿化痰。又七味降火，清凉宽中，消滞治痰，无不神效。每服一钱，用茶清送下。（清太医院秘录医方配本）

除痰降火丸

出处：

丸药配方档，京师药行丸散膏丹配方；清太医院配方，痰嗽门；清太医院秘录医方配本，痰喘咳嗽门；京师药行药目，痰嗽门。

组成：

陈皮_{二两}　黄柏_{二两}　前胡_{二两}　泽泻_{二两}　茯苓_{二两}　木香_{二两}　知母_{二两}　半夏_{二两}　甘草_{二两}

共研细末，水泛和丸。（丸药配方档）（清太医院配方）

半夏_{三两}　南星_{三两}　广皮_{二两}　枳实_{二两}　杏仁_{二两}　蒌仁_{二两}　黄芩_{四两}　花粉_{二两}　酒熟军_{四两}
甘草_{一两}

水法为小丸。（清太医院秘录医方配本）

主治：

治肺胃不清，痰涎壅盛，咽喉堵塞，鼻息不清，头目眩晕，口舌生疮，饮食无味，大小便不利，不闻香臭，咳嗽泣喷等症，并皆治之。此药有化痰涎，清肺胃，化滞降火之功。每服一钱，用萝卜汤或茶清送下。忌食葱、蒜、椒、酒等物。（清太医院配方）

专治肺胃不清，痰涎壅盛，咽喉堵塞，鼻息不清，头目眩晕，口舌生疮，饮食无味，大小便不利，不闻香臭，咳嗽泣喷等症，并皆治之。此药化痰涎，清肺胃，兼化滞降火，其效如神。每服一钱，用萝卜汤或茶清送下。（清太医院秘录医方配本）

定喘丸

出处:

丸药配方档；清太医院配方，杂治门；京师药行药目，痰嗽门。

组成:

苏梗_{四两}　白芥子_{四两}　苏子_{四两}　桑皮_{四两}　百合_{四两}　杏仁_{四两}　陈皮_{四两}　川贝_{四两}　白术_{四两}　茯苓_{四两}　阿胶_{六两}　黄芪_{六两}　天冬_{二两}　知母_{二两}　半夏_{二两}　当归_{二两}　生地_{二两}

共研细末，炼蜜和丸，蜡壳封护。（丸药配方档）（清太医院配方）

主治:

治一切喘症，润肺止嗽，化痰止喘，立见神效。定喘后再服益气养元丸。男加人参健脾丸，女加安坤赞育丸。常服喘嗽不发，屡经屡验，功效难尽。（清太医院配方）

二陈丸

出处:

丸药配方档，京师药行丸散膏丹配方；清太医院配方，痰嗽门；清太医院秘录医方配本，痰喘咳嗽门；京师药行药目，痰嗽门。

组成:

半夏_{八两}　陈皮_{八两}　茯苓_{四两}　甘草_{二两}

共研细末，水泛和丸。（丸药配方档）（清太医院配方）

茯苓_{一斤}　半夏_{一斤}　陈皮_{一斤}　甘草_{一斤}

共末，用生姜煎汁为小丸。（清太医院秘录医方配本）

主治:

治一切痰饮为患。痰之为病难明，或呕吐胀满，嘈杂恶心；或咳嗽痰喘，干呕心烦，健忘怔仲，惊悸癫痫；或噎膈咳逆，咯之不出，饮食不下；或头目眩昏，手足麻木；或四肢筋骨卒痛；或失志癫狂，中风不语，口眼歪斜，不省人事。如是等症，皆痰之所致诸病。祛痰以化痰为先，宜服二陈为捷径也。每服一二钱，早晚用淡姜汤送下，白开水亦可。忌食厚味，戒气恼。（清太医院配方）

治一切痰饮为患，化为百病，此药主之。痰之为病难明，或呕吐腹满，嘈杂恶心；或咳嗽痰喘，干呕心烦，健忘怔仲，惊悸癫痫；或噎膈咳逆，咯之不出，饮食不下；或头目眩晕，手足麻木；或四肢筋骨疼痛；或失心癫狂，中风不语，口眼歪斜，不省人事。如是等症，皆痰之所致。诸病治法，以化痰为先，宜服二陈为捷径也。每服一二钱，早晚用淡姜汤送下，白滚水亦可。忌厚味、气恼。（清太医院秘录医方配本）

二冬膏

出处:

丸药配方档，上用丸散膏丹配方簿，散方；清太医院配方，痰嗽门；清太医院秘录医方配本，痰喘咳嗽门；慈禧光绪医方选议，慈禧太后止嗽化痰理肺医方；京师药行药目，痰嗽门。

组成：

（乾隆四十六年九月）十三日，罗衡、武世倬拟得（循）嫔二冬膏。

天冬（三两）　麦冬（三两）　生地（三两）　川贝母（一两）

水熬、兑，炼蜜成膏，每早晚用二茶匙、滚水冲服。

（乾隆五十一年十一月）初九日，田福请得（惇）妃加味二冬膏。

天冬（二两）　麦冬（二两，去心）　生地（二两）　石斛（二两，研）　谷芽（一两，炒香，研）　缩砂（五钱，炒研细末）

先将石斛、谷芽煎稠汤，去渣后，入天冬、麦冬、生地，熬成稠汁，量加蜂蜜三两，再入缩砂细面，搅匀成膏。

（乾隆五十三年二月二十八日）本日未正，姜晟、王诏恩请得十一（阿哥）福晋二冬膏一零。

天门冬（六两）　麦门冬（六两）

共合一处、熬膏。加蜜一两。

（光绪朝）十月二十五日，总管崔老爷（崔玉贵）加味二冬膏一料半。

天门冬（六两）　麦门冬（六两，去心）　瓜蒌（三两，溏）　川贝（一两五钱）

共以水煎透，去渣再熬浓汁，兑炼蜜为膏，每服一匙，白开水送服。

光绪二十九年四月十一日，总管崔老爷加味二冬膏一料半。

天门冬（六两）　麦门冬（六两，去心）　瓜蒌（三两，溏）　川贝（一两五钱）

共以水煎透，去渣再熬浓汁，兑炼蜜为膏，每服一匙，白开水送服。

光绪二十九年四月初七日，总管崔老爷加味二冬膏。

天门冬（六两）　麦冬（六两）　瓜蒌（三两，溏）　川贝（一两五钱）

光绪二十八年九月十三日，张仲元看得总管崔老爷加味二冬膏一料。

天冬（四两）　麦冬（四两）　瓜蒌（二两）　川贝（一两五钱，研）

共以水煎透，去渣再熬浓汁，兑炼蜜为膏，每服一匙，白开水送服。（散方）

天冬（一斤）　麦冬（一斤）

加水熬成膏，加川贝面四两，蜜收成膏。（丸药配方档）（清太医院配方）

天冬（一斛）　麦冬（一斛）

水熬煎汁，加贝母末四两，兑蜜收膏。（清太医院秘录医方配本）

（二冬膏、梨膏）光绪二十五年八月三十日，谦和传熬二冬膏、梨膏。

天门冬（八两）　麦门冬（八两）

水熬去渣，加川贝面二两，炼蜜收膏。

鸭梨去核二十个，取汁，兑炼蜜收膏。（慈禧光绪医方选议）

主治：

此膏清心润肺，止嗽化痰，滋阴降火，解渴除烦。消离火，滋坎水，除五蕴之火，失血痨伤，元阴亏损，不可一日无此药丸。久服水升火降，阴与阳齐，则无病矣。此膏用天门冬能清金降火，益水之源，能通肾与膀胱，又能治痰之本。更以麦门冬气薄主升，味厚为阴，有清心润肺之功，堪与天冬相并。每日早晨，用四五茶匙滚白汤冲化服之。（清太医院配方）

此膏清心润肺，止嗽化痰，滋阴降火，解渴除烦。清离火，滋坎水，除五脏虚热，失血劳伤，真阴亏损，不可一日无此药也。久服水升火降，阴与阳齐，则无病矣。是膏用天门冬能清金降火，益水之源，下通肾与膀胱，又能治痰之本。更以麦门冬气薄主升，味厚属阴，有清心润肺之功，堪与天冬相并，而施膏泽以濡其枯槁焉。每日早晨用四五茶匙，白滚水冲化服之。（清太医院秘录医方配本）

二母安嗽丸

出处：

丸药配方档，药库丸散膏丹配方档；清太医院配方，痰嗽门；（二母宁嗽丸）清太医院秘录医方配本，痰喘咳嗽门；京师药行药目，痰嗽门。

组成：

浙贝三两　知母三两　黄芩三两　栀子二两　桔梗二两　桑皮二两　茯苓二两　薏仁二两　广皮二两　五味子一两　枳实一两五钱　甘草四钱

共研细末，炼蜜和丸。（丸药配方档）（清太医院配方）

贝母一两　知母一两　橘红一两　苏子一两　麦冬一两　枳壳一两　桔梗一两　元参二两　薄荷一两　厚朴一两　栀子一两　生地一两　甘草一两

蜜丸重三钱。（清太医院秘录医方配本）

主治：

此药清肺止嗽，化痰定喘，宽中顺气，降火滋阴。每用一丸，细嚼，用白开水送下，梨汤亦可。如久劳咳嗽，肺痿肺痈，痰中见血，咽喉声哑，鼻孔生疮，骨蒸潮热，劳伤肺肾。春秋举发，痰喘咳嗽等症，并皆治之。（清太医院配方）

此药清肺定喘，宁嗽化痰，宽中顺气，降火滋阴。每服一丸，细嚼，用白滚水送下，梨汤亦可。如久嗽痰喘，肺痿肺痈，痰中见血，咽喉声哑，鼻孔生疮，骨蒸潮热，劳伤肺肾。春秋举发，痰喘咳嗽等症，并皆治之。（清太医院秘录医方配本）

法制半夏

出处：

丸药配方档；清太医院配方，痰嗽门；清太医院秘录医方配本，痰喘咳嗽门；京师药行药目，痰嗽门。

组成：

半夏十斤

用清水泡九日，石灰水泡九日；清水泡九日，硝矾水泡九日；清水泡九日晒干。

甘草、薄荷、丁香熬水煮，晒干用之。（丸药配方档）（清太医院配方）

大半夏十斤。先将石灰生姜炮炙，再用薄荷四两、陈皮五两、丁香五钱、砂仁五钱、豆蔻五钱、沉香一钱、甘草四两

群药煎汤，后将半夏泡三七日，取出阴干，不见日光为妙。（清太医院秘录医方配本）

主治：

治中风痰火，咳嗽喘急，诸般痰疾。此药大能清肺理胃，除火化痰，顽痰、湿痰、结

痰。能开清上焦之火，除胸膈之痰，清头目，止哮吼，顺气宽中，大有奇效。有中风不语，不省人事，每服数粒，新汲井水送下，以手摩腹上，一炷香时即醒能言。其余痰症，早晚每服十粒，大便解出黏稠如胶。久服痰根尽除，永不生也。（清太医院配方）

夫药者，天地间之万物也。昔神农悯苍生之疾苦，格物理之精微，遍尝百药，传留后世，其用心可谓仁矣。故本草品类虽多，其性味主治医者不可不辨。且如半夏，性温味苦而辛，主治痰门之圣药也。今遵秘方法制，专治顽痰结痰稠黏，胸膈之间迷闷不化，噎塞不通，气逆发呕，咳嗽喘急，痰在咽喉，吐之不出，咽之不下，一切风痰卒中昏迷，并皆治之。每服五七粒，滚水送下。（清太医院秘录医方配本）

法制贝母

出处：

丸药配方档；清太医院配方，痰嗽门；清太医院秘录医方配本，痰喘咳嗽门；京师药行药目，痰嗽门。

组成：

川贝母十六两

用薄荷、乌梅、甘草、儿茶、硼砂各一钱，共熬汁，泡贝母候干用。（丸药配方档）（清太医院配方）

川贝母一斤。用甘草四两、薄荷四两煎水，同泡十五天，取出川贝，晒干为度。（清太医院秘录医方配本）

主治：

治肺经不清，痰涎壅盛，咳嗽喘急，口燥咽干，哮吼喘满，阴虚火动，久嗽不止，咽喉肿痛，津液短少，水泛为痰。肺气不能收敛，睡卧不能安稳，肺痿虚劳等症，并皆治之。此药清肺金，滋坎水，止喘嗽，化痰涎，润咽喉，生津液，解烦渴，快胸膈，顽痰能化，结痰能开，大有奇功。每服数粒，细嚼，用梨汤送下，白开水亦可。忌食生痰、动火之物。（清太医院配方）

凡人咳嗽，非一端也。皆因肺经不清，痰涎壅盛，咳嗽喘急，口燥咽干，哮吼喘满，阴虚火动，久嗽不止，咽喉肿痛，津液短少，水泛为痰。肺气不能收敛，睡卧不能安稳，肺劳肺痿等症，并皆治之。此药清肺金，滋坎水，止喘嗽，化痰涎，润咽喉，生津液，解烦渴，快胸膈。顽痰能化，结痰能开，大有奇效，不能尽述。每服数粒，用梨汤送下。（清太医院秘录医方配本）

法制杏仁

出处：

丸药配方档；清太医院配方，痰嗽门；清太医院秘录医方配本，痰喘咳嗽门；京师药行药目，痰嗽门。

组成：

大杏仁十六两，去皮去苦水

用五倍子二钱、松罗茶一两、青盐一钱五分，熬水煮杏仁至色黑为度。（丸药配方档）（清太医院配方）

陈皮_一两_　菊花_六钱_　防风_六钱_　甘草_六钱_　乌梅_六钱_　桔梗_六两_　硼砂_六钱_　元参_二两_　薄荷_一两_　甘松_一两_　诃子_一两_　百药煎_一两_

先将群药取汁去渣，煮大杏仁三斤，以黑为度。（清太医院秘录医方配本）

主治：

治三焦有热，清肺降火，润燥、生津、止渴，解酒毒，化痰涎，止嗽宽中，妙难尽述。（清太医院配方）

杏仁性温，味甘苦，有小毒，肺家之药。古制去皮尖炒用，秘方入群药法制。凡气逆上行，肺金不清，痰涎壅盛，喘促咳嗽，胸膈痞闷，呕哕恶心，痰在咽喉，不思饮食，一切痰饮，并皆治之。每服二钱，用白滚水送下。（清太医院秘录医方配本）

梨膏

出处：

丸药配方档，上用丸散膏丹配方簿，（梨膏方）御药房丸散膏丹配方；清太医院配方，痰嗽门；（法制梨膏）清太医院秘录医方配本，痰喘咳嗽门；（梨膏方）太医院秘藏膏丹丸散方剂卷三；京师药行药目，痰嗽门。

组成：

秋梨二十个　红枣二斤　鲜藕三斤　生姜六两

各取汁熬膏，加冰糖八两，蜜收之。（丸药配方档）（清太医院配方）

（法制梨膏）秋梨五十个，取汁　白藕一斤，取汁　大萝卜五个，取汁　生姜一斤　红枣一斤　薄荷二两

水熬姜枣薄荷，去渣，熬稠兑汁，以白蜜收之。（清太医院秘录医方配本）

嫩藕一斤八两，取汁用　秋梨二十个，去皮核，取汁　红枣肉八两，煮，取汁用　冰糖二斤　盆糖二斤　麦冬二两，煎汁用川贝母二两，煎汁用　薄荷二两，煎汁用　白蜜一两五钱

上将冰糖、盆糖、白蜜五斤八两化开，滤去渣，熬成膏饼。（太医院秘藏膏丹丸散方剂）

主治：

此膏清肺降火，止嗽化痰，润燥生津，除烦解渴，疗口燥咽干，能宽胸快膈，解散酒毒，蠲化痰涎。每用不拘多少，不拘时，随意用之，妙不尽述。（清太医院配方）

时珍曰：木实为果，草实为蓏，是为济时备药之品。故其温平味甘，阴中之阳也。可升可降，有补有泻，为肺经之药。功验宁嗽化痰，极能宽中理气，解烦止渴，消心内虚胀，生津滋液，理肺气喘急。其功其力，笔难尽述。每服不拘多少，常服为妙。（清太医院秘录医方配本）

此膏能清金降火，止嗽化痰，解渴除烦，添津润燥；或阴虚火旺，口燥咽干，咳久嗽血，吐血咯血，痰中带血，肺经虚损，悉能治之。每用五六茶匙，早晚用滚白水冲服。（太医院秘藏膏丹丸散方剂）

礞石滚痰丸

出处：

丸药配方档；清太医院配方，痰嗽门；清太医院秘录医方配本，痰喘咳嗽门；京师药行药目，痰嗽门。

组成：

礞石一两　熟军八两　沉香八两　酒芩八两

共研细末，水泛和丸，礞石为衣。（丸药配方档）（清太医院配方）

沉香一两　大黄一斤，酒蒸　黄芩一斤，酒洗　礞石二两，煅

水丸绿豆大，礞石为衣。（清太医院秘录医方配本）

主治：

治一切痰饮为患，头面烘热，眼目赤肿，眩晕风癎，齿颊痛痒，咽喉肿痛，黑色痰涎，嘈杂恶心，咳嗽喘急，心腹作痛，或腰背四肢暴痛，状如锉闪；或口糜舌烂，眼涩耳痛，咽喉不利，咳之不出，咽之不下；或心下如停冰雪；或浑身习习如虫行者；或心下怔忡惊悸，小儿惊痫搐搦，并皆治之。每服五七分或一钱，小儿少用，用白开水送下，茶清亦可。（清太医院配方）

治一切痰饮为患，变生百病。此药化滞泻痰，降火宽胸，通宣肠胃，化实火老痰。

此药专治顽痰稠黏胸膈，不能运化，以致变出诸般怪痰症候。或成瘫痪，或为喘急，或为劳嗽，或见癫狂，或忽然倒仆，不省人事，或麻木不仁，并宜服之。每服二钱，用姜汤送下。（清太医院秘录医方配本）

千金化痰丸

出处：

丸药配方档；清太医院配方，痰嗽门；清太医院秘录医方配本，痰喘咳嗽门；京师药行药目，痰嗽门。

组成：

陈皮四两　白术四两　花粉四两　黄芩四两　枳壳四两　知母四两　白芥子二两　胆星二两　海石二两茯苓二两　当归二两　熟军三两　半夏三两　甘草三两　天麻三两

共研细末，水泛和丸。（丸药配方档）（清太医院配方）

陈皮六两　茯苓六两　黄芩四两　白芥子四两　花粉六两　白术六两　天麻四两　胆星四两　半夏六两熟军六两　甘草六两　海石四两　当归八两　枳实八两　知母八两

水法为小丸。（清太医院秘录医方配本）

主治：

此药健脾理胃，清火化痰，顽痰能软，结痰能开，疏风养血，清上焦之火，除胸膈之痰，清头目，止眩晕，痰火百病皆宜。每服一二钱，早晚用茶清送下。忌食荤、酒、椒、姜等物，戒气怒、房劳。（清太医院配方）

此药健脾理胃，清火化痰，顽痰能软，结痰能开，疏风养血，清上焦之火，除胸胁之痰，清头目，止眩晕如神。痰火百痰皆宜。每服一二钱，早晚用清茶下。（清太医院秘录

医方配本）

真方青州白丸子

出处：

丸药配方档；清太医院配方，痰嗽门；（青州白丸子）清太医院秘录医方配本，痰喘咳嗽门；京师药行药目，痰嗽门。

组成：

半夏_{一两五钱}　白附子_{一两五钱}　川乌_{一两}　南星_{四两}

共研细末，以清水泡之。秋冬七日，春夏五日，每日换水三次，后晒干，入姜汁水泛和丸。（丸药配方档）（清太医院配方）

生白附_{二两}　生南星_{二两}　生半夏_{七两}　生川乌_{五钱，去皮}

共为细末，绢袋贮之。用井水在内摆出粉末殆尽，再擂再摆，以尽为度。注净盆内。日晒夜露，春五夏三秋七冬十日去水晒干，如玉片研细，用米煮粥饮为丸。如绿豆大。（清太医院秘录医方配本）

主治：

治男妇风痰壅盛，呕吐痰沫，咳嗽痰涎，哮吼喘急，及小儿惊风抽搐，大人口眼歪斜，半身不遂等症。凡初觉中风便常服，永无风痰壅膈之患。每服三五十丸，用淡姜汤送下。瘫痪，用温酒送下。咳嗽，用梨汤送下，白开水亦叫，早晚二服。小儿惊痰，用薄荷汤送下。（清太医院配方）

此药专治男妇风痰壅盛，呕吐痰沫，痰嗽哮喘，及小儿惊风抽搐，大人口眼歪斜，半身不遂等症。凡初觉中风，便可常服，永无风痰壅膈之患。每服三五十丸，用淡姜汤下。瘫痪，用温酒下。咳嗽，用梨汤下。早晚二服。小儿惊痰，用薄荷汤下。（清太医院秘录医方配本）

清肺抑火化痰丸

出处：

丸药配方档，御药房丸散膏丹配方，上用丸散膏丹配方簿，京师药行丸散膏丹配方；清太医院配方，痰嗽门；清太医院秘录医方配本，痰喘咳嗽门；慈禧光绪医方选议，慈禧太后止嗽化痰理肺医方。

组成：

陈皮_{四两}　半夏_{四两}　前胡_{四两}　枳壳_{二两五钱}　栀子_{二两五钱}　麦冬_{二两五钱}　桔梗_{二两五钱}　熟军_{二两五钱}　花粉_{二两五钱}　海石_{二两五钱}　杏仁_{一两三钱}　百部_{一两三钱}　川连_{一两三钱}　甘草_{一两三钱}　蒌仁_{一两三钱}　黄芩_{五两}

共研细末，水泛和丸。（丸药配方档）（清太医院配方）

半夏_{四两}　南星_{四两}　防风_{三两}　天麻_{二两}　白附子_{二两}　前胡_{四两}　花粉_{二两}　枳壳_{二两}　黄芩_{三两}　桔梗_{二两}　知母_{二两}　大黄_{四两}　神曲_{二两}　甘草_{一两}

水法为九。（清太医院秘录医方配本）

光绪十七年三月二十二日，按京师药行清肺抑火化痰丸。

陈皮_{一两} 炙半夏_{一两} 前胡_{一两} 熟军_{六钱} 栀子_{六钱，姜炒} 麦冬_{六钱} 桔梗_{六钱} 枳壳_{六钱} 花粉_{六钱} 海石_{七钱} 杏仁_{四钱} 百部_{四钱} 川连_{三钱，姜炒} 甘草_{三钱} 蒌仁_{四钱} 黄芩_{一两二钱五分}

共为细末，炼蜜为丸，如绿豆粒大，每服二钱。（慈禧光绪医方选议）

主治：

治肺气不清，上焦邪热，咽喉肿痛，牙齿疼痛，身热声哑，胸膈作痛，鼻衄吐红，痰塞呕吐，鼻孔生疮，面红酒刺，咳嗽痰实等症，并皆治之。每服一钱，或七八分，食远临睡用茶清送下。常服清三焦之火，理胸膈之痰，夺造化有通塞之功，调阴阳有补泻之妙。孕妇勿服。（清太医院配方）

此药治肺气不清，上焦邪热，咽喉肿痛，牙齿疼痛，身热声哑，胸膈作痛，鼻衄吐红，痰壅呕吐，鼻孔生疮，面红酒刺，咳嗽痰实等症，并皆治之。每服一钱或七八分，食远临卧用茶清送下，孕妇勿服。（清太医院秘录医方配本）

清金止嗽化痰丸

出处：

丸药配方档，京师药行丸散膏丹配方；清太医院配方，痰嗽门；清太医院秘录医方配本，痰喘咳嗽门；京师药行药目，痰嗽门。

组成：

茯苓_{四两} 杏仁_{四两} 陈皮_{四两} 苏子_{四两} 半夏_{四两} 苏梗_{四两} 干葛_{四两} 前胡_{一两} 枳实_{一两} 浙贝_{一两} 甘草_{一两} 人参_{一两} 木香_{一两} 花粉_{一两五钱} 桔梗_{四两}

共研细末，水泛和丸。（丸药配方档）（清太医院配方）

苏叶_{八两} 桔梗_{八两} 麦冬_{四两} 薄荷_{四两} 法半夏_{五两} 葛根_{八两} 前胡_{八两} 知母_{四两} 杏仁_{八两} 枳壳_{八两} 贝母_{四两} 黄芩_{四两} 桑皮_{四两} 陈皮_{八两} 花粉_{四两} 茯苓_{四两} 防风_{四两} 甘草_{二两}

水法为小丸。（清太医院秘录医方配本）

主治：

此药润肺定喘，止嗽化痰，清金降火，快膈宽中。不论远年近日，新久痰喘咳嗽，痰实声重，音哑、口干、舌干，胸膈疼痛，鼻塞清涕，一切肺经不清，咳嗽痰喘，并火热伤风等症。每服一、二钱，用萝卜汤送下，茶清、白开水亦可。久嗽用梨汤送下，蜜汤亦可。（清太医院配方）

肺主皮毛。肺气空虚则皮毛不密，风寒客于皮肤则喘急咳嗽，痰涎上壅。此药润肺定喘，止嗽化痰，降火宽中，远年近日咳嗽痰火等症。每服三钱，用姜汤送下。（清太医院秘录医方配本）

清气化痰丸

出处：

丸药配方档，御药房丸散膏丹配方，京师药行丸散膏丹配方，慈禧簿册，慈禧用方，散方；清太医院配方，痰嗽门；清太医院秘录医方配本，痰喘咳嗽门；太医院秘藏膏丹丸散方剂卷一；京师药行药目，痰嗽门。

组成：

（嘉庆朝）二月初二日，傅仁宁、郝进喜请得二阿哥福晋清气化痰丸一零。

□□□□ 萝卜子五钱，炒　花粉八钱　青皮六钱，炒　青竹茹六钱　橘红一两　胆星四钱　白芥子四钱　山查一两　赤苓一两　蒌仁八钱　枳壳五钱，炒　苦梗五钱　甘草三钱

共为细末，神曲打糊为丸，如桐子大，每服二钱。（散方）

半夏一两五钱　胆星一两五钱　橘红一两　枳实一两　杏仁一两　蒌仁一两　黄芩一两

共研细末，姜汁和丸。（丸药配方档）（清太医院配方）

半夏三两　胆星三两　橘红二两　枳实二两　杏仁二两　蒌仁二两　黄芩二两　海石一两五钱　茯苓二两

姜汁为丸，如绿豆大，青黛为衣。（清太医院秘录医方配本）

橘红　香附　半夏炙　川贝　天门冬　瓜蒌　桔梗　杏仁炒　枳实各二两　黄芩一两　黄连　白术　茯苓各二两　山楂肉　苏子炒　连翘　海石　皂角各一两　青黛

共为细末，用神曲二两七钱五分，竹沥一两，打糊为丸，如梧桐子大。每料重一斤十四两四钱，得末一斤六两九钱，入神曲二两七钱五分，净得药丸一斤九两六钱五分。（太医院秘藏膏丹丸散方剂）

主治：

此药清肺止嗽化痰。气清则胸膈宽舒，痰化则咳嗽自止。如常服之，健脾和胃，进食宽中，清肺抑火，消气定喘，大有奇效。每服一钱，食远用茶清送下。咳嗽用梨汤送下。胸膈不利，饮食少进，用生姜汤送下。忌食生冷、油腻、椒酒、动火之物。（清太医院配方）

此药清肺止嗽化痰。气清则胸膈宽舒，痰化则咳嗽自止。如常服之，健脾开胃，进食宽中，清肺降火，消气定喘，大有奇效。每服一钱，食远用茶清送下。久嗽用梨汤送下。忌油腻等物。（清太医院秘录医方配本）

此药能清肺宁嗽化痰。气清则胸膈宽舒，痰化则咳嗽自止。如常服之，健脾开胃，进食宽中，清肺降火，消气定喘，大有奇效。每服二钱，食远用清茶送下。胸膈不利，饮食少进，用生姜汤送下。咳嗽，用梨汤送下。忌生冷油腻、椒酒、动火之物。（太医院秘藏膏丹丸散方剂）

壬水金丹

出处：

丸药配方档；清太医院配方，痰嗽门；吉祥室，增补杂治门；京师药行药目，痰嗽门。

组成：

大黄三十二两　钟乳石五钱　寒水石五钱　文蛤五钱　牛黄二钱

先将大黄用黄酒、蜜制透，用柳叶蒸透晒干，共研细末，米糊和丸，金箔为衣。（丸药配方档）（清太医院配方）

主治：

治痰火，吼喘壅塞，噫气吞酸，痰迷心窍，风瘫蛊胀，及诸般风症，醒醉消渴，尤能降火消滞，除胃中实热，润利咽喉，生津止渴，避口中秽气，解宿酒停毒，清头目止眩

晕，益气爽神，升清降浊，滋润脏腑，通利关节，养阴清热之圣药，功难尽述。每用一丸，压在舌下噙化，无论男妇老幼皆可用之。孕妇勿服。此经验良方，不可轻视。（清太医院配方）

附方：**秘传壬水大金丹**

出处：

清太医院秘录医方配本，暑湿燥火门；（壬水大金丹）御药房丸散膏丹配方；太医院秘藏膏丹丸散方剂卷二。

组成：

川大黄锦纹者，五斤，切薄片，以烧酒一斤，炼蜜四两和匀。绿豆二升，水浸一夜，北铅二斤，打作薄片，剪碎，与绿豆拌匀。柳木甑铺柳叶，厚寸许，以绿豆铅片拌之。铺叶上，覆以夏布。置大黄片于上，又覆以夏布，夏布之上覆以豆，铅拌之后，以柳叶盖之。蒸七柱香，取出大黄，晒干，露一夜，如是九度，再以 真九转胆星_{一两} 薄荷叶_{一两} 枳壳_{一两} 广木香_{一两} 陈皮_{一两} 乌梅肉_{一两} 檀香_{一两} 枸杞子_{一两} 文蛤_{四两} 川贝母_{二两} 石膏_{二两} 牙皂_{二两} 制半夏_{二钱} 生矾_{一两} 便附_{一两} 黄芩_{一两,炒} 栀仁_{五钱} 沉香_{五钱} 白茯苓_{五钱}

以上十九味用水十五斤，煎汁三斤，去渣。浸前大黄，以汁尽为度。晒干。每大黄末一斛配九制净明粉一两七钱　钟乳粉三钱，用上白者，以甘粉，藿香，零陵香，白檀香各一钱，共煮三日。次以甘草、地榆、天葵煮三日。取出乳石研如粉，听用。

礞石_{一两}　官粉_{一两}　硼砂_{一两}　琥珀_{一两}　郁金_{一两}　沉香_{一两}　灵砂_{五钱}　犀角_{二钱}　羚羊_{三钱} 牛黄_{五钱}

此十一味研匀，取净末听用。

文蛤八两，打碎，炒黄色。以茶滷熬一日，不住手搅。再以糯米汤熬三日，不住手搅。以味不涩，且生金色为度，听用。白茯苓_{五钱}　当归_{五钱}　枸杞_{五钱}　人参_{五钱}　郁金_{五钱}　粉草_{五钱}　嫩黄芪_{五钱,蜜炙}　麦冬_{二两}

此八味煎浓汁二大盏，入文蛤膏，再煎成膏，以前末同膏合匀，千杵，为丸如桐子大，金箔为衣。（清太医院秘录医方配本）

川大黄锦纹者五斤，切薄片，以烧酒一斤，白蜜四两和匀，绿豆二斤水浸一夜，北铅二斤打作薄片，剪碎，与绿豆拌匀，柳木甑铺柳叶厚过许，以绿豆，铅片搅拌，铺叶上，覆以夏布，置大黄片于上，又覆以夏布，夏布之上覆以绿豆、铅片，后以柳叶盖之，蒸七香，取出大黄晒干，露一宿。如是九度。再以乌梅　薄荷叶　枳壳　广木香　陈皮　九转胆星　檀香　枸杞子_{各一两}　文蛤_{四两}　川贝母　石膏　牙皂　制半夏_{各二两}　生矾　便附　黄芩_{各一两,炒}　栀子仁_炒　沉香　白茯苓

以上药味用水五斤，煎汁三斤，去渣，浸前大黄，以汁尽为度，晒干为末。每大黄末一斤，配九制净明粉一两七分

礞石　官粉　硼砂　琥珀　玉金　沉香_{各一两}　犀角_{二钱}　羚羊_{三钱}　钟乳粉_{三钱}　牛黄_{五钱} 灵砂_{五钱}

以上十一味皆取净末，合匀听用。钟乳宜用上白者，以甘粉、藿香、零陵香、白芸香各一钱，共煮三日，次以甘草、地榆、天葵煮三日取出，乳石，研万遍如粉，方用八两，打碎，炒黄色。

文蛤以茶卤熬一日，不住手搅；再以糯米熬汤，熬三日，不住手搅。以作不混，且生

金为度。

白云苓　嫩黄芪_{蜜炙}　当归　枸杞　粉甘草　人参　郁金_{各五钱}　麦冬_{二两，去心}

此八味煎浓汁二盏，入文蛤膏，再煎成膏。以前末同膏合匀，千杵为丸，如梧桐子大，大金箔为衣。（太医院秘藏膏丹丸散方剂）

主治：

天地定位，人居于中。阴阳运行，气各有主。气之清者阳也，上属乎天。气之浊者阴也，下属于地。是明阳之气各有升降浮沉之理。上下交泰，天地清平矣。此丸专治痰火，吼喘壅塞，噎气吞酸，痰迷心窍，风瘫蛊胀及诸般风症，醒醉消渴。尤能降火消滞，除胃中实热，生津止渴，利咽润喉，避口中秽气，解宿酒停滞。清头目，止眩晕，益气爽神，升津降浊，滋润脏腑，通利关节，养阴清热之圣药，功难尽述。每用一丸，压在舌下噙化。无论男妇老幼皆可用之。孕妇忌服。此真经验之良方也，宝之宝之！凡欲修合此丸者，须在清明节前，过期则不能配矣。（此系大内真方。）（清太医院秘录医方配本）

凡一切痰迷瘫痪，哮喘诸症，噙化一丸，立效。（太医院秘藏膏丹丸散方剂）

太平丸

出处：

丸药配方档，御药房丸散膏丹配方，京师药行丸散膏丹配方；清太医院配方，痰嗽门；太医院秘藏膏丹丸散方剂卷一；京师药行约目，痰嗽门。

组成：

薄荷_{六两}　川芎_{二两}　防风_{二两}　犀角_{二两}　柿霜_{二两}　桔梗_{三两}　甘草_{二两}

共研细末，炼蜜和丸。（丸药配方档）（清太医院配方）

天门冬　麦门冬_{去心}　知母_{盐水炒}　川贝_{去心}　冬花　杏仁_{各五钱}　生地　黄连_{各一两八钱}　阿胶　当归_{各一两五钱}　蒲黄　桔梗　京墨煅，烟尽　薄荷_{各三两五钱五分}

共为细末，炼蜜为丸。（太医院秘藏膏丹丸散方剂）

主治：

治劳症久嗽，肺痿肺痈，肺热喘嗽，咳血吐血，痰中有血，咽痛作渴，鼻孔生疮；或因怒伤，强力过度；或酒冲心肺，醉饱入房，以致膈痛，肺经亏损，因而生嗽。每服二三钱，食后或临卧细嚼，用白开水送下。如是痰盛，先用梨汤或白开水送下，消化丸一钱，然后再服二三钱太平丸。二药相攻，其痰嗽扫迹除根。（清太医院配方）

此药专治劳病久嗽，肺痿肺痈，肺热咳嗽，咳血吐血，痰中有血，咽痛作渴，鼻孔生疮；或因怒伤，强力过度；或酒冲心肺，醉饱入房，以致膈痛，肺经亏损，因而生嗽。每服一丸，食后或临睡细嚼，用白滚水送下。如是痰盛，先用梨汤或白水送下消化丸一钱，然后再噙化太平丸。二药合攻，其痰嗽扫迹除根。（太医院秘藏膏丹丸散方剂）

通宣理肺丸

出处：

丸药配方档，上用丸散膏丹配方簿，京师药行丸散膏丹配方；清太医院配方，痰嗽门；

清太医院秘录医方配本，痰喘咳嗽门；太医院秘藏膏丹丸散方剂卷二；慈禧光绪医方选议，慈禧太后止嗽化痰理肺医方；京师药行药目，伤寒门。

组成：

苏叶_{九两} 陈皮_{六两} 前胡_{六两} 黄芩_{六两} 桔梗_{六两} 麻黄_{六两} 枳壳_{六两} 茯苓_{六两} 半夏_{四两五钱}
甘草_{四两五钱} 杏仁_{四两五钱} 葛根_{六两}

共研细末，炼蜜和丸。（丸药配方档）（清太医院配方）

麻黄_{斤半} 枳壳_{斤半} 防风_{斤半} 陈皮_{斤半} 薄荷_{一斤} 前胡_{斤半} 半夏_{斤半} 茯苓_{斤半} 酒芩_{一斤}
桔梗_{斤半} 桑皮_{一斤} 杏仁_{二斤} 苏叶_{二斤} 甘草_{八两}

蜜丸重二两五钱。（清太医院秘录医方配本）

沙参_{二两} 苏叶_{四两} 陈皮_{四两} 枳壳_{四两} 前胡_{四两} 半夏_{四两} 干葛_{四两} 桔梗_{八两} 茯苓_{四两}
木香_{二两} 蜜麻黄_{二两} 甘草_{一两,制}

共为细末。水叠为丸，如梧桐子大。（太医院秘藏膏丹丸散方剂）

光绪二十五年十月十七日，通宣理肺丸，照光绪十七年六月二十二日原方一料。

人参_{五钱,上请} 苏叶_{一两} 葛根_{六钱二分五厘} 炙半夏_{五钱} 陈皮_{七钱五分} 前胡_{七钱五分} 茯苓_{五钱} 枳壳_{七钱五分,炒} 桔梗_{一两} 甘草_{二钱五分} 木香_{一钱八分七厘五毫} 麻黄_{六钱二分五厘}

共为细面，炼蜜为丸，每丸重三钱。（慈禧光绪医方选议）

主治：

治肺经不清，一切痰喘咳嗽。凡男妇老幼，四时感冒伤寒，遍身作痛，发热头痛，鼻塞声重，不思饮食等症，及经年旧病咳嗽，昼夜不息，春秋举发无时，鼻流清涕，痰涎壅盛，四肢无力，身体闲倦；或内伤外感，寒热风邪，饥饱劳碌，损伤肺气，多致咳嗽。每服一丸或二丸，细嚼，用淡姜汤送下。伤酒伤食，滞火咳嗽，俱用白开水送下；久嗽不止，用梨汤或萝卜汤送下。（清太医院配方）

此药专治肺经不清，一切痰喘咳嗽。凡男女老幼四时感冒伤寒，遍身作痛，发热身疼，鼻塞声重，不思饮食等症，及经年劳伤咳嗽，昼夜不息，春秋举发无时，鼻流清涕，痰涎壅盛，四肢无力，身体困倦。或内伤外感寒热风邪，饥饱劳碌损伤肺气，多致咳嗽，此药主之。如风寒咳嗽，用淡姜汤送下。伤酒伤食，滞火咳嗽，俱用滚白水送下。久嗽不止，用梨汤送下，或萝卜汤送下。（清太医院秘录医方配本）

此药专治一切风寒咳嗽，痰饮壅满，气促作喘等症，并皆治之。（太医院秘藏膏丹丸散方剂）

杏仁粉

出处：

丸药配方档；清太医院配方，痰嗽门；京师药行药目，痰嗽门。

组成：

杏仁_{十两} 茯苓_{二两} 莲子_{二两} 白米面_{六斤} 白糖_{十两}
共研细末。（清太医院配方）

主治：

此粉润肺化痰，止嗽定喘，利胸膈，壮声音。治头面诸风，黑斑黯痣。用水熬数沸随

意服之。久服则声音宏亮，面貌光华。用之浴面，则面如玉镜，日久自效。（丸药配方档）（清太医院配方）

朱衣滚痰丸

出处：

丸药配方档，（朱砂滚痰丸）京师药行丸散膏丹配方；清太医院配方，痰嗽门；清太医院秘录医方配本，痰喘咳嗽门；京师药行药目，痰嗽门。

组成：

礞石一两　大黄一两　沉香五钱　黄芩七钱

共研细末，水泛和丸，朱砂为衣。（丸药配方档）（清太医院配方）

沉香一两　大黄一斤　黄芩一斤　礞石八两，煅

水法为丸，如绿豆大，辰砂为衣。（清太医院秘录医方配本）

主治：

治一切痰气上攻，胸膈不利，胃中胀满，呕吐嘈杂，头目眩晕，咽喉堵塞，咳嗽痰喘，骨节散痛，大便干涩，小水赤黄，痰结心中，恍惚不安，神志不清，颤语癫狂，五痫僵仆，忘语狂言，痰涎壅盛，一切怪症多端，皆痰之为病。每服一钱或二钱，不拘时，用白开水或姜汤任下。此药调畅脾胃，通利三焦，润肺清音，止嗽定喘，宽中化滞，降火通肠，大有奇功。（清太医院配方）

治一切痰火气滞，怪病多端，心神不定，癫狂妄言，不省人事，恍惚怔忡等症。（清太医院秘录医方配本）

竹沥化痰丸

出处：

丸药配方档，京师药行丸散膏丹配方；清太医院配方，痰嗽门；清太医院秘录医方配本，痰喘咳嗽门；太医院秘藏膏丹丸散方剂卷四；京师药行药目，痰嗽门。

组成：

神曲四两　苏子四两　枳实四两　连翘四两　楂肉四两　桔梗四两　花粉四两　蒌仁四两　天麻四两　茯苓八两　半夏八两　胆星八两　海石八两　白术八两　橘红八两　黄芩八两　香附八两　杏仁八两　贝母八两　竹沥八两　青黛二两

共研细末，水泛和丸。（丸药配方档）（清太医院配方）

神曲八两　枳实八两　楂肉八两　苏子八两　花粉八两　连翘八两　海石一斤　胆星斤半　桔梗八两　茯苓一斤　半夏一斤　白术一斤　橘红斤半　香附一斤　贝母八两　黄芩一斤　天冬八两　蒌仁八两　杏仁一斤　青黛四两

竹沥水法为小丸。（清太医院秘录医方配本）

黄芩四两　熟军十两　木香二两　青皮四两　白蔻四两　栀肉四两　枳实五两，麸炒　贝母二两，去心　花粉三两　橘红五两　前胡二两　白芍一两，炒　槟榔三两　香附一两　山楂肉三钱　元参一两　川芎七钱五分　白芷五钱　威灵仙七钱五分

共为细末，竹沥为丸，如梧桐子大，每服钱半，食远用清茶送下。（太医院秘藏膏丹丸散方剂）

主治：

治痰气上攻，肺膈不清，胸中痞满，咽喉不利，有痰有喘。此药清肺降火，顺气化痰。每服二三钱，食远用茶清送下。忌食生痰、动火之物。（清太医院配方）

治痰气上攻，胸膈不清，胸中痞满，咽喉不利，有痰有喘。此药清肺降火，顺气化痰。每服二三钱，食远用淡姜汤送下。忌生冷、动火之物。（清太医院秘录医方配本）

此药治遍身骨节走注疼痛，四肢麻木，寒热往来，关节不利，喘嗽烦闷一切等症。（太医院秘藏膏丹丸散方剂）

第九章　气　滞　方

不泻内消丸

出处：

丸药配方档；清太医院配方，气滞门；清太医院秘录医方配本，饮食气滞门；京师药行药目，气滞门。

组成：

槟榔_{八钱}　香附_{三两二钱}　萝卜子_{三两二钱}　神曲_{一两六钱}　枳壳_{一两六钱}　五灵脂_{一两六钱}　半夏_{一两六钱}　山楂_{一两六钱}　苍术_{一两六钱}　陈皮_{一两六钱}　南星_{一两六钱}　莪术_{一两六钱}

共研细末，水泛和丸。（丸药配方档）（清太医院配方）

槟榔_{二斤}　半夏_{二斤}　枳壳_{二斤}　卜子_{二两}　香附_{二斤}　灵脂_{二斤}　山楂_{二斤}　苍术_{二斤}　南星_{二斤}　甘草_{一斤}

水为小丸。（清太医院秘录医方配本）

主治：

治男妇小儿脾胃不清，饮食无味，气滞不通，肚腹疼痛，宿酒宿食，不能消化，呕吐嘈杂，胸膈胀满等症，并皆治之。此药消而不泻，响而不动，药本消导，不伤脾胃，不损元气。每服一钱或二钱，不拘早晚，用淡姜汤送下，茶清、白开水亦可。小儿二三分。孕妇勿服。（清太医院配方）（清太医院秘录医方配本）

沉香化气丹（沉香化气丸）

出处：

丸药配方档，（沉香化气丸）京师药行丸散膏丹配方；清太医院配方，气滞门；（沉香化气丸）清太医院秘录医方配本，饮食气滞门；（沉香化气丸）京师药行药目，气滞门。

组成：

青皮_{三两}　茯苓_{三两}　沉香_{三两}　陈皮_{三两}　山药_{三两}　槟榔_{三两}　三棱_{三两}　豆豉_{三两}　莪术_{三两}　官桂_{三两}　人参_{三两}　丁香_{三两}　白术_{三两}　菖蒲_{一两五钱}　萝卜子_{一两五钱}　黑丑_{二两}　木香

共研细末，水泛和丸。（丸药配方档）（清太医院配方）

（沉香化气丸）沉香_{一斤}　木香_{一斤}　熟军_{一斤}　枳壳_{八两}　青皮_{八两}　乌药_{八两}　香附_{斤半}　官桂_{四两}　陈皮_{八两}　厚朴_{八两}　甘草_{四两}

水法为小丸。（清太医院秘录医方配本）

主治：

此药化滞气，蠲积聚，通利病源，立见神效。药性温平，不损元气。常服疏风顺气，和胃健脾，消酒化食，宽中快膈，俱是饮食所伤，肉、面、生冷、甜甘等物，停滞不化，呕吐胀闷，心胃疼痛，憎寒壮热；或面黄浮肿，大便闭涩，痰嗽喘满，俱是因有气怒所伤，忧气、郁气、噎气、积气、痞气、寒气、膈气，三焦气病，肠胃滞气，无不治之。每服一钱，早晚淡姜汤送下，微利为度；心胃疼，艾醋汤送下；疝气，盐汤送下。看病轻病重，或加至二三钱，或减至六七分，常服三四分，早晚用白开水送下。如经年陈积痞块，久服自然磨化。孕妇勿服。（清太医院配方）

（沉香化气丸）盖人禀天地之气以生，藉血而成其形，以气为主，周流一身，灌溉百脉，而无一毫之间也。《经》云：血随气行。血必乘乎是气，稍有一息之停，则病矣。今人不知调摄，忧愁思虑，或忿怒悲哀，以逆其气，致有积滞、中满、五膈、五噎之症，皆由于气也。此药专治脾胃不和，饮食不调，停滞不化，气逆不舒，胸膈满闷，呕吐恶心，腹胁膨胀，心脾疼痛，或面目、四肢浮肿，甚至脏腑闭塞，上气喘急，睡卧不安，憎寒壮热，一切诸气，并皆治之。每服一二钱，临卧用淡姜汤送下。（清太医院秘录医方配本）

沉香化滞丸

出处：

丸药配方档，京师药行丸散膏丹配方；清太医院配方，气滞门；清太医院秘录医方配本，饮食气滞门；太医院秘藏膏丹丸散方剂卷四；京师药行药目，气滞门。

组成：

熟军四两　陈皮二两　神曲二两　麦芽二两　栀子二两　归尾二两　香附二两五钱　莪术三两　木香一两　砂仁一两　藿香一两　甘草一两　五灵脂二两五钱　沉香一两　青皮二两

共研细末，水泛和丸。（丸药配方档）（清太医院配方）

沉香八两　木香八两　槟榔八两　枳实八两　陈皮八两　莱菔子八两　山楂八两　青皮八两　川军一斤　三棱八两　莪术八两　香附一斤　灵脂一斤　黑丑一斤　牙皂八两

水法为小丸。（清太医院秘录医方配本）

沉香五钱　莪术三钱，醋炒　陈皮一两　香附一两，水洗去土　木香一两　缩砂一两，去壳　藿香一两，水洗去土　麦芽一两，炒　神曲一两，炒　甘草一两，炙

上药共为细末，酒糊为丸，如梧桐子大。每服一钱五分，或二钱，空心用滚白水送下。（太医院秘藏膏丹丸散方剂）

主治：

治男子妇人脾胃不清，多食生冷、油腻、鱼腥、面粉，停滞不化，胸满腹闷，呕逆恶心，腹胁胀满，胃脘疼痛，憎寒壮热，面目、四肢浮肿，甚致脏腑闭涩，短气喘急，睡卧不安，怒气、寒气、噎气、胀气、滞气、痞气，一切气块，并宜服之。每服一钱，食远用茶清送下。呕吐，用滚姜汤送下。如要大便通利，看老少盛弱增减丸数。此药蠲积聚，化滞气，逐利病源，立见神效。药性温平，不损元气。（清太医院配方）

治男子妇人脾胃不清，多食生冷、油腻、鱼腥、面粉、湿粉，停滞不化，胸膈腹闷，呕逆恶心，腹胁胀阻，胃脘疼痛，憎寒壮热，面目四肢浮肿，甚致脏腑闭涩，上气喘急，睡卧不安，怒气、寒气、噎气、膈气、滞气、痞气，一切气块，并宜服之。每服二钱，食远用茶清送下。呕吐，用淡姜汤送下。如要大便通利，看老少盛衰增减丸数。此药蠲积聚，化滞气，逐利病源，立见神效。药性温平，不损元气。常服四五十丸，疏风顺气，调理脾胃，消酒化食，宽中快膈。孕妇勿服。（清太医院秘录医方配本）

此药治内伤生冷、炙煿、厚味、坚硬之物，停滞不化，以致胸膈痞满，肚腹作痛，食不知味，或吐或泻，一切气滞之症。（太医院秘藏膏丹丸散方剂）

诚修消滞丸

出处：

丸药配方档；清太医院配方，气滞门；清太医院秘录医方配本，饮食气滞门；京师药行药目，气滞门。

组成：

香附〈三两〉　栀子〈三两〉　黄芩〈三两〉　木香〈三两〉　生军〈三两〉　砂仁〈三两〉　沉香〈三两〉　熟军〈三两〉　枳实〈三两〉归尾〈三两〉　藿香〈三两〉　麦芽〈三两〉　陈皮〈三两〉　元胡〈三两〉　莪术〈三两〉　枳壳〈三两〉　神曲〈三两〉　甘草〈三两〉　厚朴〈三两〉　三棱〈三两〉　豆豉〈七钱〉

共研细末，水泛和丸。（丸药配方档）（清太医院配方）

香附〈一斤〉　木香〈一斤〉　沉香〈一斤〉　归尾〈一斤〉　陈皮〈一斤〉　枳壳〈一斤〉　厚朴〈一斤〉　栀子〈一斤〉　熟军〈八两〉藿香〈八两〉　元胡〈八两〉　神曲〈八两〉　三棱〈八两〉　黄芩〈八两〉　砂仁〈一斤〉　枳实〈一斤〉　麦芽〈一斤〉　莪术〈一斤〉　炙甘草〈一斤〉　白蔻〈四两〉

水法为小丸。（清太医院秘录医方配本）

主治：

此药消酒、消食、消水、消气、消痞、消胀、消肿、消积，能消腹内一切气滞血滞，饮食停滞，积块疼痛，呕吐恶心，胀满不思饮食等症，并皆治之。每服六、七、八分，分病轻重加减丸数，或早晚用淡姜汤送下，白开水、茶清亦可。妇女气凝血积疼痛，男妇九种心胃疼痛，俱用艾醋煎汤送下。孕妇勿服。（清太医院配方）

此药消酒、消食、消水、消气、消痞、消胀、消肿、消积，能消腹内一切气滞血滞，饮食停滞，积块疼痛，呕吐恶心，胀满不思饮食等症，并皆治之。每服六七分，分病轻重加减丸数，或早晚用淡姜汤送下，白滚水、茶清亦可。妇女气凝血积疼痛，男妇九种心胃疼痛，俱用艾醋煎汤下。孕妇忌服。（清太医院秘录医方配本）

调中四消丸

出处：

丸药配方档；清太医院配方，气滞门；清太医院秘录医方配本，饮食气滞门。

组成：

香附〈三两二钱〉　牙皂〈三两二钱〉　五灵脂〈三两二钱〉　黑丑〈六两四钱〉

共研细末，醋法和丸。（丸药配方档）（清太医院配方）

香附〈四两〉　黑丑〈六两〉　五灵脂〈四两〉　山楂〈四两〉　牙皂〈一两〉

醋法为小丸。（清太医院秘录医方配本）

主治：

此药一能消酒，二能消食，三能消气，四能消痰，调和脾胃，美进饮食，解散酒毒，宽中顺气，清火化痰，甚有功效。每服一钱，食远临卧用茶清送下。忌食油腻、荤腥、面

食等物。孕妇勿服。（清太医院配方）

此药一能消酒，二能消食，三能消气，四能消痰，调和脾胃，美进饮食，解散酒毒，宽中顺气，清火化痰，甚有功效。每服一钱，食远临睡用茶清送下。孕妇勿服，忌油腻、荤腥、面食。（清太医院秘录医方配本）

二龙膏

出处：

丸药配方档；清太医院配方，气滞门；（异授二龙膏）清太医院秘录医方配本，饮食气滞门；京师药行药目，气滞门。

组成：

苋菜一斤　甲鱼八两　三棱二两　莪术二两

用香油三斤，炸透去渣，入黄丹一斤八两收膏；再入麝香三分，乳香、没药各四钱。（丸药配方档）（清太医院配方）

苋菜十斤，不拘红白，皆可洗去泥，不必去根，以河水煎汤两大钵，用活甲鱼一个，重十二三两者，不必切碎，入苋菜汤，连骨煮烂，如膏如渣，将甲鱼膏薄摊晒干研末，用麻油八两，熬至滴水成珠，下甲鱼膏末四两，如甲鱼膏不足，以铅粉添配，搅匀成膏收之，用青布裱纸一层摊贴，七日即消。重者贴两次，永不再发。（清太医院秘录医方配本）

主治：

治五积六聚，七癥八瘕，一切气积血聚，酒癥食黄，妇女血块，婴儿痞疾，腹大青筋，面黄肌瘦，虫蛊气臌，坚硬难消，干血痨症，延绵日久，残喘堪怜，诸药不愈，补泻难投，耗至损伤元气，犹如症入膏肓，甚可悲惨。抑且兼治噎膈、鼠瘰等疮，未成能消，已成能溃，效妙如神。（清太医院配方）

此膏乃秘传异授，专治五积六聚，七癥八瘕，一切气积血聚，酒证、食黄，妇女血块，婴儿痞疾，腹大青筋，面黄肌瘦，虫蛊气臌，坚硬难消，干血痨证，延绵日久，残喘堪怜，诸药不愈，补泻难投，耗至损伤元气，犹如症入膏肓，甚可悲惨，以此膏施治，立见其效。且兼治噎膈、鼠瘰等症，未成能消，已成能溃，其效如神，真乃济世之圣药也，功难尽述。（肃府真传，又名甲鱼苋菜膏）（清太医院秘录医方配本）

和中丸

出处：

丸药配方档；清太医院配方，气滞门；京师药行药目，气滞门。

组成：

木香一两　半夏四两　厚朴四两　槟榔四两　甘草四两　陈皮四两　白术四两　枳实四两

共研细末，水泛和丸。（丸药配方档）（清太医院配方）

主治：

调和脾胃，通利三焦，消食顺气，解郁宽中。治一切新久停积，胃脘疼痛，呕吐恶心，疟疾泄泻，红白痢疾，里急后重，肚腹坠痛，大便燥结，小便赤黄，及翻胃呃逆，暖气吞酸，嘈杂噎膈，诸气痞满。壮人膔胀水肿，酒疸食黄，五积六聚，一切肠胃不和，壅滞不调，以致中脘郁阻变生诸症，并皆治之。每服一钱，用茶清、白开水、淡姜汤任下。病轻服五六分，病重一二钱，或早晚服。孕妇勿服。（清太医院配方）

化虫丸

出处：

丸药配方档，京师药行配本，京师药行丸散膏丹配方；清太医院配方，气滞门；清太医院秘录医方配本，小儿百病门；京师药行药目，气滞门。

组成：

鹤虱_{一两}　胡粉_{一两，炒}　苦楝根皮_{一两}　槟榔_{一两}　使君子_{五钱}　抚芎_{五钱}　枯矾_{一钱五分}

共研细末，面糊和丸。（丸药配方档）（清太医院配方）

胡粉_{五两}　鹤虱_{三两}　白矾_{五两}　槟榔_{五钱}　苦楝根_{五两}　使君子_{三两，肉}　芜荑_{二两}

水为丸，如粟米大。（清太医院秘录医方配本）

主治：

治男妇小儿诸般虫病，面色萎黄，心胃疼痛，不思饮食，精神减少，睡卧不安，嘈杂腹胀，容颜变转不常，眼眶鼻下青黑，面上白斑，有蟹爪路者，便有虫也。若不早治，相生不已，久则害人，最难医也。大人每服七八厘或五六厘。小儿十岁者，服二三厘；五六岁者，服一二厘。但服之得法，无不神验。须初一日至初十日，虫头向上，每日清晨令腹中饿时，先将烧肉一片，细嚼吐出，然后用黑糖少许，冲汤送下。三五服后，看便下之物，或马尾虫、血鳖虫、胡吞虫、寸白虫，头尾相连不断。虫类极多，大者即下，小者尽化为水。虫疾去后，须用烂软淡白米粥之类调养脾胃，永无虫病矣。孕妇勿服。（清太医院配方）

治男妇小儿诸般虫病，面色萎黄，心胃疼痛，不思饮食，精神减少，睡卧不安，嘈杂腹胀，容颜变转不常，眼眶鼻下青黑，面上白斑，有蟹爪路者，便有虫也。若不早治，相生不已，久则害人，最难医也。大人每服七八厘或五六厘。小儿十岁者，服二三厘；五六岁者，服一二厘。但服之得法，无不神验。须初一日至初十日，虫头向上，每日清晨令腹中饿时，先将烧肉一片，细嚼吐出，然后用黑糖少许，冲汤送下。三五服后，看便下之物，或马尾虫、血鳖虫、寸白虫，头尾相连不断。虫类极多，大者即下，小者尽化为水。虫疾去后，须用烂软淡白米粥之类调养脾胃，永无虫病矣。孕妇勿服。（清太医院秘录医方配本）

加味朴黄丸

出处：

丸药配方档；清太医院配方，气滞门；京师药行药目，气滞门。

组成：

厚朴_{五两}　黄连五南　青皮_{三两}　枳壳_{三两}　香附_{三两}　熟军_{二两}　黄芩_{二两}　木香_{二两}　白芷_{四两}

甘草_{一两}

共研细末，水泛和丸。（丸药配方档）（清太医院配方）

主治：

治男妇饮食不节，过食生冷、油腻，宿酒宿食，停留不化，胸膈饱闷，呕吐恶心，腹胀疼痛，有因热积气滞，而成赤白痢疾，里急后重，坠痛腰酸，两腿无力，日夜无数，口干作渴，不思饮食，及初起五种泄泻，神效。红痢，用好茶送下；白痢，用生姜汤送下；红白痢疾，用好茶叶一钱，生姜一片，同煎汤送下；泄泻，用灯心煎汤送下。每服一钱，或一钱五分，或二钱，看人壮弱增减丸数，小儿少服。此药专治初起痢疾，宣通一二次，去尽肠胃秽物为度。忌生冷、荤、酒等物，无不痊愈。孕妇勿服。（清太医院配方）

加味左金丸

出处：

丸药配方档，京师药行丸散膏丹配方，散方；清太医院配方，气滞门；清太医院秘录医方配本，饮食气滞门；京师药行药目，气滞门。

组成：

（嘉庆朝）十七日，吴锦请得二阿哥大侧福晋加味左金丸一零。

当归一两　焦芍一两　抚芎五钱　吴萸三钱　黄连八钱　香附一两　陈皮一两　柴胡四钱　薄荷二钱　枳壳八钱　栀子一两　桔梗一两　甘草五钱

共为细末，水泛为丸、桐子大。（散方）

姜连二两　白芍二两　元胡二两　当归二两　郁金二两　陈皮二两　抚芎二两　枳壳二两　木香二两　干姜二两　香附四两　柴胡一两五钱　附子三钱　吴萸一两

共研细末，水泛和丸。（丸药配方档）（清太医院配方）

黄连一斤　吴萸四两　苍术八两　酒芩八两　陈皮四两　白芍八两

水法为小丸。（清太医院秘录医方配本）

主治：

左金者，是左金平肝木之谓也。因人多急怒，则肝火动，火动则两胁胀痛，及胃脘当心刺痛不止，牵连腰腹。夫胁者，乃厥阴肝经之地，故肝伤则胁痛。此药大能平肝快气，疏郁宽中。凡酒伤怒气，臌胀不思饮食，烦闷呕吐，抑郁不得舒散，时痛时止，经年不愈者，皆可服之。每服二钱，用白开水送下。忌烟、酒、厚味等物，戒气怒。（清太医院配方）

左金者，是左金以平肝木之谓。盖人多郁怒则肝火动，火动则两胁胀痛，及胃脘当心刺痛不止，牵连腰腹。夫胁者，乃厥阴肝经之地，故肝伤则胁痛。此药大能平肝快气，舒郁宽中。凡酒伤怒气，臌胀不思饮食，烦闷呕吐，抑郁不得舒散，时痛时止，经年不愈者，皆可服之。每服二钱，用白滚水送下。（清太医院秘录医方配本）

交感丹

出处：

丸药配方档；清太医院配方，气滞门；京师药行药目，气滞门。

组成：

茯神四两　香附四两　陈皮二两　栀子二两

共研细末，炼蜜和丸。（丸药配方档）（清太医院配方）

主治：

治男妇一切诸症为病，抑郁烦恼，七情所伤，不思饮食，面黄形瘦，胸膈不宽，气闷不舒等症。每服一丸细嚼，早晚二服，用白开水送下。治妇女百病如神。戒气恼、忌食厚味等物。（清太医院配方）

交泰丸

出处：

丸药配方档；清太医院配方，气滞门；京师药行药目，气滞门。

组成：

大黄四两　川连二两　白术二两　当归一两　红花一两　吴萸一两　干漆一两,煅　枳实一两　归尾一两

共研细末，水泛和丸。（丸药配方档）（清太医院配方）

主治：

治胸中痞闷嘈杂，大便稀则膈间颇快，大便干则胸中痞闷难当，不思饮食，食物不下，噎膈胀满，困睡倦怠，日渐瘦弱，久致脾胃损伤，气血不和，升降迟难，如否卦之象，而交泰丸悉皆治之。此丸开郁调气，升降阴阳，涤荡邪秽，流畅大小肠。每服七八分或一钱，早晚用白开水送下。戒气恼，忌厚味、椒、酒等物。孕妇勿服。（清太医院配方）

经验利气丸

出处：

丸药配方档；清太医院配方，气滞门；清太医院秘录医方配本，饮食气滞门；京师药行药目，气滞门。

组成：

白丑一两五钱　茴香一两五钱　山甲一两五钱　柴胡一两　沉香一两　木瓜一两　陈皮一两　甘草一两　川芎二两　木通二两　槟榔二两　木香五钱

共研细末，大腹皮煎汤和丸。（丸药配方档）（清太医院配方）

白丑两半　茴香两半　山甲两半　陈皮一两　柴胡一两　腹皮一两　川芎一两　槟榔一两　木香五钱　沉香一两　木通二两　木瓜一两　甘草一两

水法为小丸。（清太医院秘录医方配本）

主治：

治一切气滞心腹，胀闷疼痛，胁肋胀满，素常呕吐酸水痰涎，头目眩晕，并食积酒毒，及米谷不化；或下痢脓血，大小便结滞不快，风壅积热，口苦咽干，烦躁涕唾稠黏。此药最能利湿润燥，推陈致新，滋阴抑阳，散郁破结，活血通经，治气分之圣药也。每服

五七分或一钱，病轻重加减用之，或早晚用淡姜汤送下，以利为度。如不利，再加丸数。孕妇勿服。戒气恼，忌厚味、生冷等物。（清太医院配方）

治一切气滞，心腹胀闷疼痛，胁肋胀满难当，呕吐酸水痰涎，头目眩晕，并食积酒毒，及米谷不化，或下痢脓血，大小便结滞不快，风壅积热，口苦咽干，烦躁，涕唾稠黏。此药最能去湿润燥，推陈致新，滋阴抑阳，散郁破结，活血通经。治气分之圣药也。每服五七分或一钱，量病轻重加减用之，或早晚用淡姜汤送下，以利为度。如不利，再加丸数。孕妇勿服，忌气恼、厚味、生冷。（清太医院秘录医方配本）

九气拈痛丸

出处：

丸药配方档，京师药行丸散膏丹配方；清太医院配方，气滞门；清太医院秘录医方配本，饮食气滞门；慈禧光绪医方选议，慈禧太后各类效验医方，光绪皇帝其他效验医方；京师药行药目，气滞门。

组成：

当归四两 良姜四两 五灵脂四两 莪术四两 槟榔四两 青皮四两 元胡二两 郁金二两 木香二两 陈皮二两 姜黄二两 香附五两 甘草一两五钱

共研细末，醋法和丸。（丸药配方档）（清太医院配方）

五灵脂十两 元胡五两 陈皮十两 良姜八两 姜黄五两 青皮十两 木香五两 郁金四两 槟榔十两 当归十两 香附十两 莪术五两 甘草三两

水法为小丸。（清太医院秘录医方配本）

光绪　年　月　日，九气拈痛丸配方。

当归四两 良姜四两 五灵脂四两 莪术四两 槟榔四两 青皮四两 延胡索二两 郁金二两 木香二两 陈皮二两 姜黄二两 香附五两 甘草一两五钱

共为末，醋法为丸。（慈禧光绪医方选议）

光绪□年七月十六日申刻，庄守和、忠勋谨拟：九气拈痛丸配方。

皇上左边乳上胸牵背疼，系由肝肺气道郁结不舒使然，谨拟九气拈痛丸二钱，白开水送服。

当归四两 良姜四两 五灵脂四两 莪术四两 槟榔四两 青皮四两 延胡索二两 郁金二两 木香二两 陈皮二两 姜黄二两 香附五两 甘草一两五钱

共为末，醋法为丸。（慈禧光绪医方选议）

主治：

治膈气、风气、寒气、忧气、惊气、喜气、怒气，山岚瘴气，积聚痞气，九种心胃疼痛，抽掣引痛，不能饮食，时止时发，攻则愈痛，并治神效。每服一钱五分或二钱。寒用姜汤送下，火用清茶送下，冬月用黄酒送下，通用艾醋煎汤送下。忌生冷、厚味，戒气恼。（清太医院配方）

治膈气、风气、寒气、忧气、惊气、喜气、怒气，山岚瘴气，积聚痞气，九种心胃疼痛，抽掣引痛，不能饮食，时止时发，攻则欲痛，并皆神效。每服一钱五分或二钱。寒用姜汤送下，火用茶清送下，冬月用黄酒下，通用艾醋汤下。忌生冷、厚味、气恼。（清太

医院秘录医方配本）

开结枳实丸

出处：

丸药配方档；清太医院配方，气滞门；清太医院秘录医方配本，饮食气滞门；京师药行药目，气滞门。

组成：

陈皮六两　厚朴六两　南楂六两　麦芽六两　香附六两　青皮八两　枳实八两　槟榔四两　栀子四两　大黄四两　神曲二两　木香二两　甘草二两

共研细末，水泛和丸。（丸药配方档）（清太医院配方）

枳实十两　青皮十两　陈皮十两　木通十两　桑皮十两　卜子十两　白丑十两　黑丑十两　三棱十两　莪术十两　小茴十两　熟军四两

水法为小丸。（清太医院秘录医方配本）

主治：

此药宣导滞气，消化痰饮，行三焦，畅脾胃，去结润燥，流畅大小肠，聚积痞满，痰涎壅盛，呕吐恶心，醉饱过度，宿物停滞，两胁膨闷，咽嗌不利，上气喘急，咳嗽痰涎，嘈杂胃痛，呕吐酸水，恶寒发热，口苦无味，饮食不思等症。每服一钱，用茶清送下，淡姜汤亦可。孕妇勿服。（清太医院配方）

此药宣导滞气，消化痰饮，行三焦，畅脾胃，去结气，润燥，通利二便之圣药也。大肠泰则肺气舒，肺气舒则百脉顺。小肠宁则心主静，心主静则百脉调，而阴阳和畅矣。（清太医院秘录医方配本）

开胸顺气丸

出处：

丸药配方档，京师药行丸散膏丹配方；清太医院配方，气滞门；清太医院秘录医方配本，饮食气滞门；（神效开胸顺气丸）京师药行药目，气滞门。

组成：

香附八两　砂仁四两　青皮四两　木香四两　麦芽四两　厚朴四两　乌药四两　萝卜子四两　熟军四两　枳壳四两　山楂四两　半夏四两　神曲四两　陈皮四两　甘草一两

共研细末，水泛和丸。（丸药配方档）（清太医院配方）

黑丑一斤四两　三棱二两　莪术二两　牙皂八两　槟榔八两　陈皮四两　茵陈四两　苍术四两

醋打为小丸。（清太医院秘录医方配本）

主治：

此药顺气解郁，宽胸消食，通利三焦和脾胃。专治男妇一切新久停积，胃脘疼痛，呕吐恶心，疟疾，红白痢疾，里急后重，肚腹坠痛，以及咽喉肿痛，大便燥结，小水赤黄，及翻胃呃逆，嗳气吞酸，嘈杂噎膈，诸气痞满，壮人臌胀，水肿酒疸食黄，五积六聚，一切肠胃不和，壅滞不调，以致中脘郁阻变生诸病，并皆治之。轻者服五六分，病重

一二钱，早晚用白开水送下。年老、气虚、孕妇勿服。病愈之后，不可再服。（清太医院配方）

此药调和脾胃，通利三焦，消食顺气，解郁宽中，专治一切新久积聚，胃脘痛疼，呕吐恶心，疟疾泄泻，红白痢疾，里急后重，肚腹坠重，大便燥结，小水赤黄，及翻胃呕逆，恶味嗳气，吞酸嘈杂，噎膈，诸气痞满，壮人臌胀、水肿，酒疸食黄，五积六聚，一切脾胃不和，中脘郁阻，变生诸症，并皆治之。每服一二钱，清茶、白滚水、淡姜汤均可送下，重者二三钱，孕妇勿服。（清太医院秘录医方配本）

烂积丸

出处：

丸药配方档，京师药行丸散膏丹配方；清太医院配方，气滞门；清太医院秘录医方配本，饮食气滞门；京师药行药目，气滞门。

组成：

生军_{四两} 莪术_{四两} 槟榔_{四两} 熟军_{四两} 枳实_{四两} 三棱_{四两} 黑丑_{十六两}
共研细末，醋法和丸。（丸药配方档）（清太医院配方）

大黄_{一斤} 槟榔_{八两} 青皮_{八两} 陈皮_{八两} 卜子_{一斤} 山楂_{一斤} 三棱_{一斤} 莪术_{一斤} 黑丑_{一斤}
水法为丸，如桐子大，细红曲为衣。（清太医院秘录医方配本）

主治：

治心胁气满，肚腹疼痛，嘈杂吞酸，呕吐恶心，宿饮宿食不消，虚膨倒饱胀闷。一切茶积、酒积、肉积、面积、气积、乳积、虫积、瓜果、鸡、鱼、油腻、坚硬等积，悉皆治之。每服五六分，重者加至一钱半，酌量服用。食远用黄酒或茶清、白汤任意送下。其原积之物不论新久，俱从大便而出，形如恶血烂杏，是其验也。（清太医院配方）

治停滞积聚，肚腹疼痛，痞块坚硬，无论食积、肉积、米面、果菜、生冷、黏食诸般积聚，寸白诸虫等症，并癥瘕血积，无论老少，并宜服之。大人二钱，小儿五分或一钱，俱用白汤下，姜汤亦妙。（清太医院秘录医方配本）

利膈丸

出处：

丸药配方档；清太医院配方，气滞门；清太医院秘录医方配本，饮食气滞门；京师药行药目，气滞门。

组成：

木香_{一两五钱} 槟榔_{一两五钱} 厚朴_{一两} 党参_{一两} 当归_{一两} 甘草_{一两} 熟军_{一两} 枳壳_{二两}
共研细末，水泛和丸。（丸药配方档）（清太医院配方）

木香_{二两} 槟榔_{三两} 厚朴_{四两} 人参_{三两} 藿香_{四两} 枳壳_{二两} 当归_{四两} 大黄_{三两} 甘草_{二两}
水法为小丸。（清太医院秘录医方配本）

主治：

治男妇小儿停饮宿滞，伤酒伤食；或因忧思气怒之后，过食煮面、鱼肉、瓜果之物，停滞胃脘，以致肚腹疼痛，心下痞满，两胁攻胀，烦闷不快；或干呕恶心，内热火动，痰喘咳嗽，及初起赤白痢疾，里急后重，并大便燥结，小便赤涩等症。每服一钱，用温茶送下。小儿减用。（清太医院配方）

诸气不开，饮食不消，痞塞不通，食物不化，贪多饮食，运化不及，停滞胸膈，以致饱闷胀痛，吞酸嘈杂，呕吐恶心，腹胁胀阻，二便不利，一切心疼，并食积、酒积、茶积、面积，五痞八痢之症，并皆治之。每服二钱，临睡用茶清送下。心疼，用姜汤下。小水不通，用朴硝汤下。（清太医院秘录医方配本）

六郁丸

出处：

丸药配方档；清太医院配方，气滞门；京师药行药目，气滞门。

组成：

香附二两　元胡二两　抚芎二两　栀子二两　苍术二两　神曲二两

共研细末，水泛和丸。（丸药配方档）（清太医院配方）

主治：

凡人气血冲和百病不生，一有郁结，诸病生焉。若气郁则胸膈胀满，腹胁疼痛；湿郁则关节酸疼，周身走痛；火郁则目疼口疮，二便不利；痰郁则肺膈不清，喘逆咳嗽；血郁则四肢无力，能食便红；食郁则嗳气吞酸，不进饮食。此药能解诸郁，通肠和胃，量力用之，无不神效。每服一钱五分或二钱，食远用茶清送下。素禀虚弱者，不可多服。孕妇勿服。（清太医院配方）

木香槟榔丸

出处：

丸药配方档，御药房丸散膏丹配方，京师药行丸散膏丹配方；清太医院配方，气滞门；清太医院秘录医方配本，饮食气滞门；太医院秘藏膏丹丸散方剂卷一；京师药行药目，气滞门。

组成：

木香五钱　槟榔五钱　青皮五钱　陈皮五钱　枳壳五钱　黄柏五钱　黄连五钱　莪术五钱　三棱五钱　大黄一两　香附二两　黑牵牛二两

共研细末，水泛和丸。（丸药配方档）（清太医院配方）

木香八两　槟榔八两　青皮八两　陈皮八两　枳壳八两　黄柏八两　三棱八两　莪术八两　大黄一斤　黄连八两，吴萸炒

水法为小丸。（内方大黄、黑丑、黄芩、木香、槟榔、黄连、枳壳、青皮、香附炒、陈皮、莪术醋炒、黄柏去皮，各一两，当归两半，水泛为丸，如桐子大。）（清太医院秘录医方配本）

大黄一两　黑丑　黄芩　木香　槟榔　黄连　枳壳　青皮　陈皮　香附童便炒　莪术醋炒　黄柏以上各一两，去皮　当归一两五钱

共为细末，水泛为丸，如梧桐子大。每料重十三两五钱，共应折三两七钱五分，净得丸十二两二钱五分。（太医院秘藏膏丹丸散方剂）

主治：

治一切气滞不通，心腹疼痛，胁肋胀满，呕吐恶心，伤酒伤食，胸膈膨闷，初起红白痢疾，里急后重，大小便不能快利，皆可服之。此药消食化积，有推陈致新之功。每服一钱或加至二钱。多滞者微动，滞少者内消。不拘早晚，用白开水或茶清送下。忌生冷、油腻等物。孕妇勿服。（清太医院配方）

治一切气滞，心腹疼痛，胁肋胀满，大小便秘，里急后重，赤白痢疾。每服二钱，淡姜汤送下，以利为度。孕妇忌服，先天弱者不可服之。（清太医院秘录医方配本）

此药专治一切气滞不通，心腹疼痛，胁肋胀满，呕吐恶心，伤酒伤食，胸膈膨闷，宿食不消，红白痢疾，大小便燥结不得快利。此药消宿食，化积滞，有推陈致新之功。每服一钱，或加至二钱。多滞者微动，少滞者内消。孕妇勿服。不拘早晚，用白滚水送下，或清茶送下，忌生冷、油腻。（太医院秘藏膏丹丸散方剂）

木香导滞丸

出处：

丸药配方档；清太医院配方，气滞门；清太医院秘录医方配本，饮食气滞门；京师药行药目，气滞门。

组成：

木香_二两_　苍术_二两_　砂仁_二两_　香附_四两_　槟榔_四两_　青皮_一两_　厚朴_一两_　枳实_一两_　甘草_一两_
共研细末，水泛和丸。（丸药配方档）（清太医院配方）

白芍_一斤_　当归_一斤_　黄芩_八两_　黄连_八两_　赤芍_五两_　木香_八两_　槟榔_十二两_　生军_一斤_　甘草_五两_
水法为小丸。（清太医院秘录医方配本）

主治：

治嘈杂吐酸，胸膈饱闷，呕吐恶心，头眩口干，初起痢疾，里急后重，肚腹疼痛，宿酒宿食，停滞不下，大便热结，小便赤黄，一切新久滞物积聚不化。每服一钱或二钱，用白开水送下，以利为度。孕妇勿服。（清太医院配方）

凡养生之道，莫过于饮食，中和为贵，若贪多过饱，运化不及，兼之寒暑相持，为饮食内伤，治之必先理气。凡有伤食积热，胸腹饱闷，肚腹疼痛，大便窘迫，下痢脓血，里急后重，一切积滞，悉能治之。每服二钱，不拘时，用茶清送下。（清太医院秘录医方配本）

木香分气丸

出处：

丸药配方档，御药房丸散膏丹配方，京师药行丸散膏丹配方；清太医院配方，气滞门；清太医院秘录医方配本，饮食气滞门；太医院秘藏膏丹丸散方剂卷一；京师药行药目，气滞门。

组成：

青皮_一两_　甘草_一两_　木香_一两_　檀香_一两_　丁香_一两_　蔻仁_一两_　甘松_二两_　莪术_二两_　郁金_二两_　三棱_二两_　香附_四两_　广皮_四两_　藿香_四两_

共研细末，水泛和丸。（丸药配方档）（清太医院配方）

木香_四两半_　丁皮_四两半_　香附_四两半_　砂仁_两半_　甘松_两半_　莪术_两半_　檀香两半姜连_两半_　藿香_两半_　甘草_二两_

水法为丸，如纽扣大，豆蔻二钱为母。（古配方有大黄一两）（清太医院秘录医方配本）

木香　丁香　香附_各四两五钱_　缩砂　甘松　莪术　姜连　藿香　檀香_各四两五钱_　生甘草_一两_

共为细末，用白豆蔻二钱五分叠成丸，如芡实大。每料重一斤七两五钱，碾筛每斤伤折四两，共应折五两七钱五分，净得丸一斤七两五钱。（太医院秘藏膏丹丸散方剂）

主治：

治一切气逆，胸膈痞闷，心胁臌胀，肚腹疼痛，呕吐恶心，宿酒宿食，饮食无味，倒饱嘈心，食积气滞。每服十丸，同核桃肉细嚼，用白开水送下。常服消食、消痰、消气、消痞、消胀、消肿，消腹内一切积聚疼痛。此药消而不见，响而不动，其妙不能尽述。孕妇勿服。（清太医院配方）

专治一切气逆，胸膈痞闷，心胁臌胀，肚腹疼痛，呕吐恶心，宿酒宿食，食饮无味，倒饱嘈杂，食积气滞。每服十丸，同核桃肉细嚼，用白滚水送下。常服消食、消痰、消气、消痞、消胀、消肿，消腹中一切积聚疼痛。此药消而不见，响而不动，其妙不能尽述。孕妇勿服。（此系大内配方）（清太医院秘录医方配本）

此药专治一切气逆，胸膈痞闷，心胁臌胀，肚腹疼痛，呕吐恶心，宿酒宿食，饮食无味，倒饱嘈心，食积气滞。每服十丸，同核桃肉细嚼，用白滚水送下。常服消食、消痰、消气、消痞、消肿、消胀，一切积聚疼痛。此药消而不见，响而不动，其妙不能尽述。孕妇勿服。（太医院秘藏膏丹丸散方剂）

木香顺气丸

出处：

丸药配方档，京师药行丸散膏丹配方；清太医院配方，气滞门；清太医院秘录医方配本，饮食气滞门；京师药行药目，气滞门。

组成：

木香_三钱_　草蔻_三钱_　益智_三钱_　苍术_三钱_　厚朴_四钱_　青皮_二钱_　陈皮_二钱_　吴萸_二钱_　干姜_二钱_　茯苓_二钱_　泽泻_二钱_　升麻_二钱_　柴胡_二钱_　当归_五钱_　半夏_二钱_

共研细末，水泛和丸。（丸药配方档）（清太医院配方）

木香_三两_　乌药_四两_　香附_六两_　姜黄_二两_　陈皮_四两_　枳壳_四两_　砂仁_三两_　檀香_一两_　厚朴_四两_　青皮_四两_　熟军_六两_　栀子_四两_　卜子_四两_　麦芽_四两_

水法为小丸。（清太医院秘录医方配本）

主治：

治一切气逆，胸膈痞闷，心胁膨胀，肚腹疼痛，呕吐恶心，宿酒宿食，饮食无味，倒饱嘈心，食积气滞。每服一钱，白开水送下。常服消食、消痰、消气、消痞、消胀、消

肿，消腹内一切积聚疼痛。此药消而不见，响而不动，其妙不能尽述。孕妇勿服。（清太医院配方）

专治一切气逆上冲，膈胸痞闷，心胁膜胀，胃腹疼痛，呕吐恶心，宿酒宿食，饮食无味，倒饱嘈心，食积气滞。每服一钱，白滚水送下。常服消食、消痰、消气、消痞、消胀、消肿，消腹内一切积聚疼痛。此药消而不见，响而不动，其妙不能尽述。孕妇勿服。（清太医院秘录医方配本）

平安丸

出处：

丸药配方档，上用丸散膏丹配方簿；清太医院配方，杂治门；清太医院秘录医方配本，补益虚损门；慈禧光绪医方选议，慈禧太后各类效验医方，光绪皇帝其他效验医方；京师药行药目，气滞门。

组成：

丁香一两　元胡一两　陈皮一两　青皮一两　草果一两　枳实一两　白术一两　神曲一两　沉香一两　砂仁一两　豆蔻一两　茯苓一两　槟榔一两　麦芽一两　山楂一两　木香一两　香附一两　草豆蔻一两

共研细末，炼蜜和丸，蜡壳封护。（丸药配方档）（清太医院配方）

白蔻二两　红蔻二两　草蔻二两　肉蔻二两　沉香二两　木香二两　檀香二两　丁香二两　厚朴二两　陈皮二两　苍术二两　甘草二两　神曲二两　山楂二两　麦芽二两　枳实二两（此系大内配方）

如感冒风寒，生姜五片，葱白连须五根，煎汤下。伤风喘嗽，紫苏一钱，桑皮一钱，煎汤下。（清太医院秘录医方配本）

光绪十年五月初九日，李德昌拟：平安丸。

檀香、落水沉、木香、丁香、白蔻仁、肉蔻仁、红蔻、草蔻、陈皮、炙厚朴、苍术土炒甘草、神曲、炒麦芽、山楂炒焦各二两

共研极细面，蜜丸，重二钱。

光绪□年□月□日，平安丸配方。

檀香二两　落水沉二两　木香二两　丁香二两　白蔻仁二两　肉蔻仁二两　红蔻二两　草蔻二两　陈皮二两　炙厚朴二两　苍术二两，土炒　甘草二两　神曲二两，炒　麦芽二两，炒　山楂二两，炒焦

共研极细面，蜜丸，重二钱。（慈禧光绪医方选议）

主治：

治九种心胃疼痛，抽掣引痛，时发时止，胸膈胀满，呕吐嘈杂，不思饮食，损伤脾胃，血气不和，升降迟难，大便干则胸中颇闷，大便稀则胸中颇快。食则痞塞，噎膈翻胃，气逆不舒，并皆治之。此药不寒不热，药温平不损元气，久服健脾胃，和荣卫，理肝脾之圣药也，功难尽述。每服一丸，或二丸，用无灰酒送下，白开水亦可。（清太医院配方）

治男妇七情六郁，痰火湿食，气滞血瘀，食积水聚，一切之症，无不治之。蜜为丸，重三钱，每服一丸，随症调引。

哮喘痰急，麻黄三分，白芥子八分，煎汤下，伤食饱闷，焦三仙煎汤下。疟疾，豨莶草煎汤下，或加黑豆生姜为引。痢疾，红用黄芩、川连下；白用生姜、川连下。霍乱吐

泻，藿香、生姜、灯心煎汤下。膈食翻胃，用淡姜汤下。嗳食吞酸，煨姜下。气虚中满，损伤脾胃，人参下。心腹疼痛，煨姜下。两胁串疼，青皮、白芥子下。小肠疝气，小茴、橘核下。九种气疼，煨姜下。妇女行经腹痛，以及腰胁肩背作疼，牛膝、益母草下。新产红白痢疾，红白糖、益母草下。孕妇勿服。（清太医院秘录医方配本）

山楂丸

出处：

丸药配方档，京师药行丸散膏丹配方；清太医院配方，气滞门；（万应山楂丸）清太医院秘录医方配本，饮食气滞门；京师药行药目，气滞门。

组成：

黑丑_{十六两}　黄芩_{四两八钱}　生军_{四两八钱}　滑石_{四两八钱}　山楂_{四两八钱}

共研细末，水泛和丸。（丸药配方档）（清太医院配方）

大黄_{二两}　滑石_{二两}　黑丑_{二两}　黄芩_{二两}

皮硝水为小丸。（清太医院秘录医方配本，原本即缺山楂）

主治：

治诸般痞疾，积聚气块，五膈十噎，九种心疼，呕吐酸水，翻胃噎膈，两胁攻心，一切停痰停饮，水肿气蛊，遍身肿痛，心腹肚胀，胸膈膨闷，大便燥结，小水赤黄，并皆治之。每服一钱，临睡茶用清送下。常服开郁理气，消酒消食，润大肠，清三焦，化滞气，多进饮食，其功不能尽述。（清太医院配方）

此药专治男妇小儿，六欲七情所伤，煎炒生冷，油腻厚味，生痰动火之物，以致头目眩晕，四肢倦怠，呕逆恶心，伤酒伤食，倒饱嘈杂，或肚腹疼痛，或大便干结，小便淋闭，肚腹臜胀，脏腑不调，红白痢疾，食寒疟疾。能疗小儿积滞，昼夜潮热，或误吞铜铁、金银骨刺等物。产后妇人瘀血积聚，经闭不通，或初起疮肿恶毒，皆可服之。每服一二钱，用白滚水送下，小儿少用。初起伤寒，用热姜汤送下，盖被出汗为愈。一切多年积块，轻者一服，重者二服，万病消除。此药不动正气，亦不相反，平和之圣药也。忌肉面生冷，惟孕妇与传经伤寒忌服。（清太医院秘录医方配本）

神应百消丸

出处：

丸药配方档；清太医院配方，气滞门；清太医院秘录医方配本，饮食气滞门；京师药行药目，气滞门。

组成：

香附_{八两}　黑丑_{二两}　生军_{二两}　五灵脂_{二两}

共研细末，醋法和丸。（丸药配方档）（清太医院配方）

木香_{八两}　小茴_{八两}　三棱_{一斤}　莪术_{一斤}　陈皮_{一斤}　青皮_{斤半}　枳壳_{八两}　熟军_{一斤}

水法为小丸。（清太医院秘录医方配本）

主治：

治饮食过度不能运化，以致呕吐恶心，嘈杂胀满，腹痛泻痢，翻胃噎膈等症。每服一钱，不拘时用茶清送下，以利为度。量人老弱虚实加减丸数，小儿少用。此药消滞、消气、消痰、消积、消痞、消胀、消酒滞、面滞、茶滞、食滞，能消腹内一切积，一切聚，有百消之能，其功难以尽述。孕妇勿服。（清太医院配方）

大抵百病之生，未有不由于气血痰火食滞偏胜抑郁之故，以其不得冲和宣畅也。此药专治男妇不论远年近日，新久停滞，不能消化者。此丸服之最能消酒、消水、消食、消滞、消痰、消火、消气、消血、消痞、消胀、消肿、消积，药力和缓，功效甚大。诸积内消，腹响不泻，乃百消之圣药也。每服一钱五分，食远用姜汤送下，或白滚水送下。大便不利，加至二钱。常服顺气消滞，宽中利膈，多进饮食。但脾胃虚弱者暂用三四十丸，不宜常服，孕妇勿服。（清太医院秘录医方配本）

守病丸

出处：

丸药配方档；清太医院配方，气滞门；清太医院秘录医方配本，饮食气滞门；京师药行药目，气滞门。

组成：

甘遂五钱　葶苈五钱　三棱五钱　木香五钱　半夏五钱　川乌五钱　大戟五钱　南星五钱　莪术五钱　丁香五钱　牙皂五钱　芫花五钱　陈皮五钱　青皮五钱　干漆八钱　大黄八钱　雄黄二钱　巴豆霜二钱　阿魏二钱　血竭二钱　沉香二钱　麝香五分

共研细末，松香九两、黄蜡四两五钱，化开和丸，朱砂衣。（丸药配方档）（清太医院配方）

甘遂五钱　三棱五钱　半夏五钱　大戟五钱　莪术五钱　巴霜五钱　青皮五钱　沉香五钱　葶苈五钱　川乌五钱　木香五钱　黑丑五钱　南星五钱　丁香五钱　皂角五钱　陈皮五钱　血竭三钱　麝香一钱　干漆炭一两　大黄一两　脑砂三钱　磁石一两　雄黄二钱　阿魏三钱　芫花五钱

共为细末，加松香六两、黄丹四两，化开为丸，每丸重五分，朱砂为衣。（清太医院秘录医方配本）

主治：

治男妇不论远年近日，一切积聚痞块，茶积、酒积、肉积、面积、气积、虫积、果菜之积，以至胃脘不清，胸膈痞闷，心胁胀满，肚腹疼痛，倒饱嘈杂，胃口不开，宿食不化，大便不通。每服一丸，空心用白开水送下，其验如神。忌生冷、厚味等物。孕妇勿服。（清太医院配方）

专治男妇，不论远年近日，一切积聚痞块，茶积、酒积、肉积、面积、气积、虫积、果菜之积，以致胃脘不清，胸膈痞闷，心胁胀满，肚腹疼痛，倒饱嘈杂，胃口不开，宿食不化，大便不通等症，并皆治之。每服一丸，空心用白滚水送下，其验如神。忌生冷厚味，孕妇勿服。（清太医院秘录医方配本）

消瘿顺气散

出处：

丸药配方档；清太医院配方，气滞门；清太医院秘录医方配本，外科损伤门；吉祥室，外科疮疡门；京师药行药目，气滞门。

组成：

生地_二两_ 浙贝_二两_ 海粉_一两五钱_ 海石_一两五钱_ 海带_一两五钱_ 海藻_一两五钱_ 昆布_一两五钱_

共研细末。（丸药配方档）（清太医院配方）

陈皮_二两_ 菖蒲_二两_ 桔梗_二两_ 香附_三两_ 半夏_二两_ 枳实_二两_ 川芎_二两_ 海藻_三两_ 茯苓_二两_ 胆星_二两_ 当归_四两_ 甘草_一两_ 黄芩_二两_ 花粉_三两_ 土贝母_三两_

共为细末。（清太医院秘录医方配本）

主治：

治脖项胸前结瘿不散，日渐自长，声粗气喘，闷乱堵塞，嗳气不爽，内瘿气膈，呼吸艰难，经年不愈，此药主之。每日饭后用一茶匙，津液咽下。临睡一匙，一日三次，不可间断，自然内消。戒气恼，忌动火之物。（清太医院配方）

治瘿瘤瘰疬疮结，或初起肿红，或已溃，脓水淋流，不能收口，宜服此散。已溃者，即能收口。初起红肿，数服已消。每服一钱五分，白滚水调服。（清太医院秘录医方配本）

郁金丸

出处：

丸药配方档；清太医院配方，气滞门；清太医院秘录医方配本，饮食气滞门；京师药行药目，气滞门。

组成：

郁金_二两_ 香附_二两_ 苍术_二两_ 川芎_二两_ 半夏_二两_ 海粉_二两_ 防风_二两_ 连翘_二两_ 南星_二两_ 乌药_二两_ 砂仁_二两_ 槟榔_二两_ 陈皮_二两_ 赤苓_二两_ 赤芍_二两_ 川连_二两_ 木香_二两_ 甘草_二两_ 栀子_三两_

共研细末，水泛和丸。（丸药配方档）（清太医院配方）

郁金_七两_ 白矾_三两_ 薄荷_二两_

水法为小丸。（清太医院秘录医方配本）

主治：

此药善开六郁。治男妇胃痛，九种气疼，十膈五噎，五积六聚，大便不通，小水不利，两胁攻胀，呕吐恶心，发热头疼，嘈杂吞酸，宿食结痰，肉积、面积，疟痢肚痛等症。每服一钱，或一钱五分，或二钱，看病大小加减用之，用茶清送下，微利为度。九种心疼，用艾醋煎汤送下。气病痛，用木香研水送下。孕妇勿服。（清太医院配方）

胃脘疼痛，其症有九，有寒痛、火痛、食痛、气痛、虫痛、血痛、痰痛、郁痛、湿热痛，皆食积生痰之所致也，或因内伤七情，素积郁火，外感六郁，欲胃触寒凉，邪正交击，内外相传，气道闭塞，郁于中焦，遂成其痛。脉来沉细，药到即安。恐见浮大，病者慎之。此药能开郁行气，破滞杀虫，消痰顺气，一切心腹疼痛，并皆治之。每服一钱或二

钱，不拘时，用淡姜汤或陈酒送下。（又名郁金定痛丸，又名九气心痛丸）（清太医院秘录医方配本）

遇仙丹

出处：

丸药配方档，京师药行丸散膏丹配方；清太医院配方，气滞门；清太医院秘录医方配本，饮食气滞门；京师药行药目，气滞门。

组成：

黑丑六两 槟榔二两 枳壳二两 三棱二两 牙皂二两 茵陈二两 莪术二两 大黄三两

共研细末，醋法和丸。（丸药配方档）（清太医院配方）

白丑一斤 槟榔二两 茵陈二两 莪术二两 牙皂二两 三棱二两

醋法为小丸。（清太医院秘录医方配本）

主治：

治邪热上攻，痰涎壅滞，翻胃吐食，十膈五噎，伤酒伤食，虫积血积，气块痞积，食积疮热肿痛，大小便不利，妇女鬼疰癥瘕，误吞金银铜铁，并皆治之。每服一钱或七八分，临卧用茶清送下。孕妇勿服。（清太医院配方）

此药专治邪热上攻，痰涎壅滞，翻胃吐食，十膈五噎，伤酒伤食，虫积、血积、气块、痞积、食积，疮热肿痛，大小便不利，妇女鬼疰癥瘕，误吞金银铜铁物，并皆治之。每服一钱或七八分，临卧用茶清送下。孕妇勿服。（清太医院秘录医方配本）

越鞠保和丸

出处：

丸药配方档，京师药行丸散膏丹配方，"慈禧"簿册；清太医院配方，气滞门；清太医院秘录医方配本，饮食气滞门；太医院秘藏膏丹丸散方剂卷二；京师药行药目，气滞门。

组成：

香附四两 苍术四两 抚芎四两 栀子四两

共研细末，曲糊和丸。（丸药配方档）（清太医院配方）

山楂六两 神曲二两 茯苓二两 麦芽二两 半夏二两 陈皮一两 卜子一两 连翘一两 川芎二两 苍术二两 香附四两 栀子二两 甘草一两

水法为小丸。（清太医院秘录医方配本）

东山楂一两 神曲一两 云茯苓一两 半夏一两 香附米一两 苍术一两 川抚芎一两 黑栀一两 广皮五钱 连翘五钱 萝卜子五钱

共为细末，加神曲一两，打糊为丸，如桐子大。（太医院秘藏膏丹丸散方剂）

主治：

治忧思气怒，饮食不调，损伤肝脾，以致呕吐嘈杂，胸膈胀满，不思饮食，郁结烦闷，并皆治之。每服一二钱，用白开水送下，淡姜汤亦可。此药健脾养胃，开郁宽中，化痰顺气，大有神效。（清太医院配方）

治忧思气怒，饮食不调，损伤肝脾，以致呕吐嘈杂，胸膈胀满，不思饮食，郁结烦闷，并皆治之。每服一二钱，用白滚水送下，淡姜汤亦可。此药健脾养胃，开郁宽中，化痰顺气，大有神效。（清太医院秘录医方配本）

此丸专治忧思气怒，胸结不舒，损伤肝脾，以至呕吐嘈杂，胸膈胀满，不思饮食，郁结烦闷。每服一二钱，用白水送下，淡姜汤亦可。此药健脾养胃，宽中化痰顺气，大有神效。忌厚味生冷，戒气怒。（太医院秘藏膏丹丸散方剂）

越鞠丸

出处：

丸药配方档；清太医院配方，气滞门；清太医院秘录医方配本，饮食气滞门；京师药行药目，气滞门。

组成：

苍术_{八两} 香附_{八两} 栀子_{八两} 抚芎_{八两} 橘红_{三两} 山楂_{三两} 白术_{三两} 半夏_{三两} 神曲_{四两}

共研细末，水泛和丸。（丸药配方档）（清太医院配方）

香附_{三两} 苍术_{三两} 川芎_{三两} 神曲_{三两} 栀子_{三两} 茯苓_{三两} 半夏_{三两} 甘草_{一两}（方书无茯苓、半夏、甘草）

水法为丸，如绿豆大。（清太医院秘录医方配本）

主治：

此药专为解郁而作也。夫人一念才动，即谓之火。故七情有动于中，则抑郁不舒，而心中懊恼，小便赤涩，脉来沉数也。是药能燥脾胃，利小便，解郁火，开心气，吞酸呕逆者，皆宜服之。每服六七十丸，空心用白开水送下。戒忧思、忿怒。（清太医院配方）

此方专为解郁而作也。夫人一念才动，则谓之火。故七情怫郁，则有动于中，抑郁不舒，则心中懊恼，小便赤涩，脉来沉数也。是药能燥脾胃，利小便，解郁火，开心气，吞酸呕逆者，皆宜服之。每服六七十丸，空心用白滚水送下。忌忧思、忿怒。（清太医院秘录医方配本）

中满分消丸

出处：

丸药配方档，散方；清太医院配方，气滞门；清太医院秘录医方配本，饮食气滞门；（加减分消丸）吉祥室，增补杂治门；京师药行药目，气滞门。

组成：

厚朴_{一两} 半夏_{一两} 姜黄_{一两} 枳实_{一两} 陈皮_{一两} 白术_{一两} 黄连_{一两} 知母_{一两} 党参_{一两} 黄芩_{一两} 泽泻_{一两} 猪苓_{一两} 茯苓_{一两} 砂仁_{一两}

共研细末，姜汁和丸。（丸药配方档）（清太医院配方）

茯苓_{二钱} 广皮_{三钱} 厚朴_{一两} 半夏_{五钱} 姜黄_{一钱} 知母_{四钱} 泽泻_{三钱} 黄芩_{一两} 雅连_{五钱} 白术_{一钱} 枳实_{五钱} 干姜_{二钱} 人参_{一钱} 砂仁_{二钱}

共末，蒸饼为丸。（清太医院秘录医方配本）

主治：

臌胀之病，因七情内伤，六淫外感，饮食失节，房劳气虚，脾土之阴受伤，转运之功失职，故阳不升阴不降，而成天地不变之否，清浊相混，隧道壅塞，郁而为热，热慢为湿，湿热相生，遂成胀满。其病外虽坚硬，中空无物，有似于鼓。经曰：臌胀是也。此药专治中满臌胀，能行气而消痞，泻热而散满，快脾燥湿，理气和中，分利阴阳，调畅水道，使气运而胀消也。每服二钱，早晚用灯心汤送下，白开水亦可。忌煮面、咸食。（清太医院配方）

专治饮食不调，过食生冷油腻、醇酒厚味，不能运化，损伤脾胃，以致面目四肢浮肿，肚腹胀满，不思饮食，呕吐泄泻，小水不利，大便不通，或发黄疸，喘急胀闷。以上诸症，皆湿热郁结而成也。此药消食顺气，解郁宽中，渗湿利水，调和脾胃，一切水肿气肿、中满臌胀等症，悉皆治之。每服二三钱，空心，米汤、灯心汤、白滚水任服。忌气恼、生冷、面食、荤酒、大咸之物。（清太医院秘录医方配本）

第十章　妇　科　方

艾附暖宫丸

出处：

丸药配方档；清太医院配方，妇科门；清太医院秘录医方配本，妇女诸病门；吉祥室，妇科产伤门；京师药行药目，妇科门。

组成：

香附_{八两，用菖蒲、莪术、童便、姜汁各二两炒}　红花_{一两}　元胡_{一两}　当归_{四两}　熟地_{四两}　白芍_{一两五钱}　牛膝_{一两五钱}　肉桂_{一两五钱}　蕲艾_{八两}　川芎_{五钱}

共研细末，炼蜜和丸。（丸药配方档）（清太医院配方）

当归_{斤半}　熟地_{斤半}　白芍_{一斤}　川芎_{十二两}　蕲艾_{一斤}　香附_{一斤}　元胡_{一斤}　肉桂_{八两}　阿胶_{八两}　灸草_{四两}

蜜丸，桐子大。（清太医院秘录医方配本中无红花，牛膝；有阿胶，灸草。）

主治：

治妇女百病，气血不和，经候失期，行经作痛，两胁胀满，腰痛耳鸣，午后潮热，夜卧虚烦，盗汗骨蒸，赤白带下，子宫虚寒，久不孕育；或生育过多；或胎产伤血；或气郁伤脾，崩漏失血，以致肝经有亏，四肢困倦，头目晕眩，肌肉消瘦，骨节酸疼，变为劳瘵，一切气胜血虚等症，皆可服之。每服一钱，早晚各进一服，用白开水送下。（清太医院配方）

欲求嗣者，贵乎调经，气顺血和，安有不孕之理？孕则必育，育而必寿，则此先天之澄源也。或人禀素体弱，子宫虚冷，血海浑浊，其经或前后多少，未行腹痛，行后胁胀，或赤白带下，或如米泔豆汁，或淡红紫黑，不分信期，淋漓不止，或凝滞不通，日久伤脾，四肢倦怠，寒热交作，面色萎黄，日渐羸瘦，无子必然。此药健脾养胃，理气和血，久服身体康健，精神强壮，四肢充实，血脉调和，子宫温暖，遂有毓麟之庆，幸勿寻常视之。每服一钱或二钱，空心用淡醋汤送下。（清太医院秘录医方配本）

治妇人气血不调，经期不准，行经作痛，两胁胀满，腰酸耳鸣，午后潮热，赤白带下，子宫虚冷，久不孕育，夜卧虚烦，胎前产后百病皆宜。（京师药行药目）

安坤至宝丹（宁坤至宝丹）

出处：

丸药配方档；清太医院配方，妇科门；清太医院秘录医方配本，妇女诸病门；太医院秘藏膏丹丸散方剂卷四；吉祥室，妇科产伤门；京师药行药目，妇科门。

组成：

熟地_{一两二钱}　香附_{二钱}　元胡_{二钱}　酒芩_{二钱}　白芍_{二钱}　白术_{二钱}　当归_{五钱}　木香_{五分}　砂仁_{五分}

陈皮_一钱_　川芎_一钱二分_　　益母草_二两_

其研细末，炼蜜和丸，蜡壳封护。（丸药配方档）（清太医院配方）

生地_五钱_　白术_五钱_　阿胶_钱半_　当归_五钱_　甘草_钱半_　熟地_五钱_　白芍_五钱_　琥珀_钱半_　人参_四钱_　紫苏叶_二钱半_　香附_五钱_　黄芩_五钱_　砂仁_钱半_　川芎_五钱_　沉香_五分_　橘红_五钱_　乌药_五钱_　木香_二钱半_　茯苓_三钱_　川牛膝_二钱_　益母草_三两_

蜜丸，重二钱五分，蜡皮。（清太医院秘录医方配本）（太医院秘藏膏丹丸散方剂无熟地，有明朱砂三钱。）

主治：

治妇人胎前产后诸般百病，大能调经养血，安胎种子，真妇科之妙药，实安坤至宝。每服二丸，黄酒化服。

- 安胎顺气，催生易产，祛散风邪，经水不行，或前或后，及寒热往来，骨蒸瘦弱，俱用童便老酒送下。
- 心气疼痛，及临经腹痛，赤白带下，俱用香附陈皮汤送下。
- 经水紫黑成块，腹胀胁痛，俱用生地丹皮红花青皮汤送下。
- 经水过多，血崩不止，胎动不安，俱用条芩白术汤送下。如漏红，加艾叶。
- 心闷呕吐，用姜汤送下。
- 咳嗽喘急，用桑皮杏仁汤送下。
- 四肢浮肿，用大腹皮赤苓汤送下。
- 小便不通，用赤苓木通汤送下。
- 大便下血，用黄连地榆荆芥汤送下。
- 横逆难产，用当归汤送下。
- 胎衣不下，用归尾枳壳红花汤送下。
- 产后瘀血作痛，用童便苏木汤送下。
- 失血，用人参汤或糯米汤送下。
- 头痛，用川芎白芷汤送下。
- 遍身疼痛，用羌活秦艽鲜姜汤送下。

以上所有各症引药，诚恐难采买者，宜用无灰老酒，或童便、姜汤下。于生产前后，及无病妇人宜常服，名曰妇科安坤至宝丹。忌生冷、油腻、煎炒等物，忌用铁器。（清太医院配方）（清太医院秘录医方配本）（太医院秘藏膏丹丸散方剂）

八宝坤顺丹（坤顺丹、金衣八宝坤顺丹）

出处：

修合成方、丸药配方档、御药房丸散膏丹配方、散方；清太医院配方，妇科门；清太医院秘录医方配本，妇女诸病门；太医院秘藏膏丹丸散方剂卷三（两处出现）；吉祥室，妇科产伤门；京师药行药目，妇科门。

组成：

（道光朝）十三日，郝进喜请得祥妃金衣八宝坤顺丹一料。

益母草_二两_　白芍_二两_　琥珀_二钱_　乌药_二两_　川芎_二两_　橘红_二两_　紫苏_一两，炒_　酒芩_二两_　木

香一两　缩砂一两　大生地二两　熟地二两　阿胶一两　牛膝二两, 川　香附二两, 醋炙　当归二两, 酒洗　白术二两, 土炒　党参二两　茯苓二两, 块　甘草五钱, 制

共为细末，炼蜜为丸，每丸重三钱，用大赤金为衣。（散方）

人参一两　乌药一两　茯苓一两　白术一两　益母草六两　牛膝四两　白芍五钱　紫苏五钱　当归五钱　川芎五钱　条芩五钱　香附五钱　橘红五钱　甘草五钱　阿胶五钱　琥珀五钱　生地五钱　熟地五钱　木香五钱　砂仁五钱　沉香五钱

共为末，蜜丸，金衣，蜡皮。（丸药配方档）

熟地一两　生地一两　阿胶五钱　益母草二两　当归一两　白芍一两　川断一两　茯苓一两　香附一两　砂仁一两　条芩一两　川芎七钱　白术一两　杜仲一两　人参一两　苏叶七钱　甘草五钱

蜜为丸，重二钱，本色蜡皮。（清太医院秘录医方配本）

人参二线五分　益母草三钱, 子、梗、叶全用, 忌铁器　全当归五钱, 酒洗　川芎五钱, 姜炒　白芍五钱, 酒炒　白术五钱, 土炒　茯苓五钱, 人乳拌炒　黄芩五钱, 酒炒　缩砂一钱五分, 炒　川牛膝二钱五分, 炒　乌药五钱, 微炒　阿胶二钱五分, 蛤粉炒　生地五钱, 姜汁炒　香附五钱, 童便浸, 春三夏一秋五　橘红盐水炒　熟地各五钱, 姜汁炒　紫苏二钱五分, 子梗全用　广木香二钱五分, 炒　琥珀二钱五分　沉香五钱　甘草一钱五分, 微炒

用水调侧柏叶入锅中，安琥珀于内，浸水煮已至未时，取起另研。

共为细末，炼蜜为丸，每丸重二钱五分，用大赤金为衣，蜡壳封护。（太医院秘藏膏丹丸散方剂）（清太医院配方）

主治：

此药专治妇人，经脉不调，月事参差，有余不足，胎前产后，诸虚百损，一切百病，屡经屡验，有起死回生之功，不可轻视，妙难尽述。每服一丸，随症随引。

- 经水先期而行，用知母白芍汤下。
- 经水过期而行，用当归地黄汤下。
- 行经腰腿疼痛，用防风羌活汤下。
- 经闭不通，用桃仁红花当归汤下。
- 赤白带下，用阿胶艾叶汤下。
- 胎动不安，用白术条芩汤下。
- 胎漏下血，用阿胶汤下。
- 胎前脐腹疼痛，用香附汤下。
- 胎前下血不止，用炒荆芥炒蒲黄汤下。
- 临产之前，先服三五丸，用温酒下，以免产后诸症。
- 临产艰难，用葵子汤下。
- 头胎交骨不开，用龟板汤下。
- 胞衣不下，用童便老酒送下。
- 横生逆产，子死腹中，用炒盐汤下。
- 产后恶露不行，脐腹刺痛，用童便益母草汤下。
- 产后恶露上攻，心慌闷乱，发热恶寒，盗汗不止，目眩头晕，恶露不行，用红花牛膝合老酒下。
- 产后儿枕疼痛，用炒南山楂汤下。
- 产后崩漏，用糯米汤下。

- 产后不思饮食，用山楂麦芽汤送下。
- 产后大便闭结，用郁李仁汤下。
- 产后血晕，不省人事，用当归汤下。
- 产后中风，牙关紧闭，半身不遂，失音不语，用童便老酒下。
- 乳痈，用蒲公英金银花汤下。
- 血虚有热，用当归汤下。
- 气虚怯弱，用人参汤下。
- 气逆不舒，用木香汤下。
- 两胁疼痛，用艾叶汤下。
- 不思饮食，身体瘦弱，用姜枣汤下。
- 手足厥冷，骨节酸软，用温酒送下。
- 呕吐，用姜汤下。
- 初起喘嗽，用杏仁桑皮汤下。
- 虚劳久嗽，用冬花贝母汤下。
- 气促喘急，用苏子汤下。
- 遍身虚肿，用茯苓皮汤下。
- 目暗眩晕，口干烦躁，狂言乱语，不省人事，大小便不通，用薄荷汤下。
- 泄泻，用米汤下。
- 大便下血，用黄连生地汤下。
- 噤口诸痢，用柯子肉豆蔻汤下。
- 大便秘结，用陈皮汤下。
- 小便不利，用灯心汤下。
- 通身疼痛，用秦艽汤下。

服药之后，忌气恼、劳碌，忌食煎炒油腻、面食生冷等。（清太医院配方）（清太医院秘录医方配本）（太医院秘藏膏丹丸散方剂）

此药治胎前产后，经血不调，妇人百病，老酒为引，童便亦可。（太医院秘藏膏丹丸散方剂）

八珍益母丸

出处：

丸药配方档、京师药行丸散膏丹配方；清太医院配方，妇科门；清太医院秘录医方配本，妇女诸病门；（秘制八珍益母丸）吉祥室，妇科产伤门；京师药行药目，妇科门。

组成：

人参_一两_　白芍_一两_　川芎_一两_　白术_一两五钱_　茯苓_一两五钱_　熟地_二两_　益母草_八两_　当归_二两_
共研细末，炼蜜和丸。（丸药配方档）（清太医院配方）

人参_二两_　白术_二两_　茯苓_二两_　当归_二两_　川芎_一两_　白芍_二两_　甘草_一两_　熟地_四两_　益母草_八两_
蜜丸重二钱五分，蜡皮重二钱，无衣。（清太医院秘录医方配本）

主治：

治妇女胎前产后，气血不调，诸虚百损，月经不调，子宫虚寒，不受孕育。产后劳弱更宜服之。此药顺气养血，调经种子，治妇女百病，神效。每服一二丸，用白开水送下。（清太医院配方）

夫人之一身，以气血为主，气血和平，则百病不生。大凡妇人，月事不调，胎前产后，气血两虚，则诸病生焉，种种不一。此丸专治妇人气血不调，诸虚百损，久不孕者，及胎前产后，一切劳弱等症，并皆治之，无不神效。每服一丸，早晚用白滚水送下，或温酒亦可，忌气恼、生冷、厚味。（清太医院秘录医方配本）

百补济阴丸

出处：

丸药配方档；清太医院配方，妇科门；吉祥室，妇科产伤门；京师药行药目，妇科门。

组成：

茯苓一两　条芩一两　麦冬一两　半夏一两　丹皮一两　川断一两　广皮一两　川芎一两　蕲艾一两　白芍一两二钱　当归一两五钱　熟地四两　香附八两　白术一两五钱　茴香五钱　元胡五钱　甘草五钱　益母草二两　阿胶二两　泽泻五钱　吴萸一两五钱

共研细末，炼蜜和丸。（丸药配方档）（清太医院配方）

主治：

一名金匮种子丸，又名妇女地黄丸。此药养血补气，健脾胃，暖子宫，滋肾调经，养肝润肺，清虚火，退潮热，理三焦，调五脏，强腰健步，久服种子。凡妇女诸虚百损，腰痛耳鸣，瘦弱面黄，盗汗发热，劳嗽痰血，经脉不调，血衰不成孕育等症，皆可服之。每服一二钱，空心用白开水送下。戒气恼。（清太医院配方）

北麋茸安坤赞育丸

出处：

丸药配方档；清太医院配方，杂治门；京师药行药目，妇科门。

组成：

桑寄生一两　川断一两　绵子炭一两　杜仲一两　桂圆肉一两　山萸一两　鹿角胶一两　条芩一两　锁阳一两　鳖甲一两　杞子一两　橘红一两　琥珀一两　元胡一两　肉果一两　黄柏一两　天冬一两　藏红花一两　龟板一两　茯苓二两　人参五钱　乳香五钱　赤石脂五钱　藁本五钱　制草五钱　乌药五钱　菟丝子五钱　蕲艾二两　砂仁二两　枣仁二两　白芍二两　生地二两　熟地二两　当归二两　抚芎一两五钱　鸡血藤膏一两五钱　牛膝一两五钱　于术一两五钱　苁蓉一两五钱　陈皮三两　白术三两　阿胶三两　广砂三两　血余炭四钱　沉香二两五钱　麋茸四两　木香二钱五分　香附十两　紫河车四具

共研细末，炼蜜和丸，蜡壳封护。（丸药配方档）（清太医院配方）

主治：

治妇女气虚血衰，经血不调，久不孕育，胎前产后诸虚不足。服之则能滋补肾阴，养血添精，温暖子宫，强腰健步，调肝润肺，开郁顺气，健脾胃，进饮食，百病不生，实妇科之圣药。兹将治症开列于后：

- 产后生风抽搐，一切疑难等症，并治经血不调，当归二钱、川芎一钱，煎汤送下。
- 积聚血块，桃仁、红花各一钱，煎汤送下。
- 胎漏不安，阿胶二钱、艾叶一钱，煎汤送下。
- 血崩，棕炭三钱、糯米一撮，煎汤送下。
- 产后恶血不尽，脐腹刺痛，莪术一钱、童便一盅，加姜汁汤送下。
- 经水闭滞，桃仁、红花各一钱，煎汤送下。
- 产后恶露不行，归尾二钱，桃仁、红花各一钱，煎汤送下。
- 赤白带下，茯苓三钱，煎汤送下。
- 半产滑胎，白术二钱、黄芩一钱，煎汤送下。
- 求孕，当归三钱，白术、白芍各一钱五分，煎汤送下。
- 产后血晕，当归三钱、桔梗二钱，加姜汁，煎汤送下。
- 脾胃不和，饮食不思，神曲三钱、麦芽一钱，煎汤送下。
- 肝郁不舒，青皮、陈皮、香附各一钱，煎汤送下。
- 阳虚自汗，黄芪、白术各一钱，煎汤送下。
- 阴虚盗汗，麦冬二钱、五味子十粒，煎汤送下。
- 骨蒸潮热，无汗，丹皮二钱；有汗，地骨皮二钱，煎汤送下。
- 咳嗽痰喘，桑皮一钱、杏仁二钱，煎汤送下。
- 腿足疼痛，行步酸软。四十岁前，牛膝二钱、骨碎补二钱；五十岁后，牛膝二钱、虎胶一钱，煎汤送下。
- 肿胀，茯苓三钱、腹皮一钱、木香五分，煎汤送下。
- 大便溏泄，白术二钱，煎汤送下。
- 小便赤涩，木通一钱、灯心五分，煎汤送下。
- 头晕耳鸣，麦冬二钱、陈皮一钱，煎汤送下。
- 气虚肿满，黄芪一钱，煎汤送下，或用党参膏冲汤送下。（清太医院配方）

催生兔脑丸

出处：

丸药配方档；清太医院配方，妇科门；清太医院秘录医方配本，妇女诸病门；吉祥室，妇科产伤门；京师药行药目，妇科门。

组成：

乳香_{一两五钱}　没药_{一两五钱}　雄黄_{一两}　朱砂_{一两}　母丁香_{三钱}　麝香_{五钱}

共研细末，至十二月初八日，取活兔脑子和丸，朱砂为衣，蜡壳封护。（丸药配方档）（清太医院配方）

兔脑_{二个}　乳香_{二钱}　麝香_{一钱}　母丁香_{五钱}

修合于腊月初八日，将兔脑杵成泥，和药末作丸，重三分，朱砂为衣，蜡皮封固。（清太医院秘录医方配本）

主治：

治妇人生育不顺，产育艰难；或横逆并体大，并皆服之。此药疏胎易产，不伤小儿身体，且能保大人安全；但妇临产觉腹疼痛，或大痛，用药一丸，温水送下，立刻即产。（清太医院配方）

夫妇人乃众阴所集，以血为本。《内经》有云：一曰二七而天癸至，谓天一生水也；二曰任脉通，谓阴用之道泰也；三曰太冲脉盛，谓血气俱盛也。故月事以时，上下交感，则有子矣。自受孕以来，怀足十月，胎前之道，最宜谨慎。惟产育之际，乃安危所系之候，大有关键，岂可轻忽。今制此丸，乃催生要药，专治妊娠之妇，产育艰难，或因坐草太早，或因努力太过，或横逆不下，或连日不生，服之顺胎易产，不伤小儿身体，且保大人全安。凡产育临盆见生之时，即服一丸，长流滚水送下。切忌用早，恐过药力也。（清太医院秘录医方配本）

当归内补丸

出处：

丸药配方档；清太医院配方，妇科门；清太医院秘录医方配本，妇女诸病门；吉祥室，妇科产伤门；京师药行药目，妇科门。

组成：

当归_{十二两} 香附_{八两} 川芎_{十二两} 杜仲_{八两} 黄芪_{八两} 砂仁_{四两} 丹皮_{四两} 陈皮_{四两} 川断_{四两} 熟地_{一斤} 白芍_{六两} 白米_{十两}

共研细末，炼蜜和丸。（丸药配方档）（清太医院配方）

当归_{一斤} 川芎_{八两} 白芍_{八两} 白术_{八两} 条芩_{八两} 川断_{八两} 砂仁_{四两} 茯苓_{八两} 广皮_{四两} 阿胶_{六两} 熟地_{一斤} 益母草_{八两} 杜仲_{八两}

蜜丸，桐子大。（清太医院秘录医方配本）

主治：

治妇人诸虚百损，荣卫不调，形体瘦弱，面黄懒倦，心烦口渴，神气不安，自汗盗汗，月候失期，寒热往来，崩中带下，一切血气衰弱，劳伤不足之症，皆可服之。每服二钱，早晚用白开水送下。戒思虑、劳碌。（清太医院配方）

大凡妇女病后，元气未复，失于调理，或素患小产，愈坠愈虚，血去太过，兼之七情六郁，乍寒乍热，而为气血两虚之病。男女皆有，惟妇人血气为本尤甚。盖人之一身，血随气行。气一壅滞则血与气相并，或月事不调，心腹作痛，或月事将行，预先作痛，或月事已行，肚腹膜胀，或断经之后，月水常来，淋漓不止，或连腰胁，或引背脊，上下攻痛，呕吐不食。甚则手足搐搦，状类惊痫，积聚一块，而成癥瘕之症。渐渐嬴瘦，不但不孕，久而不治，定为虚劳之病矣。凡年老血虚之人，并皆治之。每服二钱，空心用温酒送下。（清太医院秘录医方配本）

调经丸

出处：

丸药配方档，散方；清太医院配方，妇科门；慈禧光绪医方选议，慈禧太后调经医方；

吉祥室，妇科产伤门；京师药行药目，妇科门。

组成：

当归_{四两} 熟地_{四两} 香附_{四两} 厚朴_{二两} 白芷_{二两} 川芎_{二两} 小茴香_{二两} 怀牛膝_{二两} 蕲艾_{二两} 元胡_{二两} 青皮_{二两} 三棱_{二两} 莪术_{二两} 枳壳_{二两} 砂仁_{二两} 陈皮_{一两} 甘草_{一两}

共研细末，炼蜜和丸。（丸药配方档）（清太医院配方）

咸丰 年四月三十日，懿嫔调经丸。

炙香附_{一两，童便} 苍术_{一两} 赤苓_{一两} 川芎_{三钱} 乌药_{一两} 黄柏_{三钱，酒炒} 泽兰_{一两} 黄柏_{三钱，酒} 丹皮_{八钱} 当归_{八钱}

共为细末，水叠为丸，绿豆大，每服二钱，白开水空心送服。（慈禧光绪医方选议）（散方）

主治：

凡妇女经候以如期为要，经调则百病不生；或先期而行；或过期而行，前后无准；或紫血成块，来而腹痛；或淡而血少，经闭不通；或崩漏不止，带下白淫，不怀孕育。此皆经候不调之症也。此药专主调经，久服种子。每服一二钱，空心用温黄酒送下，白开水亦可。戒气恼。（清太医院配方）

佛手开骨散

出处：

丸药配方档；清太医院配方，妇科门；清太医院秘录医方配本，妇女诸病门；吉祥室，妇科产伤门；京师药行药目，妇科门。

组成：

当归_{五钱} 川芎_{三钱} 血余_{三钱} 龟板_{一两}

共研细末。（丸药配方档）（清太医院配方）

当归_{六两} 川芎_{三两} 龟板_{十两} 血余_{二两}

共研细末。（清太医院秘录医方配本）

主治：

治妇人临产之时，交骨不开，生理不顺；或头胎未经生产者；或横逆体大；或产时恶露先行，胞漏血枯，胎涩横而不下，连日不生；或血胀胎衣难下，及子死腹中，产母闷乱，口唇紫黑。凡一切临产危急之症，服之无不立效。每服五钱，水煎兑黄酒少许，温暖服之。（清太医院配方）

凡妇女生育，乃安危所系，岂宜轻忽。皆因妊妇素日失宜，以致产育艰难，或因努力太早，交骨不开，以致横逆不下，或连日不生，必须顺胎，保全大人为主。此药专治妇人产育不顺，交骨不开，横逆不下，连日不生，子死腹中，及产后败血相冲，变症多端，急服此药，百发百中，真千金不易之良方也。每服一二钱，用煮东酒调下。（清太医院秘录医方配本）

妇科乌金丸

出处：

丸药配方档；清太医院配方，妇科门；清太医院秘录医方配本，妇女诸病门；吉祥室，妇科产伤门；京师药行药目，妇科门。

组成：

大黄_{五钱}　川芎_{五钱}　蕲艾_{五钱}　苍术_{五钱}　香附_{五钱}　白芍_{五钱}　三棱_{五钱}　红花_{五钱}　陈皮_{五钱}　莪术_{五钱}　寄奴_{五钱}　益母草_{五钱}　干姜_{五钱}　木香_{五钱}　砂仁_{五钱}　当归_{五钱}　肉桂_{五钱}　蒲黄_{五钱}　熟地_{五钱}　苏木_{二钱五分}

共研细末，炼蜜和丸，蜡壳封护。（丸药配方档）（清太医院配方）

血竭_{一两}　百草霜_{一两}　元胡_{一两}　男发灰_{一两}　当归_{一两}　肉桂_{一两}　蒲黄灰_{一两}　棕炭_{一两}　赤芍_{一两}　古墨_{一两}　鲤鱼鳞_{一两，烧灰}　麝香_{二钱}

蜜丸，重二钱，本色蜡皮。（清太医院秘录医方配本）

主治：

治妇人胎前产后诸般之症。临产服一丸，即能催生。并治产后诸症，久不生育，赤白带下，月水不调，难产，子死腹中，横生逆产，胎衣不下，产后失血，言语昏乱，神魂恍惚，或口干烦闷，痰如蝉声，潮热头痛，及小便不通，产后败血，如鸡肝，致两胁胀满，呕吐，虐疾，身如浮肿，半身不遂，角弓反张，骨节酸疼，产后血块疼痛，百病皆治。并男妇登高坠马，跌打损伤，皆用无灰黄酒送下。（清太医院配方）

凡妇女思虑太过，气恼相冲，变生多端，失于调理，元气未复，七情六欲所伤，而为气血两虚之证。今修此药，能温暖子宫，五心烦热，理脾养气，行气和血，调经收带，广育多男之圣药也。宜常服之，大有奇效。每服一丸，空心用温酒送下，白滚水亦可。（清太医院秘录医方配本）

观音普济丹

出处：

丸药配方档，药库丸散膏丹配方档；清太医院配方，妇科门；清太医院秘录医方配本，妇女诸病门；（观音救度普济丹）太医院秘藏膏丹丸散方剂卷三；京师药行药目，妇科门。

组成：

京墨_{一两}　没药_{一两}　百草霜_{一两}　天麻_{两五钱}　红花_{七钱}　当归_{七钱}

共研细末，黄酒江米糊和丸。（丸药配方档）（清太医院配方）

古墨_{一斤}　天麻_{斤半}　没药_{一斤}　野天麻_{一斤}　益母草_{一斤}　百草霜_{二斤}

共为细末，用寒食面二斤，打糊为丸，重五钱。（清太医院秘录医方配本）

明天麻　全当归　明没药　南红花　广木香　王不留　香墨　百草霜　飞罗面_{各一两}　藏红花_{一钱}

将墨打碎研细，用滚水浸泡，每日清晨将陈水泼去，换上新水，如此三次，胶性尽

去，墨皆澄清，届时听用，与前药面为丸。（太医院秘藏膏丹丸散方剂）

主治：

治妇人病症三十六种，及男子吐血之症。兹将药引开于后：

- 治女子经水不通，十四五岁行经之时，应忌生冷等物，不可忽略，恐成鬼胎；或三五个月一年恐成干血痨。用药一丸，引用山甲煎汤送下，必行经络，即效。
- 治妇人不能成孕，皆气血虚弱，月经不准，或多或少，经络虚空。先用药一丸，引用乳香当归煎汤送下；再三日用一丸；六日用一丸，经络必暖，较易受孕。
- 治妇人头胎生产最难。将产之先，即用一丸，引用当归煎汤送下，以保无恙，神效。
- 治子死腹中，皆因大人受伤，血气不能养子。用药一丸，引用榆树皮蝉蜕烧灰，白开水送下，即愈。
- 治妇人难产，皆因血瘀胞络，用药一丸，散其瘀血，则易生产；或逆产横生，依用前引即效。
- 产后胎衣不下，瘀血流入胞衣之内，所以难下。用药一丸，红花水一钱，煎汤送下，即愈。
- 产后口干，皆因产后气虚，心血未定。用前引送药一丸，即愈。
- 产后寒热不安，皆恶血流行，故此乍寒乍热。用药一丸，引用童便送下，即愈。
- 治产后遍身浮肿，皆瘀血流入经络。用药一丸，引用瞿麦萹蓄煎汤送下，即愈。
- 治产后不能言语，恶血未下者，用药一丸，引用童便送下。若再不好，引用黄酒再服一丸，即愈。
- 治产后肚脐疼痛，大小肠鸣下痢，皆水谷不化，昼夜疼痛，时行赤白。用药一丸，引用萝卜煎汤送下，或桃仁煎汤送下，立效。
- 治产后腰痛，浑身骨节疼，临产之时不能动转。用药一丸，引用铜戥子称砣烧红，入黄酒内送下，出汗即愈。
- 治产后大小便不通，因脾肝胃肠闭塞，此名血瘕之症。用药一丸，引用通草红花桑白皮煎汤送下，即愈。
- 治产后气血虚弱无力，不时浮肿出盗汗，脐下作痛。用药一丸，引用通草木通煎汤送下。
- 治产后心腹胀满，呕吐不止，皆气不通。用药一丸，引用半夏生姜煎汤送下。
- 治产后口眼歪斜，皆血不能归经络。用药一丸，引用桑白皮煎汤送下。
- 治产后咽喉肿痛，因恶血上攻，元气不能归心肺。用药一丸，引用桑白皮煎汤送下。
- 治产后遍身起疙瘩，因恶血流入腹内，肺肝脾胃不通。用药一丸，引用桑白皮煎汤送下。
- 治产后冒受寒热，勉强下床，又受气恼。用药一丸，引用炒黑豆一钱，温黄酒送下。
- 治产后大便下血不止，赤白带下，因月内食面、肉、生冷等物，气血虚弱，恶血下降。用药一丸，引用无灰酒送下。
- 治产后手足不遂，言语艰难，皆身受风寒，用药一丸，引用炒黑豆二三十粒，黄酒送下。

- 治产后小便不时下血，因吃生冷之物。用药一丸，引用黄酒送下。
- 治产后脐下阴痛，两腿作疼，吃下冷硬等物，寒气攻心，坐卧不安。用药一丸，引用老酒送下。
- 治产后寒战剉牙，因恶血流入经络，气血闭塞。用药一丸，引用童便送下。
- 治产后腹中臌胀，四肢寒冷，恶血入经络。用药一丸，引用赤苓煎汤送下。
- 治产后血脉不调，月经不通，皆恶血散行，因吃生冷，恶血成块，日久不散。用药一丸，引用红花煎汤送下。
- 治产后寒战吐痰血，时出盗汗，血凝胞络。用药一丸，引用桑白皮煎汤送下。
- 治产后心腹饱闷，肚内臌胀，渐加咳嗽，出汗如油。用药一丸，引用通草一钱，黄酒红花桑白皮煎汤送下。
- 治产后气血虚弱，吃生冷坚硬之物，冲犯恶血，散于四肢，口苦舌干。用药一丸，引用当归荆芥煎汤送下。
- 治产后心胀痛，皆恶血未定，吃坚硬之物。用药一丸，引用红花煎汤送下。打下恶物后，用茴香煎汤又送一丸，即愈。
- 治产后未满月之时，恐血气散行经络，须忌面食、生冷等物，恐成干血之症。用药一丸，引用红花煎汤送下，即愈。
- 治童子、男子痨吐血等病。用药一丸，引用童便、红花一钱，同入煎汤送下。若病重再服一丸，即愈。（清太医院配方）

此药专治男妇痰喘咳嗽，五劳七伤。妇女疳血劳伤，产后诸症。男子吐血，潮热等症，并皆治之。治妇人产后头眩疼痛不止，引用荆芥炭、白芷炭，老酒送下。治妇人气块血块，小腹疼痛，两胁胀满，血积瘀滞，月信不调，引用黑豆五分、苏术五分，煎水送下。治吐血咳血，痰中带血，便血溺血，四窍出血，引用犀角生地煎汤送下。治男妇遍身作痒，骨节生疮，无名肿毒，引用苦参一钱，银花一钱，老酒送下，神效。治童女女子经水不调，十四五岁行经之时，所忌生冷等物，不可忽略，恐成鬼胎，或三五个月一至，恐成干血痨。用药一丸，引用山甲煎汤送下即效，必行经络。治妇人不能成孕，皆内红虚弱，月经不准，或多或少，经络虚空。先用药一丸，引用乳香、当归，煎汤送下，再三日用一丸，六日用一丸。经络得暖，必受成孕为效。治妇人头胎，生产最难，将产之先，即用一丸，引用当归煎汤送下，以保无恙，神效。治子死腹中，皆因大人受伤，血气不能养子。用药一丸，引用榆树皮、蝉蜕烧灰，滚水送下，即下。治妇人难产，皆因血瘀胞络。用药一丸，散其瘀血，则易生产。或逆产横生，依用前引即效。产后胎衣不下，瘀血流入衣胞之内，所以难下。用药一丸，红花一钱，煎汤送下即下。治产后口干，腹内干渴，皆因产后气虚，心血未定。用前引送药一丸即愈。治产后寒热不宁，皆恶血流行，故此乍寒乍热。用药一丸，引童便送下即愈。治产后遍身浮肿，皆瘀血流入脾肺经络。用药一丸，引瞿麦、萹蓄，煎汤送下。产后不能言语。人有三毛七孔。恶血流入七孔之内，皆不能言语。用一丸，童便送下。若再不好，用黄酒送下一丸即愈。产后肚脐疼痛，大小肠鸣下痢，皆水谷不化，昼夜疼痛，时行赤白。用一丸，萝卜煎汤送下，或桃仁煎汤送下。产后腰痛，浑身骨节疼。临产之时，不能动转。用一丸，铜戥子称砣烧红入黄酒内送下，出汗即愈。产后大小便不通，因脾肝胃肠闭塞，此名血瘕之症。用一丸，通草红花桑白皮煎汤送下。产后气血虚弱无力，不时浮肿，出盗汗，脐下作疼。用一丸，通草、木通，煎汤送下。产后心腹胀满，呕吐不止，皆气不通。用一丸，半夏、生姜，煎汤送下。产后口眼歪斜，皆血不能归经络。用一丸，桑白皮汤下。产后咽喉肿痛，因恶血上攻，元气不能归心肺。用一丸，桑白皮煎汤送下。产后遍身起疙瘩，因恶血流入腹内，脾胃肺肝不通。用一丸，桑白皮汤送下。产后身受寒热，勉强下床，又受气恼。用一丸，炒黑豆一钱，淬黄酒送下。产后大便下血不止，赤白带下，因月内食面肉生冷等物，气血虚热，恶血下降。用一丸，无灰酒送下。产后手足不遂，言语艰难，皆身受风寒。用一丸，炒黑豆二三十粒，淬酒送下。产后小便不时下血，因吃了生冷之物，名为胎漏之症。用一丸，黄酒送下。产后脐下阴痛，两腿作疼，吃下冷硬等物，寒气攻心，坐卧不宁。用一丸，好酒下。产后寒战剉牙，因恶血流入经络。气血闭塞。用一丸，童便送下。产后腹中臌胀，四肢寒冷，恶血入经络。用一丸，赤芍汤下。产后血脉不调，月经不通，皆因恶血散行，皆吃下生冷，恶血生块，日久不散。用一丸，红花汤送下。产后寒战、吐痰、血时出、盗汗，血凝胎络。用一丸，桑白皮汤送下。产后心腹饱闷，肚内臌胀，渐加咳嗽，出汗如油。用一丸，通草一钱，黄酒红花桑白皮煎汤下。产后气血虚弱，吃下生冷坚硬之物，致犯恶血散于四肢，口苦舌干。用一丸，当归荆芥汤下。产后心胀疼，皆恶血未净，吃了坚硬之物。用一丸，红花汤下。打下恶物后，用茴香汤送下一丸即愈。产后务于当月未满之日，恐血气散行经络，须忌面食、生冷等物，恐成干血之症。用一丸，红花汤下。童子男子痨症吐血，或因劳苦吐血，并因色欲吐血，种种不等，用一丸，童便红花一钱，煎汤下。若病重，再服一丸。凡妇人生产之时，必须忌生冷、油腻、面食等物，古来药引不过黄酒童便送下。若在家中，常服白滚水送下亦可。
（清太医院秘录医方配本）

专治妇人病症三十六种，无不成验，并男子吐血之症。药引列后：

● 治童女、女子经水不通。十四五岁行经之时，所忌生冷等物不可多食。忽成鬼胎，或三五个月一年，恐成干血痨，用药一丸，引山甲煎汤送下即效，必行经络。

● 治妇人不能成孕，皆因红失虚弱，月经不准，或多或少，经络虚空。先用药一丸，引用乳香、当归，煎汤送下。歇三日用一丸。经络以成，必受孕矣。

● 治妇人头胎，生产最难。将产之先，即用一丸，引用当归煎汤送下，以保无患。

● 治子死腹中，皆因大人受伤，血气不能养子。用药一丸，引用榆树皮、蝉蜕烧灰，滚白水送下。

● 治妇人难产，皆因瘀血胞络。用药一丸，散其瘀血，则易生产。或逆产横生，依用前引即愈。

● 治产后胎衣不下，瘀血流入衣胞之内，所以难下。用药一丸，红花一钱，煎汤送下。

● 治产后口干，腹内下泻，皆因产后气虚，心血未定。用前引用药一丸。

● 治产后不一，皆恶血流行，故此乍寒乍热。用药一丸，引用童便送下。

● 治产后遍身浮肿，皆瘀血流入脾肺经络。用药一丸，引用白术、姜黄，煎汤送下。

- 治产后不能言语。人有三毛七孔，恶血流入七孔之内，皆不能言语。用药一丸，童便送下。若再不好，即时再用一丸即愈。
- 治产后肚脐疼痛，大小肠俱下痢，皆水急下化，昼夜疼痛，时行赤白。用药一丸，引用萝卜煎汤，或桃仁亦可。
- 治产后腰痛，遍身骨节疼，再产之时不能动。用药一丸，同戥子灰入黄酒内送下。
- 治产后大小便不通，脾、肝、肺、肠闭塞，此名血瘀之症。用药一丸，引通草、红花、桑皮，煎汤下。
- 治产后气血虚弱无力，不时浮肿，出汗盗汗，脐下作痛。用药一丸，引通草、木通汤下。
- 治产后心腹胀满，呕吐不止，皆气不通。用药一丸，引半夏、生姜，煎汤下。
- 治产后口眼歪斜，皆血不能归经络。用药一丸，引桑白皮，煎汤下。
- 治产后咽喉肿痛，因恶血上攻，元气不能上心肺。用药一丸，引桑白皮，煎汤下。
- 治产后身受寒热，勉强下床，又受气恼。用药一丸，引用黑豆一钱，用老酒送下。
- 治产后大便下血不止，赤白带下，气血虚弱，恶血下降。用药一丸，无灰酒送下。
- 治产后手足不遂，言语艰难，皆身受风寒。用药一丸，引用炒黑豆二三丸，用温酒送下。
- 治产后小便不时下血，因吃了生冷之物，名为胎漏之症。用药一丸，引崩中散送下，或黄酒亦可。
- 治产后下血，胎前作痛，吃了冷硬之物，寒气攻心，坐卧不宁。用药一丸，好酒送下。
- 治产后寒战剉牙，因恶血流入经络，气血闭塞。用药一丸，引童便送下。
- 治产后肚中臌胀，四肢寒冷，恶血流入经络。用药一丸，赤芍煎汤下。
- 治产后血脉不调，月经不通，皆恶血散行，吃下生冷，恶血成块，日久不散。用药一丸，引用红花，煎汤下。
- 治产后心腹虚闷，肚内臌胀，气喘咳嗽，出汗如油。用药一丸，引用通草、黄酒、红花、桑白皮，煎汤下。
- 治产后气血虚弱，吃了生冷坚硬之物，冲犯恶血，散于四肢，口苦舌干。用药一丸，引用当归、荆芥，煎汤下。
- 治产后心腹胀痛，皆恶血未定，吃了坚硬物。用药一丸，引红花，煎汤下。打下恶物后，用茴香煎汤，再吃一丸。
- 治产后务于当月未满之日，恐瘀血气散各经络，须忌面食、生冷等物，恐成干血之症。用药一丸，红花煎汤下。
- 治童子、男子痨症吐血，以及房劳、吐血，种种不等。用药一丸，引童便，红花一钱，同入煎汤下。若病重再服一丸。
- 治诸般杂症，无不神效。（太医院秘藏膏丹丸散方剂）

回生丹

出处：

丸药配方档，御药房丸散膏丹配方；清太医院配方，妇科门；清太医院秘录医方配本，妇女诸病门；太医院秘藏膏丹丸散方剂卷三；吉祥室，妇科产伤门；京师药行药目，妇科门。

组成：

大黄_{十六两}

用苏木三两、河水五碗煎汁；红花三两炒黄色，入黄酒一斤煎汁；黑豆煮汁二碗。先将大黄用醋三碗搅均，用文武火熬煎。次入三样汁搅开大黄，再熬成膏。兹将药开列于后：

当归_{五钱} 川芎_{五钱} 白芍_{五钱} 熟地_{五钱} 元胡_{五钱} 桃仁_{五钱} 蒲黄_{五钱} 牛膝_{五钱} 甘草_{五钱} 陈皮_{五钱} 木香_{五钱} 三棱_{五钱} 五灵脂_{五钱} 地榆_{五钱} 羌活_{五钱} 山萸肉_{五钱} 良姜_{四钱} 苍术_{四钱} 香附_{四钱} 乌药_{四钱} 人参_{二钱} 青皮_{二钱} 白术_{二钱} 木瓜_{二钱} 乳香_{一两} 没药_{一两} 茯苓_{一两}

共研细末，大黄膏和丸，蜡壳封护。（丸药配方档）（清太医院配方）

当归_{二两} 川芎_{一两五钱} 熟地_{二两} 茯苓_{二两} 炒蒲黄_{一两五钱} 乌药_{二两} 五灵脂_{一两} 牛膝_{一两} 陈皮_{一两} 木香_{一两} 元胡_{一两} 青皮_{一两} 地榆_{一两} 人参_{一两} 白术_{一两} 三棱_{一两} 良姜_{一两} 乳香_{三钱} 没药_{三钱} 白芍_{一两五钱} 香附_{一两五钱} 甘草_{一两} 苏木_{三两} 红花_{三两} 大黄_{三两}

黑豆一升，取汁熬膏，加蜜为丸，重一钱五分，本色蜡皮。（大内配方无没药、三棱、苏木、红花，有桃仁一两、羌活、萸肉、木瓜各五分。）（清太医院秘录医方配本）

大黄末_{一斤} 醋四两，红花酒_{四斤} 当归 川芎 熟地 白茯苓 人参 香附 元胡 乌药 桃仁 蒲黄 牛膝 白芍 陈皮 甘草 木香 地榆各_{一两} 乳香 灵脂 良姜 羌活 萸肉 青皮 白术 木瓜各_{五钱}

上为细末，合前大黄加炼蜜为丸，如弹子大，蜡皮封固。（太医院秘藏膏丹丸散方剂）

主治：

治妊妇劳役动胎，或胎漏不安，子宫虚寒，久不成胎，过期不产，日月虽满，动转无力；或致损坠，产时未至，恶露先下，胞络枯燥，致命难产；或逆痌闷乱，连日不产，子死腹中，腹上冰凉，口唇紫黑，出冷汗，恶露上攻，昏闷不省，喘促汗出，败血未尽，脐腹冷痛，寒热往来；或临产虚损，面黄体瘦，心怯盗汗，饮食不进，渐成劳瘵。临产常服，壮气养胎，易生顺产，滋阴养血，调和阴阳，密腠理，实脏腑。闺门宝鉴经论医方：治妊娠胎前产后，崩漏带下，室女经闭，月水不调，产后恶露不尽，胸腹饱闷疼痛；或腹中有块，恶寒发热；或两胁刺疼，恶心呕哕；或气怒伤肝，饱胀不思饮食；或眩晕不止，眼见黑花，寒热如疟；或大便干燥不通；或四肢肿满；或败血积热，心中烦躁，言语癫狂，如见神鬼，或败血入心，失音不语；或痢疾腹痛；或百节酸痛；或咳嗽，寒热往来；或产后儿枕疼痛；或子死腹中，横生逆产；或胎衣不下凝痛。凡产后瘀血积滞，脓血流入脏腑经络之中，变症多端，但用此药，百发百中，万无一失。每服一丸，用热黄酒顿化口服。

- 产后伤寒头疼，身热无汗，用葱、姜加麻黄三分煎汤，顿化服之。
- 产后伤风头疼，身热有汗，用葱、姜加桂枝三分煎汤，顿化服之。

• 产后无乳，加天花粉、当归尾、炒山甲、黄连各三分，入酒内滚热，用酒冲化一丸，不拘时服，令乳母将乳头揉千余转，其乳自出。（清太医院配方）

此丹专治妇人胎前产后，崩漏带下，一切疑难危急诸症，百发百中，万无一失，真有起死回生之功，故名曰回生丹。凡妊妇失宜，劳役动胎；或胎漏不安，子宫虚寒，久不成孕；或萎燥不长，过期不产，艰难虽满，动转无力；或致坠损，产时未致，恶露先行，胞络枯燥，临产艰难；或逆瘖闷乱，子死腹中，腹上冰冷，口唇紫黑，呕吐冷沫，恶露上攻，昏闷不省，喘促自汗，瘀血未尽，脐腹冷痛，寒热往来；或因产成劳，瘦弱面黄，心怯盗汗，饮食不进，渐成虚怯；或临产，酒化服一丸，壮气养胎，易生顺产，滋阴养血，调和阴阳，兼治室女经闭，月水不调。产后恶露不尽，胸腹饱闷，血块疼痛，恶寒发热，两胁刺痛，恶心呕哕；或怒气伤肝，胸膈饱胀，不思饮食；或眩晕不止，眼见黑花；或寒热如疟；或大便干燥；或四肢肿满；或败血极热，心中烦躁，言语癫狂，如见鬼神；或败血入心，失音不语；或痢疾腹痛；或百节酸痛；或喘急喘嗽，寒热往来；或儿枕疼痛，子死腹中，横生逆产；或胎衣不下，凝结疼痛。凡产后瘀血积滞，败血流入脏腑经络之中，变症多端，但用此药，无不神效。每服一丸，用黄酒顿化服。产后无乳，加天花粉、当归、炒山甲、王不留行煎汤服。常令乳母将乳头揉千余转，其乳自出。服药后慎起居，避风寒，调饮食，忌气恼，珍重调理，为至要也。（清太医院秘录医方配本）

夫妊妇失宜，或劳役动胎，漏血不安；或子宫虚寒，久不成孕；或萎燥不长，过期不生，日月虽满，转动无力；或致损坠，产时未至，恶露先下，胞络枯燥，致令临产连日不产；子死腹中，腹上冰冷，口唇紫黑，冷沫自出；恶露上攻，昏闷不省，喘促自汗；瘀血未尽，脐腹冷痛，寒热往来；或因虚劳，心怯盗汗，饮食不进，渐成劳瘵。临产常服，壮气养胎，易生顺产。凡产后瘀血积滞，败血流入脏腑，变症多端，但用此药无失。用热黄酒调化服。产后头痛身热有汗，用葱、姜、桂枝三分，煎汤化服。产后无乳，加花粉、归尾、山甲、黄连各三分，入酒内滚热化一丸服。（太医院秘藏膏丹丸散方剂）

加味逍遥散

出处：

丸药配方档；清太医院配方，妇科门；慈禧光绪医方选议，慈禧太后治肝病医方；京师药行药目，妇科门。

组成：

柴胡一钱　当归一钱　白术一钱　白芍一钱　甘草五分　煨姜三片　薄荷一分　茯苓一钱

共研细末。（丸药配方档）（清太医院配方）

光绪　年五月二十二日，上交加味逍遥散十服。

银州柴胡一钱　当归二钱　生白芍二钱　白术一钱　茯苓一钱　炙甘草五分　煨姜三片　薄荷一分　霜桑叶二钱

共研末，每服二钱，十服。鲜荷叶半张，煎汤冲服。（慈禧光绪医方选议）

主治：

治男妇血虚肝燥，骨蒸劳热，咳嗽潮热，往来寒热，口干便涩；并治妇人月经不调，胸膈膨满，四肢倦怠，赤白带下，饮食无味，气郁不舒，痰喘呕吐，嗳气吞酸，夜不成寐，盗汗恶寒诸症；及妇人产后诸虚百损，血少目暗，视物不明等病，并皆治之。每服二三钱，用淡姜汤送下，白开水亦可。（清太医院配方）

内补养荣丸

出处：

丸药配方档，京师药行丸散膏丹配方；清太医院配方，妇科门；清太医院秘录医方配本，妇女诸病门；吉祥室，妇科产伤门；京师药行药目，妇科门。

组成：

当归_{二两五钱}　山药_{二两五钱}　益母草_{二两五钱}　阿胶_{二两五钱}　黄芪_{二两五钱}　白术_{二两五钱}　蕲艾_{一两}　川芎_{一两}　砂仁_{一两}　熟地_{四两}　白芍_{一两五钱}　杜仲_{一两五钱}　甘草_{五钱}　香附_{四两}　陈皮_{二两}

共研细末，炼蜜和丸。（丸药配方档）（清太医院配方）

人参_{八两}　白术_{一斤}　黄芪_{一斤}　甘草_{四两}　肉桂_{四两}　当归_{一斤}　熟地_{一斤}　茯苓_{一斤}　远志_{八两}　白芍_{三两}　陈皮_{四两}

蜜丸，桐子大。（清太医院秘录医方配本）

主治：

治妇人诸虚不足，血海虚败，头目昏眩，面色萎黄，经候延期，赤白带下，腰痛耳鸣，四肢少力，子宫虚弱，不成孕育，及胎前产后诸虚百损之症，皆可服之。每服一二钱，空心用龙眼汤，或黄酒、白开水送下。（清太医院配方）

凡妇人诸虚百损，以致头目昏眩，面色萎黄，经后延期，子宫虚冷，故不成孕育。今制此丸，专治月经不调，腰酸耳鸣，四肢无力，赤白带下，血漏山崩，虚寒无子，胎前产后，血虚头疼，饮食无味，四肢浮肿，一切胎前产后之症，并皆治之。每服二三钱，空心龙眼汤或黄酒、白滚水任下。（清太医院秘录医方配本）

女金丹

出处：

丸药配方档；清太医院配方，妇科门；清太医院秘录医方配本，妇女诸病门；（妇科女金丹）吉祥室，妇科产伤门；京师药行药目，妇科门。

组成：

当归_{八两}　丹皮_{四两}　白芍_{四两}　白芷_{二两}　藁本_{二两}　赤石脂_{二两}　川芎_{二两}　元胡_{二两}　没药_{一两}　沉香_{一两}　白术_{三两}　人参_{一两五钱}　白薇_{一两五钱}　桂心_{五钱}　茯苓_{二两}　香附_{十两}

共研细末，炼蜜和丸。（丸药配方档）（清太医院配方）

人参_{一斤}　白芍_{一斤}　川芎_{一斤}　石脂_{一斤}　白薇_{一斤}　肉桂_{一斤}　丹皮_{一斤}　白芷_{一斤}　白术_{一斤}　茯苓_{一斤}　当归_{二斤}　没药_{八两}　甘草_{八两}　香附_{四两}　藁本_{八两}

蜜为丸，桐子大。（清太医院秘录医方配本）

主治：

此药调经养血，安胎顺气，不论胎前产后，月事参差，有余不足，诸虚百损，子宫虚冷，腰痛耳鸣，四肢酸困，积年气滞血凝，肚腹疼痛，手脚顽麻，崩漏带下，癥瘕聚块，干血劳伤，一切妇女百病，无不神效。每服一二钱，空心用黄酒送下，白开水亦可。久服种子有验，胎前产后各进二三十服，大有奇效。此方乃女科中之圣药也。（清太医院配方）

此药调经养血，安胎顺气，不论胎前产后，月事参差，有余不足，诸虚百损，子宫虚冷，腰痛耳鸣，四肢酸困，积年气凝血滞，肚腹疼痛，手脚顽麻，崩漏带下，癥瘕聚块，干血劳伤，一切妇女百病，无不神效。每服二三钱，空心用黄酒送下，白滚水亦可，久服种子有验。胎前产后各进二三十服，大有奇功。此方乃女科中圣药也。（清太医院秘录医方配本）

七制香附丸

出处：

丸药配方档，御药房丸散膏丹配方，京师药行丸散膏丹配方；清太医院配方，妇科门；清太医院秘录医方配本，妇女诸病门；太医院秘藏膏丹丸散方剂卷一；吉祥室，妇科产伤门；京师药行药目，妇科门。

组成：

香附_{七两}

用黄酒制一次，醋制一次，盐制一次，茴香制一次，龟板制一次，益智制一次，萝卜子制一次。

当归_{二两}　生地_{二两}　川芎_{一两五钱}　白芍_{五钱}

共研细末，水泛和丸。（丸药配方档）（清太医院配方）

香附十四斤，匀作七股，一股用川芎、元胡各十两，冷水浸；一股用柴胡、三棱各十两，高醋浸；一股用莪术二十两，童便浸；一股用红花二十两、乌梅二百个，盐水浸；一股用枳壳、苏木各十两，米泔水浸；一股用丹皮、蕲艾各十两，苡米泔水浸；一股用当归二十两，黄酒浸。上药浸务春三、夏二、秋五、冬七日，取出香附晒干，再用原药煮汁，加蜜为丸，桐子大。（清太医院秘录医方配本）

香附一斤　一、用无火酒一两六钱，浸一日，煮，焙干。二、用盐五钱化水，浸一日，煮，焙干。三、用生栀仁五两，同炒焦，去栀仁不用。四、用姜二两取汁，浸一日，煮，焙干。五、用红花五两煎汤，浸一日，煮，焙干。六、用陈醋二两，浸一日，煮，焙干。七、用用童便四两，浸一日，煮，焙干。

当归_{二两}　川芎_{二两}

以上二味，研细末，酒四两，打糊为丸，如绿豆大。（太医院秘藏膏丹丸散方剂）

主治：

专主调经，治妇女百病，疗经闭，赤白带下，补虚劳，延子嗣。大凡胎前产后，癥瘕积聚，气逆血块，肚腹疼痛；并妇人血气虚实，有余不足，变生诸症，无不治之。《本草》言：香附子，开郁顺气，消滞宽中，逐瘀调血。古评此药行中有补，补中兼消。今人七制，调和药性，不寒不热，有无穷之理，不测之功，妇女种子至要之药也。每服一钱，早晚各进一服，用温酒或白开水送下。（清太医院配方）

专主调经，治妇女百病，疼经经闭，崩漏带下，补虚劳，种子嗣、产育、小产诸病，胎前产后，癥瘕积聚，气逆血块，肚腹疼痛等症。凡妇人血气虚实，有余不足，变生诸症，无不治之。《本草》言：香附子，开郁顺气，消滞宽中，逐瘀调血，治妇女如仙方。评此药，行中有补，补中兼消。今人七制，调和药性，不寒不热，有无穷之理，不测之功，妇女科之要药也。每服二钱，早晚各进一服，用温黄酒送下，白滚水亦可。(清太医院秘录医方配本)

此药专治调经，治妇女百病，调经间治崩漏、带下、补虚、种子、嗣育、小产诸病，胎前产后，癥瘕积聚，气逆血块，肚腹疼痛等症。凡妇人气血虚实，有余不足，变生诸症，无不治之。《本草》言，香附子，开郁顺气，消滞宽中，逐瘀调血，治妇女如仙方。方评此药行中有补，补中并消。今人七制，调和药性，不寒不热，有无穷之理，不测之功，妇女科之要药也。每服二钱，早晚各进一服，温黄酒送下，白滚水亦可。(太医院秘藏膏丹丸散方剂)

千金保胎膏

出处：

丸药配方档，上用丸散膏丹配方簿；清太医院配方，妇科门；吉祥室，妇科产伤门。

组成：

桑寄生_一两　当归_一两　砂壳_一两　熟地_一两　白芍_一两　蕲艾_一两　蒲黄_一两　黄芪_一两　甘草_一两　川芎_一两　阿胶_一两　益母草_一两　条芩_一两

用香油四斤，熬药枯色去渣，入黄丹一斤八两，成膏。(丸药配方档)(清太医院配方)

主治：

治妊娠脾胃虚弱，气血不足，诸虚百损，子宫虚冷，腿腰酸痛，胁肋胀郁，面色萎黄，四肢浮肿，腹疼痛时常见血，三四月内血不能养胎，屡经小产；并经后失期，行经作痛，赤白带下，崩漏不止，气逆血块，白浊白淫，久不孕育者，皆可贴之。此膏保固本元，充实血海，温暖子宫，安胎种子，大有生生化育之功，永无坠堕之患。功效异常，不能尽述。每贴数日一换，贴丹田穴。(清太医院配方)

千金止带丸

出处：

丸药配方档；清太医院配方，妇科门；清太医院秘录医方配本，妇女诸病门；吉祥室，妇科产伤门；京师药行药目，妇科门。

组成：

人参_一两　肉桂_一两　蕲艾_一两　川芎_一两　龙骨_一两　山药_一两　赤石脂_二两　阿胶_二两　白术_二两　香附_二两　巴戟天_二两　当归_二两　牡蛎_二两　茯苓_二两　杜仲_二两　山萸肉_二两　椿根皮_二两　白芍_一两五钱　半夏_五钱　苍术_五钱　黄芪_一两五钱　川断_一两五钱　破故纸_一两五钱

共研细末，水泛和丸。(丸药配方档)(清太医院配方)

椿皮_四两　赤芍_二两　白芍_二两　良姜_二两　黄柏_二两　丹皮_三两　川断_四两　红花_二两　菖蒲_二两　当归_三两　香附_三两　赤苓_三两　艾叶_三两　石脂_三两　牡蛎_三两　杜仲_四两　山萸肉_三两

水法为小丸。（清太医院秘录医方配本）

主治：

治妇人气血不调，赤白带下，淋沥不止号；或如鱼脑，久致白淫，腥臭秽气，凝滞疼痛，胁胀腰酸，带下日久，气血两虚，头眩耳响，四肢倦怠，多睡少食，骨蒸潮热，肌肉消瘦，致成劳瘵。每服一钱，或一钱五分，空心用白开水送下。戒气恼、劳烦。（清太医院配方）

坤道之证，血海空虚，子宫受寒，致无孕育，断续不产，屡经胎坠，上热下冷，百病滋生，元气渐伤，月水自然不对，腰肚胀疼，日久变成赤白带下；或如米泔、豆汁、鱼脑，血块淋漓不止；或血漏山崩；或产后失调，路厕太早，久坐湿地，凉风透入，月水正行，过食生冷，伤动胞络，阴阳不和，上焦阳虚壅燥，下部邪冷结伏，致使胎孕不成，饮食减少，下部如冰，脚膝疼痛，举动少力，并皆服之。此药大补血气，健脾养胃，温暖子宫，清热除湿，有调经收带之妙，毓麟种子之功。每服二钱，早晚二服，温酒、醋汤任下。（清太医院秘录医方配本）

胜金丹

出处：

丸药配方档，御药房丸散膏丹配方；清太医院配方，妇科门；清太医院秘录医方配本，妇女诸病门；太医院秘藏膏丹丸散方剂卷一；（调荣胜金丹）吉祥室，妇科产伤门；京师药行药目，妇科门。

组成：

熟地四两　白芍四两　当归四两　蕲艾四两　香附四两　赤石脂四两　白芷四两　白薇四两　川芎四两　元胡三两　甘草三两　没药二两　藁本二两　肉桂一两五钱　白术六两

共研细末，炼蜜和丸。（丸药配方档）（清太医院配方）

白薇二两　桂心二两　元胡四两　香附六两　丹参二两　当归八两　白芍六两　川芎二两　茯苓四两　生地六两　白术六两　川断六两　人参六两　炙甘草二两　藁本二两

蜜为丸，重三钱。又名调荣胜金丹。（清太医院秘录医方配本）

香附一斤，分七份，酒浸七日　甘草七钱五分　赤芍一两五钱　白芍一两五钱　川芎　当归　白芷各一两五钱　熟地四两五钱　白薇四两　藁本三两　茯苓　丹皮　牛膝各二两五钱　桂心三两五钱

上十四味，俱用好酒浸七日，晒干为末，听用。每料用酒醋各一斤。

赤石脂二两　白石脂二两

此二味用醋浸三日，火煅，淬七次，晒干为末，入前药内。

乳香　没药各一两　朱砂　琥珀各五分

上四味，用好黄酒二两研成膏，入前药内，加蜜为丸，如桐子大。（太医院秘藏膏丹丸散方剂）

主治：

治妇人月水不调；或过期不来；或崩漏不止，下焦虚冷，久无子嗣；或血癖气滞，不时作痛，四肢浮肿，呕逆恶心，虚烦劳倦，面色萎黄，赤白带下；或如烂肉，盗汗不止，血痨虚劳，骨蒸潮热，积年血风，手脚麻木，半身不遂，及室女虚损劳弱，经脉不调，皆

宜服之。每服二丸，空心用温酒化下，白开水亦可。（清太医院配方）

专治妇人月水不调；或过期不来；或崩漏不止，下焦虚冷，久无子嗣；或血癖气滞，不时作痛，四肢浮肿，呕逆恶心，虚烦劳倦，面色萎黄，赤白带下，盗汗不止，血痨虚劳，骨蒸潮热，积年血风，脚手麻木，半身不遂，及室女虚损劳弱，经脉不调，并宜服之。每服二丸，空心用温酒化下，白滚水亦可。（清太医院秘录医方配本）

此药专治妇人月水不调；或过期不来；或崩漏不止，下焦虚冷，久无子嗣，或血癖气滞，不时作痛，四肢浮肿，呕吐恶心，虚烦劳倦，面色萎黄，赤白带下；或如烂肉，盗汗不止，血痨虚劳，骨蒸潮热，积年血风，脚手麻木，半身不遂，及室女虚伤劳弱，经脉不调，并宜服之。每服二丸，空心温酒送下，滚水亦可。（太医院秘藏膏丹丸散方剂）

十珍香附丸

出处：

丸药配方档，药库丸散膏丹配方档，京师药行丸散膏丹配方；清太医院配方，妇科门；清太医院秘录医方配本，妇女诸病门；吉祥室，妇科产伤门；京师药行药目，妇科门。

组成：

人参_二两_　茯苓_二两_　枣仁_二两_　阿胶_二两_　陈皮_二两_　山萸肉_二两_　酒芩_四两_　生地_四两_　熟地_四两_
当归_四两_　白芍_四两_　川芎_三两_　甘草_五钱_　砂仁_一两五钱_　天门冬_一两五钱_　元胡_一两五钱_　条芩_二两五钱_
益母草_四两_

用香附十四两，酒、醋、盐、童便、茴香、萝卜子、益智制，加蕲艾四两炒，共研细末，水泛和丸。（丸药配方档）（清太医院配方）

香附_四斤_　当归_一斤_　白芍_一斤_　熟地_十二两_　山萸肉_一斤_　杜仲_一斤_　丹参_一斤_　茯苓_一斤_　蕲艾_一斤_
阿胶_一斤_

酒打为小丸。（清太医院秘录医方配本）

主治：

治妇人血虚有热，气郁不舒，心神恍惚，经脉短少，耳鸣腰痛，夜卧不安，子宫虚冷，不受孕育；或受而不安，屡经坠落，以致肝经亏损，月水不调，胁肋胀满，小腹疼痛，肌肉消瘦，饮食不甜，头目眩晕，四肢困倦。以上诸症，悉皆治之。此药专能调经养血，安胎种子，益心神，扶脾气，补虚羸，滋血脉，以及胎前产后一切不足之症。久久服之，大有奇效。每服一钱，早晚用白开水送下。戒劳碌、气恼，忌食生冷、油腻等物。（清太医院配方）

专治妇女血虚有热，气郁不舒，心神恍惚，经脉短少，耳鸣腰痛，夜卧不宁，子宫虚冷，不受孕育；或受而不安，累经坠落，以致肝经亏损，月水不调，胁肋胀满，小腹疼痛，肌肉消瘦，饮食不甜，头目眩晕，四肢困倦。以上诸症，悉皆治之。此药专能调经养血，安胎种子，扶脾气，补虚羸，滋血脉，以及胎前产后一切不足之症。久久服之，大有奇效。每服二钱，早晚用白滚水送下，忌劳碌、气恼、生冷、油腻等物。（清太医院秘录医方配本）

四制香附丸

出处：

丸药配方档；清太医院配方，妇科门；清太医院秘录医方配本，妇女诸病门；京师药行药目，妇科门。

组成：

香附一斤

用黄酒、盐水、童便、陈醋各四两炒。

当归八两　生地六两　酒芍六两　蕲艾三两　丹皮三两　条芩三两　元胡二两　丹参二两　白薇二两　泽泻二两　青皮二两　砂仁二两　川芎四两

共研细末，水泛和丸。（丸药配方档）（清太医院配方）

香附一斤，分作四股，盐水、高醋、童便、老酒各浸三日，焙炒　当归四两　川芎四两　熟地四两　白芍四两　白术一两　陈皮二两　泽兰二两　炙甘草一两　酒黄柏一两

酒打为小丸。（清太医院秘录医方配本）

主治：

治妇人经脉不调，崩漏带下，经闭不通，气块血块，小便疼痛，胁肋胀满，胸膈阻塞，呕吐恶心，并皆治之。此药安胎种子，滋血脉，补虚损，健脾胃，进饮食，止呕吐，消胀满，除骨蒸，开郁结，利胸膈，止咳嗽，化痰涎，及胎前产后诸症，皆可服之。每服一钱，冬月用黄酒送下，白井水亦可。（清太医院配方）

治妇女忧思忿怒，郁结不舒，饮食形寒，触犯血海，以致天癸延期，经行腹痛，两胁臌胀，头晕恶心，不能饮食。每服三钱，用淡醋、老酒任下。（清太医院秘录医方配本）

四制益母丸

出处：

丸药配方档；清太医院配方，妇科门；京师药行药目，妇科门。

组成：

益母草四两　川芎一两　当归一两　白芍一两　生地一两　白术一两　茯苓一两　甘草一两　香附一两　人参五钱

共研细末，炼蜜和丸，蜡壳封护。（丸药配方档）（清太医院配方）

主治：

- 胎动不安，下血不止，用当归汤送下。
- 生产前后，先用一丸，安魂定魄，诸病不生。
- 横生逆产，胎衣不下，心腹刺痛，用炒盐汤送下。
- 中风牙关紧急，失音不语，用童便老酒送下。
- 不思饮食，骨节疼痛，用米汤送下。
- 眼目昏暗，头痛口渴，如见鬼神，狂言不省，用薄荷汤送下，老酒亦可。
- 心内闷热，结成血块；或余血不散，腹中刺痛；或发寒热；或满月血气不通，咳嗽痰喘，四肢无力，大小便不通，俱用老酒送下。

- 痢疾并血崩，用糯米汤送下。
- 赤白带下，用艾叶汤送下。（清太医院配方）

胎产金丹

出处：

丸药配方档，御药房丸散膏丹配方；清太医院配方，妇科门；清太医院秘录医方配本，妇女诸病门；太医院秘藏膏丹丸散方剂卷三；吉祥室，妇科产伤门；京师药行药目，妇科门。

组成：

益母草三钱　蕲艾三钱　白术三钱　白薇三钱　川芎三钱　生地三钱　青蒿三钱　当归三钱　丹皮三钱　赤石脂三钱　香附五钱　人参三钱　没药一钱　沉香一钱　鳖甲八分　五味子三钱　甘草三钱　黄柏四两，制

共研细末，炼蜜和丸，朱砂为衣，蜡壳封护。（丸药配方档）（清太医院配方）

当归二两，酒洗　茯苓二两　人参二两　白术二两，土炒　生地四两，酒煮　白薇二两　元胡二两　桂心二两五钱　蕲艾二两　藁本二两　赤石脂二两　甘草一两五钱　川芎二两　丹皮二两　沉香五钱　益母草二两　鳖甲四两　五味子二两　香附四两　河车一具

蜜为丸，重一钱五分，金衣蜡皮。（内方有没药，无人参，黄柏炭四两。）（清太医院秘录医方配本）

当归一两，酒洗　茯苓一两　白术一两，土炒　生地一两，酒煮　白薇一两　元胡一两　桂心六钱　蕲艾一两　藁本一两　沉香三钱　甘草一两，炒　赤石脂一两　川芎一两　丹皮一两　没药六钱　鳖甲一两　益母草一两　香附二两　五味子五钱

上药共合一处，将紫河车一具，放长流水浸三日。取出入铅球内，入白酒二斤，清水一碗，灌满，以蜡封球口严密。外用炒锅盛水，将球悬于煤火，煮二日，两边为度。取出紫河车，黄白共汁，俱捣群药内，拌匀晒干，研极细末，炼蜜为丸。每丸重二钱，朱砂为衣。（太医院秘藏膏丹丸散方剂）

主治：

治胎前产后一切疑难危急诸症，百发百中，真有起死回生之功，虽千金不易，故名胎产金丹。每服一丸，随症调引。

- 临产，米汤化服一丸，助精神，壮气力，易于分娩。
- 产后，用童便煮黄酒化服一丸，神清体健，无血晕闷乱之患。
- 行经后，当归汤化服三五丸，自然受孕安稳。
- 怀孕之后，每月用白术条芩汤服三五丸，其胎坚固苗长。
- 屡经小产，不受孕育，当归熟地汤化服三五丸，永无坠损之患。
- 胎动不安，白莲花瓣汤化服。
- 劳役虚损，小黄米汤化服。
- 胎漏下血，藕节棕炭汤化服。
- 妊娠脾胃虚弱，中气不足，人参汤化服。
- 妊娠赤带，红鸡冠花煎汤化服；白带，用白鸡冠花汤化服。
- 妊娠腹痛胀满，木香磨水化服。

- 妊娠腰腿酸痛，桑寄生汤化服。
- 产后儿枕痛，用山楂煎黄酒黑糖汤化服。
- 横生逆产，并子死腹中，当归川芎汤化服。
- 胞衣不下，红花益母草汤化服。
- 头胎交骨不开，龟板汤化服。
- 产后乳汁不行，老酒当归山甲汤化服。
- 妊娠转胞，小便不通，琥珀磨水化服。
- 妊娠四肢浮肿，桑皮汤化服。
- 妊娠子胀，香附大腹皮汤化服。
- 妊娠子痫抽搐，钩藤汤化服。
- 其余经脉不调，月事参差，有余不足，诸虚百损，癥瘕积聚，干血劳伤，子宫虚冷，血海枯干，一切妇女百病，俱用煮黄酒化服。服药后慎起居，节饮食，避风寒，戒气恼，谨慎调理，为至要也。（清太医院配方）

此丹本异人传授，专治胎前产后一切疑难危急诸症，百发百中，真有起死回生之功，虽千金不易，故名胎产金丹。每服一丸，按症调引。治临产之前，米汤化服一丸，助精神，壮气力，易于分娩。产后，童便老酒化服一丸，神清体健，无血晕闷乱之患。行经后，当归汤化服三五丸，自然受孕安稳。怀孕之后，每月用焦白术条芩汤化服二三丸，其胎坚固苗长。屡经小产，不受孕育，当归熟地汤化服二三丸，永无坠堕之患。胎动不安，白莲花瓣汤化服。劳役坠损，小黄米汤化服。胎露下血，藕节棕炭汤化服。妊娠脾胃虚弱，中气不足，人参煎汤化服。妊娠腹痛胀满，木香磨水化服。妊娠腰腿酸痛，桑寄生汤化服。产后儿枕痛，用山楂老酒黑糖汤化服。横生逆产，子死腹中，当归川芎汤化服。产后乳汁不行，老酒当归山甲汤化服。胞衣不下，红花益母草汤化服。头胎交骨不开，龟板汤化服。妊娠转胞，小便不通，琥珀磨水化服。妊娠四肢浮肿，桑皮汤化服。妊娠子胀，香附大腹皮汤化服。妊娠子痫抽痛，钩藤汤化服。其余经脉不调，月事参差，诸虚百损，癥瘕积块，干血劳伤，子宫虚冷，血海枯竭，一切妇女百损病症，俱用老酒化服。服药后节饮食，避风寒，戒气恼，谨慎调理，为至要也。（清太医院秘录医方配本）

专治胎前产后一切危急诸症。

- 每服一丸，临产之前米汤化服一丸，助精神，壮气力，易于分娩。
- 治产后，童便、老酒化服一丸，神清体健，无血晕闷乱之患。
- 行经后，当归汤化服二三丸，自然受孕安稳。
- 怀孕之后，用焦白术、条芩汤化服二三丸，能安胎。
- 屡经小产，不受孕育，当归熟地汤化服二三丸，永无坠胎之患。
- 胎动不安，白莲瓣化服一丸。
- 劳役坠损，小米汤化服一丸。
- 胎漏下血，藕节棕炭汤化服一丸。
- 妊娠脾胃虚弱，中气不足，人参煎汤化服一丸。
- 妊娠腹痛胀满，木香磨水化服一丸。
- 妊娠腰腿酸痛，桑寄生汤化服一丸。
- 产后儿枕痛，用山楂、好酒、黑糖化服一丸。

- 横生逆产，子死腹中，当归川芎汤化服一丸。
- 产后乳汁不行，老酒当归山甲汤化服一丸。
- 胞衣不下，红花益母草汤化服一丸。
- 初产交骨不开，龟板汤化服。
- 妊娠转胞，小便不通，琥珀磨水化服。
- 妊娠子痫抽痛，钩藤汤化服。
- 其余经脉不调，月事参差，有余不足，诸虚百损，癥瘕积块，干血劳伤，子宫虚冷，血海枯竭，一切妇女百损病症，俱用老酒化服。用药后节饮食，宜避风寒、气恼，谨慎调理。（太医院秘藏膏丹丸散方剂）

通经甘露丸

出处：

丸药配方档；清太医院配方，妇科门；清太医院秘录医方配本，妇女诸病门；慈禧光绪医方选议，慈禧太后调经医方；吉祥室，妇科产伤门；京师药行药目，妇科门。

组成：

大黄_{六两} 红花_{六两} 当归_{三两} 木香_{一两五钱} 百草霜_{七钱五分}

将大黄用酒煮烂捣成膏，再入黄酒煮三四次后晒干，共研细末，枣糊和丸。（丸药配方档）（清太医院配方）

当归_{八两} 丹皮_{四两} 枳壳_{二两} 红花_{二两} 陈皮_{二两} 灵脂_{三两} 砂仁_{一两} 熟地_{四两} 元胡_{四两} 熟军_{一斤} 赤芍_{三两} 青皮_{三两} 香附_{半斤} 生地_{四两} 炮姜_{二两} 桂心_{二两} 甘草_{二两} 莪术_{八两} 三棱_{八两}

用高醋二斤，煮苏木四两，取汁为小丸。（清太医院秘录医方配本）

光绪□年□月□日，通经甘露丸。

当归_{八两} 丹皮_{四两} 枳壳_{二两} 陈皮_{二两} 灵脂_{三两} 砂仁_{二两} 熟地_{四两} 生地_{四两} 炙延胡索_{四两} 熟军_{八两} 赤芍_{三两} 青皮_{三两} 炙香附_{一斤半} 炮姜_{二钱} 桂心_{二两} 三棱_{八两} 莪术_{八两} 甘草_{二两} 藏红花_{二两}

醋三斤，煮苏木四两取汁，泛为小丸。（慈禧光绪医方选议）

主治：

治妇人经血不通，气块血块，凝积不行，肚腹疼痛，两胁胀满，及崩漏肠风，赤白带下，血风五淋，产后积血，瘀滞疼痛，癥瘕诸疾，并骨蒸劳热等症。每服六、七、八分或一钱，量病轻重加减用之，空心用温黄酒送下，戒气恼、劳碌。（清太医院配方）

治妇人经血不通，气块血块，凝积不散，小腹疼痛，两胁胀满，及崩漏肠风，赤白带下，血风五淋，产后积血，瘀滞疼痛，癥瘕诸疾，并骨蒸劳热等症。夫妇阴血阳精不交成疾，并治神效。每服六、七、八分或一钱，量病轻重加减用之，空心用温黄酒送下，忌气恼等事。（清太医院秘录医方配本）

下乳涌泉散

出处：

丸药配方档；清太医院配方，妇科门；清太医院秘录医方配本，妇女诸病门；吉祥室，妇科产伤门；京师药行药目，妇科门。

组成：

当归一两　川芎一两　花粉一两　白芍一两　生地一两　柴胡一两　青皮五钱　漏芦五钱　桔梗五钱　木通五钱　白芷五钱　通草五钱　山甲一两五钱　王不留行三两　甘草二钱五分

共研细末。（丸药配方档）（清太医院配方）

当归三两　川芎二两　生地二两　白芍二两　花粉二两　茯苓二两　甘草一两　王不留行四两　漏芦二两　通草二两　麦冬二两　山甲二两

共研细末。（清太医院秘录医方配本）

主治：

妇人乳汁乃血气所化，下为月水，上为乳汁。凡产妇乳汁不行者，其病有二种，有血气壅盛气滞不通行者，有气血虚弱经络闭塞不通行者，或乳少不足用者，或全然不见行者，并用此药。每服二三钱，临卧用暖黄酒调服。戒气恼，忌椒、姜、辛辣等物。常用猪蹄、鲫鱼等汤，或食芝麻、核桃之类。早晚用木梳刮乳房二三十遍，无不神效。（清太医院配方）

妇人乳汁乃血气所化，下为月水，上为乳汁。凡产妇乳汁不行者，其病有二种，有血气壅盛气滞不通行者，有气血虚弱经络闭塞不通行者，或乳少不足用者，或全然不见行者，并用此药。每服二三钱，临睡用暖黄酒调服。忌气恼、椒、姜辛辣之物。常用猪蹄、鲫鱼等汤，或食芝麻、核桃之类。早晚用木梳刮乳房二三十遍。此皆外施之良方，无不神效。（清太医院秘录医方配本）

逍遥丸

出处：

散方，京师药行配本，京师药行丸散膏丹配方。

组成及主治：

（道光朝）二十一日，赵士林请得彤贵人脉息和缓。诸症俱好。惟肝阴素亏，胃气稍软。今照原方益阴和胃饮加半夏曲三钱，仍服一贴，另配逍遥丸常服调理。

逍遥丸一料得六十丸。

醋柴胡五钱　当归一两　焦白芍一两　香附五钱，制　大生地一两，炒焦　于术五钱，土炒　赤苓块一两　鸡内金五钱，土焙　辽沙参六钱　小枳实五钱，炒　青皮五钱，炒　焦三仙各三钱　黄连五钱　益母草五钱

共为细末，炼蜜为丸，重三钱，早晚每服一丸，淡姜汤送下。

附方：加味逍遥丸

出处：

丸药配方档；清太医院配方，妇科门；清太医院秘录医方配本，痰喘咳嗽门；吉祥室，妇科产伤门；京师药行药目，妇科门。

组成：

柴胡_钱 当归_钱 白芍_钱 白术_钱 茯苓_钱 甘草_五分 煨姜_三斤 薄荷_一分

共研细末，水泛和丸。（丸药配方档）（清太医院配方）

柴胡 当归 酒芍 丹皮 白术 茯苓 山栀各_一两 甘草_五钱

煨姜，薄荷各五钱，煎汤代水，泛为小丸。（清太医院秘录医方配本）

主治：

治男妇血虚肝燥，骨蒸劳热，咳嗽潮热，寒热往来，口干便涩；并治妇人月经不调，胸膈膨满，四肢倦怠，赤白带下，饮食无味，气郁不舒，痰喘呕吐，嗳气吞酸，夜不成寐，盗汗恶寒诸病；及妇人产后诸虚百损，血少目暗，视物不明等病，并皆治之。每服二三钱，用淡姜汤送下，白开水亦可。（清太医院配方）

此药治妇人思虑太过，气郁血虚，五心烦热，口燥烟干，头目昏重，心忪颊赤，发热盗汗，及月水不调，脐腹胀疼，寒热如疟。兼治男子气郁血虚，肝脾不和等症。每服三钱。（清太医院秘录医方配本）

养血安胎丸

出处：

丸药配方档；清太医院配方，妇科门；清太医院秘录医方配本，妇女诸病门；吉祥室，妇科产伤门；京师药行药目，妇科门。

组成：

熟地_四两 白术_四两 杜仲_四两 壳砂_一两 陈皮_一两 川芎_一两 川续断_一两 条芩_二两 香附_二两 阿胶_二两 益母草_二两 当归_二两

共研细末，水泛和丸。（丸药配方档）（清太医院配方）

人参_三两 白术_八两 条芩_二两 杜仲_三两 当归_四两 川续断_三两 熟地_二两 陈皮_二两 香附_二两 白芍_二两 紫苏子_一两六钱

蜜丸，桐子大。（清太医院秘录医方配本）

主治：

治孕妇脾胃虚弱，血不充实，以致腰酸腹胀，时常见血，四肢无力，饮食少思，足腿浮肿，大便不调，赤白带下；或素性有热，常生虚火，三四月内每每小产。每服一二钱，早晚用白开水送下。不惟胎孕稳固，更能自消胎毒。他日痘疹清疏，母子均受其益。（清太医院配方）

治孕妇脾胃虚弱，血不充实，以致腰酸腹胀，时常见血，四肢无力，饮食少思，足膝浮肿，大便不调，赤白带下；或素性有热，常生虚火，三四月内每每小产。每服一二钱，早晚用白滚水送下。不惟胎孕稳固，更能内消胎毒。他日痘疹稀疏，母子咸受其宜。（清太医院秘录医方配本）

益母草膏

出处:

丸药配方档;清太医院配方,妇科门;清太医院秘录医方配本,妇女诸病门;吉祥室,妇科产伤门;京师药行药目,妇科门。

组成:

益母草八十两　生地二两　白芍一两五钱　当归二两　川芎一两五钱

用水煎透,炼蜜收膏。(丸药配方档)(清太医院配方)

益母草不拘多少,每草十斤,除去粗梗,用嫩者。熬至净汁一斤,加白蜜收之。(清太医院秘录医方配本)

主治:

此药顺气和血,养肝益心,安魂定魄,调经种子,胎漏产难,胎衣不下,血晕、血风、血漏,崩中漏下,尿血泻血,治妇女产后诸疾,悉皆治之。每服二三茶匙,和暖黄酒调,早晚各进一服。又治折伤内损,有瘀血,每遇天阴则痛。(清太医院配方)

此草一名贞蔚,一名野天麻,其功专于妇人,及明目益精,故有益母之称。其性微辛苦寒,入手足厥阴,消水行血。去瘀生新,为经产良药。今制为膏,专治胎前产后,一切血证,活血破血,调经解毒,漏胎产难,胎衣不下,血晕血风,崩中漏下,折伤肉损等症,并皆治之。每服三钱,用空心黄酒送下,或白水亦可。(清太医院秘录医方配本)

益母丸

出处:

丸药配方档,御药房丸散膏丹配方,散方;清太医院配方,妇科门;太医院秘藏膏丹丸散方剂卷三;京师药行药目,妇科门。

组成:

(嘉庆朝)七月二十五日,二福晋益母丸一零。

益母草八两　当归四两　生地四两,炒　川芎二两　白芍二两　香附二两　茯神一两　缩砂一两　黄芩一两　丹皮一两　元胡一两　阿胶一两　木香五钱　干姜五钱　琥珀五钱

共末,蜜丸,每丸重二钱。(散方)

当归三两　茯苓三两　阿胶三两　川断三两　杜仲三两　陈皮二两　川芎二两　益母草四两　白术六两　蕲艾一两五钱　砂仁七钱二分　熟地六两　香附三两

共研细末,炼蜜和丸。(丸药配方档)(清太医院配方)

益母草一斤分四分,每分用老酒、盐水、醋、童便制　琥珀　干姜　木香各一两　人参　砂仁　延胡索　黄芩　阿胶蛤粉炒　白茯神　丹皮各二两,酒洗　香附童便炙　白芍　川芎各四两　当归　生地各八两,酒炙

共为细末,炼蜜为丸,重二钱,蜡皮封同。(太医院秘藏膏丹丸散方剂)

主治:

治产后头晕眼黑,腰痛耳鸣,败血过多;或恶露不行,脐腹疼痛;或荣卫虚损,过食生冷,停滞不化;或中风伤寒,头疼口苦,遍身拘痛;及七情相感,以致发热恶寒,自汗

口干，心烦喘满，两胁胀闷，饮食少进，并皆治之。每服一二丸，用温酒化下，淡姜汤亦可。此药大能益气活血，产后诸般杂症，甚有奇效。（清太医院配方）

专治产后头晕眼黑，腰痛耳鸣，败血过多，或恶露不行，脐腹疼痛；或荣卫虚损，过食生冷，停滞不化；或中风伤寒，头疼口苦，遍身拘痛；及七情相感，以致发热恶寒，自汗口干，心烦喘嗽，两胁胀闷，饮食少进，并皆治之。每服一丸，温酒化服，或淡姜汤亦可。此药大能益气活血，治产后诸般难症。（太医院秘藏膏丹丸散方剂）

益仙救苦金丹

出处：

丸药配方档；清太医院配方，杂治门；京师药行药目，妇科门。

组成：

元胡_{二两}　山药_{二两}　赤石脂_{二两}　川芎_{二两}　丹皮_{二两}　熟地_{二两}　黄芪_{二两}　白芷_{二两}　白薇_{二两}　白芍_{二两}　白术_{二两}　甘草_{二两}　茯苓_{二两}　没药_{二两}　当归_{二两}　黄柏_{二两}　鹿角_{五钱}　阿胶_{五钱}　红花_{三钱}　砂仁_{三钱}　茴香_{三钱}　锁阳_{三钱}　益母草_{四两}　黄芩_{二两}

共研细末，炼蜜和丸。（丸药配方档）（清太医院配方）

主治：

夫保生之道，以导养气血为先。气血者一身之精脉，气为血之帅，血为气之佐。气不统血则血亏，血不辅气则气弱。所以男子重益气，而需要养血；女子主养血，而先在理气。气血贯通，精脉周洽，而后百病不生也。凡少年妇人气虚血衰，经水不调，先期后期，行经作痛，数月不见，疑似经闭，赤白带下，崩漏不时，产后恶露不尽，积年气滞血凝，癥瘕痞块，肚腹隐痛，头晕耳鸣，四肢浮肿，肝郁不舒，不思饮食，自汗盗汗，骨蒸潮热，误作痨症治之，便不可救；或二十余岁，经尚未通，五十余岁，经血尚行；或肝虚阴挺，子宫虚寒，久不受孕，孕辄滑胎，小产生子先天不足，育而不活，皆因气血不充之故。此药专主固气养血，调阴补阳，既能通经保胎，兼能消除癥瘕。滑胎者，服三五十丸，保其永不小产；再服三五十丸，即可妊娠生子。攻守两全，真妇科中万全之剂。又无论男妇老少，气血两亏，思虑伤神，怔忡健忘，脾胃不和，饮食不化，真火渐衰，下部虚寒，喘嗽伤气，气虚下陷，以及阴虚失血等症，并皆治之。服药后，房欲不可过度，戒思虑、忧恼、劳乏，忌食生冷、厚味、油腻等物。每日早晚各服一丸，白开水送下，老酒尤妙。（清太医院配方）

滋阴至宝丸

出处：

丸药配方档；清太医院配方，妇科门；清太医院秘录医方配本，妇女诸病门；（济阴至宝丸）吉祥室，妇科产伤门；（滋阴至宝丹）京师药行药目，妇科门。

组成：

茯苓_{六两}　浙贝_{六两}　柴胡_{三两}　甘草_{二两}　地骨皮_{二两}　知母_{四两}　香附_{四两}　麦冬_{四两}　陈皮_{四两}　当归_{八两}　白术_{八两}　白芍_{六两}

共研细末，水泛和丸。（丸药配方档）（清太医院配方）

当归_{四两}　白芍_{四两}　柴胡_{二两}　知母_{四两}　生地_{六两}　白术_{四两}　骨皮_{四两}　香附_{四两}　麦芽_{三两}
贝母_{四两}　陈皮_{二两}　薄荷_{二两}　甘草_{二两}

蜜为丸，桐子大。（清太医院秘录医方配本）

主治：

治妇人诸虚百损，五劳七伤，经脉不调，肢体羸瘦。此药专调经水，滋血脉，补虚劳，扶元气，健脾胃，养心肺，润咽喉，清头目，定心慌，安神魄，退潮热，除骨蒸，止喘嗽，化痰涎，收盗汗，止泄泻，开郁气，利胸膈，疗腹疼，解烦渴，散寒热，祛体疼，大有奇功，不能尽述。每服一二钱，空心临卧用白开水送下。戒气恼、劳碌。（清太医院配方）

治妇人气血不足，经事不调，骨蒸身热，赤白带下，心神不宁，饮食不思，或忧思郁结，经行不止，血崩血漏，阴虚火旺等症并治。每服三钱或二钱，白汤下。（清太医院秘录医方配本）

第十一章 儿科方

阿魏化痞膏

出处：

丸药配方档，乾隆朝方；清太医院配方，小儿门；清太医院秘录医方配本，外科损伤门；吉祥室，外科疮疡门；京师药行药目，小儿门。

组成：

三棱四两　鸡内金四两　山甲四两　川军四两　草蔻四两　芜荑四两　甘遂四两　莪术四两　芫花四两　大戟四两　槟榔四两　鳖甲四两　秦艽四两　巴豆二两　萝卜子二两　胡连二两　吴萸二两　千金子二两

用香油五斤，熬枯去渣，入黄丹二斤八两，收膏。再加乳香、没药各二两，肉桂、丁香各一两五钱，阿魏三两，麝香二钱。共研细末，搅入膏内合均。（丸药配方档）（清太医院配方）

巴豆　大黄　甘遂　大戟　芫花　千金　三棱　鸡内金　槟榔　秦艽　莪术　鳖甲　芜荑　草蔻　山甲　吴茱萸　胡连　莱菔子各一两

用香油五斤，将群药熬枯，滴水成珠，加黄丹二斤，阿魏三两，乳香二两，没药二两，肉桂二两，丁香一两五钱，木香四钱。共为细末，入膏内收之。（清太医院秘录医方配本）

主治：

贴小儿痞疾，妇女癥瘕血块，大人五积六聚，气积食积，肚腹胀大、疼痛等症。先将病处用温水洗净，然后将膏药烤暖贴患处。每日空心临睡，用暖手将疾病处揉百转。其腹微响动，鼻闻药气为验。每一贴数日一换，再兼服药为妙。（清太医院配方）

此膏专贴妇女癥瘕血块，大人五积六聚，气积食积，肚腹胀大、疼痛等症。兼贴小儿痞疾。先将病处用温水洗净，然后将膏药烤热贴患处。每日空心临睡，用热手将疾病处揉百转。其腹微响动，鼻闻药气为验。每一贴数天一换，再兼服药为妙。（清太医院秘录医方配本）

阿魏丸

出处：

丸药配方档；乾隆朝方；清太医院配方，小儿门；清太医院秘录医方配本，饮食气滞门；京师药行药目，小儿门。

组成：

神曲五钱　酒芩五钱　青皮四两　香附四两　桔梗四两　红花二两　三棱三两　莪术三两　半夏三两　熟军二两　赤芍二两　木香二两　阿魏三两　甘草二两

共研细末，水泛和丸。（丸药配方档）（清太医院配方）

山楂_{八两} 麦芽_{八两} 神曲_{八两} 南星_{八两} 三棱_{八两} 川连_{八两} 连翘_{四两} 阿魏_{四两} 砂仁_{四两} 莪术_{八两} 皮硝_{二两} 卜子_{二两} 胡连_{二两}

水法为小丸。（清太医院秘录医方配本）

主治：

治男妇老幼，不论远年近日，新旧停滞，酒积、食积、茶积、水积、肉积、面积、痞积、气积、血积，两胁发胀，心腹疼痛，呕吐恶心，作酸口苦；或久积举发，渐上攻心，胃口不开，饮食少进，头疼面黄，身体羸瘦，四肢酸困。此药服之，不吐不泄。性虽和缓，功效甚大，推陈致新，消导之圣药也。大人每服一二钱，小儿每服三五分，日进二三服，不拘时，用白开水送下，酒服尤妙，茶清亦可。常服顺气消食，宽中利膈，多进饮食。体虚之人，暂用消导，每服用五七分。孕妇勿服。（清太医院配方）（清太医院秘录医方配本）

八珍糕

出处：

丸药配方档、上用丸散膏丹配方簿、御药房丸散膏丹配方、乾隆朝方、慈禧用方；清太医院配方，小儿门；清太医院秘录医方配本，补益虚损门；慈禧光绪医方选议，慈禧太后补益医方；京师药行药目，小儿门。

组成：

党参_{二两} 茯苓_{二两} 白术_{一两} 薏苡仁_{三两} 芡实_{三两} 扁豆_{三两} 建莲_{三两} 山药_{三两} 白糖_{八两}

共研细末，同白米粉蒸糕。（丸药配方档）（清太医院配方）

茯苓_{一两} 山药_{一两} 莲肉_{一两} 苡米_{一两} 芡实_{一两} 扁豆_{一两} 南山楂_{五钱} 砂仁_{五钱}

共为细面，每药一两，用白米粉四两，洋糖二两，蒸糕，烘干。（清太医院秘录医方配本）

光绪六年九月十三日，李德立拟：八珍糕。

茯苓、莲子去心、芡实、扁豆、薏苡仁、藕粉_{各二两} □□ □□_{五两}

共研极细面，加白糖，分两酌量，兑之为糕。（慈禧光绪医方选议）

主治：

内伤论曰：脾胃属土，五行之本，万物属土而生。胃阳生气，脾阴生血；胃司纳受，脾司运化。一纳一运，化生精气，津液上升，糟杂下降，斯无病矣。人惟饮食不节，起居不慎，损伤脾胃，百邪易侵，百病易生矣。古方立八珍糕，不寒不热，平和温补之药，扶养脾胃为主，屡经奇效，百发百中，后人称为医中正道，厥有旨哉。此糕男妇小儿诸虚百损，无不神效。每服不拘多少，日进二三次，少用白开水漱口送下。（清太医院配方）

此糕不寒不热，平和之品。专治诸虚百损，脾胃怯弱。未病之先，服之更妙。老幼任服，大有补益。养元气，开胃口，进饮食，日进二服。（清太医院秘录医方配本）

白玉丸

出处：

丸药配方档、乾隆朝方；清太医院配方，小儿门；清太医院秘录医方配本，小儿百病门；京师药行药目，小儿门。

组成：

巴豆霜_二钱_ 南山楂_四两_ 石膏_四两_ 白附子_四两_ 白矾_一两_ 陈石灰_一两_ 茯苓_一两_ 天麻_一两_ 僵蚕_一两_ 白芷_一两_ 半夏_一两_ 竺黄_一两_

共研细末，水泛和丸。（丸药配方档）（清太医院配方）

巴豆霜_五钱_ 万年灰_二两_ 半夏_二两_ 白矾_一两_

米为丸，如粟米大。（清太医院秘录医方配本）

主治：

专治小儿痰涎壅盛，咳嗽呕吐，宿乳宿食停滞，稠痰堵塞不通，肚腹胀硬疼痛，上热下冷，大小便不通，吐虫下虫；或下臭秽，及惊风眼目上视，筋脉急动，摇头搐搦，风痰气喘，脐风撮口等症，皆可服之。惊风，用薄荷汤送下；伤食，用茶清送下。病轻一二丸，病重三、五、七丸，仍量儿大小用之，以利为效。（清太医院配方）（清太医院秘录医方配本）

秘制保婴丸

出处：

丸药配方档，乾隆朝方；清太医院配方，小儿门；清太医院秘录医方配本，小儿百病门；京师药行药目，小儿门。

组成：

桔梗_五钱_ 川芎_五钱_ 荆芥穗_五钱_ 元参_五钱_ 柴胡_五钱_ 羌活_五钱_ 葛根_五钱_ 赤芍_五钱_ 甘草_五钱_ 黄芩_五钱_ 牛蒡_五钱_ 薄荷_五钱_ 花粉_一两_ 防风_一两_ 升麻_一两_ 山楂_一两_

共研细末，炼蜜和丸，朱砂为衣。（丸药配方档）（清太医院配方）

防风_一两_ 黄芩_一两_ 花粉_一两_ 南山楂_一两_ 柴胡_一两_ 桔梗_一两_ 三川柳_一两_ 荆芥穗_一两_ 羌活_一两_ 升麻_一两_ 连翘_一两_ 薄荷_一两_ 牛蒡_一两_ 赤芍_一两_ 元参_五钱_ 甘草_三钱_

蜜为丸，重一钱，朱砂为衣。（清太医院秘录医方配本）

主治：

治小儿四时瘟疫，外感风寒，憎寒壮热，头疼身热，鼻塞清涕，惊风搐搦，咳嗽痰喘，一切风热郁结，寒火相急等症。每服一丸，用白开水化服。三五岁者服二丸。伤寒无汗、发热，用姜葱汤送下；惊风抽搐、发热，用薄荷汤送下；火盛，用茶清送下；伤食发热，用山楂汤送下；斑疹发热初起，用三川柳汤送下；痘疹发热，用芫荽汤送下。凡小儿发寒发热，或惊或痰，疾病初起，未分伤风伤寒，伤食伤热，或痘或疹，一切难明之际，宜服此药解表微汗，庶无误事。忌食肉、面、甜食，吃乳者减用。（清太医院配方）

专治小儿四时瘟疫，外感风寒，憎寒壮热，头疼身热，鼻塞清涕，惊风搐搦，咳嗽痰涎，一切风热郁结，寒火相急等症。每服一丸，白滚水化服，三五岁者服二丸。伤寒无汗、发热，姜葱汤下；惊风抽搐、发热，薄荷汤下。火盛，茶清下。伤寒发热，山楂汤下；斑疹发热初起，三川柳汤送下；痘疹发热，芫荽汤下。凡小儿发热，或惊或痰，疾病初起，未分伤风伤寒，伤食伤热，或痘或疹，一切难明之际，宜服此药。（清太医院秘录医方配本）

除痰清热保幼化风丹

出处：

丸药配方档，乾隆朝方；清太医院配方，小儿门；京师药行药目，小儿门。

组成：

羌活﹍二两　独活﹍二两　天麻﹍二两　防风﹍二两　黄芩﹍一两　荆芥穗﹍一两　全蝎﹍一两　人参﹍五钱　川芎﹍五钱　甘草﹍二两　胆星﹍三两

共研细末，炼蜜和丸，朱砂为衣。（丸药配方档）（清太医院配方）

主治：

治小儿四证八候，惊风潮热，痰涎壅塞，宿乳宿食，不能消化，呕吐潮热，睡卧不安，夜啼惊怕，咳嗽痰喘，胸膈不开，大便燥热，小便不清，上热下冷，吐乳吐痰，一切惊风痰热，并皆治之。每服一丸，用白开水化服。惊风，用薄荷汤化服；伤食，用山楂汤化服；夜啼，用灯草汤化服；心经火盛，胎热胎毒，用犀角磨水化服；痰嗽，用梨汤化服。日进一二服。忌食肉、面、甜食。食乳者减乳食。乳母忌发物、热物。（清太医院配方）

导赤丹

出处：

丸药配方档，药库丸散膏丹配方档，京师药行丸散膏丹配方，京师药行配本，散方；清太医院配方，小儿门；清太医院秘录医方配本，小儿百病门；慈禧光绪医方选议，慈禧太后清热利尿医方；京师药行药目，小儿门。

组成：

嘉庆十九年闰二月初一日，高文溥、张桐舒请得五阿哥导赤散一零。

生地﹍钱，小　木通﹍一钱　赤苓﹍一钱五分　酒芩﹍一钱　酒连﹍一钱　甘草﹍一钱，生

共为细末，过双系绢罗，用蜜调匀，随时服。（散方）

黄连﹍一两　木通﹍一两　赤芍﹍一两　大黄﹍一两　连翘﹍二两　栀子﹍二两　元参﹍二两　花粉﹍二两　滑石﹍二两　黄芩﹍二两

共研细末，炼蜜和丸。（丸药配方档）（清太医院配方）

赤苓﹍一两　生地﹍一两　木通﹍一两　车前子﹍一两　赤芍﹍一两　元参﹍一两　竹叶﹍一两　川黄连﹍一两　甘草﹍一两

蜜为丸，重一钱。（清太医院秘录医方配本）

光绪□年□月□日，导赤丹一料。

薄荷﹍钱　麦冬﹍钱　木通﹍钱　黄连﹍钱　生地﹍钱　桔梗﹍钱　甘草﹍钱

共为细末，炼蜜为丸，重一钱，上朱衣。（慈禧光绪医方选议）

主治：

治小儿五脏实火，诸经积热，面赤发热，口舌生疮，舌干破裂，咽喉肿痛，咳嗽痰实，吐血衄血，牙根出血，腮项红肿，常生热毒，暴发火眼，耳底肿痛，胎热丹毒，烦躁不安，睡卧惊恐，大便燥结，小便赤黄，一切实热有余之症，并皆治之。每服一丸，用薄荷汤化下，灯心汤亦可。忌一切动火之物。食乳者，乳母忌动火之物。（清太医院配方）

专治小儿五脏实火，诸经积热，面赤发渴，口舌生疮，唇干破裂，咽喉肿痛，咳嗽痰实，吐血衄血，牙根出血，腮项红肿，常生热毒，暴发火眼，耳底肿痛，胎热丹毒，烦躁不宁，睡卧惊恐，大便燥结，小便赤涩，一切实热有余之症，并皆治之。每服一丸，薄荷汤化下，灯心汤亦可。忌一切动火之物。（清太医院秘录医方配本）

加味肥儿丸

出处：

丸药配方档，乾隆朝方；清太医院配方，小儿门；（一名清疳肥儿丸）清太医院秘录医方配本，小儿百病门；京师药行药目，小儿门。

组成：

人参二钱五分　白术五钱　胡连五钱　茯苓三钱　黄连一钱　使君子四钱　神曲三钱五分　麦芽三钱五分　山楂肉三钱五分　甘草一钱五分　芦荟二钱五分

共研细末，黄米糊和丸。（丸药配方档）（清太医院配方）

人参一两　川连一两　山楂二两　麦芽二两　茯苓二两　胡连二两　白术二两　神曲二两　使君子二两，肉　芦荟二两　芜荑一两　肫皮二两　五谷虫二两

水法为丸，如小米大。（清太医院秘录医方配本）

主治：

夫小儿脾虚体瘦者，皆因饮食不调之所致也。盖小儿脾胃懦弱，多由母之舐犊之爱，不知调养之法，恣餐瓜果生冷之物，肉面甘甜之味，以其朝餐暮食，渐致伤脾，瘦弱面黄，发热肚胀，二便不调，脾土伤极，不为疳病者鲜矣。此药健脾养胃，化积消虫，清热止泻，久服百病消除，令儿肥健。每服三、五、七分，早晚用白开水送下。凡禀受脾虚，幼小失乳，皆可服之。（清太医院配方）

夫小儿脾虚体瘦者，皆因饮食不调之所致也。盖小儿脾胃懦弱，多由母之舐犊之爱，不知调养之法，恣食瓜果生冷之物，肉面甘脂之味，以供朝餐暮食，渐致伤脾损胃，面黄发热，肚胀，二便不调，脾土伤极，不为疳病者鲜矣。此药健脾养胃，化虫消积，清热止泻，久服百病消除，令儿肥健。每服三、五、七分，早晚白滚水送下。凡禀受脾虚，幼儿失乳，皆可服之。（清太医院秘录医方配本）

秘传混元丹

出处：

丸药配方档，乾隆朝方；清太医院配方，小儿门；（秘制混元丹）清太医院秘录医方配本，小儿百病门；京师药行药目，小儿门。

组成：

人参_一两_　黄芪_一两_　朱砂_一两_　香附_一两_　甘草_一两_　山药_三钱_　砂仁_三钱_　枳壳_三钱_　梅花_三钱_

莪术_三钱_　草河车_三钱_　滑石_六钱_　益智_六钱_　茯苓_三钱五分_　茯神_三钱五分_　竺黄_二钱_　木香_二钱_　甘松_四钱_

远志_一钱五分_　牛黄_五分_　麝香_三分_

共研细末，炼蜜和丸，朱砂衣，半金衣。（丸药配方档）（清太医院配方）

河车_一具_　人参_一两_　黄芪_一两_　木香_一两_　熟地_一两_　当归_一两_　茯神_一两_　白术_一两_　乳香_二两_

没药_二两_　山药_一两_　茯苓_一两_　麝香_二两_

蜜丸，重二钱，朱砂拌，金衣。（清太医院秘录医方配本）

主治：

诗曰：百花未放此花（梅花）先，修合成丹号混元，能除腹内诸般疾，安神定志最延年；婴儿胎毒惊风症，疳疾泻痢吐痰涎，立奏奇功真可羡，老无风疾少无癫。

治小儿大人诸虚百损，五劳七伤，小儿百病。早晚每服一丸，大人服二三丸，随症调引。

- 中风痰厥，不省人事，姜汤研下。
- 伤寒夹惊风发热，葱姜汤研下。
- 停食呕吐，大便酸臭，腹胀，姜汤送下。
- 霍乱，紫苏木瓜汤送下。
- 赤白痢疾，里急后重，陈仓米汤送下。
- 大便出血，槐花汤送下。
- 小便不通，灯心竹叶汤送下。
- 夜出盗汗，浮小麦汤送下。
- 发热，薄荷汤送下。
- 痘疹不出，升麻汤送下。
- 泄泻，白开水送下。
- 中暑烦渴，灯心汤送下。
- 喘急咳嗽，梨汤送下。
- 积聚腹痛，姜汤送下。
- 虫痛，君子肉汤送下。
- 疝气偏坠，小茴香汤送下。
- 夜喘不止，灯心汤送下。
- 急惊搐搦，薄荷汤送下。
- 慢惊风，人参白术汤送下。
- 诸病后无精神，少气力，不思饮食，姜枣汤送下。
- 胎寒，手足冷，口气凉，腹痛肠鸣，姜葱汤送下。
- 面目四肢浮肿，面黄，姜皮汤送下。
- 痢疾，槐柳枝各五寸，姜三片，煎热露一宿，五更时温热送下。
- 疳热身瘦，肚大手足细，大便或秘或泻，小水为泔，陈仓米汤送下。
- 诸虚百损，白开水送下。（清太医院配方）

此药大人小儿，诸虚百损，五劳七伤，小儿百病，早晚每服一丸，大人服二三丸，随症调引。中风痰厥，不省人事，姜汤研下。伤寒夹惊风发热，姜葱汤研下。停食呕吐，大便酸臭，腹胀，姜汤送下。霍乱，紫苏木瓜汤送下。赤白痢疾，里急后重，陈仓米汤送下。大便出血，槐花汤送下。小便不通，灯心竹叶汤送下。夜出盗汗，浮小麦汤送下。发热，薄荷汤送下。痘疹不出，升麻汤送下。泄泻，白滚水送下。中暑烦渴，灯心汤送下。喘急咳嗽，梨汤送下。积聚腹痛，姜汤送下。虫痛，君子肉汤下。疝气偏坠，小茴香汤送下。夜啼不止，灯心汤送下。急惊搐搦，薄荷汤送下。慢惊风，人参白术汤送下。诸病后无精神，少气力，不思饮食，姜枣汤送下。胎寒，手足冷，口气凉，腹痛肠鸣，姜葱汤送下。面目四肢浮肿，面黄，姜皮汤送下。疟疾，槐柳枝各五寸，姜三片，煎热露一夜，五更时温热送下。疳热身瘦，肚大手足细，大便或淋或漓，小水如泔，陈仓米汤下。诸虚百损，白滚水送下。（清太医院秘录医方配本）

鸡脬丸

出处：

丸药配方档，乾隆朝方；（鸡肫丸）清太医院配方，小儿门；清太医院秘录医方配本，小儿百病门；京师药行药目，小儿门。

组成：

鸡内金四两　白术四两　陈皮四两　神曲四两　麦芽四两　连翘四两　香附四两　枳壳三两　茯苓三两　厚朴三两　青皮三两　桔梗三两　三棱二两　莪术二两　甘草二两

共研细末，水泛和丸。（丸药配方档）（清太医院配方）

三棱一两　莪术一两　甘草五钱　白术两半　陈皮两半　神曲一两　鸡脬皮一两　麦冬二两　连翘一两　香附二两　枳壳二两　茯苓两半　厚朴一两　青皮一两　桔梗一两

水丸，如粟米大。（清太医院秘录医方配本）

主治：

开胃健脾，消滞宽中，磨积杀虫。小儿五疳瘦弱，乳积面滞，肉积食气，或过食油腻、生冷、甘甜、美味，停滞不化，或吐或泻，或痛或胀，成痰成积，成痞成块，一切脾胃损伤等症。十岁者，每服五六分，用白开水送下，早晚各进一服；四五岁者，每服二三分。大人每服一钱。忌食生冷、厚味等物。（清太医院配方）

此药开脾健胃，消滞宽中，磨积杀虫。小儿五疳瘦弱，乳积面滞，肉积食气，或过食油腻、生冷、甘甜、美味，停滞不化，或吐或泻，或痛或胀，成痰成积，成痞成块，一切脾胃损伤等症，并皆治之。十岁者每服一钱，白滚水送下，早晚各进一服。四五岁者，每服五分。大人每服二钱。忌生冷、厚味。（清太医院秘录医方配本）

加味芦荟丸

出处：

丸药配方档，乾隆朝方；清太医院配方，小儿门；清太医院秘录医方配本，小儿百病门；京师药行药目，小儿门。

组成：

苍术—两五钱　陈皮—两五钱　厚朴—两五钱　青皮—两五钱　枳实—两五钱　神曲—两五钱　麦芽—两五钱　茯苓—两五钱　黄连—两五钱　槟榔—两五钱　三棱—两五钱　胡连—两五钱　芜荑—两五钱　砂仁—两　使君子—两　芦荟—两　金蟾四个,制

共研细末，水泛和丸，青黛衣。（丸药配方档）（清太医院配方）

芦荟—两　胡连—两　川连—两　阿魏五钱　砂仁—两　神曲—两　麦芽—两　山楂—两　槟榔—两　茯苓—两　使君子—两,肉　芜荑—两　虾蟆—两　青皮　甘草五钱

水丸，如粟米大，青黛为衣。（清太医院秘录医方配本）

主治：

治小儿五疳痞疾，面色萎黄，肚大青筋，呕吐蛔虫，肠鸣泄泻，四肢枯细，眼闭羞明，发聚毛焦，口秽牙疳，日晡潮热，溺如米泔，及瘰疬结核，耳内生疮；或疝气下坠，溃烂，牙龈疳落，颊腮腐烂等症。每服三五分，量儿大小服之，空心用白开水送下。（清太医院配方）

专治小儿五疳痞疾，面色萎黄，肚大青筋，呕吐蛔虫，肠鸣泄泻，四肢枯细，眼闭羞明，发聚毛焦，口秽牙疳，日晡潮热，溺如米泔，及瘰疬结核，耳内生疮；或疝气下坠，溃烂，牙龈疳落，颊腮腐烂等症。每服三五分，量儿大小服之，空心白滚水送下。（清太医院秘录医方配本）

解肌安嗽丸

出处：

丸药配方档，京师药行丸散膏丹配方，乾隆朝方；清太医院配方，小儿门；（解肌宁嗽丸）清太医院秘录医方配本，小儿百病门；京师药行药目，小儿门。

组成：

前胡—两　苏叶—两　葛根—两　桔梗—两　枳壳—两　半夏—两　花粉—两　杏仁—两　贝母—两　茯苓八钱　木香三钱　甘草五钱　陈皮—两

共研细末，炼蜜和丸。（丸药配方档）（清太医院配方）

（解肌宁嗽丸）茯苓—两　陈皮—两　半夏—两　前胡—两　苏叶—两　葛根—两　贝母—两　花粉—两　木香三钱　人参三钱　甘草五钱

蜜为丸，重一钱。（清太医院秘录医方配本）

主治：

治小儿肺胃不清，痰涎壅盛，胸膈不利，夜卧不安，咳嗽痰喘，咽喉肿痛，感冒风寒，发斑瘾疹，一切有痰有火等症，并皆治之。此药疏风寒，解肌表，止喘嗽，化痰涎，利胸膈，清肺胃，效难尽述。每服一丸，五六岁者服二丸，用白开水化服。惊风诸热，用薄荷汤化服。伤乳伤食，用山楂汤化服。咳嗽痰盛，用梨汤化服。忌食生痰、动火等物。食乳者，乳母忌动火之物。（清太医院配方）

（解肌宁嗽丸）专治小儿四时感冒风寒，头疼发热，鼻塞声重，咳嗽喘急，涕唾稠黏，咽喉作哑，痰涎壅盛，或痘疹初起发热者，并皆治之。每服一丸，茶清送下，白滚水亦可，戒风寒油腻。（清太医院秘录医方配本）

金蟾丸

出处：

丸药配方档，乾隆朝方；清太医院配方，小儿门；清太医院秘录医方配本，小儿百病门；京师药行药目，小儿门。

组成：

人参_二两五钱_　白术_三两_　茯苓_三两_　胆星_三两_　荆芥穗_三两_　山楂_三两_　金蟾_三个，制_　青皮_三两_　陈皮_三两_　神曲_三两_　柴胡_一两_　胡连_一两五钱_　甘草_一两五钱_　姜连_五钱_

共研细末，水泛和丸。（丸药配方档）（清太医院配方）

虾蟆_三两_　砂仁_一两_　使君肉_一两_　胡连_一两_　山楂_二两_　谷虫_二两_　厚朴_两半_　广皮_两半_　茯苓_两半_　青皮_一两_　半夏_两半_　白术_两半_　枳实_一两_　炙甘草_一两_

水法为丸，如粟米大。（清太医院秘录医方配本）

主治：

治小儿脾胃失调，积滞痞块，五疳黄瘦，四肢枯细，肚大青筋，头发黄落，牙疳口臭，小便黄赤，溺如米汤，大便不调，恶心呕吐，好食煤灰、炭土等物。十岁小儿每服七八分，再小再减。此药健脾胃，平肝火，磨痞积，退潮热，杀诸虫，宽中理气，镇惊化痰。每日空心用白开水送下。（清太医院配方）

夫小儿初生，形体虽俱，其气血精神、脏腑脾胃俱未充足。倘或乳食失调，食物太早，禀质本弱，不能容纳，非吐即泻。吐泻日久，不能愈者，元气损伤，脾胃焉得不病？而饮食岂能运化？渐渐停滞，致生疳积。内热火盛，口臭牙疳，肚大青筋，面黄肌瘦，眼闭羞明，腹内生虫等症，此药并皆治之。此乃扶脾固本之剂，能养脾胃，进饮食，除湿热，补元气，每服五分或一钱，不拘时，或空心糯米汤进下。（清太医院秘录医方配本）

金黄抱龙丸

出处：

丸药配方档，乾隆朝方，京师药行丸散膏丹配方，京师药行配本；清太医院配方，小儿门；京师药行药目，小儿门。

组成：

牛黄_一钱_　胆星_二两_　天竺黄_二两_　防风_二两_　僵蚕_二两_　钩藤_二两_　全蝎_五十个_　朱砂_一两_　天麻_一两_　雄黄_八钱_　荆芥穗_八钱_　广橘红_八钱_　羌活_八钱_　白附片_五钱_　川芎_一两五钱_　川贝_四钱_

共研细末，炼蜜和丸，金箔为衣。（丸药配方档）（清太医院配方）

主治：

凡初生小儿胎毒痰热，惊风搐搦，气粗喘急，夜啼不安，物忤客忤，内瘹天吊，唇青口噤，昏闷不醒等症，皆可治之。初生小儿，用薄荷汤研化一丸，频频服之。周岁者服一丸，四五岁者服二丸，俱用薄荷汤送下。此药大能镇惊化痰，除风定搐，定志安神，其效甚速。乳母忌厚味饮食，一切动火之物。（清太医院配方）

金衣至宝锭

出处：

丸药配方档，乾隆朝方；清太医院配方，小儿门；清太医院秘录医方配本，小儿百病门；京师药行药目，小儿门。

组成：

莪术二钱　白术二钱　甘草二钱　陈皮六钱　青皮六钱　黄芪三钱　三棱三钱　桔梗三钱　益智仁三钱　藿香三钱　远志一两八钱　茯苓一两三钱　甘松九钱　山药九钱　胆星一两　木香五钱五分　南山楂四钱六分　麝香四分

共研细末，炼蜜和丸，半金衣。（丸药配方档）（清太医院配方）

滑石六两，飞　香附六两　山楂肉六两　神曲一两　青皮一两　陈皮一两　莪术一两　山药一两　白术一两　生甘草一两　炙甘草一两　木香六钱　藿香五钱　桔梗五钱　益智五钱　三棱五钱　人参五钱　炙芪五钱　胆星五钱　远志五钱　茯苓五钱　甘松五钱　砂仁五钱

共为末，炼蜜丸，重一钱，朱砂为衣，外用金衣。（清太医院秘录医方配本）

主治：

治婴儿伤乳伤食，胸膈不利，呕吐泻痢，急慢惊风，中暑中湿，霍乱腹疼，大便燥结，小便短赤，脾虚胃弱，积聚痞块，咳嗽痰喘，变蒸发热，诸般杂症，并皆治之。此药乃保婴儿之至宝。随症调引，无不神效。

- 伤乳伤食，神曲麦芽汤送下。
- 呕吐泄泻，淡姜汤送下。
- 急惊风，薄荷钩藤汤送下。
- 红白痢疾，米汤送下。
- 慢惊风，人参白术汤送下。
- 中暑中湿，霍乱吐泻，藿香紫苏叶汤送下。
- 脾胃虚弱，人参白术汤送下。
- 积聚痞块，山楂麦芽汤送下。
- 大便燥结，蜜汤送下。
- 小便短赤，灯心竹叶汤送下。
- 咳嗽痰喘，梨汤送下。
- 诸般发热，薄荷汤送下。
- 烦渴，麦门冬汤送下。
- 诸病后精神短少，不思饮食，姜枣汤送下。
- 诸般杂症，白开水送下。（清太医院配方）

此药能治小儿百病，常服能安魂魄，定惊痫，调和脾胃，美进饮食。凡四时感冒风寒，用生姜汤下。伤食伤乳，用山楂汤下。咳嗽痰喘，用梨汤下。红白痢疾，用山楂汤下。脾虚泄泻，用米饮下。幼科之症，非止一端，有胎寒、胎热、胎毒，或痘疹，或中暑中湿，或惊风，种种之病，难以枚举，此药悉皆治之。每服一丸，用山楂汤、白滚水任下。三岁者，每服二丸。无不神效。（清太医院秘录医方配本）

九宝丹

出处：

丸药配方档，乾隆朝方；清太医院配方，小儿门；清太医院秘录医方配本，小儿百病门；京师药行药目，小儿门。

组成：

人参五钱　葛根五钱　枳壳五钱　羌活五钱　前胡五钱　苏叶五钱　细辛五钱　防风五钱　黄芩五钱
川芎五钱　白芷五钱　半夏五钱　甘草五钱　柴胡七钱五分　生地七钱五分

共研细末，炼蜜和丸，朱砂为衣。（丸药配方档）（清太医院配方）

麻黄二两　桑皮二两　杏仁二两　陈皮二两　薄荷二两　腹皮二两　官桂二两　苏叶二两　甘草二两

蜜为丸，重一钱。（清太医院秘录医方配本）

主治：

治小儿肺经不清，痰喘咳嗽，感冒风寒，身热头疼，鼻流清涕，畏怕风寒，睡卧不安，夜啼惊悸等症，并皆治之。每服一丸，五六岁者服二丸。如伤食咳嗽，用山楂汤化服。风寒咳嗽，用淡姜汤化服。如久嗽不止，用梨汤化服。此药大能清肺解表，疏风化痰，开胃和中，甚有功效。忌食肉、面、甜食及一切生痰、动火之物。（清太医院配方）

专治小儿肺经不清，痰喘咳嗽，感冒风寒，身热头疼，鼻流清涕，畏怕风寒，睡卧不宁，夜啼惊悸等症，并皆治之。每服一丸，五六岁者服二丸。如伤食咳嗽，用山楂汤化服。风寒咳嗽，用姜汤化服。如久嗽不止，用梨汤化服。此药大能清肺解表，舒风化痰，开胃和中，甚有功效。忌肉、面、甜食及一切生痰、动火之物。（清太医院秘录医方配本）

牛黄抱龙丸

出处：

丸药配方档，乾隆朝方，京师药行丸散膏丹配方；清太医院配方，小儿门；京师药行药目，小儿门。

组成：

牛黄二钱　茯苓二两　钩藤二两　枳实二两　僵蚕二两　胆星二两　竺黄二两　防风二两　琥珀一两
药珠一钱　天麻四两　半夏四两

共研细末，炼蜜和丸，金箔为衣，蜡壳封护。（丸药配方档）（清太医院配方）

主治：

治小儿一切百病，随症调引。

● 急慢惊风，牙关紧急，不省人事，鼻流清涕，夜卧不安，如见鬼神，身热口渴，小水赤短，大便不调，面青口噤，抽搐喘急，腮颊红肿，内瘹天吊。以上诸症，俱用钩藤薄荷煎汤化服。

● 外感风邪，瘟疫传染，发热咳嗽，哮吼壅喘，呕吐恶心，日晡潮热，寒热往来，痘疹不出，疑似未明，发渴饮水，呵欠烦闷等症，用羌活山川柳生姜煎汤化服。

● 初生小儿或兼受胎毒，遍身常生疮疖，用灯心竹叶煎汤化服。

此药大能清热、清毒和荣血，使邪不能内传，乃稀痘解毒之圣药。凡未出痘者，遇四时不正，先服三五丸，其毒自然轻减。周岁以上者，每服半丸，看前用引。二三岁者，每服一丸。

婴儿常服，能退诸热，镇惊化痰，定志安神，调胃和中，百病不生。乳母忌厚味饮食、一切动火之物。（清太医院配方）

牛黄镇惊丸

出处：

丸药配方档，乾隆朝方；清太医院配方，小儿门；京师药行药目，小儿门。

组成：

牛黄五分　胆星三钱　天竺黄三钱　朱砂三钱　雄黄三钱　川连五钱　羚羊五钱　青黛五钱　龙骨五钱　生地四钱　麦冬四钱　栀子四钱,炒　薄荷四钱　当归四钱　木通四钱　赤芍四钱

共研细末，炼蜜和丸，朱砂金衣，蜡壳封护。（丸药配方档）（清太医院配方）

主治：

治小儿急热惊风，癫痫天吊，客忤物忤，牙关紧闭，惊风痰热、搐搦，唇口眉目频闭，反弓窜视，舌强口噤，昏迷不醒，一切惊风危恶之症，及初生小儿脐风、撮口，胎惊内吊，夜间不安，恍惚多啼。每服一丸，用金器或金饰等物煎汤化下，薄荷汤亦可。初生小儿服半丸，四五岁者服二丸。此药截风定搐，化痰解热，祛风镇惊，定心安神，有起死回生之效。（清太医院配方）

普济回春丹

出处：

丸药配方档，药库丸散膏丹配方档，乾隆朝方；清太医院配方，小儿门；清太医院秘录医方配本，小儿百病门；京师药行药目，小儿门。

组成：

黄连一两　干葛一两　连翘一两　木通一两　赤芍一两　人中黄一两　黄芩一两　荆芥穗一两　大青叶一两　羌活一两　防风一两　牛蒡三两　元参三两　花粉三两　桔梗三两　柴胡二两　薄荷二两　犀角五钱　羚羊五钱　升麻八钱

共研细末，炼蜜和丸，朱砂为衣。（丸药配方档）（清太医院配方）

川连一两　升麻一两　桔梗一两　柴胡一两　牛蒡二两　芥穗一两　黄芩一两　大青叶一两六钱　元参二两　薄荷一两　僵蚕一两　陈皮一两　连翘二两　犀角一两　羚羊一两　中黄一两　豆豉一两　花粉一两　甘草一两

蜜丸，重一钱，朱砂为衣。（清太医院秘录医方配本）

主治：

治婴儿、小儿痘疹发热，疑似未明，及伤风、伤寒、瘟疫传染。其症头疼身痛，乍寒乍热，呕吐恶心，跌扑惊唬，抽搐如风，口舌生疮，面赤喘急，肚腹胀热，烦躁不安，发渴饮水，昼夜无度，时常困倦，呵欠烦闷，鼻流清涕，咳嗽喷嚏，腮项红肿，吐血衄血，狂言乱话，如见鬼神，一切温热之症，并皆治之。此药大能清瘟消毒，解肌透表，疏卫

气，使邪不在表，和荣血，使邪不内传，真种痘解瘟之圣药也。凡未出痘者，倘遇四时不正，每服三五丸，其毒自然有减，易出易收，而无疮痂陷伏之患矣。周岁以内者，每服半丸；二三岁以内者，每服一丸；四五岁者，每服二丸。随症调引。

- 痘疹发热不出，山川柳汤化下。
- 伤寒无汗，麻黄汤化下。
- 伤风，防风汤化下。
- 瘟疫，酸梅汤化下。
- 伤食，山楂汤化下。
- 惊风诸热，薄荷汤化下。
- 咽喉肿痛，山豆根汤化下。
- 烦躁，淡竹叶汤化下。
- 咳嗽，梨汤化下。
- 诸肿毒，金银花汤化下。
- 大便燥结，蜜汤化下。
- 小便短赤，灯草汤化下。
- 失血，生地黄汤化下。
- 谵语，犀角磨水化下。
- 音哑，麦冬汤化下。
- 其余诸症，灯草竹叶汤化下。（清太医院配方）

专治婴童小儿痘疹发热，疑似未明，及伤风伤寒，瘟疫传染，其症头疼身痛，乍寒乍热，呕吐恶心，跌扑惊恐，抽搐如风，口舌生疮，面赤喘急，肚腹发热，烦躁不宁，发渴饮水，昼夜无度，眼涩昏睡，呵欠烦闷，鼻流清涕，咳嗽喷嚏，腮项红肿，吐血衄血，狂言谵语，如见鬼神，一切温热之症，并皆治之。此药大能清瘟消毒，解肌透表，疏卫气，使邪不在表；和荣血，使邪不内传。真种痘解瘟之圣药也。凡未出痘者，倘遇四时不正，预服三五丸，其毒自然轻减，易出易收，而无痒塌陷伏之患矣。周岁以内者，每服半丸。二三岁以内者，每服一丸；三五岁者，每服二丸，随症调引。痘疹发热不出，三川柳汤化下。伤寒无汗，麻黄汤化下。伤风，防风汤化下。瘟疫，酸梅汤化下。伤食，山楂汤化下。惊风诸热，薄荷汤化下。咽喉肿痛，山豆根汤化下。烦躁，淡竹叶汤送下。咳嗽，梨汤化下。诸般毒，金银花汤化下。大便燥结，蜜汤化下。小便短赤，灯草汤化下。失血，生地黄汤化下。谵语，犀角磨水化下。音哑，麦冬汤化下。其余诸症，灯草竹叶汤化下。（清太医院秘录医方配本）

七香丸

出处：

丸药配方档，乾隆朝方；清太医院配方，小儿门；京师药行药目，小儿门。

组成：

甘松四两　香附六两　丁香六两　甘草六两　莪术一两　砂仁一两　益智仁三两

共研细末，水泛和丸。（丸药配方档）（清太医院配方）

主治：

治小儿停饮，心膈满闷，饮食少进，呕吐恶心，吐痰吐水，面黄肌瘦；或伤食积滞，痰饮咳嗽，及初起红白痢疾、腹痛等症悉治。此药早晚常服，内消积滞，多进饮食。虽食生冷荤腥之物，亦能消化。每服一二十丸，或五七十丸，十岁以上者服五分，食远用白滚水或米饮送下。（清太医院配方）

脐风散

出处：

丸药配方档，乾隆朝方；清太医院配方，小儿门；（小儿脐风散）京师药行药目，小儿门。

组成：

牛黄二钱　全蝎一两　牙皂二两　大黄二两　朱砂四两　巴豆霜五分　大赤金六张

共研细末。（丸药配方档）（清太医院配方）

主治：

治小儿脐风、惊风、羊癫风症。如小儿初生未乳以前，先服此药一付，能保一切风症不发，将来健壮无病，出痘亦可稀少。倘初生十数日后，有患发风症者，服此即愈；或数岁以致十数岁者，有患宿饮宿食不消，肚腹膨胀，痰喘咳嗽，呕吐恶心；或停积痰食，肚腹疼痛，及一切寒积、食积、乳积、茶积、肉积、气积、虫积、痞积、瓜果、鸡鱼油腻等积，悉皆治之。初生小儿每服二厘，三五岁者每服三四厘，十岁以上每服五厘。量儿强弱加减服之，每服俱用蜜水调下。（清太医院配方）

启脾丸

出处：

丸药配方档，药库丸散膏丹配方档，乾隆朝方，散方；清太医院配方，小儿门；京师药行药目，小儿门。

组成：

（光绪朝）三月初七日，张仲元请得皇太后脉息左关沉弦，右寸关沉滑有力。气道欠畅，消化较慢，眼目发眩，时作嘈杂。谨拟启脾丸调理。

焦三仙各三钱　鸡内金六钱，雄，煅存性　白蔻二钱

共研细面，炼蜜为丸，如绿豆大，每服一钱，空心白开水送服。（散方）

人参五钱　白术五钱　茯苓四两　建莲四两　南山楂四两　神曲四两　泽泻二两　陈皮二两　甘草二两山药四两

共研细末，炼蜜和丸。（丸药配方档）（清太医院配方）

主治：

治脾胃虚弱，饮食不进，肌体瘦弱，久泻不止，腹胀疼痛，多睡少食，胃呕不和，脾虚久痢。此药健脾胃，进饮食，止久泻，消虚胀，乃醒脾益胃之圣药也。大人每服二丸，小儿每服一丸，或半丸，空心用米汤送下，白开水亦可。（清太医院配方）

千金保童丸

出处：

丸药配方档，乾隆朝方；清太医院配方，小儿门；清太医院秘录医方配本，小儿百病门；京师药行药目，小儿门。

组成：

人参五钱　白术五钱　山楂五钱　神曲五钱　枳实五钱　胡连五钱　芜荑五钱　陈皮三钱五分　莪术三钱五分　胆草三钱五分　萝卜子三钱五分　茯苓三钱五分　朱砂三钱五分　木香三钱五分　柴胡三钱五分　麦芽三钱五分　香附三钱五分　槟榔三钱五分　使君子三钱五分　三棱三钱五分　苍术三钱五分　川连三钱五分　青皮三钱五分　砂仁二钱五分　芦荟一钱

共研细末，猪胆水化阿胶和丸。（丸药配方档）（清太医院配方）

人参三钱　神曲八钱　薄荷七钱　卜子八钱　茯苓七钱　川连三钱　白术八钱　红花子一两　青皮七钱　芦荟三钱　胡连七钱　使君肉六钱　夜明沙七钱　白蔻七钱　莪术七钱　芜荑六钱　虾蟆六钱　三棱七钱　苍术六钱　木香七钱　槟榔七钱　香附六钱　阿魏五钱　山楂六钱　砂仁六钱　枳实六钱　陈皮六钱

牛胆汁为丸，如小米大。（清太医院秘录医方配本）

主治：

治小儿五疳，积聚痞块，吐泻伤脾，伤食伤胃，面黄肌瘦，好食泥土，溺如米泔，吐虫便虫，肚腹疼痛，日晡潮热，眼闭羞明，发鬟毛焦，肚大青筋，牙齿溃烂，大小便不调等症，并皆治之。十岁者，每服五六分；三五岁者，每服二三分。每日早晚用白开水送下。忌食肉、面、油腻、甜食、难克化之物。此药常服消滞化积，消火化痰，健脾养胃，杀虫消疳，消腹内一切新久滞物，多进饮食，令儿肥壮。（清太医院配方）

童子之病，起于伤食，其为害也，遇食多餐，脏腑软脆，不能运化，脾胃受伤，以致面黄肌瘦，发竖尿白，肚大青筋，癖疾痞块，渐渐羸弱，而成疳疾。病至于此，鹅颈龟背，形状可惨，岂不悯哉！此药效其脾土，养胃健脾，开膈除胀，化痞消食，杀虫退热。若能久服，保助脾胃，百疾不生，大有功效。每服五分，空心用米汤送下。（清太医院秘录医方配本）

清金理嗽丸

出处：

丸药配方档，乾隆朝方；清太医院配方，小儿门；京师药行药目，小儿门。

组成：

陈皮一两　枳壳一两　茯苓一两　前胡一两　桑皮一两　黄芩一两　杏仁一两　半夏一两　桔梗一两五钱　苏叶一两五钱　葛根一两五钱　木香五钱　甘草五钱

共研细末，炼蜜和丸。（丸药配方档）（清太医院配方）

主治：

治小儿咳嗽痰实，呕吐喘满，口燥舌干，声重音哑，一切肺经不清，风热郁结，并感冒之后，诸症悉愈，唯咳嗽不止者。每服一丸，四五岁者服二丸。此药大能润肺定喘，止嗽化痰，清火宽中。每服不拘时，用秋梨三四片，大萝卜一二片，煎汤化服。忌食面、油

腻、生冷及动火之物。（清太医院配方）

清胃保安丸

出处：

丸药配方档，乾隆朝方；清太医院配方，小儿门；清太医院秘录医方配本，小儿百病门；京师药行药目，小儿门。

组成：

陈皮_二钱五分_　枳壳_二钱五分_　厚朴_二钱五分_　苍术_二钱五分_　香附_二钱五分_　南星_二钱五分_　神曲_二钱五分_　甘草_二钱_　半夏_二钱_　木香_一钱_

共研细末，炼蜜和丸。（丸药配方档）（清太医院配方）

陈皮_六两_　青皮_三两_　麦芽_三两_　槟榔_三两_　神曲_三两_　南山楂_六两_　北山楂_六两_　木香_一两_　炙甘草_二两_

蜜丸，重一钱。（清太医院秘录医方配本）

主治：

治婴童、小儿一切伤食、伤乳，腹胀肚痛，发热憎寒，呕吐泄泻，不思饮食，痰嗽流涎，夜啼惊滞，睡卧不安，一切宿食宿乳，脾胃不和，变生百病。每服一二丸，日进二三次。小儿用半丸，不拘时用白开水调化下，干吃亦可。多服无妨，可以常服。养胃健脾，磨积杀虫，消疳退热，药性平和，不伤元气。服药后戒饮食半日，吃乳者戒乳半日。忌食生冷、油腻、坚硬、难克等物。乳母忌动火之物。（清太医院配方）

专治婴童憎寒发热，呕吐泄泻，不思饮食，痰嗽流涎，夜啼惊恐，睡卧不宁，一切伤食伤乳，腹胀肚痛，脾胃不和，变生百病。每服一二丸，日进二三次。儿小用半丸，不拘时用白滚水调化下，干吃亦可，多服无妨。忌生冷、油腻、面食等物。乳母戒食动火之物。（清太医院秘录医方配本）

赛金化毒散

出处：

丸药配方档，药库丸散膏丹配方档，乾隆朝方，散方；清太医院配方，小儿门；清太医院秘录医方配本，小儿百病门；吉祥室，增补杂治门；京师药行药目，小儿门。

组成：

（同治皇帝天花医案）加减赛金化毒散一料，红花白地小磁瓶二个盛。

乳香_五钱，去油_　没药_五钱_　川贝母_四钱，炒_　黄连_二钱_　花粉_四钱_　甘草_一钱五分，生_　川锦纹_四钱，炒_　冰片_六分_　牛黄_八分_　珠子_一钱_　血竭_四钱_　儿茶_四钱_　龙骨_四钱，煅_

共研极细面过重绢罗。（散方）

乳香_一钱_　没药_一钱_　川贝_一钱_　雄黄_一钱_　黄连_四钱_　花粉_四钱_　赤芍_四钱_　大黄_二钱_　熟军_二钱_　甘草_八分_　冰片_二分_　牛黄_二分_　药珠_二分_

共研细末。（丸药配方档）（清太医院配方）

牛黄_二分_　川贝_一钱_　乳香_一钱_　没药_一钱_　雄黄_一钱_　川军_四钱_　赤芍_钱半_　甘草_一钱_　川连_一钱_

冰片_{二分}　珍珠_{二分}　花粉_{一钱}

共研细末，凡恶形怪痘，黑紫不起，不能成浆，以蜜水调服。若痘有伏毒，经日不起，一切恶症，以胭脂膏调敷。（清太医院秘录医方配本）

主治：

治痘内伏毒，啼号不已，经日不起，并痘后发疔、发痈，难以成浆，以蜜汤调服。若搔伤腐烂，或攒簇堆聚，或报点干紫焦黑，板梗不起，及蒙头复釜，抱鬈托腮，贯珠，种种恶形怪痘，再以另用烟脂膏调此散敷之，立见神效。（清太医院配方）

小儿出痘，内有积热，烦躁不宁，六七日时，气血凝秘，平塌不起。落痂以后，余热未清，结成痘毒。凡此诸痘，皆不可无良药以治之。此散清热起浆，兼能败毒，内可以服，外可以敷。痘前痘后，并宜用之。诚治痘之良药也，识者珍之。（清太医院秘录医方配本）

烧针丸

出处：

丸药配方档，乾隆朝方；清太医院配方，小儿门；清太医院秘录医方配本，小儿百病门；京师药行药目，小儿门。

组成：

朱砂_{一两}　黄丹_{一两}　枯矾_{一两}　雄黄_{一两}

共研细末，水泛和丸。（丸药配方档）（清太医院配方）

黄丹_{二两}　枯矾_{二两}　朱砂_{一两}

枣泥为丸，如黄豆大。（清太医院秘录医方配本）

主治：

专治小儿脾胃不和，呕吐泄泻发烧。每服三五丸，量儿大小轻重加减用之。用铁针扎药，放灯上烧存性，研烂，用凉米汤调服。冬月用温米汤调服。泻者食前服，吐者不拘时服。忌食荤腥、生冷，节减乳食。（清太医院配方）

治小儿呕吐作泻，乳食不进，身体发热，夜多啼哭，宜服此丸。每用三四丸，用铁针尖上，放灯上烧红透，存性，研烂，用凉米汤调服。泻者食前服，吐者无时。外用绿豆粉以鸡子清和作膏，涂两脚心。如泻涂囟门上，下泻一止则去之。（清太医院秘录医方配本）

神效五疳丸

出处：

丸药配方档，乾隆朝方；清太医院配方，小儿门；京师药行药目，小儿门。

组成：

半夏_{二两}　陈皮_{二两}　神曲_{二两}　麦芽_{二两}　山楂_{二两}　茯苓_{二两}　白术_{二两}　枳实_{二两}　厚朴_{四钱}　香附_{四钱}　川连_{四钱}　胡连_{四钱}　五谷虫_{四钱}　萝卜子_{四钱}　芦荟_{四钱}

共研细末，水泛和丸。（丸药配方档）（清太医院配方）

主治：

治小儿六腑娇嫩，若怒食甘肥、黏腻、生冷、咸酸，食滞中脘，即成疳疾。其病头皮光急，毛发焦稀，腮缩鼻干，口馋唇白，眼涩羞明，揉鼻挦眉，喜咬指甲，焦渴自汗，尿如米泔，肚大肠鸣，精神倦忌，好食瓜果、酸、咸、炭、米、泥土，皆疳疾之验也，此药主之。七八岁者服五六分；三四岁者服二三分，每早晚用白开水送下。忌食肉、面、甜食、难克化之物。（清太医院配方）

天一丸

出处：

丸药配方档，乾隆朝方；清太医院配方，小儿门；清太医院秘录医方配本，小儿百病门；京师药行药目，小儿门。

组成：

人参一两　陈皮一两　天麻一两　灯草灰一两二钱　赤苓一两二钱　猪苓一两二钱　木通二两　半夏二两　滑石二两　泽泻一两五钱

共研细末，炼蜜和丸。（丸药配方档）（清太医院配方）

灯草灰八钱五分　茯神六钱　滑石六钱　泽泻一两　茯苓六钱　赤苓六钱　猪苓一两七钱　人参一两　炙甘草六钱

蜜丸，重一钱，朱砂为衣。（清太医院秘录医方配本）

主治：

概小儿本天一生水，此治病以利水道为捷径。小儿阴不能配阳，血不能配气，故疾作皆属于火。此方清心利小便，正所以散火也。凡小儿蕴热丹毒，惊风痰热，变蒸发热之症，用此药最当。而呕吐泻痢诸症，无不效也。每服一丸，多用灯草煎汤化服。乳母忌食热物。（清太医院配方）

大凡小儿，本天一生水，但治病以利水道为捷径。小儿阴不能配阳，血不能配气，故疾作皆属于火。此方清心利小便，所以正散火也。凡小儿蕴热丹毒，惊风痰热，变蒸发热之症，用此药最当。而呕吐泻痢诸症，无不效也。每服一丸，用灯心煎汤化服。乳母忌食辛热之物。（清太医院秘录医方配本）

万病回春丹

出处：

丸药配方档，乾隆朝方；清太医院配方，小儿门；京师药行药目，小儿门。

组成：

胆星一两　全蝎一两　牙皂二两　陈皮一两　天麻一两　天竺黄一两　薄荷一两　防风一两　麻黄一两　茯苓一两　羌活一两　甘草五钱　蜈蚣五条　麝香一钱　冰片一钱　朱砂二钱　药珠五分　牛黄五分　琥珀五分

共研细末，炼蜜和丸，朱砂衣，外金衣蜡壳封护。（丸药配方档）（清太医院配方）

主治:

此丹有奇功,小儿万病一切异症,医人不识,人所未经。但服此丹,无不立安,病深倍服,必验。

● 急慢惊风,发搐瘛疭,内外天吊,伤寒邪热,斑疹烦躁,痰喘气急,五痫痰厥,痰涎壅滞,大便不通,小便溺血。以上俱用钩藤薄荷汤送下。如昏夜或无药肆之处,用白开水送下亦可。小儿即用乳汁化服,或化搽乳头,令其吮去甚易。

● 绞肠痧痛,凉水送下。

● 伤风咳嗽,甘草桔梗汤送下。

● 哮喘,桔梗汤送下,另用金不换膏贴肺俞穴。

● 呕吐,寒吐恶食吐少,出物多,生姜汤送下;热吐能食、吐多出物少,石膏汤送下。食积所吐酸臭,山楂麦芽汤送下。

● 夜啼、吐乳,俱用乳汁化开,搽乳头令其吮去。

● 腹痛,白开水送下。

● 新久疟疾,寒热往来,临夜发热,俱用河井水各半,煎柴胡黄芩汤送下。

● 赤痢,山楂地榆汤送下。

● 白痢,陈皮山楂汤送下。

● 水泻,茯苓山楂汤送下。

● 霍乱吐泻,生熟水化开送下。

以上泻痢等症,先用此丹一粒,捣碎放于脐中,将金不换膏贴之,其应如响,约隔一二时未痊,另照引再服。撮口脐风,视其牙根上腭,小舌有泡塞住,或如粟米,以绵绢裹指,蘸温水擦破,拭令血净。若恶血入喉难治,口既开,用此丹一粒,蜜糖开涂口内。

● 五疳虫积先用使君子,每岁(此丹)一粒与服,另用君子槟榔汤送下。如服二次后稍愈未痊,宜另合化虫丸。谷虫酒炒黄二两,芦荟、胡连、川连、沉香不见火,各三钱,干蟾(炒黄)、雷丸、君子肉各五钱。

用君子壳山楂一两,煎浓水调神曲糊为丸,如梧桐子大,每服十五丸,或二十丸,米饮送下。量儿大小增减。

● 天花,初发热三朝前,以之散毒稀痘。当归八分、白芍四分、柴胡四分、荆芥穗三分、炙甘草二分、葛根四分。煎送。行浆后勿服,验痘疑似,耳冷尻冷,足冷中指稍冷,耳见红丝,呵欠喷嚏,乃其候也。

● 小儿脏腑娇嫩,神气未充,稍欠调和,诸症未能尽述,此丹功回造化。凡见小儿稍不自在,先用此丹一粒,捣碎放在脐中,将金不换膏盖之,或再与服之,轻病若失矣。其丹每蜡丸内计五粒,如数月婴儿,每服一粒,即将乳汁化开搽于乳头,令其吮去。一二岁者,每服二粒;三四岁者,每服三粒;至十来岁者,以五粒为度。以上药引,每味二分煎汁送此丹,亦治大人痰涎壅聚,每服十粒,用姜汤送下。(清太医院配方)

五福化毒丹

出处：

丸药配方档，御药房丸散膏丹配方，乾隆朝方；清太医院配方，小儿门；清太医院秘录医方配本，小儿百病门；太医院秘藏膏丹丸散方剂卷一；京师药行药目，小儿门。

组成：

薄荷_{五钱} 黄连_{五钱} 犀角_{五钱} 桔梗_{二两五钱} 元参_{二两五钱} 花粉_{二两五钱} 生地_{二两五钱} 连翘_{二两} 牛蒡_{二两} 黄芩_{三两} 甘草_{一两} 元明粉_{一两五钱}

共研细末，炼蜜和丸。（丸药配方档）（清太医院配方）

犀角_{一两} 桔梗_{二两} 生地_{二两} 牛蒡子_{二两} 赤苓_{二两} 连翘_{二两} 花粉_{二两} 皮硝_{一两}

蜜丸，重一钱，青黛为衣。（清太医院秘录医方配本）

犀角_{三钱} 朴硝_{三钱} 甘草_{三钱} 青黛_{二钱} 桔梗_{一两} 赤苓 生地 牛蒡子各_{五钱} 连翘 元参各六钱

共为细末，炼蜜为丸。（太医院秘藏膏丹丸散方剂）

主治：

治小儿瘟疫热毒，唇口肿破生疮，牙根出血，口鼻颊项赤肿，咽干烦躁，并痘后余毒，疹后诸热，头目身体常生疮疖，实热丹毒，胎热不解，肺热痰壅，咳嗽痰喘，大小便闭结等症并治。每服一丸，用薄荷汤送下，白开水亦可。（清太医院配方）

治小儿蕴积热毒，唇口肿裂生疮，牙根出血，口臭颜赤，咽干烦躁，或痘疹余毒未解，或头目肢体多生疮疖，一切火毒，赤游丹，并急惊风等症。每服一丸，薄荷汤化下。（清太医院秘录医方配本）

此药专治小儿蕴积热毒，唇口肿破生疮，牙根出血，口臭，颊项赤肿，咽干烦躁，并痘后余毒，疹后诸热，头目身体常生疖疮，实热丹毒，胎热不解，潮热痰壅，大小便赤结等症。每服用薄荷汤送下，灯心汤亦可。（太医院秘藏膏丹丸散方剂）

五花丸

出处：

丸药配方档，乾隆朝方；清太医院配方，小儿门。

组成：

白附子_{三两} 全蝎_{三两} 南星_{三两} 熟军_{三两} 五灵脂_{三两} 半夏_{三两} 青黛_{三两} 郁金_{三两} 寒水石_{三两} 朱砂_{一两五钱}

共研细末，水泛和丸，五色为衣，用朱砂、青黛、礞石、滑石、姜黄。（丸药配方档）（清太医院配方）

主治：

治小儿痰涎壅盛，胸膈不利，乳食不消，变生痰疾，胁肋硬满，按之疼痛，及一切急慢惊风，并宜治之。一岁儿数丸，二三岁二三十丸，量儿大小加减丸数，食远用姜汤送下。急惊风，用金银花薄荷汤送下。慢惊风，用生姜全蝎汤送下。（清太医院配方）

仙传至宝丹

出处：

丸药配方档，乾隆朝方；清太医院配方，小儿门；清太医院秘录医方配本，小儿百病门；京师药行药目，小儿门。

组成：

茯苓一两　山药一两　黄芪一两　桔梗一两　远志一两　砂仁一两　甘草一两五钱　益智一两五钱　藿香一两五钱　滑石五钱　南山楂五钱　香附二两五钱　三棱二两　莪术二两　木香二钱五分

共研细末，炼蜜和丸，朱砂为衣。（丸药配方档）（清太医院配方）

广皮二两　滑石二两　郁金一两六钱　天麻三两　赤芍一两　黄芪一两　神曲二两　桔梗一两　青皮一两　僵蚕一两　甘松一两　防风一两　厚朴二两　砂仁一两六钱　赤苓三两　白术一两　泽泻一两六钱　麦芽三两　甘草一两

蜜为丸，重一钱，朱砂为衣。（清太医院秘录医方配本）

主治：

治小儿吐泻惊痫，及一切百病皆良。此丹乃先贤合三而成，以济万世之婴儿。随症调引，诸病如遗，保婴之术至矣，因名至宝丹。每服一丸，量儿大小加减丸数。

- 伤寒变惊发热，葱姜汤送下。
- 伤食呕吐泻泄，淡姜汤送下。
- 赤白痢疾，米汤送下。
- 久泻伤脾，莲肉汤送下。
- 大便燥结，蜜汤送下。
- 小便赤结，灯心竹叶汤送下。
- 诸热，薄荷汤送下。
- 烦渴，麦门冬汤送下。
- 吐泻霍乱，苏叶汤送下。
- 咳嗽痰喘，梨汤送下。
- 积聚腹痛，淡姜汤送下。
- 伤乳伤食，山楂汤送下。
- 急惊风，薄荷汤送下。
- 慢惊风，人参白术汤送下。
- 疳疾瘦弱，大便不调，小便如泔，陈仓米汤送下。
- 诸病后无精神，不思饮食，姜枣汤送下。
- 诸般杂症，白开水送下。（清太医院配方）

专治小儿吐泻惊疳，及一切百病皆良。此丹乃先贤合三方而成，以拯万世之婴儿，随症调引，诸病如遗，宝婴之术至矣，故曰至宝丹。每服一丸，量儿大小加减丸数。伤寒夹惊发热，生姜汤下。伤食呕吐泄泻，淡姜汤下。赤白痢疾，米汤下。久泻伤脾，莲肉汤下。大便燥结，蜜汤下。小便赤结，灯心竹叶汤下。诸热，薄荷汤下。烦渴，麦冬汤下。吐泻霍乱，苏叶汤下。咳嗽痰喘，梨汤下。积聚腹痛，淡姜汤下。伤乳伤食，山楂汤下。急惊风，薄荷汤下。慢惊风，人参白术汤下。疳疾瘦弱，大便不调，小便如泔，陈仓米汤

下。诸病后无精神，不思饮食，姜枣汤下。诸般杂症，白滚水送下。（清太医院秘录医方配本）

香苏正胃丸

出处：

丸药配方档，乾隆朝方；清太医院配方，小儿门；清太医院秘录医方配本，小儿百病门；京师药行药目，小儿门。

组成：

白术二两　陈皮二两　半夏二两　厚朴二两　桔梗二两　茯苓二两　甘草二两　大腹皮二两　藿香四两　苏叶三两　砂仁一两

共研细末，炼蜜和丸。（丸药配方档）（清太医院配方）

苏叶三两　厚朴二两　白术一两　藿香二两　猪苓一两五钱　神曲一两五钱　赤苓二两　砂仁一两　桔梗一两　泽泻一两五钱　半夏一两五钱　陈皮二两　白芷一两　南山楂一两　木香四钱　苍术一两　炙甘草五钱

蜜为丸，重一钱。（清太医院秘录医方配本）

主治：

治小儿感冒伤风，中暑霍乱；或伤乳伤食，停滞不化，以致头疼身热，呕吐泄泻，乍寒乍热，吐痰吐水，肚腹疼痛，口干发渴，睡卧惊恐，烦躁不安，搐搦，如风寒热疟疾，一切脾胃不和等症，并皆治之。每服一丸或二丸。伤食，用山楂汤化服；呕吐，用姜汤化服；泄泻，用灯心汤化服；吐泻霍乱，用苏叶汤化服；其余诸症，俱用白开水化服。忌食生冷、面食、荤腥、油腻、难克化之物。（清太医院配方）

专治小儿感冒伤风，中暑霍乱，或伤乳伤食，停滞不化，以致头疼身热，呕吐泄泻，乍寒乍热，吐痰吐水，肚腹疼痛，口干发渴，睡卧惊恐，烦躁不宁，搐搦如风，寒热疟疾，一切脾胃不和等症，并皆治之。每服一丸或二丸。伤食，山楂汤化服，呕吐，姜汤化服；泄泻，灯心汤化服，吐泻霍乱，苏叶汤化服；其余诸症，俱用白滚水化服。忌生冷、面食、荤腥、油腻、难克化之物。（清太医院秘录医方配本）

小调中丸

出处：

丸药配方档，乾隆朝方；清太医院配方，小儿门；清太医院秘录医方配本，小儿百病门；京师药行药目，小儿门。

组成：

萸连二钱五分　姜连二钱五分　白芍六钱　白术六钱　甘草六钱　苍术六钱　南山楂六钱　木香六钱　陈皮一两　神曲一两　条芩一两　元胡一两　茯苓一两　桔梗一两　厚朴一两　枳实一两　当归一两

共研细末，水泛和丸。（丸药配方档）（清太医院配方）

川连一两　木香一两　茯苓一两　当归一两　白术一两　陈皮一两　半夏一两　厚朴一两　甘草一两

水法为小丸。（清太医院秘录医方配本）

主治：

治小儿饮食不调，过食厚味、甘甜、生冷、难克等物，不能运化，以致脾胃不调，泄泻痢疾，腹胀疼痛，发热口干，小便黄赤，及滞火上攻，头目口舌生疮，夜卧不安，大便不通，呕吐恶心；或因宿乳成疾，腹中积块；或因惊滞不散，咳嗽痰喘。此药化积聚，消乳食，通畅大小肠，逐利病源，立见神效，微利为度。红白痢疾、水泻，用灯心汤送下。其余病，用山楂汤送下。俱用白开水亦可。一岁上下者每服半分，二三岁者服一二分，四五岁者服二分，五六岁者服三分，七八岁者服四分，十岁外者服五六分。看儿壮弱，病之轻重加减丸数，无不神效。忌食生冷、荤腥等物。（清太医院配方）

专治小儿饮食不调，过食厚味、甘甜、生冷、难克等物，不能运化，以致脾胃不调，泄泻痢疾，腹胀疼痛，发热口干，小水黄赤，及滞火上攻，头目口舌生疮，夜卧不宁，大便不通，呕吐恶心；或因宿乳成疾，腹中积块；或因惊滞不散，咳嗽痰喘。此药化积聚，消乳食，通畅大小肠，逐去病源，立见神效，微利为度。红白痢疾、水泻，俱用灯心汤送下。其余病，用山楂汤送下。俱用白滚水亦可。一岁上下者每服半分，二三岁者服一二分，四五岁者服二分，五六岁者服三分，七八岁者服四分，十岁外者服五六分。看儿壮弱、病之轻重加减丸数，无不神效。忌生冷、荤腥。（清太医院秘录医方配本）

小儿健脾丸

出处：

丸药配方档，乾隆朝方；清太医院配方，小儿门；清太医院秘录医方配本，小儿百病门；京师药行药目，小儿门。

组成：

白术二两五钱　茯苓二两五钱　山药二两五钱　扁豆二两五钱　建莲二两五钱　川连五钱　甘草五钱　陈皮二两　枳壳二两　神曲二两　山楂二两　泽泻八钱　砂仁八钱　薏苡仁八钱　半夏一两

共研细末，炼蜜和丸。（丸药配方档）（清太医院配方）

白术四两　山药八两　炙甘草二两　石斛四两　半夏四两　香附四两　白芍四两　茯苓四两　陈皮四两　神曲四两　薏苡仁四两　砂仁四两　扁豆四两　莲子四两　当归四两　玉竹八两　山楂四两　谷芽四两

蜜为丸，重一钱。（清太医院秘录医方配本）

主治：

治小儿脾虚胃弱，肚腹胀满，食物不化，懒惰嗜卧，好吃泥土，肌肉消瘦；或因病后失调，以致饮食不能充肌肤，呕吐蛔虫，四肢枯细，日见羸瘦，此药主之。久服大补元气，进美饮食，精神强健，百病不生。周岁以后，两三岁者每服一丸。五六岁者每服二丸，空心用白开水送下。忌食生冷、坚硬、难克化之物。（清太医院配方）

治小儿脾虚胃弱，肚腹胀满，食物不化，怠惰嗜卧，好吃泥土，肌肉消瘦；或因病后失调，以致饮食不能滋润肌肤，四肢枯细，日见羸瘦，此药主之。久服大补元气，进美饮食，精神强健，百病不生。周岁以后，两三岁者每服一丸，五六岁者每服二丸，空心用白滚水送下。忌生冷、坚硬、难克化之物。（清太医院秘录医方配本）

小儿敛疮秃疮油药

出处：

丸药配方档，（小儿秃疮油膏）乾隆朝方；清太医院配方，小儿门；京师药行药目，小儿门。

组成：

马钱子_{四十九个}　轻粉_{五钱}

用香油十两，马钱子熬枯去渣，用轻粉收之。（丸药配方档）（清太医院配方）

主治：

治小儿头疮、秃疮，胎毒风热，搔痒成疮，脓水不止者。用此药调搽患处，日上二、三次，干则再上，不数日而痊矣。（清太医院配方）

小儿七珍丹

出处：

丸药配方档，乾隆朝方，京师药行丸散膏丹配方；清太医院配方，小儿门；清太医院秘录医方配本，小儿百病门；京师药行药目，小儿门。

组成：

胆星_{一两}　竺黄_{一两}　僵蚕_{一两}　朱砂_{一两}　雄黄_{一两}　全蝎_{一两}　巴豆霜_{五钱}　麝香_{一钱}

共研细末，水泛和丸，朱砂为衣。（丸药配方档）（清太医院配方）

胆星_{二两}　人参_{二两}　朱砂_{二两}　僵蚕_{二两}　全蝎_{二两}　巴霜_{二两}　雄黄_{二两}

面糊为丸，如小米大。（清太医院秘录医方配本）

主治：

治小儿诸般痰症，急惊风痰，搐搦上视，咳嗽痰喘，老滞稠痰，宿乳宿食，停滞不化，呕吐泻痢，肚腹胀硬，上热下冷，四肢发痹，大小便不通等症。小儿三四月者，每服一二丸；五七月者，每服二三丸，乳汁送下；周岁小儿每服三四丸，二三岁者每服四五丸；四五岁者，每服五六丸，俱用白开水送下。仍看小儿轻重虚实加减丸数，无不神效。如老痰惊风，危急堵塞者，每服十余丸亦可。（清太医院配方）

专治小儿诸般痰症，急惊（风）痰搐（搦）上视，咳嗽稠痰，消乳消食，停滞不化，呕吐泻痢，肚腹胀硬，上热下冷，四肢发痹，大小便不通等症。小儿三四月者，每服二三丸；五七月者，五六丸。乳送下。仍看小儿轻重虚实加减用之，无不神效。如老痰惊风，危急堵塞者，每服十余多丸亦可。（清太医院秘录医方配本）

小儿羌活膏

出处：

丸药配方档，乾隆朝方；清太医院配方，小儿门；京师药行药目，小儿门。

组成：

川羌_{二两八钱}　独活_{二两八钱}　前胡_{二两八钱}　川芎_{二两八钱}　天麻_{二两}　枳壳_{二两}　柴胡_{二两}　桔梗_{二两}

薄荷－两五钱　枳实－两五钱　党参八钱　甘草八钱

共研细末，炼蜜和丸，朱砂为衣。如熬膏水煎，炼蜜收之。（丸药配方档）（清太医院配方）

主治：

治小儿四时感冒，瘟疫伤寒，头疼身热，咳嗽痰喘，鼻塞声重，惊风搐搦，一切伤风伤寒，或痘或疹。初起之时，每用一丸。四五岁者可服二丸，解表微汗为度。伤寒无汗，用姜汤化服；伤食感冒，用山楂汤化服；惊风壮热，用薄荷汤化服；痘疹初起，用芜荽汤化服。服药后，忌饮食一二日，谨避风寒。吃乳者减用。（清太医院配方）

小儿香橘丸

出处：

丸药配方档，乾隆朝方；清太医院配方，小儿门；清太医院秘录医方配本，小儿百病门；（小儿香橘丹）京师药行药目，小儿门。

组成：

木香－两　橘红－两　麦芽－两　青皮－两　厚朴－两　莪术－两　甘草－两　砂仁－两　山楂－两
泽泻－两五钱　猪苓－两五钱　赤苓－两五钱　白术－两五钱　藿香－两五钱　神曲二两　三棱－两

共研细末，炼蜜和丸。（丸药配方档）（清太医院配方）

橘红－两　木香－两　青皮－两　神曲二两　麦芽－两　砂仁二两　厚朴－两　山药－两　茯苓－两
炙甘草五钱

蜜为丸，重一钱。亦名保婴香橘丸。（清太医院秘录医方配本）

主治：

治小儿脾胃不和，伤乳伤食，肚腹胀满，呕吐泄泻；或过食生冷油面，以致食物不化，肚腹坚硬，常常作痛，面黄体瘦，不生肌肉，此皆脾胃不和之故也。用药一丸，白开水调下，干吃亦可。七八个月者服半丸，三四岁者日服二丸。此药大能开胃健脾，止泻利水，退热除湿，扶养元气，可以常服、多服，无妨。忌食生冷、油面、坚硬、难克等物。（清太医院配方）

专治小儿面黄肌瘦，腹胀疼痛，不思乳食，身体倦怠，嗜卧多睡。皆因饮食不调，损伤脾胃，以致呕吐恶心，胸膈饱闷，胁肋胀满，食物不调，水泻溏泻，红白痢疾，寒热疟疾，霍乱吐泄，溺如米泔，积聚痞块，惊悸不止，痰涎壅盛，一切脾胃不调等症，并皆治之。每服一丸，淡姜汤送下，白滚水送下亦可。真小儿之妙药也。忌面食、荤腥、瓜果、生冷、难化等物。（清太医院秘录医方配本）

小儿一捻金

出处：

丸药配方档，乾隆朝方；清太医院配方，小儿门；清太医院秘录医方配本，小儿百病门；京师药行药目，小儿门。

组成：

人参五分　牛黄五分　黑丑一两　白丑一两　槟榔一两　生军一两　朱砂一两

共研细末。（丸药配方档）（清太医院配方）

人参一两　大黄一两　二丑各一两　槟榔一两　朱砂一两　飞金四十张

共为细末。（一捻金内方：黑丑、白丑、槟榔、大黄各一钱，朱砂五分，大赤金一张。）（清太医院秘录医方配本）

主治：

治小儿开口吐沫，气喘咳嗽，肚腹膨胀，不思饮食等症。

● 小儿肺胀喘嗽，人多看作风喉。大黄槟榔二牵牛，人参分两来凑。五味研成细末，蜜水调量稀稠。每将一捻下咽喉，不用神针法灸。

● 有其症肺胀喘结，胸膈气急，两胁扇动，陷下作坑，两鼻窍张，闷乱嗽喘，声哑不明，痰涎壅塞。

以上诸症，非急慢惊风病也，临症详审之，每服半分，或一二分，用蜜水调服；仍看病之轻重，儿之虚实大小，或加或减用之，无不准验。（清太医院配方）

治小儿风痰吐沫，气喘咳嗽，肚腹疼痛，肺胀喘满，胸高气急，两胁扇动，陷下作坑，两鼻窍张，闷乱嗽渴，声哑不明，痰涎壅塞，不思饮食等症，并皆治之。每服二三分，蜜水调服，仍看病之轻重虚实加减用之，无不准验。（清太医院秘录医方配本）

醒脾丸

出处：

丸药配方档，乾隆朝方；清太医院配方，小儿门；清太医院秘录医方配本，小儿百病门；京师药行药目，小儿门。

组成：

当归三两　白芍三两　赤苓三两　茯苓三两　神曲三两　山楂三两　麦芽三两　麦冬三两　枳壳三两　白术二两　半夏二两　香附二两　甘草一两　黄连一两五钱　陈皮二两

共研细末，水泛和丸。（丸药配方档）（清太医院配方）

当归六两　白术六两　赤苓二两　半夏二两　麦芽二两　姜连两半　白芍三两　神曲三两　枳实三两　茯苓三两　山楂三两　香附三两　陈皮三两　炙甘草一两

水丸，如小米大。（清太医院秘录医方配本）

主治：

健脾养胃，除湿利水，消食化痰，益气补中，调和五脏，充实肢体。凡虚损劳弱，脾病胃病，不思饮食，多困食少，渐渐羸瘦，面色萎黄，大便不调，久经泻痢；或久病杂症，皆可常服。小儿每服五六分，日进二服，用米汤送下，白开水亦可；大人服一二钱。忌食生冷、油腻等物。（清太医院配方）

论育小儿调理之法，饮食为先，运化之原，脾胃为贵。大抵伤脾乏症，多因饥饱不节，其时寒温不适，或病后失调，久经泻痢，以致肌肤消瘦，精神短少，身体沉重，困倦无力。此丸健脾养胃，除湿利水，清食化痰，益气补中，调和五脏，充实四肢。凡虚损劳弱，脾病胃病，不思饮食，多困少食，渐渐羸瘦，面色萎黄，大便不调，最宜常服。小儿

五分，大人一二钱，日进二服。米饮、白滚水任下。（清太医院秘录医方配本）

镇惊锭

出处：

丸药配方档，乾隆朝方；清太医院配方，小儿门；京师药行药目，小儿门。

组成：

胆星一两　枳实一两　礞石一两　半夏一两　川连一两　朱砂一两　冰片三分　麝香三分

共研细末，姜汁糊为锭。（丸药配方档）（清太医院配方）

主治：

治小儿急慢惊风，痰涎壅盛，咳嗽发热，胎惊内吊，惊恐多啼，夜间恍惚不安，山根青色，唇口眉眼紧闭，癫痫发搐，反弓直视，昏闷不清，牙关口噤，手足瘛瘲等症。但能开口灌下，无不效应。此药截风定搐，镇肝安神，定心化痰，大有神效。每服一锭，用薄荷汤研烂化服，看儿大小轻重加减用之。戒风寒、惊吓，减用乳食；乳母忌食厚味、热物。（清太医院配方）

至圣保元丹

出处：

丸药配方档，乾隆朝方；清太医院配方，小儿门；京师药行药目，小儿门。

组成：

胆星二两　茯苓二两　麻黄二两　僵蚕二两　防风一两　青礞石一两　薄荷一两　全蝎一两　羌活一两
天麻一两　天竺黄一两　甘草一两　蜈蚣五条　冰片一钱　麝香一钱　牛黄五分

共研细末，炼蜜和丸，蜡壳封护。（丸药配方档）（清太医院配方）

主治：

治小儿急惊风，目直天吊，手足抽搐，头摇身拱，口噤唇青，囊缩腹痛，风痰上壅，头项强直，口吐涎沫，热郁邪盛，昏迷不醒，关窍不通，及男妇大人一切中风不语，口眼歪斜，二便闭塞，痰盛气结，危在旦夕。对症调引，无不神效。百日内小儿可服一丸，大人中风用四五丸。其余量人之大小，症之轻重，增减调服。

- 发热无汗，紫苏叶汤送下。
- 口噤，先用通关散吹鼻内，后用皂角汤送下。
- 痰盛咳嗽，生姜汤送下。
- 大便秘结，加元明粉一钱，蜜煎汤送下。
- 泄泻虚惊，人参汤送下。
- 小水短少，加六一散一钱，灯心汤送下。
- 抽搐，灯心汤送下。
- 伤食嗳气，麦芽砂仁汤送下。
- 呕吐，木香生姜汤送下。
- 凡男妇小儿风痰壅盛，势在危急，俱用灯心竹沥生姜汤送下。

此丹惟孕妇忌服，其余一切风痰危急之症，效应如响，大有起死回生之功，慎勿轻视。（清太医院配方）

朱砂丸

出处：

丸药配方档，乾隆朝方；清太医院配方，小儿门；京师药行药目，小儿门。

组成：

胆星_二两 槟榔_二两 黄芩_二两 熟军_二两 黑丑_二两 白丑_二两 木香_二钱五分

共研细末，水泛和丸，朱砂衣。（丸药配方档）（清太医院配方）

主治：

治小儿诸经积热，头眩目赤，口疮肿舌肿疼，咽喉肿痛，咳嗽痰喘，鼻塞声哑，结痰壅盛，遍身瘙痒；或有疮痈，大小便不通，及肚腹疼痛，实热惊风等症，并皆治之。每服二三分，不拘时用茶清送下。咽喉痛，用薄荷汤送下。大便不通，用朴硝汤送下。小便不通，用灯心汤送下。泄泻忌服。（清太医院配方）

珠黄琥珀抱龙丸

出处：

丸药配方档，乾隆朝方；清太医院配方，小儿门；清太医院秘录医方配本，小儿百病门；京师药行药目，小儿门。

组成：

胆星_一两 天竺黄_一两 天麻_二钱 雄黄_二钱 钩藤_二钱 茯苓_二钱 琥珀_二钱 甘草_二钱 川贝_三钱 僵蚕_三钱 羌活_三钱 防风_二钱 全蝎_五钱 白附片_二钱 朱砂_五钱

共研细末，炼蜜和丸，朱砂为衣。（丸药配方档）（清太医院配方）

珍珠_五钱 牛黄_五钱 琥珀_二钱 胆星_六两 半夏_二两 雄黄_二两 川贝_二两 白附子_二两 防风_三两 薄荷_三两 羌活_三两 全蝎_三两 天麻_三两 僵蚕_三两 桔梗_三两 竺黄_三两 钩藤钩_三两 麝香_五钱 冰片_三钱 朱砂_二两

蜜为丸，重三分，金衣蜡皮。（清太医院秘录医方配本）

主治：

治小儿急慢惊风，痰涎搐搦，夜啼发烧，物忤客忤，面青口噤，睡卧不安，气粗喘满，风热痰实等症，并皆治之。每服一丸，用温水化下。惊风，用薄荷汤化下。痘疹首尾，宜服三五丸，能解胎毒。此药专治初生小儿百病，大能镇惊安神，平心定志，除诸热，化痰涎，止咳喘，调胃和中。乳母忌动火之物。（清太医院配方）

专治小儿急慢惊风，痰涎搐搦，夜啼发热，并四时感冒伤风，及物忤客忤，牙关紧急，面青口噤，睡卧不宁，气粗喘满，风热痰实等症，并皆治之。每服一丸，滚水化下。惊风，薄荷汤化下。痘疹首尾，宜服三五丸，能解胎毒。此药专治初生小儿百病，大能镇惊安神，宁心定志，除诸热，化痰、止嗽、定喘，调胃和中，壮实小儿。乳母忌动火之物。（清太医院秘录医方配本）

第十二章　疮疡方

拔毒散

出处：

丸药配方档、京师药行丸散膏丹配方；清太医院配方，疮科门；清太医院秘录医方配本，外科损伤门；京师药行药目，疮科门。

组成：

大黄_{三钱}　青黛_{三钱}　白芨_{三钱}　黄柏_{三钱}　五倍子_{三钱}　甘草_{六分}　赤小豆_{三钱}　芙蓉叶_{四钱}　土贝母_{二钱}　铜绿_{一钱}　赤芍_{二钱}

共研细末。（丸药配方档）（清太医院配方）

大黄_{一斤}　黄柏_{八两}　青黛_{二两}　青茶_{二两}　芙蓉叶_{四两}

共研细末。（清太医院秘录医方配本）

主治：

此药拔毒消肿，止痛消瘀，退热凉血，丹毒热毒，无名肿毒，敷之立验。未成者敷之立消；已成者周围敷之，留中心毒顶，成脓易溃，大有神效。每用药末不拘多少，用茶卤调稀上患处。药干时用茶卤勤扫，令热毒气出，其毒自解。（清太医院配方）（清太医院秘录医方配本）

白玉膏

出处：

丸药配方档、药库丸散膏丹配方档；清太医院配方，疮科门；清太医院秘录医方配本，外科损伤门；太医院秘藏膏丹丸散方剂卷二；吉祥室，外科疮疡门；京师药行药目，疮科门。

组成：

象皮_{三钱}　川椒_{三钱}　白芨_{三钱}　龙骨_{三钱}　官粉_{四两}　白占_{四两}

用香油十二两，熬去渣，入鸡子清三个，熬成膏。（丸药配方档）（清太医院配方）

轻粉_{一两}　杭粉_{一两}　白芨_{五钱}　白蔹_{五钱}　白芷_{五钱}　樟冰_{二钱}　白蜡_{五钱}

将前六味共研极细末，用公猪油五两，同白蜡化开，入群药末，和匀成膏。（清太医院秘录医方配本）

定儿粉_{一两}　黄蜡_{一两五钱}　香油_{四两}　硼砂_{二钱}　好冰片_{五钱}

共熬成膏。（太医院秘藏膏丹丸散方剂）

主治：

专贴一切大小诸般疮疡结毒粉毒，疳蛀臁疮，痈疽顽疮，疔黑紫腐，久不收口，臭烂不愈。每用少许，摊黑膏中心，或摊净绵上，贴患处，疗腐自化，条条片片，粘连即下。

有长肉生肌，收口之功。（清太医院配方）

此膏乃异人所授之方，不论诸般疮疡，结毒粉毒，痈疽顽疮，疔黑紫腐，久不收口，并敷冻裂大小诸疮，能去腐生肌长肉，不能愈者，其效如神。倘年老气血虚者，服十全大补汤一二服助之更妙。（清太医院秘录医方配本）

专治诸般疮疡，结毒粉毒，痈疽顽疮，疔黑紫腐，久不收口，臭烂不愈者，用之神效。（太医院秘藏膏丹丸散方剂）

白玉散

出处：

丸药配方档；清太医院配方，疮科门；京师药行药目，疮科门。

组成：

潮脑一两　轻粉五钱　石膏六两　冰片一钱

共研细末。（丸药配方档）（清太医院配方）

主治：

专治一切诸般疮毒，久不收口。此药上于患处，生肌长肉，化毒排脓，渗湿止痛，功效非常。（清太医院配方）

蟾酥锭

出处：

丸药配方档、上用丸散膏丹配方簿，锭药成方；清太医院配方，疮科门；清太医院秘录医方配本，外科损伤门；太医院秘藏膏丹丸散方剂卷二；慈禧光绪医方选议，慈禧太后各类效验医方；京师药行药目，疮科门；吉祥室，外科疮疡门。

组成：

朱砂四两　雄黄四两　蟾酥五钱　麝香五分　蜗牛一两

共研细末，蟾酥水成锭。（丸药配方档）（清太医院配方）

雄黄八两　朱砂一两　蜗牛二两　冰片一钱　麝香五分

共研细末，蟾酥为锭，银朱为衣。（锭药成方，转引关雪玲《清代宫廷医学与医学文物》）

朱砂四两　雄黄四两　蟾酥五钱　麝香五分　蜗牛二两

共研细末，蟾酥化开为锭。（清太医院秘录医方配本）

雄黄八两　朱砂一两　蜗牛二两　冰片一钱　麝香五分

共为细末，蟾酥为锭，银朱为衣。（太医院秘藏膏丹丸散方剂）

光绪□年□月□日，上交《良方集成》成方，蟾酥锭一钱一锭。

雄黄八两　朱砂一两　蜗牛二两　冰片一钱　蟾香五分

共研细末，蟾酥为锭，银朱为衣。（慈禧光绪医方选议）

主治：

治痈疽发背，无名肿毒，诸般恶疮，疼痛坚硬，及一切蝎螫蛇咬。夏月毒虫，湿气疼

痛不止者，俱用凉水磨化，涂搽患处。（清太医院配方）

主治疗痈发背，脑疽乳痈，恶疮初起，疼痛麻木等。（锭药成方，转引关雪玲《清代宫廷医学与医学文物》）

专治诸般疔疮，一切恶毒，痈肿初起。将此锭打如绿豆大四五粒，先用葱白三寸，令病人嚼烂，吐于手心，男左女右。将此锭裹入葱白内，用无灰热酒送下。无风处，盖热出汗，再用水磨搽上肿处即愈。又一切毒虫叮咬，凉水磨搽，葱酒服四五粒亦好。又伤寒应出汗，不得汗者，葱酒服四五粒，即出汗。忌冷水、王瓜、茄子、油腻、鸡鱼、湿面。（清太医院秘录医方配本）

盖谓痈疽者，皆因气血凝滞，阴阳相搏而成也。今诚修合此药，能治一切痈疽发背，无名肿毒，对口疔疮，诸般恶疮，疼痛肿硬及一切蝎螫蛇咬，夏月毒虫蜈蚣咬伤，湿气疼痛，蛇带火丹等疼痛不止者，轻者用凉水磨化，重者用陈醋磨化，涂搽患处，立见奇效。（太医院秘藏膏丹丸散方剂）

蟾酥丸

出处：

丸药配方档；清太医院配方，疮科门；清太医院秘录医方配本，外科损伤门；京师药行药目，疮科门；吉祥室，外科疮疡门。

组成：

蟾酥二钱　朱砂二钱　雄黄二钱　铜绿一钱　枯矾一钱　寒水石一钱　胆矾一钱　麝香五分　轻粉五分
蜗牛二十一个

共研细末，水泛和丸，朱砂为衣。（丸药配方档）（清太医院配方）

蟾酥三钱　轻粉五分　蜗牛二十一个　铜绿一钱　朱砂三钱　雄黄二钱　胆矾一钱　麝香一钱　枯矾一钱
寒水石一钱

鲜蜗牛研烂，将群药捣于一处，晒干研末。将蟾酥化开为丸，如绿豆大。（清太医院秘录医方配本）

主治：

夫疗者，乃外科迅速之病也。由四时迭更，节候之寒温肃杀，瞬息阴阳之交变，二气互相激急，必成暴气。如不能避而遇之，袭于皮肤，传于经络，以致腠理结满，阴阳二气不得宣通，遂成疗毒，最为恶候。故秘制蟾酥丸，治疗疮发背，乳痈附骨等症，一切恶疮，病重昏愦，多必不痛，或麻木或呕吐。此药服之，不起发者即发，不痛者即痛，未成者即消，已成者即溃，真有回生之功，乃恶症中之至宝也。每服一丸，先饮温水一口，将药点舌上，以口麻为度，再用温水送下。冬月用葱汤送下。（清太医院配方）

夫疗者，乃外科迅速之病也。由四时迭更，节候之寒温肃杀，瞬息阴阳之交变，二气互相激急，必成暴气。如不能避而遇之，袭于皮肤，传于经络，以致腠理结满，阴阳二气不得宣通，遂成疗毒，最为恶候。此丸治疗疮发背，脑疽乳痈，附骨等症。一切恶疮，病重昏愦，多必不痛，或麻木或呕吐。此药服之，不起发者即发，不痛者即痛，未成者即消，已成者即溃，真有回生之功，乃恶症中之至宝也。每服一丸，温水送下，冬月葱酒送下。（清太医院秘录医方配本）

断红肠澼丸

出处：

丸药配方档；清太医院配方，疮科门；京师药行药目，燥火门。

组成：

侧柏叶四两　栀子四两　熟军四两

共研细末，水泛和丸。（丸药配方档）（清太医院配方）

主治：

凡脏腑虚弱，外受风邪之气，内蕴湿热之毒；或暴怒气郁；或酒色失调，兼之多食炙煿辛辣之物，以致气血逆乱，荣卫失度而下血。此药治肠澼下血。无论粪前粪后，远年近日，一切肠风脏毒，肛门肿痛，下血不止，以致四肢无力，面色萎黄，皆可服之。每服二钱，空心用白开水送下。戒气怒、劳烦，忌烟、酒、辛热等物。（清太医院配方）

飞龙夺命丹

出处：

丸药配方档；清太医院配方，疮科门；清太医院秘录医方配本，外科损伤门；太医院秘藏膏丹丸散方剂卷三、卷四；吉祥室，外科疮疡门；京师药行药目，疮科门。

组成：

蟾酥六两　乳香六两　没药六两　雄黄六两　铜绿六两　胆矾二钱　朱砂二钱　血竭二钱　寒水石二钱　轻粉一钱　冰片一钱　麝香一钱　蜈蚣三十条　蜗牛六十个

共研细末，水泛和丸。（丸药配方档）（清太医院配方）

明雄六钱　麝香二钱　蟾酥四钱　铜绿四钱　瓜竭二钱　胆矾二钱　乳香四钱　没药四钱　寒水石二钱　冰片二钱　轻粉一钱　蜈蚣五钱　蜗牛二十一个　朱砂四钱

江米糊为丸。（清太医院秘录医方配本）

南星一钱　雄黄一钱　巴霜一钱　黄丹五分　乳香一钱　硇砂五分　信石五分　斑蝥炒，十六个，去足头　麝香一分

共研细末，酒合蟾酥为丸，黍米大。（太医院秘藏膏丹丸散方剂卷三）

雄黄三钱　朱砂三钱，为衣　轻粉五分　血竭一钱　乳香二钱　没药三钱　铜绿二钱　胆矾二钱，酒化　蜈蚣一条，酒炙　蜗牛三十个　麝香五分　蟾酥二钱，酒化　寒水石一钱

上为细末，将蜗牛捣碎，和药为丸，如绿豆，朱砂为衣。每服五七丸，量毒轻重。用葱白三寸，令病人嚼烂吐在手心，男左女右。将药裹葱白内，用黄酒送下，避风。住一时之久，再吃黄酒三五杯，以助药力，出汗为度。再服五丸即愈。在上部食后服，在下部食前服。忌冷水、王瓜、茄子、鸡、鱼、羊肉、猪肉首、湿面、一切发物。（太医院秘藏膏丹丸散方剂卷四）

主治：

治疗疮、脑疽、发背、乳痈、附骨疽，一切无名肿毒恶疮。服之便有头顶不痛者，服之即痛，已成者服之立愈。此药乃外科中至宝。危者服之立安。每服五丸，用葱白三寸捣烂，置男左女右手心，将丸药裹于内，用热酒送下，以被盖之，再进一二杯热酒，以助药

力，出汗为度。疮在上食远服，在下空心服。忌一切发物、冷水、黄瓜、茄子、油腻、鱼腥、动火之物。（清太医院配方）

治疗疮、脑疽、发背、乳痈、附骨疽，一切无名肿毒恶疮，服之，未成者即消，已成者即溃，乃外科中之至宝。危者服之立安。用葱白三寸嚼烂，吐于男左女右手心，将丸放内，用无灰热酒送下，以衣被盖之，汗出为度，孕妇忌服。（清太医院秘录医方配本）

此药治一切痈疽发背，疗毒恶疮等无名肿毒，初发急症，或黑陷走黄，毒气内闷，变生七恶坏症，并能治之。每服十丸或十四五丸，量虚实入，用老酒送下。疮在上者食后服，疮在下者食前服。忌油腻、腥膻、发物。此乃厉剂，孕妇忌服。（太医院秘藏膏丹丸散方剂卷三）

此药专治疗毒恶疮，一切歹症，起初憎寒壮热，恶心、烦躁、昏愦。此药服之疮即起发，能止昏愦，能消肿痛，真有夺命之功。（太医院秘藏膏丹丸散方剂卷四）

红玉膏

出处：

丸药配方档，药库丸散膏丹配方档；清太医院配方，疮科门；清太医院秘录医方配本，外科损伤门；太医院秘藏膏丹丸散方剂卷二；慈禧光绪医方选议，光绪皇帝治鼻病医方；吉祥室，外科疮疡门；京师药行药目，疮科门。

组成：

当归一两　红花三钱　赤芍三钱　白芨三钱　白芷三钱　防风三钱

用香油一斤，煎枯去渣，入黄蜡二两，再入银朱一两、乳香五钱。（丸药配方档）（清太医院配方）

鸡蛋二个　血余三钱　槐枝十三寸，重五钱

用香油四两，将上三味炸至枯焦浮起，用绢滤净渣，入锅熬至滴水成珠，加黄丹二两，再熬片刻，离火，下黄蜡二两，俟溶化搅匀收膏。（此大内配方）（清太医院秘录医方配本）

香油四两　鸡蛋四个　黄腊二两　血余三钱　槐枝十三寸，重五钱　黄丹二两

共熬成膏。（太医院秘藏膏丹丸散方剂）

光绪二十五年十一月二十五日，朱焜、门定鳌、杨际和、忠勋谨拟。

红玉膏三钱

用牙簪挑少许，搽鼻孔内。（慈禧光绪医方选议）

主治：

治梅疮顽疮，结毒臁疮，不论大小诸毒，通用此药。能祛腐生肌，定痛化虫，止痒消肿，化疗解毒。每用少许，摊黑膏药中心，或摊纸上贴患处。（清太医院配方）

专贴梅疮顽疮，结毒臁疮，不论大小，诸毒通用。此药能祛腐生肌，定痛消肿止痒，化疗解毒。每用少许，摊黑膏药中心，或摊纸上，贴患处。有疗者一日一换，无疗者三日一换。（清太医院秘录医方配本）

此膏专贴梅疮顽疮，结毒臁疮，不论大小，诸毒通用。此药能祛腐生肌，定痛消疼，止痒化肿，化疗解毒。每用少许摊黑膏中心，或摊纸上，贴患处。有疗者一日一换，无疗

者三日一换，其效异常。（太医院秘藏膏丹丸散方剂）

黄花油

出处：

丸药配方档；清太医院配方，疮科门；清太医院秘录医方配本，外科损伤门；吉祥室，外科疮疡门；京师药行药目，疮科门。

组成：

冬葵二两　香油一斤四两

泡透，熬黄色用之。（丸药配方档）（清太医院配方）

石灰二两，将清水化开，不住手搅匀澄出，如是三次，加香油八两，熬好收之。（清太医院秘录医方配本）

主治：

治烫火疮，已破未破，焮肿疼痛。每用鸡翎扫于患处。此药专拔火邪，清热止痛，消肿祛毒。凡烫后即时搽上，庶免火毒内攻之患。（清太医院配方）

偶遇汤泼、火烧、油烙等患，伤扭皮肤，燎泡淋漓，将此油调搽患处，能止痛拔毒。重须用凉膈散以护其心，不致火毒内攻，切忌见凉水，恐凝结火毒不能散，缠绵日久难生肌肤，戒之戒之。（清太医院秘录医方配本）

黄连解毒丸

出处：

丸药配方档；清太医院配方，疮科门；清太医院秘录医方配本，暑湿燥火门；吉祥室，外科疮疡门；京师药行药目，疮科门。

组成：

黄连三两　黄柏三两　黄芩三两　半夏三两　栀子三两　厚朴三两　甘草一两

共研细末，水泛和丸。（丸药配方档）（清太医院配方）

黄连二两　黄柏二两　黄芩二两　生栀子二两　滑石一两

水法为小丸。亦名栀子金花丸。（清太医院秘录医方配本）

主治：

治三焦积热，五脏实火，风湿疮疖，无名肿毒，一切大小诸疮，新旧疥癣。服之大能攻里发表，清热散风，除湿活血，消肿止痛。每服一钱五分，临卧用茶清送下。忌食烟、酒、煮面等物。孕妇勿服。（清太医院配方）

专治三焦积热，传入血分，散及皮肤，发为红肿。大则为痈为疽，小则为疖为毒。红肿痛痒，无名肿毒，热如火燎，躁烦不安，五心发热，消渴饮水，谵语妄言，咽喉肿痛，牙根出血，口苦舌干，口舌糜烂，耳底肿痛，暴发火眼，吐血衄血，大便燥结，小水赤黄，一切积热成毒等症，并皆治之。每服一二钱，茶清送下。忌烟酒、椒姜、辛热、发物，孕妇勿服。（清太医院秘录医方配本）

黄水疮药

出处：

丸药配方档；清太医院配方，疮科门；清太医院秘录医方配本，外科损伤门；京师药行药目，疮科门。

组成：

官粉₂两，煅　松香₂两　黄柏₂两　枯矾₁两五钱

共研细末。（丸药配方档）（清太医院配方）

黄丹₂两　五倍子₂两　枯矾₁钱五分　老松香₁两

共研细末。（清太医院秘录医方配本）

主治：

治脾经风湿发于头面，常生小毒，如粟米大，破流黄水，浸淫溃烂，疼痒无休。用此药敷之，如稍干，用灯油调敷，日上二三次，即愈。（清太医院配方）

治脾经湿热发于头面，常生小疮毒，如粟米大，破则黄水浸淫溃烂，痛痒无休。将此药用小磨香油调敷患处。如有脓水浸淫，则干掺上。此症初如粟米，痒而兼疼，破流黄水，浸淫成片，流处即生。由脾胃湿热，外受风邪，相搏而成。若不早治，则难速愈。（清太医院秘录医方配本）

夹纸膏

出处：

丸药配方档，药库丸散膏丹配方档；清太医院配方，疮科门；吉祥室，外科疮疡门；京师药行药目，疮科门。

组成：

狼毒₂两　生南星₂两　广胶₄两

用广胶熬水，将药面入胶内搅匀，刷三合油纸上，晾干。（丸药配方档）（清太医院配方）

主治：

治皮肤疮肿疼痛，日流黄水，疴痒不已，难于收敛者，贴之立愈。凡夏月蚊虫咬破，指甲搔去油皮疼痛难忍者，每用一片，用唾津少湿，贴于患处。（清太医院配方）

疥癣化毒汤

出处：

丸药配方档；清太医院配方，杂治门；京师药行药目，疮科门。

组成：

黄芩₄钱　地丁₄钱　防风₄钱　荆芥₄个　透骨草₈钱　当归₈钱　生地₈钱　公英₈钱　蒜瓣₈钱　黄柏₃钱　大黄₃钱　银花₃钱　黄连₁钱　连翘₅钱　红花₃钱

共以水煎。（丸药配方档）（清太医院配方）

主治：

疥癣皮顽之症，由于湿热凝结所成，疼痒难禁，脓水浸淫，皮肤溃烂，日久则肌肉消瘦，结毒成痈，最难痊愈，宜用此汤洗之，其效甚速；以及黄水疮、伤手疮、臁疮、小儿秃疮，一切浸淫溃烂日久缠绵之症；并蝎螫、虫咬、毒物所伤，皆用此汤洗之，无不神效。将药和引同煎百沸，趁热熏洗，每日洗三次。兹将引料开列于后：

老酒一斤、米醋二斤、生姜三大片、老葱头七个（带白一寸）。食盐，干疥用一两，小儿秃疮用三钱，余症酌量加减。（清太医院配方）

坎宫锭

出处：

丸药配方档，上用丸散膏丹配方簿；清太医院配方，疮科门；清太医院秘录医方配本，外科损伤门；（坎宫锭子）太医院秘藏膏丹丸散方剂卷四；慈禧光绪医方选议，慈禧太后各类效验医方；吉祥室，外科疮疡门，京师药行药目，疮科门。

组成：

京墨一两　熊胆二钱　胡连二钱　儿茶二钱　麝香五分　牛黄三分

共研细末，猪胆成锭。（丸药配方档）（清太医院配方）

古墨一两　麝香一钱　牛黄五分　熊胆三钱　儿茶六钱　冰片五分　大黄一两

用胆汁和药末成锭。（清太医院秘录医方配本）

京墨一两　胡黄连二钱　雄胆三钱　麝香五分　儿茶二钱　冰片七分　牛黄三分

上七味为末，猪胆汁为君，加生姜汁，大黄水浸取汗，酽醋各少许，相和药成锭，用凉水磨浓，以笔蘸涂之。（太医院秘藏膏丹丸散方剂）

光绪□年□月□日，上交《良方集成》成方，坎宫锭　五分一锭

古墨一两　胡黄连二钱　熊胆三钱　麝香五分　儿茶二钱　冰片七分　牛黄三分

上七味为末，用猪胆汁为君，加生姜汁、大黄水浸取汁，酽醋各少许，相和药成锭。用凉水磨浓，以笔蘸涂之。（慈禧光绪医方选议）

主治：

治诸毒初起，焮赤肿痛，丹毒热毒，无名肿毒，敷之立验。如痔疼痛不可忍者，以此药涂三五次即愈。此药能化毒消肿，止痛祛瘀，退热凉血。每用凉水磨化，以笔蘸药，涂于患处。（清太医院配方）

治诸毒初起，焮赤肿痛，丹毒热毒，无名肿毒，敷之立验。如痔疼痛不可忍者，以此药涂三五次即愈。此药能拔毒消肿，止痛祛瘀，退热凉血。每用凉水磨化，以笔蘸药，涂于患处。（清太医院秘录医方配本）

此锭子治热毒肿痛，焮赤诸疮，并搽痔疮，最效。（太医院秘藏膏丹丸散方剂）

离宫锭

出处：

丸药配方档，上用丸散膏丹配方簿，锭药成方；清太医院配方，疮科门；清太医院秘

录医方配本，外科损伤门；（离宫锭子）太医院秘藏膏丹丸散方剂卷四；慈禧光绪医方选议，慈禧太后各类效验医方；吉祥室，外科疮疡门；京师药行药目，疮科门。

组成：

京墨四两　蟾酥八钱　胆星八钱　血竭八钱　砂仁五钱　麝香四分

共研细末，蟾酥水成锭。（丸药配方档）（清太医院配方）

血竭三钱　朱砂二钱　胆矾三钱　古墨一两　蟾酥三钱　麝香一钱五分

上六味为末，凉水调成锭。朱砂为衣。（锭药成方，转引关雪玲《清代宫廷医学与医学文物》）

古墨一两　蟾酥三钱　血竭三钱　胆矾三钱　朱砂二钱　麝香七分

共为细末，蟾酥化开为锭。（清太医院秘录医方配本）

血竭三钱　朱砂二钱　胆矾三钱　京墨一两　蟾酥三钱　麝香一钱五分

上六味为末，凉水调成锭，凉水磨浓涂之。（太医院秘藏膏丹丸散方剂）

光绪□年□月□日，上交《良方集成》成方，离宫锭五分一锭。

血竭三钱　朱砂二钱　胆矾三钱　古墨一两　蟾酥三钱　麝香一钱五分

上六味为末，凉水调成锭。朱砂为衣。凉水磨浓涂之。（慈禧光绪医方选议）

主治：

治诸毒恶疮，初起焮赤，皮肉不变，漫肿无头，疔疮疥癣，悬痈热毒，并一切蛇蝎恶虫所伤者。俱用凉水磨如墨，以笔蘸药涂之。（清太医院配方）

主治诸毒恶疮，疔疮疥癣，悬痈热毒以及蛇蝎虫伤等。（锭药成方，转引关雪玲《清代宫廷医学与医学文物》）

专治诸毒恶疮，初起焮赤，皮肉不变，漫肿无头，疔毒疥癣，悬痈热毒，并一切蛇蝎恶虫所伤者。俱用凉水磨如墨，以笔蘸药涂之，无不神效。（清太医院秘录医方配本）

此锭子治疗疮毒肿，一切皮肤不变漫肿，搽之甚效。（太医院秘藏膏丹丸散方剂）

黎洞丸

出处：

丸药配方档，御药房丸散膏丹配方，京师药行丸散膏丹配方；清太医院配方，疮科门；清太医院秘录医方配本，外科损伤门；太医院秘藏膏丹丸散方剂卷一；吉祥室，外科疮疡门；京师药行药目，疮科门。

组成：

牛黄二钱　麝香二钱　冰片二钱　旱三七一两　阿魏一两　乳香二两　没药二两　血竭二两　儿茶二两　山羊血五钱　藤黄二两,制　雄黄一两　天竺黄二两

共研细末，炼蜜和丸，蜡壳封护。（丸药配方档）（清太医院配方）

牛黄二钱五分　大黄二两　竺黄二两　麝香二钱　冰片二钱五分　乳香二两　三七二两　山羊血五钱　阿魏一两　没药二两　血竭二两　珍珠三钱　雄黄一两　儿茶二两　滕黄二两

共为末，取子羊血拌晒干，再磨为末，加滕黄隔汤煮十余滚，去净浮腻，入末为丸，重八分，倘药干，少加蜜，亦可蜡皮。（清太医院秘录医方配本）

牛黄　冰片　麝香各二钱五分　雄黄　阿魏各一两　大黄　乳香　没药　儿茶　血竭　天竺

黄　三七　藤黄各二两

熬膏用，隔汤煮十次，去浮沫，以山羊血五钱拌晒。如无广西山羊血，即用子羊血亦可。以上十二味另研为末，用藤黄化开为丸。如干，少加蜜为丸。共重一斤一两二钱五分。碾筛每斤伤折四两，共应折四两二钱五分，得末十三两。入藤黄膏二两，共重十五两，每丸重二分五厘，共得丸六百丸。（太医院秘藏膏丹丸散方剂）

主治：

此药内可以服，外可以敷。能逐瘀生新，续筋接骨，疏风活络，化痰蠲痹，宣通气血，消肿解毒。凡一切疑难危急之症，每服一丸；病重者服二丸；小儿每服半丸，或一二分，俱用无灰好酒化服。外敷，用细茶卤磨化，治跌打损伤，坠车落马，伤筋动骨，瘀血不散，凝结疼痛，皮肤中伤，筋骨重伤；中风中痰，猝然晕倒，牙关紧急，不省人事；半身不遂，口眼歪斜，筋脉拘急，手足麻木；打破伤风，抽搐昏闷；痈疽发背，对口恶疮，无名肿毒，肺痈肠痈；疯狗咬伤，毒气内攻；瘰疬年久不愈，癥瘕积聚，腹大蛊胀，并山岚瘴气。产后恶血上攻，昏闷不省；横生逆产，胎衣不下，妇人经闭不通；敷之治妇人吹乳，肿硬结核；治小儿急慢惊风，及蛇、蝎、蜈蚣、蜂虿等毒。内服一丸，外敷一丸。如外敷，只敷周围，不可敷疮口。服药三日内，忌食生冷、瓜果、烧酒等物。（清太医院配方）

此方乃异人传授，功效非常，药性捷速，内可以服，外可以敷。专主逐瘀生新，续筋接骨，疏风活络，化痰蠲痹，宣通气血，消肿解毒。凡男妇小儿，一切疑难危急之症，百发百中，真有起死回生之力，功难尽述。每服一丸，病重者服二丸，小儿每服半丸，或二三分，俱用无灰黄酒化服。外敷，用细茶卤磨化。治跌打损伤，坠车落马，伤筋动骨，瘀血不散，凝结疼痛，治刀箭中伤，治刑杖中伤，治中风中痰，猝然晕倒，牙关紧闭，不省人事；治半身不遂，口眼歪斜，筋脉拘挛，手足麻木；治打破伤风，抽搐，昏闷不省；治痈疽发背，对口恶疮，无名肿毒，治肺痈肠痈；治疯犬咬伤，毒气内攻；治瘰疬，年久不愈，癥瘕积聚，腹大蛊胀，并山岚瘴气；治产后恶血上攻，昏闷不省；治横生逆产，胎衣不下，妇人经闭不通；治妇人吹乳肿硬，结核成疮；治小儿急慢惊风；治蝎螫、蜈蚣、蛇咬等毒。内服一丸，外敷一丸。如外敷，只敷疮口周围，不可敷疮口。三日内切忌生冷、瓜果、烧酒、发物要紧。（清太医院秘录医方配本）

此方乃异人传授，攻效非常，药性捷速，内可以服，外可以敷。专治逐瘀生新，续筋接骨，疏风活络，化痰蠲痹，宣通气血，消肿解毒。凡男妇小儿一切疑难危急之症，百发百中，真有起死回生之力，功难尽述。每服一丸，病重者服二丸，小儿每服半丸，或二三分，俱用无灰黄酒化服。外敷，用细茶卤磨化。治跌打损伤，坠车落马，伤筋动骨，瘀血不乱，凝结疼痛；治刀箭中伤；治刑杖中伤；治中风中痰，猝然晕倒，牙关紧闭，不省人事；治半身不遂，口眼歪斜，筋脉拘挛，手足麻木；治打破伤风，抽搐，昏闷不省；治痈疽发背，对口恶疮，无名肿毒；治肺痈肠痈；治疯犬咬伤，毒气内攻；治瘰疬，年久不愈，癥腹积聚，腹大蛊胀，并山岚瘴气；治产后恶血上攻，昏闷不省；治横生逆产，胎衣不下，妇人经闭不通；治妇人吹乳，肿硬结核成疮；治小儿急慢惊风；治蝎螫、蜈蚣、蛇咬等毒。内服一丸，外敷一丸。如外敷，只敷口周围，不可敷疮口。三日内切忌生冷瓜果、烧酒、发物。（太医院秘藏膏丹丸散方剂）

连翘败毒丸

出处：

丸药配方档，御药房丸散膏丹配方，京师药行丸散膏丹配方；清太医院配方，疮科门；清太医院秘录医方配本，外科损伤门；太医院秘藏膏丹丸散方剂卷二；吉祥室，外科疮疡门；京师药行药目，疮科门。

组成：

柴胡一两　滑石一两　荆芥二两　栀子二两　防风二两　黄芩二两　连翘三两　蝉蜕三两　当归三两　瞿麦一两五钱　甘草一两五钱　赤芍三两　木通一两五钱

共研细末，水泛和丸。（丸药配方档）（清太医院配方）

连翘八两　银花八两　羌活四两　独活四两　柴胡四两　川芎四两　枳壳四两　大黄四两　桔梗四两　黄芩四两　薄荷四两　白芷四两　花粉六两　甘草二两

水法为小丸。（清太医院秘录医方配本）

归尾一两　赤芍一两　天花粉一两　杭白芷一两　连翘一两　黄芩八钱　金银花三两　银柴胡八钱　薄荷五钱　防风八钱　甘草节一两　荆芥穗六钱　川军二钱　乳香二两五钱　没药二两五钱

共为细末，用酒四两打糊为丸，如梧桐子大。（太医院秘藏膏丹丸散方剂）

主治：

治三焦积热，发表攻里，清热散风，行瘀活血，消肿解毒，疏通脏腑，一切风湿，诸般疮疡初起，憎寒发热，四肢倦怠，内热口干，鼻塞头眩，大小便秘结，及遍身大小风疮，疥癣瘾疹，痒痛无休，并皆治之。凡外毒已成易溃，未成易消。此药功效甚捷。每服一钱半或二钱，用茶清或白开水送下。毒在上半身，临卧服；在下，空心服，每早进二服亦可。孕妇勿服。忌食鸡、鱼、发物等类。（清太医院配方）

专治三焦积热，风毒湿毒，无名肿毒，诸般疮毒，初起憎寒发热，四肢倦怠，内热口干，鼻塞头眩，大小便秘，及遍身大风疮、小风疮，疥癣瘾疹，痒痛无休，并皆治之。凡外毒已成易溃，未成易消。此药大能发表攻里，清热散风，行瘀活血，消肿解毒，疏通脏腑，功效甚捷。每服钱半，或二钱，茶清或滚白水送下。毒在上半身，临睡服；在下，空心服。或早晚进二服亦可，孕妇忌服。（清太医院秘录医方配本）

此丸专治三焦积热，风毒，无名肿毒，诸般疮疡，起初发热憎寒，四肢倦怠，内热发干，鼻塞头眩，大小便结，及遍身大风疮、小风疮，疥癣瘾疹，痒痛红肿，并皆治之。凡外毒服此易消易溃，大能消瘀活血，功效甚速。用白滚水送下。在身上者卧时服，在身下者空心服，或早晚各进一服亦可。戒发物、烟酒，孕妇忌服。（太医院秘藏膏丹丸散方剂）

灵异膏

出处：

丸药配方档；清太医院配方，疮科门；清太医院秘录医方配本，外科损伤门；吉祥室，增补杂治门。

组成：

郁金二两　甘草二两　生地四两

用香油一斤，熬透去渣，加黄丹八两，后入黄蜡三两。（丸药配方档）（清太医院配方）

甘草二两、香油一斤，同熬枯去渣，加脂油四两、黄蜡四两，再熬，加郁金四两、生地四两。（清太医院秘录医方配本）

主治：

此药大能败毒清热，消肿止痛。凡杖疮烫火疮，一切疮毒，不论已溃未溃，肉虽伤而未坏者，用之自愈；肉已腐毒者，用之自溃。若杖疮内有瘀血者，用磁片于患处砭去，涂以此药，则疔腐自溃，脓秽自出，生肌之际，亦不结痂。（清太医院配方）

此膏专贴一切疮疡，如打伤皮肉溃烂而成疮者，如妇人乳头因小儿吮破而成疮者，并皆治之。（清太医院秘录医方配本）

硇砂膏

出处：

丸药配方档；清太医院配方，疮科门；京师药行药目，疮科门。

组成：

大黄五钱　黄柏五钱　黄芩五钱　千金子五钱　当归五钱　桃仁五钱　红花五钱　羌活五钱　麻黄五钱　细辛五钱　牙皂五钱　乌药五钱　花粉五钱　银花五钱　连翘五钱　山甲五钱　防风五钱　草乌五钱　巴豆二钱　白芨三钱　血余三钱　蜈蚣十条

用香油三斤八两，熬枯去渣，入黄丹二十一两，再入乳香、没药、血竭各四钱，硇砂五钱。（丸药配方档）（清太医院配方）

主治：

不论大小诸毒，恶疮破溃，俱用此膏贴之。初起一日换一贴，将收口时不宜常换。此膏大能解毒消肿，化腐生肌，未破者即消，已破者易敛。即偏正头疼，并皆治之。功效非常，不能尽述。（清太医院配方）

瘰疬千捶膏

出处：

丸药配方档；清太医院配方，疮科门；吉祥室，外科疮疡门；京师药行药目，疮科门。

组成：

松香一斤　乳香七钱五分　没药七钱五分　杏仁六十六个　麝香一分　轻粉一钱五分　天麻一两　阿魏二钱　铜绿七钱五分

共研细末，捣成膏。（丸药配方档）（清太医院配方）

主治：

瘰疬者，经所谓结核。或在耳前，或在耳后，延及颈项，下连缺盆，累累连结，皆为瘰疬。此病起于少阳一经，因风因热，日久流注，以致气血两虚，怀抱抑郁，饮食少思，或日晡发热，或溃而不敛者，用此膏贴之，数日一换。善能拔毒消肿，敛脓生肌，瘰疬中圣药也。戒忿怒、忧思，忌烟、酒、厚味等物。（清太医院配方）

梅花点舌丹

出处：

丸药配方档，药库丸散膏丹配方档；清太医院配方，疮科门；清太医院秘录医方配本，外科损伤门；太医院秘藏膏丹丸散方剂卷三；吉祥室，外科疮疡门；京师药行药目，疮科门。

组成：

白梅花三钱　朱砂四钱　沉香四钱　乳香四钱　蟾酥四钱　没药四钱　血竭四钱　葶苈子四钱　月石二钱　牛黄一钱　熊胆一钱　药珠四分　冰片五分　雄黄三钱　麝香五分

共研细末，蟾酥和丸，金箔为衣。（丸药配方档）（清太医院配方）

硼砂四钱　葶苈四钱　梅花瓣一两　麝香三钱　朱砂三钱　乳香八钱　血竭八钱　没药八钱　雄黄六钱　蟾酥八钱　熊胆二钱　牛黄二钱　冰片三钱　沉香四钱

共为末，蟾酥化开为丸，重三厘，金衣。（清太医院秘录医方配本）

梅花二钱　珍珠二钱　辰砂五钱　沉香三钱　牛黄二钱　熊胆一钱四分　雄黄四钱　葶苈八钱　血竭五钱　月石五钱　寸香二钱　蟾酥五钱　乳香三钱　没药三钱　冰片二钱五分

以上药味，共为细末，用乳香汁化蟾酥为丸，如黄豆大，外用赤金为衣。（太医院秘藏膏丹丸散方剂）

主治：

治诸般疔疮，痈疽发背，及一切形恶肿毒初起，一服即散；已成，服之易溃。每服一丸，先饮水一口，将药点舌上，以口麻为度，再用无根水送下，汗出乃愈。忌食荤腥、生冷、油腻等物。（清太医院配方）

专治诸般疔疮，一切恶毒，痈疽发背，形恶肿毒疮疡。初起，一服即散；已成，服之即有头顶。成脓易溃。每服一丸，先饮水一口，随即用药一粒，点舌尖上，待口内麻为度，再用无根水送下，汗出为效。忌荤腥、生冷、油腻之物。（清太医院秘录医方配本）

治一切无名肿毒，上之或服之皆可。（太医院秘藏膏丹丸散方剂）

内消瘰疬丸

出处：

丸药配方档；清太医院配方，疮科门；清太医院秘录医方配本，外科损伤门；吉祥室，外科疮疡门；京师药行药目，疮科门。

组成：

昆布二两　海藻二两　夏枯草二两　乌药二两　胆草一两　元参八两　土贝母四两　牡蛎六两　柴胡一两二钱　海粉一两二钱

共研细末，水泛和丸。（丸药配方档）（清太医院配方）

昆布四两　胆草四两　浙贝六两　连翘六两　海藻四两　元参四两　白芍六两　青皮四两　蚤休四两　柴胡六两　南夏枯八两　香附八两　高醋二斤　东酒二斤

为丸，如桐子大。（清太医院秘录医方配本）

主治：

瘰疬者，经所谓结核。或在耳前后，或项下胸腋间，累累如珠，或痛或肿，坚硬不化，此药主之。每日临卧低枕，用白开水送下一钱五分，就卧一时，未溃内消，溃者自愈。戒气恼、忧思。（清太医院配方）

瘰疬者，经所谓结核是也。或在耳前后，或项下胸胁间，累累如珠，或痛或肿，坚硬不化，此药主之。每日临睡低枕，用白滚水送下一钱五分，就卧一时，未溃内消，溃者自愈。忌气恼、思虑。（清太医院秘录医方配本）

如意金黄散

出处：

丸药配方档，御药房丸散膏丹配方，京师药行丸散膏丹配方；清太医院配方，疮科门；清太医院秘录医方配本，外科损伤门；太医院秘藏膏丹丸散方剂卷一；吉祥室，外科疮疡门；京师药行药目，疮科门。

组成：

花粉七两五钱　白芷三两五钱　苍术一两五钱　大黄三两五钱　姜黄三两五钱　南星一两五钱　陈皮一两五钱　甘草一两五钱　厚朴一两五钱　黄柏三两

共研细末。（丸药配方档）（清太医院配方）

花粉四两　黄柏六两　大黄八两　姜黄六两　白芷四两　厚朴二两　陈皮二两　苍术三两　南星二两　甘草二两

共研细末。（清太医院秘录医方配本）

花粉一两六钱　黄柏　大黄　姜黄　白芷各八钱　厚朴　陈皮　苍术　南星　甘草各一钱六分

共研极细末，每料重五两六钱，碾筛每斤伤折四两，共应折一两二钱五分，净得散四两三钱五分。（太医院秘藏膏丹丸散方剂）

主治：

治痈疽发背，诸般疔肿，跌扑损伤，湿痰流毒，大头时肿，漆疮火丹，风热天泡，肌肤赤肿，干湿脚气，妇女乳痛，小儿丹毒。凡外科一切诸般顽恶肿毒，随手用之，无不应效，诚为疮家良便方也。用茶清调敷肿处，或用葱汤同蜜搽之亦可。（清太医院配方）

治痈疽发背，诸般疔毒，跌仆损伤，湿痰流毒，大头时肿，漆疮火丹，风热天泡，肌肤赤肿，干湿脚气，妇女乳痛，小儿丹毒，凡外科一切诸般顽恶肿毒，随手用之，无不应救，诚为疮家良便方也。茶卤调敷肿处，或葱汤同蜜搽。（清太医院秘录医方配本）

此散专治痈疽发背，诸般疔毒，跌扑损伤，湿痰流毒，大头时肿，漆疮火丹，风热天泡，肌肤赤肿，干湿脚气，妇女乳痛，小儿丹毒，外科诸症。随手用之，无不效验。茶卤调服。（太医院秘藏膏丹丸散方剂）

三黄宝蜡丸

出处：

丸药配方档，御药房丸散膏丹配方，慈禧簿册，慈禧用方；清太医院配方，疮科门；

清太医院秘录医方配本，外科损伤门；太医院秘藏膏丹丸散方剂卷二；慈禧光绪医方选议，慈禧太后各类效验医方；吉祥室，外科疮疡门；京师药行药目，疮科门。

组成：

天竺黄三两　大戟三两　雄黄三两　全蝎三两　刘寄奴三两　归尾三两　朱砂一两　儿茶一两　乳香三钱　琥珀三钱　铅粉三钱,炒　麝香二钱　藤黄四钱,制

共研细末，黄蜡和丸。（丸药配方档）（清太医院配方）

牛黄五钱　雄黄三两　竺黄五两　山羊血一两二钱　三七七钱　瓜血竭五两　没药五两　乳香五两　滕黄五两　儿茶五两　麝香六钱　琥珀六钱　水银五两　官粉五两　大黄五两

上为细末，琥珀官粉同水银研，不见星为度，用醋炼净，再重汤蒸，将群药料入，不住手搅，以黄蜡化开为丸，重八分。（清太医院秘录医方配本）

藤黄二两　天竺黄二两　大戟一两　归尾一两　刘寄奴一两　牛黄一两　麝香一两　琥珀一两　水粉　血竭　儿茶　乳香　雄黄　水银各五钱

共为细末，用净黄蜡十二两为丸，重一钱。（太医院秘藏膏丹丸散方剂）

光绪□年□月□日，三黄宝蜡丸一料。

藤黄二两　天竺黄二两　大戟一两　归尾一两　牛黄一两　刘寄奴一两　麝香一两　琥珀一两　雄黄五钱　血竭五钱　儿茶五钱　乳香五钱　冰片五钱　水银五钱

共为细末，用净黄蜡十二两，为丸，重一钱。（慈禧光绪医方选议）

主治：

此药破顽痰，保元气，解诸毒，活经络，接筋骨，消瘀血。治跌扑损伤，闪腰岔气，瘀血凝结，疼痛难忍，受伤日久，经年不愈，并坠车落马之伤，蛇蝎恶虫之毒；或男子努力成劳；或妇女经闭不通；或产妇胎衣不下，恶露上攻，致生怪症，瘀血闷乱，不省人事；或打破伤风，牙关紧急，抽掣搐搦；或风吹冷袭，半身不遂，软弱不能动履者。连服数丸，则周身血脉流通，永无痿痹之患矣。以上诸症，每服一丸，病重者服二丸，俱用无灰酒化服。服药三日内，忌食生冷、瓜果、烧酒、发物要紧。又能外敷诸疮恶毒，用清香油调化，鹅翎撑敷，不可见火。此方有无穷之理，不测之功，可为奇方也。（清太医院配方）

此药破顽痰，保元气，解诸毒，活经络，接筋骨，消瘀血。专治跌仆损伤，闪腰岔气，瘀血凝结，疼痛难忍，受伤日久，经年不愈；并坠车落马之伤，蛇蝎恶虫之毒；或男子努力成痨，或妇女经闭不通；或产妇胎衣不下，恶露上攻，致生怪症，瘀血闷乱，不省人事；或打破伤风，牙关紧急，抽掣搐搦；或风吹冷振，半身不遂，软弱不能动履者。连服数丸，则周身血脉流通，永无痿痹之患矣。以上诸症，每服一丸，病重者服二丸，俱用无灰酒化服。服药三日内，忌生冷、瓜果、烧酒、发物要紧。又能外敷诸疮恶毒，用清香油调化，鹅翎撑敷，不可见火。此方有无穷之理，不测之功，可谓奇方也。（清太医院秘录医方配本）

此药破顽痰，保元气，解诸毒，活经络，接筋骨，消瘀血。专治跌打、扑伤、损伤，闪腰岔气，瘀血凝结，疼痛难忍，受伤日久，经年不愈；并坠车落马之伤，蛇蝎恶虫之毒；或男子努力成劳，或女子经闭不通；或产妇胎衣不下，恶露上攻，致生怪症，瘀血闷乱，不省人事；或打破伤风，牙关紧闭，抽掣搐搦；或风吹冷振，半身不遂，软弱不能动履者。连服数丸，则周身血脉流通，永无恶患矣。以上诸症，每服一丸，病重者二丸，俱用灰酒化服。服药三日内，忌生冷、瓜果、烧酒、发物要紧。又能外敷诸疮恶毒，用清油磨

化，鹅翎扫敷，不可见火。此方有无穷之理，不测之功，可谓仙方也。（太医院秘藏膏丹丸散方剂）

三妙膏

出处：

丸药配方档；清太医院配方，杂治门；京师药行药目，疮科门。

组成：

当归_一两_　川芎_一两_　白芷_一两_　白蔹_一两_　木鳖子_一两_　蓖麻子_一两_　元参_一两_　苍术_一两_　山甲_一两_　银花_一两_　乳香_一两_　没药_一两_　潮脑_一两_　血竭_一两_　连翘_一两五钱_　生地_一两五钱_　黄芩_一两五钱_　黄柏_一两五钱_　栀子_一两五钱_　木香_二钱_　檀香_二钱_　藿香_二钱_

用香油三斤，熬枯去渣，入黄丹一斤八两；再入麝香、冰片、丁香各五分。（丸药配方档）（清太医院配方）

主治：

治无名肿毒，痈疽发背，对口疔疮，湿痰流注，杨梅结毒，瘰疬马刀，妇人乳疽，小儿丹毒，烫火烧灼，蝎螫蜂蛰，金刃所伤，出血不止；或跌扑打损，疼痛难禁；或风寒湿气，袭入经络，以致骨痛筋挛；或湿热横入脉络，闪腰岔气，动举难伸。并大人小儿之五积六聚；男妇之痞块癥瘕，皆宜用之。此膏贴上，未成即消，已成即溃，溃后即敛，故名三妙。（清太医院配方）

神仙矾蜡丸

出处：

丸药配方档；清太医院配方，疮科门；清太医院秘录医方配本，外科损伤门；吉祥室，外科疮疡门；京师药行药目，疮科门。

组成：

白矾_二两，研末_　黄蜡_四两_

落水为丸。（清太医院配方）

白蜡_一斤_　生白矾_八两_

将蜡溶化，候稍冷，入矾末和匀为丸，黄豆大。（清太医院秘录医方配本）

主治：

治发背痈疽，肩脊脑疽，大小诸毒，新旧疮疡，诸漏、肠痈、肺痈、乳痈、结毒、顽疮，粉痔痰核。不论远年近日，诸疮恶毒，腐烂脓血，疔紫难溃，经年不愈，久不收口者，无不治之。此药能固脏腑，保护脂膜，消肿止痛，祛腐生肌，化疔败毒，大有神效。每服三十丸，用温黄酒送下，白开水亦可，日进二三次。肺痈用蜜汤送下。忌食发物。（清太医院配方）

治痈疽疔毒，肠痈、肺痈、附骨疽等症。初起不痛不痒，或有头，或无头，或焮肿，或不肿，或红色，或不变色，人多不觉，误致破损泄气，毒害攻心，或走黄串影。此药不论无名大毒，已成形，未成形，稍显疮痕点迹，恐毒气不能出外，热必内攻，服之护心膜，固脏腑，止疼痛，消痈毒，一切恶疮并皆治之。每服三十丸，食后温黄酒送下。如不饮酒者，滚白汤送下，日进三服为妙。肺痈，蜜汤送下。咳嗽，姜汤送下。兼治粉瘤痰核，临卧茶清送下。（清太医院秘录医方配本）

神仙金不换膏

出处：

丸药配方档；清太医院配方，疮科门；吉祥室，外科疮疡门；京师药行药目，伤寒门。

组成：

黄连五钱　荆芥五钱　芫花五钱　川芎五钱　薄荷五钱　泽泻五钱　藓皮五钱　麻黄五钱　白芷五钱　羌活五钱　黄芩五钱　桔梗五钱　南星五钱　木通五钱　僵蚕五钱　当归五钱　生地五钱　独活五钱　黄柏五钱　甘草五钱　前胡五钱　牛膝五钱　杜仲五钱　苍术五钱　熟地五钱　秦艽五钱　苦梗五钱　栀子五钱　升麻五钱　山药五钱　远志五钱　陈皮五钱　银花五钱　川断五钱　海风藤五钱　香附五钱　青皮五钱　贝母五钱　桑皮五钱　草乌五钱　巴豆五钱　两头尖五钱　五倍子五钱　枳壳五钱　细辛五钱　杏仁五钱　良姜五钱　桃仁五钱　五加皮五钱　山甲五钱　藁本五钱　乌药五钱　连翘五钱　首乌五钱　元参五钱　蒺藜五钱　茵陈五钱　苍耳五钱　防风五钱　益母草五钱　大黄五钱　柴胡五钱　猪苓五钱　地榆五钱　灵仙五钱　赤芍五钱　知母五钱　天麻五钱　川乌五钱　蜈蚣十条　桃柳榆槐桑条各三十寸

用香油十二斤，熬枯去渣，入黄丹六斤，熬成膏，再入乳香、没药、血竭、龙骨、海螵蛸、赤石脂各五钱，轻粉三钱，冰片、麝香各二钱，潮脑、肉桂、丁香、阿魏各一两，共研细末，兑均。（丸药配方档）（清太医院配方）

主治：

专贴男妇小儿，不分远年近日，五劳七伤，咳嗽痰喘，左瘫右痪，手足麻木，遍身筋骨疼痛，腰脚软弱，偏正头风，心气疼痛，小肠疝气，跌打损伤，寒湿脚气，疟痢痞块，男子遗精白浊，妇人赤白带下，月经不调，崩漏下血；兼治无名肿毒，瘰疬臁疮，杨梅恶疮，误服轻粉，致伤筋骨疼痛，变为恶毒，肿烂成疮，其大如盆，或流黄水，或流脓血，遍身臭烂，不能动转者，贴此膏药除根，永不再发。

- 五劳七伤，遍身筋骨疼痛，腰脚软弱，贴两膏盲穴、两肾俞穴、两三里穴。
- 痰喘气急咳嗽，贴肺俞穴、华盖穴、膻中穴。
- 左瘫右痪，手足麻木，贴两肩井穴、两曲池穴。
- 男子遗精白浊，妇人赤白带下，月经不调，血山崩漏，贴两阴交穴、关元穴。
- 赤白痢疾，贴丹田穴。
- 腰疼，贴命门穴。
- 疟疾，男子贴左肾，女子贴右肾即止。
- 小肠疝气，贴丹田穴。
- 偏正头风，贴风门穴。
- 心气疼痛，贴中脘穴。
- 走气，贴两章门穴。
- 寒湿脚气，贴两三里穴。
- 一切无名肿毒，瘰疬臁疮，杨梅顽疮，跌打损伤，痞块，皆不必按穴，俱在本病患

处贴即愈。孕妇勿贴。（清太医院配方）

神效白鱼膏

出处：

丸药配方档；清太医院配方，疮科门；吉祥室，外科疮疡门；京师药行药目，疮科门。

组成：

鲫鱼_{八两} 火麻仁_{五钱} 乳香_{五钱} 没药_{五钱} 巴豆_{五钱} 轻粉_{五钱} 土贝母_{一两} 桃 柳 榆 槐 桑枝_{各一尺}

用香油十二两，熬枯去渣，入铅粉十二两熬膏。（丸药配方档）（清太医院配方）

主治：

一名鲫鱼膏。治痈疽发背，对口疔毒，乳痈疽毒，湿痰流注，积年痔漏，附骨疽疮，鱼口便毒，杨梅结毒，日久顽疮，疥疮棒疮，裂口冻疮，一切无名肿毒，初起贴之立消，已成贴之即溃。拔毒排脓，生肌收敛。（清太医院配方）

生肌膏

出处：

丸药配方档，清太医院配方，疮科门；清太医院秘录医方配本，外科损伤门；京师药行药目，疮科门。

组成：

官桂_{二两} 阿魏_{八钱} 乳香_{六钱} 没药_{一两}

用香油一斤，熬枯去渣，入黄丹六两成膏。（丸药配方档）（清太医院配方）

当归 生地 地骨皮_{各等份}

香油一斤，熬枯去渣，入黄丹半斤，白蜡二钱，乳香、没药各五钱。（清太医院秘录医方配本）

主治：

不论大小诸毒恶疮破后，俱用此膏贴之。初起日换一贴，将收口时不宜常换。此膏大能解毒消肿，溃腐生肌，未破者即消，已破者易敛，功效非常，不能尽述。（清太医院配方）

专贴诸般大小疮疡、痈疽、瘰疬，以及杨梅、顽疮，生肌长肉收口。（清太医院秘录医方配本）

不论大小诸毒，恶疮破后，俱宜此膏贴之。初起日换一贴，将收口时不宜常换，大能解毒消肿，溃腐生肌。未破者即消，已溃者易敛，功效非常。（京师药行药目）

生肌散

出处：

丸药配方档，京师药行配本，京师药行丸散膏丹配方，散方；清太医院配方，疮科门；

清太医院秘录医方配本，外科损伤门（三首）；太医院秘藏膏丹丸散方剂卷三；吉祥室，外科疮疡门；京师药行药目，疮科门。

组成：

象皮_{五钱} 龙骨_{五钱} 海螵蛸_{五钱} 乳香_{五钱} 没药_{五钱} 血竭_{五钱} 儿茶_{三钱} 轻粉_{三钱} 赤石脂_{一两} 冰片_{六分} 麝香_{六分}

共研细末。（丸药配方档）（清太医院配方）

龙骨_{一两} 血竭_{五钱} 石脂_{一两} 象皮_{一两} 乳香_{五钱} 海螵蛸_{一两} 没药_{五钱} 冰片_{五分}

共研细末。

石决明_{一两，煅白透} 蛤粉_{一两，煅透} 龙骨_{一两，煅透} 滑石_{一两} 黄柏_{一两} 儿茶_{一两} 金果榄_{八钱} 花粉_{八钱} 白芷_{八钱} 苍术_{八钱}

共为极细末，过重罗，入冰片一钱，兑匀。

白芷_{二钱} 滑石_{二钱} 白附子_{二钱} 绿豆粉_{四两}

共为细末。（清太医院秘录医方配本）

石决明_{一两，煅白透} 蛤粉_{一两，煅透} 龙骨_{一两，煅白透} 滑石_{一两} 天花粉_{八钱} 黄柏_{一两} 儿茶_{一两} 白芷_{八钱} 金果榄_{八钱} 苍术_{八钱}

共为极细面，过重罗，再入冰片一钱，兑匀。（太医院秘藏膏丹丸散方剂）

主治：

凡疮毒破后难于收口者，用此药掺于生肌膏上贴之，其口易敛，其肌易生。（清太医院配方）

凡疮毒破后难以收口者，有血虚弱而不能生肌者，有失于调养敛而复溃者，种种不一，将此散敷于患处，上用生肌膏贴之，最能去腐解毒，生肌长肉，不数日其口易敛，功效如神，忌羊肉、猪首等一切发物，戒房欲。

以上三方，均系大内配方，其效如神。（清太医院秘录医方配本）

治疮痈溃后，久不收口，肌肉生迟。上之能化腐生新，解毒敛口，奇效。（太医院秘藏膏丹丸散方剂）

生肌玉红膏

出处：

丸药配方档，（玉红膏）药库丸散膏丹配方档；清太医院配方，疮科门；清太医院秘录医方配本，外科损伤门；（玉红膏）吉祥室，外科疮疡门；京师药行药目，疮科门。

组成：

白芨_{二钱} 白蔹_{二钱} 当归_{二钱} 黄丹_{三钱} 乳香_{三钱} 没药_{三钱} 血竭_{三钱} 儿茶_{三钱} 紫草_{一两}

用香油一斤，熬枯去渣后，入黄蜡成膏。（丸药配方档）（清太医院配方）

白芷_{二钱半} 甘草_{六钱} 当归_{一两} 血竭_{二钱} 轻粉_{二钱} 紫草_{一两} 白蜡_{三两} 银珠_{一两} 乳香_{二钱} 没药_{二钱}

香油一斤，将白芷、甘草、紫草、当归四味，入油浸三日，熬枯去渣，入血竭、轻粉、白蜡、银珠、乳香、没药末，收之成膏。（清太医院秘录医方配本）

主治：

治痈疽发背，诸般溃烂、棒毒等疮。先用甘草汤，或猪蹄汤淋洗患处，拭净，用物挑膏，于掌中捺化，遍搽疮上，外以生肌膏盖之，内秉服补剂，其腐自脱，新肉即生，疮口易敛。（清太医院配方）

此膏无论诸般恶疔疮毒，响应如神。去腐不用刀针剜取，止痛尤良，生肌长肉，疮浅者十四日痊愈，疮深者迟愈三五日。倘遇年老气血虚者，服十全大补汤一二剂助之更效。（清太医院秘录医方配本）

太乙紫金锭

出处：

丸药配方档，御药房丸散膏丹配方，上用丸散膏丹配方簿，（紫金锭）锭药成方，慈禧用方；清太医院配方，疮科门；清太医院秘录医方配本，外科损伤门；太医院秘藏膏丹丸散方剂卷二，（紫金锭）卷三；慈禧光绪医方选议，慈禧太后各类效验医方；吉祥室，外科疮疡门；京师药行药目，疮科门。

组成：

大戟_{十五两}　千金子_{十五两}　茅茨菇_{十五两}　雄黄_{四两八钱}　朱砂_{四两}　文蛤_{六两}　草河车_{十六两}　麝香_{五钱}

共研细末，江米糊为锭。（丸药配方档）（清太医院配方）

文蛤_{二斤}　大戟_{一斤}　山茨菇_{一斤六两}　千金子_{去油，十两}　朱砂_{七两}　雄黄_{五两五钱}　麝香_{三两}

共研细面。用江米面一斤八两蒸糊，将前药细面兑面糊拌匀，用大木棍锤至滋润为度，做锭。（锭药成方，转引关雪玲《清代宫廷医学与医学文物》）

雄黄_{一两五钱}　朱砂_{二两四钱}　文蛤_{十两}　麝香_{一两五钱}　大戟_{十两}　慈菇_{十两}　千金子_{十两，去油}　草河车_{十五两}（大内配方无草河车）

共为细末，以糯米糊和匀，入木臼中，杵千余下为锭。（清太医院秘录医方配本）

文蛤末_{二斤}　大戟末_{一斤}　山茨菇末_{一斤六两}　麝香_{三两}　千金子_{十两}　朱砂末_{六两，外加一两}　雄黄末_{二斤半}

共为细末，糯米面打糊为丸，每料重五斤十五两五钱，入糯米面打糊为丸锭，共重三十斤，净得锭一千六百零三锭，每锭三钱，干得二钱四分。（太医院秘藏膏丹丸散方剂卷二）

文蛤_{一斤}　大戟_{八两}　光菇_{十一两}　千金子_{五两}　雄黄_{二两七钱五分}　朱砂_{三两}　麝香_{一两五钱}

共研极细面，用江米十二两蒸糊，将药对面糊拌匀，用大木棍椎至滋润为度成锭。（太医院秘藏膏丹丸散方剂卷三）

光绪二十九年五月十四日，寿药房传出，奉懿旨：着合太乙紫金锭三料。

文蛤_{六斤}　大戟_{三斤}　山慈菇_{四斤二两}　千金子_{一斤十四两，去油}　雄黄_{一斤五两}　麝香_{九两，上清}　朱砂_{一斤五两}

共研细面、用江米四斤八两蒸糊，将前药研细，兑面糊拌匀，用木棍锤之，滋润为度。（慈禧光绪医方选议）

主治：

治一切药毒、蛊毒、瘴气、河豚、恶菌、死牛马肉毒，并用凉水磨服。痈疽发背，无名疔肿才起未破，俱用无灰酒磨服，外用凉水磨搽。蛇犬、毒虫、汤火所伤，喉风、牙疼、诸般头风，俱用凉水磨搽并服。四时瘟疫，亦用凉水磨服。如恐疫气传染，用桃根汤磨搽鼻孔，次服少许入，病家不染。自缢、溺水、鬼迷、惊死、压死，未经隔宿，心头微温，用姜汁磨灌，用酒亦可。急中癫邪，鬼气狂乱，及打扑伤损，中风中气，口眼歪斜，牙关紧闭，并用热酒磨服。新久疟疾临发，日用桃枝煎汤磨服。赤白痢疾初起，肚腹急痛，绞肠沙等症，姜汤磨服。诸般臌胀，脾病黄肿，麦牙汤磨服。九种气痛，淡酒化服。惟孕妇、泄泻者勿服。（雍正年间太乙紫金锭药用单）

解诸毒，疗诸疮，利关窍，治百病。内可以服，外可以敷，随症调引。治一切饮食药毒、虫毒、瘴气、中恶、河豚、死牛、马、驼、骡等诸毒。每服一锭，病势重者连服，通利一二次无妨，并用凉水磨服。

- 诸蛊肿胀，大麦芽汤送下。
- 痈疽发背，对口天泡，无名疔肿，凡诸恶疮、诸风瘾疹赤肿未破时，及痔疮，并用无灰酒磨服，再用凉水调涂，日夜各数次，觉痒立消；已溃出脓血者减分数。
- 阴阳之毒，伤寒心闷，狂言乱语，胸膈壅滞，邪毒未发，症宜下者；又瘟疫喉闭寒疾，用凉水薄荷叶磨服。
- 传尸痨疾，用檀香汤磨服。
- 心气痛并诸气痛，用淡酒或淡姜汤磨服。
- 疟疾临发时，东流水煎鲜柳枝汤磨服。
- 男妇急中癫邪，唱叫乱走，狂乱失心，羊儿猪癫等风，中风中气，口眼歪斜，牙关紧急，言语蹇涩，筋骨短缩，骨节风肿，手、足、腰、腿遍身疼痛，行步艰难，及诸痫症，俱用暖酒磨服。
- 自缢溺水死，心头暖者；惊死，未隔宿者，俱用冷水磨灌。
- 痢疾泄泻，肚腹急痛，霍乱绞肠痛等，及诸痰症，俱用薄荷汤磨服。
- 年深日久，头痛、太阳痛者，用酒入薄荷研烂，敷纸贴太阳穴上。
- 牙痛，酒磨涂及含少许，良久吞下。
- 小儿急热惊风，五痫五痢，脾病黄肿，瘾疹疮瘤，牙关紧急，俱用白蜜薄荷送下。
- 妇女经水不通，用红花煎汤送下。孕妇及脾泻勿服。
- 跌扑损伤，炒松节黄酒磨服。
- 烫火伤，东流水磨涂。
- 恶虫、疯犬所伤，冷水磨涂，淡酒磨服；牛、马、犬、豕中毒，亦以此救之。（清太医院配方）

主治一切药毒、蛊毒、瘴气；痈疽发背、无名疔肿才起未破；蛇犬、毒虫所伤；急中癫邪；中风中气，口眼歪斜，牙关紧闭等。（锭药成方）

解诸毒，疗诸疮，利关窍，治百病，内可以服，外可以敷，随症调引，起死回生，真为卫生救急至宝，故又名之曰玉、曰金。冀其惟珍惟宝，凡缙绅赴任，将帅行兵，士商出外，富贵居家，及游燕都、山、陕、闽、浙、川、广、云、贵等省，俱宜携之以自卫。兼可转赠以卫人，制以备急，阴功岂浅鲜哉！一切饮食药毒，虫毒瘴气，恶菌河豚中毒，自死牛、马、猪、羊、六畜等类之肉，人误食之，皆昏乱猝倒，或生异形之症，水磨灌服，得吐得泻，其人必苏。一切寒暑不清，肚痛肠凝，暴呕吐泻，心昏不快，神闷欲绝，绞肠

513

痧、子午痧，及诸痰上壅者，内用无灰酒磨服，外用无根水磨搽。日夜数次，觉痒即愈。一切恶虫、疯犬、毒蝎等虫伤人，水磨内服、外搽，毒即立解。甚而不解，再饮葱汤一碗即愈，无不立苏。凡遇天行疫症，延街及巷，相传遍染者，用桃枝水磨浓，滴入鼻孔，其疫不侵，或丸丸携带衿肩，疫自远去，即诸恶虫，亦不能前进也。（又名玉枢丹、千捶锭）（清太医院秘录医方配本）

此药内可服，外可上，随症调引，起死回生，真为卫生至宝。治一切饮食、药毒、虫毒、瘴气、恶菌、河豚，吃死牛、马肉毒等症。每服一锭，病重者连服，通利一二次无妨，并用凉水磨服。诸虫肿胀，大麦芽汤送下。痈疽对口、发背、天蛇头，无名冲毒、疔毒等诸恶疮，风疹、瘾疹，毒赤肿未破，及痔疮等，用无灰酒磨服，再用凉水调敷，日夜各数次。觉痒立消，已溃出脓血者，亦减分数。阴阳二毒，伤寒心闷，狂言乱语，胸膈壅滞，邪毒未发，正宜下者。又瘟疫喉闭缠风，凉水薄荷磨服。传尸劳瘵，用檀香汤磨服。心气诸气痛，黄酒或姜汤磨服。赤白痢疾，泄污肚腹急痛，霍乱绞肠痧等症，及诸痰症，并用薄荷汤磨服。男妇急中癫邪，喝叫乱走，鬼交鬼胎鬼气，狂乱失心，羊痫猪癫等风，中风中气，口眼歪斜，牙关紧闭，言语蹇涩，筋挛缩，骨节风肿，手足腰腿周身疼痛，行步艰难，暖酒磨服，自缢溺水死中头暖者，惊死或鬼迷死未隔夜者，俱用冷水磨灌下。头疼、太阳疼者，用酒入薄荷叶研烂，敷贴太阳穴上。牙疼，酒磨涂，及含少许，良久吞下；小儿急、慢惊风，五疳五痢，脾病黄肿，瘾疹疮瘤，牙关紧闭，并白蜜薄荷磨下及搽，量儿大小，一锭作三五次服。妇人经水不通，红花煎汤送下。孕妇脾泻，勿服。打破伤损，油松节、黄酒磨服。汤火伤，东流水磨涂。恶虫、疯犬所伤，冷水磨涂，淡酒磨。牛、马、六畜中毒，亦以此救之。（太医院秘藏膏丹丸散方剂卷二）

专治瘟疫痧胀，痰塞气闭，咽痛喉痹，霍乱转筋，一切四时不正之气，并皆治之。（太医院秘藏膏丹丸散方剂卷三）

烫火药

出处：

丸药配方档；清太医院配方，疮科门；吉祥室，外科疮疡门；京师药行药目，疮科门。

组成：

寒水石_{五钱} 黄丹_{五钱} 大黄_{二两}

共研细末。（丸药配方档）（清太医院配方）

主治：

治火疮热毒，肿痛溃烂，浸淫脓水，皮肉不能收敛者，用此药调涂。每用浓茶卤调药敷患处，干则再上，自愈。（清太医院配方）

万灵丹（保安万灵丹）

出处：

御药房丸散膏丹配方、散方；清太医院配方，疮科门；清太医院秘录医方配本，外科损伤门；太医院秘藏膏丹丸散方剂卷三；吉祥室，外科疮疡门。

组成：

（万灵丹）苍术_两_　全蝎_两_　金石斛_两_　天麻_两_　当归_两_　甘草_两_　川芎_两_　羌活_两_
荆芥_两_　防风_两_　细辛_两_　草乌_两_　麻黄_两_　川乌_两_　首乌_两_　雄黄_两_

共研细末，炼蜜和丸，朱砂为衣。（丸药配方档）（清太医院配方）

（保安万灵丹）苍术_两_　全蝎_两_　天麻_两_　当归_两_　雄黄_两_　川乌_两_　草乌_两_
川芎_两_　羌活_两_　独活_两_　防风_两_　麻黄_两_　细辛_两_　白芷_两_　首乌_两_

蜜丸，重三钱，朱砂为衣。（清太医院秘录医方配本）

（保安万灵丹）苍术_八钱，米泔水浸，炒_　全蝎_洗去盐性，晒干_　石斛　天麻　当归　川芎　荆芥
防风　羌活　细辛　麻黄　何首乌　川乌_汤泡，去皮尖_　草乌_汤泡，去皮尖_　甘草　朱砂_各一钱_　雄黄_六分_

共为极细末。（太医院秘藏膏丹丸散方剂）

主治：

（万灵丹）治男妇风湿风温，湿痰流注，附骨阴疽，鹤膝风症，左瘫右痪，口眼歪
斜，半身不遂，气血凝滞，遍身走痛，步履艰难，偏正头风，破伤风症，无不应效。如大
疮初起，二三日内，或痛疽已成，但未出脓者，状若伤寒，头痛烦渴，拘急恶寒，肢体疼
痛，恶心呕吐，恍惚闷乱，坐卧不宁，皆可服之。又治伤寒初起，四时感冒，传变瘟疫，
但恶寒身热，表症未尽者，俱宜服之。用莲须大葱白煎汤，将药一丸乘热化开，通口服
尽，盖被出汗为效。如诸疾无表症相兼者，只用热黄酒化服。服药后，谨避风寒，当食稀
粥。忌食生冷，戒房事。孕妇勿服。（清太医院配方）

（保安万灵丹）此丹专治痈疽、疔毒、对口，一切无名肿毒，疼痛红肿无头，恶寒恶
心，风湿流痰流注，及偏正头疼，破伤风肿，牙关紧闭，不省人事，抽搐如风。并治四时
瘟疫传染，伤风伤寒头疼，憎寒壮热等症。每服一丸，甚者服二丸，姜汤送下，疮毒并破
伤风，用老酒化服。以上俱要发汗为度。（清太医院秘录医方配本）（太医院秘藏膏丹丸散
方剂）

万应膏

出处：

丸药配方档；清太医院配方，疮科门；清太医院秘录医方配本，外科损伤门；（万应
膏药）太医院秘藏膏丹丸散方剂卷四；吉祥室，外科疮疡门；京师药行药目，疮科门。

组成：

当归_钱_　川芎_钱_　赤芍_钱_　川乌_钱_　草乌_钱_　木鳖_钱_　苦参_钱_　火麻仁_钱_　官
桂_钱_　首乌_钱_　防风_钱_　羌活_钱_　独活_钱_　白芷_钱_　白蔹_钱_　两头尖_钱_　杏仁_钱_
乌药_钱_　生军_钱_　山甲_钱_　元参_钱_　草节_钱_

用香油三斤，熬枯去渣，入黄丹一斤，再入乳香、没药、血竭各一钱，研末兑均。
（丸药配方档）（清太医院配方）

木香_两_　大枫子_两_　羌活_两_　黄芩_两_　南星_两_　白芷_两_　川芎_两_　牛膝_两_　生地_两_
细辛_两_　防风_两_　秦艽_两_　归尾_两_　枳壳_两_　独活_两_　蓖麻子_两_　赤芍_两_　杏仁_两_　白
蔹_两_　川乌_两_　连翘_两_　草节_两_　良姜_两_　草乌_两_　白芨_两_　风藤_两_　元参_两_　牙
皂_两_　苦参_两_　山甲_两_　麻黄_两_　大黄_两_　肉桂_两_

香油十二斤，入黄丹五斤收之。（清太医院秘录医方配本）

川乌　草乌　生地　白蔹　白芨　象皮　官桂　白芷　当归　赤芍　羌活　苦参　乌药　甘草独活　元参　定粉　大黄　土木鳖　山甲_{各五钱}

以上十九味，定粉在外，用净香油五斤，将药浸入油内，春五夏三秋七冬十日。候日数已足，入洁净大锅内浸，火熬至药枯浮起为度。住火片时，用布袋滤去渣。将油称准，每油一斤，对定粉半斤，用垂柳枝不时搅之，以黑如漆亮如镜子为度，滴水成珠，薄纸摊贴。（太医院秘藏膏丹丸散方剂）

主治：

- 五劳七伤，遍身筋骨疼痛，腰脚软弱，贴两膏肓穴、两肾俞穴。
- 痰喘气急，咳嗽，贴肺俞穴、华盖穴、膻中穴。
- 左瘫右痪，手足麻木，贴两肩井穴、两曲池穴。
- 男子遗精白浊，妇人赤白带下，月经不调，血山崩漏，贴两阴交穴、关元穴。
- 泻痢日久，贴关元穴。
- 疟疾，男子贴左臂，妇人贴右臂自止。
- 腰痛，贴命门穴。
- 小肠气，疝气，贴膀胱穴、关元穴。
- 心气疼痛，贴中脘穴。
- 走气疼，贴两章门穴。
- 寒湿脚气，贴两三里穴。
- 一切无名肿毒，瘰疬癧疮，杨梅顽疮，跌打损伤，痞块积聚，滞气疼痛，风吹冷振，闪腰岔气，寒湿流火等症，不必寻穴，皆贴本病患处，即愈。（清太医院配方）

此膏专贴男妇小儿，不分远年近日，五劳七伤，咳嗽痰喘，遍身筋骨疼痛，寒湿脚气，闪腰岔气，小肠疝气，流火痞块，并及一切无名肿毒，瘰疬癧疮，杨梅顽疮等症。贴此膏无有不愈者，其效如神。（清太医院秘录医方配本）

此膏治一切痈疽发背，对口诸疮，痰核流注等毒，贴之甚效。（太医院秘藏膏丹丸散方剂）

夏枯草膏

出处：

丸药配方档；清太医院配方，疮科门；清太医院秘录医方配本，外科损伤门；吉祥室，外科疮疡门；京师药行药目，疮科门。

组成：

夏枯草_{一斤}

用水熬膏，蜜收。（丸药配方档）（清太医院配方）

南夏枯草_{十斤}　土贝母_{一斤}　香附_{一斤}

熬炼成膏，白蜜收之。（清太医院秘录医方配本）

主治：

治寒热往来，瘰疬鼠疮，脖项肿疼，腿脚湿痹，一切瘿瘤气结，须用此膏。每服二三钱，用淡酒调服。本草云：夏枯草治目珠痛，至夜则甚者，神效；或用苦寒药点之反甚者，亦神效。盖以夏枯草禀纯阳之气，补厥阴血脉，以阳治阴之意也。（清太医院配方）

专治寒热往来，瘰疬鼠疮，脖项肿硬，腿脚湿痹，一切瘿瘤气结，须用此膏。欲入煎药内调服，欲摊纸上贴患处，或和丸药内服之，立效。（清太医院秘录医方配本）

秘制一笔钩

出处：

丸药配方档，（诸毒一笔钩）药库丸散膏丹配方档；清太医院配方，疮科门；（神效一笔勾）清太医院秘录医方配本，外科损伤门；（一笔钩）吉祥室，外科疮疡门；京师药行药目，疮科门。

组成：

煅石膏一斤　蟾酥一两　冰片一钱　白粉二两

共研细末，白芨糊成锭。（丸药配方档）（清太医院配方）

官粉五钱　蜗牛五钱　生半夏一两五钱　生南星一两五钱　冰片一钱　麝香一钱　蟾酥八钱

共为细末，蟾酥化开成锭。（清太医院秘录医方配本）

主治：

一名白锭子。治痈疽发背，翻口疔疮，湿痰流注，瘰疬风疮，乳痈乳毒，臁疮外痔，癣疥顽疮，小儿丹毒，及绣球风、鹅掌风、虫伤蝎螫，一切无名恶毒。无论已成未成，敷之无不神效。俱用凉水磨敷。鹅掌风、癣疮，用陈醋磨敷。（清太医院配方）

此锭专治疔疮发背，脑疽乳痈，一切大小恶疮。病重昏愦，必多不痛，或麻木，或发热，用凉水磨此药涂之。不起发者即发，不痛者即痛，未成者即消，已成者即溃，真有回生之功，乃恶疮中之至宝也。（名曰白锭子药）（清太医院秘录医方配本）

珍珠散

出处：

丸药配方档，御药房丸散膏丹配方；清太医院配方，疮科门；清太医院秘录医方配本，外科损伤门；太医院秘藏膏丹丸散方剂卷三；吉祥室，外科疮疡门；京师药行药目，疮科门。

组成：

珍珠五分　人参一钱　龙骨一钱　乳香一钱　轻粉三钱　白赤脂三钱　石膏一两　冰片五分

共研细末。（丸药配方档）（清太医院配方）

石膏二两　轻粉四两　龙骨二两　海螵蛸二钱　石决明五钱　珍珠三分　冰片五分

共研细末。（珍珠散内方：官粉八钱，珠子三钱，冰片八分，共细末。）（清太医院秘录医方配本）

官粉八钱　珠子三钱　冰片八分

共为极细末。（太医院秘藏膏丹丸散方剂）

主治：

凡遇大小诸般疮毒，每用不拘多少，上患处。此药有解毒化疔，长肉生肌，排脓渗湿，收毒水之功。（清太医院配方）

凡遇大小诸般疮毒，每用不拘多少，上患处。此药解毒化疔，长肉生肌，排脓去湿，收毒水，神效。（清太医院秘录医方配本）

专治一切疮毒溃破之后，腐肉不退，肌肉不生，毒气不尽，疼痛难忍。用药敷于患处，止疼生肌。如不止疼退腐，是气血两亏。须服八珍汤，再上此药，数日自愈。（太医院秘藏膏丹丸散方剂）

紫金化毒散

出处：

丸药配方档；清太医院配方，杂治门；京师药行药目，疮科门。

组成：

大戟_二两_　光茨菇_二两_　千金子_二两_　文蛤_一两_　朱砂_五钱_　雄黄_五钱_　草河车_二两_　麝香_五分_

共研细末。（丸药配方档）（清太医院配方）

主治：

治痈疽发背，一切无名恶疮，漫肿无头，平塌不起，日久不溃，溃而不敛，疼痛难禁。未溃者，用陈醋调敷，日易二三次，则消肿痛止。已溃者，擦净脓血，将药洒上，化腐生肌收口。内可以服，外可以敷，皆有奇效。并治杨梅、大麻疯、诸般恶疮，无不立见神效。（清太医院配方）

第十三章 伤 科 方

虎骨药酒

出处：

丸药配方档；清太医院配方，风痰门；（虎骨酒）京师药行药目，风痰门。

组成：

虎胫骨_{五斤} 熟地_{一两} 枸杞_{一两} 红花_{一两} 广皮_{一两} 桑寄生_{一两} 白芍_{一两} 枳壳_{一两} 当归_{一两} 木香_{一两} 牛膝_{一两} 防风_{一两} 独活_{一两} 羌活_{一两} 人参_{一两} 木瓜_{二两} 续断_{二两} 杜仲_{二两} 红曲_{二两} 于术_{二两} 菖蒲_{二两} 远志_{二两} 甘草_{五钱} 檀香_{五钱} 丁香_{五钱}

用陈存烧酒三十斤煮热，将群药用绢囊盛之，泡入。加白糖一斤、蜂蜜二斤，再兑陈存加减史国公药酒三十斤。（丸药配方档）（清太医院配方）

主治：

治男妇老人筋骨疼痛，麻本不仁；或半身不能动转；或用力过度；或跌打损伤，致伤筋骨，以及内伤年久，仍作疼痛；或每逢交节，或阴天即作疼痛；或风痛、寒痛、湿痛、心痛、胃痛，阳虚头痛，并气血两虚，五劳七伤，真火不足，饮食不化，肾气虚损，旋溺疝气，阴弱阳虚，遍身浮肿，肾囊湿痒，以及腿足疮痛常流清水，塌陷不起，不能成脓，寒湿脚气，鹤膝风，漏肩风，腿受风寒，转筋疼痛。以上诸症，服之各有奇效。每日早晚各服三钱，或五七钱。久久服之，五脏充实，筋骨强壮，乌须黑发，固齿轻身，广嗣延寿。如治妇女诸症，必得年过四十九岁以后方可服之。青年妇女忌服。（清太医院配方）

老鹳草膏

出处：

丸药配方档；清太医院配方，杂治门；京师药行药目，风痰门。

组成：

老鹳草_{十六两} 当归_{四两} 白藓皮_{二两} 川芎_{二两} 红花_{一两}

用水煎透，炼蜜成膏。（丸药配方档）（清太医院配方）

主治：

主治男妇一切风湿之症，筋骨不舒，手足疼痛，皮肤作痒，通经络，活血脉。用之或熬水熏洗，或和丸药入汤剂，或调入酒内服之皆可，其效尤速。实乃驱风除湿，屡经试验之上品也。（清太医院配方）

七厘散

出处：

丸药配方档，御药房丸散膏丹配方，京师药行丸散膏丹配方；清太医院配方，疮科门；

清太医院秘录医方配本，外科损伤门；太医院秘藏膏丹丸散方剂卷一，卷二；吉祥室，外科疮疡门；京师药行药目，疮科门。

组成：

归尾一两　乳香三钱　没药三钱　雄黄三钱　红花四钱　血竭四钱　儿茶四钱　朱砂四钱　冰片一钱　麝香五分

共研细末。（丸药配方档）（清太医院配方）

朱砂一钱二分　乳香一钱半　没药一钱半　红花一钱半　血竭一两　儿茶二钱　麝香一分二厘　冰片一分二厘

共研极细末，收贮磁瓶，黄蜡封口。以五月五日修合，久贮更妙。（清太医院秘录医方配本）

茅术　草乌　白芷　羌活　当归　赤芍　虎骨各一钱

共为细末，每服七分，元酒调服。（太医院秘藏膏丹丸散方剂卷一）

藏红花一两五钱　三七二两　生军二两　桃仁一两五钱　归尾一两五钱　猴姜一两　乳香二两五钱　没药一两五钱　土鳖虫八钱　自然铜四两　血竭二两　儿茶二两　朱砂末一两　雄黄一两五钱　冰片一钱　麝香二钱

共为细末。（太医院秘藏膏丹丸散方剂卷二）

主治：

一名红面药。治跌打损伤，高坠落马，伤筋动骨，瘀血不散，留聚疼痛，四肢麻木痿软，及风吹冷振，寒湿脚气，腰腿疼痛。并能舒筋活血，破瘀止痛，无不神效。每服五分，重者一钱，用烧酒冲服，黄酒亦可。（清太医院配方）

此药专治跌打损伤，坠车落马，筋断骨折，刑杖重伤，瘀血凝结，疼痛难忍，量受伤之轻重，内服用无灰老酒调服，外用烧酒调敷，散瘀止痛，立见其效，以及闪腰岔气，并皆治之，可谓伤损第一要药也。

专治跌打损伤，骨断筋折，血流不止，或金刃重伤，食嗓割断。不须鸡皮包扎，急用此药，定痛止血。先将药七厘，冲烧酒服之，量伤之大小，后用烧酒调敷，立时见效。并治一切无名肿毒，汤泡火燎，亦如前法治之。伤轻者不必服药，只用敷此可也。但不可多服，故以七厘为名，孕妇忌服。此方传自军营，凡打仗受伤，屡有起死回生之功。粤闽云贵得此调治斗殴诸重伤，无不应手立痊。药虽平淡，配制亦易，功效较铁扇散更为奇捷，诚救急之神方，济世宝筏也。（清太医院秘录医方配本）

此药专治跌打损伤，坠车落马，瘀血凝结，棒疮疼痛难忍者。用此药救之，无不神效。可服可敷，每服一钱，黄酒下，用烧酒调涂。（太医院秘藏膏丹丸散方剂卷二）

舒筋活血定痛散

出处：

丸药配方档，御药房丸散膏丹配方；清太医院配方，杂治门；清太医院秘录医方配本，风痰伤寒门；太医院秘藏膏丹丸散方剂卷一；京师药行药目，伤寒门。

组成：

川断二两　骨碎补二两　姜黄二两　防风一两六钱　土鳖虫六钱　红花六钱　元胡一两六钱　独活一两六钱　秦艽一两六钱　血竭五钱　乌药五钱　乳香一两　抚芎一两　赤芍一两　归尾三两

共研细末。（丸药配方档）（清太医院配方）

官桂一两　当归三两　赤芍一两　生芪二两　山甲一两　杏仁一两　红花一两　没药一两　乳香一两　川军二两　姜黄五钱　川芎一两（内方：乳香一钱，没药一钱，香附一钱，元胡一钱半，猴姜一钱半，共为细末）

共研极细末。（清太医院秘录医方配本）

乳香　没药　香附各一钱　元胡　猴姜各一钱五分

共研细末，每料重六钱。（太医院秘藏膏丹丸散方剂）

主治：

此药舒筋活血，益气壮阳，健筋强骨，治风吹冷振，寒湿脚气，腰疼腿疼，四肢疼痛，虚寒不足，百节酸疼。专治跌打损伤，高坠落马，伤筋动骨，瘀血不散，留聚疼痛。及诸虚无力，麻木痿软，一切折伤等症，无不神效。每服一二钱，病重者二三钱，用暖黄酒送下，白开水亦可。病在上，临卧服；病在下，空心服；上下俱痛，早晚二服。戒风寒、房劳，忌烧酒。（清太医院配方）

此药舒筋活血，益气壮阳，健筋强骨。治风吹冷振，寒淫脚气，腰疼腿疼，四肢疼痛，虚寒不足，百节酸痛。专治跌打损伤，高坠落马，伤筋动骨，瘀血不散，留聚疼痛。及诸虚无力，麻木痿软，一切折伤等症，无不神效。每服一二钱，病重者二三钱，暖黄酒送下，白滚水亦可。病在上，临睡服；病在下，空心服；上下俱痛，早晚二服。忌风寒、烧酒、房劳。（清太医院秘录医方配本）

此药专治跌打损伤，气滞血瘀，胸脘作痛，腰胁气窜等症。每服一钱，老酒为引送下。外敷亦可。（太医院秘藏膏丹丸散方剂）

搜风定痛汤

出处：

丸药配方档；清太医院配方，杂治门；京师药行药目，疮科门。

组成：

乳香五钱　没药五钱　红花四钱　秦艽四钱　防风四钱　荆芥四钱　地枫二钱　猴姜二钱　老鹳草二两　青枫藤二钱　海枫藤二钱　透骨草一两　蒜瓣一两　木瓜六钱　花椒五钱

共以水煎。（丸药配方档）（清太医院配方）

将药和引共煎百沸，趁热熏洗，每日洗三次。兹将一切引料开列于后：

老酒一斤　米醋二斤　生姜三大片　贪盐一两　老葱头七个（带白一寸）（清太医院配方）

主治：

六淫之中，惟风为首，中于肢体，则麻木不仁，疼痛浮肿，膀臂疼痛，抬举艰难，两手颤掉，不能持物者；有腿痛、膝痛、足痛，不能履地者；有手足拘挛，不能曲伸者，并用此汤洗之。专主祛风除湿，活血止痛，其效甚速，以及跌打损伤，青肿者，并皆治之。（清太医院配方）

熊油虎骨膏

出处：

丸药配方档，上用丸散膏丹配方簿；清太医院配方，杂治门；慈禧光绪医方选议，慈禧太后各类效验医方；京师药行药目，风痰门。

组成：

熊油虎骨膏配方

首乌一两　草乌一两　文蛤一两　川断一两　大黄一两　枳壳一两　栀子一两　川乌一两　羌活一两　桃仁一两　苦参一两　黄芩一两　益母草一两　海枫藤一两　白藓皮一两　灵仙一两　元参一两　白芷一两　荆芥一两　青皮一两　生地一两　藁本一两　木通一两　苍术一两　僵蚕一两　芫花一两　银花一两　良姜一两　茵陈一两　麻黄一两　桑皮一两　前胡一两　甘草一两　黄柏一两　知母一两　乌药一两　山甲一两　牛膝一两　蒺藜一两　杜仲一两　远志一两　薄荷一两　升麻一两　防风一两　杏仁一两　泽泻一两　山药一两　当归一两　贝母一两　苍耳子一两　香附一两　地榆一两　陈皮一两　白术一两　南星一两　连翘一两　黄连一两　白芨一两　独活一两　白芍一两　大枫子一两　柴胡一两　桔梗一两　熊骨一斤　虎骨二斤　桑寄生四两　天麻二两　红花二两　桃柳榆槐桑条各十条

用香油二十斤，熬枯去渣，入黄丹十斤，收膏；再入麝香、冰片各五钱，肉桂、丁香各二两，血竭、乳香、没药各一两。（丸药配方档）（清太医院配方）

光绪□年□月□日，熊油虎骨膏配方。

首乌　草乌　文蛤　川断　大黄　枳壳　栀子　川乌　羌活　桃仁　苦参　黄芩　益母草　海枫藤　白藓皮　灵仙　元参　白芷　荆芥　青皮　生地　藁本　木通　苍术　僵蚕　芫花　银花　良姜　茵陈　麻黄　秦皮　前胡　甘草　黄柏　知母　乌药　山甲　牛膝　蒺藜　杜仲　远志　薄荷　升麻　防风　杏仁　山药　泽泻　当归　贝母　苍耳子　香附　地榆　陈皮　白术　南星　连翘　黄连　白芨　独活　白芍　大枫子　柴胡　桔梗各五钱　熊骨八两　虎骨一斤　桑寄生二钱　天麻　红花各一两　桃条　柳条　榆条　槐条各五条

用香油十斤，熬枯去渣，入黄丹五斤收膏，再入麝香、冰片各二钱五分，肉桂、丁香各一两，血竭、乳香、没药各一钱化。

熊油虎骨膏又方

光绪七年十一月二十二日，庄守和、李德昌拟：熊油虎骨膏。

虎骨一架　肉桂三两　乳香六两　没药五两　当归八两　血余四两　熊油五两　香油十五斤　章丹七斤八两,净

浸泡虎骨七日，剔净筋肉一日，晒晾虎骨一日，炸炼虎骨熬膏二日。先将虎骨炸酥后，再炸当归、血余二味，出渣后入熊油再炼，将油炼好，兑丹后再将肉桂、乳香、没药共研极细末，兑入膏内。

熊油虎骨膏加减方

光绪九年二月十一日，庄守和、李德昌、佟文斌谨拟：熊油虎骨膏加减方。

虎骨一架　肉桂三两　乳香六两　没药五两　当归八两　血余四两　熊油五两　香油十五斤　章丹七斤八两　杜仲四两　金毛狗四两　巴戟天三两　续断四两　独活三两

熬法见前。（慈禧光绪医方选议）

主治：

经云：风为百病之长。凡中风之人，必其真气先虚，荣卫空疏，然后外邪乘虚而入，

则百病生焉。此膏专驱风邪，实腠理，一切风寒痿痹之症，并皆贴之，大有奇效。

- 左瘫右痪，贴肩井穴、环跳穴、手三里穴、足三里穴。
- 遍身筋骨疼痛麻木，俱贴患处。
- 偏正头风，贴风池穴。
- 头项强直，贴肺俞穴。
- 肩背痛，贴肩井穴。
- 腰背痛，贴肾俞穴。
- 臂膊痛，贴肩井穴、清冷渊穴、手三里穴。
- 腿足痛，贴环跳穴、足三里穴、涌泉穴。
- 五劳七伤，贴膏肓穴、肾俞穴。
- 一切虚寒之症，贴丹田穴、命门穴。

凡患以上诸症，外贴此膏，内服虎骨酒，无不速效。（清太医院配方）

第十四章 眼 科 方

拨云散（八宝拨云散）

出处：

药库丸散膏丹配方档、丸药配方档、京师药行丸散膏丹配方；清太医院配方，眼目门；清太医院秘录医方配本，口齿眼目门；京师药行药目，眼目门。

组成：

（拨云散）炉甘石一两

用黄连 防风 黄芩 黄柏 荆芥 菊花各二钱，煎汤制，再入药珠三分 熊胆一钱 冰片一钱，共研细末。（丸药配方档）（清太医院配方）

（八宝拨云散）炉甘石四两煅七次，用川黄连一两，煎汁一大碗，将甘石入汁内，吃干为度 冰片一钱 琥珀一钱 珍珠五分

共研极细末。（清太医院秘录医方配本）

主治：

此药专点远年近日，不论新久，杂患眼疾，一切风眼火眼，暴发红肿，或痛或痒，或隐涩难开，怕日羞明，云翳遮睛，眵泪昏花，眼边赤烂等症。每用湿银簪蘸药少许，点大眼角内，闭目静坐一时，日点三四次，神效。（清太医院配方）（清太医院秘录医方配本）

拨云退翳丸

出处：

丸药配方档、京师药行丸散膏丹配方；清太医院配方，眼目门；清太医院秘录医方配本，口齿眼目门；京师药行药目，眼目门。

组成：

当归一两五钱 川芎一两 地骨皮一两 白蒺藜一两 蒙花一两 菊花一两 羌活一两 荆芥一两 木贼一两 花粉五钱 蔓荆子五钱 薄荷五钱 枳实五钱 甘草五钱 川椒七钱五分 黄连三钱 蛇蜕三钱 蝉蜕三钱

共研细末，炼蜜和丸。（丸药配方档）（清太医院配方）

当归三两 川芎二两 骨皮二两 蒺藜二两 蒙花二两 蔓荆子二两 薄荷二两 枳实二两 甘草一两 川连一两 菊花二两 羌活二两 荆芥二两 木贼二两 花粉二两 蛇蜕一两 蝉蜕一两

水法为小丸。一名退翳万应丸，又复明丸。（清太医院秘录医方配本）

主治：

治一切眼疾风热，翳障，云朦气朦，胬肉遮睛，隐涩痛痒，或有夹痰夹气之不同；又有阴虚火动，七情六淫之各异。每服三钱，早晚各进一服。如翳膜者，用米泔水送下；昏暗者，用当归汤送下；一切内障，用木香汤送下。此药升阳散风，和肝养血，泻火清金，

明目清心，久服神效。戒房劳、气恼，忌烟、酒、动火之物。（清太医院配方）

《银海精微》并《龙木论》二书云目，讲论多端，一语难罄。总不越风火内外障之四大证也。大率风火易散，外障难消。若至内障，终有失明之害也。夫人眼中云翳，白膜遮睛，曚蔽瞳仁，昏昧不明，此为外障。由肝经风热，肺金湿痰，或由气恼上攻眼目，以致黑暗昏花。此药能平肝清肺，降火滋阴，疏风散热，消翳磨云，此乃开光复明之圣药也。每服二钱，早晚茶清送下。（清太医院秘录医方配本）

磁朱丸

出处：

丸药配方档，京师药行丸散膏丹配方；清太医院配方，眼目门；清太医院秘录医方配本，口齿眼目门；京师药行药目，眼目门。

组成：

磁石_{四两，醋制}　朱砂_{四两}

共研细末，神曲和丸。（丸药配方档）（清太医院配方）

磁石_{四两}　朱砂_{四两}

神曲打糊为丸，又名千金慈朱丸。（清太医院秘录医方配本）

主治：

治目疾，一切肝肾不足，心火炽盛，内外翳障，云曚昏花，视物或成二体，久视则光不收，瞳仁散大，瞳人焦小，色或淡绿，色或淡白，皆可服之。每服十丸，隔一日加二丸，加至三十丸为止。每日空心用米饮送下。日晚兼服石斛夜光丸，其功甚速。此药入肾，能镇养真精，使神水不得外移，且入心能镇养心血，使邪火不得上侵。心与肾济，又何患目之不明也！服药后戒急、怒、房劳，忌一切动火发物。（清太医院配方）

专治目疾，一切肝肾不足，心火炽盛，内外翳障，云曚昏花，睹物或成二体，久视则光不收，瞳仁散大，瞳仁焦小，色或淡绿，色或淡白，皆可服之。每服十九，隔一日加二丸，加至三十丸为止。每日空心，用米饮送下。日晚兼服石斛夜光丸，其功甚速。此药入肾，能镇养真精，使神水不得外移，抑且入心，能镇养心血，使邪火不得上侵。心与肾济，又何患目之不明也！服药后忌急怒、房劳，及一切动火发物。（清太医院秘录医方配本）

扶睫丸

出处：

丸药配方档；清太医院配方，眼目门；京师药行药目，眼目门。

组成：

黄芪_{十两}　葛根_{十两}　防风_{十两}　甘草_{十两}　当归_{七两五钱}　白术_{七两五钱}　蔓荆子_{十五两}　黄芩_{五两}
细辛_{二两}

共研细末，炼蜜和丸。（丸药配方档）（清太医院配方）

主治：

眼者开窍于肝，内属五脏，外应五轮。眼目之疾种种不一，故遵古方合扶睫丸。治蜷毛倒睫，昏暗不明，胬肉攀睛，隐涩难忍，迎风流泪，眼胞虚浮，皆脾肺二经有亏。用此药养血疏风，和肝补脾，脾土旺则生肺金。金水相生，何患乎倒睫之疾不愈矣！久久服之大有奇功。每服二钱，日进三五服，用白开水送下。忌食烟、酒、葱、蒜、萝卜、胡椒、羊肉等物。（清太医院配方）

瓜子眼药（神效瓜子眼药）

出处：

丸药配方档；清太医院配方，眼目门；（神效瓜子眼药）京师药行药目，眼目门。

组成：

甘石（四两）　绿豆粉（一两）　冰片（二钱）

共研细末，冰糖水拈。（丸药配方档）（清太医院配方）

主治：

治诸般风热，云翳烂弦，肿痛隐涩难开，胬肉攀睛，老眼昏花，暴发火眼，赤肿疼痛，翳膜遮睛，迎风流泪，畏日羞明，一切内障外障，并皆治之。此药清热止痛，消肿退翳。每用一个，滴凉水搽入眼内，闭目片时即愈。（清太医院配方）

光明丸

出处：

丸药配方档；清太医院配方，眼目门；清太医院秘录医方配本，口齿眼目门；京师药行药目，眼目门。

组成：

生地（四两）　川芎（四两）　当归（四两）　羌活（四两）　防风（四两）　薄荷（四两）　草决明（四两）　蝉蜕（四两）　甘菊（八两）蒺藜（八两）　白芍（二两）　赤芍（二两）　川连（二两）　白芷（二两）　蛇蜕（五钱）　蒙花（六两）　木贼（六两）

共研细末，水泛和丸。（丸药配方档）（清太医院配方）

当归（一两）　生地（一两）　川芎（一两）　羌活（一两）　薄荷（一两）　金沸草（一两）　蛇蜕（一两）　菊花（一两）　蒺藜（一两）白芍（一两）　赤芍（一两）　川连（一两）　白芷（一两）　蒙花（一两）　木贼（一两）

水法为小丸。（清太医院秘录医方配本）

主治：

一名蒺藜光明丸。治肝经火旺，心火炽盛，怕日羞明，壅眵热泪，隐涩疼痒，及内外翳障云曚，遍睛烂弦，风热昏花、不明等症。每服一二钱，早晚用白开水送下。（清太医院配方）

眼目昏花，勿论老幼，皆阴虚血少，白膜遮睛，云翳内障。盖恼怒伤肝，攀睛胬肉，血丝贯睛，缘火盛克金。睑胞浮肿，眼圈青黑，由脾胃失调。此药降心火，滋肾水，平肝木，理脾胃，固本之药，不可间断。每服二钱，早晚白滚水送下。（清太医院秘录医方配本）

光明眼药

出处：

丸药配方档；清太医院配方，眼目门；京师药行药目，眼目门。

组成：

黄柏_{三两} 防风_{二两} 当归_{二两} 黄连_{四两} 甘草_{一两} 菊花_{五钱}

熬成膏，炼蜜收之，加冰片一钱。（丸药配方档）（清太医院配方）

主治：

治眼科七十二症，诸般眼疾，云翳攀睛，气矇雀矇，暴发火眼，血灌瞳仁，内障外障，赤烂眼边，隐涩难开，怕日羞明，蜷毛倒睫，迎风流泪，视物不爽，白睛鲜血，似瞑人行。一切眼疾，当日见功。每日早晚点眼。用药时，忌食酒、葱、蒜、鸡、鱼、羊肉等物。（清太医院配方）

琥珀还睛丸

出处：

丸药配方档；清太医院配方，眼目门；清太医院秘录医方配本，口齿眼目门；京师药行药目，眼目门。

组成：

白蒺藜_{一斤} 当归_{二两} 薄荷_{二两} 白芍_{二两} 黄芩_{二两} 蝉蜕_{二两} 栀子_{二两} 沙参_{二两} 夜明沙_{二两} 蛇蜕_{二两} 石决明_{二两} 生地_{四两} 荆芥_{四两} 赤芍_{四两} 南夏枯草_{六钱} 黄连_{五钱} 菊花_{六钱} 丹皮_{六钱} 天冬_{六钱} 蜂房_{六钱} 知母_{六钱}

共研细末，炼蜜和丸。（丸药配方档）（清太医院配方）

人参_{四两} 熟地_{四两} 琥珀_{四两} 知母_{四两} 桔梗_{四两} 防风_{四两} 茺蔚_{四两} 车前_{四两} 黄芩_{四两} 细辛_{四两} 元参_{四两} 羚羊_{四两} 蒺藜_{六两} 当归_{四两} 五味_{六钱}

蜜为丸，桐子大。（清太医院秘录医方配本）

主治：

治远年近日一切眼疾，内外翳障，迎风流泪，视物昏花，羞明怕日，瞳子少光，焦少散大，胬肉攀睛，烂弦风热，云矇昏暗，一切肝肾不足内障等症，皆可服之。此药升水降火，平肝益肾，聪耳明目，养性安神，雀矇屡效，瞬眼还原。久久服之，夜读细字到老不花。每服一二钱，空心临卧日进二服，用白开水送下。戒气恼、房欲，忌酒、动火发物。（清太医院配方）

云林龚先生进还睛表，采择数语，以明目之大意。眼者，五脏六腑之精华，百骸九窍之至要，洞观万物，视四方物，皎洁如珠，包含天地，莫不由眼之照鉴也。盖人之一身，惟眼病多端。其症七十有二，外合五行八卦，内应五脏六腑，治之须明天时气候，当分老幼虚实，切勿过用凉剂，恐伤脾胃，而成痼疾矣。谨遵进呈，方制此药，专治远年近日，一切眼目之疾，内外翳障，攀睛胬肉，烂弦风眼，年老昏花，多眵难开，迎风冷泪，视物如烟，久成翳障。最能降火生水，若能久服，夜读细字，真海内奇方也。每服二钱，空心盐汤送下。（清太医院秘录医方配本）

黄连羊肝丸

出处：

丸药配方档，京师药行丸散膏丹配方；清太医院配方，眼目门；清太医院秘录医方配本，口齿眼目门；京师药行药目，眼目门。

组成：

当归五两　山萸肉五两　白芍五两　生地五两　熟地五两　菟丝子五两　桔梗五两　茯苓五两　枸杞五两　草决明三两　川芎三两　青葙子三两　麦冬三两　石决明三两　蒙花三两　元参三两　五味子一两　蒺藜六两

共研细末，用羊肝二具，制晒干，炼蜜和丸。（丸药配方档）（清太医院配方）

黄连一两　夜明沙二两　蝉蜕二两　木贼二两　当归二两

用乌羊肝四两，煮烂捣为丸，桐子大。（清太医院秘录医方配本）

主治：

此丸以黄连为君，除热结明目，以羊肝，肝与肝合，引入肝经为使。此药专治肝经，肝受邪者无不效也。大凡肝胆火盛，两目红肿，羞明眵泪，脑巅沉重，睛珠疼痛，眼睑无力，常欲垂闭，不敢久视，视久酸疼及生云翳淫热等症。每服一二钱，食远临卧用茶清或白开水送下。戒气怒、房劳，忌食猪肉、生冷等物。（清太医院配方）

此丸以黄连为君，除热毒明目，以羊肝与肝合，引入肝经为使。此药专主肝经，肝受邪者无不效也。夫肝胆火盛，两目红肿，羞明眵泪，脑巅沉重，睛珠疼痛，眼睑无力，常欲垂闭，不敢久视，视久胀疼，及生云翳、淫热等症。每服一二钱，食后或临睡，茶清滚水任下。忌猪肉、生冷、怒气、房劳。（清太医院秘录医方配本）

明目地黄丸

出处：

丸药配方档，药库丸散膏丹配方档，京师药行丸散膏丹配方；清太医院配方，眼目门；清太医院秘录医方配本，口齿眼目门；京师药行药目，眼目门。

组成：

熟地八两　菟丝子三两　白芍三两　知母三两　泽泻三两　黄柏三两　川芎三两　茯苓三两　草决明三两　丹皮三两　山药四两　当归四两　枸杞四两　山萸肉四两　蒺藜四两　菊花四两

共研细末，炼蜜和丸。（丸药配方档）（清太医院配方）

天冬三两　熟地四两　丹皮二两　当归二两　五味子一两　柴胡一两　茯苓一两　泽泻一两　枸杞二两　菊花二两　生地四两　山药一两　山萸一两　菟丝子二两

蜜为丸，桐子大。（清太医院秘录医方配本）

主治：

治男妇肝肾不足，眼目昏暗，常见黑花，多有冷泪，羞涩畏明，久视无力，内外障翳，攀睛胬肉，烂弦风眼，及久患眼疾，凉药过多，气血凝滞，以致昏花不通道路，宜服此药。此药镇阳光，壮肾水，养肝气，生心血。每服二三钱，空心用淡盐汤送下，白开水亦可。忌食烟、酒、葱、蒜、椒、姜、动火等物。（清太医院配方）

治男子妇人肝肾不足，眼目昏暗，常见黑花，多有冷泪，羞涩畏明，久视无力，内外翳障，攀睛胬肉，烂弦风眼，及久患眼疾，凉药过多，气血凝滞，以致昏花不通道路，宜服此药。以镇阳光，壮肾水，养肝气，生心血。每服二三钱，空心淡姜汤送下，白滚水亦可。忌烟酒、葱蒜、椒姜、动火之物。（清太医院秘录医方配本）

明目黄连膏

出处：

丸药配方档；清太医院配方，眼目门；清太医院秘录医方配本，口齿眼目门。

组成：

大黄_{一两}　川连_{一两}　黄柏_{四两}　海螵蛸_{四两}　白矾_{四两}　生栀子_{四两}　黄芩_{四两}　菊花_{四两}

上药水煎，去渣，入蜜四两熬膏，再入冰片二钱。（丸药配方档）（清太医院配方）

川黄连一斤，用人乳十六大碗，煎至一碗，用白蜜收之成膏，加冰片二钱，搅匀，收贮珍藏。一方用水熬成膏，加熊胆末一钱，冰片一钱，搅匀。（清太医院秘录医方配本）

主治：

此膏清热祛痒，止痛消肿。凡遇眼疾，用净簪滴凉水调药。每日点五七次，收药盖严，勿临灰尘。（清太医院配方）

专治上焦火盛，暴发火眼，赤肿疼痛。此膏能清火止痛，消肿去痒。若遇诸般眼疾，用簪滴净凉水调药。每日点六七次，神效。收药盖严，勿落灰尘。切忌烟酒、动火之物。（清太医院秘录医方配本）

明目蒺藜丸

出处：

丸药配方档，京师药行丸散膏丹配方；清太医院配方，眼目门；清太医院秘录医方配本，口齿眼目门；京师药行药目，眼目门。

组成：

蒺藜_{十二两}　生地_{八两}　黄芩_{八两}　连翘_{八两}　菊花_{八两}　木贼_{八两}　草决明_{八两}　荆芥穗_{六两}　防风_{六两}　蔓荆子_{六两}　白芍_{六两}　蒙花_{六两}　当归_{六两}　胆草_{六两}　川芎_{六两}　蝉蜕_{五两}

共研细末，水泛和丸。（丸药配方档）（清太医院配方）

蒺藜_{一斤}　菊花_{四两}　石决明_{四两}　草决明_{四两}　赤芍_{四两}　木贼_{四两}　生地_{六两}　当归_{四两}　蔓荆子_{三两}　蝉蜕_{三两}　川芎_{二两}

水法为小丸。（清太医院秘录医方配本）

主治：

治眼目诸症，内外障翳，视物昏花，迎风流泪，羞明怕日，雀目青盲，暴发赤肿，云翳气矇，天行时眼，久患风疾，眼边赤烂，不时举发，隐涩痛痒，壅眵热泪等症。不论远年近日，一切疑难眼病，并皆治之。每服一二钱，重者二三钱，临卧用白开水送下。戒气恼、劳碌，忌一切动火之物。此药常服补肾还睛，平肝明目，清肺降火，通利上焦，头脑轻清，诸病自除。（清太医院配方）

专治眼目诸症，内外翳障，睹物昏花，迎风流泪，羞明怕日，雀目青盲，暴发赤肿，云翳气矇，天行时眼，久患风疾，眼边赤烂，不时举发，癖涩痛痒，壅瞙热泪等症。不论远年近日，一切疑难眼病，悉皆治之。每服二钱，重者二三钱，临睡白滚水送下。忌气恼、劳碌、一切动火之物。此药常服，补肾还睛，平肝明目，清肺降火，通利上焦，头脑轻清，目病自除。（清太医院秘录医方配本）

平肝明目散

出处：

丸药配方档；清太医院配方，眼目门；京师药行药目，眼目门。

组成：

当归十两　生地十两　蒺藜十两　赤芍五两　川芎五两　防风五两　木贼五两　柴胡五两　蔓荆子五两　草决明五两　菊花五两　连翘五两　地骨皮五两　青葙子五两　甘草四两

共研细末。（丸药配方档）（清太医院配方）

主治：

此药平肝火，祛风热，清头目，疗诸般眼疾。退云翳，消内障，去眵泪昏花，羞明怕日，隐涩难开，及天行暴赤，烂弦肿疼。每服二三钱，食远临卧一日二服，用茶清调服。凡害眼愈后昏花不清，或劳神熬夜，时常肿痛，月发旧疾，举发无时，皆可治之。戒气恼、房欲，忌动火之物。（清太医院配方）

杞菊地黄丸

出处：

丸药配方档；清太医院配方，眼目门；清太医院秘录医方配本，口齿眼目门；京师药行药目，眼目门。

组成：

熟地八两　山药四两　山萸肉四两　枸杞四两　菊花四两　茯苓三两　泽泻三两　丹皮三两

共研细末，炼蜜和丸。（丸药配方档）（清太医院配方）

菊花八两　枸杞四两　熟地八两　生地四两　当归四两　山萸肉四两　茯神四两　丹皮四两

蜜丸，桐子大。（清太医院秘录医方配本）

主治：

此药滋阴补肾，益血明目。治老弱眼目昏花，视物不明，常见黑花，多生冷泪，及少年瞬眼，内外翳障，久患眼疾，经年不愈者。每服一二钱，空心用淡盐汤送下。戒气恼、劳碌、房欲，忌蒜、葱、椒、姜、烟、酒、羊肉等物。（清太医院配方）

此药滋阴补肾，养血明目。治老弱眼目昏花，视物不真，时见黑星，迎风冷泪，及少年迅眼，内外翳障，并久患眼疾，经年不愈者，均宜常服。每日空心服一二钱，用淡盐汤送下。忌气恼、劳碌、房事、葱、蒜、椒、姜、烟、酒、羊肉、煮面等物。（清太医院秘录医方配本）

清心明目上清丸

出处：

丸药配方档，京师药行丸散膏丹配方；清太医院配方，眼目门；京师药行药目，眼目门。

组成：

当归　蔓荆子　川连　川芎　防风　大黄　赤芍　胆草　黄芩　生地　草决明　生栀子　白芷　木贼　桔梗　菊花　独活　桑皮　荆芥穗　羌活　连翘　薄荷　柴胡　甘草_{各等分}

共研细末，水泛和丸。（丸药配方档）（清太医院配方）

主治：

治上焦火盛，眼目赤肿，白睛红赤，上下胞肿，暴发壅胗，热泪昏花，一切眼目火热之症。每服二钱五分，食远用茶清送下，小儿三五分。忌食葱、蒜、椒、姜、鲫鱼、羊肉等物。孕妇勿服。（清太医院配方）

石斛夜光丸

出处：

丸药配方档，京师药行丸散膏丹配方；清太医院配方，眼目门；清太医院秘录医方配本，口齿眼目门；京师药行药目，眼目门。

组成：

熟地_{六两}　沙蒺藜_{三两}　生地_{三两}　白芍_{三两}　菟丝子_{三两}　山萸肉_{三两}　当归_{三两}　石斛_{三两}　地骨皮_{一两}　五味子_{一两}　牛膝_{二两}　菊花_{四两}　枸杞子_{四两}

共研细末，炼蜜和丸。（丸药配方档）（清太医院配方）

石决明_{一两}　石斛_{一两}　青葙子_{一两}　夜明沙_{一两}　菟丝子_{一两}　蒺藜_{一两}　生地黄_{一两}　菊花_{一两}　蒙花_{一两}　骨皮_{一两}　枳壳_{一两}　当归_{一两}　白芍_{一两}　丹皮_{一两}

蜜为丸，桐子大。（清太医院秘录医方配本）

主治：

治肝肾大虚，渐成内障，或已成内障，黑睛及瞳仁淡色绿色，无光彩者，昏暗不明，常见黑花，视物成二体，久则光不收，瞳仁散大，二目诸虚，残疾老眼。每服二三钱，空心酒引，用淡盐汤或白开水送下。此方通肾安神，强阴填精，敛气除湿，凉血补血；又能散滞泄热开结，阴弱不能配阳之病皆治。戒劳碌、气恼、房欲。（清太医院配方）

远年近日，一切昏花，已成内障，攀睛胬肉，烂弦风眼，及年老血虚，目暗多眵，迎风冷泪，久成翳障。此药最能降火生水，抑肺平肝，兼理脾胃，但能久服，夜读细字。每服二钱，空心淡盐汤送下。（清太医院秘录医方配本）

退翳回光膏

出处：

丸药配方档；清太医院配方，眼目门；京师药行药目，眼目门。

组成：

大黄_二两_ 黄连_二两_ 白矾_五两_ 草决明_五两_ 黄柏_五两_ 菊花_五两_

上药水煎，去渣，入蜜六两熬膏，再入冰片二钱。（丸药配方档）（清太医院配方）

主治：

治诸般云曚翳障，白膜遮睛，攀睛胬肉，烂弦赤障，瘀血遮贯瞳仁，迎风冷泪，怕日羞明，瞻视昏花。用净簪滴凉水研化药少许，每日点二三次，云翳渐开。戒气恼、闷郁。（清太医院配方）

洗眼碧玉丸

出处：

丸药配方档；清太医院配方，眼目门；清太医院秘录医方配本，口齿眼目门；京师药行药目，眼目门。

组成：

归尾_五钱_ 防风_五钱_ 栀子_五钱_ 菊花_五钱_ 杏仁_五钱_ 郁李仁_五钱_ 白矾_三钱_ 胆矾_三钱_ 川连_三钱_ 蕤仁_一钱_ 甘草_二钱_

共研细末，曲糊和丸。（丸药配方档）（清太医院配方）

归尾_一两_ 防风_一两_ 生栀_一两_ 菊花_一两_ 杏仁_一两_ 郁李仁_一两_ 白矾_一两_ 胆矾_一两_ 川连_一两_ 蕤仁_一两_ 甘草_一两_

人乳打丸，铜绿为衣。（清太医院秘录医方配本）

主治：

凡遇诸般眼疾，用药一丸，磁器内清水半盅，重汤滚三四十沸，候温，开目洗之，日洗五七次，极效。收药盖严，不见灰尘。一丸可用数日，可洗数人。（清太医院配方）

此药专治眼目昏花，赤肿疼痛。不论老少，诸般眼疾，用药一丸。用净甜水半盅，重汤滚一二十沸，候温，闭目洗之。日洗六七次，神效。收药盖严，不可见灰尘。一丸亦可洗数日，可洗数人。切忌房劳、烟酒、动火之物。（清太医院秘录医方配本）

洗眼蚕茧

出处：

丸药配方档；清太医院配方，眼目门；（洗眼蚕茧药）清太医院秘录医方配本，口齿眼目门；京师药行药目，眼目门。

组成：

防风_二钱_ 黄连_二钱_ 归尾_二钱_ 杏仁_二钱_ 蕤仁_五分_ 栀子_五分_ 铜绿_五分_ 白矾_五分_ 胆矾_五分_

共研粗末，蚕绵盛之。（丸药配方档）（清太医院配方）

防风_五钱_ 荆芥穗_五钱_ 川连_一两_ 铜绿_三钱_ 菊花_一两_ 归尾_一两_ 胆矾_三钱_

共末，贮蚕茧内，使线扎之。（清太医院秘录医方配本）

主治：

洗老眼风眼，久患眼疾，迅眼气曚，赤烂昏花，云翳外障，经年不愈。每月举发，壅

肿痛痒，羞明怕日，隐涩难开等症。每付一蚕茧用水半盅，汤滚百沸，每日温洗数次，十数日一换，勿落灰尘。（清太医院配方）

眼科之症，七十有二。虽有虚实之论，阴阳补泻，岂可不辨乎？治疗之法，实者泻其阳火，虚者滋其阴水。次则修木降火，润土清金，五行而有相生之道，安有不效之理耶！此药专洗烂弦风眼，胬肉攀睛，云翳外障，睹物昏花，羞明怕日，迎风流泪，及暴发赤肿，隐涩难开，或痛或痒，或生眵膜，或流热泪，并皆洗之。每用一枚，入茶盅内，流水半盅、泡片时，连洗三五次，止泪却痛如神。（清太医院秘录医方配本）

第十五章 耳鼻方

红棉散

出处：

丸药配方档，（吹耳红棉散）药库丸散膏丹配方档；清太医院配方，杂治门；清太医院秘录医方配本，外科损伤门；太医院秘藏膏丹丸散方剂卷四；吉祥室，外科疮疡门；京师药行药目，疮科门。

组成：

白矾_{二钱}　海螵蛸_{二钱}　干胭脂_{一钱}　麝香_{二分}

共研细末。（丸药配方档）（清太医院配方）

干胭脂_{一钱}　枯矾_{二钱}　甘石_{二钱}　冰片_{四分}　麝香_{二分}

共为细末。（清太医院秘录医方配本）

枯矾_{五分}　干胭脂粉_{二分五厘}　麝香_{少许}　冰片_{一分}　煅炉甘石_{五分}

上为细末。（太医院秘藏膏丹丸散方剂）

主治：

治肝经火盛，风邪上攻，以致耳内生脓，肿痛堵塞，口流黄水，风痒不已。先以棉杖蘸干脓水，另将鹅翎管或竹筒送药至耳底，极效。（清太医院配方）

能治肝经火盛，风邪上攻，或忿怒过度，以致津液壅滞，停耳生脓，发热肿痛，堵塞胀闷，日流黄水，湿痒不已。先以棉蘸干脓水，另将翎筒或竹筒吹药至耳底，极效。忌动火之物，戒气怒。（清太医院秘录医方配本）

专治耳底肿痛，聤耳脓，或出黄水。先以绵杖蘸干脓水，用鹅翎管入耳底。（太医院秘藏膏丹丸散方剂）

第十六章　口　齿　方

清胃散（八宝清胃散、红清胃散、白清胃散）

出处：

丸药配方档、散方；清太医院配方，咽喉口齿门；清太医院秘录医方配本，口齿眼目门（两处出现）；太医院秘藏膏丹丸散方剂卷二（三处出现），卷四；慈禧光绪医方选议，光绪皇帝治口糜医方；京师药行药目，咽喉口齿门。

组成：

（八宝清胃散）冰片二分　朱砂三分　琥珀一钱　乳香一钱　没药一钱　胡连一钱　硼砂五钱　儿茶二钱　石膏五钱

共研极细末。（太医院秘藏膏丹丸散方剂卷二）

（红清胃散）冰片五分　朱砂五分　硼砂二钱　煅石膏一两

共研极细末。（丸药配方档）（清太医院配方）（太医院秘藏膏丹丸散方剂卷二组成相同，药量不同）（清太医院秘录医方配本组成相同，药量不同）

（道光朝）二十三日，郝进喜请得和妃红清胃散一零。

冰片三分　朱砂三分　硼砂五分　石膏五钱

共研为极细末。（散方）

（清胃散）石膏三钱　硼砂二钱　胡黄连二钱　儿茶一钱五分　牛黄一钱　冰片二分

上为细末，搽患处。（太医院秘藏膏丹丸散方剂卷二）

（白清胃散）冰片五分　硼砂三钱　煅石膏一两

共研细末。（丸药配方档）（清太医院配方）（太医院秘藏膏丹丸散方剂卷四组成相同，药量不同）

（白清胃散）煅石膏二两　硼砂五钱　元明粉一两　冰片七分

共研细末。（清太医院秘录医方配本）

（清胃散）人中白三钱　青黛一钱半　白芷一钱半　杭芍一钱半　生石膏二钱　冰片一钱　牛黄五分　麝香一分

共为极细面，过重罗，上患处。（慈禧光绪医方选议）

主治：

（八宝清胃散、白清胃散）此散专治胃火上升，牙齿疼痛，口舌生疮，牙缝出血。每用少许搽牙上，待流涎水吐出自愈。（清太医院配方）（太医院秘藏膏丹丸散方剂卷二）（京师药行药目）

（白清胃散）治茧唇口疮，胃火上升，牙齿疼痛，牙龈出血，咽喉肿痛，水浆不能下咽。每用少许，吹入口内即愈。忌鹅肉、羊肉、煎炒、葱蒜、椒辣之物。（清太医院秘录医方配本）

（红清胃散）此散专治阳明胃经火盛，口舌糜烂，牙齿胀痛，不能饮食，牙癣或牙疳出血，疼痛难忍者。每用此散搽于患处，自愈。忌烟、酒、煮面等物。（清太医院配方）（清太医院秘录医方配本）（太医院秘藏膏丹丸散方剂卷二）

此药专治咽喉、口舌诸症，单双乳蛾，红肿疼痛，满口糜烂，汤水不下，口舌生疮，瘟毒发颐，牙痛牙宣等症，敷之立见奇效。（太医院秘藏膏丹丸散方剂卷四）

擦牙固齿散

出处：

丸药配方档；清太医院配方，咽喉口齿门；京师药行药目，咽喉口齿门。

组成：

旱莲草_{二两}　青盐_{二两}　小茴香_{二两}　白芷_{一两}　升麻_{一两}　细辛_{一两}　石膏_{四两}　花椒_{六钱}

共研细末。（丸药配方档）（清太医院配方）

主治：

治上下牙齿疼痛难忍，牵引头脑，行坐不安，心中烦闷，及牙流脓血变骨风者；牙齿干蚀，龈肉将脱，血不止者，并皆治之。每用少许擦牙患处。如常擦牙，能坚白不蚀，去骨中毒风。如牙将落动摇者，频口擦之，再不复动。忌动火之物。（清太医院配方）

齿痛冰硼散

出处：

丸药配方档；清太医院配方，咽喉口齿门；清太医院秘录医方配本，口齿眼目门；京师药行药目，咽喉口齿门。

组成：

煅石膏_{一两}　硼砂_{二钱}　冰片_{二分}

共研细末。（丸药配方档）（清太医院配方）

硼砂_{五钱}　煅石膏_{一两}　冰片_{八分}

共为细末。（冰硼散内方：冰片二分、硼砂四分、火硝三分，共为细末。）（清太医院秘录医方配本）

主治：

治胃火上升，痰滞积热，怕食热物，恶寒凉，牙齿疼痛，时作时止，不时举发。每用药末不拘多少，上痛处，日上三四次。内再服清胃降火，或汤或丸，方可全效。（清太医院配方）

专治胃火上升，痰滞积热，怕食热物，喜寒凉，牙齿疼痛，时作时止，不时举发，每用药末，不拘多少，上痛处。日上三四次，内再服清胃降火，或汤或丸，方可全效。（清太医院秘录医方配本）

口疮药赴宴散

出处：

丸药配方档；清太医院配方，咽喉口齿门；清太医院秘录医方配本，口齿眼目门；京师药行药目，咽喉口齿门。

组成：

干姜_{五钱}　川连_{五钱}　冰片_{二分}

共研细末。（丸药配方档）（清太医院配方）

川连_{二两}　干姜_{二两}

共为细末。（清太医院秘录医方配本）

主治：

治上焦实热，口舌生疮，糜烂疼痛。先用米泔水漱口，后搽药于患处，或吐或咽不拘，神效。（清太医院配方）

治三焦实热，口舌生疮，糜烂疼痛。先用米泔水漱口，后搽药于患处，或吐或咽不拘，神效。（清太医院秘录医方配本）

绿袍散

出处：

丸药配方档；清太医院配方，咽喉口齿门；清太医院秘录医方配本，口齿眼目门；京师药行药目，咽喉口齿门。

组成：

黄柏_{五钱}　薄荷_{三钱}　青黛_{三钱}　儿茶_{一钱}　硼砂_{五分}　冰片_{二分}

共研细末。（丸药配方档）（清太医院配方）

青黛_{五钱}　儿茶_{五钱}　薄荷_{五钱}　川连_{三钱}　冰片_{九分}　黄柏_{一两}　人中白_{五钱}

煅共为细末。（清太医院秘录医方配本）

主治：

治三焦火盛，口舌生疮，赤烂肿痛，唇皮燥裂，秽气逼人。每用少许，上患处，吐咽不拘。消肿止痛，解热清毒，神效。（清太医院配方）

专治三焦火盛，口热生疮，赤烂肿痛，唇皮燥裂，秽气逼人。每用少许，上患处，吐咽不拘。消肿止痛，解热消毒，神效。（清太医院秘录医方配本）

牙疳散

出处：

丸药配方档；清太医院配方，咽喉口齿门；清太医院秘录医方配本，小儿百病门；京师药行药目，咽喉口齿门。

组成：

人中白_{三钱}　儿茶_{三钱}　胡连_{三钱}　青黛_{二钱}　黄柏_{二钱}　芦荟_{一钱}　硼砂_{一钱}　冰片_{五分}

共研细末。（丸药配方档）（清太医院配方）

硼砂_{一钱}　川连_{三钱}　人中白_{三钱}　黄柏_{二钱}　青黛_{二钱}　芦荟_{一钱}　儿茶_{三钱}

共为细末。（清太医院秘录医方配本）

主治：

治胃中客热，风邪上攻，牙齿作痛，口舌生疮，糜烂疼痛，牙龈宣露，腥臭难闻者。每用少许搽患处，俟口内有涎水吐出。日上二三次，自愈。小儿牙疳出血，肿痛溃烂，牙齿动摇，臭恶不堪闻者，并治。(清太医院配方)

治胃中客热，风邪上攻，牙齿作痛，口舌生疮，糜烂疼痛，牙龈宣露，腐臭难闻者。每用少许搽患处，使口内有涎水吐出。日上二三次自愈。小儿牙疳出血，肿痛溃烂，牙齿动摇，臭恶不堪闻者，并皆治之。(清太医院秘录医方配本)

牙宣白玉膏

出处：

丸药配方档；清太医院配方，咽喉口齿门；京师药行药目，咽喉口齿门。

组成：

龙骨五钱　冰片五分　麝香五分

将药研末，入白蜡六钱搅均，用白绵纸刷之。(丸药配方档)(清太医院配方)

主治：

治胃热火盛，牙齿疼痛；或肿胀浮起，疼痛不能饮食者。每用此膏贴牙上，次早揭去，极效。(清太医院配方)

第十七章　咽　喉　方

清音丸

出处：

丸药配方档；清太医院配方，咽喉口齿门；清太医院秘录医方配本，痰喘咳嗽门；京师药行药目，咽喉口齿门。

组成：

硼砂_{一两}　乌梅_{一两}　薄荷_{一两}　元参_{一两}　寒水石_{一两}　桔梗_{一两}　甘草_{一两}　青黛_{一两}　儿茶_{二两}　石膏_{三两}　绿豆粉_{四两}

共研细末，炼蜜和丸。（丸药配方档）（清太医院配方）

薄荷_{四两}　桔梗_{四两}　杏仁_{二两}　麦冬_{二两}　天冬_{二两}　元参_{二两}　花粉_{二两}　诃子_{二两}

蜜丸重一钱。（清太医院秘录医方配本）

主治：

治肺火上炎，咽干舌燥，喉咙不清，失音声哑。每服一丸，不拘时噙化，日进三五丸，兼治阴虚劳热，咽喉肿痛，咳嗽痰喘，及夏月口干、消渴、饮水等症，并皆治之。忌动火之物。（清太医院配方）

专治肺火上炎，咽干舌燥，喉咙不清，失音声哑。兼治阴虚劳嗽，咽喉肿痛，及夏月口干、消渴等症，皆治。每服一丸，忌动火之物，声音自清。（清太医院秘录医方配本）

咽喉方

出处：

丸药配方档；清太医院配方，咽喉口齿门；清太医院秘录医方配本，痰喘咳嗽门；京师药行药目，咽喉口齿门。

组成：

薄荷_{四两}　诃子_{一两}　熟军_{一两}　砂仁_{一两}　川芎_{一两}　连翘_{二两五钱}　甘草_{二两五钱}　桔梗_{二两五钱}　麦冬_{二两}

共研细末，炼蜜和丸。（丸药配方档）（清太医院配方）

人参_{二钱}　生地_{一两}　熟地_{一两}　茯苓_{一两}　天冬_{五钱}　麦冬_{五钱}　阿胶_{五钱}　诃子_{五钱}　知母_{五钱}　黄柏_{一两}　乌梅_{八钱}　牛乳_{四两}　梨汁_{四两}

蜜丸重一钱。（清太医院秘录医方配本）

主治：

治劳役过伤，虚火上炎，咳嗽痰喘，咽喉肿痛，口舌燥干，失音声哑。不时噙化一丸，徐徐咽下。能润肺宁嗽，止渴生津，清音化痰，极效。（清太医院配方）

三焦有热，肺火上炎，喉咙不清，声音不爽，口燥咽干，阴虚劳热，水火不得升降，津液难以上潮。及语言过多，叫呼耗散，故有失音声哑等症。服此丸则声音洪亮，语言清朗，生津止渴，降火滋阴，其功难以尽述。每服一丸，忌动火之物，减言谈，戒号呼。（清太医院秘录医方配本）

消蛾散

出处：

丸药配方档；清太医院配方，咽喉口齿门；清太医院秘录医方配本，口齿眼目门；（神效消蛾散）京师药行药目，咽喉口齿门。

组成：

猪苦胆_{一个} 川连_{五钱} 青盐_{五钱} 黄柏_{五钱}

将苦胆晒干透研末，入冰片二分，共研细末。（丸药配方档）（清太医院配方）

元明粉_{三钱} 硼砂_{三钱} 青盐_{一钱} 冰片_{五分}

共研细末。（清太医院秘录医方配本）

主治：

治咽喉肿疼，痰涎壅盛，喉闭喉风，声哑不出，不能吞吐，疼痛难忍者；或单双乳蛾；或喉内生疮，以及时行瘟疫，喉痛风肿，吐咽不下，命在须臾。用此药以竹筒少许吹入喉内，其肿即消，其痛立愈。（清太医院配方）

乳蛾之症，脏火郁结而成。此药专治咽喉肿疼，痰涎壅盛，喉痹喉风，声音不出，疼痛难忍。用少许，吹入口内，连吹数次即消。忌烟酒、椒蒜。（清太医院秘录医方配本）

咽喉口齿药

出处：

丸药配方档；清太医院配方，咽喉口齿门；京师药行药目，咽喉口齿门。

组成：

牙皂_{一钱} 白矾_{一钱} 雄黄_{一钱} 薄荷_{一钱} 硼砂_{一钱} 胆矾_{一钱} 冰片_{二分} 全蝎_{一个}

共研细末。（丸药配方档）（清太医院配方）

主治：

凡遇咽喉诸症，以银筒或竹管，用药少许，令人吹入喉中。一日吹五七次。退热、消肿、止痛，神效。兼治口疮、牙疼、舌病、齿痛。以上诸症，俱上患处，日数十次，其病即愈。（清太医院配方）

第十八章　肛　肠　方

槐角丸

出处：

丸药配方档，御药房丸散膏丹配方，上用丸散膏丹配方簿，京师药行丸散膏丹配方，（乾隆朝）（光绪朝）散方；清太医院配方，燥火门；清太医院秘录医方配本，暑湿燥火门；太医院秘藏膏丹丸散方剂卷一；慈禧光绪医方选议，慈禧太后清肠止血医方；京师药行药目，燥火门。

组成：

（乾隆四十三年）十一月初六日，本日养心殿总管王成传（惇）妃槐角丸一料。

槐角一两,微炒　枳壳五钱,炒　黄芩五钱,酒炒　黄连五钱,酒炒　黄柏五钱,酒炒　防风五钱　荆芥五钱　地榆五钱,炒　当归五钱　侧柏叶五钱,酒炒黑

共为细末用，黄酒二两，打糊为丸，桐子大，每服一钱，随送。（散方）

（光绪朝）五月初九日，老佛爷槐角丸。

炒槐角一两　枳壳五钱,炒　橘红三钱,老树　甘草二钱

共为细面，炼蜜为丸，绿豆粒大，赤金为衣，每服二钱，梨藕汤送服。（散方）

槐角三两　槐花三两　枳壳一两　归尾一两　大黄一两　赤芍一两　防风一两　荆芥穗一两　地榆二两　黄芩二两　生地二两　红花二钱五分

共研细末，水泛和丸。（丸药配方档）（清太医院配方）

槐角四两　生地四两　当归二两　黄芪二两　川芎一两　阿胶一两　白芷一两　升麻一两　川连二两　黄芩二两　枳壳二两　秦艽二两　防风二两　连翘二两　地榆二两

蜜为小丸。（清太医院秘录医方配本）

槐角一两,微炒　枳壳　黄芩　防风　黄连酒洗　黄柏酒洗　当归酒洗　侧柏叶醋炒黑荆芥煨炒　地榆各五钱,炒黑

共为细末，用黄酒二两打糊为丸，如梧桐子大。每料重五两五钱，碾筛每斤折伤四两，共应折一两二钱五分，净得丸四两二钱五分。（太医院秘藏膏丹丸散方剂）

光绪二十九年五月初九日，老佛爷槐角丸。

槐角一两,炒　枳壳五钱,炒　橘红三钱,老树　甘草一钱

共为细面，炼蜜为丸，绿豆粒大，赤金为衣，每服二钱，梨藕汤送服。（慈禧光绪医方选议）

主治：

治大肠经火毒，平素不避风热，欲饮醇酒、炙煿之物，纵欲饱淫，喜怒不常，脏腑壅滞，阴阳不和，痔漏下血，脱肛痛痒，并皆治之。每服七十丸，用灯心米汤送下。久服祛风消毒，清热凉脏，和血止血，润燥定痛。凡有脏风之症，甚有功效。（清太医院配方）

此药专治大肠经火，因平素不避风毒，过用醇酒炙烤之物，纵欲饱淫，喜怒不常，脏

腑壅滞，阴阳不和，痔漏下血，脱肛痛痒，并皆治之。每服七十丸，空心米汤送下。久服祛风消毒，解热凉脏，和血止血，润燥定痛。凡有肠风之疾，甚有功效。（清太医院秘录医方配本）

此药专治大肠经火，因平素不避风毒，恣饮酒醋、炙煿之物，纵欲饱淫，喜怒不常，脏腑壅滞，阴阳不和，痔漏下血，脱肛痛痒，并皆治之。每服六七十丸，空心米汤送下。久服祛风消毒，解热凉脏，和血止血，消燥定痛。凡有肠风，甚功效也。（太医院秘藏膏丹丸散方剂）

脏连丸

出处：

丸药配方档，上用丸散膏丹配方簿，散方；清太医院配方，燥火门；清太医院秘录医方配本，暑湿燥火门；慈禧光绪医方选议，慈禧太后清肠止血医方；京师药行药目，燥火门。

组成：

生地四两　槐角四两　当归三两　白芍一两　川芎一两　赤芍一两　川连一两　山甲一两　槐米二两

共研细末，炼蜜和丸。（丸药配方档）（清太医院配方）

当归四两　槐花四两　地榆二两　条芩二两　秦艽一两　川连八两

共为粗末，用公猪人肠尽头一段一尺二寸，净洗。将黄连入肠内，两头扎紧。用黄酒三斤于砂锅内煮，以酒干为度。取出，共杵如泥，晒干，为末，蜜为小丸。又名脏连固本丸。（清太医院秘录医方配本）

光绪二十九年六月初九日，老佛爷脏连丸配方，系买海甸天一堂。

人参　当归　槐角　川连　茯苓　花粉　牙皂　丹皮　生地　泽泻　山萸　山药　知母　黄柏各等份

将药共为末，装入生猪大肠内，绳扎住两头，用米一升，将猪肠放在米上同蒸，俟猪肠紫色方为热透，将肠取出，去米，将肠药晒干，共为细面，炼蜜为丸，如绿豆大，每服二钱，白开水送服。（慈禧光绪医方选议）

主治：

治痔漏肿痛，肠风下血，脱肛痛痒，肠痈脏毒等症。此药败火毒，驱湿热，定痛消肿，收湿水，敛脓血，退管生肌，大有神效。每服一钱五分或二钱，空心用白开水送下。忌动火之物，戒气恼、房欲。（清太医院配方）

专治痔漏肿痛，肠风下血，脱肛痛痒，脏毒肠痈等症。此药败火毒，驱湿热，定痛消肿，收湿水，敛浓血，退管生肌，大有神效。每服一钱五分，空心用白滚水送下。忌气怒、房欲、动火之物。（清太医院秘录医方配本）

痔漏无双丸

出处：

丸药配方档；清太医院配方，疮科门；清太医院秘录医方配本，暑湿燥火门；吉祥室，外科疮疡门；京师药行药目，疮科门。

组成：

白矾_{一斤}　朱砂_{三两二钱}

共研细末，黄蜡和丸。（丸药配方档）（清太医院配方）

刺猬皮_{一两}　象牙屑_{一两}　胡连_{一两}　乳香_{一两}　朱砂_{一两}　雄黄_{一两}　白矾_{一两}

黄蜡十二两溶化为丸，桐子大。（清太医院秘录医方配本）

主治：

夫痔者，乃素积湿热，过食炙；或因久坐而血脉不行；或因七情而过伤生冷，以及担轻负重竭力远行，气血纵横，经络交错；又或酒色过度，肠胃受伤，以致浊气瘀血流注肛门，俱能发痔。痔久不愈，必致穿肠而为漏。此药专治一切新久诸痔，凡肛门肿庸，坠胀坚硬、毒轻者形如牛奶，毒甚者状若鸡冠，脓血淋漓，过劳即发，经年不愈，皆可服之。每服二钱，空心用白开水送下。此药润燥滋阴，消肿止痛，清火凉血，败毒生肌，大有奇效。服药后，戒劳碌、气恼、房欲，忌烟、酒等物。（清太医院配方）

夫痔者，因酒色过度，肠胃受伤，以致瘀血流注，肛门肿痛，坠胀坚硬。毒轻者形如牛奶，毒甚者状若鸡冠。脓血淋漓，过劳即发，久而不治，必至穿肠。而此药能润燥滋阴，消肿止痛，清火凉血，败毒生肌。一切新久诸痔，服之大有奇效。每服三钱，早晚白滚水送下。忌气恼、劳碌、酒色、动火之物。（清太医院秘录医方配本）

第十九章 杂 治 方

百补增力丹

出处：

丸药配方档；清太医院配方，杂治门。

组成：

苍术三两二钱　厚朴三两二钱　陈皮三两二钱　甘草三两二钱　当归三两二钱　焦三仙各十六钱　蒺藜一两六钱　鹿角霜二两五钱　饭干八两，炒黑　黑豆三两二钱

共研细末，炼蜜和丸。（丸药配方档）（清太医院配方）

主治：

此药不寒不热，平等消补，两益之剂。老人服之，耳目聪明，腰腿有力，身轻体健，益寿延年；中年服之，开胃健脾，多进饮食，强筋壮骨，增添膂力，发胖身体，至老键壮；幼儿服之，消化食水，诸病不生；妇女服之，活血通经，滋阴补虚，宽中理气，经脉调畅。故凡男妇老幼诸虚百损，五劳七伤，新久咳嗽痰喘，劳伤吐血，怒伤吐血；少年破身太早，酒色过度，下元虚损，偏坠疝气，肾囊湿潮，梦遗滑精，五淋白浊，心肾两亏，眼黑头晕，耳鸣心悸，精神短少，四肢无力，睡卧不安，夜出盗汗，多眠少食，脾虚胃弱，不思饮食，胃经不清，膨闷胀满，翻胃呕吐，肝经血虚，气逆不舒，胸膈发满，两胁发胀，寒食积聚，胃气疼痛，脾湿腹胀，阴阳不分，水泻红白痢疾，大肠滞热，肠风下血，妇女月经不调，赤白带下，气弱血虚，产后血瘀，并皆治之。无病之人，均可常服。大能调养身体，功难尽述。大人每服二丸，小儿一丸，三五岁者半丸，俱用白开水送下。（清太医院配方）

碧雪方

出处：

丸药配方档；清太医院配方，杂治门。

组成：

朴硝一两　芒硝一两　石膏一两　寒水石一两　甘草一两　青黛一两　象牙屑五钱

共研细末。（丸药配方档）（清太医院配方）

主治：

治一切积热，天行时疫，发狂昏愦，咽喉肿塞，口舌生疮，心中烦躁，大小便不通，胃热火盛，皆可服之。每服一二钱，或含咽，或吹之，或凉水调服；欲通利，用热水调下三四钱。（清太医院配方）

碧云散

出处：

丸药配方档、药库丸散膏丹配方档、上用丸散膏丹配方簿、京师药行丸散膏丹配方、京师药行配本；清太医院配方，杂治门；太医院秘藏膏丹丸散方剂卷二，慈禧光绪医方选议，慈禧太后治鼻病医方，光绪皇帝治鼻病医方；京师药行药目，风痰门。

组成：

鹅食草_二钱_ 菊花_二钱_ 薄荷_二钱_ 白芷_二钱_ 荆芥穗_二钱_ 防风_二钱_ 青黛_一钱_ 甘草_一钱_ 川芎_一钱_ 冰片_五分_

共研细末。（丸药配方档）（清太医院配方）

川芎_一钱_ 青黛_一钱_ 鹅不食草_二钱_

用凉水噙口中，将前药吹鼻内。（太医院秘藏膏丹丸散方剂）

光绪三年十月十八日，李德立谨拟碧云散配方。

鹅不食草_三钱_ 细辛_一钱五分_ 苏薄荷_三钱_ 青黛_三钱，飞净_

共研极细面，以瓶盛之，勿令泄气，装五钱重，二瓶。（慈禧光绪医方选议，慈禧太后治鼻病医方）

光绪□年十月二十七日，范绍相、萧廷鉴谨拟皇上碧云散。

南薄荷_一钱_ 菊花_一钱_ 川芎_一钱_ 白芷_一钱_ 鹅不食草_三分_ 青黛_三分_ 冰片_二分_

共研细末，过重罗，闻鼻少许。（慈禧光绪医方选议，光绪皇帝治鼻病医方）

主治：

治风热上攻，头目晕眩，偏正头风，鼻塞不通，遇风流泪，顶项拘急。此药疏通关窍，解除郁热，升阳散火，发散风邪；又可代鼻烟，不伤鼻孔。每用少许，吸入鼻中，日吸数次，精神清爽，功难尽述。（清太医院配方）

此药治上焦风热，头痛伤目等症。（太医院秘藏膏丹丸散方剂）

参茸戒烟丸

出处：

丸药配方档；清太医院配方，杂治门。

组成：

人参_一钱_ 鹿茸_一钱_ 枣仁_一钱_ 党参_二钱_ 橘红_一钱_ 茯苓_二钱_ 罂粟花_二钱_ 炮姜_二钱_ 玉竹_二钱_ 杜仲_二钱_ 黄芪_二钱_ 枸杞子_二钱_ 旋覆花_一钱五分_ 益智仁_一钱五分_ 甘草_一钱五分_ 法半夏_二钱五分_

共研细末，炼蜜和丸。（丸药配方档）（清太医院配方）

主治：

夫鸦片烟者，最为举世之害。受此瘾者，日久气血衰弱，精神短少，四肢倦怠，梦寐神逸，甚至步履为艰，腰胯疼痛，喘咳痰嗽，不思饮食，而反思凉果，五心烦热，黎明泄泻，少腹作痛，赤淋白浊，虚寒恶冷等症，尤为甚也。得其瘾者，意欲减除，无如方类最难投效。此药大补气血，益肾添精，强壮筋骨，补命门之真火，疗气血之虚寒，培养精神，调和脾胃，除烟瘾潜伏之根，效难尽述。瘾之轻者，可服二钱，量瘾轻重酌夺加减服之。

- 步履为艰，腰胯疼痛，用杜仲、牛膝各一钱，煎汤送服。
- 喘咳痰嗽，用陈皮、半夏各一钱，煎汤送服。
- 黎明泄泻，用肉果、故纸各五分，煎汤送服。
- 不思饮食，用神曲一钱、砂仁三分，煎汤送服。
- 赤淋，用石苇五分，煎汤送服。
- 白浊，龙骨五分，煎汤送服。（清太医院配方）

封脐暖肚膏

出处：

丸药配方档；清太医院配方，杂治门；清太医院秘录医方配本，补益虚损门；吉祥室，外科疮疡门；京师药行药目，伤寒门。

组成：

附子二两　干姜二两　粟花二两　土木鳖二两　生姜八两　老葱八两

用香油三斤，熬枯去渣，入黄丹一斤收膏；再入丁香三钱、肉桂二两、麝香一钱，研末搅均。（丸药配方档）（清太医院配方）

木鳖子五两　附子二两　甘草五钱　老葱三根　干姜五钱　公丁香八钱

香油斤半，将群药熬枯，去渣，加黄丹九两收之。（清太医院秘录医方配本）

主治：

温补脾胃，暖丹田，壮元阳，止泻痢，治风寒入肚，腹内冷痛，预防寒邪，贴之无不神效。（清太医院配方）

专能温补脾胃，湿寒泻痢，壮元阳，暖丹田。治风寒合邪，腰腿肚腹疼痛。此药性温暖寒，封脐上预防外邪，神效。（清太医院秘录医方配本）

红雪方

出处：

丸药配方档；清太医院配方，杂治门；京师药行药目，伤寒门。

组成：

朴硝一斤，后入　桑皮一钱五分　黄芩三钱　升麻三钱　羚羊三钱　人参二钱　枳壳二钱　槟榔二钱　竹叶二钱　赤芍二钱　木通二钱五分　木香二钱　生栀一钱五分　干葛一钱五分　大青叶一钱五分　苏木六钱

用水煎去渣，下硝搅去水气，加朱砂一钱、麝香五分，（经宿成雪）。（丸药配方档）（清太医院配方）

主治：

治风热，能消宿食，解酒毒，开三焦，利五脏，除诸热，破积滞，荡肠胃，伤寒狂躁，胃烂发斑，瘟瘴脚气、黄疸，头痛目昏，鼻塞口疮，喉痹重舌，肠痈等症，皆可服之。每服一二钱，用新汲井水调下。欲利，则热汤化服二三钱。（清太医院配方）

琥珀万应仙丹

出处：

丸药配方档；清太医院配方，杂治门；吉祥室，增补杂治门；京师药行药目，小儿门。

组成：

琥珀二钱　川芎一两　牛膝一两　木香一两　没药一两　阿胶一两　五味子一两　川断一两　熟地一两　元胡一两　石斛一两　乳香一两　附子一两　当归一两　肉桂五钱　人参五钱

共研细末，炼蜜和丸。（丸药配方档）（清太医院配方）

主治：

治男妇小儿疑难危急诸病，每服一丸，嚼烂随引送下，有起死回生之功，神效。

- 中风不语，半身瘫痪，口眼歪斜，痰涎壅盛，牙关紧急，用姜汁竹沥汤化服。
- 怔忡惊悸，健忘不寐，盗汗遗精，思虑劳神，并用龙眼肉三五枚煎汤送下。
- 小儿慢惊风，用薄荷汤送下。
- 小儿虚损劳弱，脾虚不食，黄瘦诸疳，四肢枯细，用淡姜汤送下。
- 小儿日久吐泻，经年月不愈，用淡姜汤送下。
- 体虚小儿，痘疹不出不收，用人参升麻汤化服。
- 气迷心症，言语错乱，用木香磨水化服。
- 男妇劳瘵，用圆眼汤送下。
- 昼夜不睡，用炒枣仁汤送下。
- 久嗽不止，用麦门冬汤送下。
- 痨病吐血，用童便入酒少许送下。
- 男妇翻胃噎食，用人参姜汤送下。
- 妇女月事不调，面黄肌瘦，血风劳伤，用童便姜汁酒送下。
- 带下、血淋、血崩、胎寒、胎漏，用炒艾叶煎汤入酒少许送下。
- 孕妇临月，用益母草汤送下，至产不甚疼痛，精神倍旺，临产时童便合酒服一二丸，易产无病。
- 产下血晕，童便灌下即醒，或手足冷，暖酒服一二丸，永保无患；男妇伤寒阴阳症，或汗吐下后，日久不愈，用淡姜汤送下。
- 久淋白浊，灯心汤送下。便血经年不止，用炒槐花汤送下。
- 霍乱吐泻无度，用藿香姜汤温服。
- 红白痢疾，百药不效，多日不止，用茶姜煎汤送下。
- 伤脾久泻，用莲肉汤送下。
- 水气浮肿，臌胀膨满，用沉香磨水送下。
- 男妇气逆痰结，心胃疼痛，经年举发不愈，用姜汤送下。（清太医院配方）

茴香橘核丸

出处：

丸药配方档，京师药行丸散膏丹配方；清太医院配方，杂治门；清太医院秘录医方配本，暑湿燥火门；京师药行药目，气滞门。

组成：

川楝子_{四两}　厚朴_{四两}　荔枝核_{四两}　木香_{一两}　木通_{三两}　元胡_{三两}　吴萸_{三两}　杏仁_{三两}　枳实_{三两}　茴香_{三两}　海藻_{三两}　乌药_{三两}　青皮_{三两}　黄芪_{二两}　薄荷_{二两}　香附_{二两}　橘核_{四两}

共研细末，水泛和丸。（丸药配方档）（清太医院配方）

橘核_{二两}　川楝子_{二两}　海藻_{一两}　海带_{一两}　昆布_{一两}　桃仁_{一两}　元胡_{一两}　厚朴_{一两}　枳实_{一两}　木通_{一两}　桂心_{五钱}　木香_{五钱}　茱萸_{五钱}　荔枝核_{一两}　小茴_{一两}

水法为小丸。（清太医院秘录医方配本）

主治：

治小肠疝气，阴子大小偏坠疼痛；或小腹有形，上下走痛；或坚硬不消，日渐长大。每服一二钱，空心用白开水送下。冬月用暖黄酒送下。戒劳碌、气恼、风寒、房欲。（清太医院配方）

治小肠疝气，阴子大小偏坠疼痛；或小腹有形，上下走痛；或坠硬不消，日渐长大。每服一二钱，空心用白滚水送下。冬月暖黄酒送下。忌劳碌、气恼、风寒、房欲。（清太医院秘录医方配本）

戒烟丸

出处：

丸药配方档；清太医院配方，杂治门。

组成：

党参_{四钱}　橘红_{二钱}　茯苓_{二钱}　婴粟花_{二钱}　炮姜_{二钱}　玉竹_{二钱}　杜仲_{二钱}　黄芪_{二钱}　枸杞子_{二钱}　旋覆花_{一钱五分}　智仁_{一钱五分}　甘草_{一钱五分}　枣仁_{二钱}　法半夏_{二钱五分}

共研细末，炼蜜和丸。（丸药配方档）（清太医院配方）

主治：

量瘾之大小，酌量加烟灰之多寡。以后渐渐减去烟灰，再多服此丸，即可戒矣。（清太医院配方）

十灰散

出处：

丸药配方档；清太医院配方，杂治门；清太医院秘录医方配本，痰喘咳嗽门；京师药行药目，痰嗽门。

组成：

大小蓟　棕炭　侧柏叶　茜草　栀子　当归　茅根　丹皮　荷叶　大黄_{各等份}

以上药味，俱要烧灰存性，共研细末。（丸药配方档）（清太医院配方）

大蓟_{一两}　小蓟_{一两}　侧柏_{一两，炭}　荷叶_{一两，炒}　茅根_{一两}　茜草_{一两}　栀子_{一两，炒}　丹皮_{一两}　棕炭_{一两}　大黄_{一两，炭}

共研极细末。（清太医院秘录医方配本）

主治：

凡人因酒色过度，劳役失调；或努力太过，暴怒所伤，以致血气妄行，不由经络，或呕血，或吐血，或咯血、嗽血，或如涌泉口鼻俱出不止者。用此药三钱，先将藕汁或萝卜汁磨京墨半碗，食后调服。血止之后，再用滋补调养气血，庶可痊愈。（清太医院配方）

夫灌溉周身，充实百脉，润泽肌肤，滋养荣卫，皆血由经络而行也。或劳役过度，或气怒冲肝，或饮醇酒，或食炙烤，以致心火炽盛，消烁真阴，逼血妄行，而为吐血、衄血、便血、溺血。连日不止，血去过多。又治妇人经候伤血，崩中漏下。并皆服之，其效如神。此药善能引血归经，在失血门中第一方也。每服三钱，用藕汁兑童便调服。忌气恼、劳碌、烟酒、椒姜、炙烤等物。（清太医院秘录医方配本）

四红丹

出处：

丸药配方档，御药房丸散膏丹配方；清太医院配方，杂治门；太医院秘藏膏丹丸散方剂卷一；京师药行药目，痰嗽门。

组成：

当归八两　蒲黄八两　阿胶八两　槐花八两　生军八两

共研细末，炼蜜和丸。（丸药配方档）（清太医院配方）

当归　槐花　蒲黄　熟军以上四味均炒黑　阿胶各二两

用蛤粉二两五钱炒成珠

共为细末，炼蜜为丸。（太医院秘藏膏丹丸散方剂）

主治：

血出口中，谓之吐血、咳血、咯血、唾血，乃肾水不足，虚火积热也；血出鼻中，谓之衄血，乃肺经郁热也；血出大便，谓之便血，乃脏腑蕴积湿热也；血出小便，谓之溺血，乃心经移热于小肠也。此药专治四窍出血，故名四红丹。凡吐衄便溺，及妇女血山崩漏，服之无不神效。每服二丸，早晚细嚼，用白开水送下。忌食煎炒、炙煿、厚味、煮面、椒酒等物，戒劳烦。（清太医院配方）

此药能滋阴降火，润肺清音。新久劳疾，吐血、衄血、咯血、唾血等症，妇人血崩、血漏，并亦治之，大有奇功，无不神效。每服一丸，细嚼，白滚水送下。若吐血、衄血，藕汤送下。（太医院秘藏膏丹丸散方剂）

四制楝实丸

出处：

丸药配方档；清太医院配方，杂治门；清太医院秘录医方配本，暑湿燥火门；京师药行药目，气滞门。

组成：

川楝子一斤分四制

一制巴豆二钱五分，泡三日，去巴豆，麸子炒；一制斑毛二钱五分，泡三日，去斑毛，麸子炒；一制巴戟二钱五分，泡三日，同炒；一制小茴香二钱五分，泡三日，同炒。炒制毕，去群药，将川楝子研细面，水泛和丸。（丸药配方档）（清太医院配方）

川楝子四斤，分作四处，巴豆一两，斑尾一两，巴戟一两，小茴一两。

各熬水，每样各浸三天，将群药去净，将川楝子晒干，用面子炒，研为末，水丸如绿豆大。（清太医院秘录医方配本）

主治：

治偏坠疝气，肿痛缩小，坚硬不消，疼痛不止，走气作声，手按作响。升上引痛，阴子，大小心腹急痛。不论远年近日，皆可服之。虽致多年不愈者，久久服之，可以除根。每服一钱，空心用淡盐汤送下，病重者早晚进二服。戒气恼、房欲。（清太医院配方）

专治偏坠疝气，肿痛缩小，坚硬不消，疼痛不止，走气作声，手按作响。升上拘痛阴子，大小心腹急痛。不论远年，早晚每服二钱五分，用淡姜汤送下。忌气恼、房欲。（清太医院秘录医方配本）

天下乌须第一方

出处：

丸药配方档；清太医院配方，杂治门；清太医院秘录医方配本，外科损伤门；京师药行药目，补益门。

组成：

当归_五钱五分_　天麻_九分_　细辛_九分_　没石子_九分_　白干面_九分_　诃子_六分_

以上药味，俱炒黑色，加五倍子二两五钱、青盐四钱、白矾二钱五分、铜绿五钱，共研细末合匀。（丸药配方档）（清太医院配方）

文蛤_三两，炒黑_　胆矾_一两_　榆面_六钱，炒黑_　青盐_二钱_　铜花_一两，炒黑_

共研极细末。（清太医院秘录医方配本）

主治：

每用药末不拘多少，将茶卤调和成稀糊样，用磁器盛定，入重汤煮二三十沸。先将肥皂水洗净，须鬓拭干，然后涂药包裹一夜，效甚。次早以茶水轻轻洗去，其黑明润如漆，并不伤损须鬓。连染三夜，以后或十日，或半月染一次，更觉乌皂，如少年自生之妙。（清太医院配方）

此方专治乌须明润，每用药末不拘多少，将茶卤调和成稀糊样，用磁器盛定，入重汤煮二三十沸。先将肥皂水洗净须鬓拭干，然后涂药，包裹一夜，效甚。次早以茶水轻轻洗去，其黑明如漆，并不伤损须鬓。连染三夜，以后或八九日，或半月染一次，更觉如少年自然之妙。（清太医院秘录医方配本）

万应锭

出处：

丸药配方档，上用丸散膏丹配方簿，锭药成方，慈禧用方；清太医院配方，杂治门；清太医院秘录医方配本，暑湿燥火门；太医院秘藏膏丹丸散方剂卷三；慈禧光绪医方选议，慈禧太后各类效验医方，光绪皇帝皮肤病医方；吉祥室，增补杂治门；京师药行药目，小儿门。

组成：

胡连_一两六钱_ 儿茶_一两六钱_ 乳香_一两六钱_ 没药_一两六钱_ 冰片_一钱_ 麝香_一钱_ 熊胆_五分_ 古墨_十六两_

共研细末，泡墨成锭，金衣。（丸药配方档）（清太医院配方）

胡连_一斤_ 黄连_一斤_ 儿茶_一斤_ 朱砂_一两_ 熊胆_五钱_ 冰片_五钱_ 麝香_五钱_ 古墨_一斤九两_

共研细面，用胆汁合药，拈鼠粪形，上金衣。（锭药成方，转引关雪玲《清代宫廷医学与医学文物》）

胡连_五钱_ 黄连_三钱_ 儿茶_三钱_ 冰片_五厘_ 麝香_五厘_ 牛黄_五厘_ 胆星_三钱_ 香墨_五钱_ 黄芩_二钱_

以上除儿茶香墨各为细末。将儿茶熬水，合胡连、黄连、胆星、黄芩面。稍干均，再将香墨研汁合前药，共调匀为丸。如鼠屎形，裹金衣。（清太医院秘录医方配本）

胡黄连_一斤半_ 黄连_一斤半_ 牛黄_五钱_ 儿茶_一斤_ 熊胆_一两_ 冰片_五钱_ 麝香_五钱_ 徽墨_一斤_ 牛乳_八两_（太医院秘藏膏丹丸散方剂）

光绪□年四月十四日，寿药房传出奉懿旨：着合万应锭四料。

胡连_四斤_ 黄连_四斤_ 儿茶_四斤_ 朱砂_四两_ 熊胆_二两_ 冰片_二两_ 麝香_二两，上请_ 古墨_六斤四两，上请_

共研细面，用胆汁合药，拈鼠粪形，上金衣。（慈禧光绪医方选议，慈禧太后各类效验医方）

光绪□年四月二十一日戌刻，任锡庚谨拟。

万应锭十粒捣碎，米醋一两泡透，蘸清涂于肿处。（慈禧光绪医方选议，光绪皇帝皮肤病医方）

主治：

● 痰火、中风，半身不遂，喉闭、乳蛾、牙疳、痘疹、伤寒、中暑、痢疾、血热、霍乱、瘟毒、黄病、片血，小儿惊风，妇人月经风。大人四五分，小儿二三分，俱用凉水送下。

● 肚痛、胃气痛，俱用烧酒送下。

● 各样无名肿毒，俱用醋研上。

● 疔毒归心，俱用凉水送下。

● 痔疮、漏疮、臁疮、伤手疮，俱用醋研上。

● 骡马粪结、尿结、黄病、孤眼、跳肷、狗生疯、疟疾、牙疼，俱用凉水调开送下。（清太医院配方）

主治痰火，包括中暑、中风、瘟毒、半身不遂等；各种无名肿毒；疔毒归心；臁疮、伤手疮；肝疼、胃气疼等。（锭药成方，转引关雪玲《清代宫廷医学与医学文物》）

此药专治风痰壅盛，瘟毒发疡，惊风抽搐，烦躁昏迷，暑热泻痢，秘结不通，以及蕴结热毒，凝滞伏火，诸般风瘫等症，服之其效如神。治中风痰火，半身不遂，喉闭乳蛾，牙疳瘟疹，伤寒中暑，痢疾霍乱，血热便血，瘟毒发黄，小儿痘疹惊风，妇女经期不调，月家风等症。大人四五分，小儿二三分，俱用凉水送下。治腹痛，胃脘疼痛，烧酒送下。治疔毒归心，疟痢牙疼，俱用凉水送下。治无名肿毒，疔疮，痔疮，伤手疮，臁疮，漏疮，俱用醋研涂之。治骡马水结粪结，黄病，孤眼，跳肷，狗生疯，俱用水研开送下，功难尽述。（清太医院秘录医方配本）

- 治中风痰火，半身不遂，喉闭乳蛾，牙疳瘟疹，伤寒中暑，痢疾霍乱，血热便血，瘟毒发黄，小儿痘疹惊风，妇女经期不调等症。大人每服四五钱，小儿每服二三分，俱用凉水进。
- 治疗毒攻心，疟疾牙疼。
- 治骡马尿结粪结，黄鹤眼跳。
- 治无名肿毒，痔疮、漏疮、膝疮、伤手疮。俱用陈醋研上。（太医院秘藏膏丹丸散方剂）

五香酒料

出处：

丸药配方档；清太医院配方，杂治门。

组成：

甘草_{四两}　菊花_{四两}　甘松_{四两}　官桂_{四两}　白芷_{四两}　藿香_{四两}　三奈_{四两}　青皮_{四两}　薄荷_{四两}　檀香_{四两}　砂仁_{四两}　丁香_{四两}　大茴香_{四两}　细辛_{六钱}　红曲_{六钱}　木香_{六钱}　干姜_{四钱}　小茴香_{五钱}

用多年陈存烧酒十八斤，将上药用绢囊盛之，浸入酒内，封十日，备用。（丸药配方档）（清太医院配方）

主治：

治远年近日诸虚百损，小肠疝气，开胃宽中，祛暑散寒，四时不正之气，并皆治之。每早晚饮一二盅。忌食生冷、油腻等物。（清太医院配方）

下篇　清宫医话精选

第一章　档　案

雅俗共赏，清宫医案蕴奇珍

陈可冀

　　清代宫廷医疗档案材料的发掘、整理和研究，是开拓、继承及发扬我国传统医药学宝库的一个重要方面。在这些当年遗留下来的原始记录中，蕴藏有万千珍奇的珠玉。披读之余，使人耳目为之一新，心田为之昭昭，真是如饮醇酒，令人馨香不忘。

　　1644 年 5 月，清军占领北京。9 月，清世祖顺治皇帝旋即将国都由东北沈阳迁至北京，由此揭开了以清宫为中心的清王朝对中国长达 268 年的封建君主专制统治的序幕。清王朝虽然是我国历史上最后一代王朝，但其封建政治、经济及文化在若干时期皆曾发展到某种高峰水平。清代医学自不例外。

　　清代历经顺治、康熙、雍正、乾隆、嘉庆、道光、咸丰、同治、光绪、宣统，共计 10 朝。为了维护封建统治，宫中对帝王后妃的健康起居极为关注，先后多次征集所谓"品学兼粹"而"名动九重"之医师入内廷为帝后诊治疾病。光绪皇帝病重时，朝廷不仅卜诏全国各地征求名医，甚且邀集法国医师会诊。故自清宫医案中我们可以见到御医们严肃认真、细审病原、辨证论治的情景。更由于上下 200 余年，王室宫闱之病状真情，医方本草之分两遣用，究竟不同于民间。所以，清宫医案在理论、实践及文史知识方面别开生面，很是吸引人。

　　现存的清代宫廷医药档案皆手抄秘录，字迹工整，为不可多得的脉案原件。这些记录，或书于杏黄册内，或书于大红笺中，亦有书于杂色宣纸笺上者，可谓琳琅满目。

　　在这些医药档案中，有清季历朝帝王后妃的《进药底簿》或《用药底簿》。这些记录翔实完整，一般逐日记载，一年订成一册。如同治皇帝患天花病，自发病之初至病死，长达 36 天，每日均有记录，成册而无任何遗漏。其中以《老佛爷用药底簿》（老佛爷即慈禧）《光绪用药底簿》《宣统用药底簿》及《总管用药底簿》（总管即李莲英）等最为系统，有数年连续，无一日或缺者。使我们对西太后的面神经痉挛、慢性消化功能失调，光绪皇帝的遗精病，李莲英的慢性气管炎有很明确的了解。

　　在清宫医药档案中，诊笺很多，或一日一笺，或一次一笺，详简不一。有脉因证治、理法方药相当完整者。如朵朵鲜花，多可采撷。其中皇帝有关医药的"朱批"及"谕旨"也不少见。康熙和光绪的"御笔"较多。看来他们对医药之事是很关心的。

　　皇帝和皇太后的《起居注》，由内务府抄件，御药房各项记录，各种配方簿等，不少都有姓名归属，是很可贵的。其中如恭亲王的护侍疾病记载，犹如今日的特别护理记录，记载某时某刻病状如何，某时某刻服药若干，某时某刻有大小便，某时某刻有何要求，等等，参考价值很大。翁同龢的亲笔日记对于印证同治皇帝病状，证明其患的是天花，而不是梅毒，起到很大作用。

　　现存的这些清代十朝宫中重要人物的脉案，不仅涉及历代帝后妃嫔、皇子皇女、亲王郡王，还包括贝子贝勒和格格福晋等。清代大臣如张廷玉、董邦达、傅恒、侯陈泰，以及妇孺皆知的太监李莲英、小德张，和各宫之宫女、"妈妈"等的脉案，皆有收录。李莲英患有慢性气管炎，从年轻时的病案中就已见端倪，年长后就更明显了。

清代宫中的医事情况，中医学术的发展，古方时方的应用，以及西洋医学传入的影响，宫中应用中西药物的史实，包括用洋地黄、牛乳和羊乳，当时也为病人检查尿中的蛋白质含量等，皆有反映。在宫中供职的西洋人传教士张诚和给乾隆香妃作画像的意大利画家郎士宁等服用的中药，以及中西医药之间的交流等，皆可在这些浩瀚的案卷中见得，倍觉珍奇。

以上所言，与野史或轶闻大相径庭。试举两则脉案，便可见一斑。

例1 《伤寒论》四逆散复方的应用

"光绪三十二年五月十七日，力钧请得皇太后脉息左关弦急，右关濡滑。肝旺由于胆热，胃实由于脾实。胃气稍开，拟用疏肝和胃之法调理。

生杭白芍一钱，杵　生枳壳一钱　南柴胡八分　粉甘草八分

百沸汤煎数沸，公丁香末二分冲，去渣服。"

此例之识证用方，丝丝入扣。

例2 《温疫论》达原饮复方的应用

"嘉庆十六年六月十六日，张自兴看得南府首领禄喜脉息弦数，原系停饮受凉之证。病后复受暑热，发虐，间日往来寒热。此由素有湿饮所致。昨服清脾四苓汤，寒战渐减、今用加味达原饮，晚服一贴调理。

柴胡二钱　赤芍三钱　知母二钱五分　槟榔二钱五分　厚朴一钱五分　半夏曲三钱　赤苓四钱　黄芩三钱
花粉三钱　木通三钱　滑石三钱　草果八分，煨

引加乌梅三个。"

以此续用，进退治疗，六月二十九日痊愈。

例1用经方，例2用时方，可见宫中治疗崇尚实效，不论学术流派，皆可一展其技。

清宫中的医事制度

李春生

宫廷之中设立医官"太医丞"，此举起于秦及两汉。太医丞兼管医药，负责宫廷帝后和高级官员的医疗保健事务，专门为封建统治阶级服务。"太医院"之称首见于金代。元朝不仅有专署，还编制了《御药院方》和《饮膳正要》诸书，供内廷使用。明代的太医院较元代更为兴盛，设置院使、院判和御医等职。当时的著名医家如董宿、方贤、龚廷贤、李时珍和杨继洲等都曾在太医院任职。他们的著述亦丰，对中国传统医学的发展做出了贡献。

清代在明代太医院旧址正阳门以东、东交民巷内，继续设置太医院。官职亦因袭旧制。现将其医事制度作一介绍。

一、官职和分科

清太医院为五品衙门，自清初至光绪，全是如此。宣统元年升正四品，但时间短暂，

已近尾声了。

在官职的设置上，自顺治元年开始，任院使一人，作为首领，制正五品。左、右院判各一人，作为副首领，制正六品。当时用语，皆称"堂官"，意为堂上之官。他们掌握医务方面的政策法令，并管辖医务工作。在正、副首领之上，设管理院事王大臣一人做统带。正、副首领以下属员有：御医13人，内兼首领厅事二人，初制正八品，雍正七年升七品，给六品冠带，宣统元年升正六品。吏目26人。内兼首领厅事一人，初制八、九品各十三人。宣统元年，改八品为七品，九品为八品。医士20人，内兼首领厅事一人，给从九品冠带。御医、吏目和医士均负责治疗疾病。另有医生30人，为未入流者，不授官阶，掌握医药及制造。

官员升阶和院官迁转不离本署。院使由左院判升补，左院判由右院判转补，右院判由御医升补，御医由吏目升补，吏目由医士升补。在同治朝，曾议吏目食俸六年，升用按察司经历、州判。后来有人提出其所学为医，不宜从政，乃作罢。御医、吏目和医士等，年老多病不能行走者，呈院验实，奏准告退还乡。但病愈之后，仍可申请赴院供职。若推诿托故，不具呈申请补用，而在宫外行医诊病者，发现后要交刑部严加议处。假若不是年老有疾，太医院徇于私情，经过疏通而让其告退者，发现后也要一并议处。

太医院医术分科，明朝时有13科："曰大方脉（内科）、曰小方脉（儿科）、曰妇人、曰疮疡、曰针灸、曰眼、曰口齿、曰接骨、曰伤寒、曰咽喉、曰金镞、曰按摩、曰祝由。"清初大体沿明之旧，但将金镞分属疮疡和接骨，按摩也不设专科，裁去靠禁咒和符水等迷信活动治病的祝由科，增设痘疹一科，共计11科。到了康熙朝，又将痘疹归入小方脉，咽喉、口齿合为一科，减并为九科。嘉庆六年，奉旨将正骨科"划归上驷院蒙古医生长兼充"。道光二年，上谕"针刺火灸，究（非）奉君之所宜"。且认为针灸坦胸露乳，有伤大雅，因此"太医院针灸一科，着永远停止"。至此前设之九科，又减为七科。到了光绪朝，又将伤寒和妇人科并入大方脉，使设置减至五科。以上为有清200余年间太医院科室的沿革概况。

有必要谈的是，清初建立痘疹一科，是适应当时天花和麻疹流行的客观需要。清军入关之后，时值疫病流行，特别是在康熙、雍正、乾隆、嘉庆、道光和同治诸朝更为严重。满洲贵族患上痘疹，特别是同治帝死于天花，使清代统治者感到惴惴不安，谈痘色变，认为生命受到很大威胁，因而增设痘疹一科。目的是汲取明代的治疗痘疹经验，以应付局面。并推广人痘接种，进行预防。

正骨科划归上驷院蒙古医生长兼充，是因为蒙古医生的正骨技术有独到之处。清代旧制，选上三旗蒙古士卒之谙习正骨法者，每旗十人，隶属上驷院，称为"蒙古医士"。凡宫廷内禁、寺院僧人中有跌打损伤者，由蒙古医士诊治，逾期无效，则给予惩治。礼部侍郎齐召南曾坠马伤及头部，头脑胀痛。蒙古医士用牛膀胱蒙其首以治之，使其迅速痊愈。乾隆、嘉庆年间，最著名的蒙古医士叫觉罗伊桑阿伊。他以正骨起家，渐至巨富。他教授徒弟的方法是：先将毛笔管截削数段，外包以纸，然后让徒弟搓弄摩挲，使其关节接合，达到好像没有破损时的样子。通过这样的学习再应用于临床，常常疗效很高。曾有一人从马上堕下，别无痛苦，只是两脚欲向前行，但步伐反而向后退。请蒙古医士看后，认为无须用药。但在空庭内，令两名健壮男子，先由一人将患者举起，与另一人相向对掷，掷数十次放下，患者即放步如常。或问及这种疗法的道理，回答说："因从高堕下，肝叶翻背，非药石可疗。只有举掷，方能使肝叶展布反正过来。"其实堕马伤筋，筋络错位，通过互掷，有理展筋络、疏通血脉的作用，所以其病得愈。所谓"肝叶翻背"，不过是筋络错位的代词罢了。似此奏效的病例尚多，遗憾的是，蒙古医士正骨法多赖于经验与手法的直接传授，而写成专书广为流传者很少。御纂《医宗金鉴》中的正骨心法是从明代薛己《正体类要》的基础上扩充起来的，并非取自蒙古医士的正骨专长。

二、太医入宫请脉

按照清宫的惯例，宫廷太医要依据其等级和专业，轮流值班。在宫内值班的，叫做"宫直"。在宫外值班的，叫做"六直"。宫直的值班地点在内药房及各宫外班房，专司给帝后妃嫔贵人等看病。六直的值班地点在外直房，任务最初是恭备宁寿宫、慈宁宫、乾清宫、钟粹宫、寿康宫和寿安宫六处召命。到了道光末年以后，则是专诊总管内宦、御前内宦、嬷嬷、女子、祭神房女官及升平署内宦等六项杂差之人。为时不久，即无专人管理了。此外，当皇帝驻跸园庭或巡幸他处时，也要传旨点用或轮派太医院医官随从前往，做医务保健。

太医入宫给帝后等请脉，须有专职御药房太监带领。请脉完毕，要具本开载证治之法，有时还说明方药性，于"月""日"之下署名，以进御览。这就是宫廷的"脉案"。今举光绪三十二年德宗和慈禧太后的两帧脉案为例：

"七月十三日，全顺、忠勋请得皇上脉息左寸关沉弦，右寸关沉滑。肝阳未平，脾元尚弱，饮食消化较慢，动作尚觉眩晕，胸膈不爽，步履酸软。今议用理脾和肝化湿饮，今明各服一贴。

西洋参二钱,研　云苓四钱　元参三钱　杭芍五钱　炙枇杷叶三钱　菊花三钱　旋覆花三钱,包煎

猪苓三钱　菟丝饼三钱　川贝三钱,研　鸡内金三钱

引用黄土八两，百沸汤冲融澄清煎药。"

"五月十七日，力钧请得皇太后脉息左关弦急，右关濡滑。肝旺由于胆热，胃实由于脾湿，胃气稍开。拟用疏肝和胃之法调理。

生杭白芍一钱,杵　生枳壳一钱　南柴胡八分　粉甘草八分

百沸汤煎数沸，公丁香末二分，冲，去渣服。"

由上面两案可以看出，宫廷医生看病非常认真，脉证医理和方药能丝丝入扣，一线贯穿，能够代表清代的医疗水平。

当帝后同意服药之后，脉案由内监收掌，以备查考。太医和内监再一起到内局合药，将药贴连名封记，并监视御药的煎调。御药一般以两剂合为一服，严格遵古煎制。俟熟，依《礼记》"君有疾饮药，臣先尝之"的规矩，分入两个容器。一器之药，由御医先尝，院判继之，最后太监也要尝。另一器之药，进呈御用。这样，就可以防止毒害帝后的事件发生。

不仅皇帝、皇太后有脉案，宫内所有的人诊病，都有脉案记录，以备查考。不过宫中使用的人一般不立个人专册，而是许多人共为一册。但也有例外，如慈禧太后宠信的大总管太监李莲英，不但有专册脉案，而且册衣用明黄绫为之，超越了宫廷制度的许可范围。

到了晚清时代，慈禧太后为所欲为，干扰了太医院的工作秩序。例如，她有时兴致所至，就命把太医院的医生叫来。但这并非为看病，而是唤他们来跪在地上朗读四书，如《论语》之类，太后在旁听着。有时还令太医院医生作灯谜。有一次，太后对于太医院所作的"踏雪寻梅"打药品"款冬花"的灯谜大加赞赏。宣统皇帝溥仪也常让太医给他诊脉，没有病时也这样作，称之曰"请平安脉"。太医给溥仪诊脉时，还得跪在地上。诊毕即使没病，也要开一个药方，叫做"代茶饮"。至于溥仪是否服用，那就不得而知了。

清代假若皇帝有病，服太医院药方无效，也可以破例由王公大臣诸官员中之知医者，在京城或地方保荐医生来京看病。如在光绪皇帝患病的中晚期，给皇帝看病的陈秉钧、张彭年、施焕、周景焘、吕用宾和杜钟骏等皆为外省所荐医官。慈禧太后也曾请院外医生诊病。圆明园北边安宁庄有一位乡村医生禹会元先生。传说曾治愈慈禧的伤食腹痛证，还得到一块"御医国手"的金匾额呢！

皇帝患病死亡，即所谓"龙驭上宾"，太医院院使、院判御医及医士等有关人员都要受到处分。如同治帝死后，奉慈安、慈禧皇太后懿旨："上月大行皇帝天花，李德立等未能力图保护，厥咎甚重。太医院左院判李德立、右院判庄守和均著即行革职，带罪当差。钦此。"光绪皇帝死后，太医院院使张仲元、御医全顺及医士忠勋等也被革职。

清太医院的医学教育及其他

陈可冀

清王朝对宫廷内的医学教育是十分重视的，不仅时常过问太医院医官的医学水平和医疗技能，就是皇帝自己，对医学知识也十分感兴趣。这可能是皇帝毕竟和凡人相同，都希望健康长寿、"福寿双全"的缘故。

明代后期，西洋医学开始较系统地传入中国。康熙三十二年，即公元1693年，康熙皇帝患疟疾，多方治疗罔效。神父洪若翰（1687年来华，1710年卒）及刘应（1687年来华，1737年卒）献金鸡纳治愈。法国人樊国梁在其所著之《燕京开教略》中称："康熙偶患疟疾，洪若翰、刘应进金鸡纳……皇上以未达药性，派四大臣亲验。先令患疟疾者服之，皆愈。四大臣自服少许，亦觉无害，遂请皇上进用，不日疟瘳……特于皇城西门赐广厦一所。"以后，康熙患心悸及唇病，经西医罗德先、安泰治疗好转，由是对中西医学及其交流颇有兴趣。1712年6月，曹寅至江苏扬州料理事务，7月初患疟疾，遍延江南名医未能控制，且有恶化。其亲家苏州织造李煦前来看望。曹请李煦奏请皇上给圣药。康熙闻奏后，立即派驿车星夜送去金鸡纳，嘱用二钱末酒调服，指出数次即可去根。

康熙在同西方传教士的交往中，向他们介绍了中国脉学。法国传教士张诚日记称：公元1690年1月26日，康熙传旨白晋、张诚至养心殿，垂询欧洲人是否与中国人一样切脉，并要与彼等相互切脉，介绍和传授中国脉学，而且还向白晋及巴多明（法国人）介绍宫廷中所藏之中医书籍。

康熙疟疾病愈后，对西方医学兴趣很浓，任命通晓外科医术的传教士罗怀忠为"内廷行走"，罗德先、安泰为"扈从医生"。1697年，康熙派白晋为钦差大臣，物色西洋科技人才。第二年，精晓西医的巴多明来华，留在宫中任职。康熙自己更接受了法国人白晋等人讲解的人体解剖、功能及二十多种疾病。康熙学习人体解剖时，还传旨从御库中取出长三尺、标有周身经络的铜人模型作对比研究，并注意到中西医关于静脉的描述相同，但在铜人模型身上没有动脉。由于康熙皇帝的行动，外国传教士在华传播西洋医学的著述逐渐增多。

光绪朝时，朝野人士均感到十分有必要引进西方进步的科学知识。光绪二十四年，即公元1898年，光绪皇帝下有谕旨："又谕，孙家鼐奏，请设医学堂等语，医学一门，关系至重，亟应另设医学堂，考求中西医理，归大学堂兼辖，以期医学精进，即着孙家鼐详拟办法具奏。"《中国近代史资料丛刊·戊戌变法》第二册引梁启超按："泰西大学医为一科，今特许增之，实为维新之一政也。"当时光绪皇帝本人患病，也请外国医生会诊，有医案可查。

在清代宫廷医药档案中，关于清太医院的医学教育，有若干记载。如清太医院院使张仲元曾于光绪三十四年经内务府大臣奏请举办太医院医学堂，培养医学通才，以供职内廷。学生共分两班，每班100人。中学班以中医为主课，五年毕业。高等预科以洋文西医为主课，五年升入本科，再三年，"高等毕业"。毕业后均照学部奏定给予出身。奏折中并称："智育、体育、德育三者并重。"中医科中学班不仅学"修身、经学、国文、内经、脉经、本草经、难经、伤寒论、金匮、历代名方、理化等课"，还学"英文、西医大要、人身生理、动物生理"等课程。西医高等班除学"修身、经学、国文、外国文、代数、化学、几何、人身解剖、动物解剖、组织学、生理、裁判化学、卫生化学、医药化学、细菌学、诊断学、皮肤病学、儿科学、耳科学、胎生学、精神病学、植物学、药用植物分析"外，还学"中国医学"及"中医大要"等。经光绪皇帝准旨在案，并先办了中医班。西医班则因经费、仪器关系未办成。但从上述奏折及课程设置可见，当时已经注意到必须培养不同程度的沟通中西医学的人才。

当然，当时也有持不同意见的，如太医院左院判李崇光就认为由于当时太医院西医知识及办学设备等的不足，不主张兴办。

1901年鉴订《辛丑和约》之后，我国各地设立了很多医院及医学校，上海等地还举办了中西医学研究会及函授新医讲习班，中西医学术交流又有了进一步的发展。

太医院开设课程的争论

李春生

清军入关并定都北京以后，宫廷规章多半因袭旧制，太医院培养医生开设课程也是如此。

我国由官方开设课程培养医生，最早当推唐代的"太医署"。太医署既是医务行政机构，又是医学教育机构。它不仅规模宏大，设备充实，而且在培养人才上有明确的方针和方法。太医署内设医科和药科。医科分为医师、针师、按摩师和咒禁师四部。每一部门都由博士担任教学工作。医师部门范围最广，其课程分为基础医学与应用医学两项。基础医学是共同必修的，如《神农本草经》《黄帝针灸甲乙经》和《脉经》等。应用医学则是分别学习体疗（内科）、疮肿（外科）、少小（儿科）、耳目口齿（五官科）和角法（外治疗法）。针师部门要学习经脉孔穴。按摩部门要学习消息导引之法等。学生学习到一定阶段后，就举行考试。成绩优良者批准为合格的医生。唐代的太医署是世界上最早的医学校，比欧洲最早的意大利萨勒诺医科学校还要早 200 多年。

宋代设有"太医局"。太医局附设有医学校和药学校，作为培养人才的最高机构。学习的专科分为方脉科、针科和疡科三种，要求每个专科的学生也必须精通其他有关学科。开设课程除《黄帝内经·素问》《难经》《巢氏病源》和《补注本草》为共同必修课外，又根据各专科的性质不同，加习不同的医书。例如，方脉科加习《脉经》和《伤寒论》，针科加习《黄帝三部针灸经》和《龙树论》，疡科加习《黄帝三部针灸经》和《千金翼方》。考试方法则完全仿照太学，每月一次私试，每年一次公试。

金元时代的医学教育多交地方主管。1262 年（中统三年）太医院大使王犹建议在各路设立医学，各州及大多数县也设立了医学。1305 年（大德九年），规定医学生要经常到校学习（坐斋肄业）。入学前须修习一定的预备课程及入学后必修的医学课程，如《黄帝内经·素问》《难经》《神农本草经》《圣济总录》《伤寒论》等书。

明代的医事制度仍沿袭前朝，如太医院和御药房等，均同金元。

清代在太医院设教习厅和医学馆作为培养人才的学校。培养人才的方法则率由旧章，以《黄帝内经》《脉诀》《神农本草经》等书为基本教材。直到光绪三十四年，太医院院使张仲元由于受西方医学的熏陶和西方先进教育方法的影响，决心对旧医学教育进行改革。他上书奏请开办医学堂，对开医学堂的宗旨、计划、教材和方法提出了一整套办法。他认为教材中应中西医学兼备，同时应智育、体育和德育并重，宗旨是为培养医学通才，供职内廷。计划先办中学班，学制五年。续办高等班，学制八年。中学班以中医为主课，兼学算学、生理、英文、理化和西医大要等。高等班以西医为主课，兼学中国医学和中医大要等。在当时历史条件下，能够提出办中西医结合的学堂，培养符合时代潮流的太医，是史无前例的创举。但这个新生事物一开始萌芽破土，即遭到左院判李崇光的强烈反对。李崇光继之又上书于朝，申述理由。主要论点为："现在留学卒业专门医科者概不乏人，国家如以为可用之时，自必赏加太医院官阶，以资内用。……何如奏调学部之卒业医科者来院，以资供奉要差，较之本院开办造就，岂不事倍功半乎？"又说："本院人员概不通晓西学。其开办一切及器具药品之价值，以至教员之得失，统皆奉命于毫无干涉之人。学生则本院人多不合格，招至者贤愚杂乱，卒业后虽予以出身，而本院之清苦异常，陞途又窒，所成之才安能阻其他就，此真才定难缚之在院也。""我等既不知西学，则该生造就之深浅，与西药之美恶，茫乎莫辨。冒冒然即指其为最优等，竟使之任以要差，其中隐伏之咎，孰敢当之。"基于上述理由，李崇光认为"西医不可擅用，人才毋庸自储"。因此，他在太医院使张仲元拟办西医学堂会商之时，"再三拦阻，不肯允诺"，继之"先期声明，此举并未赞成，以为将来卸责地步"。这是太医院内部为培养人才开设课程发生意见分歧，并相互争辩的概况。

争议的结果，张、李各自上书给管理太医院事务署总管内务府大臣继禄申明理由，复经继禄呈请皇帝允准，以"因经费有限，只得暂办中医。俟中医毕业后，再行奏请添款续办西医"为借口，未予实行，将这种新生事物扼杀在摇篮内。

太医院开设课程的争论，从时间看，发生在光绪三十四年八月，属于清代末叶。当时革命浪潮日趋高涨，帝王江山朝不保夕，无论办五年制的中学班还是八年制的高等班，学生都不可能如期毕业。因此，清太医院的这一段相互龃龉情形，只留下一段耐人寻味的史话罢了。

清太医院藏书一瞥

周文泉

清太医院御医多是医理精深、学验俱丰的高手。其临床经验及学术理论反映了清代医学水平。这于清宫医案及大量配方中已有体现。但御医之学术思想渊源如何？常读之书籍有哪些？均属于饶有兴趣之问题。兹将清嘉庆四年（1780年）三月至四月间御药房藏书书目原件抄录于下，从中可见清代御医所读医书之一斑，同时对于其学术思想体系亦可推知一二。

御药房旧存新收医书

《问答医书》一套

《痘疹不求人》一套

《医说》三套

《本草品汇精要》四套

《黄帝素问》六套

《刺灸大成》四套

《外科大成》八本

《痘疹纂要》一套

《灵枢经》一套

《脉经》一套

《运气》一套

《宋板保命集》一套

《列仙全传》一套

《神仙通论》一套

《元宗博览》一套

《内外金丹集》八本

《神仙服饵》一本

《卫生延年完真元秘诀序》二本

《寿世保元》一套

《本草纲目类纂》四套

《本草原始》一套

《本草汇笺》一套

《本草汇》一套

《大观本草》三套

《证类本草》三套

《救荒本草》一套

《医统正脉》十四套

《医门法律》一部二套

《痘疹正宗》四套

《备全总效方》六套

《御制本草品汇精要》四套

《内经素问》五套

《黄帝内经素问》五套

《遵生八笺》五套

《外科正宗》一套

《痘疹全集》八本

《类经》五套

《图经脉诀》一套

《宋板脉经》一套

《宋板金丹内典》一套

《乾坤生意》一套

《卫济宝书》一套

《一化元宗》十二本

《福寿丹书》六本

《种杏仙方》一套

《闺范》一套

《本草纲目》十二套

《本草纲目必读》二套

《本草乘雅》二套

《本草集方》一套

《本草集要》八本

《政和本草》四套

《食物本草》一套

《医学纲目》四套

一部十本

《医方选要》一套　　　　　　　　《医学集要》一套

《医要集览》二十六套　　　　　　《古今医鉴》二套

《普门医品》四套　　　　　　　　《古今医统》一套

《东医宝鉴》一部四套

《蒙求医书》一套

一部二十五本

《万氏医书》十八本　　　　　　　《李惺菴医书》七本

《证治准绳》八套　　　　　　　　《千金翼方》二套

《千金要方》二套　　　　　　　　《卫生易简方》一套

《大德重校圣济总录》六套　　　　《金丹正理大全》六套

《饮膳正要》一套　　　　　　　　《审视瑶函》一套

《玉机微义》一套　　　　　　　　《万病回春》一套

《良朋汇集》一套　　　　　　　　《寿养丛珠》一套

《卫生宝鉴》一套　　　　　　　　《东垣十书》一套

《保婴全书》一套　　　　　　　　《颐生微论》一套

《景岳全书》二套　　　　　　　　《诸病源候总论》二套

《伤寒论条辨》一套　　　　　　　《述古堂丛钞》一套

《太平惠民和剂局方》一套　　　　《曹氏必用方》一套

《刺灸经验方》一本

《清字雷公炮制》二套　　　　　　《清字王叔和脉诀》一套

《清字难经脉诀》一套　　　　　　《清字痘疹书》五本

《清字痘疹枢要》一本　　　　　　《清字医要集览》一套

《西洋字药书》一册

共医书八十七种计

二百零九套

一百一十五本

清字医书六种计

五套

六本

西洋字药书一册

嘉庆四年三月二十一日至四月二十八日新收过医书

《东医宝鉴》一部二匣　　　　　　《医宗金鉴》一部十四匣

《普门医品》一部二匣　　　　　　《医学阶梯》一部一匣

《仁术便览》一部一匣　　　　　　《黄帝素问》一部

《医学入门》一部二套　　　　　　《明医杂著》一部一套

《景岳全书》二部二套　　　　　　《医宗金鉴》一部四套

《医宗必读》一部一套　　　　　　　　　　《遵生八笺》一部二套

《食物本草》一部二套

共新收过医书十四部

从此藏书清单中可知，当时太医院御药房的藏书十分宏富。就文字而言，已有汉文书、满文书以及外文书；就书目而言，达 100 余种；就册数而言，更为可观。由于其分套、册、匣、本等不同，尚难统计出其确切数字，但堪称具备小型医学图书馆之规模实言不为过。

清代太医院分科已经较细。虽先后变迁，当时大体为九科。就书目而言，各科书籍都有。详细分析，大抵有以下几类书：

第一类：有关中药（本草）专书，如《御制本草品汇精要》《本草纲目》《本草纲目类纂》《本草纲目必读》《本草原始》《本草乘雅》《本草汇笺》《本草集方》《本草汇》《本草集要》《大观本草》《政和本草》《证类本草》《食物本草》《救荒本草》《清字雷公炮制》等。

第二类：有关方剂专书，如《备全总效方》《千金要方》《千金翼方》《卫生易简方》《圣济总录》《太平惠民和剂局方》《曹氏必用方》《医方选要》。

第三类：有关医学经典书籍，如《黄帝内经·素问》《灵枢经》《伤寒论条辨》《难经》《类经》等。

第四类：脉学书籍，《脉经》《图经脉诀》《宋板脉经》《清字王叔和脉诀》。

第五类：医学重要著作，如《东垣十书》《景岳全书》《诸病源候论》《寿世保元》《医统正脉》《医门法律》《古今医鉴》《古今医统》《证治准绳》《圣济总录》《万病回春》《东医宝鉴》等。

第六类：痘疹专书，如《痘疹正宗》《痘疹不求人》《痘疹纂要》《痘疹全集》《清字痘疹书》《清字痘疹枢要》。

第七类：外科专书，如《外科大成》《外科正宗》等。

第八类：儿科专书，如《保婴全书》等。

第九类：眼科专书，如《审视瑶函》等。

第十类：其他，如炼丹、保健诸类医书。

由上可知，清宫内廷御医们所涉书籍十分广泛，既有理论，又有临床；既有经典著作，又有专科书籍。这无疑对医疗水平的提高是有促进作用的。其中痘疹专书较多，则缘痘疹为满族入京以后最常患疾病之一。痘疮即现代医学所称之天花，系天花病毒引起的烈性传染病。清代宫廷当时十分惧怕此病，其中有好几位皇帝皆患过痘疮，而同治皇帝则死于此病。显见，宫廷对于此病至为重视，直至晚清仍是如此。

当然，以上所列书目中，有关温病书籍尚缺如，这或许是吴又可的《瘟疫论》问世时间尚短（1642 年），影响尚微，而叶天士之《临证指南医案》刊行亦晚（1764 年），吴鞠通的《温病条辨》等书刚刚脱稿（1799 年，嘉庆三年），尚未传入宫中之缘故。但据清宫医案分析，宫中医生的处方常用温病派的时方，说明了宫禁内外也是相互渗透，相互补充的。

御药房药源管窥

李春生

清代的御药房成立于顺治年间。在御药房之下，又设外药房和内药房。外药房是各宫太监及其首领患病取药的地方，内药房则专给患病的皇帝、后妃和贵人等取药。由于清内延机构庞大，人员众多，一个内药房很难满足需要，于是又分设寿康宫内药房、储秀宫内药房和圆明园药房等，并任命两名内务府大臣分别管理和署理药房事务，对外仍统称"御药房"。例如，清道光初年，管理御药房事务的总管内务府大臣是桂恩，署理御药房事务的总管内务府大臣是阿灵阿，御药房进出药物都由他们管理。

顺治元年成立太医院后，凡药材出入隶属礼部。顺治十六年，改归太医院。顺治十八年，生药库复隶属礼部。御药房药品来源，大致可分为四项：

一是由各省出产药材地方征收而来。其征收实物者，谓之"本色药材"。折征银两者，谓之"折色药材"。《康熙会典》说："国初，直省钱粮，应解本色物料，款目最繁，后因地方买办起运……供应俱艰，续议酌减。凡系上用及京城无从购办者，仍解本色，若系缓用及易于采办者，俱令折银解部。"现以内阁大库档案康熙十三年，浙江布政使陈秉直造报各府额解本折药材数目文册为例，其中既有本色，如杭州府之白芍、白术，台州府之乌药、猪牙皂等，又有折色，如僵蚕、蔓荆子和草决明等。这是出产药材地方征解本折药材情况。据清宫档案太医院《条款清单》记载："如药材内有京中不易购办之物，应奏明管理事务大臣，查系何省所产，即行文该省购办，运京备用。"说明从各省征收药材，是御药房药品的重要来源。

二是由京城地方药采买。这种采买机构，自乾隆十三年七月起，即粘贴告示，明白晓谕，转饬于同仁堂，让同仁堂药商张大铺、乐清安等办理。每三个月向内廷交纳各色药味一次，一季将各色药味具奏核销。到了光绪年间，同仁堂的成药方也被内廷抄用了。

三是各省督、抚大吏，各就其地方土产品，时有贡献，谓之"土贡"。如云南之茯苓、广东之老树橘红、四川之冬虫夏草等，皆是其例。又如道光十九年十二月，内药房交出广西巡抚梁章钜"进到千年健六匣，共重七斤四两。金果榄九匣，共重七斤三两。三七九匣，共重五斤五两。"亦属此例。

四是由国外进口。如道光二十四年，外药房就曾从暹罗国（泰国）进到硫黄二箱，连箱共重一百五十斤。因无用项，紫禁城内未便久贮，便由御药房管理和署理两内务府大臣咨奏，转交给工部保管。

又，清宫重视人参，奉天（辽宁）、吉林两省长白山产参，皆为官府控制，不得私挖。凡刨夫入山采参，由户部发给信票，采取所得，以一定额数，解交官府，送入大内使用。

以上药源中，自乾隆以近，宫中用药主要靠传药商交进。《历代职官表》说："内药房所需药材，均按例给价，令药商赴部领银采办，以生药交进，院官详验，择其佳者，送药房备贮。"传药商所交药材，每季约值银六七百两，每年近三千两之数，此系内廷购药之大略。

外办药品及外省所进药品送御药房之后，验收工作也很严格。一般除药房官员和太监等监视秤收外，还要由院使和院判等带领熟谙药品之吏目医士等详认，防止以伪乱真，率行充数。检验合格才具奏核销，允许到广储司领取银两。

在内廷服务的西洋人服用中药治病

陈可冀

我国自秦汉以来，中外医药交流就很频繁，与日本、朝鲜、越南及阿拉伯国家的交流尤为密切。随着中外政治、经济及文化等方面交往的增多，外国派驻使节来华及派员参加传教及文化等活动也不断有所增加。他们在华期间患病时，或服用自带医药治疗，或服用中药治病，时有所闻。明末清初，西洋医学传入中国，中国人服用西药治病者有，西洋人在华工作服用中药者亦有，中医药交流有了新的发展。

在清代现存的医药档案中，除了可见到康熙和光绪等皇帝有时请西医诊病服用西药的脉案记录外，还可见到在清宫内廷服务的西洋人服用中药治病的脉案若干则，现录其中数则以飨读者。

1. 来华在清宫内廷工作之意大利画家、耶稣会士郎士宁（Giuseppe Castiglione）服用中药治病医案二则。

（1）"乾隆□年七月初六日，院使臣刘裕铎、医士臣李永泰谨奏：奉旨看得西洋人郎士宁脉息浮洪，由内受暑热，外感风凉，以致头疼身痛，发热恶寒，咽喉作痛，胸闷口渴。臣拟用疏风清暑饮调治。谨此奏闻。

疏风清暑饮

香薷_{二钱} 羌活_{一钱} 防风_{一钱} 荆芥_{一钱} 前胡_{一钱} 薄荷_{一钱} 川芎_{一钱} 牛蒡子_{二钱，炒研} 桔梗_{二钱} 生甘草_{八分}

引用生姜一片。

初六日，小太监胡世杰奏过。奉旨：知道了。"

（2）"乾隆□年九月二十三日，医士臣李永泰谨奏看得西洋人郎士宁，原系内停暑热，外感风凉之证，服过疏风清暑和中等汤，诸症已好。惟腰腿软些。今用金匮肾气丸常服调理。谨此奏闻。

九月二十三日，小太监胡世杰奏过。奉旨：知道了。"

意大利画家郎士宁于1688年（康熙二十七年戊辰）7月19日出生于米兰，1715年（康熙五十四年乙未）8月27岁时来我中土，服侍于清宫内廷，住东华门外东堂。郎士宁专以绘画供奉内廷，经康、雍、乾三朝，其画多参西法而施以中国之技术，声名甚著。他曾绘有油画"香妃像"，名噪一时。乾隆皇帝曾数次亲临其侧，观其"运笔赋彩"和"丹青之技"。他还受到康熙、雍正及乾隆的召见及奖赏。1766年7月16日（乾隆三十一年六月十日）78岁时郎士宁逝于北京。其墓志铭文如下："乾隆三十一年六月初十日，奉旨西洋人郎士宁自康熙间入值内廷，颇著勤慎，曾赏给三品顶带。今患病溘逝，念其行走年年，齿近八旬，著照戴进贤之例，加恩给予侍郎衔，并赏内府银三佰两料理丧事，以示优恤，钦此。"葬于阜成门外。

脉案中为其诊病的太医刘裕铎，于乾隆十年时任太医院右院判。此文所列二则，为治郎士宁"暑热外感"的医方。此方疏散暑热，清热解毒，具有著名方剂香薷饮及荆防败毒散两方之长，对于夏月外感甚宜。后一则脉案所载为暑热表证已解，体质仍弱，用金匮肾气丸常服，以补肾培本缓调，亦甚有理。因当时郎士宁大约已近六十岁。

2. 来华在清宫内廷工作的法国传教士张成（P. Jean Francois Gerbillon）医案一则。

"乾隆□年十二月初三日，臣陈止敬、臣王凤翔、臣李德晟谨奏：看得张成，原系脾肺两亏，中气不足之证，饮食懒少，肚腹溏泻，有时咽干咳嗽，形气疲弱。服过益气健中、扶脾、异功等汤，饮食渐增，溏泻已止。惟形气羸瘦，饮食不为肌肤。现今服归芍异功汤及云林润身丸，以补气生肌，缓缓调治。

归芍异功汤

人参_{三钱} 白术_{一钱五分，炒} 茯苓_{一钱} 陈皮_{八分} 当归_{一钱} 白芍_{一钱五分，炒} 扁豆_{二钱} 麦冬_{一钱} 谷芽_{八分，炒} 炙甘草_{五分}

引用建莲肉二钱。

养心殿总管刘沧州奏过。奉旨：知道了。钦此。"

乾隆十年为本案例西洋人张成诊治疾病的太医陈止敬任太医院左院判，王凤翔为御医，李德晟则为九品医士。此方归芍异功汤养血补气，资养营卫，调理肺脾，久服可以治气血不足、饮食少思、体瘦面黄、皮紧毛落等症。案中云林润身丸亦为旧时之成方。

当今时代，我国与其他国家之间的交往已绝非当时所可比拟，中医药也已为更多的外籍人士使用。录此数则，在于帮助人们了解西洋人食用中药治病的一些史实，盖早有先例，原不自今日始也。

清代宫廷档案与北京同仁堂的历史

李春生

位于北京前门大栅栏内的同仁堂是一座古老的中药店。它以成药丸散膏丹和药材品质之优良而赢得人们的褒奖。名声渐传至大内，引起皇家对它的重视，成为蜚声遐迩的御前"当差"药房。

从清代宫廷的医药档案中，我们发现了同仁堂与大内御药房交往的一些公文，由此可以窥知该药店在清朝宫廷服务或"当差"的大略情况。

一、给都察院的呈文

道光十七年五月，同仁堂药商张大镛、店主乐清安给都察院写了一篇呈文。文中称："窃商民等立业同仁堂，御用药味已有二百余年。"现存的这份当年文件，揭示了该店与皇家发生联系的年代。

据考证，道光十七年为公元 1837 年。若上溯 200 年，当是 1637 年，属明思宗崇祯十年。假如再从"余"字推源，时间当可能更早。因此，同仁堂给宫廷服务即当时所谓"当差"的年份，不能仅局限在清代，而应前推至明代。估计在该店建立之后，不可能马上被皇家聘用，还须要有一段树立信誉和被宫廷了解的时间。这段时间或许起码在十年以上。由此推测，同仁堂的建立，最迟似应在明熹宗天启年间，即公元 1627 年以前，距今约 390 年左右。

还有一种看法，认为清宫与同仁堂建立联系的时间是雍正元年，即 1723 年。雍正元年距道光十七年，只有 115 年，与此段记载不符合。

过去曾有人认为，同仁堂创设于清初，原系家庭制药小铺。至康熙四十年（1702年）正式成立，世代相传，称为乐家老铺。用前述之看法来衡量，不尽一致。若以康熙年间同仁堂成为大药商算起，或可允合。

在全国的药店中，像同仁堂这样历史悠久的药店确实是非常罕见的。

二、奉旨传如意长生酒

清内廷档案有如下记载：

"光绪十三年九月十四日，总管莲英奉旨由同仁堂传来如意长生药酒。应用：

陈存捐性加减史国公酒四十斤；

陈存捐性加减五加皮酒六十斤；

鲜木瓜丝泡酒十斤；

外兑木瓜酒一百斤；

以上共合一处，蒸淋入缸内，数年捐妥用之。"

这段文字说明了如意长生酒的来源、成分和配制方法。

从组成药物看，此酒系由四种药酒按比例勾兑而成。方中突出了木瓜酒和木瓜丝的地位，意在侧重平肝和胃、祛湿舒筋、化食止渴、祛胀消肿，以改善服药者消化系统功能的紊乱状态。加减史国公酒和加减五加皮酒偏重于祛风胜湿、强筋壮骨、顺气化痰、添精益髓，用于治疗口眼歪斜、下部痿软、两脚疼痛、虚劳羸伤，"皆有奇效"。此酒陈放经年，捐除副作用，则饮用适口，服后血脉通和。

据《清宫太医院配方簿》载述，凡人虚损、劳伤、疼痛各症，总由气亏血滞。而运行气血，止痛舒筋，惟药酒合法，最为灵效。如意长生酒"大能充肌肤，坚发齿，长须眉，通筋骨，益血脉，壮精神，活筋络，补元气""专治男妇老人筋骨疼痛，手足麻木""饮食不化，肚腹不调""三十六种风，七十二般气"。此酒久服，可令气血充足，筋骨强健，乌须黑发，健体轻身，"得心如意，益寿延年""较他药见效尤速"。

光绪十三年，正是慈禧太后垂帘听政的时代。总管太监李莲英以梳头得宠，是年慈禧53岁，患有饮食消化较慢，胸膈不爽，大便不实，口眼抽动，动作自觉眩晕，步履酸软等症，属脾元尚弱，肝阳未平，气血未充，湿气阻滞。且生活优裕，进入老境，颇思益寿延年。同仁堂所制如意长生酒无论从名称还是适应证，都与西太后的心理和病情相合拍。故所谓"总管莲英奉旨"，当是奉西太后之懿旨。于此可知，同仁堂配方在清代最高统治者的心目中是很有影响力的。

三、信誉至上

同仁堂与清宫皇家交往，主要通过给御药房承办药材和成品药物来实现。在这桩大宗交易中，该药店张姓药商和乐姓店主十分重视一个"信"字。

1. 进货守信

自雍正年间起，大内要求同仁堂每三个月进货一次，不得违误。所进的药材和成药须产地地道，质色兼优。因清宫内廷是一个臃肿庞大的机构，帝、后、妃、嫔、宫女、太监、行走、侍卫等多达万人以上，加之皇帝对外赏赐和急用药品，对药物的需求量很大。御药房每次开列的药物"信贴"和"粘单"，少则近百种，多则达数百种。所以任务很重，颇难应付。

如乾隆四十八年（1783年）秋季，弘历皇帝赴热河打猎，须带"随围药味咀片丸散"。由于御药房丸药不全，细料药味俱无，不敷应用，便"照例"立刻给同仁堂药商张世基下达紧急"粘单"，"限八月三十一日送至"。"粘单"内计开：

珍贵药品及药面有：牛黄五钱，冰片五钱，麝香五钱，朱砂五钱，雄黄五钱，犀角面四两，白芨面八两。共七种。

普通地道药材有：茯苓一斤八两，苏叶一斤，陈皮一斤，半夏一斤，桔梗一斤，甘草一斤，赤苓一斤，厚朴一斤，黄芩一斤，羌活一斤，当归一斤，独活一斤，白芍一斤，枳壳一斤，菊花一斤，枳实一斤，柴胡八两，花粉八两，川芎八两，前胡八两，川连八两，金银花八两，薄荷八两，白蒺藜八两，滑石八两，木瓜八两，牛膝八两。共二十七种。

中成药品有：仙药茶一斤，藿香正气丸一斤，宣化丸五十丸，参苏理肺丸一斤八两，五福化毒丹十丸，清肺抑火丸八两，理中丸二十丸，败毒丸八两，寸金丹八两，上清丸一斤，搜风顺气丸八两，养胃丸八两，虎骨木瓜丸四两，枳术丸四两，健步虎潜丸四两，天麻丸四两，知柏地黄丸四两，大补丸四两，六味地黄丸八两，宁嗽丸八两，麦味地黄丸四两，胜金丹四两，桂附地黄丸四两，归脾丸四两，补中益气丸一斤，化痰丸八两，加味保和丸八两，益母丸二十丸，大健脾丸三十丸，资生丸五十丸，黄玉膏一两，胃苓丸一斤，四红丹二十丸，太平丸二十丸。共三十四种。

其他用品有：西纸二刀，笔二枝，墨一锭。

在这份"粘单"中，有此单"存案可也"的签字，表明所开诸物，同仁堂已如约圆满完成。

又如道光二十一年（1841年），同仁堂药商张大镛自七月起至九月止，给圆明园药房传取药有茯苓、当归等一百一十七味，计重二百一十六斤十二两八钱；十月起至十二月止，又为其进茯苓、茯神等一百五十味，计重二百五十二斤七两。除药物外，甚至连笔、墨、西纸和白本等办公用品，该店均能按期交货。

从以上记载可知，清宫大内给同仁堂下达购药任务不仅很重，而且带有强制性。同仁堂药商处理这项差事时，表现出了高效率，以及一定的灵活性和坚持性，所以得以代代相传，至晚清，成为御药房的得力助手。

2. 价格守信

同仁堂药商在雍正年间与皇家签订合同，内有药价不变、先进货后领银之条款。在嗣后一百多年的漫长岁月里，药价不断上涨，甚至数倍于前。该店连年赔累，导致资金不足，垫交内传药味，殊形竭蹶。药材送交上药房、寿康宫内药房和各处内药房之后，还须经过烦琐的手续，将银数由太医院查核具奏，得到批准，才能向广储司领取。每次购药约需银六七百两，均须半年后方能支领。加之在宫当差人役等常常从中作弊，勒索苛求，给同仁堂药商完成此项差事带来了极大困难。至道光年间，该店垫支购药银两过多，难以应付。尽管如此，同仁堂药商对内廷仍维持雍正时代的药价，并具呈向皇帝反映药价暴涨的情况，在未得到"恩准"之前，不随便调价。

由于同仁堂坚持了信誉至上的原则，从而博得了皇家的信任。以同治朝开始，"内廷药房"传用咀片药味，以及纸张、大赤金等项，均系传取同仁堂拣选上好纯洁药味，以备"供用内廷应用"，几乎垄断了皇家的药材采办业务，取得了"生意兴隆通四海，财源茂盛达三江"的经济效益。

四、同仁堂配方簿

光绪十一年（1885年）六月初四日，清太医院将同仁堂配方簿抄存宫中。

此配方簿共一册，素纸抄录，黄绫册衣，标明《同仁堂丸散膏丹配方》。全书首列碧云散，末附益寿比天膏。其中有内科配方如朱砂安神丸等七十四首，外科配方如生肌散等四首，妇科配方如七制香附丸等四首，儿科配方如烂积丸等六首，伤科配方如黎洞丸等二首，喉科配方如清咽利膈丸等三首，眼科配方如黄连羊肝丸等九首，共计102首。各方中之药味、重量和制作方法，都分别一一注写，但不注明适应证及服用量，外用药亦不注用法。

同仁堂配方簿所列丸散膏丹，有一些方的成分与市售有别，例如，朱砂安神丸，市售为宋·李杲《兰氏秘藏》方，由黄连、朱砂、生地、当归和炙甘草组成，功能镇心安神，清热养阴。而同仁堂配方无黄连、甘草，较前方增加了麦冬、天冬、五味子、元参、丹参、远志、茯苓、柏子仁、枣仁和人参，实是明·洪基《摄生秘剖》之天王补心丹，效用亦较前方更偏重于滋阴补心。再如金匮肾气丸，市售为《金匮要略》方，而同仁堂方在此基础上加入车前、牛膝，实是《济生方》之肾气丸，较前方壮腰脚、利小便之力增强。

同仁堂配制药品还有一大优点，就是药材地道，选料精良，炮制得法，疗效较高。质量能够保证，买主比较放心。这些长处，对于清宫帝后和御药房具有很大的吸引力。

基于上述分析，推测宫廷原有《御药房丸散膏丹配方》，还要抄录同仁堂配方簿，留在大内备查，可能是表示对所进同仁堂药物的信任和重视，并方便御医的应用而已。

五、"恩准"两大特权

众所周知，同仁堂在清代为御药房服务，享有预领官银、调剂药价的特权。查阅清宫档案得悉，这种权利的"恩准"，是该店几经曲折才争取到的。

预领官银之事，发生在乾隆和道光年间。当时，由于统治阶级政治腐败，生活奢侈腐化，致使民不聊生，全国物价上涨，药材也随之抬价，直接影响到同仁堂为内廷采购生药的买卖。为此，乾隆十三年七月，同仁堂药商向管理御药房事务的总管内务府大臣具呈，恳借银两，以助购药，曾获"恩准"。道光十六年，由于物价昂贵，同仁堂药商张大铺、店主乐清安再次恳请预借官银，量为调剂，"因碍难准行"。后来，总管内务府"详加访查"，发现"该药行近年资金不足垫交""若不量为调剂，恐滋贻误"。于是经各大臣共同筹酌，拟请皇帝批准，令同仁堂先由广储司银库暂领银一千两，以便随时采办药味备差，待每季结算领银时扣还五百两，两季扣完，"归款后方准再行暂领"。并规定："预领官银，必须专办。交官药味，不准归入同仁堂私行动用，致误官差。"还行文都察院，查照乾隆十三年借银成案，粘贴告示，明白晓谕，以免药商"以官银抵还私债，贻误官差，致干坐办"，藐法棍徒，无籍之辈，"借索私债，以致骚扰"，从而起到了官方出面保护的作用。

调剂药价之事，发生在道光十七年五月。那时，因"都城内外，同行公议，又涨药价"。同仁堂乃具呈递交内务府大臣，恳请"将药味按仿时价加增"。经内务府大臣转报，皇帝"俯准所请"，将此项药价批归崇文门宣课司报照市价核算，再请崇文门税务处讫复批准，即可调剂药价，去广储司领取银两。自道光帝批准同仁堂调价之后，晚清大内一直因袭沿用。光绪十四年（1888年）御药房一张呈文中说，同仁堂药商"自本年三月一日起至三十日，所配合丸散等项药味，均已敬谨配合告成，全行交进，理合具稿核销""按照崇文门来文价值，缮写清单，共需实银七十六两二钱八分七厘。职等详查无异，理合附稿呈明，伏候堂台批准，照例移咨广储司，以便由本药房出具印领，赴银库领取银两。"这份呈文，可以看做是内廷执行皇帝调价旨意的最好证据。

在同仁堂争得皇帝"恩准"的两大特权之后，扫清了在全国各省采办药味的经济和行政障碍，提高了该药店的社会地位。光绪三十三年（1907年），乐氏族人所设分店大有发展，"乐家老铺"增设达三十四处，远及上海、天津、汉口、长春、西安、长沙和福州等城市，真可谓在国内遍地开花了。该店在中药行业中影响之大，是其他药店也是无法相比的。

权阉李莲英及其医事

李春生

李莲英是清明后期臭名远扬的权阉，为直隶河间府人（今河北省大城县），生年无考。

李莲英少壮时，曾在长春宫任小太监。当时职位虽卑，但体质强壮。从他的脉案来看，所患多为外邪侵袭皮毛血脉导致的实证，用药亦偏重于外治和祛邪。仅举同治期十三年二月至九月的脉案数则为例：

1．"二月初九日，杨安贵看得长春宫小太监莲英。分用洗药方二贴：

荆芥_三钱_　连翘_三钱_　防风_三钱_　白芷_三钱_　薄荷_一钱五分_　白菊花_三钱_

防风通圣丸二钱一付，五付又三付。"

按：此外洗方为一派散风清热止痒之品，内服之防风通圣丸又擅于解表消风，通里泻热，属治疗皮肤痒疹之圣药。农历二月正值仲春，风邪偏盛，内热外发，易患皮毛之疾。由此推测，李氏当时患有风疹，内热亦盛，故经内外合方治疗而痊。

2．"六月十九日，李德立看得长春宫小太监莲英。今用清解正气化饮一贴：

荆芥_三钱_　羌活_二钱_　藿香_一钱五分_　陈皮_二钱_　制厚朴_二钱_　郁金_二钱_　青皮_三钱_　焦三仙_各三钱_

薄荷_一钱五分_　山豆根_三钱_"

按：上方取藿香正气散之主药藿香、陈皮和厚朴为君，以化浊行气解表。佐荆芥、羌活、薄荷以疏解暑令之邪，郁金、豆根以清心利咽，青皮、三仙以和肝导滞，共奏解热和中、理肝开郁之效。以药测症，莲英当暑受寒，应有恶寒发热、咽痛心烦、纳少泛呕等。属于急性疾病，故可一药而愈。

3．"八月十五日，庄守和看得长春宫小太监莲英。今用清热利咽汤一贴：

荆芥_二钱_　苦桔梗_三钱_　酒芩_三钱_　元参_三钱_　花粉_三钱_　酒连_一钱_　栀仁_三钱_　连翘_二钱_　枳壳_二钱_

牛蒡子_二钱_　酒军_三钱_　生甘草_一钱_

引用薄荷_一钱_

十九日，杨安贵看得长春宫小太监莲英。今用清咽化滞汤一贴：

川连_一钱五分_　栀子_二钱，炒_　酒军_二钱_　连翘_三钱_　薄荷_一钱_　山豆根_三钱_　瓜蒌_三钱_　丹皮_三钱_

元参_三钱_　甘草_一钱五分_　苦桔梗_三钱_

引用锦灯笼三个。"

按：清咽利膈汤见于《喉科紫珍集》，为治疗风热喉痹、喉痛、乳蛾之专方，适用于急性咽喉肿痛，便秘溲赤而脉实者。庄守和将此方去防风、银花及元明粉，加入花粉生津，枳壳行气。可知莲英患此病时尚兼有口渴脘胀之症。服药后诸症减轻，但体内积热尚盛，咽喉肿痛亦甚，故杨安贵拟清热化滞汤，在上方基础上增损，用山豆根、锦灯笼解毒利咽，丹皮凉血行瘀，使诸症悉平。

4．"七月二十日，杨安贵看得长春宫小太监莲英。今用熨洗方一贴：

当归_三钱，尾_　防己_三钱_　牛膝_三钱_　独活_二钱_　透骨草_五分_　防风_三钱_　红花_三钱_　甘草节_二钱_

加食盐_三钱_　烧酒_一两_

水煎熨洗。"

按：熨洗属于外治法范畴，主要用于治疗关节肿痛、屈伸不利，或皮肤麻木不仁、瘙痒等疾患。本方用归、膝、红花、烧酒以行血活血，防己、防风、独活以散风止痛，透骨草、甘草节通利关节，食盐外用，可定痛润燥。以药测症，知李莲英当时皮肤痒疹未愈，又出现关节肿痛，故用熨洗法治之。

5．"九月二十四日，长春宫小太监莲英要去防风通圣丸三钱一服，五服。"

按：李莲英自同治十三年二月初九日开始至九月末，仍服表里双解之防风通圣丸，说明皮肤痒疹仅减轻而未愈，内热尚炽，体质亦壮。

为了爱护李莲英的身体，慈禧太后不仅关心其饮食起居，在赏赐的药品上，当时权贵中亦无人敢与之争衡。兹举光绪朝二十八年四月二十日至三十年八月二十五日的内廷《赏赐流水账》统计数字为例，仅29个月零5天（其中二十九年闰五月）的时间，李莲英共领赏260次，平均每月赏赐9次。所赏名贵药品达19种之多。这些药物是：

单味药

于术：李莲英晚年患有脾虚证。慈禧太后除在光绪二十八年五月十九日和十一月二十一日两次各赏一匣外，自该年十月初八日起，至光绪三十年八月二十五日止，每次赏赐五分至五钱，随汤剂用。计赏256次，给药683钱（即4斤4两3钱），969个，对其关怀可谓无微不至。

人参：赏赐5次，除12苗的一匣外，另计4两9钱。

豆蔻：赏1次，计2匣。

金石斛：赏1次，计2把。

成品药：

太乙紫金锭：赏12次，计621锭。

万应锭：赏4次，计61瓶。

灵应痧药：赏2次，计40瓶。

金衣祛暑丸：赏3次，计130丸。

六合定中丸：赏3次，计130丸。

香薷丸：赏3次，计130丸。

内廷制度，每年夏季（农历4—6月），皇帝都要将上述清凉祛暑药品分赏给诸王公大臣。而权监李莲英和王公大臣如英麟、那桐、载沣、载洵、善耆、袁世凯及张勋等并肩受赏，且赏赐药品较大多数王公更加优待，可以看出李莲英在当时统治者心目中地位之高了。

除了上述外，其他赏给的药物还有神效活络丹、御制平安丹、回生第一仙丹、熊油虎骨膏、仙鹿膏、培元益寿膏和加味香肥皂等。甚至李莲英灌狗用的红平安散，也要由帝后赐予。

第二章　帝　后

雍正怒杀道士贾士芳

李春生

在中国历史的长河中存在着一种奇特的现象，即许多朝代的帝王与道士有着密切的交往。

道士，又称"道人"或"方士"，是指奉守道教经典规戒并熟悉各种斋醮祭祷仪式的人，一般指道教的宗教职业者。道教起源于汉代，其第一代"天师"张道陵，系江西省龙虎山人，被称为"玄教宗"。道教所讲经论，以《老子》为本，次讲《庄子》及《灵宝昇玄内教经》，其余众经，或言传之"神人"，篇卷非一。业其术者，常行诸符禁，善用金丹玉液长生之事，来迎合帝王将相贪生怕死的心理。故历史上有不少帝王拜倒在他们的脚下，并为此耗费甚巨，不可胜记，历代因服食金石而中毒者也屡见不鲜。

清代皇帝虽然汲取历代服食金石药物中毒的教训，但对待道士，还将他们当做"异人"，倍加优遇。突出者如京师某观道士，更是横行无忌。《清朝野史大观》载其"交通宫禁，卖官鬻爵"，办了不少坏事。雍正初年，观中有游方道士贾士芳者。怡亲王允祥认为他"精通医术"，把他推荐给雍正皇帝胤禛。雍正皇帝召见后，感到他虚诈不实，便打发出去不用。贾士芳于是周游河南等地，采用符咒和医术相结合的方法，既治人又骗人，很快名扬四方。适逢雍正皇帝给地方大吏下达密谕，要求他们"竭力代朕访求""有内外科好医生与深达修养性命之人或道士""朕自有试用之道"。于是浙江总督李卫再次将贾士芳推荐给雍正皇帝。雍正命河东总督田文镜将贾士芳送到北京。贾士芳才开始给雍正治病。由于贾稍通医术，又擅长按摩，加以善用符咒，出神入化，善于揣摩迎合，吹牛拍马，故一显身手，疗效甚高，身价倍涨。雍正十分得意，寄信给宠臣——云、贵、广西总督鄂尔泰说："朕躬违和，适得异人贾士芳调治有效。"九月的一天，贾道士给雍正治病，一边用手按摩，一边口诵经咒。他念念有词地说："天地听我主持，神鬼听我驱使。"雍正听罢，勃然大怒，认为贾士芳触冒了皇帝尊严，犯了"大不敬"罪。立命停止治疗，将贾士芳下狱审问，定为死囚。十月即行处斩，连家属也难幸免。

清朝雍正帝怒斩道士，是中国历史上罕见的奇闻。这件事情并非由于帝王认清了道士的真面目，所以不属于"英明"的决断，更没有丝毫高明的地方，其学术价值远远低于李时珍批判方士让人服食金石药物的举动。也正因为如此，雍正帝此举未起到阻止当时道士欺骗人民的罪恶行径的作用。所以至同治、光绪年间，总管太监仍与道士高峒元结为盟兄弟。峒元以神仙之术迷惑慈禧。慈禧晋封峒元为道教总司，与南派龙虎山正乙真人并行。峒元常入宫数日不出，由此可知道士在清代的地位没有丝毫动摇。

雍正唇、耳病小议

张文高

清世宗爱新觉罗胤禛生于康熙十七年（1678 年），康熙六十一年底继位，即为雍正皇帝，卒于雍正十三年（1735 年）。雍正笃信佛教，曾自号"圆明居士""破尘居士"，甚至撰写佛学著作，编辑名僧语录，还曾写诗，自谓是不着僧服的野僧。但这也没能保佑这个佛门之徒不生病，而且还没有活够一个甲子便死去了。雍正患病，也仍然要御医为之施药治疗，譬如其唇、耳疾病的中药外治法，宫中均有明白的记载。

首先看雍正的茧唇外治法。宫中记载有：

雍正十一年十一月二十五日，总管李英传旨：问大夫们上茧唇的方，钦此。臣钱斗保、王炳议用辰砂益元散一钱，蜂蜜二钱调搽。李英随奏过。奉旨：伺候，钦此。

由此可知，雍正在 55 岁时患过茧唇症，而让御医献上治茧唇方药，伺候应用。茧唇，又名茧唇风、白茧唇。《疮疡经验全书》等均有此病名。一般初起时口唇局部出现硬结，逐渐增大，白皮皱裂，形如蚕茧，而得名；或翻花如杨梅、灵芝或蕈状等不一，溃破后时流血水，而成败证。如明代《寿世保元》描述为"若唇肿起白皮，皱裂如蚕茧，名曰茧唇，有唇肿重出如茧者，有本细末大，如茧如瘤者"。故此类疾病似属于现代医学之唇癌等症。另外也有的中医著作如《杂病源流犀烛》，称茧唇"又名紧唇，又名瀋唇、其状口唇紧小，不能开合，不能饮食，大是奇病，不急治则死"。至于"紧唇""瀋唇"之病名，则早在隋代《诸病源候论》和唐代《备急千金要方》中就已有了。中医理论认为，脾气通于口，脾之荣在唇。茧唇之症，多由思虑伤脾，厚味积热伤脾，肝经怒火风热传脾，心火传授脾经，而致脾胃积热；或阴虚火动，火毒蕴结于唇部所致。治疗当据病因、症情，有滋阴润燥降火、通便泄热、清肝健脾等法。内服方有清凉甘露饮（《医宗金鉴》）、凉膈散、加减八味丸、柴胡清肝汤、济阴地黄丸及补中益气汤等。《杂病源流犀烛》及《类证治裁》等载治唇口紧小、不能开合之茧唇症，则以内服薏苡仁汤、外敷黄柏散等治疗。此为渗湿清热之法，治疗脾经湿热之症，且以唇部肿胀为主要表现者。

御医为雍正开的处方是用蜂蜜调辰砂益元散外搽。辰砂益元散又名辰砂六一散，一般配方是：

滑石_{六两}　甘草_{一两}　朱砂_{三钱}

为细末。本方若内服，可治暑热烦渴、惊悸多汗、小便不利之症；外用则有清热渗湿解毒之效。由此推断，御医处方所治之茧唇，似当属唇肿口紧之紧唇症。《证治准绳》等书治疗茧唇用黄柏散，与上述方子有类似功效，由黄柏、五倍子、密陀僧和甘草组方。这个方子对于研究唇病的外治或有一定的参考价值。

雍正患耳疾的外治法也饶有趣味。

雍正二年五月初一，太医院院使刘声芳所开处方如下：

雍正皇帝　塞耳方

磁石豆瓣大一块，用棉花包裹。

麝香豆粒大一块，用棉花包裹。

雍正九年六月二十八日，御医钱斗保、林祖成、赵士英和翟文益又为雍正开了个"聪耳棉"处方：

石菖蒲_{五钱}　连翘_{五钱，去瓤}

为细末，每个用五厘，绢包，聪耳。

从这几个处方推测，雍正在继位后不久及五旬以后曾患耳鸣、耳聋或头眩等症。磁石辛寒，入肝、肾经，常用治肾虚肝旺之证。肾开窍于耳，肾虚则耳不聪，磁石有益肾聪耳之效，如《神农本草经》谓磁石"除大热烦满及耳聋"，《本草纲目》亦称它有"明目聪耳"之效。麝香辛温，芳香走窜，有很强的开窍启闭、通络散瘀功效。《本草备要》称麝香"治耳聋"，当与其通闭利窍作用有关。石菖蒲辛温，含芳香性挥发油丁香油酚和细辛醛等，有化痰宣壅、开窍通闭的功效，因而能"通九窍，明耳目"（《神农本草经》）。连翘苦微寒，清热解毒而散结，与石菖蒲配合塞耳，当适用于耳聋耳鸣而有热象者。

中药塞耳以治耳疾在祖国医学中有悠久的历史。早在唐《备急千金要方》中就载有许多这类治方，如"治耳聋方"中有方："烧铁令赤，投酒中，饮之，仍以磁石塞耳中，日一易，夜去之，旦别著"；又有方："菖蒲、附子各等分，末之，以麻油和，以绵裹，纳耳中"。该书中塞耳诸方所用之药，如细辛、菖蒲、附子、白芷、川芎、生姜、薰陆香和桂心等，多属味辛性温之品，因辛散、温通而能通窍开闭。到明《本草纲目》中，亦记载有许多塞耳方，如将磁石一小粒放入病耳内，治耳聋；用骨碎补削作细条，炮过，乘热塞耳中，治耳鸣、耳闭；用硫黄、雄黄，等分为末，使棉花裹着塞耳内，治突然耳聋；用细辛末溶在黄蜡中，团成小丸，每棉裹一丸，塞耳中，名"聪耳丸"，治耳聋。本书还记载用菖蒲汁滴耳中，治病后耳聋。由此可知，清宫御医为雍正治耳疾的塞耳外用方，是根据古代医著和前人经验，并结合患者的症情而拟定的。虽然尚未见宫廷医案中对于此法疗效的记载，推想当有一定效验。不然的话，往"至尊之体"的皇帝耳朵里塞药而又毫无效果的话，御医岂不是自找难堪吗！

在清代皇帝之中，用中药塞耳外治耳疾的记载最多者当推光绪帝载湉。光绪自幼多病，二十七八岁即患耳鸣脑响，三十几岁时便耳窍不灵，听不真切，故常用内服外用药治疗耳疾。今可见到有明确记载的外治方即有十余首，如利窍通耳方等大多为塞耳方。此法之应用，在清代不仅见于宫廷内，一些影响较大的医著中也有记述。乾隆年间沈金鳌的《杂病源流犀烛》卷二十三耳病源流中谓："……暴聋者，皆卒聋也，须用塞耳法"。该卷中治耳病方有"透铁关法"，颇有趣味："活磁石两块，剉如枣核大，搽麝香少许于磁石尖上，塞两耳窍中，口内含生铁一块，候一时，两耳气透，飒飒有声为度，勤用三五次即愈矣。"刊行于同治年间的中医外治法专著《理瀹骈文》中，有聪耳锭、通耳锭和远志磁石锭等塞耳的制剂。该书指出："外治之理，即内治之理；外治之药，亦即内治之药，所异者法耳。医理药性无二……"这对于我们分析塞耳方的作用机理及其用药规律也是很有启发的。如雍正治耳病塞耳方所用之磁石、菖蒲及麝香等药，也是耳聋耳鸣等症内服之常用药。

塞耳方的应用，一般具有较安全稳妥、副作用小、用药量少及方法简便等特点，唯近年来运用或验证者尚鲜见，故对其具体用法和疗效尚待进一步研究考察。

乾隆皇帝的长寿与龟龄集医方

周文泉

清高宗乾隆皇帝（公元 1711—1799 年），讳弘历，为清世宗雍正皇帝之第四子。于康熙五十年八月十三日生于雍亲王府邸，嘉庆四年正月初三日崩于养心殿，葬于裕陵（位置在今之北京东北方马兰峪）。终年 89 岁，其寿命为中国夏、商、周三代以下历朝皇帝中最长者。

历代帝王中，高寿者屈指可数。年逾 70 岁以上的皇帝仅七人。若按寿命排列，则乾隆皇帝名列第一。他自己对此也十分得意。于乾隆四十五年，所谓"七旬万寿"时，特撰《古稀说》，刻"古稀天子之宝"及"五福五代堂，古稀天子宝"印章，以志庆贺。80 岁时，又镌"八徵耄念之宝"印，认为"仰荷天眷，至为深厚"，并踌躇满志地写道："不特云稀，且自古所未有也。"清代金梁所著的《清帝外纪》一书中，转载了乾隆皇帝 83 岁寿诞时，英国大使马嘎尔尼（Earl George Macartnoy，1737—1806 年）晋见后的日记。他写道："观其风神，年虽八十三岁，望之如六十许人，精神矍铄，可以凌驾少年。饮食之际，秩序规则，极其严肃，殊堪惊异。"可谓对乾隆皇帝的老而强健的生动写照。笔者查阅了乾隆皇帝的临终前脉案记录，如乾隆六十三年（宫中纪年，实为嘉庆三年）十二月十五日脉案载："皇上圣脉安和，心气安宁，今止汤药。"临终前两天（即嘉庆四年正月初一）脉案写的是"皇上圣脉安和，惟气弱脾虚，议用参莲饮：人参一钱五分，建莲肉三钱，老米一钱，炒，水煎服"。足证乾隆皇帝并无痼疾，似是老衰而终。

乾隆皇帝的长寿原因，除经常弯弓习武、汤泉沐浴等一些因素之外，可能与经常服用补益增寿方药有很大关系。他常服的补益增寿方药有六种以上，其中最重要的乃是龟龄集和龟龄酒。

据脉案记录得知，乾隆皇帝特别关心龟龄集药的有关情况，常常传旨问总管："药房的龟龄集查查还有多少？"而且对每次制备龟龄集的处方和制备有关事宜都亲自过问，极为认真，特别重视。

龟龄集以龟龄作方名，是取龟鹤长寿之名，比喻可以增寿之意。龟性迟钝，能耐饥渴，寿颇长，可至百岁以外。故《抱朴子·论仙》曰："谓生必死，而龟鹤长存焉。"《抱朴子·对俗》亦说："知龟之遐寿，故效其道，引以增年。"龟龄集一方，虽以龟龄命名，但未用以滋阴养血为长的中药龟板及龟板胶。全方与此相类的药物也很少，但多数为补肾助阳强壮之品，约占全方药味总数的一半以上。宫中之龟龄集处方与《集验良方》及《全国中成药处方集》所收录之龟龄集有所不同，药味相差多种。且宫中选药严格，制作精细。据宫中《龟龄集方药原委》称，此药"每服五厘，黄酒送下，浑身燥热，百窍通知，丹田微热，痿阳立兴。"因此，本方用于阳虚老年人尤为相宜。

现在，我国山西省有专门生产龟龄集的药厂，并投放国际市场。据该厂说明书介绍，其方与宫中龟龄集虽略有不同，但性能无大差别。笔者曾以此方治疗老年肾虚者，临床确有一定效果。不少患者性激素水平得以改善。

显见，龟龄集可能为强壮益寿之好方药。凡身体虚弱、精力衰退、头晕眼花、遗精阳痿者，不妨一试。然倘服此药，不宜操之过急，量不宜大，以少量长期服用为妥。否则，缘于本方温燥药多，可出现咽干舌燥之象，临床尚须审慎。

清代宫廷亦时将龟龄集制成酒剂，称之龟龄酒，酒性温，可通血脉，御寒气，行药势，故药酒效果当更速。且年迈之人，每日少饮此药，一则可以补益强身，二则可增强血液循环，促进新陈代谢，使之精力充沛、充满活力。

乾隆朝的一些长寿医方漫谈

陈可冀

清朝的第四代皇帝乾隆，号长春居士、信天主人，又称古稀天子、十全老人。生于公元1711年9月25日，卒于1799年2月7日，为夏、商、周以来寿命最长的皇帝。乾隆体格甚健，终生未用眼镜，临终前不久尚能读书写字，死前两年尚能外出狩猎。据1773年为弘历画像的画家潘廷璋（Joseph Panti）以及做过翻译的神父蒋友仁（Father Bemoist）所论，他们对乾隆引人注目的坐态及生气勃勃的生命力很有印象。1793年，随同一使团来华的乔治·斯丹东（George L. Stauntan）也谈到乾隆"走起路来坚定挺拔"，很健壮。

乾隆皇帝的身体强壮长寿，与其喜爱运动有关。史称乾隆帝"善射"。每夏日引见武官以后，乾隆常在宫门外较射，秋天出塞时亦复如此。射时均以三番为率，每番三矢，每发多中圆的，九矢可中六七。已巳年十月，偶在大西门前射，九矢九中。钱东麓惊为异事，乃作《圣射记》进呈，叹"圣艺优娴"云云。

有人认为乾隆皇帝的长寿与其日常所用的抗老医方不无联系。乾隆常用医方如龟龄集及太平春酒另有专文论述，此处拟就清宫医药档案中所载之补肾健脾两类医方作一小议。

一为"秘授固本仙方"。此方由41种药物组成，以丸剂方式缓调。方中由补骨脂、鱼鳔、马驴肾、鹿茸、黄狗肾和益智仁等大队补肾强壮药组成，故名"固本"。所谓"固本"，盖即"固肾"。因中医学术认为肾为先天之本，先天之本既充，体质当自康健。

另一为"健脾固肾壮元方"。此方由九香虫、杜仲、车前子、鹿茸、淫羊藿、枸杞子和淮山药等所组成。方中配有香附、木香等药，使本方在达到补益作用的同时，避免脘膈胀闷的副作用，而起健脾作用。九香虫为蝽科昆虫，《本草纲目》称此药可治尿烦、腰腿酸软及阳痿。伍以补肾药物，效果可更明显。

纵观清宫抗老保健长寿医方，除了上述方剂外，尚有具补肾作用的长寿广嗣丹及三一肾气丸等，具有补脾作用的八珍膏及补益资生丸等，具有双补脾肾作用的补益蒺藜丸、琼玉膏及五芝地仙金髓丹等，具有补气血作用的噙化人参、黄芪膏、百龄丸、保元益寿丹及松龄太平春酒方等，当辨证应用为是。有些医方阐述疗效谓"其妙不能尽述"。从当代科学水平要求，尚应进行系统的临床研究，并进行一定数量的动物寿命实验研究，加以证实。

乾隆皇帝由于体力较强壮，能够完成多次"微服出巡"的长途旅行，到各处游山玩水。所到之处，吟诗题字，兴致甚浓；诗稿之多，竟达数万首之谱。虽然其中部分系近臣所修饰，但多为有所感怀而作者。故乾隆实一文武双全之皇帝。历史上所称的"乾嘉盛世"，与乾隆健康长寿是有一定关系的。

琐谈慈禧作懿嫔时的有关脉案医方

周文泉

笔者于整理清宫医药档案之时，觅得慈禧册封懿嫔时医药档案一隅，兹选录于后，并略谈一二。

1. 懿嫔　调经丸

香附一两　苍术一两　赤苓一两　川芎二两　乌药二两　黄柏三钱,酒炒　泽兰一两　丹皮八钱　当归八钱

共为细末，水泛为丸，绿豆大，每服二钱，白开水空心送服（四月三十日）。

2. 七月十三日，李德立请得懿嫔脉息沉迟，系寒饮郁结，气血不通之证，以致腰腹胀疼，胸满呕逆。今用温中化饮汤一贴调理：

香附三钱　川郁金三钱　厚朴三钱　赤苓三钱　杜仲三钱　续断三钱　五灵脂二钱　炮姜八分　猪苓三钱　焦三仙各二钱

引用草蔻二钱。

3. 七月二十日，庞景云请得懿嫔脉息浮涩，系湿气滞于血分。今议用除湿代茶饮送调经丸早晚各二钱。

木香五分,研　陈皮二钱　栀子三钱,炒　木通一钱五分　白芍一钱五分

煎汤代茶。

4. 闰七月十九日，李德立请得懿嫔脉息弦滑无力。肝气湿饮渐开，胀痛稍减。惟正气不足，神虚心悸，身软气怯。今照原方和肝化饮汤减木香加沙参三钱，午后一贴调理。

5. 闰七月二十一日，李德立请得懿嫔脉息和缓，诸症俱好。惟身肢软倦，中气不和。今照原方和中益气饮加香附三钱，午服一贴调理。

6. 闰七月二十五日，李万清请得懿嫔脉息弦数。原系气饮热郁夹温之证。昨服清解化饮汤，诸症渐减。惟气滞热郁尚盛。今照服原方清解化饮汤，午服一贴调理。

7. 闰七月二十六日，李万清请得懿嫔脉息和缓，诸症俱好。惟肝胃肺经稍有郁热。今用清咽利膈丸，今明日每服各三钱，白开水送下调理。

以上几则，虽不连贯，内容亦繁简不一，但可推知懿嫔彼时之身体状况，并窥得宫中御医立方遣药之一斑。

慈禧（那拉氏）自幼入宫，封兰贵人（《清列朝后妃传》），咸丰四年（1854年）二月晋封懿嫔。时年二十岁。咸丰六年三月二十三日生穆宗（即同治皇帝），晋懿妃，次年晋懿贵妃。咸丰十一年七月，咸丰病死热河，同治继位，慈禧与慈安并尊皇太后。斯年慈禧年方二十有七。

以上七则医药档案的时限，应在咸丰四年二月至咸丰六年三月之间。具体分析，当是咸丰四年之脉案。

据查得知，咸丰四年闰七月，故方案四至七月可肯定属该年者。再按懿嫔咸丰六年三月生同治，其妊娠时间应在咸丰五年六月。则该年七月断无用调经丸之理。故其时间亦当在咸丰四年较为合理。至于调经丸配药一案，已标明四月，且七月份仍载以除湿代茶饮送调经丸，故知仍为咸丰四年所配。

此七则病案表明懿嫔当时患有月经不调，月经（错后）延期，肝胃气痛，痰饮蕴肺诸症。推知与懿嫔好强喜胜，思虑过度，而成肝郁气滞有关。并屡述有湿浊在内，推测当有白带时下。

就具体方药而言，调经丸、温中化饮汤及除湿代茶饮均是舒肝理气和胃为主的方剂，以药推病，亦可证明。

懿嫔年仅二十岁便有上述症状，表明在宫闱之中多怀隐曲，有明争暗斗、情志抑郁等状况。

同时，从所列的几张处方分析，御医辨证用药均与病机合拍。理法方药，丝丝入扣，显示出娴熟的诊治水平和丰富的临床经验。

慈禧晚年的病及用攻法治疗的脉案

陈可冀

纵观现存的西太后一生脉案，似以脾胃违和之疾居多，晚年更著，或气滞，或食积，或溏泻，不一而足。清宫御膳房记录，慈禧平时进膳，每喜油腻厚味，尤爱食肥鸭，因恣意口腹，势必伤及肠胃，故其消化系疾患常有发生。

在西太后日常应用之医方中，虽然茯苓、白术、当归、白芍、砂仁和香附等应用之频率很高，但承气汤等攻下法之应用也不鲜见。今举二节脉案示例：

1.“光绪三十四年三月十四日，张仲元请得皇太后脉息左关沉弦，右关沉滑有力。肝胃气道欠畅，蓄有积热，是以眼目不爽，食后嘈杂。谨拟古方调胃承气汤调治。

酒军八分　元明粉六分　甘草五分

水煎数沸，空心温服。”

2.“光绪三十三年十二月二十八日酉刻，庄守和、张仲元、姚宝生请得皇太后脉息左寸关弦数，右寸关滑数。肺气欠调，肝胃郁热未清，谨拟清肝化滞热法调理。

瓜蒌三钱，研　花粉三钱　羚羊角一钱　酒芩一钱　橘红八分　酒军一钱，后煎　灯心一子

引用淡竹叶一钱”

此二节脉案分别用了大黄（酒军）及元明粉等攻下通腑、驱除积滞药，只是后一案更配用其他药物。

承气汤等攻下通腑治法的应用，在清宫医案中是比较常用的，在各朝脉案中均可见到，即使如慈禧这样的所谓“至尊之体”亦不例外。它起到了推陈致新的作用。这一类方剂在清宫医案中的应用，包括峻下方大承气汤的泻实热、通积滞，轻下方小承气汤之宣气消滞，缓下方之调胃承气汤泻热和胃，以及清热攻瘀的桃仁承气汤，逐水化结之大陷胸汤和十枣汤，润燥导滞通便之麻子仁丸等，皆很常用。由于通腑法中苦寒攻下法也是温病治疗中用之较多者，奏效也颇快，故清代名医柳宝诒云：“胃为五脏六腑之海，位居中土，最喜容纳。邪热入胃，则不复他传，故温热病热结胃腑，得攻下而解者，十居六七。”这是与其有实效有关。

清宫医案中，日常应用大黄为茶为饮，以清热、通腑和健胃者，也至为常见。剂量更有大至每日五钱者，实大大出乎我们的意料。

慈禧以外的脉案中，如乾隆朝十五阿哥福晋，于乾隆四十年九月十四日所用之清解

和中汤内就用了枳实、酒军及厚朴各一钱五分。又如嘉庆朝二阿哥福晋"原系停饮受凉之证"，治疗后"里热未清"，用调中润燥汤，其中也有大黄、枳实和麻仁。次日还加用元明粉调理。这类方药在清宫中不仅用于内科病，还用于妇科月经病。如咸丰朝贞贵妃月经失调，医方中就用了酒军及元明粉。幼科也用。如御医张仲元就给溥仪用调胃承气汤治疗"郁寒化热"。彼时之溥仪年方六岁。

此外，攻下法医方如控涎丹、一捻金（由大黄、二丑和槟榔等组成）等也间有沿用。如慈禧常苦于"肝胃郁热"，清肝常用羚羊角，清胃则常用熟大黄和一捻金，用法上也分寸不一。

大黄与人参、附子及生地齐名，曾被喻为四大金刚。明代医学家张景岳称大黄为"良将"，具有"斩关夺将"之能。我国医圣张仲景也十分善用大黄，配有大黄的各类医方达36首，代代沿用，历久不衰。近30年来，我国中医和中西医结合工作者应用攻下法或通腑法治疗了多种疾病，也获得了很好的疗效，其中包括高烧而原发病灶不在肠道的疾病，急、慢性肝炎，急腹症如肠梗阻以及各种皮肤感染性疾病等。这些用法不论在理论上，抑或在实际应用上，都十分值得深入研究。

从慈禧的面肌痉挛谈宫廷的外治法

张文高

从1861年"辛酉政变"，到1908年结束罪恶的一生，慈禧太后那拉氏以垂帘听政的方式，在同治、光绪两朝统治了中国四十余年。这个视权如命的女人，为了显示其权势、威严和高贵，自然特别注意面容仪表的修饰打扮。但是恰巧有一种颜面部奇特的疾病不时骚扰和捉弄这个独裁者，使她时时不得安宁。这就是面肌痉挛症。

面肌痉挛症又称面肌抽搐症，亦称面神经痉挛症。其主要表现是半侧面部表情肌不自主的阵发性不规则抽搐，常常先开始于眼轮匝肌。表现为一侧眼睑闪电样不自主地抽搐跳动。较重者则扩展到同侧其他面部表情肌如额肌、皱眉肌、颧肌、口轮匝肌和笑肌等，可以引起半边面肌的强烈抽搐。每日可发作数十次甚至上百次，极个别者亦可能在睡眠中发作或两侧同时发生。这种病虽无多大痛苦，但既不利于美容，又常使人感到焦虑或烦躁不安，久之患者可伴有头晕、头痛、失眠、多梦和记忆力减退等症状。据医案记载分析，慈禧的确曾在相当长的一段时间里患有这种病症。早在光绪十四年，那拉氏在五十三岁时已患有本症。到光绪二十八年至三十二年，也就是慈禧达古稀之年前后，医案中仍不断记载着她"目皮颊间跳动，视物不爽"（光绪二十八年四月二十五日脉案）、"左眼下连颧时觉跳动"（光绪二十八年五月二十四日脉案）等面肌抽搐的症状，以及御医不断为其拟外用药方"贴面跳动之处"（光绪三十年三月十九日脉案）或"敷于跳动之处"（光绪三十二年闰四月十六日脉案）。由于此症甚有损于"老佛爷"的"尊容"，在慈禧专权的年代，御医恐难将种种不雅观的面部表情肌痉挛抽搐的症状详尽录于脉案之中。慈禧的实际病状可能比脉案中记载的严重。

现代医学对于面肌痉挛症的发病机制尚未完全探明。一般认为是支配面部表情肌的面神经兴奋性过高所致，其常见病因是在面神经附近的炎症、脑动脉硬化症、周围性面神经麻痹之后，大脑皮质面部运动区受到刺激，或龋齿、鼻息肉等引起的反射性面肌痉挛。此病还常与精神因素有关，在受情志刺激、精神紧张或劳累时易发作或发作更加频繁。中医一般认为本病属于"肉"的范畴。"瞤"（shùn）是形容肌肉、皮肤或眼睑等处的跳动。《素问·气交变大论》谓："肌肉酸，善怒。"《素问·五脏生成篇》指出："脾之合，肉也，其荣唇也，其主肝也。"《伤寒六书》论及肉筋惕时认为："阳气者，精则养神，柔则养筋，发汗过多，津液涸少，阳气偏枯，筋肉失所养，故惕惕然动。"可知面部肌肉跳动主要与脾、肝两脏有关。脾虚则化源不足，气血衰少，肌肤失养；营卫不足，腠理空虚，风邪侵袭，经络阻滞，或脾虚生痰，痰阻血瘀，或风痰痹阻，凝阻经络，也使肌肉失于濡养；肝阴不足，肝气亏乏，则筋脉失养，或致引动肝风。凡此种种，都可引起"肉筋惕"，即肌肉抽搐痉挛。情志不畅，郁怒伤肝，与本病有关。故在精神因素对本病的影响方面，传统中医学与现代医学的认识有相通之处。

对于慈禧太后面肌痉挛症的病因、病机，医案中亦有论及，如"揣系肝气不舒、风湿相搏上冲"云云。可知西太后之所以患此痼疾，与她的精神、性情有重要关系。慈禧以阴险、狡诈、狠毒而又善于玩弄权术闻名。在清王朝走向穷途末路的情况下，她晚年更是多疑善怒而暴戾。在这种精神状态下，她是很容易患此病症的。有一本名为《光绪与珍妃》的小说谈到慈禧"颜面肌抽搐的毛病"，认为是在内外交困的情况下"郁闷成疾"而得，还有这样的描述："慈禧的火气更大了，脸上的肌肉不停地抽动……"这种分析和描述大概还是比较符合实际情况的。另外，从御医为慈禧所拟治疗本病的方药治则来分析，可知此病的病因、病机还与风湿、痰瘀阻络及肝风等有关。这些也与传统医学对"瞤"的认识相一致。

为了治疗那拉氏的面肌痉挛症，御医们采用了多种办法治疗，除了口服牵正丸（白附子、僵蚕、全蝎）这样的治疗"口眼歪斜"症传统方之外，还采用了外治法。善于外用敷贴药治疗各种病症是清代宫廷医学的一个特色，而将其用以治疗慈禧的面肌痉挛可能有以下两方面因素。其一，药力易透达肌腠、经络而生效。其二，可防止内服药物的副作用。慈禧素有脾胃疾患，如因治面疾服药而损及脾胃，则御医不仅要受怒斥，甚至可能有掉头的危险。邓铁涛教授曾论及："宫廷医家多运用外贴药治法，也可能是被迫而为之。因为这种治疗方法所承担的风险少些，对御医的脑袋有保险作用。"这是颇有见地的。慈禧脉案中记载着多种外治面肌痉挛的方法，分析起来可以归为以下四类。

第一类，敷贴法。即将药物捣泥外敷，或将药物的细末与香肥皂之类合匀敷贴于局部。此类医方至少有九种，在四类医方中为数最多。包括有僵蚕全蝎敷治方、正容膏、活络敷药方、祛风活络贴药方、鸡血藤祛风活络贴药方、蓖麻子膏、祛风活络贴药又方、白附子方及清热祛风贴药方等。

以上诸药方之中，涉及中药二十种，分属平肝熄风、疏散风寒、活血化瘀、芳香开窍及温化寒痰等各类，尤以前两类药应用较多。平肝熄风药僵蚕、全蝎和天麻分别见于两三个方中。前两者与善祛风痰的白附子组方名牵正散，见于《杨氏家藏方》，能熄风止痉、祛风化痰散结，是治疗口眼歪斜之名方。本方止痉挛与镇静的作用较强，故用于治面肌痉挛当有效验。天麻能平肝熄风、镇痉定搐祛痹，故亦为治本病之良药。防风、白芷、芥穗、羌活、辛夷等药辛温而善疏风散寒，其中尤以防风常用，见于三首方中。本药兼有祛风与止痉之长，故为风药中治痉急之好药，治慈禧的面肌痉挛当较适宜。薄荷疏风散热而又疏肝解郁，西太后之面肌抽搐若为肝经郁火夹风热上冲于面部所致，用薄荷、防风二药清热祛风是较恰当的。外用于皮肤时，薄荷所含的薄荷醇可缓慢透入皮内，引起充血，并反射性地引起深部血管变化，调整血管功能。这可能有助于减轻面神经附近的炎症，或者可降低面神经的兴奋性。在诸敷贴方中用薄荷者多达三方，可见御医之用药即便从现代科学原理分析也是颇有道理的。活血行气、养血通络的川芎、乳香、没药、鸡血藤，及芳香开窍、通络散瘀的麝香、冰片等外用敷贴，可能起疏通经脉、濡养筋肉的作用，而有助于医治肌肉肌挛。将蓖麻子外用治疗面肌痉挛或面神经麻痹之类的病症早有记载。《本草纲目》谓："其性善走，能开通诸窍经络，故能治偏风失音，口噤，口目歪斜。"

第二类，热熨法。一般是将药物（或加酒）加热，熨敷局部病处，或在患部来回推移，使皮肤均匀受热。这样可发挥药物外敷、透热及按摩的协同作用。慈禧尚用过药煮鸡蛋熨及药物麦饼熨。它们属于热熨法的特殊形式。方法有熨治方、蚕砂熨方、祛风活络熨方以及瓜蒌大麦饼等。

这类医方的用药原则与敷贴方相似。辛温祛风、芳香通窍的白芷，疏风散热、清肝明目的桑、菊，及通行经络、活血散瘀的穿山甲等，用于治疗面肌痉挛都可能发挥一定作用。用蚕砂者，当用其祛风除湿、化浊通痹之功。瓜蒌能润燥化痰、开结通痹，又略具缓肝舒肝之性，故用于外治本病可能有效。

第三类，熏洗法。是用药物煎汤，乘热熏蒸患处，候温再洗局部。本法与热熨法均通过热力作用于肌肤，而使腠理疏通、气血流畅，有利于局部筋肉之营养濡润，用之于面肌痉挛症当有助益。慈禧脉案中有御医庄守和等拟祛风活络洗药方，选药亦与敷贴热熨方一致，有祛风活络、平肝熄风、化痰散结之功效，因重用僵蚕等而可发挥较强的解痉镇惊作用。据现代药理研究，僵蚕体表的白粉中含草酸铵，有抗士的宁所致惊厥的作用，僵蚕的醇水浸出液还有催眠作用。

第四类，搽搓法。如用"加减玉容散"，以水调浓搽搓于面部。另有祛风润面散方。就其药物组成来看，有祛风化痰、通络开窍之效，可用于面肌痉挛症。其用药又与历代嫩面润肤祛斑美容菊方相似，常搽敷于面部，似还有润面嫩肤以求玉容的目的。

据脉案记载，慈禧眼及面部肌肉跳动抽搐的症状，在经过从光绪二十八年到光绪三十二年这一段的外治及其他方法治疗之后，自光绪三十二年下半年后有所好转，推测或与上述宫廷外治法的应用有关。

面肌痉挛症虽然不是什么大病，但要取得满意的治疗效果往往是很困难的。医学界对此症的治疗也曾做过许多探索。从中医治法来说，除了前述宫廷外治法外，近年来曾有人报告内服中药以调理脾胃为主，佐以温经通络、补气益血、安神养心等法治疗有一定疗效。也有人报告将中药配制的"脐痉散"塞于脐部，用胶布固封，治疗本症有疗效。用针灸治疗也可能取得一定疗效。现代医学有药物封闭、酒精注射阻断面神经及面神经纤维部分切断法等，疗效欠佳，有的还留下面肌瘫痪的后遗症。研究宫廷中对面肌痉挛症的外治法经验，加以改进、提高和临床验证，可能会给患有此症的病人带来福音。

慈禧的眼病与菊花的药用

张文高

在中华民族的文明史中，菊花向来为人们所称颂和器重。傲霜秋菊不仅常被看高洁、倔强性格的象征，成为深受人们喜爱的观赏花卉，在实际生活中也有许多用途。菊花可制菊糕、酿菊酒，泡水也是很好的饮料。《西京杂记》记载："菊花舒时，并采茎叶，杂黍米酿之，至来年九月九日始熟，就饮焉。故谓之菊花酒。"《风俗通》中有"渴饮菊花滋液可以长寿"之说。菊花又是十分常用的中药，为古今医家们所重视。在清代宫廷所用中药之中，菊花也占有重要地位。据宫中记载，同治六年正月初一日至三月二十九日的三个月，外传咀片药共一百三十五味，计重六百九十三斤五两八钱，其中有菊花六斤，占第十二位。在慈禧的医案之中，菊花亦甚常用，尤其在治疗眼疾时应用更多，占相当重要地位。

据医案记载，慈禧常常患有各种目疾，如"目赤""目睛赤膜""目眩""头目不爽"和"目皮艰涩"等不同症状，或为以眼目症状为主的疾病，或在各种外感、内伤之证中兼有眼目症候。在治疗这些不同病症时，几乎大部分处方中都用菊花，而且可以发现有两个特色：其一，有外治洗目、浴足，内服丸、膏、煎汤及代茶饮等多样治法和剂型；其二，明目与延龄有密切联系。

菊花治疗眼病自古受到重视。早在《神农本草经》中就记载有"菊花味苦平，主诸风，头眩肿痛，目欲脱，泪出……"明代李时珍著《本草纲目》也指出菊花"治诸风头眩"。历代方书中以菊花为主药治疗眼疾之方比比皆是，如《太平惠民和剂局方》《普济本事方》《银海精微》等书均有菊花散，药味不一，却皆为治目疾病。又如《太平惠民和剂局方》菊睛丸及《证治准绳》菊花决明散等。菊花之所以被广泛用于治疗目疾，是由其性味和功效决定的。菊花味甘苦，性微寒，入肺、肝二经，有疏散风热、清热解毒、平肝明目之效，故既可治疗外感风热、目赤肿痛之症，也可用治肝火上炎所致之眼目红肿，又能治肝阳上亢引起的目眩头晕，若与滋阴益肝之品相伍，也能治疗肝阴不足之眼目昏花。菊花有黄、白之分，一般认为黄菊花味苦，宜用于风热目赤肿痛。白菊花味甘，长于平肝明目，多用于肝阴虚、肝阳亢之眼昏目眩等症。菊花治疗眼病，既可外洗，又能内服，可入丸、散、煎剂。这些用法和剂型在慈禧的医案医方中都有运用，例如：

1. 桑叶洗目方、清热明目洗眼方、清目养阴洗眼方等常用药有菊花、桑叶和薄荷等，皆为疏风清热之品，宜于治疗感受风热邪毒所引起的目赤肿痛。加用夏枯草、黄连、羚羊尖和生地等，则又治肝火目疾。其用法，"净面后洗目"，符合清洁消毒的原则。"水煎熏洗"当有利于促进局部血液循环和炎症吸收。

2. 浴足法

这是一种较特殊的外治法，有明目除湿浴足方。方取桑菊与三妙散加味，有疏风清热明目、止痒胜湿之效。此法"明目除湿"，或属病在上治之于下，或同时尚有足部或下焦湿热之证，可兼而治之。近来曾有人介绍用桑叶、桑枝等中药煎汤浸泡双脚治疗高血压病，似有一定作用。

3. 丸剂方

如明目延龄丸及明目延龄丸又方等，均系光绪三十一年七八月间御医张仲元和姚宝生为慈禧所拟。当时慈禧已年过七旬。以桑菊组方者，有清热散风、平肝明目之效；或加羚羊尖、生地和蒙花等，则更宜于肝火炽盛之目赤者。

4. 膏剂方

如明目延龄膏。膏剂易为病人接受，亦较有利于吸收。此种剂型在治疗慢性病，特别是用于老年人时是很适宜的，值得借鉴。

5．代茶饮方

如清肝和胃化湿代茶饮、清热化痰代茶饮，系慈禧常用之剂型。均以菊花、桑叶同用，且属主要之药。据有关医案记载分析，应用这些代茶饮方符合慈禧素有目疾及脾胃违和等而症属肝火、肺热及肠胃湿热等病情。

6．汤剂

慈禧所患外感、内伤病症常兼有眼目症状。御医在用汤剂给予综合调理的许多处方中，亦常用菊花以清头目。如某年六月初二日，御医张仲元为慈禧诊病，脉象是左关脉弦滑，右寸关脉沉滑。分析病情认为属胃气欠调，消化迟滞，食后嘈杂，头目不爽之症，因而拟调中畅脾之法调理。处方如下：

瓜蒌三钱，研　菊花二钱　银花二钱　麦冬三钱，去心　焦三仙各二钱　槟榔一钱五分　广皮一钱　白蔻五分，研

引用鲜青果七个，去尖，研。

又如慈禧在某年七月初三日曾服下方：

金银花二钱　菊花二钱　竹茹二钱　灯心三子

据此前六月二十九日脉案记载，慈禧当时亦有头目不爽等症。慈禧常喜进食京鸭等油荤厚味之品，经常患有脾胃病，医案中常见有"肠胃欠和""脾胃欠和""消化较慢""食后嘈杂""运化迟滞"等记述，或亦伴有"眼目不爽"等症。治疗此类病症常用加味三仙饮以和胃消食，有时亦加入菊花等清热明目之品，此亦可作同时发有眼疾之佐证。如某年闰四月初八日，加味三仙饮处方是：

焦三仙各三钱　金石斛三钱　菊花三钱　荸荠七个，切碎　鲜青果七个，研

水煎温服。

某年九月二十二日，加味三仙饮处方是：

焦三仙各三钱　雄鸡内金二钱　鲜青果十个，去尖，研　菊花一钱五分

水煎服。

光绪三十二年正月初八日，御医姚宝生为慈禧拟加味三仙饮方：

焦三仙各一钱五分　炙厚朴一钱　云茯苓四钱　橘红一钱　酒黄芩二钱　甘菊花三钱　槟榔炭一钱五分　泽泻一钱五分

水煎温服。

慈禧所用以菊花为主药的医方，常冠之以"延龄"或"明目延龄"方名。除前面已提及的明目延龄丸、明目延龄丸又方及明目延龄膏等方之外，还有一张处方名为"菊花延龄膏"。这是在光绪三十一年十一月初四日，御医张仲元、姚宝生为慈禧拟的。方中只有一味药：鲜菊花瓣。其制法是：用水熬透，去渣再熬浓汁，少兑炼蜜收膏，每服三四钱，白开水冲服。此前两天慈禧的脉案有如下记载："老佛爷脉息左关弦数，右寸关洪大而滑。肝经有火，肺胃蓄有饮热，气道欠舒，目皮艰涩，胸膈有时不畅。"前后除用此方之外，并有用明目延龄丸等清肝明目方者。由此可知，"菊花延龄""明目延龄"等方均系以其清热、平肝、明目之效，为慈禧的肝火目疾而设。当时慈禧已是71岁高龄，御医拟方而名以"延龄"者，当有取悦于这个梦想"万寿无疆"的皇太后之意。当然，什么灵丹妙药也挽救不了这个独裁者腐朽的躯体。不过，菊花是否真可能有"延龄"之效，却是很值得探讨的。

关于菊花延龄，祖国医学早有许多记载。《神农本草经》将菊花列为上品，认为"久服利血气，轻身，耐老，延年"。《荆楚岁时记》谓："饮菊花酒，令人长寿。"宋代诗人苏辙诗云："南阳白菊有奇功，潭上居人多老翁。"明代医家虞搏的《医学正传》卷一有一段话："曰菊英水者，蜀中有长寿源，其源多菊花，而流水四季皆菊花香，居人饮其水者，寿皆二三百岁，故陶靖节之流好植菊花，曰采其花英浸水烹茶，期延寿也。"可见，"真菊延龄"（《牧竖闲谈》），之说乃是千百年来人们实践和观察得来的认识。

现代医学研究发现，菊花含有挥发油、菊苷、腺嘌呤、胆碱、黄酮苷及微量维生素 A 样物质及维生素 B_1 等。菊花的提取物能扩张冠状动脉，增加冠脉流量，从而减轻心肌缺血，又能降低血压，减慢心率，增强耐缺氧能力，还有抑制多种致病菌、流感病毒的作用及镇静、解热等作用。曾有人用菊花煎剂浓缩液治疗冠心病 61 例，缓解心绞痛症状的总有效率为 80%，改善心电图的总有效率为 45.9%，合并高血压者也多有降低。临床以菊花与金银花、槐花和山楂等组方，治疗高血压动脉硬化症也有显著效果，血压和血清胆固醇都有下降。临床还用菊花配伍其他药物治疗上呼吸道感染、眼结膜炎和视神经炎等有效。现代的临床和实验研究不仅验证了菊花疏风清热、平肝明目之效，而且也表明菊花可能通过防治冠心病、原发性高血压、动脉硬化和高脂血症等威胁老年人健康的常见病而发挥"耐老延年"之效。像菊花延龄膏之类的菊花制剂，不仅适于治疗眼病，也适于防治原发性高血压和冠心病等老年常见病。一般中老年人若有此类症候，在医生指导下适当应用菊花制剂，当能发挥保健祛病、延年益寿的作用。曾为慈禧的眼病设计出菊花延龄膏的清代御医们，恐怕不曾想到在一个世纪后的新时代，菊花真的被用来为人们的益寿延龄服务了。

末代皇帝溥仪的病与北京大山楂丸

陈可冀

末代皇帝溥仪是让众人很感兴趣的人物，现在仍有关于溥仪生涯的著作，如由其夫人李淑贤口述、王庆祥整理的《溥仪与我》等，补充了《我的前半生》之阙。

关于溥仪常患之病及溥仪的体质，笔者曾持现存清宫宣统原始医药档案约十余册征询李淑贤女士的看法。她认为这些原始记录完全与其素质吻合。溥仪平素是最易患感冒和消化不良的。李淑贤女士称："溥仪一生常患感冒和消化不良。在我与他共同生活的年月里，几乎隔不数日即感冒伤食一次。溥仪本人由于常年有病，平日颇留心医药，每日三餐后都需进大山楂丸。日日如此，从不间断。溥仪早晨爱进豆浆油饼，食后也服大山楂丸。"

以下为溥仪患外感兼食伤的一节清宫医药原始记录：

"宣统九年（辛亥革命后，根据协议，仍允许清帝宣统沿用年号于紫禁城之内）正月十三日酉刻，赵文魁请得皇上脉息左寸关浮数，右寸关洪数。胃蓄饮热，微感风凉，以致头晕肢倦，胸满作呕，手心发热，舌苔黄白。今拟清解止呕化饮之法调理。

粉葛根二钱　薄荷一钱　连翘二钱　竹茹一钱　焦三仙各三钱　橘红八分　枳壳二钱,炒

引用清麟丸一钱，煎。"

"正月十四日，石国庆、赵文魁请得皇上脉息左寸浮缓，右寸关滑数。外感渐解，惟肺胃湿热尚盛，以致身体疲倦，胸满干呕，皮肤微热，饮食欠香。今议用和解清肺化滞之法调理。

粉葛根一钱五分　　薄荷八分　　栀子二钱，炒　　瓜蒌皮三钱　　焦三仙各二钱　　枳壳二钱，炒　　酒军一钱五分

竹茹一钱

引用法半夏一钱、酒芩三钱。"

"正月十六日，石国庆、赵文魁请得皇上脉息左关和缓，右寸关滑缓，诸症均愈。惟肺胃浮热未清，今议用清肺导热之法调理。

干麦冬三钱　　陈皮一钱五分　　瓜蒌皮三钱　　木通一钱　　细生地三钱　　甘草梢六分

引用鲜竹叶十片。"

此案先后以解表、清里、养阴等法好转。从中可以看到，焦三仙是初诊及二诊中均用的。焦三仙者，焦山楂、焦神曲和焦麦芽之统称，意谓其消导化滞效如"神仙"。市售之大山楂丸主要配方为此三味药。当然，助消化、治伤食的医方常用的尚有保和丸、开胸顺气丸、消痞阿魏丸及近世之党参健脾片等，但也均含有山楂。甚至至宝锭等数十种中成药中也都伍有山楂，说明山楂的功效之卓著。清季宫廷配方本中亦列有此大山楂丸等含山楂的医方多种，为京都之常用医方，今人仍喜施用。

山楂，又称山楂果、红果或山里红等。近六年来，我国学者调查了 15 个省、市、自治区的山楂资源，发现了一些稀有品种，包括抗寒（零下 40 ℃）力强之"大旺""矮化山楂"及"阿尔泰山楂"等。我国古典著作如公元前 5—10 世纪的《尔雅·释草篇》以及以后的《山海经》《唐本草》《本草纲目》《隋息居饮食谱》及近代的《医学衷中参西录》等均有记述。民间对此十分熟识，唐宋八大家之一的柳宗元更有"伦父馈山楂"的诗句，对其甜酸味已有品评。

现已证实，山楂果及叶所含黄酮类化合物较多，适于冠心病病人服用，也有降血脂作用。但如果食后进食量增大，增加体重，那就适得其反了。

山楂可制冰糖葫芦，在首都北京乃风味佳品，现已广泛传及各地。"三尺动摇风欲折，葫芦一半蘸冰糖"。道出了它的神韵。盖此物历史很久，即宋之"蜜弹儿"，明之"糖堆儿"也。此外，清《帝京岁时纪胜》还载有金糕或山楂糕的山楂食制品，驰名国内外。嘉庆朝有诗赞曰："南楂不与北楂同，妙制金糕数汇丰（老铺）；色如胭脂甜如蜜，解醒消食有兼功。"

顺便说一下，溥仪每晨进食豆浆，实不失为保健方法之一。因为豆制品不仅味美可口，且有营养价值，又有多种医疗功效。

翁同龢日记和同治皇帝病及其他

陈可冀

翁同龢（公元 1830—1904 年），字叔平，晚自号瓶庐居士，江苏常熟人。咸丰六年（丙辰）状元（一甲一名进士）。同治、光绪两朝均值弘德殿为师傅（老师）。《清史稿》载："同龢居讲席，每以忧勤惕厉，启沃圣心。"为清末维新派。著有《翁文恭公日记》及《瓶庐诗文稿》，诗稿八卷，文稿二十卷。卒年 70 岁。

《翁文恭公日记》共 40 册，起自咸丰八年七月（1858 年 8 月），迄于光绪三十年五月（1904 年 6 月）。日记中有大量光绪皇帝的重大史实，也记载了同治皇帝因天花病致死的症情始末。现参照日记所叙，结合同治十三年十月至十一月《万岁爷天花喜进药用药底

簿》记录，就同治皇帝的天花病状作一比较分析。

翁同龢六次目睹同治病状的日记记录有如下述：

第一次，同治十三年十一月初八日："入见又三叩首，两宫皇太后俱在御榻上，持烛同诸臣上前瞻仰，上舒臂令观，微语曰：'谁来此？'伏见天颜温晬，僵卧向外，花极稠密，目光微露。瞻仰毕，略奏数语皆退。旋传再入，皇太后御中间宝座，西向，宣谕数日来圣心焦虑，论及奏折等事……"这是同治临终前患病的第九天，结合脉案记载："皇上天花六朝，浆渐苍老，盘晕赤色见退，惟浆后气血空乏，微感风凉，以致咳嗽鼻塞，心虚不寐，浸浆皮皱，似有停浆不靥之势。"可见同治所患乃天花病，此点已十分明确。

第二次，同治十三年十一月初九日："晴和……辰初一刻又叫起与军机御前同入，上起坐，气色皆盛，颜色皆灌浆饱满，声音有力……上举臂以示，颗粒极足，不胜喜跃而退。昨日大外（便）仅一次。见昨日脉案言：昨日情形甚重，今已灌浆起顶，惟音哑胸堵，诸症尚未痊愈，心肾气通，交颈余毒未清，方用保元补气，炙黄芪、首乌、党参、白芍、炙甘草、款冬、枣仁、远志……"与宫中医案所载基本符合。

第三次，同治十三年十一月二十二日："……昨日瞻仰，神情兴致皆可，腰间两小穴，一流水一干，起坐略不便也。与荣仲华谈，巳初退。"同日，宫中脉案载："皇上脉息缓滑无力，腰疼稍减，稀汁渐浓，惟红肿未消，溃破流汁，咳嗽口渴，夜寐不沉，其余各处痘痏已溃而毒未净者，有未溃而仍肿者……"可见，在此之前，同治的天花病已有多处皮肤继发了其他化脓性感染，即所谓痘痏者。

第四次，同治十三年十一月廿八日，"辰正见于东暖阁，上离坐榻上（枕一中居），两宫太后亦坐，命诸臣一一上前，天颜甚粹（按：应为悴），目光炯然，痂犹有一半未落。谕今日何日，并谕及腊月应办事。诸臣奏毋庸虑及。臣奏圣心宜静。上曰胸中觉热也。退至明间，太后立谕群臣以现在流汁过多，精神委顿，问诸臣可有良法？圣虑焦劳，涕泪交下。臣因进曰：择医为上。臣荣禄曰：有祁仲者，年八十九，治外症甚效，可传来诊视。太后颔之，语甚多，不容记。退坐奏事处，有敕勿即散值，有顷传诸臣，皆入。上侧卧，御医揭膏药挤脓，脓已半盅，色白，比昨稍稠，而气腥，漫肿一片，腰以下皆平，色微紫，视之可骇。出至明间，太后又立谕数语，继以涕泪，群臣皆莫能仰视。午初祁仲到，命诸臣随入殿。良久，祁仲与李德立等入。半时许视毕，宣召至西暖阁，问状，余等未与恭、醇两王入……祁仲言此痘痏发处尚小，在肾俞下，而冀可治……"与当日宫中脉案载"皇上脉息弦数无力，肾俞发浆，汁出多，阴虚水亏生热，心肾不交，以致日晡发热，寐虚恍惚，胸满嘈杂"一致。当为天花病毒血行播散，腰间肾俞附近及他处并发感染，已有败血症表现。

第五次，同治十三年十二月初二日，"晴，大风……巳初方入，上卧甫醒。近至榻前，细细瞻仰。则两颊肿甚，唇鼓色红，虚火满面，目光却好，平卧一二语外，云不思食，尚思睡也；适止而退，并遇御医，……云所下（大便）尽是余毒，口糜又虑成走马疳，温补断不可进，只有如昨法……"同日，宫中脉案亦载："肾俞及各处痘痏俱见正脓红活，颊颐肿势渐消，惟唇腮硬肿，牙跟黑糜，舌干口臭，大便黑黏，糟粕腥臭，次数亦减……"天花并发症中，严重者尚可有角膜混浊失明、脑膜炎、肺炎及中耳炎等。此时同治不仅有口腔齿龈严重感染，恐更有腮腺炎和骨髓炎的可能性。

第六次，同治十三年十二月初五日："晴寒，……入城小憩未醒，忽传急召，驰入，

587

尚无一人也。时日方落，有顷，醇幕邸室沈莫桂、崇治、文锡同入，见于西暖阁。御医李德立方奏事急，余叱之曰何不用回阳汤。彼云不能，只得用参麦散。余曰即灌可也。太后哭不能词。仓猝间，御医称牙闭不能下矣。诸臣起立，奔东暖阁，上扶坐瞑目，臣上前，……天惊地折，哭笑良久，时内廷五大臣有续至者，入哭而退。惨读脉案，六脉俱脱，酉刻崩逝。"此节所记，与宫中脉案一致，十二月初五日申刻脉案载："皇上六脉微无根，系病久神气消耗，偶因气不运痰，厥闭败脱，急用生脉饮一贴竭力调理，

高丽参五钱　麦冬五钱　炙五味子一钱
水煎温服。"

酉刻载："皇上六脉已绝，灌生脉饮不能下咽，元气脱败，于酉时崩逝。

翁同龢为同治、光绪的老师，帘前讲席，颇称忠坚，日记可以确信无疑。民间有传说同治死于梅毒者，实不可信。以后翁同龢被慈禧革职回故里，临终前曾有《疾亟口占》一首，令儿女记录，叙及内心感触："六十年中事，伤心到盖棺，不将两行泪，轻向汝曹弹。"对维新失败，不无感慨。

清宫帝后等临终时刻生脉散古方的应用

陈可冀

古方生脉散为益气养阴复脉的著名方剂，始见于金元四大家李东垣所著之《内外伤辨惑论》，治"暑热伤气，汗出津亏"。本方由人参、麦冬和五味子组成。以人参之甘温大补元气，生津止渴，麦冬的甘寒养阴生津，五味子的酸温收耗散之气。三药合用，起益气养阴复脉的功效。清代宫廷医案载，清宫帝后及王公大臣等濒临死亡时，常用此方救治因均已病入膏肓，故难收全效。现录数则以供参考。

1. 乾隆临终时的应用——生脉散加减方

"乾隆六十四年正月初三日卯正一刻，陆续进参莲饮四次，用人参六钱。

徐景云、沙惟一请得太上皇圣脉散大，原系年老气虚，屡进参莲饮无效，于本日辰时驾崩。"

2. 同治临终时生脉散的应用

"同治十三年十二月初五日申刻，李德立、庄守和请得皇上六脉散微无根，系病久神气消耗，偶因气不运痰，厥闭脱败，急用生脉饮一贴竭力调理。

高丽参五钱　麦冬五钱　炙五味子一钱
水煎温服。"

"同治十三年十二月初五日酉刻，李德立、庄守和请得皇上六脉已绝，灌生脉饮不能下咽，元气脱败，于酉时崩逝。"

3. 慈禧临终时生脉散加减方的应用

"光绪三十四年十月二十二日，张仲元、戴家瑜请得皇太后脉息左部不匀，右部细数，气虚痰生，精神萎顿，舌短口干，胃不纳食，势甚危笃，勉拟益气生津之法调理。

人参须五钱　麦冬二钱　鲜石斛二钱　老米一两
水煎温服。"

4. 光绪临终时生脉散的应用

"光绪三十四年十月二十一日子刻，张仲元、全顺、忠勋请得皇上脉息如丝欲绝，肢冷气陷，二目上翻，神识已迷，牙关紧闭，势力将脱，谨勉拟生脉饮，以尽血忱。

人参一钱　麦冬三钱　五味子一钱

水煎灌服。"

5. 恭亲王临终时生脉散加减的应用

"光绪三十四年四月初十日丑刻，庄守和、张仲元、姚宝生诊得恭亲王脉息左寸关数而无力，尺部虚大，右三部软而无根，由戌至丑，汗出不止，喘息抬肩，痰热上壅，精神不固，症势重险，谨防虚脱。今议用保肺固脱之法，竭力调治。

人参三钱　麦冬三钱　老米五钱

水煎浓汁，频频饮之。"

6. 隆裕临终时生脉散加味之应用

"中华民国三年（1913 年）正月十六日午刻，张仲元、佟文斌请得皇太后脉息左关浮数，尺部如丝，症势垂危，痰壅愈盛。再勉拟生脉化痰之法，以冀万一。

西洋参三钱,研　麦冬三钱　五味子一钱　橘红二钱　竹沥水三钱,兑

水煎灌服。"

以上案例表明，生脉散在危重症时的应用是十分常见的。这些案例虽因多已垂死难以救治，但生脉散在救治各类虚脱和中暑等方面的效果是肯定的。尤其由于近十年来将此方制成注射剂，因而在治疗休克上发挥了一定的作用。其优点为，若早期并用生脉散或其注射液，可降低急性心肌梗死并发症的发生率和病死率。急性心肌梗死及伴有休克的患者多有不同程度的气阴两虚症候，所以适宜用本方治疗。本方可以止汗敛阴，调节血压，心音增强，脉搏有力，四肢转暖，末梢循环得到改善，所以很有用。近年我们在急性心肌梗死病人身上应用它，通过 Swan-Ganz 导管血流动力学检测证明：本方可以增加心脏每搏量和心输出量，提高心脏泵血功能。我们并以核听诊器检测证明可以增加心室射血分数。看来古方新用，古方治今病，是很有潜力的。

乾隆皇帝宠妃——"香妃"及其用药记录

张文高

在我国民间流传的关于清代后妃的故事中，富于传奇色彩而又流传较广的当属"香妃"的传说。近年来对有关史料的考证表明，"香妃"确有其人，即乾隆皇帝的一个来自新疆维吾尔族的妃子——容妃，但其生平经历却与传说大不相同。清宫医案中关于容妃的用药记录，也可说明一点问题。

《清史稿·后妃传》载："……又有容妃，和卓氏，回部台吉和扎赉女。初入宫，号贵人，累进为妃。"在乾隆之妃中，只有容妃来自"回部"，而传说中的"香妃"也是来自"回部"，和卓家族的人。结合其他一些史料，证明"香妃"即容妃。其亲属曾在乾隆二十三年配合清政府平息大、小和卓的叛乱。这是维护祖国统一的行动。后在乾隆二十五年遵旨迁居京师，受到封赏。容妃和卓氏亦随入京，并在当年六月以前入宫，受封为和贵人（这大概是因为宫中认为她姓"和卓"之故），时年约 26 岁（一说 27 岁）。和卓氏在入宫十年左右的时间内又先后被册封为容嫔、容妃，乾隆五十三年四月十九日容妃死，时年

约五十四五岁。

清宫内的医药档案中也记载有容妃的用药记录，初步发现有如下几条：

"容妃娘娘合生肌珠子散，用珠子三钱。"

"二十四日花映墀等请得，容妃娘娘合生肌珠子散，用珠子一钱五分。"

"（乾隆）五十三年三月十五日，容妃合人参珠子散一料，用过五等人参一钱。"（此条见于御药房人参档）

初步分析，这几条的时间当较接近，表明容妃在其临终前不久曾用过人参珠子散和生肌珠子散。其中一条时间是在乾隆五十三年三月十五日，仅在容妃死前一个多月。此时容妃所患之病或即是导致容妃死亡之疾病的发端，或渐加重的阶段，值得进一步发掘研究有关资料。

关于生肌珠子散和人参珠子散，尚未查到宫中具体配方。从方名推测，当属生肌敛疮、去腐生新之品。由方测症，可知容妃此时大约患有痈疽疮疡，破溃后久不收口生肌，或因久病卧床致生褥疮溃破之症，尚待继续深入考证。宫中外用散剂有生肌散和珍珠散等，具有解毒化疗、长肉生肌、排脓渗湿、收毒水之功。方药组成大抵以珍珠和人参居首。容妃所用之生肌珠子散、人参珠子散或即此珍珠散（或有所加减）。冠之以"生肌"者，是讲其功效；冠之以"人参"者，是示其贵重和疗效之可靠。

历代外科、疡科著作中，生肌散和珍珠散有多种，前述清宫生肌散方可能系由《张氏医通》卷十四生肌散加减而来。该书刊于康熙年间，清宫生肌散与该书生肌散比较，增儿茶、象皮、黄丹、熊胆和朱砂。刊行于道光年间的《重楼玉钥》卷上之生肌散方，与清宫生肌散之药物组成亦相似。《外科正宗》《张氏医通》及《医宗金鉴·外科心法要诀》都有珍珠散，但药物组成均与清宫珍珠散相差较多。清宫珍珠散很可能由《疡医大全》卷九生肌散方加减而来。此方治痈疽疮疡久不收口，由人参、牛黄、珍珠、琥珀、熊胆、乳香、没药、煅炉甘石、乌贼骨、龙骨、煅石膏、轻粉、铅粉和冰片组成。清宫珍珠散仅增白石脂，而减牛黄、琥珀等七味。清代以疡医著称的医家顾世澄撰《疡医大全》刊于1760年，即乾隆二十五年，而容妃用人参珠子散则在二十八年。由此推测当时容妃可能患痈疽疮疡，因久不收口，御医花映墀等即参照前述《疡医大全》生肌散方为容妃配外用散剂，因其中以人参、珍珠等贵重药物而著名，故将该散剂名之为生肌珠子散或人参珠子散。

容妃外用之生肌敛疮散剂以珍珠、人参为主要的药是很有道理的。珍珠除含有碳酸钙、氧化镁等无机物外，还含有亮氨酸、蛋氨酸和丙氨酸等多种氨基酸，外用有较好的收敛生肌、清热解毒作用，对溃疡久不愈合有良好的疗效。人参所含的若干成分能增强蛋白质和 RNA 等的生物合成，增强机体非特异性抵抗力，增强网状内皮系统及白细胞的吞噬功能，还有一定的抗菌作用。这对治疗疮疡，促其生肌收口都是很有意义的。通常应用人参以内服为主，但其在外治中的作用也不容忽视。近来曾有人用人参茎叶浸膏外敷治疗各种疖病，取得较好疗效。在现代的某些美容护肤用品中，也有加入人参提取物者。清宫御医用人参于外治的经验值得深入研究探讨。

珍妃患病缘肝郁

张文高

清代从康熙朝以后，曾对皇帝的后妃数目有规定：正嫡曰皇后，居中宫，主内治。以下是皇贵妃一人，贵妃二人，妃四人，嫔六人，分居东西十二宫，佐皇后主内治。以下有贵人、常在、答应三级，俱无定额，随居东西各宫。实际上，康熙、乾隆的嫔妃都远超过规定的数目，而同治、光绪却并没有那么多。光绪有一后两妃，那是在光绪十四年（1888年）十月初五日，慈禧太后把她胞弟、副都统桂祥之女叶赫那拉氏选定为光绪的皇后。同时，礼部左侍郎长叙的两个女儿一道被选入宫。姐姐被封为瑾嫔，妹妹被封为珍嫔。光绪二十年（1894年）又分别晋封为瑾妃和珍妃。关于珍妃的悲剧故事在我国早已广为流传，这里只就珍妃的一段医案，结合其生平遭遇作一简要分析。

这则医案纪年阙如，原文如下：

"二月十七日，杨际和请得珍妃脉息左寸关弦数，右寸关滑数。系心肝脾三经有热，蓄有湿饮，肝热下注之症，以致胸膈不畅，有时发热，口渴思凉。今用清热调肝饮，外用郁金、胆草、羚羊等熏洗法调理。"

当日所用熏洗方，原案未作记录，数日后同一御医所拟处方以蛇床子、苦参等加减熏洗。

从案中记载可知，珍妃当时的主要病症有胸膈不畅、有时发热、口渴思凉。另据其前后脉案尚载有"荣分不畅""疼痛窜及胁肋腰间"等症。脉证合参，分析为"心肝脾三经有热，蓄有湿饮，肝热下注之症"，但病的重点当在肝，故以内服清热调肝饮治疗。因此以青皮、枳壳、乌药、郁金等味疏肝理气、调荣止痛，胆草、黄芩苦寒泻肝清热，羚羊、丹皮咸寒苦辛凉肝清热，生地、杭芍甘酸滋阴而养肝，薄荷辛凉轻清条达肝气，泽泻利湿清热。全方疏肝调气，清热祛湿，养阴和营，凉血止痛，与病症及脉象均相吻合。本方重点在治肝，故名为清热调肝饮，由其方义来看，似为仿龙胆泻肝汤意而立方。

熏洗药方系仿《疡医大全》塌痒汤（苦参、狼毒、蛇床子、当归尾、威灵仙、鹤虱）、蛇床子方（蛇床子、花椒、白矾）及《医宗金鉴·外科心法要诀》蛇床子汤（威灵仙、蛇床子、当归尾、土大黄、苦参、砂仁壳、老葱头）的方意而拟，故本熏洗方当为治珍妃阴痒之症。考清宫医案中，后妃等宫中妇女用类似方药熏洗治疗者颇多，然案中却几乎没有明确指明"阴痒"症候者，可能在当时宫廷的条件下御医未便照实记录，似为有所避讳。熏洗法系将中药煎汤，乘热在患部熏蒸、淋洗和浸浴的中医外治一法。由于中药与温热的协同作用，可起到祛风止痒、消肿止痛、清热解毒等作用。熏洗法是妇女阴痒症的常用治法，塌痒汤等即为治阴痒之专方。珍妃所用加减熏洗方有清热解毒、利湿祛风、杀虫止痒之效，故宜于治疗湿热下注之阴痒症。方中重用蛇床子为君药。本药辛、苦而温，入肾经，内服能温肾壮阳，外用可燥湿杀虫止痒，故为治疗阴部湿痒最常用的外用药。现代药理研究表明，蛇床子除了有性激素样作用外，还有抗阴道滴虫、抗真菌和抗病毒等作用，故临床用蛇床子煎洗、用散剂或其提取物在阴道用药治疗滴虫性阴道炎有较好的疗效，用于非滴虫性阴道炎白带多者，可使白带减少，子宫颈糜烂减轻，止痒效果显著。苦参在本方中也有重要作用。本药苦寒清热燥湿，又善祛风杀虫止痒，能使湿热渗于下窍，故亦常

下篇 清宫医话精选

内服或外用治阴部瘙痒之症。苦参对多种致病菌和皮肤真菌有抑制作用，其醇浸膏在体外实验的抗滴虫作用也与蛇床子相近。临床用苦参制剂治疗阴部湿疹和滴虫等病也有一定疗效。狼毒与雄黄均为有毒之药，外用能杀虫，可谓"以毒攻毒"，内服应极慎，以免中毒。狼毒又有除湿止痒之效，塌痒汤及珍妃熏洗方均用此药。方中其他药如公英、草节、薄荷、朴硝和大白菜叶等分别有清火解毒、疏风散热、消肿止痛等作用，于珍妃湿热阴痒之症亦属适宜。白菜古称"菘"，为家常蔬菜。本方中用白菜叶大约取其解毒之效。《本草纲目》中曾载用白菜捣烂敷涂可治漆毒生疮。类似珍妃所用熏洗方，现代临床仍常应用，例如，最近有人用蛇床子洗方（蛇床子、地肤子、蒲公英、苦参、生大黄、黄柏、威灵仙、白鲜皮、枯矾、薄荷）治疗阴痒症 87 例，治愈 49 例，好转 29 例，一般用一二剂痒痛即减轻。

　　据考"阴痒"病名出自《肘后备急方》，其病因病机多因肝郁化热，脾虚聚湿，湿热下注于前阴；或因外阴不洁感染病虫；或由阴虚血燥生风。《杂病源流犀烛》谓："妇人又有阴痒，大全云，妇女阴痒者，是虫蚀所为，……其虫作，微则痒，重乃痛。按此阴痒之虫，当属肝风内扇所化，……故治法也必以清肝为主，……有痒而竟无虫者，或由郁怒伤于肝脾，致阴中闷痒，……或有肝脾气虚，湿热下注，致阴内痛痒，……或有肝脾郁怒，元气亏损，兼有湿热，致阴中痛痒……"如结合阴痒症的这些病因、病机和一般规律，及医案中所载珍妃病情和对内服、外用方药的分析，可知珍妃当时病症主要病位在肝，主要病因、病理在于肝郁。厥阴肝经循股阴，过阴器，又上贯膈，布胁肋。肝郁则胸膈不畅，胁肋窜痛；肝郁化火则时有发热，口渴思凉；肝郁及脾，脾虚聚湿，肝经湿热下注则阴痒带下；肝主藏血，主疏泄，肝郁则气滞血瘀，故荣分不畅。御医正是掌握了珍妃因肝郁而患病的基本病机，才为其拟疏肝理气和营、清热祛湿之方剂以治本，外用清热利湿、杀虫止痒方以治标，从此标本兼治之中，可见医术之高明。

　　至于珍妃何以肝郁致病，那就要从珍妃的生平遭遇和在宫中的处境来分析了。珍妃生于光绪继位后的第二年（1876 年）。光绪十四年（1888 年），年仅十三岁时即应选入宫，初封珍嫔，光绪二十年晋珍妃。光绪大婚之后，对皇后（慈禧亲弟弟的女儿）并无好感，且把她看成是慈禧的密探，事事与她疏远。随着"帝党"和"后党"矛盾的不断加深，光绪与皇后之间的感情日渐恶化。珍妃貌美聪慧，颇有才气，自幼得文学师承，精于诗词歌赋，喜爱书画，对时政也有自己的见解，同情光绪的境遇，支持光绪的一些改良主张，因此深得光绪的钟爱，成为光绪的唯一宠妃。这一切不仅招致皇后的怨恨，也引起阴险狠毒的慈禧的盛怒。慈禧恶狠狠地说："皇后有统辖六宫之责。俟后妃嫔等如有不遵家法，在皇帝前干预国政，颠倒是非，着皇后严加防查，据实陈奏，从严惩办，决不宽贷。"珍妃不仅横遭拷打，并被降为贵人。由此看来，珍妃之惨遭迫害，不仅有婆媳、妻妾之间的矛盾，更重要的是政治上的原因。光绪二十四年（1898 年），光绪支持了改良主义的戊戌变法，以慈禧为首的顽固势力发动政变，残酷镇压了维新变法运动。慈禧怒骂光绪，并将他囚禁于中南海的瀛台。珍妃也因同情和赞助光绪，支持变法，而被慈禧幽禁于紫禁城东北部的北三所寿药房这个"冷宫"之中。这时珍妃仅 23 岁。光绪二十六年（1900 年）八国联军进犯北京，慈禧挟持光绪仓皇西逃，临行前凶残地命太监将幽禁于"冷宫"之中的珍妃唤出，推入慈宁宫后贞顺门内的井中。当时珍妃年仅 25 岁。后人为了纪念这位死于慈禧淫威的赞助变革的年轻妃子，将这口井称为"珍妃井"。

　　为了判断前述珍妃医案是她在何时何种境遇下的诊病记录，我们研究了一些资料。结合珍妃晋妃年月及杨际和主诊之其他脉案，推断此案大约应在光绪二十四至二十五年间。当时的珍妃，或在辅佐光绪试图实行新政，而慈禧之凶狠毒辣，光绪之懦弱无能，列强之威胁，朝廷之腐败，以及内忧外患，已给这个皇妃的命运投下了浓厚的阴影。当时的珍妃，或已被慈禧打入"冷宫"，则对光绪的思念，对"老佛爷"的怨恨，维新运动的失败，个人所受的摧残……无穷的辛酸、不尽的愁怨、悲惨的命运交织在一起，笼罩着这个已被囚禁了的皇帝宠妃。不管是在哪种情况下，她都是一个处在矛盾焦点上的悲剧人物，她都处于忧劳思虑或酸楚凄惶、怨愁郁怒之中。这些强烈的情志因素必然影响于肝。郁怒伤肝，而有化热、伤脾、聚湿、气滞、血瘀等之变。这就产生了医案中所反映出的一系列全身症候和局部病症。尽管御医医术高明，理法方药均颇合拍，但情志不畅，肝郁难除，妙手良方亦难以回春。那个黑暗时代所给予珍妃的悲剧就是如此！

瑾妃病中残年

张文高

瑾妃与珍妃是同父异母的姐妹，姓他他拉，是礼部左侍郎长叙的女儿。她俩在光绪十四年（1888 年）一道应选入宫，次年同被册封为嫔，后进妃，即瑾妃和珍妃。这姊妹俩，虽然珍妃甚受光绪的钟爱，而瑾妃未得皇帝宠幸，却都有着同样悲惨的命运。光绪二十年，珍妃被封为妃后不久，就因同情、支持并得宠于光绪而触怒慈禧太后和慈禧的侄女——光绪之后隆裕。不仅珍妃横遭拷打，姊妹俩还同时被降为贵人——在清代后妃的排列中这是被降两级。光绪二十六年（1900 年），八国联军侵入北京。慈禧仓惶出逃之际，命人将珍妃推入井中淹死。这位 25 岁的聪慧少妇结束了悲惨的一生。瑾妃的宫中生活，不仅是在时常郁郁寡欢中度过的。光绪死后，她更是在抑郁和疾病折磨中却残年。

瑾妃比珍妃年长两岁，入宫时年仅 15 岁。光绪皇帝病死是在光绪三十四年（1908 年）。当时瑾妃也只有 35 岁。瑾妃病逝于 1924 年，仅活了 51 岁。这十余年，对一般人来说恰值从中年到老年前期，应属年富力强之时。而据宫廷医案记载，瑾妃却是病魔缠身，终日生活在抑郁委顿之中。要了解瑾妃病情怎样，病因何在，兹从她的大量脉案中选取两段作一介绍。

首先看"端康皇贵太妃"在某年正月至五月底这半年的脉案。据《清史稿》后妃列传记载："端康皇贵太妃他他拉氏。光绪十四年，选为瑾嫔。二十年，进瑾妃。……宣统初，尊为兼祧皇考瑾贵太妃。逊位后，进尊封。"原来，1911 年的辛亥革命推翻了清王朝，宣统皇帝逊位，但根据"优待皇室条件"的规定，皇帝的"尊号仍存不废"，帝后可以暂居宫禁。因此，太医院的御医也仍然在"内廷"从事医事活动。由此可推测，这段脉案的时间当在 1911 年后到溥仪"大婚"之前的这一期间。当时瑾妃年四十岁左右。从这一年的正月底开始，端康皇贵妃的脉证病情主要是："左关沉弦，右寸关滑数，肝热气滞，中焦蓄饮，以致肢体酸倦，时作烦闷""肝肺有热，气道欠调，以致胸膈堵满，时作咳嗽""肺经湿饮欠调""肝气欠调畅""阴分素亏，肝经气滞，以致胸满腹痛，肢体酸倦""肝阳结热，气道欠调，以致胸胁满，时作腹痛""气道欠调，以致肢体串痛，时作胀闷"。由于这样的病情，瑾妃几乎每日都服中药。御医所拟治疗法则，有平肝清热快脾、清肺平肝止嗽、清肺调中止嗽、和肝调中活络、益阴和肝调气、益阴调气定痛、调肝活络化饮、和肝活络定痛、和肝活络调气、调中清热舒化、和肝清热调气及清肝调气舒化等法。这样一直治疗到二月中旬，瑾妃的病症方开始有所减轻。至于御医所拟方药，从以下两日脉案可见一斑。

"二月十九日亥刻，赵文魁请得端康皇贵太妃脉息左关沉弦，右关滑数。肝气不畅，中州蓄饮，以致两胁满闷，时作腹胀，今拟清肝调中化饮之法调理。

炙香附四钱　青皮三钱　木香二钱,研　台乌二钱　沉香面五分,先煎　羚羊一钱五分,先煎　姜朴三钱　独活三钱　枳壳三钱,炒　酒军二钱　牛膝三钱　川续断三钱

引用栝蒌六钱　腹皮子四钱

二月二十日，赵文魁请得端康皇贵太妃左关沉弦，右关沉滑。诸症均愈。惟湿热尚欠调畅，今拟清肝导热化饮之法调理。

炙香附四钱　青皮三钱　姜朴三钱　沉香四分,先煎　杭白芍四钱　羚羊一钱五分,先煎　瓜蒌八钱　牛膝三钱　小生地六钱　丹皮四钱　枯芩四钱　木通二钱

引用滑石六钱，包煎，鲜竹叶四十片。"

经御医如此竭力调治，瑾妃才稍得安宁，大约十天未服药治疗。但是，二月三十日，即又"肝热气滞，微感浮风"，而现"头晕肢倦，胸满作痛"等症。

对瑾妃这半年的脉案作一分析，可以看出，其病位主要肝，其症候及脉象亦多属肝经。其病机主要是肝气郁滞，气机不畅，并因此而郁久化热，火盛伤阴，肝郁及脾，中虚生饮，气滞络阻……，所以出现肝郁、肝热、气滞、脾虚、阴虚、湿饮及络阻等症候。复又因标实本虚，正不抗邪，极易感受风邪。由此可知，瑾妃之所以中年多病，诸症蜂起，缠绵难愈，主要由于肝郁。晚清、民初服务于宫廷的名医赵文魁对瑾妃之病的调治原则，也一直是紧扣病在肝经及肝郁致病这关键的。统计一下赵氏等在半年内为瑾妃所拟五十次处方治则，其中有和肝二十二次，清肝十次，调肝、平肝、舒肝十次，合计治肝法四十二次，所占比例超过百分之八十，其他包括益阴十九次，化饮、化湿十八次，调气、舒气十六次，活络九次，调中、和中八次。这些治则与瑾妃之病机甚为符合，可知赵氏等医术之精湛。这也许就是瑾妃得以在难愈之痼疾折磨之下暂延残生的原因。

那么，造成瑾妃肝郁难愈的原因是什么呢？中医认为，肝为刚脏，性喜条达而恶抑郁，情志不畅、精神郁闷，必然影响于肝脏。肝郁难伸，气机郁滞，肝郁诸症遂起。瑾妃的宫中生活恰是在抑郁、孤寂、苦闷中度过的。据瑾妃与珍妃的侄子唐海炘（他他拉·海炘）回忆其姑母的文章中介绍："瑾妃的性格和珍妃的性格恰恰相反。瑾妃在家里做闺女时是长女，能委曲求全，是个有心计的女子。进宫后在慈禧的高压下，对妹妹的遭遇只能抱着同情之心，对慈禧的横行霸道敢怒不敢言。由于长时间压抑的生活，才四十多岁，身体已经很虚弱，并得了甲状腺肥大病，眼珠往外努着。"此处对瑾妃精神和身体状况的描述与她的脉案是一致的。光绪在世时，瑾妃未曾得宠，又有慈禧的淫威，宫廷的"家法"，珍妃的悲剧，孤独、怨恨、郁闷等复杂而不正常的精神状况可想而知。慈禧、光绪死后，瑾妃成为抚养幼小的宣统皇帝溥仪的四个养母之一，另三个养母则是同治之妃。宣统上台作了三年皇帝，清王朝就垮台了。虽然按照当时的"优待条件"，溥仪仍在紫禁城的内廷部分居住了十几年，直到1924年移出宫禁为止，但这十几年的宫中生活已是穷途末路的地道的"孤家寡人"了，与辛亥之前已大不相同。瑾妃之死，也恰在溥仪迁离紫禁城之前不久。可以想见，瑾妃这十几年的精神状况只会更加日趋恶化，尽管还可能享受着宫中的

清代宫廷医学精华

594

腐化生活，但其抑郁、孤寂、凄惶之状只会有增无减。另外还有一层影响于情志的重要因素，就是宫禁之中的妃子犹如被囚禁一般，必然对亲人有无穷的思念。据瑾妃的侄子回忆："现在回想起来，高大的紫禁城隔断了她和亲人的感情，过着孤伶伶、冷清清、非正常人的宫中生活。纵然有吃不完的山珍海味，穿不尽的绫罗绸缎，享不尽的荣华富贵，那也体味不到人间的幸福。"在如此精神状态下，必然是肝郁日渐加重，瑾妃的身体情况亦必每况愈下，即便有神医妙手，亦难回春。

瑾妃临终前几年，在暂居宫禁的溥仪"大婚"之后，病情缠绵，逐渐恶化。她曾对进宫探望的母亲说："从皇上大婚，我就没有好过。……最近几年我总觉得不舒服！"此时母女倍加思念。据说瑾妃曾为母亲在景山东街东侧买了一套宅院。母女常在约定好的时间，一个登上宅院中花园里假山上的亭子，另一个登上宫内御花园靠东北面的亭子，互相用望远镜对望良久。瑾妃的侄子说："就这样年复一年地望了多年，直到瑾妃病倒，祖母这时也病魔缠身，才算罢休。"就这样，已被尊称为端康皇贵太妃的瑾妃终于一病不起。她临终前的种种病状，也详细记载于宫中的脉案之中。以下选录几则由御医张佟所诊脉案。

九月十三日，脉息"两寸细象稍缓，关部仍弦，两尺洪大无力。气液枯涸，形体消瘦，胃家谷气太少，由脾阳不振所致，因之精神萎顿，舌蹇耳鸣，有时恍惚，膈上有痰，症势危险已达极点，殊难挽救。谨勉拟益气壮水化痰之法，以尽血忱。

西洋参二钱，研　生于术一钱　朱茯神三钱　朱麦冬三钱　川贝母三钱，研　生杭芍三钱　化橘红一钱五分　法半夏一钱五分

引用六味地黄丸二个，煎。"

九月十七日，"脉息尺部洪象未敛，重按无神，两关仍弦，寸部细而力软。神识时清时迷，舌强语蹇，面青黯淡，胃纳不思，精神萎顿"，此时"症势愈形危险"。御医所拟"竭力调治"之方药为：西洋参、干地黄、炒白芍、朱麦冬、生牡蛎、炙甘草。本日酉刻，又"照原方加人参一钱、五味子六分"。

九月二十一日，脉息"重按愈觉无神，眼光郁督，视物不清，由昨不寐，稍觉烦扰，时作郑声，精神愈形萎顿，脱败堪虞"。此时御医"勉拟"方药：人参、干地黄、炮姜炭、法半夏、杭芍、朱麦冬、清油桂、阿胶。

虽经一甲复脉汤、生脉散以及大补气阴、回阳救逆化痰之法救治，御医已"尽血忱"，无奈肝郁积久难返，气血阴阳俱衰，纵有灵丹妙药，亦无法挽回衰竭脱败之势。在宫中生活了三十多年的瑾妃，就这样在凄惨、郁督、萎顿、黯淡的境况下，离开了人间。

慈禧病案中经方的运用

周文泉

经方主要是指汉代大医学家张仲景所著《伤寒论》《金匮要略》等书中的方剂。这些方剂大多用药简炼，疗效显著，直到今天仍为临床医生所喜用。

清代御医在临床辨证论治、选方用药方面，具有说理透彻、认证准确、立法谨严、治病求本，宗经旨而述新意的特色。其中运用经方的经验十分丰富。这些对今天的临床来说也有许多值得借鉴的地方。下面仅将慈禧（那拉氏）的病案中有关应用经方的案例选录数则，稍加评论，以见一斑。

一、经方调胃承气汤之运用

"光绪三十四年三月十四日，张仲元请得皇太后脉息左关沉弦，右关沉滑有力。肝胃气道欠畅，蓄有积热，是以眼目不爽，食后嘈杂，谨拟古方调胃承气汤调治。

酒军八分　元明粉六分　甘草五分

水煎数沸，空心温服。"

调胃承气汤方出自《伤寒论》一书，为阳明泄下实热之轻剂。方中酒军泄热通便，元明粉软坚导滞，甘草和中补脾。三药合用，具通便软坚、泄热和胃之功效。本案用调胃承气汤，旨在治疗目赤不爽、食后嘈杂诸症。目赤之发生，多由火毒热结、邪热上攻所致。食后嘈杂，则有火、气、痰浊等不同病因。慈禧平素胃火偏盛，常患积滞不畅之疾，胃热内蕴，波及于肝。治以调胃承气汤泄热通滞，冀热去滞通，而目赤、嘈杂诸症可平。据次日脉案载"脉象已缓，诸症渐轻"，可知药已收效。

本案主治者张仲元，当时任太医院院判（相当于副院长），医理精深。当时慈禧年事已高，院判仍能无所顾忌，为治病之根本，硝黄之属，亦辄投之。可见宫中治病，实以疗效为上。

又如："光绪三十三年十二月二十八日酉刻，庄守和、张仲元、姚宝生请得皇太后脉息左寸关弦数，右寸关滑数。肺气欠调，肝胃郁热未清，谨拟清肝化滞热法调理。

溏瓜蒌三钱　研花粉三钱　羚羊一钱　酒芩一钱　桔红八分　酒军一钱,后煎　元明粉八分,后煎　灯心一扎

引用淡竹叶一钱。"

此为太医院院使（院长）庄守和、左院判张仲元、右院判姚宝生三人会诊脉案。

其脉象左关弦数是为肝热，右寸关滑数当属肺胃积滞蕴热，故治疗以清肺胃积热为重点。处方中溏瓜蒌上清肺胃之积热而化痰，下润大肠之燥结而通便，天花粉化痰养胃而生津，酒芩清肺热而泻大肠火，橘红润肺化痰。诸药共奏清肺火而祛痰浊之功。本方用调胃承气汤（去甘草）则重在通便并清大肠实热。方中重用羚羊取其力专，清肝经之热邪。至于灯心、竹叶两味，可清利热邪下行。是方配伍堪称严谨，故当收效。据次日脉案"脉象见和"，则减方中清肝、泻下之品，而专克肺胃之痰浊，渐次收功。足证宫中用方并非和平惟补而已，乃是因证施方。

二、经方四逆散之运用

"光绪三十二年五月十七日，力钧请得皇太后脉息左关弦急，右关濡滑。肝旺由于胆热，胃实由于脾湿。胃气稍开，拟用疏肝和胃之法调理。

生杭白芍一钱,杵　生枳壳一钱　南柴胡八分　粉甘草八分

百沸汤煎数沸，公丁香末二分，冲

去渣服。"

四逆散出自《伤寒论》，主要治疗热厥症。该方具解表和里、疏肝理脾、宣达枢机之功。方中柴胡、枳实（壳）能升能降、能开能泄；芍药、甘草能收能敛、能舒能和，寓升降开阖之妙。以本脉案而论，左关弦急，自是肝旺；右关濡滑，应有脾湿，故以四逆散疏

肝理脾。而以公丁香冲服者，取其温胃行气之效。

经方之运用在于识症。御医力钧之辨证用方颇有见地，故次日脉案已有"脉息左关弦而不急，右关滑而不濡"之记载。药已见效，遂专调脾胃，以平胃疏肝之品收功。

三、经方真武汤之运用

"光绪三十四年十月初四酉刻，张仲元、戴家瑜请得皇太后脉息左关弦而稍劲，右寸关滑，中取鼓指，食后嘈杂，头闷目倦，有时作呕，腹中水响，大便尚泻，身肢力软。总由中气郁遏，脾不化水，大肠有寒，不能熟腐水谷所致。谨拟仍以真武汤加味调理。

茯苓_{六钱}　于术_{二钱，糯米汁炙}　川附片_{八分}　炙生杭芍_{三钱}　广皮_{一钱五分}　甘草_{一钱}

引用生姜二片，川附片同甘草煮熟，入余药同煎。"

真武汤中附子辛热，可温经散寒，白术甘温，功能健脾燥湿，茯苓渗湿利水，生姜温中散寒，芍药和血益阴，故具温阳化水之功。

本脉案载用真武汤治慈禧所患腹泻。腹泻之成因虽多，脾胃是其关键。脾阳之旺衰与肾中真阳休戚相关，肾之命火可助脾胃运化。若命火不足，则脾阳不振，无以"腐熟水谷"，则可致泄泻发生。且"肾为胃之关……肾中阳气不足，则命门火衰，而阴寒极盛之时，则令人洞泄不止也"（《景岳全书》）。慈禧当时年过古稀。平素脾胃弱，年暮之时，肾阳自是不足。命火衰微，无以助脾，故常作泄泻。以脉象分析，肝木较旺，脾受湿困，肝木克及脾土，命火又无助脾阳，故其病之关键当在中州。泄泻已成，应以补肾火、助脾阳为要务，因之，以真武汤加味为治，以期肾阳得复，脾阳得助，运化如常，而泄泻可止。

四、经方苓桂术甘汤之运用

"光绪三十四年十月初五日，施焕请得皇太后脉左关弦缓，右关外弦内软，寸尺略带迟象。夜间尚有水泄，胸旁两胁亦尚有水气作鸣。夜本阴胜，凡饮动阳衰，必扶阳以济之。又治饮先取辛甘，欲其动也。后用温和，乃可平复。苓桂术甘汤乃治饮之正方。拟用附片、粳米，庶可望饮邪平服，水不再逆矣。谨拟上呈。

云苓_{五钱}　炙甘草_{二钱}　肉桂_{三分，去皮、白蜜煎}　川厚附片_{五分，盐水制}　于术_{三钱}　佩兰梗叶_{二钱，黄糯米炒}

先煎附片、炙甘草，待附片熟后，加药同煎，熟时加白粳米一把，滚二、三沸即取汁用。"

此为受荐入宫名医施焕给慈禧治病的脉案，距慈禧驾崩仅半月余。当时慈禧年迈体弱，脏腑均有虚损之象。前日用真武汤后，脉象改善，左关已有缓象，右关亦较平和。而寸尺略带迟象，自是心肾阳气不足之症。故施焕权衡之后，取苓桂术甘汤（《伤寒论》）温心阳、化饮邪，并仿附子粳米汤（《金匮要略》）意，温肾和胃，去腹中之寒，立方用药均与症候契合。

施焕于光绪三十四年前后入宫。本案记述清晰，病机分析精当，论治确切，可见造诣甚深。

光绪皇帝遗精病的治疗

周文泉

　　清代历朝皇帝中，光绪患病甚多，其中反复发作，缠绵不已，颇以为苦者，遗精滑泄病居其一。据光绪三十三年自书之起居注称："遗精之病将二十余年，前数年每月必发数十次，近数年每月不过二三次，且有自遗泄之时。冬天较甚。"知其十六七岁始患此症。至十九岁大婚时，病仍如故，已成宿疾。其症状表现："于昼间一闻锣声即觉心动而自泄，夜间梦寐亦然。"病势沉重，治疗颇为棘手。究遗精病之成因，多由劳心过度，纵欲伤肾，或醇酒厚味，蕴湿生热下注，扰动精室所引起。对于光绪帝之遗泄之疾，御医们精心辨证，多方设法。加之光绪粗知医理，亦辄自行开方、索方、录方，因而其治疗遗精滑泄病之处方甚多。疗法有内服、外治之分，用药有复方、单味之别，治法详备，各具特点。兹就其常用医方按法作一介绍。

一、养心益气法

　　光绪帝自幼身体孱弱，脾胃欠和，是为气血不足之由。冲龄登极，国事多变。及亲政之时，慈禧仍有训政之权，精神抑郁，心情不快，劳神过度，心阴暗伤，以致心阳独亢，心肾失交，水亏火旺，扰动精室而为遗泄。迫至戊戌事败，遂成阶下之囚，心芳神瘁，病又复重一层。曲运神机，势伤乎心，心神过用，暗及于肾。治疗光绪帝遗精病采用养心益气法之方剂，乃以《和剂局方》之妙香散加减方为代表，称之为治遗精验方，配丸药服用。其组成为：

　　东洋参、生口芪、茯苓、远志、杜仲各三两　　茯神二两　　淮山药八两　　芡实二两　　广木香二钱　　辰砂二钱　　当门子三厘

　　共为细末，炼蜜为丸，二钱重。是方以山药益阴清热兼以固精，为君。参、芪补益固气，远志、茯苓、茯神宁心安神，俾气固神宁而精自不泄。木香行气以疏肝，肝疏则脾和，脾和而后天得健。辰砂镇心安神，"养精神、定魂魄"（《神农本草经》）。麝香通窍解郁，与辰砂相伍，可令神安不摇。加芡实一则可以助清心健脾之力，次则可增益肾固精之功。杜仲入肝、肾二经，用之在于补益精气。故此方具益气宁神、补益心肾之功效。运用大旨在于安其神、正其气，使精与气神相依而自固。

　　养心益气法治遗精病临床医家少用。光绪帝以此方配丸药常服，知其当有效验。

二、滋阴补肾法

　　肾虚精关不固乃是遗精滑泄之重要原因。若恣情纵欲，肾精不藏，则可导致肾阴之虚损。肾阴虚则相火旺，扰于精室则封藏不固，而精自流。光绪帝婚前已有遗泄之病，大婚于弱冠，皇后、宠妃侍于宫闱，肾精亏耗自不待言。且因前论述之慈禧专权，心情抑郁，忧思恚怒于内，以致肝郁化火。肾阴不足，精本不得封藏，加之肝火相干，则肾精更耗。光绪帝遗精滑泄之病，有时现肾阴虚见症，则御医治疗多从滋补肾阴入手，俾肾阴得滋。其治疗方剂大致分为两类，一类是滋阴补肾加固涩肾精之药，以御制益肾固精丸为代表：

大熟地_{八两}　　山萸肉_{四两}　　淮山药_{四两}　　牡丹皮_{四两}　　云茯苓_{四两}　　龙骨_{三钱}　　莲须_{一两}　　芡实_{二两}　线胶_{四两}

治法：用牡蛎熟粉炒线胶，成珠后，去牡蛎，磨粉，再用以上各药共研细末，炼蜜为丸，如绿豆大。每日早晚各服四钱，鹿衔草煎汤送服。此方具滋阴、补肾固精之效。方取六味地黄为主，重在滋补肾阴，去泽泻，以防其淡渗利湿伤阴。合金锁固精丸旨在益肾固精，去蒺藜、加线胶为助育阴之力。以鹿衔草煎汤送服，颇具深意。是药能入肝、肾二经，可为诸药之引，亦可增本方补肾固精之功。据脉案，此方光绪时常服之，亦常自开此方配用，或当有效。光绪帝用滋阴补肾医方之另一类是滋阴补肾药加少量助阳之品，惟力轻量少，并非为助肾之阳，实乃固肾之虚，以防补肾抑阳。此类医方，光绪常服，其中尤以自写之治遗精方最为常用，并自注"极效"。其组成：

熟地_{三钱}　　泽泻_{三钱}　　丹皮_{八分}　　山药_{一钱}　　枣皮_{一钱}　　芡实_{研，一钱}　　菟丝子_{一钱}　　杜仲_{一钱}　　巴戟天_{一钱}　　猪油_{一钱}　　水煎温服。

本方实乃以六味地黄丸为主，旨在滋阴补肾。加杜仲、菟丝子益阴助阳，尤妙者选用巴戟天温肾壮阳，以防滋阴太过，且巴戟天与菟丝子相伍，壮肾固精之力殊增。巴戟天与杜仲相须，补肾益元之功尤强。巴戟天配合山萸肉，可助肾火以固下元。至于合用猪油者，是为加强补虚润燥之效。本方适于肾阴不足、病情迁延、肾精不固者。

总之，治疗光绪帝遗精病采用滋阴补肾法时，每多随症候之变化，对其处方药物有所增损，其中加入固涩类药及小量助阳之品时较多，所谓：益源不忘节流，助阴复顾益阳，可供临床借鉴。

三、阴阳双补法

光绪帝罹患遗精滑泄有年，至光绪三十年前后，其病日渐加剧。其自写起居注中多载"时有滑泄，下部潮冷"等语，其脉象亦多尺部沉弱乏力，知其肾阴、肾阳均有不足。此时辨证多属于肾阴、肾阳两虚，故治疗其滑泄之疾，亦多用阴阳两补法。惟因其时病情多变，脏腑俱有亏损，因之亦常以此法为主。其于双补肾元之中，伍以补肾纳气之品居多。其主要方剂，如益肾固精丸一方之组成：

炙龟板_{六钱}　　生牡蛎_{四钱}　　鹿角胶_{三钱}　　蛤蚧尾_{一对}　　大熟地_{三钱}　　杭芍_{二钱，炒}　　益智子_{二钱}　　菟丝饼_{四钱}　　云茯苓_{三钱}　　山药_{二钱，炒}　　山萸肉_{二钱}　　牡丹皮_{三钱}　　五味子_{一钱}　　金樱肉_{二钱}　　石莲肉_{三钱}　　建泽泻_{二钱}

共研极细面，饴糖为丸，如绿豆大，每晚服二钱，白开水送服。本方即由七味都气丸、茯菟丹及龟鹿二仙胶等方加减化裁而来，具补阴壮阳、益肾固精之功。其中七味都气丸滋肾纳气，得蛤蚧之助而纳气之功殊增。茯菟丹滋精固脱，合金樱子、牡蛎、益智仁固涩之力益强。龟为介虫之长，得阴气最全；鹿角过夏至即解，禀纯阳之性，两药相伍可阴阳双补。制配以饴糖为丸，颇寓深意。饴糖性味甘平，《千金要方》载，有"补虚冷，益气力"之作用；《食疗本草》称其可"健脾胃，补中"。故用以为丸，可补中健脾，以除本方之滋腻。此外，御医鉴于光绪帝体质娇弱，还专门配制阴阳双补平和之剂，以备久服。滋阴益肾暖精丸即是其一，该方组成为：

原生地_{一两}　　山萸肉_{四钱}　　淮山药_{六钱}　　盐杜仲_{六钱}　　沙苑蒺藜_{六钱}　　白茯苓_{六钱}　　骨碎补_{四钱}

韭菜子_{四钱}　归身_{六钱}　杭白芍_{四钱}　金毛狗脊_{四钱}　益智仁_{三钱}　怀牛膝_{四钱}　石莲蕊_{五钱}　稆豆皮_{六钱}　广缩砂_{一钱五分}

　　共研极细末，枣泥糊为丸，小绿豆粒大，每早晚各服二钱，淡盐汤送服。是方具滋肾阴，益肾气，阴阳双理，养血健脾之效。方以枣泥糊为丸，有健脾益气作用，以淡盐汤送服，乃取盐入足少阴经，且有固肾之作用。因此方组合严谨，其性平和，故为光绪帝喜用。并常依据病情在此方基础上加减用药，配方服用。

四、益肾固涩法

　　遗泄之病，不宜过早用涩，但于病势经久不愈之时，则常以益肾固涩之法为主，以塞其流。光绪帝患此病有年，病势反复，经久不愈，故益肾固涩之法，亦时用之，乃本"涩可固脱"之意。此类方剂，主要以精滑梦遗方为代表，其组成是金樱子、芡实、白莲花蕊、煅龙骨各五钱，共为细末，米糊为丸，梧桐子大，每服七十丸，盐酒汤送下。本方系《洪氏集验方》之水陆二仙丹加味。芡实、金樱子一生于水，一长于山，故名。是方具固肾涩精之效。白莲花蕊性味甘平，可益肾涩精；煅龙骨能收涩固精。故诸药合用，有益肾固精之功，用之俾肾气得固，精关得闭，而滑泄可止。本方以盐酒汤送服。盐可引经入肾，酒可助肾兴阳，亦有流通气血之力。以上二味，用作引经，自当有益。此外，御医有时亦用单味药为光绪治疗遗泄之病，如一味秘精汤即是光绪帝时常服用者。是方仅分心木一味，用量五钱，洗净用水一茶盅半，煎至多半茶盅，临睡以前服之。分心木系胡桃科植物，胡桃果内层之木质隔膜，又称胡桃夹、胡桃衣，具固肾涩精之作用，为民间治遗精滑泄之要药。本方称之秘精，实则关键在于固精。当然，益肾固涩在某种意义上仍为治标之法，一般初患此病者不宜用之。光绪帝之固涩用药，多以芡实、莲须、覆盆子、金樱子诸品为多，或以之为主，或以之为辅，交相使用。综观光绪帝之遗精滑泄病治法，早年多用宁心益气法，其后则以阴阳双补、益肾固涩法交互应用，大抵符合治疗遗精滑泄病先清君相之火为主，次则滋阴补阳同用，久则益肾固涩之原则，足证宫中御医具一定的辨证论治水平。

第三章 御 医

御医难当

周文泉

　　御医，又称太医，因其主要在宫中为皇家诊治疾病而名。由于接近当时统治者，加之宫闱森严，以及历史的种种原因，人们对御医了解甚少，久而存有许多揣测。以往有"翰林院文章，太医院药方"的传闻，认为御医处方平平，应景而已，以人情练达为主，疗效尚在其次。也有"太医难当"之说，"伴君如伴虎"，以致历代不少医家均因此借故不应诏来京。尚有人认为御医在君王左右，地位至尊至荣者。清代，宫廷内部明争暗斗激烈，政治风云诸多变幻，帝后之死因不明者多，因此，御医与政治的关联也引起研究者的兴趣。凡此种种，均表明了人们对御医的关注。

　　我们在进行清代宫廷医疗经验的整理研究中，发现了不少清代皇帝有关医药的朱批和朱谕。这些珍贵的原始档案资料有助于讨论和研究宫中御医的诸种情况。从这些朱批和朱谕中看"太医难当"是有道理的。

　　宫中治病，皇家对于疗效至为强调。倘治疗效果欠佳，皇帝常予以严词申斥，甚至惩处。反之，若疗效满意，亦褒奖有加。如乾隆某年五月二十九日，皇帝对太医院院使刘裕铎治疗简亲王泄泻的朱批，便是一例：

　　"五月二十九日，院使刘裕铎谨奏，奉旨看得简亲王，原系湿热伤脾泄泻日久之证，以致口疮糜痛，肚腹泄泻，日更衣六七次，形瘦食少，四肢浮肿，脉息微弱。年老病大，服过保元、异功、理中等汤，泄泻时减时复。自交夏至以来，胃气日衰，饮食益减，其症可畏。今仍用理中汤加减，竭力调治。谨此奏闻。

　　加减理中汤

　　人参五钱　白术五钱，土炒　炮姜二钱　附子二钱，制　茯苓三钱　白豆蔻二钱，煨　甘草三钱，去心"

　　简亲王，原封济尔哈朗，次后爵位相袭。至乾隆朝，袭爵者为济尔哈朗弟费扬武之曾孙德沛（按：德沛于乾隆十七年死，故此奏折或为该年事）。德沛操履厚重，深得乾隆赏识，故对其病情至为关切，在病情奏折上朱批："知道了。夏至已（以）前就该治好了，钦此。"若奏折为乾隆十七年，夏至当是五月初十，而朱批时间业已五月二十九日，病情迁延不愈。皇上大为不满，埋怨之心，已有表露。尤有甚者，对于疗效不著者，更有诸多申斥，朱批亦辄恶语相加。如康熙四十五年八月十八日，太医院御医刘声芳、李德聪，奏治正黄旗包衣、护军参领莫尔洪之暑湿伤气下痢病，病势缠绵，恐成"关格"症，改用升阳益胃汤治疗之奏折，康熙帝朱批："尔等皆因医学粗浅之故，所以往往不能救人。"乾隆皇帝亦常申斥御医。如乾隆二十年，太医院院使刘裕铎治疗侍卫内大臣伯依勒慎"伤寒发疹之症""由毒热内盛，以致谵语，舌苔焦黑，六脉细小，病势危险"，而急奏皇上。总管王常贵奏过后，乾隆皇帝朱批："交给他们一个病就治坏了，你提防着点，着他去守着看，钦此。"极为不满。光绪皇帝身体孱弱，诸病缠身，御医治疗，颇感棘手。光绪本人求愈心切，每每大发雷霆。其谕示病情之时，对御医尤多申斥。如光绪三十三年，光绪病原（病情记录）中有"药饵无效。以上各病究竟能治与否，开方时当明言之，勿得草草仅开数味无关紧要之药，以图塞责"及"须切实想法速治，勿得延误"等语，显系对疗效不著十分不满。又如："所用之药，非但无效，而且转增诸恙，似乎药与病总不相符，每次看病匆匆顷刻之间，岂能将病情详细推敲，不过敷衍了事而已。素号名医，何得如此草率？！仍当尽心设法，务俾见愈。"申斥之余，仍要速效。尤甚者，光绪三十四年，病原中谕示："……寸效毫无。……名医伎俩，仅止如此，亦可叹矣！"此类恶语，比比皆是。足证光绪求愈心情之迫切，亦说明宫中御医治病疗效不佳时所受申斥之严厉。显然，宫中对于治病疗效特别强调，御医治疗时不能敷衍从事。

当然，如果疗效满意，皇帝亦褒奖有加，以资鼓励。雍正七年三月二十三日，治疗内大臣侯陈泰病"伤寒"奏折及朱批可见一斑。奏折上说："三月二十三日，光禄寺卿臣冀栋、御医臣刘裕铎谨奏：雍正七年正月十三日，奉旨看内大臣侯陈泰，原系伤寒发斑之症，服过益气、化斑、温胆等汤，今已全好。谨此奏闻。"

皇上的朱批是："陈泰病症难为，冀栋、刘裕铎医治，着各赏记录一次，钦此。"记录一次，即记功一次，自然有助于日后的晋升。

不惟如此，御医辨证施方也常常受皇帝的干涉。清代不少皇帝对医药抱有兴趣。姑且不论其水平如何，却常指挥御医辨证处方，而御医纵有高明的医术，仍得遵旨行事，倘有异议，皇帝便动以声色，从而给治疗增添不少困难。

康熙五十一年，正黄旗四等侍卫布勒苏患痛，御医诊为"狂病"。康熙帝否认，批道："非良医也，恐非疯狂，钦此钦遵。"并派太医院左院判黄运、御医霍桂芳于八月五日再去诊视，后回奏有："向他探问，其口出胡话，言有人持刀砍他，用枪刺他，欲向他索取银两"以及"问其弟护军柴吉木，其言许多日皆言此语"等文。黄运等认为属"肝经积热，痰气结于心包，以致语言错乱，病似疯狂之症"。康熙帝见奏大怒，遂朱批："此劣等大夫们知道什么！"此例以其症状表现，当属癫狂类病，而康熙帝主观臆断，否认御医诊断。御医虽有异议，亦不敢不遵圣旨。在诊断方面如是，治疗方面，朱批中议论更多。如康熙四十二年七月十三日，康熙帝在御医张献、刘声芳治疗武英殿赫世亨病的奏折上朱批："理气健脾丸药，有补脾助消化之效，着每日早晨将一钱药以小米汤同服下，想必有益。着由御药房取药试服。除此之外，禁止服用其他补药及人参等。"自然，病后调脾及防止滥用人参均有合理之处，但其谕示不合医理，御医又安敢不遵旨照办。光绪皇帝常以知医自诩，每于"上交病原"之中，谕示对其本人病症之治疗办法。光绪三十三年八月初十批曰："总之，气（身）体素虚不受补剂，补之徒助上热，清之又碍下元，其详细斟酌，务令下元实而上热退，方可愈也。"斯时，光绪之病势已十分沉重，"治疗多有掣肘"（医案中语），而其本人又常自作主张，致使御医无所适从。尤甚者，对药物选择亦时有朱谕："若常用热剂一味峻补，恐前所发之恙复见于今。尚宜斟酌立方，如生地、元参、菊花、桑叶、竹茹等清凉养阴之品。每日稍佐二三味，以防浮热时常上溢。"据以后脉案载，御医用药即每多施用光绪所示诸品。可见其谕示御医必须恪守。有时其谕示论述特多，御医更茫然不知所措，如光绪谕示："总论以上诸症，似非峻补不可。然禀赋本系上盛下虚，素有浮热。多服补剂，惟上焦虚火更盛，而下部之虚弱并不能愈。用药总宜于补益剂中，稍佐以养阴泻火之品，俾虚热渐渐下引，兼实下焦为合宜。"据脉案得知，光绪帝患有结核、遗精、肠胃病、严重神经官能症等疾患。身体极弱，兼以腰胯疼痛日剧，行动困难。御医治疗，深感棘手，而治疗用药又时常受光绪之牵制。因之，治疗能获小效，延续其生命，实属不易。真是太医难当。

由于御医属皇家私有，服务于宫中，所以一切活动都得听从皇家安排，甚至给大臣看病也得经皇帝批准。凡王公大臣等患病，想请御医诊治，应先奏明皇帝允许后，御医遵旨往诊。其治疗情况，御医亦得及时禀奏，治疗效果，更当详报。如病家有所赏赐或馈赠，尤应奏明，听候皇上谕示，不得私自受纳。如乾隆十五年六月初三日，太医院御医陈止敬奉旨为世子成衮扎布诊病的奏折："奉旨看得世子成衮扎布病，系咳嗽喘息，不能仰卧，形瘦食少，牙疳腿疼等症。服过滋燥、舒筋、拈痛等汤及二妙丸，诸症俱好，惟腿膝酸软，步履无力，常服虎骨木瓜丸调理。给臣缎四匹，马五匹。臣不敢收。谨此奏闻。"

乾隆皇帝的朱批是："缎马不必收，钦此。"

再如，乾隆十二年十二月二十四日，太医院吏目、大方脉崔生伟奉旨，前往都尔伯忒看扎萨衮贝子丹珠尔病，治愈返归时，曾受赏"银子五十两"，崔"未敢擅收"而奏明皇上。乾隆朱批："银子不必接他的，钦此。"类似朱批颇多。之所以不许御医受纳，主要在于表明御医是属皇家私有，皇帝派出御医为属臣治病，乃是皇帝的恩典，因此，不能谢御医，而当感谢圣上的"隆恩"。

话又说回来，虽然御医经常挨皇上骂，但并非水平不高，他们负有保护皇家健康之重任，故宫中对其医术亦有较高的要求。其应诏入宫者，皆是各省督抚举荐的名医。部分太医院培养者，亦因从师于高手而具有一定水平。这不仅可从皇帝朱谕中有"素号名医""名医伎俩"等语中看出，在皇帝征荐名医的谕示中亦可证明。如雍正皇帝为征荐地方名医，曾亲笔谕示各省督抚大员："可留心访问有内外科好医生与深透修养之人……倘遇缘访得时，必委曲开道，令其乐从方好。不可迫之以势，厚赠以安其家。一面奏闻，一面着人服侍送至京城，朕有用处。竭力代朕访求之，不必存疑难之怀。便荐送非人，朕亦不怪也。朕自有试用之道。如闻有他省之人，可速将姓名来历密奏以闻，朕再传谕该督抚访查。不可视为具文从事，以留神博闻广访，以副朕意，慎密为之。"这个朱谕，雍正皇帝竟亲笔写了八道，可见其心情之急切。

另如光绪三十四年六月，光绪病重，亦曾电谕全国，广征名医："六月十三日军械大臣口传奉旨，着将陈秉钧等每日请得脉案钞给军械大臣、御前大臣、各院部衙门、并各省将军都统、督抚等关看。如知有精通医学之人，迅即保荐来京。钦此。"

又如"着各省将军、督抚，遴选精通医学之人。无论有无官职，迅速保送来京，以候侍诊。如能奏效，当予以不次之赏。其原保之将军、督抚，并一体加恩，特此通谕知之"，亦是一再敦促各省举荐名医。

同样，从御医所书写的脉案及记录的治疗效果分析，他们确实具较高水平。特别是宫中治病强调疗效，御医治病又有遵旨施方之苦衷。在此情况下，尚须收较好之治疗效果。足资证明，御医应是医理精深、疗效显著之高手。当然，御医也确实难当。

马培之为慈禧诊病奏折小议

周文泉

马培之（1820—1899年，一云1903年），名文植，清江苏孟河人，为季清医学大家，精通内外科，尤以外科为著名。近代名医丁甘仁为其高足，现代名医程门雪、黄文东（均曾任上海中医学院院长）是其再传弟子。马氏家学渊源，孟河马家以内、外、喉三科兼擅著称。马培之为马家造诣最深、操技最精者。他早年在家乡孟河行医，后迁苏州，住护龙街旁一条巷内，终日患者盈门。这条小巷便被人们称为"马医科"，一直沿续至今。

光绪六年（1880年），江苏巡抚吴元炳举荐马培之应诏入京为慈禧诊病。马于七月初六动身，七月二十六日第一次给慈禧诊病。据宫中脉案记载，慈禧当时病情复杂，五脏皆虚。马氏据其"积郁积劳"，认定心脾两虚（中医称二阳之病），予以养心益气健脾诸法治疗。次日太医院院判（副院长）与马氏又复诊。连续为慈禧诊病数次，至八月初三日，病情大有好转，则调理善后至愈。足证马氏不仅医理精深，而且临床经验亦十分丰富。

笔者整理清宫医药档案时，发现有马培之所呈奏折一件，弥足珍贵，从中可见马氏为慈禧诊病之尽职处。

"臣马文植蒙恩赏假，在寓调理，静心查阅《内经》，见有病机一则，论治似与慈禧皇太后圣躬尚属相符，谨照书摘录恭呈圣览。"

经云：病有胸胁支满者，妨于食，病至则先闻腥臊臭，出清液，先唾血，四肢清，目眩，时时前后血，何以名之。病名血枯，气竭肝伤，故月事衰少不来也。治之何术？以四乌鲗骨一芦茹二物并合之，丸以雀卵，大如小豆。以五丸为后饭，饮以鲍鱼汁，利肠中及伤肝也。注云：支满者，胸膈饱闷也。肺主气，其臭腥；肝主血，其臭臊，肺气不能平肝，则肝肺俱逆于上；浊气不降，清气不升，故闻腥臊而吐清液也。口中唾血，血不归经也。四肢清冷，气不能周也。头目眩晕，气血虚也。气血既乱，故于前阴后阴血不时见也。气竭肝伤，故月事无期也。再者，臣于前次请脉时，曾闻七月间见过后血，暨吭嗓五味之气带腥及见血沫，胸膈饱闷食少，九十月间亦如是。"

这一奏折马培之写得详尽透彻，慈禧之病情与《内经》所论血枯证颇相吻合。《内经》为成书于战国时期的中医经典著作《黄帝内经》之简称。奏折所述四乌鲗骨一芦茹丸，见于《素问·腹中论》篇内，芦茹即茜草，有通经活血的作用；雀卵补肾温阳，补气血；鲍鱼汁亦为补益妙品。乌鲗骨即乌贼骨，有滋阴养血之功。故本方治疗血虚精亏气伤而致的血枯经闭较为适宜。而依奏折中所陈之慈禧病情，用此方亦颇对症，故马培之奏陈投用此方。此方出自古老之医书，历代医家应用较少，马培之能建议用之，是其医理高明处。

马培之为慈禧诊病，疗效显著，颇受赞赏，在其所著《纪恩录》中，述宫中有"外来医生以马文植为最著"之说。次年返里，御赐匾额两块，一书"福"，一书"务存精要"，可谓衣锦还乡。因之医名大噪。

此奏折为马文植返乡"蒙恩赏假"时所写。据载马氏光绪六年七月入京，次年（光绪七年）三月便托疾返里，后寓居苏州、无锡行医，未再进京。故推测此奏折所写时间当在托疾返里不久（附言：笔者曾撰《马培之医治慈禧医案选论》一文，见《北京中医》1983年第1期），称马培之为御医，不甚准确，以称"征君"为妥。再者，对于此奏折所写时间的推论为光绪六年，亦欠妥，似当以本文之说为准）。

太医刘裕铎与《医宗金鉴》

陈可冀

清代出版过一些大型医学类书，其中有康熙亲政后谕令福建陈梦雷等于公元1723—1734年间编纂的《古今图书集成》一万卷，共有中医药书籍520卷，可谓前无古人。还有乾隆时设立"四库全书馆"，敕令纪晓岚任总纂官，于公元1772—1782年完成《四库全书》3503种，79 337卷。所谓"四库"，乃经、史、子、集四部，其中医药书籍计191部，对继承和发扬我国传统医学提供了很大方便。此外，还包括乾隆年间，于公元1739—1742年，敕令太医院院判吴谦等纂修的《医宗金鉴》共90卷，是重要的一部医药学文献著作。

《医宗金鉴》于乾隆七年即公元1742年刊行，很多人只知道是由御医吴谦主编的，实则总修官共有二人。除吴谦以外，还有御医刘裕铎。关于刘裕铎在宫廷中的脉案记录，我们在整理清宫医案中见到刘裕铎之为医时，古方、时方并用，颇有学术水平。

《医宗金鉴》一书，不仅由乾隆亲自谕旨太医院"尔等衙门该修医书，以正医学"，而进行编纂，甚至书名也是"钦定嘉名：《医宗金鉴》，赤文绿字"。全书《订正伤寒论注》17卷，《订正金匮要略注》8卷，《删补名医方论》8卷，《四诊要诀》1卷，《运气要诀》1卷，《伤寒心法要诀》3卷，《杂病心法要诀》5卷，《妇科心法要诀》6卷，《幼科心法要诀》6卷，《痘疹心法要诀》4卷，《种痘心法要旨》1卷，《外科心法要诀》16卷，《眼科心法要诀》2卷，《刺灸心法要诀》8卷，《正骨心法要旨》4卷，共15种，为我国综合性医书中十分完备者，其中有图，有说，有方，有论，有歌诀。自乾隆朝起，成为太医院医师的必修书，有太医院太医读书书目可以作证。

参加编纂《医宗金鉴》的诸太医中，有一部分太医的脉案，于现有的清宫医药档案中可以查得。除刘裕铎外，还包括当时任太医院左院判食五品俸纪录三次的陈止敬，太医院御医加二级三次纪录的武维藩，太医院御医加二级纪录三次的花三格，以及太医院御医加一级纪录二次的邓锡璋等多人，可见编纂者阵容还是相当可观的。

本书二百余年来皆为中医药界师带徒的必读之书。1956年人民卫生出版社出版了影印本。1963年出版了排印本，并对全书作了校勘。1979年又再予校点出版。

状元医生陆润庠

李春生

在光绪三十二年的脉案档中，记载有慈禧太后的如下两则脉案：

"五月十六日，臣陆润庠、力钧请得皇太后脉象左关弦，右关微滑。病由肝旺胃实，兼有湿气阻滞，不易运化，饮食不香。拟用开胃和肝之法调理。

制川朴一钱　化橘红一钱　焦麦芽三钱　枳壳一钱, 炒　生山栀去心, 一钱　川贝母二钱　丹皮一钱, 炒　片槟榔一钱五分　薏苡仁七钱, 炒　加鲜荷梗五寸"

"五月十九日，臣陆润庠、力钧请得皇太后脉象平和，左关稍弦，右关稍滑，饮食不多。自宜以理脾和胃，稍加疏泄之煎为治。

潞党参三钱　当归一钱, 身, 酒炒　广皮一钱　于术二钱, 炒　白芍一钱, 炒　炙甘草二分　云茯苓三钱半夏曲_二钱_　广藿香_一钱_　加鲜荷叶_一角_"

以上两脉案是治慈禧肝旺胃实，脾虚湿滞，以致少食不香的记实。由药测症，五月十六日慈禧尚有胃脘胀而微痛、口苦心烦、舌红苔腻等表现。五月十九日则以面黄不泽、少气乏力、舌色变淡、苔未全化为特点。故前方采用化肝煎加减，后方拟投六君子汤增损。处方遣药，轻淡清灵，颇合江南温病学派的风格，与医官力钧给慈禧多次诊病的投方不同，显然治病的主导者是陆润庠了。

陆润庠不见于光绪年间的御医名单，为何破例奉召入宫为慈禧请脉？读者要了解其中根由，还须从他的身世谈起。

陆润庠是江苏元和（今吴县）人，其父叫陆懋修（1818—1886 年），字九芝，为陆贽之后。祖上系书香门第，通晓医理。懋修自幼禀承家学，深通古文和医学。咸丰中期，太平军占领江南，懋修迁居上海，钻研中医典籍《黄帝内经》《伤寒论》和《金匮要略》，同时开业行医，颇有声望。

陆懋修对中医运气学说和仲景理论颇有研究，但思想方法偏于保守。从其所著《世补斋医书》可以看出，他欣赏研究仲景古医学的柯琴、尤怡等人，谓得仲景意较多，而对于明、清两代敢于创新的温病派医家，则悉举得失，加以抨击。例如，他曾云："瘟疫有温、有寒，与温病不同，医者多混称。吴有性、戴天章为治疫专家，且不免此误。"还认为，吴中叶桂虽享盛名，著作流传最广，但其医案出自门人弟子，所传《温病证治》，也属门人笔述，不可尽信。他说："仲景撰用《难经》，温病即在伤寒中，治温病法不出《伤寒论》外。"他讥讽叶氏《外感温热篇》开卷揭"温邪上受，首先犯肺，逆传心包"一语，不应经法，由于不识阳明病，遂误以胃热为肺热。懋修的这种溺古难化、抱陈守旧的作风，对年幼的陆润庠，通过潜移默化，产生了一定影响。

陆润庠生于清道光二十一年（公元 1841 年），在同治十三年考取状元，曾授修撰、典试和侍读等职。他素性和气，平易近人，接物处事比较灵活，虽居高官厚禄，衣服食用未太铺张。遇到政局变化或心情忧郁时，常留于胸中不露声色。加之思想陈旧，在八国联军入侵北京时，两宫西巡，陆能奔赴帝后行幸之地，表示"忠心"，因此博得了慈禧太后的赏识，升授礼部侍郎，充经筵讲官。继之晋升左都御史，管理医局，典顺天（北京）乡试，充会试副总裁，署工部尚书。

陆润庠的政治主张，以反对革新，恢复古制为己任。光绪三十二年，陆充当厘订官制大臣时，曾上奏文集云："成规未可墨守，而新法亦须斟酌行之。"认为若不根据历史加以变通，"必至窒碍难行，且有变本加厉之害。"宣统元年，陆升任协办大学士，由体仁阁转东阁大学士，充当弼德院院长。溥仪上学时，陆做过他的"授读"师傅，兼顾问大臣。在此期间，他反对新建的曲阜学堂"杂聘外人"，以致"将来圣教淹灭，亦朝廷之忧"。他反对成立国会，指责留学生"于前古圣贤经传曾未诵习，道德风尚概未闻知，袭人皮毛，妄言改革；甚且包藏祸心，倡民权革命之说，判国家与君主为两途，布其党徒，潜为谋主"。甚至借财用枯竭为理由，建议酌停新政，污蔑资政院开议"戟手漫骂，藐视朝廷""学堂之设也，所聘皆未通经史之教员，其沿用教科书，仅足启发颛蒙，废五经而不读，祸直等于秦焚。暑假、星期，毫无拘束，彼血气未定者，岂不结党为非？"他要求停办国会，停办中小学堂。但鉴于清廷即将垮台，这些倒行逆施的作法未能得逞。

在慈禧、光绪执政的后期——光绪三十二至三十四年，作为医局主管的陆润庠，对太后和皇帝疾病的调治特别卖力。一方面，他借"世代名医"的招牌，亲自给慈禧太后请脉处方以示效忠。另一方面，迎合慈禧、光绪急于求医的心理，破太医院垄断宫廷治疗大权的陋习，敦促督、抚大吏保荐京城和全国各地大小知医官员来京为帝后治病。为此，西太后对他大为赏识，所赐甚厚。在清末扬州杜钟骏所著《崇陵病案·德宗请脉记》一书中，杜氏首揭"军机袁项城（袁世凯）、南斋陆元和（陆润庠）两尚书皆为函托"，浙江巡抚冯星岩中丞调他赴京为光绪皇帝治病。又，施焕、吕用宾、陈秉均等为光绪皇帝处方，和杜氏均属同一类型的医生。

陆润庠做宣统"侍读"期间，据溥仪的回忆，有一段奴才的趣闻。一次，溥仪无论如何也不念书，只想到院子里看蚂蚁倒窝去。陆用了不少婉转的话劝幼小的溥仪，什么"文质彬彬，然后君子"。溥仪也听不懂，只是坐在那里东张西望，身子扭来扭去。陆看到溥仪不安心，又说了什么"君子不重则不威，学则不固"。溥仪反倒索兴站起来要下地了。这时陆润庠着急地把"君臣"之分都忘掉了，忽然大喝一声："不许动！"溥仪吓了一跳，居然变得老实一些。这件事也许是陆忤逆帝意的唯一记载。

辛亥革命后留在清皇宫内当师傅的陆润庠，在教溥仪后不到一年便死了。就在这一年——1915年，清室授予他以"太保""大傅"，谥"文瑞"，也算是表彰他为封建统治阶级"鞠躬尽瘁"吧！

不过，事实上陆润庠的变化也不小。光绪末年，他在苏州创办了国内最早的纱厂和丝厂，充当封建官吏兼工业资本家的角色。若再回过头来看一看陆懋修反对中医温病学派的论述和陆润庠带有温病学派风度的两张处方，则颇具浓郁的讽刺意味了。

法国医官多德福为光绪诊病记略

周文泉

在整理清代宫廷医药档案时，发现一份法国驻京使署医官多德福为光绪皇帝诊病记录。时间为光绪二十四年九月初四日（即1898年，戊戌年），读来饶有兴趣。原文是：

"光绪二十四年九月初四日，法国驻京使署医官多德福，蒙约诊视大皇帝，并恭悉亲交病原说略（即病情记录——编者按，下同），熟思面答之语：现得悉身体虚弱颇瘦，劳累，头面淡白，饮食尚健，消化滞缓，大便微泄，色白内有未能全化之物，呕吐无常，气喘不调，胸间堵闷，气怯时止时作。当日蒙允听诊，肺中气音尚无异常。现症运血较乱，脉息数而无力。头痛，胸间虚火，耳鸣头晕，似脚无根。加以恶寒而腿膝尤甚，自觉指木，腿亦酸痛，体有作痒处，耳亦微聋，目视之力较减，腰疼。至于生行小水（按：小便）之功其乱独重。一看小水，其色淡白而少，追用化学将小水分化，内中尚无蛋青一质（按：尿蛋白），而分量减轻（按：或指尿比重轻）。时常小便频数而少。在说略注意遗精为要，系夜间所遗，感动情欲，昼间则无，而且白日似不能随意兴举。详细察悉皇上圣恙，定知由于腰败矣。西医名曰腰火长症（按：或为泌尿系感染或结核）。若问腰之功用，则平人饮食之物入内致化，其有毒之质作为渣滓，由血运送至腰，留合小水而出，以免精神受毒。设若腰败，则渣滓不能合小水而出，血复运渣滓散达四肢百体，日渐增积，以致四肢百体有如以上所闻之乱。至于施治之法，总宜不令腰过劳累，而能令合小水同出之一。养身善法，总之莫善于惟日食人乳或牛乳矣，他物均不宜入口。每月约食乳六斤左

607

右，而食牛乳时应加入辣格多思约一两五钱（此物系化取牛乳之精洁者，译名曰乳糖），如此食乳须数月矣。若以药而论，则外用洋地黄末实属有功，腰疼干持，可安痛楚。西洋有吸气罐，用之成较亦然。照此养身之法行之，小便调和，喘气闷堵可除，以致病身大愈。其遗精之症，软弱而少腹皮肉既虚而无力，不克阻精之妄遗。宜先设法治腰，然后止遗精益易也。敝医官情殷效力管见若此，详开以闻。"

这段记录译笔显然十分拙劣，且有不确之处。但仍反映了光绪皇帝的真实病情。光绪皇帝自幼身体孱弱，百病缠身，但病重如是，或当与政治风云变幻有关。

1898 年（戊戌年），发生了资产阶级改良主义之维新变法运动。自该年 6 月 11 日光绪皇帝宣布变法至 9 月 21 日慈禧皇太后发动政变，历时 103 天，史称百日维新。维新运动以光绪的失败告终，其本人亦被软禁，成为阶下之囚。（按：该年 9 月 21 日，为农历八月初六日。）此脉案为农历九月初四日，约为变法失败后一个月。光绪皇帝缘于精神与肉体倍受禁锢，病情骤变自不待言。然请外国医生看病（约诊），亦另有说法。即变法失败，光绪被禁，与外界隔绝，引起各国的关注。出于各自的利益，他们想方设法刺探消息。法国医官多德福入宫为光绪诊病亦有探听虚实之含意。若果真如此，则此诊视疾病的背后就带有一层神秘的政治色彩。

第四章 方 药

清代内廷中人参的广泛应用

陈可冀

　　人参是家喻户晓、声誉极高的名贵药材，为五加科（Araliaceae）人参属植物人参（Panax ginseng）。产于中国、朝鲜、美国和日本等地。中国传统应用人参治病历史最久，但其他国家也用得不少。Siegal 近年作了统计，在美国约有五六百万人用人参医治病痛。朝鲜的"人参茶"更是常用饮料，东南亚国家用得也很多。我国现时各类人参的制剂更多了，如人参露、人参皂和人参牙膏等。人参确实是在中外负有盛名的、或者说是誉满全球的药品。

　　清代宫廷中，人参的应用也极广泛。现存之清宫医药档案中可以查得者也复不少。如乾隆朝《人参上用底簿》载："自乾隆六十二年（即嘉庆三年，乾隆为太上皇）十二月初一始，至乾隆六十四年正月初三止，皇上共进人参三百五十九次，四等人参三十七两九钱。"每日约进一钱之谱。乾隆二十五年十二月初三日也有"奏过下存三等人参五两一钱三分，又讨叁等人参式勋"者。同日，更载："皇太后陆续嚫化用过人参二斤二两四钱，以上共用过人参二斤二两四钱，下存人参二两七钱三分"等。

　　按人参之等级划分，传统上将野山人参（吉林省产者）分为九等，一般生长十余年，二三十年乃至近百年者，以支大、浆足、体灵、芦长、枣核蒂、皮紧细、纹密深、具珍珠须者为佳，并以其份量轻重标志年代之长短，据以划分等级。一等野山人参每支重一两余至一两半以上。二等野山人参每支重一两至一两余以上。三等野山人参每支重八钱至一两。四等野山人参每支重六七钱。以上四等，目前药材市场多不供应。五等野山人参每支重约四钱余，六等野山人参每支重约二三钱，即目前市场中一等野山人参。七等野山人参每支重不及二钱。八等野山人参每支重一钱。即目前市场之小支一等野山人参。九等野山人参每支重不及一钱。足见乾隆帝及帝后妃等所用之四等人参实为十分高级之人参，药性当较强。

　　中医一向认为人参"力能补虚"。《神农本草经》把它列为"上品"，称其有"补五脏，安精神，定魂魄，止惊悸，除邪气，明目，开心益智"的作用。《吴普本草》称为"神草"。《广雅》则称为"地精"。人参有"致适应性"的作用，古人已注意到与之有关的现象。如宋朝苏颂《嘉祐图经本草·论人参》中就记载有这么一段话："相传欲试二人同走（竞走），一含人参，一空口，各走三五里许，其不含人参者必大喘。含者气息自如。"中医用人参治病的方剂如独参汤或独参汤加味之用于"脱症"，参附汤之用于"亡阳"。生脉散之用于低血压和休克情况，确有一定疗效。尤其是做成静脉注射剂，使用更为方便。人参在合理配伍及应用恰当时，也可有兴奋中枢，改善免疫机能，促进造血和消化功能等作用。据研究，人参产生这些作用的有效化学成分，有皂苷（saponin，达 13 种以上，人参辛苷对人体就有保暖作用）、挥发油（如低沸点部分的 β 榄香烯，即 βelemene）；高沸点部分的人参快醇，（即 panaxynol），以及人参根醚浸出物中分离出的胡萝卜甾醇（daucosterin）和蛋白合成促进因子（prostisol）等。这些都是人参调节机体功能的物质基础。

东汉许慎《说文解字》云："人参出上党"。陶宏景《本草经集注》云："人参生上党山谷及辽东。"宋·苏颂《图经本草》谓："……新罗人参俱不及上党者佳。春生苗，多于深山中背阴近椴漆下湿润处，初生者小三四寸许，一桠五叶……"《植物名实图考》则载："人参，昔以辽东、新罗所产皆不及上党，今以辽宁、吉林为贵，新罗次之。三姓、宁古塔亦试采，不甚多。以苗移植者，秧参；种子者，为子参，力皆薄。"可见古时上党所产者实为五加科人参，质甚佳。但由于时代变迁，明清时代东北人参以质地优和产量多胜于上党，取代了历史已很久远的上党人参。

在临床应用人参方面，存在两种情况。一种是不敢用，如清代医生张璐所云："视人参为砒鸩刀刃，固执不用。"这种情况较少。另一种是滥用，几乎什么情况都用，如清代江苏吴江著名医家徐灵胎在《百种录·论人参》中指出："人参长于补虚，而短于攻疾，医家不论病之已去未去，于病久或体弱，或富贵之人，皆为用参，一则过于谨慎，一则借以塞责，而病者亦以用了为尽慈孝之道，不知病未去而用参，则非独元气不足，而病根遂固，诸药罔治，终无愈期，应当曲审病情用药。"所以，人参固能起沉疴，但对一般虚证，也不宜长期过量应用，应当根据症情和人参品种的不同，灵活应用。

清宫应用人参的经验是很丰富的，长期应用者，一般量都不太大，大约每日一钱之谱。人参之作为补益强壮药，在清宫应用很广泛，而且还以人参配制成药，或以人参配伍当茶饮者，更是为数甚多，不仅用东北人参，也用山东人参、"高丽参"以及西洋参等多种。如光绪皇帝素体气阴两虚，常以西洋参伍用其他药剂，如其所服之保元代茶饮、益气养胃健脾代茶饮及益气和肝健脾代茶饮等，均用西洋参。乾隆及慈禧等喜服食之八仙糕及八珍糕，也均以人参为主要药物。嘉庆朝《御药房人参总档》也载华妃娘娘、董嫔和孝固伦公主及二阿哥等均常在成药或汤剂中结合症情加用人参，可查得之资料颇多见。

在我国药用人参的几千年历史中，在周秦时代曾述及一些药物的著作如《诗经》《礼记》和《山海经》等文献中，虽无明确关于人参的文字记载，但汉元帝时黄门令史游所著之《急就章》一书的记事二十二中确有若干药名，其中"参"即人参。该书成于公元前33—48年。西汉前期著作《流沙坠简》中之"治伤寒医方"也有以人参为首药者。《伤寒论》113方中用人参的共21方，均可概见一斑。

人参的拉丁文名为 Panax ginseng C. A. Meyer。"Panax"一字出自希腊文字，为"万能药"和"总的医疗"之意。我国、日本及朝鲜民间关于人参的神话般传说为数不少。据传，明季洪承畴兵败，为清军俘获，绝食数日，气息奄奄，因饮了皇太后博尔济吉特一小壶人参汤而顿时精神大振。效果虽有，但似也有夸张之辞，要根据中医传统理论辨证选用。清康熙皇帝对人参有过自己一定的认识，如康熙五十一年（公元1712年）夏，江宁织造曹寅（《红楼梦》作者曹雪芹的祖父）患疟疾，卧病扬州，康熙以"驿马星夜赶去"，赐以金鸡纳，并谕旨此病与服人参有关，不可再服。实际上，不适当地应用人参是可以造成"人参滥用综合征"，及"助火""作饱"和"表邪滞留"等问题的，值得留意。

关于人参的煮晒制备，清太祖努尔哈赤有一定创见。当时东北采挖人参量甚大，在潮湿气候下易腐坏。《太祖高皇帝实录》卷三载："初，国人恐朽败，急售，鲜所得利，上

（太祖努尔哈赤）教以制法，令熟而干之，可以经久，不急售。"闻性真同志介绍称所指的"煮熟晒干"系指"用开水烫过再晒干"，很实际，与早先李时珍在《本草纲目》卷十二"人参"中所指的"汤参"当是完全不同。

西洋参，又称花旗参，为美洲人参。清·赵学敏《本草纲目拾遗》于论述东洋参（日本产）的同时，也详细介绍了西洋参的功用。其形态与人参相似，不同者为其总花梗与叶柄长度几相等，具补肺阴、清火生津功效。药性较东北人参缓和，尤适用于阴虚火旺者。清季内廷皇帝后妃很快引进使用。

延缓衰老的清宫寿桃丸

李春生

清宫寿桃丸又名蟠桃丸，具有补肾生精、益元强壮的作用，是清代乾隆朝内廷喜用的方剂之一。

清高宗乾隆皇帝，讳弘历，终年 89 岁。乾隆皇帝长寿的因素是多方面的，但从清宫医案和医方的角度观察，似不能忽略有关长寿医方之作用，而寿桃丸则是其中的一张出类拔萃的延缓衰老方剂。

清宫寿桃丸由益智仁、大生地、枸杞子、胡桃档及天门冬等十余种药物组成。其中益智仁、胡桃档善补命门阳气，生地黄、天门冬善滋肾中真阴。枸杞子则阴阳并补，胡桃档能固肾涩精。诸药相辅，又具培养五脏之力。这些药物大多属于传统的补益类延缓衰老药物，方药组合颇为平和，擅长于补肾益元、滋阴助阳。现代医学研究证实，上述药物有补血、降血糖、降血压、抗脂肝、调节胆固醇在体内的合成、氧化和排泄等作用，因此对衰老所致的代谢失调和内环境改变，产生一定调节作用，故适于老人服用。

中医研究院西苑医院老年医学及清宫医案研究室与天津达仁堂制药厂合作，按传统工艺，制出了清宫寿桃丸。并自 1982 年 5 月至 1984 年 11 月，应用该方治疗具有明显肾虚衰老症状的老年前期和老年期病人 303 例，对照药物是国际医界公认的具有较强抗氧化活性和延缓衰老作用的维生素 E。在临床观察的同时，还进行了实验室研究。结果表明，服用清宫寿桃丸后，患者的衰老程度有所减轻，衰老症状如疲倦、头晕、耳鸣、流泪、膝酸、夜尿多和尿有余沥等均有所改善，近期疗效较维生素 E 为佳。它可使体内抗氧化活性增强，性激素和一部分微量元素如锌、铜、钠的失衡得到调整，瞬时记忆力和记忆广度等智能指标得到改善，肺活量增大，推测肺弹性回缩力得到恢复。此药对心、肝、肾实质脏器无损害现象，其水煎液的腹腔给药半数致死量是 11.48±2.06 克/公斤，灌胃给药半数致死量大于 34 克/公斤，分别为人常用量的 72 倍和 212 倍，故毒性很低，临床应用安全。此研究结果还表明，0.5% 寿桃粉对老年鹌鹑延长生存期的作用与维生素 E 相似，生存曲线较空白对照组明显右移。雄性鹌鹑的半数死亡时间为 133 天，较空白对照组延长 72 天。基于上述研究，推测清宫寿桃丸的延缓衰老作用，可能是通过调理肾阴肾阳，调整机体内环境的平衡，对抗衰老自由基，改善智能等，对体内多脏器、多功能系统进行综合性调节的结果。

服用清宫寿桃丸后，老年患者的临床衰老及疾病症状好转，疲劳感显著减轻，身体松快，精神振奋，增加了身体的活力。一位 62 岁患慢性前列腺炎的男性病人服药 7 天后疲倦消失，食欲增加，夜尿由每晚 5 次减少到 1 次，有时夜间睡眠还不排小便。服药 2 个月，体重增加 3 斤。一位 59 岁的女性患者，眼睛过早昏花，手背和足跟皮肤皲裂。服用寿桃丸后，夜间在灯下可以看小字，皮肤变润，皲裂也自然痊愈。又有一例 68 岁的女性病人，原患高血压、冠心病，经常发作心绞痛，用寿桃丸每天两次，每次 8 克。服药 5 天后，血压渐渐由 180/110 mmHg 降至 140/90 mmHg，心绞痛未再发作，同时眩晕耳鸣明显减轻，腰腿痛减轻，体力增加，脱发减少，自觉效果良好，请求继续服药。还有两位分别患哮喘和高血压心脏病的老年人，连续数年冬季发病住院。服寿桃丸后，在冬季竟能自然控制发作。

清宫八仙糕对老年人的强壮健脾效用

李春生

糕，又称为"餻"，是中国传统食品之一。它的外形大多呈块状，用米粉、麦粉或豆粉加糖和其他辅料制成，吃起来松软适口，很受老弱长幼的欢迎。每逢佳节来临，人们穿上鲜艳的服装，在灯红彩绿和爆竹喧闹声中，喜气盈盈地带着年糕、蛋糕、绿豆糕等相互馈送，以表示祝贺，自古已习为常事。由此推知，清宫八仙糕是从民间传入宫廷的一种疗效食品。

据古医书记载，八仙糕创制于明代，其方首见于陈实功《外科正宗》，系陈氏之家传秘方。治疗脾胃虚弱、食少体倦、易吐易泻，有良好效果。把该药制成条糕，每日清晨服数条，百日后渐觉体健。久服则培养脾胃，壮助元阳，轻身耐老，"妙难尽述"。清代乾隆四十年左右，太医院的御医将陈氏八仙糕增减药味，调整分量，制成清廷特有的糕剂，呈送皇帝服用，从而得到乾隆的赞赏。由清宫脉案及《用药底簿》获悉，乾隆皇帝一直到八十余岁时，尤常服之。清宫配方档上评价此药说："八仙糕不寒不热，平和温补之方，扶养脾胃为主，屡有奇效。"加上它色、香、味俱胜，类似点心小食，既可治病，又可健身，因此，清宫中历朝，上起八个皇帝后妃，下至诸班宫女太监，老幼竞相服食，视为补益增寿灵丹。

慈禧皇太后叶赫那拉氏（又称西太后）也是清宫八仙糕的信徒。她垂帘听政多年，出入于政治上勾心斗角、生活上挥霍无度的官场，终日与厚味肥甘为伍，尤喜进肥鸭等品，致使脾胃过早受伤，中年即患泄泻。据脉案载述，光绪元年，西太后年方四十，便诊有"心脾不足"之症。至光绪六年，清宫现存她的脉案上，屡见"饮食运化不利，大便微溏而黏""胃口不旺""心脾久弱"等。光绪六年九月十三日，太医李德立主拟八仙糕进服，西太后服用后，效验显著，至晚年仍未间断。西太后七十岁时，体态容貌若五十许人，除重视美容外，或由得助于八仙糕吧！

为了使这份珍餻能够服务于国内人民和国外朋友，中医研究院西苑医院老年医学及清宫医案研究室等单位，经过两年多的共同努力，终于将清宫八仙糕研制成功，并得以通过有关专家的技术鉴定，展现在大家面前。

新制成的清宫八仙糕为橘黄色粉末，带有糕点特有的浓郁的食品芳香。冲开尝之，绝类市售麦乳精的味道。每 10 克一袋。每 10 袋盛在一个密封的长方形盒子内。盒子呈正黄色，上面有一条两眼勃然凝视天空、舞爪欲飞的金龙。

　　清宫八仙糕由人参、茯苓、莲子、薏苡仁、山药等八种药物经特殊加工制成。方中人参甘苦微温，大补元气，健脾养胃。薏苡仁、茯苓之类，益脾阳而利肠，渗湿邪以消肿；山药、莲子之属，养脾阴而止泻，固肾气以涩精。参、苓、莲子又具宁心安神作用，薏苡仁、山药及其他药物尚有甘淡培脾效能。诸药配伍，药性中和，无偏寒偏热之弊，对于脾胃虚弱、心肾不足之症更为相宜。特别是配方中的人参，为中国古代著名的延缓衰老药物。现代药理研究和临床研究证实，它的提取物可增强心肌的收缩机能，增强免疫活性细胞的机能，增强机体对各种有害刺激的防御能力，调整高级神经系统的活动，并影响神经 - 垂体 - 肾上腺皮质系统和垂体 - 性腺系统，可对抗应激，对抗疲劳，改善神经活动过程的灵活性，改善睡眠和情绪，延长雌性小鼠的寿命，延长受伤动物的存活时间，调节病理过程，使之趋于正常。正因为它具有优良的补益效能，所以清宫中皇帝、后妃等几乎无人不用人参，而且用量也稍大。

　　为了证实清宫八仙糕疗效的可靠性，西苑医院老年医学及清宫医案研究室与消化系疾病研究室合作，对其进行了临床验证。自1982年3月至1983年9月，观察了310例脾虚患者（包括老年人、有消化系统疾病的成年人和学童），随机分为治疗、对照两组。治疗组166例，服用清宫八仙糕，每次10克，一日3次，4周为一疗程。对照组144例，服用胰酶、酵母和维生素B_6配制的粉剂，用量、用法和疗程与治疗组相同。治疗前后详细询问和记录脾虚见症如纳呆、腹胀、便溏、气短和乏力等，于老人加记头晕、耳鸣、腰酸和畏冷等衰老见症，并测定反映小肠吸收功能水平的血清胡萝卜素浓度和尿 D- 木糖排泄率。疗程结束后，治疗组之脾虚见症积分值及其老年人衰老见症积分值较对照组下降显著。经统计学处理，两者之间存在明显差异，表明清宫八仙糕组疗效优于对照组。另外，八仙糕还能提高尿 D- 木糖排泄率和血清胡萝卜素的浓度，提示它的健脾养胃作用与增强小肠吸收功能有关。消化系疾病研究室和中心实验室的动物实验研究证明，清宫八仙糕对动物脾虚证模型有较好的康复作用。因大黄致虚而产生的小鼠十二指肠黏膜上皮细胞破损，服用八仙糕后在电子显微镜下即可观察到修复现象，有的相当完好。说明清宫八仙糕对消化器官疾病的复健作用是令人满意的。

　　服过清宫八仙糕的病人反映，应用这种药物之后，饮食增加，睡眠增多，腹胀减轻，大便很快趋向正常，疲劳之感显著好转。原来骨瘦如柴的人，服药后体重和腹围均有所增加。尤其令人感到意外兴奋的是，有13例病人，服药前存在不同程度的头发花白或脱发，服药不久，神奇的事情发生了：有的突然察觉两鬓斑斑的白发变得乌黑，有的为头顶长出青丝而惊叫起来。这种改善衰老症状的效果，与老年鹌鹑寿命试验的生存曲线较空白对照组明显右移相一致。

　　为了保证用药安全，对于服药病人，我们在治疗前后做了血常规、肝功能和血清尿素氮水平等检查，结果未发现清宫八仙糕损害人体的迹象。清宫八仙糕的急性毒性实验结果也表明，这种药物的毒性极低，临床应用是安全的。

　　一般地说，成人用法为每次服一袋，一日3次，空心时开水冲服，小儿用量减半。八仙糕的特长在于得病能治疗，无病能预防。如果能够长期坚持适当服用，必将增进健康。

清宫中常用的健脾医方

李春生

清宫帝后妃嫔生活在豪华的内廷之中，养尊处优，四体不勤，致体质赢弱者多。平日所食均为山珍海味，不易消化吸收；加上政治上的权力之争，常引起思虑伤脾。所以临床上脾虚之症比较多见。兹分门别类对健脾医方，略加阐发。

一、益脾保健医方

1. 健脾蒸糕

由生黑豆、白扁豆、茯苓和怀山药等多味药组成。共研极细面，加白糖拌匀，蒸糕，每日清晨进数块。方中用扁豆、茯苓等补脾阳，怀山药等滋脾阴，生黑豆等滋阴养血，明目益精，适于老年脾虚兼有肾精不足，症见食欲不振、腹胀便溏、头晕眼花者。光绪十八年正月，寿康宫皇贵太妃曾服此方，收到良好效果。由于该方颇类食疗方，长久应用无不良反应。

2. 四君子汤　方为：

人参　白术_{土炒}　茯苓_{各二钱}　甘草_{一钱}　姜_{三片}　枣_{二枚}

水煎服，或制丸药。

方中人参甘温，大补元气。白术苦温，燥脾补气。茯苓甘淡，宁心化饮。甘草甘平，和中益脾。方中人参具有适应原样作用，并能增强机体免疫力，调节循环、神经、内分泌和代谢机能。白术、茯苓能降低血糖和血脂，增加肠蠕动。甘草能改善消化系统的功能。动物试验表明，甘草与白术茯苓同用可抑制肿瘤的生长。辅以姜枣调营养胃，对于老年人和体衰者可增强机体内外环境的协调能力，增强机体消化系统的功能，抑制细胞突变。临床用于脾气虚弱、土不生金、饮食减少、面黄肌瘦、脉来细软者。做丸常服，易收延寿健身效果。本方加陈皮理气散逆，名曰异功汤，宫廷用于四君子汤症兼见腹胀者。

光绪三十三年至三十四年，慈禧太后73～74岁时，脾元湿滞，胃气欠畅，身肢力软，消化较慢，大便欠调，胃中有时嘈杂。御医张仲元、李德源及戴家瑜等常用四君、异功二方加薏苡仁、扁豆、扁豆花、神曲、合欢皮等调理，取得一定效果。

3. 参苓白术丸和资生丸

参苓白术丸由人参、白术、茯苓、甘草（炙）、山药、扁豆、薏苡仁、莲肉、陈皮、砂仁、桔梗和红枣组成。以理脾祛湿为主，调气行滞为佐，用于治疗老人或久病脾胃虚弱，饮食不消，或吐或泻，有较好效果。此丸有病能治，无病能防，于体多益而少弊，实属益脾健身之良剂。在此基础上，缪仲淳资生丸加芡实、焦山楂、神曲、麦芽、橘红、白蔻、黄连、霍香、泽泻，以理气调中，清胃除湿，起到补中有调的作用。

明代太医王肯堂曾用此方治其父脾胃病，使其饮食增加，年近九十而终。清代宫廷中此二方亦较常用。

4. 八珍糕

由茯苓、莲子、扁豆、薏苡仁及藕粉等八种药物组成，共为极细面，加白糖，兑之为糕。此方为明陈实功《外科正宗》中八珍糕、明吴旻《扶寿精方》中秘传二仙糕加减而成。原治小儿肠胃薄弱、消化不良、食少腹胀、面黄肌瘦、脾虚便溏泄泻等症，有健脾养胃、益气和中功效。此药香甜可口，而少药气，饥时可以食用，又可疗疾。用于成人，亦为一妙法。本方在清代宫廷颇为喜用。据乾隆朝脉案载，自五十二年十二月初九日至五十三年十二月初三日，将近一年时间里，乾隆"用八珍糕九次"。是时，乾隆皇帝年78岁。光绪六年九月十三日，御医李德立也曾为慈禧太后拟服过八珍糕。是时，慈禧太后年46岁。说明本方可用于老年前期和老年期，亦是健脾强身的有效方剂。

二、健脾疗疾医方

1. 加味异功汤　方为：

人参_{三钱}　白术_{二钱，土炒}　陈皮_{一钱}　茯苓_{二钱}　炮姜_{八分}　制附子_{一钱}　炙甘草_{六分}

不用引，水煎服。

方中参、术、苓、草、陈为异功汤，能健脾益气、和中化湿。附子、炮姜、炙甘草为四逆汤，功专升发阳气、驱散寒邪。两方合用，侧重健脾气，稍佐扶脾阳，对于脾虚重而受寒轻者，较为合拍。乾隆十八年十一月十六日，院使刘裕铎看得大学士张廷玉。系心脾虚弱，胃经微受风寒，以致腹胁作胀，夜间少寐，时或头晕心跳，拟此方调治而痊。

2. 附子理中丸

白术_{二两}　人参　干姜_炮　炙甘草_{各一两}

方中重用白术，以健脾燥湿为主，佐以人参补气益脾，炮姜温胃散寒，甘草和中补土，共奏温补中州之效。此方在清代脉案中较为常用，治疗中寒自利不渴、作呕腹痛、脉沉无力，投之辄能收功。

3. 六均汤　方为

玉竹_{三钱}　白术_{二钱，土炒}　茯苓_{一钱五分}　陈皮_{一钱}　制半夏_{一钱五分}　炙甘草_{八分}

引用煨姜二片　水煎服。

方中苓、术、陈、夏、草皆系健脾阳化痰湿之剂。重用玉竹一味，补益气血，润燥生津，滋养胃液，共奏健脾滋胃之功。中医认为，脾恶湿而胃恶燥。六均汤治疗二脏腑之疾病，可谓良方。乾隆朝十三年，御医王凤翔看得刑部尚书阿克敦脉息平和，惟口角微歪。此年老气血不充所致，拟早用归芍地黄丸、晚用六均汤缓缓调理。口角微歪为阳明经脉受风邪所袭，气血不畅，经筋无所滋养，而生挛急。故用玉竹补气血，滋胃燥，散外风，舒筋脉，颇为合宜。脉案虽未言脾胃症状，但以药测症，当有纳运呆滞、口干痰多等症。

4. 补中益气汤　方为

生黄芪_{一钱五分}　人参_{一钱}　广陈皮_{四分}　当归身_{五分}　生于术_{五分}　升麻_{二分}　柴胡_{二分}　炙甘草_{一钱}

引用黄柏五分，水煎服。

方用黄芪甘温益气升阳，辅以参、草、术、陈益气健脾，补中有行，佐当归补血，升、柴升清，共同起到补中固卫、益气升阳作用。更用黄柏以降阴火，可使阴火祛而元气得扶。李东垣曾以此方治疗脾气不足所致的身热有汗、头痛恶寒、渴喜热饮、少气懒言，脉虽洪大、按之虚软、右脉尤甚之症，取得显著效果。清光绪三十三年五月初四日，御医姚宝生曾请得慈禧皇太后脉息左关稍弦，右寸关滑缓，脾经有湿，中气稍欠充畅。谨拟此法调理，连服五剂，疗效较为满意。

5．理脾化湿汤　方为

生于术_{二钱五分}　党参_{一钱五分}　茯苓_{三钱}　广砂_{八分，研}　神曲_{二钱，炒}　姜连_{四分，研}　甘草_{六分}

引用广皮八分，水煎服。

方中用异功散健脾行气，砂、曲开胃和中，姜连清胃热，化湿邪，止呕止泻，共奏健脾化湿安胃之效。清光绪某年九月初二日，御医张仲元、姚宝生请得慈禧皇太后脉息左关沉弦，右寸关稍滑，胃肠欠和，拟用此法调理。根据脉象和病机推测，慈禧当有纳少便溏、口苦泛呕等症，属脾虚食滞，肠胃湿热中阻，故用消补兼施之法。

6．理脾和肝汤　方为

党参_{四钱}　生于术_{一钱}　桂枝_{八分}　生杭芍_{一钱}　广砂_{六分，研}　煨木香_{四钱}　生甘草_{四分}

引用生姜一片，水煎服。

方中以参、术、甘草益气健脾，桂枝、白芍调营和肝，煨木香行气止痛，姜、广砂暖胃和中，共奏健脾调肝、行气止痛之功。临床用于脾元虚弱，肝气未平，饮食消化较慢，胸膈不爽，步履酸软或腹痛等症。清光绪三十二年七月初七日，御医姚宝生请得慈禧皇太后脉息左关稍弦，右关缓滑，脾元化湿稍有未畅，以此法投之，收到一定效果。

7．理脾益阴汤　方为

白术_{三钱，土炒}　茯苓_{一钱五分}　薏苡仁_{三钱，炒}　杜仲_{三钱，炒}　山药_{二钱，炒}　木瓜_{一钱五分}　当归_{一钱五分}　续断_{一钱五分}　炙甘草_{五分}

引生姜二片，水煎服。

方中苓、术、薏、甘补气健脾而渗湿，杜、断、木瓜益肾强筋而健骨。山药则脾肾双补，尤能涩精。当归养血活血，偏于走阴。引用生姜以安胃，以成健脾益肾之剂。清乾隆十四年十月二十八日，御医王炳看得咸安宫画员管事金昆，病系脾肾不足、腰腿疼痛之症。脉息虚大，由泄泻伤脾，以致中气软弱，两腿连腰牵引作痛，步履艰难，迷晕自汗。拟此方调治而愈。

在清代宫廷的脉案中，健脾医方很多。除了上述之外，尚有健脾益寿糕、启脾丸、温中理气丸、升阳滋液汤、理脾调中法、调中温化方、苓桂术甘汤、真武汤、归芍异功汤及益气健脾散等。对于脾虚诸症，可谓法方兼备，灵活多变了。

清宫中常用的补肾医方

李春生

在清宫丰富的医药档案中，补肾医方占有一定的比重。这些方剂大体可分为两类：一类是补肾健身方，另一类是补肾疗病方。今举其常用者，略事阐发，以窥其一斑。

一、补肾健身方

1．龟龄集方　此方由鹿茸、生地、补骨脂、人参、急性子、细辛、砂仁、杜仲、丁香、蚕蛾、肉苁蓉等药组成。将上药末制成紫色为度，每服五厘，黄酒送下。服后浑身燥热，百窍通和，丹田微煖，痿阳立兴。此方乾隆朝使用较多。弘历不仅自己服用，还常以此药赏赐各大臣。以后历朝沿用不衰。如同治二年正月初一日至三月二十九日用过的库存药中，可以查到有本品一斤七两七钱。此方以"龟灵"命名，取龟鹤长存、延年增寿之意。但方中既无龟板或龟胶，滋阴药物也很少，而补肾助阳之药大约占全方之半。临床用于肾阳不足，兼有气血亏损，而出现筋骨无力、步行艰难、头昏眼花、盗汗、遗精、阳痿以及妇女白带症之属于虚寒者。但因全方燥热之药偏多，虽已伍有阴药，然症候偏热者，服之不免有动火、咽干、舌燥之虞。

2. 龟龄酒方　将前龟龄集方药共成粗末，用烧酒三十斤，江米窝儿白酒二十斤制取。

此方系将龟龄集改制成酒剂。酒性温，可通血脉，御寒气，行药势，效果可以更快。但阴虚、失血及湿热证者忌用，以防动痰生火、迫血外溢。

3. 太平春酒方　由熟地四两、当归一两、茯神一两、枸杞子四钱、红花四钱、龙眼肉八两、整松仁一斤等十五种药物，加玉泉酒二十斤、白酒二十斤、干烧酒四十斤煮制而成。

此方在乾隆十五年四月初七日由刘沧州献入宫廷。经太医刘裕铎审查，上奏"看得太平春酒药性纯良，系滋补心肾之方"。其后经弘历亲自品尝，增减药味，制成滋补健身酒剂。方中熟地、枸杞子、龙眼及松仁等均属于传统的延年益寿药物，偏重于填补心肾阴精。红花助白酒活血通经，利于药物畅达脏腑，发挥补益作用。对于须强壮健身者，服之获益良多。

4. 琼玉膏方　地黄四斤、茯苓十二两、人参六两、白蜜二斤。先将地黄熬汁去渣，入蜜炼稠，再将参苓为末，和入磁罐封。水煮半日，白汤化服。

此方首见于元、明时代之方书。明吴旻《扶寿精方》谓其常服有延年益寿效果。清雍正初年，皇帝胤禛喜服此方，并曾于六年三月二十六日赏公马尔赛服。方中重用地黄滋肾阴以生水，令水能制火。白蜜甘凉性润、润能祛燥。参苓培脾土而生肺金。诸药相伍，对肾肺两虚、内热劳嗽干咳诸症颇效。无病服之，可润滋内脏，强健体魄。

5. 固本仙方　由补骨脂、白茯苓、鱼膘、鹿茸、枸杞子、人参、真沉香、大何首乌、杜仲、肉苁蓉、五加皮、沙苑蒺藜、远志肉、金钗石斛、怀牛膝、淫羊藿、白茯神、怀生地、韭子、山茱萸肉、当归身、锁阳、益智仁、葱子等近四十种如法制成。为丸如梧桐子大。每日早、午、晚各服三钱，温酒下。此方服至一月即可见效，其妙不得尽述。若阴虚火旺者，加龟板胶四两，黄柏、知母各二两（盐水炒），入前方中。

此方亦为乾隆朝医方。方中列有大队强肾补益之品。肾为先天之本，故"固本"实际指强肾而言。先天之本既充实，体质自可强健。

6. 长春益寿丹　天冬（去心）、麦冬（去心）、大熟地（不见铁）、山药、牛膝、大生地（不见铁）、杜仲、山萸、云苓、人参、木香、柏子仁（去油）、五味子、巴戟天，以上各二两；川椒（炒）、泽泻、石菖蒲、远志，以上各一两；菟丝子、肉苁蓉，以上各四两；枸杞子、覆盆子、地骨皮，以上各一两五钱。

共为细面，蜜丸桐子大。初日服五十丸，一月后加至六十丸，百日后可服八十丸便有功效，每早空心以淡盐汤送下。

此方于光绪六年二月初五日进给慈禧太后服用，方名益寿，又称长春，或与西太后住在长春宫有关。本方由《寿亲养老新书》神仙训老丸（又名打老儿丸）、杨氏还少丹、五子衍宗丸加减而成。据《寿亲养老新书》记载，昔有宣徽使在终南山路边，见村庄有妇人，年方二八一十六岁，持杖责打一年约百岁的老头儿。宣徽驻车令问何故？妇人到车前说："此老儿是妾长男。"宣徽觉得很奇怪，下车仔细询问。妇人说："适来责此长男，为家中自有神药，累训令服不肯服，至令老迈，须发如霜，腰曲头低，故责之。"宣徽因恳求数服药，并将方子带回家去，定名神仙训老丸。认为"常服延年益寿，气力倍常，齿落再生，发白再黑，颜貌如婴儿"。此说虽多有夸大不实之词，但作为补益健身药，还是可信的。长春益寿丹在神仙训老丸、还少丹的基础上，对药味加以调整，增入天冬麦冬、巴戟天、人参之类，提高了补肾补心、壮筋骨及补阴阳的效力，故对治疗年老体衰、面容不泽、腰酸体倦者，当有较好疗效。

7. 五芝地仙金髓丹

人参﹝二两﹞ 生于术﹝二两﹞ 云苓﹝三两﹞ 甘菊﹝二两﹞ 枸杞子﹝二两﹞ 大生地﹝六两﹞ 麦冬﹝三两﹞ 陈皮﹝二两﹞ 葛根﹝二两﹞ 蔓荆子﹝二两﹞ 神曲﹝三两﹞

共为细面，蜜丸如绿豆大，每服三钱，白开水送服。

此方为光绪年间进给慈禧太后服用的方剂。原方云："此药益气生津，调中进食，能生养脑气而通目系，故能上清头目而退虚热。服百日后，五脏充实，肌肤润泽。"可知该方属补益健身之品。

五芝地仙金髓丹原出自明武叔卿《济阳纲目·延年》一卷。取四君、三才、异功、增液诸方化裁。全方药味虽补五脏，仍侧重在肾。因肾主骨生髓，而脑为髓海，补之能生养脑气而通目系，故命曰"金髓"。

二、补肾疗病方

1. 地黄丸类

地黄丸由地黄、山萸、山药、丹皮、茯苓、泽泻六种药组成，宋钱乙命名为"六味地黄丸"。主补肾阴，除百病。依据其加味药物的不同，又有麦味地黄丸及知柏地黄丸、桂附地黄丸之别，适用于肾阴虚兼有心阴不足、水亏火旺或阴虚及阳者。

(1) 归芍地黄丸

由六味地黄丸方加当归和白芍而成，具有补肾阴、滋阴血的效用。乾隆朝御医王凤翔曾于乾隆十三年十月二十二日治邢部尚书阿克敦口角微歪。此为年老肾虚、气血未充，风邪伤于阳明络脉所致，以六脉平和，治应补气血。除内服汤剂外，投与归芍地黄丸，缓缓调理而平。

(2) 增减肾气丸

文蛤粉﹝五钱﹞ 桑螵蛸﹝二钱, 煨﹞ 山萸肉﹝二钱﹞ 淮山药﹝二钱, 炒﹞ 冬瓜仁﹝五钱, 去壳﹞ 鲜石斛﹝三钱﹞

引用老米一勺，水煎服。

此方系由肾气丸仅用山萸、山药两味，加诸药组成，能起到固肾养肝清胃作用。桑螵蛸尤能补肾缩尿，对于小便频数者效佳。光绪三十四年十月二十一日，太医施焕诊得慈禧太后脉两寸关弦滑而数，重按鼓指；两尺细数，沉候无力。口渴，左胁痛不可忍，心悸，烦热难受，小便频数，大便泄，喉中痰涎沥沥有声，乃胃热肝燥、肾不摄津所致。曾仿饮一溲一之消渴处理，用此方治疗，希冀取效。

2. 独活寄生汤

由独活、桑寄生、秦艽、防风、细辛、当归、芍药、川芎、熟地黄、杜仲、牛膝、人参、茯苓、甘草及桂心等分组成。功能补肾健骨、益气养血、祛风定痛。清宫医案中，用本方治疗老年脉虚，肝肾不足，风湿袭虚，以致两腿疼痛、步履维艰，取其滋补，使下肢复健。

3. 益气补肾方

党参_{五钱} 黄芪_{四钱，生炙各半} 于术_{二钱} 炙甘草_{一钱} 当归_{七钱} 白芍_{三钱} 熟地_{四钱} 云苓_{三钱} 枸杞子_{三钱} 阿胶_{三钱} 肉苁蓉_{三钱} 怀牛膝_{三钱} 天麻_{二钱} 香附_{二钱} 桂枝_{五分}

引嫩桑枝八钱，十六味。

此方用四君子汤加黄芪以补气健脾，四物汤去川芎，以养血柔肝。杞、胶、苁蓉、牛膝长于补肾育阴。桂、桑、天麻、香附善能调肝定风。诸药相伍，可起到补肾柔肝、益气养血、通络定风之作用。乾隆朝十二年六月十日，御医李杨凌投此方治疗醇亲王两臂颤抓、肩胛肘腕酸痛、腿痛足胀、大便未行、脉弦微涩、两尺软等诸肝肾不足、气血两虚之症，疗效颇佳。

4. 理脾益阴汤

白术_{三钱，土炒} 茯苓_{一钱五分} 薏苡仁_{三钱，炒} 杜仲_{二钱，炒} 山药_{二钱，炒} 木瓜_{一钱五分} 当归_{一钱五分} 续断_{一钱五分} 甘草_{五分}

引生姜三片。

此方用杜仲、山药、木瓜、续断，以补肝肾、壮腰膝；苓、术、薏苡仁、山药、甘草，以健脾胃、安中州。当归养血益阴，生姜温中散饮。诸药和合，于脾肾双虚者颇能合拍。乾隆十三年十月二十八日，御医王炳治疗咸安宫画员管事金昆，患泄泻伤脾，致中气软弱，两腿连腰牵引作痛，步履维艰、迷晕自汗之症，以此方进之获效。

5. 加减安肾丸

煅左牡蛎_{八钱} 枸杞子_{三钱} 小茴香_{五分} 川续断_{二钱} 陈橘络_{七分，盐水炒} 桃仁_{一钱五分} 苦杏仁_{一钱五分，去皮尖，麦炒} 淮山药_{三钱，炒} 茯苓_{三钱}

此方以牡蛎潜浮阳，杞、断补肾虚。淮山药、茯苓培脾土，小茴香、苦杏疏气机。桃仁祛瘀血而治腰痛，橘络通络脉。原安肾丸方为朱丹溪手制。周景涛以此方增损，治疗光绪皇帝腰痛、睡后觉重、大便溏，脉象沉弱之中时而带紧，时而濡细，属肾虚火不生土、土不胜湿所致，勉开本方，希冀缓减病情。

6. 加减金锁固精丸

莲须、龙骨、牡蛎、杜仲、芡实_{各一钱} 外六味地黄丸_{三钱}

此方由金锁固精丸去沙苑蒺藜加杜仲组成，增强了补肾气、强腰膝之力。外配六味地黄丸培补肾阴，具有固肾强腰、涩精止遗之功用。清宫配方簿内，曾以此方治疗远堂之遗精腰痛诸病，很应验。

7. 加减八宝救坤丹

由熟地、生地、紫河车、蛤蚧、坤草（益母草）、鹿角胶、川芎、香附、高丽参、琥珀、牛膝、肉桂、鳖甲、枸杞等35种药组成。如法泡炙取汁，再加血鹿茸一钱、朱砂面一分、金箔一贴，同入前药搅匀收膏。每服二钱，加白糖少许，开水冲服。

此方以二地、河车、蛤蚧等为主药，意在补肾养血、滋阴扶阳，坤草、香附、川芎等为助药，意在理气开郁，调经止痛。佐人参鳖甲，扶正软坚；珀、膝、肉桂，温通逐瘀。共奏补肾元、益气血、开郁化滞、破瘀通经之功。光绪二十九年九月，此方曾用于敦宜皇贵太妃，疗效颇为满意。推测她当时年纪尚不足五十岁，且有腰酸腿软、头晕眼花、身体瘦弱、行经腹痛、经血不调等肝肾两亏、气血不足、气滞血瘀证候。

除上述补肾医方外，清宫常用的还有蟠桃丸、参茸保元汤、健脾滋肾壮元方和健步虎潜丸等，本文不拟一一阐述了。

清宫医案中活血化瘀法的运用

活血化瘀法是中医临床治疗的重要法则之一。实践表明，某些疾病在中医的辨证论治基础上适当选用活血化瘀法，的确可收得较好的疗效。近年来随着临床研究的深入，活血化瘀法更为引人注目。

在清代宫廷医案中，运用活血化瘀法的案例很多，具有很好的经验。自乾隆朝始，历朝之脉案均有所载，在应用上大致有以下五种情况：

一、单独运用活血（或养血）之法

凡病情单纯，或病人体质较强，或瘀滞过盛的病人，宫中常单以活血化瘀法治之。目的在于攻逐瘀滞，俾瘀去而新生。如道光朝静嫔（静妃）脉案："道光六年十月二十四日，张永清、苏钰、崔良玉、王泽溥、郝进喜、叶元德、苏清泰请得静嫔脉息弦涩。系产后恶露未畅，以致腹胁胀痛。今议用加减生化汤一贴调理：

全当归五钱　川芎一钱五分　桃仁一钱五分，炒研　红花一钱五分　蒲黄三钱　灵脂三钱　泽兰叶二钱　炮姜炭五分　楂炭五钱　炙甘草五分

引用煮酒、童便各半盅兑服。"

根据脉象弦涩，知有瘀滞在里。其症状主要为腹胁胀痛，为产后之恶露不畅引起。方中以生化汤为主，活血化瘀，温经止痛，但感其力不强，遂加用失笑散，以五灵脂行血，生蒲黄破血，增其推陈致新之功。若病人体质虚弱而有瘀滞，宫中则多宗养血之中寓以活血通瘀之意组方。例如，道光朝八年五月十四日静妃之脉案，其时静妃妊娠四个月，湿热伤荣而致流产，御医郝进喜则施以一味丹参饮：

"丹参一两二钱，研极细面

引用川芎一钱、当归三钱、煎服"

一味丹参饮于《妇人明理论》有载，治经水不调，产后恶露不下。丹参，《别录》称可以"养血"，《日华诸家本草》又谓"破宿血，生新血"，故向被医家视为妇产科之要药。此案则因静妃"血虚"有滞，故以丹参饮为主，佐以归、芎，旨在养血而通瘀，活血而不伤正。

二、活血化瘀法为主，其他法为辅同用

凡遇血瘀病人兼有其他证候，如气滞、寒凝、热结等，抑或兼现脏腑虚损失调者，宫中治疗常以活血化瘀法为主，其他法（如理气、温阳、清热、舒肝、和胃、理脾、温肾及育阴诸法）辅之为治。例如，乾隆朝循嫔脉案："乾隆四十三年二月十五日，陈大官、罗

衡请得循嫔脉息弦数，外感已解，惟荣分结滞，小腹作痛，议用调荣定痛汤调理：

归尾一钱五分　赤芍一钱五分　川芎一钱　丹皮一钱　桃仁一钱五分　红花一钱　延胡索一钱五分　香附二钱　酒军一钱　枳壳一钱　泽兰叶一钱五分

引用姜皮二分，二贴，午晚饭。"

此案中病人之腹痛为荣分结滞使然，但其脉弦数，知有肝郁气滞之候，则立方以桃红四物汤为主活血化瘀，辅以调气疏肝之品，以求气行血行。据脉案载，此方进退用药，甫进六剂，其病得缓。另如道光十三年二月十五日四公主脉案："脉息洪数。系风湿发颐之症，以致右颐红晕高肿坚硬"。御医王世瑄等处方为：

当归三钱　赤芍二钱　白芷一钱　山甲二钱　皂刺一钱　没药一钱　乳香一钱　僵蚕二钱　连翘三钱　防风二钱　蒲公英二钱　蝉蜕一钱　甘草一钱　酒连八分

引用木瓜酒半盏。"

此病本因于湿，但其时右颐红晕、高肿、坚硬，当有血瘀，故施方以活血化瘀为主，祛风通经为辅、连进五剂，其病渐愈。

三、活血化瘀法与其他治法并重

凡病人血瘀证明显，临床表现中其他证候亦甚突出；或其病情关系，须两者兼顾；或须标本同治时，则宫中亦常以活血化瘀法与其他法同用。此类方药运用特点是：以暂时服用为多，一俟证候改善，便仍有侧重。例如，"乾隆四十四年四月十三日，陈世官、罗衡请得循嫔脉息和缓，表里之热已解，惟荣分湿热未净，以致头痛，议用清上调荣汤调理：

生地三钱　丹皮二钱　赤芍一钱五分　川芎一钱　当归尾一钱五分　酒军一钱　连翘一钱五分　薄荷一钱　枳壳一钱五分

引用荷叶一钱五分。"

此案之头痛原因，系由荣分湿热未净，故以清宣与活血之法共用。倘清热而不活血，则血脉不畅，其痛难除；若活血而不清热，则热蕴于内，血受熬煎，故须活血与清热同用。此方连进三剂后，循嫔"诸恙渐减，荣分已行"。改用红花桑皮汤（桑皮一钱、红花五分）送观音普济丹调理，返通活血除湿之途。再如，循嫔乾隆四十二年三月二十四日脉案："循嫔脉息沉弦，系气滞血热，以致荣分期至肚腹疼痛，议用调营清热饮调理：

归尾二钱　丹皮二钱　赤芍一钱五分　桃仁二钱　黄芩一钱五分　酒军一钱　延胡索一钱五分　枳壳一钱　苏梗二钱

引用藕节二个，午服。"

此方则是活血、清热、理气并用，俾活血逐瘀以止痛，理气通滞而助血，清热凉血以和营。三者并重，相得益彰。次日加用泽兰叶一钱五分，以助活血之力，第三日则"荣分渐和，惟胃停饮滞"而用和胃化滞汤调理，改用健脾通滞法。

四、其他治法为主，活血化瘀法为辅共用

凡其他病兼有血瘀，或血瘀为本而其他病为标者，宫中亦时以活血化瘀法配合其他法使用。其运用特点是：选用活血药味少或剂量轻，或仅为引经报使。例如，光绪皇帝脉

下篇　清宫医话精选

案："光绪□□年六月二十日，庄守和、忠勋请得皇上脉息左寸关弦而稍数，右寸关沉滑。肝肺气道不畅，稍感风凉，以致头痛腰酸，胸络仍觉作痛，今议用和解舒络之法调理：

荆芥穗一钱　防风一钱五分　藿香一钱五分　川郁金二钱，研　茅术一钱五分，炒　木香六分　橘红二钱　片姜黄一钱五分　牛膝二钱　延胡索一钱五分　乳香一钱五分　没药一钱五分

引用鲜荷蒂五个。"

此案主要在于治疗外感风寒，故于大队疏解散寒药之中伍以调气活血之品。其用活血药旨在通经活络而止痛。但因其表邪未除，故治疗重点仍在解表。再如，道光七年九月二十五日，顺贵人脉案："脉息沉缓，系湿邪流注之证，以致左胁下红肿坚硬，疼痛不安，饮食懒进，块破流血水。今用托里排脓汤，晚服一贴调理：

银花二钱　当归尾三钱　连翘三钱　黄柏一钱五分　苍术一钱五分　没药一钱　乳香一钱　花粉二钱　蒲公英二钱　陈皮三钱　赤芍一钱五分　甘草节一节　醋柴胡一钱五分

引用老酒一匙。"

此案处方重在托里排脓，清热解毒。选用乳香、没药等活血破血之品，在于其能散瘀定痛，推陈致新，并有消肿生肌之妙，即《本草纲目》所谓"乳香活血，没药散血，皆能消肿、止痛、生肌"。其引用老酒者，亦为活血、消肿、通经而设。

由上可知，宫中对活血化瘀法至为重视，在运用上也可供借鉴。

清代宫廷防治牙齿病医方管窥

周文泉

清宫医案及内廷配本中载有许多防治牙齿病的医方。既有预防及治疗牙病医方，亦有固齿保健医方。其剂型有散剂、煎剂和膏剂之不同，用法亦有外搽、漱口和贴敷之差异，可谓丰富多彩。兹撷其要者略述一二，以见端倪。

牙齿对进食具有咀嚼粉碎之功能。若生齿病，常致胃病发生，直接影响营养的吸收。民间有"牙痛不算病，痛起就要命"之说，言齿疾所致苦楚之严重。宫廷帝、后、妃嫔终日膏粱厚味，恣意享乐，自然于牙齿保健及牙病防治十分重视。其中包括：

一、预防牙齿病医方

如慈禧皇太后的固齿刷牙散：用青盐、川椒、旱莲草、枯白矾及白盐等为散。以旱莲草、川椒水煎去渣，得汁一茶盅，拌盐、矾内，炒干，共研极细面。谓擦牙漱口，永无齿疾。本方之用法为擦牙与漱口相结合，属于预防牙齿病方剂。方中旱莲草系补肾益元药，推测为缘于中医"牙齿属肾"而设。盐类除有解毒作用外，抑或考虑"咸入肾"之缘故。至于川椒与明矾，两者均有解毒燥湿作用，皆是预防齿疾的常用药。因此，本方的配合有其合理性，临床用之，亦当收到预防齿疾的效果。

二、治疗牙齿病医方

例如，雍正二年，太医院口齿科医生朱文焕所拟固齿白玉膏，由五色龙骨和珠子等药

组成，将其为细末，入黄蜡中，候冷捏成饼，摊于纸上，剪成条贴患处，治风火牙痛。但此方剂型为膏剂，且补贴牙齿上，构思颇为巧妙。另如光绪中年时常患齿疾，御医们亦常为其开漱口方，如消肿漱口方：

生蒲黄_{二钱}　红花_{一钱五分}　当归尾_{一钱五分}　没药_{二钱}　大青盐_{四钱}

此方是以解毒活血为主的药方，方中蒲黄、红花、当归尾及没药均具有活血化瘀、消肿止痛的作用，而青盐则有清热解毒固齿、滋肾之功效。据现代药理研究，当归的水溶成分具有良好的止痛效应，而以盐漱口在现代临床及民间预防或治疗牙病上更属于常用的简易方法之一。

三、固齿保健医方

此类医方之配制，大抵从中医"牙齿属肾""齿龈属胃肠""唇属脾"之理论考虑合方，富有局部与整体结合治疗之涵意。例如，光绪二十二年七月初二日慈禧所用之固齿秘方：

生大黄_{一两}　熟大黄_{一两}　生石膏_{一两}　熟石膏_{一两}　骨碎补_{一两}　银杜仲_{一两}　青盐_{一两}　食盐_{一两}　明矾_{五钱}　枯矾_{五钱}　当归_{五钱，身}

上药共为细末，每早起，先以此散擦牙根，然后净脸，净毕用冷水漱吐。此方即属于胃肾兼顾的药方，其中以大黄、石膏、盐和矾内服有清胃消炎、外用有解毒凉血之作用。而矾则兼有收敛燥湿之功。骨碎补和银杜仲乃补肾之要药。故此方属于局部与整体治疗相结合的成方，当有效验。原方后有一跋曰："是方为余家秘传，自先曾祖以来，均擦此散，年届古稀，终龄不屈一齿，且无疼痛之患。亲友中得此方者，亦如之。现家慈年已八旬，齿牢固毫无动摇，徇神也。吾乡已抄传殆遍，近日亦多过而问者，用特刊布以公诸世云。甲申夏月，江右黄幼农谨跋。"黄氏之跋，虽有过誉之嫌，但分析此方，应是有一定效果。因送入宫中倘若无效，当有欺君之罪。另如慈禧在光绪二十八年五月二十八日所用擦牙根方：

骨碎补_{一两}　黑桑葚子_{五钱}　食盐_{五钱}　胡桃_{八钱}　炭面_{一两}

共研极细面，搽敷牙根。本方主要是从益肾固肾而考虑的固齿保健医方。

四、点牙药方

宫中尚有相当于拔牙之医方，称之为点牙药方：用草乌、荜拨、川椒和细辛等共研极细末，用少许点于患牙内外。一时其牙自落，不落再点。此方剂中的四味药均属于芳香温通定痛药，治疗牙龈肿胀和蛀牙之疼痛，当有效验。至于能否"点牙自落"，不得而知。不过，近代药理学研究表明，草乌、川椒及细辛均有局部麻醉作用，尤其草乌含有乌头碱，有较强的镇痛作用。其酊剂可作表面麻醉剂。至于荜拨，亦是止痛之要药，中医之哭来笑去散、牙痛失笑散等方均有此药。中医研究院西苑医院口腔科配制的牙本质脱敏粉中的主要成分亦用荜拨。临床观察证实止痛效果佳良，作用亦比一般脱敏药物持久。当然，本方中草乌和川椒均有毒，如应用，当慎重方妥。

总之，清代宫廷中防治牙齿痛的医方甚多。据档案资料，上自雍正朝，下至光绪朝，每朝均有防治牙齿疼痛的方药。至于刷牙粉，则就更为普通。

宫廷中平安丸的广泛应用

张文高

清代宫廷中有一种从雍正和乾隆两朝就极受重视，到后来光绪和慈禧都曾服用的调理脾胃良药，那就是平安丸。

早在雍正年间，宫中就大量制作平安丸。据有关档案资料记载，雍正六年（1728年）十二月初一日配制平安丸二百料，得丸九万丸，另旧存有一万七千三百丸，合计十万零七千三百丸。到雍正七年十二月初九日，一年稍多一点的时间就用去了九万三千九百丸。这一天又配制了平安丸六十二料，得丸二万七千九百丸。雍正九年二月二十六日又配制一百八十七料，得丸八万四千一百五十丸。在两年多的时间内共配四百四十九料，得丸二十万一千零五十丸。

乾隆年间修合平安丸的数量也是很多的。据部分档案资料记录，乾隆六年五月二十三日起，至十四年五月二十一日，共合过平安丸一百五十料。乾隆二十年五月十一日、二十八年四月初七日、三十三年六月二十六日各又修合平安丸五十料。关于平安丸的用项，档案中记载着："（乾隆）十四年六月初一日起，至二十年五月初三日，赏西北两路驻防及各项取讨，通共用过平安丸二万二千九百七十四丸""（乾隆）二十八年四月初七日起，至三十三年六月初九日，赏给军营驻防及各项取讨，共用过平安丸二万零三十丸"。

在雍正和乾隆年间，平安丸的主要用项是作为恩典赏赐给高官重臣，同时亦赏给驻防军营一部分。这也是为维护其封建统治和保卫国土而采取的一种笼络将士军心的措施。平安丸中的药物，分属理气、健脾、消导、苏香化湿及温里等类。药性大多偏温，药味以辛为主，少数甘、苦，几乎都可入脾、胃经，部分入肝、肺、肾等经。本方中茯苓、白术、陈皮、草蔻和砂仁等药健脾和中而燥湿，能治脾胃虚弱、食欲不振、恶心呕吐、腹胀便溏等症；山楂、神曲及麦芽组成宫中习用之消食方三仙饮，与行气消积的槟榔一起发挥消食化积、和中健胃作用，善治饮食积滞、消化不良而脘闷腹胀的症候；青皮、陈皮、木香、香附、沉香、枳实、延胡索、槟榔、砂仁和豆蔻等药理气止痛、行滞消胀，而治疗脾胃气滞、脘腹胀满疼痛及恶心呕吐之症；青皮和香附入肝经，又长于疏肝行气，而治肝郁气滞、胁肋胀痛；丁香、草果、草蔻和豆蔻等辛温之品有温中散寒、暖胃止呕之效，能治胃寒脘痛及呕逆恶心等症。总的来看，本方是一个调理脾胃的专剂，有行气健脾、和中温胃、消食化积、消胀止痛等功效。药属温平之性，故不寒不热。药多理气、消导之品，配以补脾健胃之药，因而通补结合，行气而不伤元气，补益而不滋腻。因而平安丸是一种平和而又颇具特色的宫中成药，既可治疗多种脾胃疾患，又能健脾和胃，有益于健康。正如《清太医院配方》中所评："此药不寒不热，药温平不损元气，久服健脾胃，和营卫，理肝脾之圣药也。"中医学认为，人以胃气为本，四季脾旺不易受邪，有脾胃为后天之本一说。久服此药，则脾胃健运，消化有力，化源充足，气血旺盛，荣卫和调，则人自安和，平安无病。平安丸可能就是取此意而得名。朝廷赐此药给臣下，特别是给驻防在外的将士，还是有一定的实用价值的。

平安丸中所用药物以行气温中止痛和消导化积之品为多，所以本药除了可用于一般脾胃虚弱者外，所治病症当以脾胃气滞、中焦虚寒或饮食积滞所致脘腹疼痛、胀满痞塞、恶心呕吐等症为主。如《清太医院配方》所指明："治九种心胃疼痛，抽掣引痛，时发时止，胸膈胀满，呕吐嘈杂，不思饮食，损伤脾胃，血气不和，升降迟难，大便干则胸中颇闷，大便稀则胸中颇快，食则痞塞，噎膈翻胃，气逆不舒，并皆治之。"当然，其他原因伤及脾胃者，在辨证求本治疗的同时，也可兼服平安丸以协助调理脾胃。例如，宫中档案中记载，乾隆十七年七月，太医院御医张宗献奉旨为正白旗副都统宗室德尔素诊病。病者呕吐、胸痛、烦渴、畏寒、手足逆冷、六脉弦紧。张氏分析病属内伤暑湿，过饮寒凉，寒暑凝结所致，即给用平安丸兼服正气温中汤调治。正气温中汤：

藿香一钱　陈皮一钱　良姜一钱　苏叶一钱　半夏一钱五分　厚朴一钱五分　茯苓一钱五分　苍术一钱五分　甘草五分

引用生姜三片　黄土水煎。

宫廷中所用中药一向特别注重质量，修合平安丸亦如此。例如，方中之沉香本来就是一种较名贵的药材，宫中配制平安丸时则强调用伽香。乾隆年间的一则奏折即涉及此事："（乾隆）六年五月二十三日起至十四年五月二十一日，共合过平安丸一百五十料，用过伽香十八斤十二两，下存伽香四斤十两九钱，只够合平安丸三十七料用。今不敷用，相宜仍向造办处领取。谨奏。请旨。"雍正年间也常有为修合平安丸需用伽香而向皇帝请旨的事。有一次，所需伽香暂时告缺，雍正皇帝埋怨奏迟了，下旨说"伽香值甚么？他们奏迟了，若早奏一声要多少不得？着他们停停再合。钦此。"考沉香系瑞香科植物沉香或白木香的含有树脂的木材，而伽香则为这两种树近根部的含有多量树脂的木材。因而一般认为伽香的理气止痛等功效胜于沉香。慈禧、光绪所用平安丸方中用"落水沉"者亦当为此意。由此可见宫中用药之考究。

慈禧太后长期患有脾胃疾患，医案中常有食少难消、胸胁不畅、呕饮便溏等症的记载。光绪十年五月初九日，御医李德昌也曾为她拟平安丸方。

在光绪皇帝的医方中也有平安丸配方，其处方与慈禧太后所用平安丸完全相同。综观光绪之医案，以肾、肝两脏疾患为多。那么为什么用调理脾胃的平安丸呢？可能也是从脾胃为后天之本的认识出发，希冀健运脾胃，补益身体，增进健康。《慎柔五书》云："虚损诸病，久久皆属脾虚"，又谓："人之一身，生死系于脾胃，……东垣云：补肾不若补脾，此之谓也。"从先天、后天的辨证关系考虑，光绪皇帝用平安丸也许对身体有所裨益。

扶正固本良药——琼玉膏

张文高

琼玉膏见于方书已有八百年以上的历史，不仅是我国传统的扶正固本良药，在清代宫廷医药中也甚受重视。

在清宫较早期的医药档案中，就有不少关于本药的记载。如雍正六年十二月十六日，"御药房首领王洁、张尔泰钦遵上谕，合琼玉膏一料，净得二十三斤二两。赏公马尔赛多少斤两，不敢擅专，谨此请旨。"说明琼玉膏不仅受到雍正皇帝的重视，而且被作为由皇帝下旨赏赐王公重臣的珍贵之品。

雍正十二年，宫中记载有琼玉膏的配方和配制方法等："生地黄十六斤，捣绞取汁十二斤；人参细末二十四两；白茯苓细末四十八两；白蜜炼去滓十斤。上药和匀，入磁缸内，以油纸五重、厚布一重紧封缺口，置铜锅内水中悬胎，令缸口出水上。以桑柴火煮三昼夜。如锅内水减，则用暖水添之。水满取出，再用蜡纸紧封缸口，纳井中置一昼夜取出，再入旧汤内煮一昼夜以出水气，取出，先用少许祭天地神祇，然后每取一二匙酒调服，不饮酒（者）白汤下，日进二三服。如遇夏日，置阴凉处，或藏水中，或埋地下……制时始终勿犯铁器，服时忌食蒜、葱、萝卜、醋、酸等物。"可见宫中对琼玉膏的配制、保存、服法和禁忌等都有细致的要求。

宫中不同时期对本药的配方和配制方法的要求不尽相同。在一件题为"铁瓮先生琼玉膏"的配单上规定为"新罗参去芦八两；生地黄五斤五两三钱三分三厘有零，取汁；白茯苓去皮一斤三钱三分三厘有零；白蜜三斤五两三钱三分三厘有零，炼净。右伴人参、茯苓为细末，用蜜生绢滤过，地黄取自然汁，捣时不用铜铁器，取汁尽，去滓，用药一处拌，和匀，入银石器或好磁器内，封用净纸二三十重封闭，入汤内。以桑柴火煮三昼夜，取出，用蜡纸数重包瓶口，入井中，去火毒，一伏时取出，再入旧汤内，煮一日。出水气，取出，开封，取三匙，作三盏。祭天地百神，焚香设拜，至诚端心，每日空心酒调一匙。原方如此，但痨嗽气盛、血虚肺热者不可用人参"。另外，据推断于清代晚年抄录的清宫药库配方底册《药库丸散膏丹配方》所载琼玉膏配方为"生地一斤，捣搅取汁；人参二十四两，细末；白茯苓四十八两，细末；白蜜十斤，炼去滓"。其配制方法等大致与前述雍正十二年者相同。

为考察琼玉膏的来源和配方等，查阅文献得知，本方始见于宋代洪遵辑《洪氏集验方》。洪氏系南宋医家，字景平，鄱阳（今江西波阳）人，生于公元1120年，卒于公元1174年，曾任翰林学士。该书刊于公元1170年，系汇集洪氏本人临床试用或传闻的验方。该书第七首方即"铁瓮先生神仙秘法琼玉膏"，其处方为"新罗人参二十四两，舂一千下为末；生地黄一秤十六斤，九月采捣；雪白茯苓四十九两，木臼千下为末；白沙蜜十斤"。就方中四味药的剂量比例而论，与本书所载此方比较，前述宫廷中雍正十二年配方仅茯苓量略少，而"铁瓮先生琼玉膏"配方则完全相同。另据查对，元代许国祯《御药院方》亦载有"铁瓮先生琼玉膏"，内容几乎完全与《洪氏集验方》相同。所以此方与雍正十二年配方基本属于遵古配方炮制，而晚清两配方则已有较大出入。

琼玉膏之方名，即示人此方之珍贵。在宫廷中有关本药效用的说明，亦多沿述前引洪氏之赞语，且复有"补百损，除百病"及"齿落更生"云云。以上说法虽有夸张不实之词，但从传统中医药理论分析本方，可知其扶正固本、益寿延年的作用，是有根据而可信的。组成本方之药，均属《神农本草经》所谓"主养命以应天，无毒，多服久服不伤人"，有"轻身益气、不老延年"之效的上品药范围。君药生地黄，甘寒而养阴滋肾，清热凉血，生津润燥。《神农本草经》称其"久服轻身不老"。人参味甘、微苦，性微温，大补元气，补脾益肺，养心安神，益智生津。《神农本草经》谓其"主补五脏，安精神，走魂魄，止惊悸，除邪气，明目，开心，益智，久服轻身延年"。茯苓甘淡，性平，能健脾和中，养心安神，利水渗湿，有补而不峻、利而不猛的特点。《神农本草经》载本药"久服安魂养神，不饥延年"。蜂蜜味甘性平，润肺补中，止咳通便。《神农本草经》指出，其有"安五脏诸不足，益气补中，止痛解毒，除众病，和百药，久服强志轻身，不饥不老"的功效。四药相合组，方协同，金水相生，土旺生金，而有滋肾益肺、健脾养心、补气阴、生精血及安神益智等功效，故不仅可治疗虚劳干咳、咽燥咳血等症，中老年人常服，当有补虚扶正、固本祛疾、延缓衰老之效。本方配伍严谨，兼顾诸脏，气阴并补，滋而不腻，适于久服，有益而无害，可谓补益良方。诚如《清太医院配方》中对本方方义的分析："夫人心藏血，肾藏精，脾土为万物之本。精血充实，脾土健壮，则须发不白，容颜不衰，延年益寿，百病不生矣。而膏中之药，地黄为君，大能滋阴生血；损其肺者益其气，故用人参以鼓生发之元；虚则补其母，故用茯苓以培万物之本；白蜜为百花之精，味甘归脾，性润，且缓燥急之火。四者温良和厚之品，诚堪宝重。"

在清代宫廷中颇受重视的众多补益长寿医方之中，琼玉膏方中诸药亦常被作为组方的基础。如慈禧长寿医方中之长春益寿丹、保元益寿丹、五芝地仙金髓丹及乾隆皇帝所用的固本仙方等，均以琼玉膏中诸药为重要组成部分。据对有关资料分析，人参、茯苓和地黄等药在清代历朝补益长寿医方中均属常用药之列。

近年来用现代科学的方法对中药进行了研究，对于琼玉膏及其有关中药也提供了大量资料。地黄有降血糖作用，故常用对中老年易患的消渴症有效，又有强心、利尿、保肝、抗炎及止血补血等作用。人参能提高机体的适应性和对有害刺激的防御能力，增强免疫功能，改善心血管系统功能，调节中枢神经功能，增强造血功能和性腺功能，降血糖，抑制癌细胞生长，延长人工培养细胞的存活时间。茯苓具有强心、利尿、镇静、降血糖及增强免疫功能和抗癌作用。蜂蜜中除含有葡萄糖和果糖外，尚有多种酶类、有机酸、蛋白质、维生素、生物活素、生物刺激素及四十多种微量元素等，能发挥营养、滋补、强壮作用，并有抑菌和调整酸碱平衡等功效。上述诸药的药理作用，就是琼玉膏扶正固本、祛病延年的科学基础。有人在研究琼玉膏的作用时，发现 65 岁以上的老年人血中具有免疫功能的 T 淋巴细胞比率明显低于青年人，而血清中的免疫球蛋白 IgA 含量明显高于青年人。服用琼玉膏一个月后，则老年人 T 淋巴细胞数明显增加，血清 IgA 含量则明显降低。两者都已接近青年组水平。这种改善老年人免疫功能的作用，当视为琼玉膏扶正固本、祛病延寿的重要原因之一。

新中国成立以后，上海、南京、武汉、福州、杭州、南昌和呼和浩特等地都曾生产过琼玉膏中成药，但各地的配方有所不同，如有以党参易人参者，有加沉香、琥珀者。在加工制作方法上也有不少差异。研究清代宫廷中琼玉膏的处方、配制方法及应用情况，对这个扶正固本良方的进一步研究和开发应用当有助益。

受到宫廷重视的太乙紫金锭

张文高

光绪二十八年（1902 年），正是在八国联军入侵北京时仓猝西逃的慈禧太后等返回京城后不久。在横遭侵略者铁蹄践踏的土地上，惊魂稍定的那拉氏又开始了骄奢淫逸的生活，并且着手赏赐那些自镇压了戊戌变法以来倍受垂青重用的王公大臣和亲信走卒。宫中成药太乙紫金锭就是赏赐品之一。据宫廷《流水出入药账》记载，这一年的二月十三日，赏给荣禄太乙紫金锭七钱一锭者二锭，五分一锭者二百锭；五日初九日又赏一百锭，以后又曾于十月十三日、十一月二十九日各赏七钱一锭者二锭。五月二十九日，赏袁世凯太乙紫金锭四百锭。五月初九日，赏庆亲王太乙紫金锭二百锭，赏礼亲王一百锭。六月初四日，赏李莲英太乙紫金锭二百锭。由此可见，太乙紫金锭这种传统的中医急救之剂已经成为深受清代宫廷重视的宝贵之品。

宫中的这种赏赐，用去了大量太乙紫金锭，仅在光绪二十八年五月初九日这一天，就曾赏诸亲王、公主、格格以及高官重臣等三十余人。多则二百锭，少则五十锭。五月十六日一次即赏给姜桂题八百锭，创赏赐此药之记录。为了赏赐及药用之需，宫中大量配制太乙紫金锭。据《流水出入药账》记载，光绪二十八年六月十八日奉旨合配太乙紫金锭二料，五分一锭，五千一百三十四锭；光绪二十九年五月二十四日，又奉旨合配太乙紫金锭四料，五分一锭，一万一千三百六十锭。由此可知宫中配制本药的规模。本药不仅在光绪年间深受宫中重视，以前各朝亦曾大量配制。例如，在同治年间有如下记载："同治六年五月十五日，小太监灵珊传旨，合紫金锭用麝香三两""同治七年四月二十五日，小太监灵珊传旨，合紫金锭用麝香九钱""同治十三年三月初九日，长春宫药房首领恒英传旨，合紫金锭三料，用麝香四两五钱"。

宫中之太乙紫金锭，即紫金锭，原名太乙紫金丹，又名紫金丹、太乙玉枢丹、玉枢丹、太乙丹、万病解毒丹、万病解毒丸、神仙万病解毒丸、神仙解毒万病丸、神仙追毒丸或解毒万病丹。据有关资料，本方最早出自宋代王璆撰《百选方》。此书初刊于1196年。亦有注明本方出自《片玉心书》者。本书为明代万全撰，约刊于16世纪中期。本方由山菇、五倍子、千金子霜及红芽大戟等药组成。明代著明外科学家陈实功撰著的《外科正宗》所载之方则增加朱砂、雄黄各三钱。宫中光绪二十九年五月十四日方与《外科正宗》药味相同，只是剂量有些出入。我国《药典》已经收载紫金锭方，药味同《外科正宗》方，剂量比例略有差异。

从药物作用分析，可知本方具有解毒辟秽化浊、活血散结消肿、清热安神开窍等功效。本方中虽然用有猛峻有毒之药，但含量较小，且兼用收涩与攻泻之药以及解毒与有毒之品，故有可能减轻和限制其不良反应，而发挥治疗作用。由于有如此广泛的功效，本药的应用范围是很广的，既可内服，又能外用；既能用于救急启闭开窍，又可防治时令病和瘟疫病等。有谓本药"解诸毒，疗诸疮，利关窍，治百病"，所论似不为过。宫中记载，曾详尽地引述了太乙紫金锭所治病症："治一切饮食药毒、虫毒、瘴气、中恶、河豚、死牛、马、驼等诸毒"，以及治诸蛊肿胀、痈疽发背、对口天泡、无名疔肿、阴阳之毒、伤寒心闷、狂言乱语、胸膈壅滞、瘟疫喉闭寒疾、传尸痨疾、心气痛并诸气痛、疟疾、癫狂、中风中气、骨节风肿、遍身疼痛、自缢溺水、痢疾泄泻、肚腹急痛、霍乱绞肠痛、诸痰症、头痛、牙痛、小儿急热惊风、五痔五痫、妇女经水不通、跌打损伤、烫火伤、恶虫及疯犬所伤等，并述明若干随症调引的服药方法，临症应用时可资参考。正因为本药有这样广泛的实用价值，因而特别受到宫廷的重视。宫中档案资料还记载了赏给兵丁和抬夫等太乙紫金锭的事，但是数量很少。大概有许多需要此药的宫中"下等人"也只有望药兴叹了。御医有时也会被赏赐此药，但数量少得可怜。例如，光绪二十九年闰五月十二日赏姚宝生太乙紫金锭二锭。可见在清代宫廷中像御医这类为帝后服务的知识分子，其地位是十分低下的。

太乙紫金锭也是宫中医疗用的重要成药之一。上至皇帝、太后，下至宫中一般人员，都常用本药内服或外用治病。慈禧太后晚年曾久患面肌痉挛症。据分析那拉氏使用本药亦有可能是为治此痼疾而用。且记载着用暖酒磨服本药可治口眼歪斜和牙关紧急等症。光绪皇帝也经常用太乙紫金锭。据《流水出入药账》记载，光绪二十八年五月二十六日，"上用太乙紫金锭五分一锭二锭"；同年十月二十九日，"上用太乙紫金锭五分一锭十二锭"；光绪二十九年正月二十日、二月十六日、三月初八日和初十日、十一月初五日和初八日，光绪三十年二月初八日、初九日、三十日，三月十三日等又合计用每锭七钱者八锭，每锭五钱者四锭。在光绪皇帝的脉案中还记载有外用紫金锭治疗皮肤病的用法。某年春，光绪心胸间皮肤起红疙瘩，不甚痛痒。精于外科的御医任锡庚诊之。他认为不是疗疮，即微疼亦不过郁热所致，即以紫金锭醋研涂之。紫金锭善解毒消肿疗疮，醋研更加强散结消肿之效。后来，这位御医又为光绪拟敷药方：紫金锭醋研浓，加入蝎尾细面五厘，临时合匀。此方又增入解毒散结、祛风定痛的蝎尾，"以毒攻毒"，外用以疗疮肿当更有效。宫中其他人用紫金锭疗病更是常有的事。

清代宫中还有一种神仙解毒消瘴丹。据《药库丸散膏丹配方》所载之方，由九味药组成，即太乙紫金锭之七味药加全蝎、山豆根。这是一种将诸药研细面，用糯米糊为丸，雄黄为衣的丸剂，每丸重三钱。此丸较紫金锭加强了清热解毒利咽、解痉散结止痛等功效。但总的来看，两者的功效应用均当相似。据宫中资料，从乾隆三十二年六月十四日至三十三年六月十五日期间，宫中的外药房共修合过神仙解毒消瘴丹五次，得丸八千八百五十丸。可见此丹在宫中也曾有过广泛应用。

紫金锭在临床上内服多用于治感受外邪或食物中毒等引起的恶心呕吐、腹痛泄泻等症，包括夏秋季节瘟疫和中暑等。急性胃肠炎之呕吐泄泻、急性胆囊炎之呕吐以及流行性脑脊髓膜炎等病都曾有用本药治疗者。小儿痰壅内闭所致神昏、惊风及气促等症亦有用本药治疗者。临床上还可用本药外敷治疗痈疽疔疮、结核肿毒和虫蛇咬伤等症。腮腺炎和淋巴结炎等病可外用本药治疗。由于本药成分中含有猛峻有毒之品，所以应注意内服时不可过量，亦不宜长期持续服用，以防止蓄积中毒。怀孕妇女忌服本药。

清宫医方中丰富多彩的药引

张文高

清代宫廷医案中有一重要特色，就是重视药物归经的理论，特别是广泛使用药引，其药引之丰富多彩，在古今方书和医案中都属罕见。

归经，这是中药学理论的重要组成部分之一。把归经和中药的性味（四气、五味）以及补泻、升降浮沉等认识结合起来，构成了中医对于药物性能比较全面的概念。归经的基本概念是指中药对人体的脏腑经络不同部位具有特殊的选择作用。"归"是指药物作用部位的归属，"经"是指五脏六腑十二经络。某种中药归某经，就表示该药对这一脏腑经络的病症有明显的选择性作用。例如，朱砂是一味重镇药，入心经，有镇定心神的功效，能治疗心神不安、惊悸不寐的症候。归经理论是在古代医家不断临床实践的基础上逐步认识和总结出来的。在《内经》和《神农本草经》里就可以找到关于归经的某些线索。生活于12世纪的金代著名医学家张元素（字洁古），在深入研究药物性能的基础上，正式奠定了中药归经的基础理论。在他所著《珍珠囊》及《医学启源》等书中，提出了"十二经及随症用药之法"，将十二经与药物的关系作为药性的一部分，并总结了"引经报使"理论。经后世的李东垣、王好古和李时珍直到张山雷等提倡、补充和发扬，归经理论得到了中医药学界的公认并日趋完善。

归经理论的实用价值早为许多医家所重视，有谓："用药不知脏腑经络，举手动笔便错"。清代宫廷的御医在其医疗活动中更是广泛而深入地实践了归经理论。他们虽没有留下什么系统的理论论述，但从大量清宫医案中可以看出他们在选药组方治疗各类病症时都是非常重视药物归经的。清宫医案在这方面的一大特色，是几乎每首煎剂处方必用"引经报使"的药引，而且药引种类繁多、丰富多彩。就医案所见，御医处方所用药引取材极为广泛，药味有少有多，所起作用有所不同，也有方书中罕见的特殊或贵重药引，粗略统计药引竟有上百种之多。这种情况在历代方书、古今医案中都是极少见的。这里仅就其药引的丰富多彩分别举例作点滴介绍。

首先，药引取材十分广泛。草木、金石、虫介和菜食等各类中药均可作为药引，以下是部分医案中所见的有代表性的药引。草木枝叶花类如灯心、薄荷、藿梗、甘草、竹叶、桑枝、香附、石斛、芦根、桑叶、荷梗、菊花、银花和竹茹等。瓜果种仁菜食类如瓜蒌、金果榄、乌梅、杏仁泥、薏苡仁、小枣肉、龙眼肉、秋梨、山楂、鲜姜、香薷和冬笋尖等。金石类如代赭石、白矾、伏龙肝、元明粉、磁石和朱砂等。虫介角类如地龙肉、生牡蛎和羚羊角等。加工类如柿霜、神曲和午时茶等。

其次，药引使用多寡不一。常以单味药为药引，也有用两味药、三味药或多味药作药引者。

1. 单味药引　这种情况在清宫医案中较多见。例如，光绪皇帝肝肾素亏，常有耳聋之苦。御医所拟治耳聋方由生地、白芍、怀牛膝、丹皮、知母、广皮、枳壳、黄柏、泽泻、防风和黑豆皮等药滋阴平肝清火，兼健脾养血、祛风除湿，而用活磁石作药引。磁石入肝、肾二经，能益肾镇纳、平肝潜阳，可治肝肾阴虚、虚阳上扰之耳聋。此药为引申中医关于肾开窍于耳、肾虚则耳聋等理论。又如道光四年十二月十九日，全贵妃患肺病咳嗽，脉息滑数，身热咽痛。御医张永清等诊为"火烁肺金之症"，除用羌活、防风、苏梗、生地、麦冬、桔梗、知母、黄芪和甘草等组成清金代茶饮外，并以芦根为引。当时全贵妃妊娠而患咳嗽，用药十分谨慎，除解表止嗽外，侧重养阴退蒸。芦根性味甘寒，入肺经，功能清肺热，生津而不恋邪，故作为药引用于火烁肺金咳嗽之症甚宜。

2. 双味药引　这在一般方书、医案中比较少见，而宫中之医案中却记录有不少这样的例子。例如，有一则医案记载："丽皇贵妃脉息浮弦而滑，昨服疏解正气汤，风凉微解，表症稍减，夜间得寐。惟寒热如疟，胸胁胀闷，痰壅气逆，频频作嗽。"御医李万清认为"此由心肝气郁，夹饮乘风，上舍于肺所致"，而用顺气化痰汤佐以宣风理肺之品治疗。除用麻黄、杏仁、桂枝、甘草、生地、当归、白芍和川芎等药外，用木香六分、半夏一钱为引。此方由麻黄汤合四物汤。诸药多入肺、肝、心经，能发表宣肺、养血补血，而药引两味俱入脾、胃经。盖脾为生痰之源，痰湿恋脾，半夏和木香能燥湿行气化痰。可见这两味药引在此顺气化痰汤中起重要作用，而且对于痰壅气逆、胸胁胀闷等症亦为不可缺少之药。又如，乾隆三十八年正月初八日，绵志阿哥患天花已三天，御医蔡世俊等用活血助长汤调治，方用生地、当归、丹皮、陈皮、牛蒡子、赤芍、川芎、南山楂、连翘、僵蚕、白芷和紫草等药，以滋阴养血、清热解毒、疏表透疹。另用香薷三片、冬笋尖三个作药引。这两种药引都具有升发、"向上"之性。在本方中作药引，既可助透疹发表，又可作热病后的营养调补。

3. 多味药引　用三四味药作药引。这在一般方书和医案中是极少见的。光绪三十三年的《本库用药账》中记有一方以红枣四个、杭芍四钱和熟地五分为药引。三药分别入脾、肝、心等经，能补脾养营、补血益阴，用于营血及气阴虚损者大有助益。宣统五年四月十六日（宫中纪年，下同），端康皇贵太妃（即瑾妃）患"咳嗽、头闷、中满、口渴、体倦"等症。御医石国庆拟舒肝理肺、清解止嗽之法调理。药用前胡、川芎、麦冬、瓜蒌、半夏曲、杏仁、桑皮、枳壳、橘红、苏子、浙贝和甘草等，以酒条芩三钱、苦桔梗二钱及鲜姜一片为药引。三药俱能入肺经，辛开苦降，调理气机，对于理肺止嗽发挥重要作用。宣统十一年四月初七日，端康皇贵太妃又患"肝经气道欠调"之症。御医赵文魁等诊之，"拟用和肝清热活络法"治疗。方中药引为羚羊一钱五分（先煎）、橘络三钱、胆星二钱。三味药引能清泻肝胆实火，又疏肝和络、调畅气机，故用于治肝经之病，与"和肝清热活络"之治则甚为相宜。慈禧太后素有脾胃之疾，医方中有用焦三仙为药引，以开胃消食。光绪二十四年六月二十二日，也就是戊戌变法的"百日维新"之第十二天，光绪皇帝的脉案记载着他"消化仍慢，中脘有时嘈杂，耳鸣烘烘，面上疙瘩未消，多言劳乏，气促壅闷，有时咳嗽，手仍发胀，睡卧沉实则腰痛较甚，身体软弱，懒于行动，腿踝酸痛，筋脉不和"。御医庄守和等面对此繁杂症状，用益气养胃健脾饮调理，以培补后天之根本，兼用滋肾养肝宁心等药，并用金毛狗脊三钱、宣木瓜三钱、炒谷芽三钱及竹茹二钱为药引。四味药引分别有壮腰健肾、祛湿舒筋、健脾开胃消食、清热和胃等功效，以入脾、胃经为主，兼有入肝、肾、肺经者。可见使用多味药引是针对病情复杂、涉及脏腑较多者，有利于全面照顾调治。

4. 药引发挥不同的作用　从前面的例子中已可看出药引在不同方中所起的作用，虽在"引经报使"方面有其相同的意义，但又各发挥其不同的具体作用。有的是加强基本治则的效果，有的是照顾复杂病情，也有的兼有调味或滋补作用。后者亦为宫中药引的特色。药引调味即用来矫正药味，有用芳香理气之品，如砂仁和陈皮等，较多用的是甘甜之品，如蜂蜜、红枣和甘草等。道光二年六月十九日，和妃患"暑湿停滞，受风之症""脉息沉实""大便未行"。御医崔良玉等诊为"由燥滞过盛"所致，以加味承气汤攻下治疗，并用红蜜一茶匙为药引。此举除有润肠作用外，又对苦寒之承气汤的药味有一定的矫正调味作用。有滋补作用的药引除蜂蜜和红枣之外，还有香蕈、冬笋以及燕窝等高级营养品。例如，嘉庆年间的医案中，御医苏钰等诊五阿哥"天花七朝"，议用"养血保浆饮"治疗。其药引用燕窝三钱。燕窝功能养阴润燥、益气补中。《本草求真》称其"为药中至平至美之味"。本案中可能取其养阴作用，以益于病体之恢复。

5. 特殊药引种种　宫中医案中还有一些通常临床上极少应用，在古今方书和医案中亦甚罕见的药引，可以分为以下几类。

（1）成药为药引。例如，光绪三十二年二月十三日，慈禧太后"脉息左关稍弦，右寸关沉滑。胃气壅滞，头目不爽"。御医庄守和等拟升清降浊之法调理，用枳壳、厚朴、元明粉和甘草四药，引用一捻金八分，水煎服。一捻金原为小儿常用之成药。《清太医院配方》"小儿门"有小儿一捻金。此药能清热通滞，给西太后服用当是为治其中州阻滞、气机不得升降之症。有一次瑾妃病重，"脉息左关弦细，右寸关沉伏，抽搐未止，痰涎壅盛，气息尚闭，神识不清，仍觉筋惕肉颤"。御医张仲元等会诊后急用调肝化痰止抽之法调治，其中以"琥珀抱龙丸一丸煎"为引。《清太医院配方》"小儿门"有朱黄琥珀抱龙丸方。其有镇静安神、化痰止抽之功效。以此丸为药引，有化痰止抽之力，与立法一致。医案中还有以益元散等成药为药引入煎的记载。

（2）贵重药引：在皇帝及后妃等医案中还可见到某些价格昂贵的特异药引。除了前已述之燕窝外，还有以赤金为药引者。乾隆皇帝在六十三年十二月十日至十二日，有"心气不足""神气恍惚，梦寐不宁""少寐不宁有热"等症。御医沙惟一等"议用镇阴育神汤"及其加减治疗。两次方中均用"赤金一两同煎"为药引。赤金作为一种药，能入心经，有镇惊安神宁心之效。乾隆经服药治疗，十六日脉案称"心气安宁"，大约是药已见效。以赤金为药引，虽然不能否认可能的治疗功效，但平民百姓又有谁能用得起？如不用赤金，而以其他镇心安神药为引，大约也能取效。所以此类药引当有显示帝王尊贵显赫之意。

（3）虫类药引：如光绪皇帝在某年三月曾因"湿热下行于经络，致作足跟疼痛""上蒸湿热则作耳鸣""运行滞塞，转疏迟化"。御医郑敏书拟方用石菖蒲、赤苓、杜仲、菟丝子、宣木瓜、茵陈、牛膝、丝瓜络、石决明和黑栀仁等药以利湿清热、疏肝活络，而药引用"蚯蚓一钱土炒"，更能入肝经，而清热通络。蚯蚓即地龙，性味咸寒而又降泄，能入肝经，又善走窜钻穴，故能清肝热、熄肝风，又能活络而通窍。治光绪湿热足跟痛、耳鸣等症是很相宜的。此种泥土中钻行的蠕虫，一般认为是肮脏龌龊之物，不常作为药引用，而御医竟用之为皇帝的药引，可见其既遵循中医药基本理论，又以疗效为重的特点。在其他的宫中医方中亦见有以"地龙肉二钱"为药引者。

（4）人的排泄物作药引：如道光皇帝的全妃（即后来的孝全成皇后）在道光三年十二月初二日，因"半产之症""腹胁疼痛，恶露渐行""脉息缓涩"。御医张永清等拟生化汤调治，药用川芎、桃仁、山楂炭、全当归、红花、香附米、炮姜、益母草、泽兰、炙甘草等，"引用老酒、童便各半盅兑服"，即让皇帝的宠妃服一般人认为龌龊不堪入口的童便作药引。这是因为中医学认为此药有"止血消瘀"的功效。由此可见，对疗效的追求确是宫中御医诊病处方的基本宗旨。至初三日之未刻及酉刻，全妃所服之药也均以童便为引，初四日以后即恶露得去。不可否认，在这样取得良好疗效的医方中，特殊药引发挥着重要的作用。

宫中药引还有一个特点，就是常用新鲜的植物药为引。医案中常见者如鲜姜、鲜荷叶、鲜银花和鲜青果等。例如，慈禧太后曾因"肝胃欠和，消化较慢，食后嘈杂，眼目不爽"而"以益气和肝法调理"。药用人参、麦冬、五味、羚羊和谷芽，"引用鲜银花"。银花味甘性寒，能清火，鲜用还有芳香气味，更增加了药引的特色。

谈谈御医对大黄的应用

张文高

大黄是一种公认的苦寒通下、破瘀泻火的猛峻之药。如果说在宫廷中大黄也是一种常用且耗用甚多的药物，甚至于皇帝、后妃等也常使用，不少人可能还难以置信。然而，从大量的宫廷医药资料来看，实际情况确实是如此。据宫中档案记载，在同治六年正月初一至三月二十九日的三个月中，外传咀片药共一百三十五味，计重六百九十三斤五两八钱。其中大黄与熟军（熟大黄）合计用九斤，从数量上来看仅次于蜂蜜、灯心、麦冬、神曲、山楂、薄荷和麦芽等七味，列第八位。以后的三个月中，外传咀片药共一百三十一味，计重一千三百四十四斤十五两二钱五分。其中大黄与熟军合计为十九斤四两，占第十位。由此可见大黄在宫中耗用量之大，实在超过一般人的想象。

御医之所以注重使用大黄，是由该药的功效和临床应用，以及宫中帝、后等人患病的某些特点所决定的。本药性寒苦泄，入脾、胃、大肠、心包及肝经，具有泻下通便、攻积导滞、泻火凉血及破血逐瘀通经等功效。早在《神农本草经》中就记载有大黄多方面的功效："主下瘀血，血闭寒热，破癥瘕积聚，留饮宿食，荡涤肠胃，推陈致新，通利水谷，调中化食，安和五脏。"由于大黄有广泛的治疗作用，宫中上至皇帝、太后，下至宫女、太监，不论是花甲老人，或是幼童，凡有里滞内存，或实火血热，或瘀滞经闭等症，御医处方中常以大黄为重要之药。特别是宫中后妃等人，终日饱食肥甘厚味，又四体不勤，很少活动，大多有食滞肠胃、腹胀便秘等症，因此常用大黄通腑导滞以治病。

大黄用于攻积导滞、消导通利，在宫中医案中属较多见者。这类医案多属里实之证，御医每以承气汤类方化裁治疗。如嘉庆二十五年三月二十三日，二阿哥福晋因湿热积滞不清，脉息沉实，而服调中化滞汤（制香附、川郁金、枳实、酒军、黄芩、焦芍、厚朴、缩砂仁、楂炭、焦曲、木香、炒栀子、甘草，引用干佛手、灯心，外加元明粉冲服）。当晚脉案记载："服调中化滞汤一服，现已行动，无需再进二服"，改用"补中安胃汤调理"。可见御医在运用通下之剂时注意中病即止，防止伤正。

大黄泻下导滞，效果可靠而迅捷，有谓："大黄气味重浊，直降下行，走而不守，有斩关夺门之力，故号为将军。"宫中御医诊病，凡遇有应用大黄的适应证，不论老幼，纵然是"至尊之体"，亦能放胆使用。光绪三十四年三月，年逾古稀的慈禧太后患"肝胃气道欠畅，蓄有积热"，而"眼目不爽，食后嘈杂"。御医张仲元拟调胃承气汤（酒军、元明粉、甘草），予慈禧"水煎数沸，空心温服"。此方清肝火，除积热，驱邪通滞，用于年高体弱的慈禧，似属张子和所谓："若先论攻其邪，邪去则元气自复也。"年仅六岁的宣统皇帝，在他逊位前不久也曾用过大黄。宣统三年七月二十七日脉案记载："皇上脉息左关沉弦，右关滑而微紧，寒湿稍化。惟胃口壅滞，尚未下行，以致腹中作痛，有时恶心，手心发热，口黏无味，谨以调胃化滞之法调理：

焦楂炭_{三钱}　鸡内金_{一钱五分}　茯苓_{三钱}　熟军_{一钱五分}
引用一捻金一钱五分，水煎服。"

由此可见，御医治病不仅谨慎认真，而且精通医理药性，十分注重实效，处方用药每以中病为准，倘有积滞，如大黄之类猛峻药亦应用不忌。可见御医并非只知滋补的平庸之辈。

凡有实热火邪或血热妄行之症，宫中御医也常用大黄治疗，以清热泻火凉血。如光绪朝总管崔玉贵（据说此人即是把珍妃投下井者）脉案记载："总管玉贵脉息左寸关弦数，右寸关滑数，伏热在内，肝气上逆，以致午后发热，呛咳胸痛，烦躁口渴，时作鼻衄，拟用泻热降逆之法：

黄连_{二钱}　黄芩_{三钱}　杏仁_{四钱}　酒军_{四钱}
引用白茅根二两，熬汤煎药。"

此方系《金匮要略》泻心汤加味，能泻火解毒、化湿泄热、凉血止血，治伏热内炽，迫血妄行之衄血甚为适宜。

宫中还常用大黄于治疗下痢。痢疾古称滞下，多因肠胃滞热，或属湿浊阻滞中州。其治疗方药中常有大黄，以其清热导滞的功效，可治积滞泻痢、里急后重之症。乾隆朝循嫔脉案记载："脉息沉弦，系暑湿留滞凝结。今因外寒所困，以致身热酸软，腹胀满闷，大便下痢，议用香连仓廪汤"，药用羌活、独活、柴胡、苍术、赤芍、厚朴、木香、黄连、生军、槟榔和枳壳。本方除湿清热与行气导滞相结合处，还有"通因通用"之意，为宫中治湿热痢常用之法。宣统二年五月，总管春恒患外感下痢症："脉息浮滑近数，系胃蓄湿滞，兼受风凉，致成时痢，今用疏解调胃之法调治。"方中有酒军三钱，余有羌活、防风、荆芥、葛根、薄荷、花粉、酒芩、姜朴、枳实、槟榔、生甘草及鸡内金（药引）。本方能解表清里，治疗外感风凉、内蕴滞热作痢者较宜。此方加减治疗三日即已收效。医案谓："里滞颇化，下痢已止。"

　　大黄在宫中的另一重要应用是治疗闭经和月经延期。宫中后妃等人常患月经病，所用调经方中常有大黄。据光绪年间的《老佛爷用药底簿》记载，大约在慈禧中年后所用的通经甘露丸中就有熟军。其用量与当归、莪术、三棱相等，仅次于香附而居第二位，可见大黄被用为通经调经之要药。慈禧所用的另一调经医方"乌金丸"也含有熟大黄。咸丰朝贞贵妃曾患"荣分未行""冲任之脉闭塞"。御医为她配活血通经丸，使其常服，其中也有酒军。乾隆朝禄贵人曾患"肝肺饮热，气道不宣"，治疗后仍"荣分有热"。御医给予"凉膈调荣汤调治"。方中除酒军二钱外，尚有当归、赤芍、丹参、炒栀子、黄芩、连翘、元明粉、枳实、生地、甘草及荷蒂（药引），有清热活血以调荣的功效。

　　御医处方中大黄的用量，多是每日二三钱，有时还要更多些。道光十一年十月十六日至十九日的四天中，祥妃曾用苍术二两，大黄二两，大约每日用大黄量达五钱之多。道光二十八年正月十一日佳贵人的医案中，也有用苍术一两，大黄五钱，配服平安丹的记载。更有甚者，道光十二年十二月初八日，四阿哥"用苍术一两，大黄一两，配平安丹调理"。从对大黄用量的掌握来看，也可见御医中不乏有胆有识之士。

　　宫中有时还以大黄作为煎剂的药引，这一般在临床上是少见的。光绪皇帝有一次患病，"眩晕时轻时重，口渴耳鸣，左胁微痛，步履无力""脉息左部沉弦而细，右寸关沉滑"。御医张仲元等分析，"总缘阳气郁遏，腑气不通所致"，拟"宣郁化滞之法"，除用生杭芍、生桑皮、元参、菊花、瓜蒌仁、甘草、厚朴等药外，"引用元明粉一钱，后煎，酒军一钱五分"。以硝、黄为药引，通腑降浊，在本方中起重要作用。光绪二十一年闰五月，与珍妃同被降为贵人的瑾妃，患疟疾经治疗减轻后，曾服滋益化痰健中汤调理。其药引为郁李仁三钱与酒军三钱，可能与其有"大关防下有黏滞"的症状有关。除用于煎剂之外，宫中也常用大黄代茶饮作为日常调理，有清热、通腑、健胃之效，所用剂量也有大至每日五钱者。

　　宫中应用大黄还十分注重炮制。就御医处方中所见，有生大黄（生军）、熟大黄（熟军）、酒制大黄（酒军）及大黄炭（军炭）等。《药品辨义》谓："大黄生用，则能速通肠胃。制熟用酒，则性味俱减，仅能缓以润肠。"宫中对大黄的运用符合传统的中药炮制理论，其中较多使用酒军、熟军，而生军、军炭较少用。据近年的药理研究，生大黄小剂量即有明显的泻下作用，内服后很快出现泻下，次数较多，以稀便为主；酒炒、醋炒大黄泻下效力降低30%左右。酒制大黄（熟军）泻下效力降低95%左右，且泻下出现时间明显延长，次数明显减少，多为软便，但其抑菌效力与生品相近，且无服生大黄后所引起的恶心、呕吐和腹痛等副作用。大黄炭几乎无泻下作用。大黄炮制品泻下效力的变化，与所含泻下活性物质番泻苷等对热不稳定有关。据研究，大黄及其炮制品无论泻下效力强弱，在同等剂量下，其泻下物干重基本一致，且随给药剂量加大而泻下物增多。因此，酒军、熟军等既缓和泻下，减少副作用，又同样可达到排除肠内积滞或清热解毒消炎抑菌的目的。御医习用这两种大黄炮制品，对于体质较虚弱或慢性病而经常服药者更为适宜。从大黄炮制品的应用上也可见御医用药之妙。

清代宫廷中还常用一些以大黄为主药的成药。最有代表性的有清麟丸、九制大黄丸和三黄丸等。

清麟丸甚受宫中推崇。《清太医院配方》谓："此药清气安神，专治男妇老幼三焦积热，五脏伏火，风热上攻，头目疼痛，咽喉不清，痰火吼喘，口燥舌干，脏腑积滞，二便不利，鼻口生疮，牙疼耳聋，嘈杂恶心，红白痢疾，鼻血溺血，肠红下血，热嗽痰实，宿酒停毒，胸膈不开，风瘫蛊胀，一切诸症，并皆治之。每服三钱，随症调引。"宫中配制此丸，是用生大黄经复杂的炮制而得，要经过黄酒蒸、黑豆汁蒸、绿豆汁蒸、桃叶汁蒸、厚朴熬汁蒸、灰头菜汁蒸、麦芽熬汁蒸、香附熬汁蒸、车前草汁蒸、白术熬汁蒸、桑叶汁蒸、陈皮熬汁蒸、半夏熬汁蒸和牛乳蒸。每次蒸用汁浸一宿，计蒸十四次。蒸时均用松柏枝铺甑底，一次一换。用新松柏枝蒸毕，晒干为细末，炼蜜和丸，每年春夏间可配。如此制法亦载于宫中《丸药配方档》。目前市售的清宁丸，按《全国中成药处方集》所载"北京方"，与宫中配方基本一致，但其炮制方法却要较宫中简化得多。如果遵照宫中方法配制，也许更能发挥其特异功效，值得深入研究。

据《清太医院配方》及《丸药配方档》所载，九制香附丸由熟军、当归、火麻仁，用黄酒制，蜜和丸。据称："此药润脏腑，滋血脉，祛风痰，消滞火，调理肠胃，壅积痰滞，郁结不散，聚块疼痛，燥热不通，三焦火盛，呕吐噎膈，宿酒宿食，不能消化，并皆治之。"又谓："服经一月，痰滞尽消，精神爽健，夏月无困；三月，耳目聪明，饮食多增；服经一年，百病消除。"此说似有夸张不实之词，但大黄制剂可祛病保健并非不可信。山东省阳谷县有一位从事中医临床五十余年的赵凤金老大夫。在接近老年期后二十余年，他每月坚持服清宁丸30～150克。据称，此药不仅能防病治病，"同时对于增加食量，调和气血，健壮体质，亦收到意料不到的良好效果"。这位老中医认为大黄能通腑降浊，增进食欲；抗菌、抗病毒，增强免疫功能；调和气血，疏通经络，因而可作为老年抗衰延龄的药饵。近来焦东海等报告，经研究表明大黄能显著延长高脂血症豚鼠的寿命，似有延长致癌鼠寿命的趋向，对人体免疫功能有调节作用，能降低高胆固醇及缓解高三酰脂蛋白血症。可见，大黄制剂的抗衰延年作用是有其药理基础的。

宫中还有一种三黄丸，是由大黄、黄芩、黄柏等量，共研细末，水泛和丸。《清太医院配方》称本药："治三焦积热，咽喉肿闭，口舌生疮，心膈烦躁，小便赤涩，大便秘结，或平日过用辛热厚味，以致脾胃积滞，诸火上炎，一切实热有余之火，并皆治之。"古方有三黄丸，如《千金翼》卷十九方，《太平惠民和剂局方》卷六方及《银海精微》卷上方，皆由大黄、黄连、黄芩三味药组成。其药味都与《金匮要略》泻心汤相同。清宫三黄丸则易黄连为黄柏，其泻三焦之火的功效基本一致。

清代宫中这几种以大黄为重要成分的丸药，主要适用于各种实热积滞便秘等症，对于气虚滑泻者或孕妇均不宜服。服用成药时也要以辨证施治原则为指导，这是应引起我们特别重视的。

下篇　清宫医话精选

　　纵观清代宫廷医案中大黄的应用，其范围之广泛，炮制之讲究，剂量之斟酌，用法之多样，临症之配伍，均有其独特的经验。通腑泻下法的运用也成为清代宫廷医药的重要特色之一。由此可知，御医在宫中治病决非囿于滋补一端，而是崇尚实效，颇具水平。这些都值得我们借鉴，并应从临床和基础研究两方面深入探讨。从宫中运用大黄的经验来看，本药不愧为历代医家所推崇的一味"出将入相"的良药。明代著名医家张景岳将大黄与附子列为"乱世之良将"，与"治世之良相"人参、熟地共称"药中之四维"。认为"病而至于可畏，势非庸庸所济者，非此四物不可"。这是颇有见地的。但是，临床运用大黄时，还应特别注意病之虚实和禀赋体质等因素。《本草崇原》谓："西北之人，土气敦厚，阳气伏藏，重用大黄，能养阴而不破泄。东南之人，土气虚浮，阳气外泄，稍用大黄，即伤脾胃。此五方五土之有不同也。又总察四方之人，凡禀气厚实，积热留中，大黄能养阴而推陈致新，用之可也。若素禀虚寒，虽据证当用大黄，亦宜量其人而酌减，此因禀质之有不同也"。结合御医们的实践经验，可知正确运用大黄的关键在于注重辨证，且又有胆有识。有谓："治者不可畏而不用，亦不可忽而妄用。"很值得我们体会。

第五章 保　健

皇太后日用与长寿

李春生

金梁所著《清宫史略·经费》一篇，对皇太后日用作了如下记载：

"猪一口，羊一只，鸡鸭各一只。新粳米二升，老黄米一升五合，高丽江米三升，粳米粉三斤，白面十五斤，荞麦面、麦子粉各一斤，豌豆折三合。芝麻一合五，勺白糖二斤一两五钱，盆糖、蜂蜜各八两，核桃仁、松仁（各）二两，枸杞四两，晒干枣十两。猪肉十二斤，香油三斤十两，鸡蛋二十个，面勋一斤八两，豆腐二斤，粉锅渣一斤。甜酱二斤十二两，清酱二两，醋五两。鲜菜十五斤，茄子二十个，王瓜二十条，白蜡七枝，黄蜡二枝，羊油蜡二十枝，羊油更蜡一枝。红萝炭，夏二十斤、冬四十斤，黑炭，夏四十斤、冬八十斤。"

篇中还说："皇后、皇贵妃、妃、嫔、常在、答应及皇子、福晋均以次减。"

"日用"，为清朝内廷每天膳食、照明等所用的必需品。仅就上面所载，可知皇太后、皇后等挥霍浪费之大。令人瞩目的是：每天的膳食里都有蜂蜜、核桃仁、松仁、枸杞、晒干枣、香油等中国传统的延缓衰老药物，足见皇宫内对延年益寿的重视。

1. 蜂蜜　色白者良，气味甘平无毒，自古以来就是世界各地人民喜爱的食品。本品含有葡萄糖和果糖，多种蛋白质、酶类，维生素 B_1、B_6、H、K 及 C 等，叶绿素的衍化物，生物刺激素，并含有四十七种微量元素，具有营养滋补，调整酸碱平衡和较强的抑制细菌和霉菌效用。《神农本草经》指出，蜂蜜"久服，强志轻身，不饥不老"，评价甚高。古代和近代国内外吃蜂蜜长寿者很多。例如，伟大的古希腊思想家和医生希波格拉底经常食用蜂蜜，活到107岁。创造原子理论的德莫克里特斯恒以蜂蜜伴食，活到100多岁。古希腊抒情诗人阿那克里昂，平生爱食蜂蜜和蜜酒，寿至115岁。罗马元老议员波里厄斯·罗米里厄斯在百岁寿辰的晚宴上，有人问他靠什么获得身心健康。他的回答是："内服蜂蜜，外用油膏。"100多年前，波兰一位名叫谬尔巴赫尔的老人每天食用蜂蜜，活到120岁。在苏联拉多日加运河上的纳齐村里，曾有一名叫迪莫非的农民，主要依靠蜂蜜，活到107岁。无怪乎有的国家如印度很早就把蜂蜜列为延年益寿饮料。

2. 核桃仁　属传统补益类延缓衰老药物。其性甘温无毒，含不饱和脂肪酸甘油酯、维生素 B_2、钙、磷及铁等。功能补肾固精，温肺定喘，润燥滑肠。药理研究显示，给犬喂以含胡桃油的混合脂肪饮食，可使其体重增长很快，血清白蛋白增加，而血胆固醇水平升高则较慢。说明它可能具有影响胆固醇在体内合成、氧化和排泄的作用。

3. 松仁　以海松子为良。李珣《海药本草》谓其"主诸风，温肠胃，久服轻身延年不老"。古人也曾记载过"犷子少在黑山，食松子、茯苓，寿数百岁"的传说，但现代药理研究尚乏报道。

4. 枸杞　为古代著名的传统延缓衰老药物，药用为其果实和根叶。唐代曾传蓬莱县南丘村多枸杞，其根盘结甚固，其乡人多寿。昔刘禹锡作"枸杞井诗"说："僧房药树依寒井，井有清泉药有灵。翠黛叶生龙石甃，殷红子熟照铜饼。枝繁本是仙人杖，根老能成瑞犬形。上品功能甘露味，还知一勺可延龄。"枸杞含有甜菜碱、不饱和脂肪酸、氨基酸和维生素等，根皮中尚有胍类衍生物。临床及实验研究证明，枸杞具有抗脂肪肝、降血压和降血糖作用，还可用来治疗老年虚损性眼目昏花和视力减退。根叶又能用于治疗皮肤湿疹和解热消炎等，属于对老年人无病能补、有病能治的良药。

5. 晒干枣 即上好的红枣。红枣味甘性温，含有糖、蛋白质，维生素 A、B、C，环磷酸腺苷样活性物质，以及微量钙、磷及铁等。功能补脾调营，生津养胃。药理和临床研究证实，红枣可以增强肌力，保护肝。对于过敏性和原发性血小板减少性紫癜也有较好的疗效。

6. 香油 为芝麻的榨出物。芝麻又名胡麻，味甘平无毒，含有大量不饱和脂肪酸的甘油酯，及芝麻素、叶酸、烟酸、卵磷脂和维生素 E 等。功能补肝肾，润五脏，养血润燥，滑利大便。药理研究显示，胡麻能降低大鼠的血糖，使其肌肉和肝糖原含量增加。它还能提高肾上腺中抗坏血酸及胆甾醇的含量，使肾上腺素功能受抑制。对于造血系统，香油有增加红细胞容积的倾向。它所含的维生素 E 被称为自由基净化剂，有显著的延缓衰老作用。

上述六种，味道甘美，既是药物，又是食品。如能长期服用，对于健身延寿，定可获益良多。

康熙的健身术

李春生

清圣祖名玄烨，为世祖福临之第三子。公元 1654 年 5 月 4 日生于北京景仁宫，1722 年 12 月 20 日死于北京西郊畅春园。因年号曰"康熙"，世称"康熙皇帝"，享年 69 岁半，寿命之长，居清代诸皇帝之第二位。

康熙生平服药较少。他之所以能寿近古稀，有自己的一套健身术。康熙五十六年，他在总结自己健身经验时说："古帝王寿年不永，书生每致讥评。不知天下事烦，不胜其劳虑也。人臣可仕则仕，可止则止，年老致仕而归，犹得抱子弄孙，优游自适。帝王仔肩无可旁委，舜殁苍梧，禹殂会稽，不遑宁处，终鲜止息。洪范五福，终于考终命，以寿考之难得也。易遯六爻，不及君主，人君无退藏之地也。岂当与臣民较安逸哉！朕自幼读书，寻求至理。府库帑金，非出师赈饥，未敢妄费……。少时即知声色之当戒，佞悻之宜远，幸得粗致谧安。今春颇苦头晕，形渐羸瘦。行围塞外，水土较佳，体气稍健，每日骑射，亦不疲乏。……死者人之常理，要当于明爽之时，举平生心事一为吐露，方为快耳。"（见《清史稿·圣祖本纪三》第二九三页）由此可见，康熙是将行俭朴、戒声色、习骑射、广胸怀作为延年益寿的主要手段。这里仅举其一二，以观大略。

康熙所行俭朴，是与明朝宫中费用相比而言。康熙四十九年，康熙对大学士等说："明朝费用甚奢，兴作亦广，一日之费，可抵一年之用。其宫中脂粉钱四十万两，供应银数百万两。至世祖皇帝登极，始悉除之。紫禁城内一切工作俱派民间，今用现钱雇觅。明季宫女至九千人，内监至十万人，饭食不能遍及，日有饿死者，今则宫中不过四五百人而已"。又传谕户部说："国家钱粮，理当节省，否则必至经费不敷。每年有正额蠲免，有河工费用，必能大加节省，方有裨益。前光禄寺一年用银一百万两，今止用十万两。工部一年用二百万两，今止用二三十万两。"以上康熙皇帝关于节约之言论，虽未直接涉及他本人，但他于康熙二十五年以前，大半时间住在畅春园，其处"茅屋涂茨，略无修饰"。生活比较简单，"每日进膳二次，次外不食别物，烟酒及槟榔等皆属无用。"（《八旗通志·勅谕》）不吃补药，也不要人按摩。因此较之明代皇帝，也还是不算铺张浪费的。

康熙皇帝之习骑射，目的在于锻炼身体。康熙认识到人到老年，齿落发白，"如天地循环之理，如昼如夜"，是正常的、必然的规律，不必去寻找长生不死的灵丹妙药。《圣祖仁皇帝圣训》载康熙云："吾人年老而经事多，则自轻易不为人所诱。每见道士自夸修养得法，大言不惭。但多试几年，究竟如常人，齿落发白，渐至老惫。凡世上之术士，俱欺游人而已矣。神仙岂降临人世哉？"1689年，康熙南巡至江宁，有人献《炼丹养身秘书》一册。康熙对身旁诸医说："凡炼丹修养长生及师巫自谓前知者，皆妄诞不足信，但可欺愚民而已。通经明理者，断不为其所惑也。宋·司马光所论甚当，朕有取焉。此等事朕素不信，其掷还之。"他很重视锻炼，注意安排劳逸得当。《庭训格言》载他主张"恒劳而知逸"，称"世人皆好逸而恶劳，朕心则谓人恒劳而知逸。若安于逸，则不惟不知逸，而遇劳即不能堪矣。故《易》云：天行健，君子以自强不息。由是观之，圣人以劳为福，以逸为祸也。"所以他坚持时常到郊外打靶、狩猪。所谓骑射、哨鹿、行猎，皆自幼学习（见《康熙政要》）。而且提倡汤泉浴，甚至游泳。据《清史稿·圣祖本纪》载，康熙首次出外打围的时间是康熙四年十月癸亥，年仅十二岁。末次出外打围的时间是康熙六十一年冬十月癸酉，距其去世仅一个多月。自首至末，共打围35次。打围地点以南苑最常至，其次涉及霸州、保定、南山，以及塞外的乌拉、博洛和屯、巴颜沟、马尼图等。康熙打围的场面也非常神武壮观。据载康熙二十一年十一月乙亥，"上猎于南山，发矢殪三虎"。"三十五年己丑，上御甲胄……下马亲射，十矢九中，……众喀尔喀环瞩骇叹曰，真神威也。""三十七年冬十月癸卯，上行围，射殪二虎，其一虎，隔涧射之，穿其胁。丁未，上行围，枪殪二熊。""四十年八月……甲申，上次马尼图，一矢穿两黄羊，并断拉哈里木，蒙古皆惊。"康熙五十八年，尝于行围幄次，谕近御侍卫诸臣曰："朕自幼至老，凡用鸟枪弓矢，获虎一百三十五，熊二十，豹二十五，猞猁狲十，麋鹿十四，狼九十六，野猪一百三十二，哨获之鹿，凡数百。其余射获诸兽，不胜记矣。又于一日内射兔三百一十八。"他不但自己如此，还告诫年幼诸王读书习骑射。在康熙的熏陶下，他的孙子乾隆皇帝弘历自幼喜欢打猎和运动，体魄健壮，寿臻八十九岁。

康熙皇帝之胸怀宽广，表现在他能深谋远虑，除掉权臣鳌拜，完成统一中国大业。嗣后，曾南巡六次，行至江苏、浙江。东巡一次，登泰山，祀东岳。西巡一次，幸太原、西安。出塞四次，驻毕多罗诺尔、克鲁伦河、狼居胥山、索岳尔济山。又幸五台山四次。康熙一生喜爱周游四方，赋诗泛舟，也是他多寿的原因之一。

酒及清代宫廷的益寿酒剂——松龄补酒与椿龄补酒

周文泉

酒，味辛甘，具通血脉，御寒气，行药势之功效。《本草纲目》称："面曲之酒，少饮则和血行气、壮神御寒"。适量饮酒于身体有益。将药与酒结合制成药酒，则纯属治疗或健身之品。

药酒之制作亦并非近代事。汉·班固所著《白虎通义·考黜》中称："鬯者，以百草之香，郁气合而酿之，成为鬯。""鬯其酒"当是芳香之药酒。嗣后，药酒一直被医生所沿用，并逐步加以丰富和提高。药酒的应用范围亦随之更为广泛。其数量之多，可达数千种。如果以其功用归纳，不外补益健身、疗疾治病两类。其中属治疗类酒剂尤为复杂，可谓变化万千，而补益类药酒更引人注目。远在《中藏经》中即有延寿酒，唐代寿星孙思邈的《千金方》中尚有延寿白术酒等多种。宋代的《太平圣惠方》中亦有地黄酒和丹参酒等。元·邹铉所撰的《寿亲养老新书》为防治老年病之专著，其中亦载有枸杞子酒，认为久服可"明目驻颜，轻身不老"。《本草纲目》的作者，明代大医药学家李时珍也主张用黄精、苍术、枸杞、侧柏和天门冬等制酒。称可以益精髓、壮筋骨、乌须发。不惟如此，民间亦流传有许多益寿酒之药方，今仍引起人们的重视。

笔者在对清代宫廷医药档案（明代及明代以前散失缺如）这一宝贵的医学遗产进行发掘研究时发现，清代宫廷医药宝库中除有大量脉案、配方以及其他医药记录外，尚有许多组方严谨、制备精细的药酒方。据服用情况记录得知，大多疗效颇著。其中补益增寿的药酒甚多，尤值得重视和研究。

历代帝王均梦寐以求长生不老、寿享遐龄之术，清代皇帝亦不例外。所异者，清代统治者有鉴于历代皇帝为求长寿服用金石丹药而受害之教训，尤为重视体育锻炼和药饵补益，对具有益补增寿功效的药酒殊为推崇。究其原因，除因益寿药酒疗效显著之外，抑或与其味道甘美、酒气馨香、适于久服有关。

服用药酒进行补益增寿，是清代宫廷医疗之的一大特色。清代宫廷的大内配本中便有补益增寿药酒多种。乾隆皇帝的益寿医方颇多，其中常用者六，而酒剂竟占一半。如龟龄酒、松龄太平春酒和椿龄益寿酒等。慈禧（那拉氏）所常饮用的夜合枝酒亦是寓疗疾与益寿并行之补酒。甚至身体屡弱的光绪皇帝还不时饮上一小杯葡萄酒以佐餐补益。显见，益寿滋补酒剂在清代宫廷中是颇受重视并广泛饮用的。

松龄太平春酒是乾隆皇帝十分喜欢饮用的补益药酒。该酒系将熟地、当归、红花、枸杞子、佛手、桂圆肉、松仁、茯神和陈皮等十余种药物入布袋内，以玉泉等三种酒经特殊加工而成。其味甘美，浓度颇低，每服一小盅，日二次。具有健脾益气、养血活络之功效。老年人坚持服用此酒，可使身体健壮、精力充沛，惠受其益。

方中熟地，乃滋阴补肾、养血生精之圣药，能"通血脉、益气力"（《珍珠囊药性赋》），"填骨髓，长肌肉，生精血，补五脏"（《本草纲目》），"补肾中元气"（《本草逢原》），为主药。当归具有补血和血之效，功能"补五脏，生肌肉"（《别录》），"治一切风，一切血，补一切劳"（《日华子本草》），"和血补血"（《本草纲目》）。此药临床极为常用，大都用于养血和血，如《金匮要略》之当归生姜羊肉汤、当归芍药散及当归苦参丸，《千金翼方》之当归建中汤，《局方》之四物汤等，不胜枚举。当归制剂在防治老年病方面具有良好的作用。如用当归注射液治疗血栓栓塞性疾病，很有效果。其所含的维生素 B_{12}及叶酸类物质具抗恶性贫血作用。当归口服粉剂可抗实验性动脉粥样硬化。当归及其有效成分阿魏酸钠对大鼠动脉壁前列环素样物质的生成及对血小板聚集性均有良好的影响，对老年心血管病的防治有很大意义。其余药物对于防治老年病大多有益。可见古人的经验与科学验证大致相符。

松龄太平春酒，又称太平春酒。清宫对此酒非常重视。据脉案载，远于雍正十一年（公元1733年）十月，宫廷已经大量制作服用。乾隆皇帝对于此酒甚是关心。据奏折记录："乾隆十五年（即1750年）四月初七日，刘沧州传旨问刘裕铎（按：刘为御医）太平春酒方药性，钦此。刘裕铎看得太平春酒药性纯良，系滋补心肾之方。刘沧州随口奏过。奉旨：知道了。"嗣后乾隆皇帝又降旨对方中某些药的剂量进行调整，"在双鹤斋煮过"。延及乾隆十八年八月，乾隆皇帝又示："太平春酒苦些，其中佛手味苦，应减去"。至乾隆四十五年，又对该方组成作了调整，继续制作服用。

此酒以松龄冠其名首，比喻可以增寿。松树为常绿之树，其龄久长，经冬不凋，故古人常以松鹤并提，所谓"松鹤延年"。方中松仁为治风痹、润肠之药，亦为延年益寿之品。所谓"松球内老亦有子"，喻老而健。古人也有用松叶酿酒者，如北周庾信《庾子山集·五赠周处士诗》云："方饮松叶酒，自和游仙吟。"唐·李商隐也有咏松叶酒的诗句。

至于椿龄益寿补酒所述之椿龄，亦为寿徵。《庄子·逍遥游》有："上古有大椿者，以八千岁为春，以八千岁为秋"。人们祝寿亦多以"椿龄"及"椿年"作类比，如有"谁谓椿龄多"及"椿年喜渐长"等颂句。故古人以椿庭称父，椿萱称父母。《全唐诗·牟融送徐浩诗》有"知君此去情偶切，堂上椿萱雪满头"句，可以概见。

椿龄益寿补酒系由连翘、侧柏、槐花、当归、地榆、陈皮、条芩、厚朴、苍术、松仁等药与酒特殊加工而成，具有养血活血、润肠通便、清热止血之功效。此方除具补益强壮之作用外，尚对老年便秘、痔疾有治疗效果。其中地榆除治吐血、便血、痔漏之外，《本草纲目》尚指出"汁酿酒：治风痹，补脑"。现代药理研究证实，该药除有止血、止吐和抗菌作用外，尚能使小鼠的动情周期显著延长。连翘可以清热解毒。实验研究显示，连翘具有杀菌、镇吐、强心等作用。其他如苍术、厚朴、陈皮等尚具有健脾开胃功效，于食欲不振者大有裨益。

宫中之补益酒剂尚有很多种，此仅略举长寿皇帝乾隆之益寿补酒二种，以见一斑。

宫廷中的清暑保健医方

张文高

清代宫廷中旧例，每年暑月（自旧历五月初一日至七月十五日），在乾清宫、寿安宫、养心殿、军机处、寿药房、景山和颐和园等处发放暑汤，供妃嫔、王公大臣及宫女太监等饮用，以预防暑病。研究宫中防暑清暑的措施和防治暑病的方药，在今天也有一定的现实意义。

夏热、冬寒，这是四季气候变化的两个极端。此时人体容易因不能适应气候的变化而患病。自古以来，我国人民就十分重视对时令变化所致疾病的预防措施，并有"寒暑每节宜"这种注重调摄的祛病延年经验。宫中御医也正是本着中医学"天人相应"的整体观，注重四时季节变化对人体的影响。不仅在治疗时令病时注意季节气候因素和相应的用药特点，而且采取多种措施预防季节性疾病。从清宫医药档案资料中，就可以找到许多清暑保健的医方。这些医方可以分为汤、丸两大类，各有其特点和用途。

防暑清暑的汤剂，主要适用于作为暑汤广为发放，使宫中之人饮用以防暑病。炎夏季节，"皮肤缓而腠理开"（《灵枢·岁露论篇》），因而容易出汗。排出汗液，既是机体的主要散热途径，又可随之排出部分代谢废物，故适当出汗对暑季之人体有保护性意义。明代医学家张景岳就曾指出："夏月盛暑之时，必令身有微汗，此养身之道，最得时宜者也"。但是，出汗较多时，又容易耗气伤津，须要及时补充水分及盐类等物质。若有暑邪所犯或气阴耗伤，又当适当用药以防治。发放暑汤等也正是为此而设。宫中最常用者当推香薷汤和暑汤。香薷汤由香薷、甘草、扁豆、赤苓、黄芪、厚朴、陈皮和菊花等组成，以水熬汤。

本方系《太平惠民和剂局方》（简称《局方》）卷二之香薷饮（又名香薷散、三物香薷饮）方加味而来。香薷饮由扁豆、厚朴（姜汁炙）和香薷三味药组方，有解表散寒，化湿和中之效。常用治夏季因乘凉饮冷，感寒伤湿所患之症。该卷还有香薷汤方，系香薷饮三味药再增入茯神和炙甘草，故有宽中和气、调营卫之效。清宫之香薷汤与《局方》香薷汤又有差异：以赤苓易茯神，增黄芪、陈皮、菊花三味药，主要增强了益气调中和清头目之效。方中以香薷芳香化湿祛暑为主药，厚朴、陈皮行气宽中化湿，扁豆、赤苓健脾和中利湿，兼清暑热，黄芪、甘草益气调中，菊花清热明目。全方相合，清暑而不伤气，祛湿而不伤阴，健脾胃而又清头目，符合中医学关于暑邪多夹湿、伤气的一般认识，故为夏季防暑之良品。

暑汤方由香薷、藿香、茯苓、陈皮、扁豆炒、苍术炒、厚朴、木瓜、滑石、甘草、檀香、乌梅、伏龙肝、黄芪、麦冬和白术炒等组成，以水熬汤。

本方系由《局方》消暑十全饮化裁而来，也是以香薷饮为基础，并寓有平胃散、益元散。消暑十全饮主治伤暑吐泻，由香薷、白扁豆、厚朴、紫苏叶、白术、赤茯苓、藿香叶、木瓜、白檀香和甘草等十味药组方。暑汤方则少紫苏，以茯苓易赤苓，增黄芪、麦冬、乌梅、陈皮、苍术、滑石和伏龙肝。这样就加强了益气生津、酸收酸敛及行气化湿的作用。张凤逵《伤暑全书》说："暑病首用辛凉，继用甘寒，终用甘酸敛津，不必用下。"王孟英《温热经纬》说："暑伤气阴，以清暑热而益元气，无不应手取效。"王纶《明医杂著》认为："治暑之法，清心利小便最好。"暑汤方比较全面地体现了辛散祛暑、酸甘敛津、益气养阴、化湿利水等防治暑病的原则，可见御医制定暑汤方是费了一番心思的。

以上两方所用之药，除香薷和藿香等公认的解暑良药之外，还有几味药值得注意。其一，黄芪，益气固表而又利水，故可防止汗液外泄过多，以免暑热耗津伤气而致虚脱。现代医学研究显示，黄芪除有利尿、镇静、抗菌、护肝等作用外，对衰竭的心脏有强心作用，可使体外培养细胞生长旺盛、寿命延长，能增强机体的免疫功能，可见本药在暑汤类方中对于防暑保健起重要作用。其二，麦冬，味甘气凉，质柔多汁，长于养阴生津，清心润肺，故可防治暑热所致阴亏津伤、心烦口渴等症。其药理作用不仅强心利尿、抗菌，还能明显提高机体耐缺氧能力，对冠心病也有显著疗效。防暑汤剂中用本品当兼能发挥滋养、强身、益心的作用。其三，乌梅，系梅之未成熟果实，经加工蒸黑而成，味酸、性平，最能生津止渴，古有"望梅止渴"之说，故防治暑热烦渴津伤之症甚宜。乌梅含有枸橼酸和苹果酸、琥珀酸等，有显著的抗菌作用，对大肠埃希菌、痢疾杆菌、伤寒杆菌和霍乱弧菌等都有抑制作用，故含有本药的暑汤对夏季消化道传染病也会有一定的预防效果和治疗作用。其四，菊花，清热平肝而明目，有镇静、解热、抗心肌缺血、降血压及抑制多种细菌和流感病毒的作用，因而也是防治暑热之症的良药，对于患有冠心病、高血压病者尤为适宜。有人曾介绍，夏季或气候炎热时，可用沸水冲泡菊花，加适量白糖，作为清凉饮料。可以清热消暑，使人身凉、心静、神宁，祛疲劳，除烦渴。

宫中防暑清暑的丸剂有多种，尚有香薷丸、藿香正气丸、加味藿香正气丸、清暑益气丸、六合定中丸、金衣祛暑丸、冰霜梅苏丸及千里水葫芦等方。这些丸剂，有些与一般方书所载略同，有的则有宫中之特色。

光绪二十八年五月十六日，光绪曾以金衣祛暑丸等赏张勋、姜桂题，同年五月二十九日赏袁世凯等，六月初四日赏李莲英等。且光绪皇帝也曾于当年六月初六、初八日各服用金衣祛暑丸一丸。由此可见宫中暑季对此丸的重视程度。

宫中还有两个防治暑热症的嚼化丸方，一为即冰霜梅苏丸，其与《汤头歌诀》中望梅丸相类。酸甘化阴，辛凉解暑，能清解暑热，生津止渴。有云："此药能凉心清肺，降火润燥，生津止渴，解酒毒，化结痰，妙难尽述"。二为"千里水葫芦"。"能润燥、生津、止渴、清喉音。每用一二丸，嚼化，津液咽下""治消渴饮水，口燥舌干，咽喉不利，声音不清，伏暑口渴，夏月出行"等。本方系由《奇效良方》梅苏丸化裁而来。名"千里水葫芦"者，当为形容其生津止渴的功效卓著。这类含糖嚼化丸剂可谓良药不苦口，易为服者接受，得到宫中之人欢迎是可想而知的。此种剂型并非始于清代宫廷。元代许国祯《御药院方》中即有水葫芦丸和梅苏丸，与清宫上述二方用药虽有异同，功效、剂型、服法等却很相似。这类方药对于我们今天研究中药剂型、防暑方药，乃至于疗效食品和保健饮料等都将有不少有益的启示。

代茶饮备受重视

张文高

在清代宫廷医药档案资料中，运用代茶饮法以治病和调理的记载很多，应用范围也非常广泛，形成清宫医案的一大特色。

代茶饮是将中药煎汤，或用开水沏，像日常饮茶一样频频饮服的一种中医传统服药治疗方法。这种治法有悠久的历史，其来源大约与我国人民的饮茶习惯有关。代茶饮法之所以受到宫中欢迎，原因有：①服药较为方便；②药多轻灵精巧，性多平和，味多甘淡，良药而不甚苦口；③小量频服利于慢性病的防治，利于机体功能的调整，亦宜于长期坚持服用。

代茶饮在宫中的应用十分广泛，大致可以包括以下几个方面。

1. 用于轻症或慢性病的治疗

宫中皇帝和后妃等平素养尊处优。如遇身体稍有不适，就要召御医诊视。若病情较轻，或经常有轻微不适者，一般不愿服苦药重剂。御医就常用几味气味淡薄的药作代茶饮方调理。道光四年正月，皇后时有心烦。御医郝进喜诊之，用灯心五钱、竹叶一钱，煎汤代茶。此方清心安神除烦，在宫中经常使用。慈禧太后经常有"胃气欠调，消化迟滞"等脾胃症候，曾用炒谷芽二钱、生槟榔二钱，水煎代茶，取其有养胃消食化滞的功效。

2. 对于病情较重者，用作辅助治疗，或作善后调理

例如，乾隆年间某年九月初，某阿哥之福晋患"内有滞热，外受风凉，头痛鼻塞，发热恶寒，身体酸软"之症，用疏解清热汤治疗后，"外凉已解，惟肝胃有热"，即以清肝和胃汤调理。后在用此方的同时，以"灯心一两，每次一钱煎汤代茶"。灯心代茶饮能使上

部郁热下行，而从小便排泄，用于滞热于内的辅助治疗甚有助益。又如道光三年四月，孝慎成皇后患"停滞受凉之证"，经"用药调治，诸症渐好，惟余热不净，胃气欠和"。御医赵永年等"议用清热和胃代茶饮调理"。处方是：

竹茹_{三钱}　麦冬_{三钱，去心}　小生地_{三钱}　花粉_{三钱}　赤苓_{三钱}　神曲_{三钱}　焦山楂_{三钱，研}　谷芽_{三钱，炒}　灯心_{五十寸}

水煎代茶。

此方养阴清热和中，既清余热，又和胃气，药性平和，频频饮服，用于疾病向愈之善后调理颇为适宜。

3．有时也用于重危疾患的救治

这种情况下，往往难于按一般方法服药，少量徐徐服之，或能生效。如嘉庆十九年三月，玉贵人脉案记载："脉息虚细无力。原系素有血枯筋挛之症。用药以来，抽搐虽止，惟病久耗伤气血，胃气过虚。昨服归脾汤，脉症仍如前。此由真气已亏，汤剂不能运化，病势重大。今议用参莲代茶饮调理。党参五钱，莲肉五钱，水煎代茶。"此后，又用加味参莲代茶饮（上方加茯神、龙齿）及元参麦冬汤代茶调治，而"抽搐渐止"，继用补益心脾之法，缓缓收功。光绪三十四年十月二十二日子刻，慈禧太后病势转重，"气虚痰生，精神萎顿，舌短口干，胃不纳食"。此时服药已属困难。御医张仲元等只得拟"滋胃和中代茶饮"：竹茹一钱朱拌，鲜青果十个去尖研，厚朴花五分，羚羊五分水煎温服。但是，对于这个濒死的独裁者，药物已难奏效。

4．也常用于妇、儿科疾病的治疗

宫中后妃分娩之后，因不哺乳，故常用有回乳作用的代茶饮。如乾隆四十五年四月三十日，福晋分娩，五月初三日御医顾兴祖等拟回乳汤：

生麦芽_{一两五钱}　熟麦芽_{一两五钱}

午晚二剂，煎汤代茶。

生、熟麦芽同用为宫中回乳方的特点，至今麦芽回乳仍为民间习用。由于小儿服药常有困难，故有时以代茶饮法治疗，这样可能较易于接受。乾隆三十五年二月出生的十一阿哥次女，次年三月患"风热发疹之症"了曾用"金银花一两，冲汤代茶"。用代茶饮方式服药治疗小儿疾病，符合儿童用药的特点，值得学习推广。

5．用代茶饮法治疗口腔、咽喉及胃肠道的疾病，亦属常用。药液徐缓下咽，能更好地作用于局部而发挥药效，此法易获良好疗效，颇受宫中欢迎。如某年十一月二十一日，慈禧太后患咽喉肿痛后，"肺经稍有余热未尽，以致胸满作嗽"，即用清热代茶饮：

麦冬_{二钱}　焦山楂_{二钱}　杏仁_{二钱}　陈皮_{二钱}　焦曲_{二钱}

水煎代茶。

十二月十一日，"诸症已好，惟脾胃欠和"，而用和中代茶饮：

桔皮_{三钱}　竹茹_{二钱}　缩砂_{一钱}

水煎代茶。

慈禧太后还用过"清肠代茶饮"：

槐角_{二钱，炒}　枳壳_{二钱、炒}　秋梨_{二个，去核}　荸荠_{九个}　甘草_{一钱}

水煮代茶。

宫中广泛应用的代茶饮，就其处方数来说是非常多的，在此难以尽述。这里仅就其功效作如下归纳，并在每类中介绍方例，以了解其大概。

（1）第一类，补益类代茶饮。有补气、养血、滋阴之不同，但又常相互兼顾。

1）补气类：常用人参、黄芪等，或兼以健脾和胃、养阴生津之品。方药如：

保元代茶饮：人参、制黄芪、炙甘草。道光朝全贵妃曾用此方。

人参须、老米，水煎代茶。慈禧太后曾用此方。

益气生津代茶饮：人参、鲜石斛、麦冬、鲜青果、老米。慈禧太后曾用此方。

2）补血类：以当归、白芍、生地等组方。此类代茶饮方不若补气类代茶饮多。方例：

和胃代茶饮：当归身、川芎、白芍、生地、广木香、枳实、苍术、焦三仙。珍妃曾用此方。

3）补阴类：清代宫廷中这类代茶饮方是非常多的，并有滋肾阴、养胃阴、补肝阴、养心阴、补肺阴等不同偏重。常用药如生地、元参、麦冬、天冬、沙参、白芍等。方药如：

滋胃代茶饮：绿豆、西瓜皮（去青皮）、香蕉（去皮）。此方有滋养胃阴作用。

光绪皇帝曾用的代茶饮方：干地黄、鲜地黄、杭芍、归身、知母、云苓、山药、盐柏、酒芩、玄参、寸冬、泽泻。此方兼补肝肾之阴。

道光朝全贵妃曾用代茶饮方：元参、桔梗、麦冬、甘草。有清肺养阴功效。

参苓代茶饮：沙参、块苓、天冬。乾隆朝定贵人曾用此方，有养阴兼扶脾之效。当时"定贵人脉息沉缓无力，原系肝阴不足之证。惟病后气血衰微，因循日久，以致脾土虚败，胃气日渐消耗，恐成虚脱之证"，而用此方。

（2）第二类：调理脾胃类代茶饮。多有健脾养胃或滋胃和中之效，常配伍行气、消食之品。常用药有茯苓、白术、陈皮、半夏、三仙、谷芽、砂仁等。多用于病后调理、培补后天。方药如：

和胃代茶饮：生于术、茅术、茯苓、陈皮、金石斛、谷芽、建曲、广砂。此方调补脾胃，兼养阴消食，系光绪皇帝病后调补方之一。

嘉庆朝华妃曾用代茶饮：陈皮、麦冬、半夏曲。有和胃益阴之效，亦用于病后调理。

二神代茶饮：茯神、神曲。此系嘉庆朝玉贵人病后调理方之一，有健脾安神、消食和胃之效。

（3）第三类：消导类代茶饮。均以神曲、山楂、麦芽、谷芽等消食化积药为主，或辅佐以健脾和胃清热之品。宫中因常食膏粱厚味之品，又少活动，易患饮食积滞，故此类方亦属常用。方药如：

嘉庆朝三阿哥曾用代茶饮方：焦山楂、焦麦芽、焦神曲、益元散，引用灯心。此方为焦三仙加味，重在消导，兼能清热利湿，为病后调理方。

保元代茶饮：焦曲、谷芽、茯苓、南山楂。嘉庆朝医案载"五阿哥喜痘八朝。浆满充足，头面周身，似有结痂之象，饮食如常，今议用保元代茶饮调理"。

第四类：解表类代茶饮。解表药多属辛散，不宜久煎，故宜于用代茶饮法，亦为宫中所常用。方有疏风解表，清热解表，宣肺解表之别。除常用发散风寒、风热的解表药外，尚酌情伍以清热解毒药或宣肺药。方如：

嘉庆朝五阿哥曾用代茶饮：苏叶、防风、葛根、桔梗、枳壳、荆芥、前胡、广皮、甘草，以姜、灯心为引。五阿哥不满周岁，"外受寒凉""以致微热鼻有清涕"。用此方疏风解表，发散风寒以治疗感冒。

清温疏解饮：荆芥穗、防风、薄荷、花粉、酒连、牛蒡子、元参、桔梗、黄芩、马勃、连翘、人中黄，引用芦根。道光朝四公主曾用此方，由解表与清热泻火药组方，兼顾表里，疏风清热。

杏苏代茶饮：杏仁、苏梗、橘红、半夏、茯苓、枳壳、焦曲、焦山楂、前胡、桑皮、桔梗、浙贝，引用生姜皮。此方属宣肺解表，道光朝和嫔曾服用。

（5）第五类：清热类代茶饮。清宫医案中此类方亦甚多，有的兼有养阴、利湿、和中、化痰等作用，应用较广。此类方中有的只用黄连、灯心、金银花等单味药，或桔梗、花粉、桑白皮、菊花等两味药组方。其他许多复方只能简要举例介绍。

清热和胃代茶饮：竹茹、麦冬（去心）、小生地、花粉、赤苓、神曲、焦山楂、谷芽、灯心。此方曾为道光皇后服用，有清热养阴、和胃消食之效。

导赤代茶饮：赤苓、生地、木通、石斛、灯心。此方亦见于道光皇后脉案，仿导赤散方义拟方，有清热利湿养阴的功效。

光绪皇帝曾用代茶饮方：云苓、茅术、广皮、槟榔、酒黄芩、花粉、银花、连翘、竹叶卷心、寸冬。本方以清热和中作用为主。

清热代茶饮：蒌仁、麦冬（朱砂拌）、竹茹。乾隆二十二年十二月，定贵人"痰涎上壅，气闭作抽"。御医拟此方，有清热化痰养阴之效。

（6）第六类：除湿类代茶饮。这一类方中又可细分为化浊除湿、理脾除湿、利水除湿及祛风除湿等方。常用利水、化浊、燥湿药，或兼伍行气、健脾、祛风药。兹选一则光绪皇帝曾用的代茶饮方：大腹皮、木香、砂仁、陈皮、炒枳壳、泽泻、木通、赤苓、宣木瓜、查炭。此属健脾理气除湿方。

（7）第七类：祛暑类代茶饮。包括清气祛暑、利湿祛暑及清暑益气等类代茶饮方，均有祛除暑邪的功效。如道光二十七年六月十一日，琳贵妃所用生津代茶饮，由沙参、麦冬、竹茹、益元散组成，有清暑利湿、益气生津、养阴除烦的功效，宜于夏季调理应用。

（8）第八类：止嗽类代茶饮。如嘉庆年间医案记载有五阿哥"脉息浮数，系肺胃痰热，微受风凉，以致咳嗽有热，头项微热，今用橘苏代茶饮"。其药物组成为：苏梗、橘红、杏仁、桔梗、半夏、桑皮、枳壳、前胡、赤苓、葛根、浙贝母、防风，引用生姜。

（9）第九类：安神类代茶饮。清代宫廷中也常用有安神宁心作用的小复方，以代茶饮法服用。如同治皇帝患天花时曾用安神代茶饮：茯神、炒枣仁、朱砂（冲）。慈禧太后临终时所用安神代茶饮则包括麦冬、枣仁、茯神等药，以补心阴、安心神。乾隆朝医案中还记载有福晋用枣仁、灯心或枣仁、麦芽水煎代茶，均以安神作用为主。

（10）第十类：通便类代茶饮。例如，治光绪皇帝大便秘结方："叭哒杏仁、松子仁、大麻子仁、柏子仁各三钱，共捣烂，滚水冲，盖片刻，当茶饮"。此方有润燥通便作用，用于素为阴虚体质的光绪皇帝是较适宜的。

其他尚有调气、截疟、治耳病及温中等许多类代茶饮，足见宫中代茶饮方剂的繁多。

从以上方例介绍可知，清代宫廷中广泛应用的代茶饮，其组方用药的总原则虽不出一般中药方剂学的规律，但又确有其特色。其组方特点，除了注重辨证和配伍严谨之外，选药精、总药量少是突出特色。其遣药特点有：药性多平和，药味多甘淡，或微寒微苦，常用益气、滋阴、和胃、消导、利湿、清热等类药，少用过于苦辛或温阳、峻下药，一般不用动物药或质地坚硬、难以浸出之药，每味药的用量也较小。

由于代茶饮具有许多独特和优越之处，而成为一种保持中医辨证施治特色，又易掌握和运用，节约药物，方便服用的服药治疗方法。代茶饮不仅受到皇帝、后妃们所喜用，也很值得我们在现代临床工作中重视。

具有降脂减肥效用之清宫仙药茶

李春生

清宫仙药茶源出于《太医院秘藏丸散丹膏方剂》珍本。在清代乾隆、嘉庆、道光、咸丰、同治各朝的宫廷内，均被广为采用。现存的嘉庆皇帝的莹嫔《脉案》中，此方曾八次出现。道光帝、后、慈禧太后，以及宫廷内外之王公大臣等，亦皆服过此方。因它对于喜食肥甘、思虑过度、四体不勤的封建统治者具有减肥消滞、化浊和中、开郁通脉的效果，同时味道爽口，服用简便，所以在禁中一度享有盛誉。

中医研究院西苑医院的研究人员对清宫仙药茶进行了为期四个月的临床治疗观察。接受治疗的大都是老年前期和老年期的病人。他们患有单纯性肥胖症和高脂血症，由于先前应用多种办法减肥降脂但疗效不佳而来求治。研究人员将清宫仙药茶按配方制成粗末，每日 20 克，开水泡茶，让病人酌量频饮，与日常饮茶相同。服药期间，饮食照旧。疗程期满，63 例病人在体重下降、腹围减少、血脂降低等方面，大多有较好的疗效。尤其对降低血 β- 脂蛋白效果最好，同时以安妥明做对照组的病例相比，两组差异很显著（$P < 0.05$），从而证实清宫仙药茶在临床上确有降脂减肥的效验。其中一例 63 岁之男性病人，在饮仙药茶以前，自述全身疲乏，常有憋气、心慌及轻度胸痛。饮此茶 2 个月后，疲乏之感显著减轻，胸痛消失，憋气和心慌仅偶尔出现。同时体重由 73 公斤降至 68 公斤，腹围由 90.5 厘米减至 84 厘米，血 β- 脂蛋白由 725 毫克 % 降至 455 毫克 %，血甘油三酯由 285.3 毫克 % 降至 222.58 毫克 %。类似的病例还有不少，因此茶无毒性和不良反应，故深受患者的欢迎。

应用静脉注射高胆固醇脂肪乳剂，快速形成家兔高脂血症模型，观察验证清宫仙药茶的作用。自注射乳剂后 24 小时，观察各组血清的混浊度：蒸馏水对照组 90% 混浊，仙药茶组 30% 混浊，安妥明组 80% 混浊，前两组之间差别非常显著（$P < 0.01$）。注射乳剂后 48 小时，仙药茶组的血清已全部恢复透明，而对照组仍有 70% 混浊，安妥明组仍有 50% 混浊，直到第 3 与第 4 天，才恢复透明。故认为本实验可以说明仙药茶能加速脂肪的廓清。当注入乳剂后，对照组引起血清混浊，经正常代谢，3 ~ 4 天后才使血清透明。而仙药茶组，似可促进脂蛋白脂肪酶的活性，促使脂肪廓清加速进行，所以给予家兔注射大量高胆固醇脂肪乳剂，全部血清在 24 小时后很快转为清彻透明。另外，仙药茶对于降低血清总胆固醇和甘油三酯也有一定的作用。这一结果说明，清宫仙药茶可以作为喜食脂肪食物的人群降脂剂。如在进食肥甘肉食后饮用此茶，于人体很有裨益。

清宫仙药茶由药物与上等茶叶混合，经过特殊加工制成。茶叶与药物混合，相传始于南北朝及唐代。当时南方人献纳宫茶，往往夹杂着很多树叶，继而发现掺杂楠芽、枸杞芽、枇杷芽的茶叶治疗被称为"风疾"的脑血管病及其后遗症疗效很好，自此开始创用药茶。明代药物学家李时珍引用陶宏景注苦茶云："酉阳、武昌、庐江、晋陵皆有好茗（茗为茶的别名）……凡所饮物，有茗及木叶，天门冬苗，菝葜叶，皆益人。"说明茶叶与药物配伍，可起协同作用，功效较单纯用茶叶更佳。所以后世以姜茶止泻痢，葱茶通便秘，百药煎配茶疗大便下血，白僵蚕入茶治痰嗽喘息。清宫仙药茶中的配伍药有紫苏叶、石菖蒲、泽泻丝、山楂丝等近十种。紫苏、菖蒲富含芳香挥发油，能散风发汗、祛暑除温、理气活血、豁痰开窍；泽泻、山楂富含降脂成分，能渗湿利尿、通脉消食、减轻体重、降低血脂。特别是泽泻，《神农本草经》将其列入上品，认为久服可"轻身面生光"，故其减肥之力尤强。中医医书指出，肥胖的病人常多湿多痰，血脉流行不畅。我们观察到的高脂血症也有相似特点。所以泡服含有上述药物成分的仙药茶，既能使湿祛痰除，又能使血脉畅行，从而收到显著的降脂减肥效果。另外，茶叶的兴奋与菖蒲的镇静相结合，有利于调节大脑的平衡状态。诸药能杀灭和抑制肠道腐败菌及致病菌，促进消化液的分泌，阻止脂肪类物质的吸收，制止胃肠异常发酵，从而减少了消化道内毒素的产生，减轻了有毒物质对人体的侵害，也会起到减肥降脂和类似酸乳的保健延寿作用。

仙药茶不仅具有上述特长。据清宫《脉案》记载，它还用于感冒、伤暑引起的发冷发热、头痛身疼，以及病后消化不良、胸膈饱满、恶心呕吐等症。使用时，如果感冒较重，宜加服藿香正气丸；如果食滞显著，宜加服保和丸。

总而言之，清宫仙药茶确是一种家庭四季必备的良药，人到老年，更不可少。有降脂减肥及其他需求者，可以一试。

抗老美容佳酿——清宫玉容葆春酒

李春生

东汉以来，人们发现某些动植物药竟有抗老驻颜的效果，服之虽不能"成仙得道"，但与前一代人相比，还是多活了若干年。有的甚至"春秋百岁"，而"动作不衰"。如唐代的医学家孙思邈，活了102岁，尚在著书立说；清代的乾隆皇帝弘历，活了89岁，仍能"圣脉安和"。他们长寿的原因当然涉及多个方面，但长期服用抗老医方，似亦不能忽略。值得注意的是，不少抗老医方都以"酒"作为剂型而出现，如孙思邈《千金安方》的枸杞酒、地黄酒、茯苓酥和造草酥，李时珍《本草纲目》中的长松酒、逡巡酒、桑葚酒和蜜酒，清宫配方中的龟龄酒、松龄太平春酒和椿龄益寿药酒等，俯拾皆是。清宫玉容葆春酒则系慈禧太后喜爱的抗老增年、美容玉面酒剂中的一枝奇葩。

中国中医研究院西苑医院老年医学及清宫医案研究室，同河南省商丘林河酒厂合作，使湮没了将近一个世纪的清宫玉容葆春酒珍品终得展现于市肆之内，服务于广大群众。

新上市的清宫玉容葆春酒是一种晶莹剔透的琥珀色液体，乙醇含量为26度。它具有浓香型大曲酒的醇香、协调的植物药香和花果香味。质地纯净，醇香得体，略带黏性，挂杯不落。酒质清，开瓶香，入口绵，落喉甜，回味久，饮后畅，口感清淡甘爽，给人以美的意境和享受。

清宫玉容葆春酒含西洋参、枸杞、黄精、当归、合欢皮和佛手柑等中草药成分，以河南名酒林河大曲为基础酒，遵照传统工艺酿制，自然陈化，精心勾兑而成。祖国医学认为，洋参、黄精、归、杞之类，长于补益气血，滋养肝肾，有能使"阴精所奉其人寿"的作用；合欢、佛手、醇酒之属，擅于安神解郁、和胃和血，具备祛邪扶正、止诸痛之功效。诸药配伍，可使五脏受荫，六腑调和，阴平阳秘，气血流畅，身体康强，从而产生抗老驻颜、葆容润肤的效能。现代医学研究证实，西洋参含人参皂苷。动物实验显示，其对大脑有镇静作用，对生命中枢则有中度兴奋作用。黄精的浸出物能降低血糖和血压。枸杞所含的甜菜碱可对抗脂肪肝的形成。当归提取物能抑制动脉粥样硬化斑块的形成，镇静大脑，提高全身代谢，纠正维生素E缺乏所致的皮肤老年斑沉着等症状。佛手提取物对离体大鼠肠管有明显的抑制作用，并能迅速缓解氨甲酰胆碱所致的胃和胆囊张力增加。低浓度白酒能增加胃的吸收机能，扩张皮肤血管，使皮肤发红而有温暖感。这些药物对伴随增龄而产生的新陈代谢紊乱，以及中青年女性的内分泌紊乱和内环境失调等都有一定的调节作用。因此，它能够产生补益强壮、美容光颜的效果。

为了证明清宫玉容葆春酒补益强壮效应的可靠性，1983年6—10月，西苑医院曾用此酒对127例患有慢性虚弱证候的受试者进行了临床观察。观察对象均为干部和工人，随机分为治疗组与对照组。治疗组服用清宫玉容葆春酒，对照组服用林河大曲酒，每次5～10毫升，一日3次，30天为一疗程。治疗前后记录体力、精神、食欲和睡眠四项见症，以及体重、血压、舌苔、脉象等，并评定总的疗效。疗程结束后，治疗组的疗效显著优于对照组（$P < 0.001$）。服用清宫玉容葆春酒者，未发现血压增高、脉搏加速、舌红苔黄以及增肥现象。该组受试者多数反映，饮酒后全身轻松，体力增强，食欲增进，睡眠增加，夜不作梦。还有人原来存在头痛、头晕、胃痛、两肩胛酸痛、关节凉麻以及痛经等症状，服药后亦获得不同程度的改善。一位44岁的女工人韩某，服酒前自述近两年体力不佳，疲劳感显著，精神倦怠，懒于动作。饮酒后突出的效验是"体力明显增强"。她说："服第四瓶酒后，正巧去游泳。去年同期游50米还嫌费力，今年一气连续游200米。"认为此酒补益强壮的效果满意。

为了保证饮用安全，西苑医院基础研究室药理组对清宫玉容葆春酒进行了急性毒性实验。测定结果表明，此酒急性毒性极低，一次服用18 750毫升（合37.5斤）酒内所含的药物，不会发生中毒。另外，此酒内不含有毒的动、植物药，也不含金石类"好颜色，变白不老"药物，亦没有蓄积中毒的后患。因此，作为保健药酒，定量饮用是安全的。

清宫玉容葆春酒的饮用方法是：用于治疗时，每日3次，每次15～30毫升，饭后饮服。用于保健、小酌、佐餐、喜庆或团圆宴席，则不受限制。此酒保持了清宫佳酿的风格，气味纯正，很适合男女老幼长期服用。

清宫玉容葆春酒于1983年秋季参加了广州交易会。1984年春季在河南省被评为优秀产品，参加了在京举办的全国酒类展销会，并受到了外商和广大消费者的欢迎。

关于头发的保护

张文高

头发，不仅起着保护头颅的作用，对于人们的仪表美容也有着极为重要的影响。当然，在封建王朝时代，一般劳苦的人们对自己头上的十余万根头发并不会有过分的兴趣。但对于处在"至尊"之位的帝、后而言，头发是极为重视的。因为一缕青丝不仅反映了他（她）们的健康状况，更影响着他（她）们的仪容。在现存清代宫廷医药档案中，也确实保存着慈禧和光绪用于保养头发的若干药方。

其中令发易长方，是用东行枣根的蒸出物涂发；或用桑叶、麻叶煮水洗，令发不落方是用榧子、核桃、侧柏叶捣烂，泡雪水内，梳头（详见《慈禧光绪医方选议》，中华书局，1981 年）。

这些医方是否确有令发易长之效，今人尚未作实际观察。但宫廷中竞相用之，或有一定效验。

中医学认为，肾之华在发，发为血余。《素问·上古天真论》曰：“丈夫八岁肾气实，发长齿更”“五八肾气衰，发堕齿槁”。明代李梃《医学入门》指出，血盛则发润，血衰则发衰。隋代巢元方《诸病源候论》曰：“若血盛则荣于头发，故须发美；若血气衰弱，经脉虚竭，不能荣润，故须发秃落。”巢氏还指出，常梳头可使“血液不滞，发根常牢”。血热也能造成发落。元代张从政《儒门事亲》谓，人年少发早白落或白屑者，此血热而太过也。《医学入门》还认为，胆合膀胱，上荣毛发，风气盛则焦燥，汁竭则枯也。从上述认识出发，欲令发易长，当据不同情况，施补肾、养血、活血、凉血或祛风之法。

有人或谓御医为太后、皇帝的头发冥思苦想拟方以邀功，其实，古代医书也有记载，唐代孙思邈所著《备急千金要方》卷十三，载治秃顶又方：“东行枣根长三尺，以中央安甑，中心蒸之，以器承两头汁，涂头发即生”，并附注：“《肘后》作桑根。”该书载须发堕落令生长又方：“麻叶，桑叶，右二味以泔煮，去滓，沐发七遍，长六尺。”前方又收入《太平圣惠方》等书，后方亦收入《本草纲目》等书。此即一般医生令发易长方之一般来源。

发之易落与否，亦主要在于肾精、气血之充实与否。若肾衰、血虚，或血热，或头脂过多，或生虫生癣，均使头发易脱落。医方中有用榧子、核桃和侧柏叶等。

古代医书中用辛温芳香药于生发、乌发亦多有记载，如《备急千金方》中即有用零陵香、细辛、白芷、藿香、辛夷、蜀椒、丁香和甘松香等，《医方类聚》载有生发作用的生秃乌云油和金珠绿云油，亦有白芷、零陵香、川椒、沉香和丁香等药，系将药浸于油中，取油搽头上，近于今日之头油。

以上均系保护头发促其正常生长的外治用方。至于内服药治疗，宫中多以滋肾养肝、生精补血等法，与外治用药有所不同。另外值得一提的是，清代宫廷中亦使用中药染须发，如有“天下乌须第一方”者。我国古代医书中也早有许多染发方的记载，大大早于近代的化学染发法。成书于公元七世纪中期的《备急千金要方》卷十三便有“染须发方”。

社会发展至今日，人们对于仪表美容的要求更高了。研究如何使头发易长、不易落，保持其健康润泽之姿色，已受到医药及化妆品工作者的重视。无疑，从祖国医药学的宝库，包括清代宫廷医学的经验中，将有不少值得参考学习和借鉴之处。

漫 话 美 容

张文高

清代末期，统治国家达 48 年之久的慈禧太后那拉氏是极重视化妆美容的，这是她穷奢极侈的腐化生活中的重要内容。据说，慈禧起床后的第一件大事就是化妆，睡觉前所必须做的事情——往脸上搽花汁、蛋清之类，也是为了美容。传闻慈禧曾自言自语地说：“人为什么要老呢？倘若永葆青春，该多么美啊！”传说她为此而几十年不间断地服珍珠粉和人乳，随时使用各种美容化妆品。即便出巡时，她也还在轿子里涂脂抹粉。慈禧的美容化妆更十分借重于中药的作用，御医也为此费尽了心机。慈禧嫩面润肌、泽肤美容的中药方中颇得重视的有加减玉容散和沤子方等。

玉容散之来源，首先当推由清政府组织编写的《医宗金鉴》。本书之《外科心法要诀》卷六十三载有玉容散方，由白牵牛、团粉、白敛、白细辛、甘松、白鸽粪、白芨、白莲蕊、白芷、白术、白僵蚕、白茯苓、荆芥、独活、羌活、白附子、鹰条白、白扁豆、防风及白丁香等二十味药组成。《医宗金鉴》指出，皮肤黧黑斑"由忧思抑郁，血弱不华，火燥结滞而生于面上，妇女多有之。宜以玉容散早晚洗之，常用美玉磨之，久久渐退而愈。"据说慈禧也常用一根短而圆的玉尺在脸上滚来滚去，以磨掉皱纹。此法与《医宗金鉴》用美玉磨面，以祛黧黑斑均属于按摩美容之法。

较《医宗金鉴》玉容散更早的类似美容药方有《外科正宗》卷四的玉容丸。该书刊于1617年，较刊于1742年的《医宗金鉴》早一个多世纪。玉容丸由甘松、山柰、细辛、白芷、白敛、白芨、防风、荆芥、僵蚕、栀子、藁本、天麻、羌活、独活、密陀僧、枯矾、檀香、川椒、菊花、大枣诸药为末，与皂角同榷作丸，早晚擦洗患处。主治雀斑、粉刺及皮肤粗糙。

慈禧所用美容药方还有沤子方。该方由防风、白芷、茯苓、白芨、白附子等组成（详见《慈禧光绪医方选议》，中华书局，1981年）。据分析，"沤子"为化妆美容之代称，凡化妆美容用方药，常以膏霜收贮，其状稀稠，犹如水泡，故以"沤子"名之。又据司马相如《上林赋》"芬香沤郁，酷烈淑郁"，可佐证沤子方即为嫩面美容方。此方之药物组成与玉容散、丸及清宫诸玉容方多有相似相同之处。推测其功效和主治亦当类似，唯其制备方法稍异，用白蜜者更有滋养濡润肌肤之效。慈禧太后重视中药美容制剂和化妆品的使用，亦收到一些功效。据说当她年近古稀之时，与同年龄老年妇女相比，外貌显得年轻，看来如四十许。

中药美容制剂在历代宫廷中都甚受重视。在元代的《御药院方》中，就有"无皂角洗面药"、七白膏、御前洗面药、玉容散（两方）、神仙玉女粉、钟乳粉散、皇后洗面药等方。其药物组成及功用与几个世纪以后的清宫玉容诸方比较多有类似之处。

如果追溯我国将中药用于美容化妆的历史，那就更为久远了。据说在殷纣王时期，就已用燕地生产的红兰花叶，捣汁，凝作脂来饰面，称为"燕支"，即胭脂。春秋战国时期已使用粉黛、胭脂和兰膏等美容化妆品，其制作原料多取自中药。至于本文前述嫩面润肤祛斑的"玉容"方药，在唐代孙思邈的《备急千金要方》中就已有非常丰富的记载。该书介绍用于"洗手面""令白净悦泽"的"澡豆方"由白芷、白术、白鲜皮、白敛、白附子、白茯苓、羌活和川芎等十九味药制成；"玉屑面脂方"由玉屑、白附子、白茯苓、青木香、葳蕤、白术、白僵蚕、密陀僧、甘松香、白檀、川芎和细辛等33味药组成；"令人面白净悦泽方"由白敛、白附子、白术、白芷、藁本和猪胰等六味药组方。该书还有一首"治面黑不净，澡豆洗手面方"，包括白薜皮、白僵蚕、川芎、白芷、白附子、鹰屎白、甘松香、鸡子白、白檀香和白术等二十味药，其中不少药在《医宗金鉴》玉容散和慈禧所用加减玉容散中也得到重用。由此可见，早在唐代即对中药美容制剂有相当的实践和理性认识。在此基础上，在以后的一千多年里又不断有所丰富和发展，并尤受历代宫廷医药学的重视。

对于如此丰富的中医美容方药制剂，特别是宫廷美容药方，如加以认真分析研究，将能在理论、方药运用和剂型等方面得到许多规律性的认识。最近，有人从古代医著中收集到一千多个美容药方进行了分析，涉及的中药约三百种。分析结果显示，以理血药、理气药、燥湿药和祛风药占的比例最大。

谈药物香皂

张文高

在慈禧太后和光绪皇帝所使用的美容化妆品之中，最常使用的当属"香肥皂"。这种宫廷用香皂，也是御医们的杰作，其中加入了若干适当的中药，因而不但能洗涤皮肤，祛除污垢，尚有滋润营养皮肤，护肤保健除痒等功效。很可能正是由于如此特异的功效，慈禧、光绪对这种中药香皂特别垂青，宫廷医药档案资料中也有许多记载。

翻开光绪年间的《流水出入药账》，可以看到不少关于"加味香肥皂"的记录，例如：

"光绪三十年二月十一日，谦和传收加味香肥皂一料，二钱一锭，一千六百二十六锭。"

当日，"赏总管莲英加味香肥皂一百锭。"

同年，"二月十七日，上用加味香肥皂十五锭。"

同年，"三月十三日，上用加味香肥皂四锭，沐浴用。"

同年，"四月十二日，赏二格格、四格格加味香肥皂各一锭。"

当年的记载还有，光绪皇帝五月十二日用加味香肥皂一匣，七月十九日用加味香肥皂十锭，七月二十五日、八月七日又各用十锭……

与宫中《流水出入药账》相对照，正是此方所配的一料加味香肥皂，计一千六百余锭，除光绪和慈禧使用外，还被用来作为赏赐的珍品。其中赏李莲英多达一百锭，也可见这个狡诈的总管太监多么受到慈禧的宠爱。

人们的皮肤直接与外界相接触的机会最多，因而容易沾染许多脏物，加之脱落的表皮碎屑，分泌的皮脂，排出的汗液，形成污垢。这些污物积久，不仅影响美容，还会堵塞汗腺，妨碍皮肤的正常新陈代谢和营养，使皮肤容易粗糙衰老。我国人民在洗涤清洁皮肤方面，早就使用皂角和"胰子"。皂角又名皂荚，是豆科植物皂荚的果实，辛温，有小毒，小量内服有开窍祛痰、通便之效。民间则用于洗涤祛污。"胰子"民间原是称用猪胰和猪脂混以天然碱捣成块状用于洗涤之物。早在唐代孙思邈所著《备急千金要方》中，就载有"以皂荚汤洗面"。在该书所载的许多洗面净肤药方中，也有不少使用皂荚、猪胰、猪脂、鹅脂或羊脂、羊胰者。可见我国民间用"胰子"和肥皂的历史是很久的。宫廷中所用肥皂，大约也是用类似原料加工制作，祛除油腻污垢，保持皮肤清洁，当是宫廷肥皂的首要作用。除此之外，宫廷之中，特别是帝、后和太后等人，更要求讲究美容嫩面玉肤，还要求洗后留有香气。这就促使御医选用中药配制香肥皂和加味香肥皂。这种兼有护肤美容功效的中药香皂可算作一种中药美容制品，也是一种中医药的新剂型。

在加味香肥皂方中，多数属芳香类中药，含有较多的挥发油，如檀香、排草（即排香草）、广零（即广陵零香）等都有浓烈的香气。用之洗沐，不仅涤垢祛污辟秽，还能留下清雅持久的幽香。《本草纲目》载有"白旃檀涂身"，亦取其清爽可爱，香味隽永。因而各种"檀香皂"多属香皂中之上乘者。其他诸药又有行气通络、祛风散寒、消炎解毒等功效，故能通腠理、活血络、散风解毒、消肿止痛止痒。从现代药理研究的结果来分析，某些药物有抑制细菌或真菌，改善循环、消炎镇痛等作用。所以这种中药香皂又可能具有改善皮肤营养，延缓皮肤衰老、润肌护肤、嫩面玉容之效，对皮肤瘙痒症或皮肤慢性炎症也可能有一定的防治作用。由此可见，加味香肥皂受到慈禧、光绪垂青是不无道理的。

加味香肥皂方中多数中药，用于美容玉面外搽洗浴制剂已有千余年历史。早在唐代的《备急千金要方》所载的洗面悦泽润腻去皱的方中，就曾使用白僵蚕、丁香、皂荚、甘松香、木香、麝香、零陵香、白檀等药。该书此类方中还常用其他一些芳香药物，如白芷、辛夷、细辛、藿香、川芎、沉香和薰陆香等，可见此类药物在中药美容制剂中占有重要地位。《备急千金要方》中载有一首"治面黑不净，澡豆洗手面方"，由白僵蚕、川芎、白芷、甘松香、木香、麝香、猪胰和白檀香等二十味，"先以猪胰和面，暴干，然后合诸药，捣末，又以白豆屑二升为散，旦用洗手面，十日色白如雪，三十日如凝脂，神验"。从其成分、制法等方面看来，已具有清代宫廷加味香肥皂的雏形。元代《御药院方》中有以大皂角、香白芷、沉香、川芎、细辛、甘松和白檀等十五味药配制"御前洗面药"。明代太医院吏目龚廷贤编《寿世保元》有用独活、白芷、细辛、红豆及肥皂、净糖制的"德州肥皂"，都属于芳香中药为主的洗涤美容用品，也可视为宫廷中药香皂的前身。

慈禧和光绪已经死去一个多世纪，被他们视为珍品的香肥皂，如果故宫中尚有收藏的话，也可算是一件历史文物了。清代宫廷医学的整理研究，使这些原为帝王后妃服务的宝贵中医药经验，变为广大人民群众服务的财富。慈禧光绪所用中药香皂和其他美容护肤医方的经验，已与现代护肤用品的研制相结合，作为这种结合的首批丰硕成果——紫禁城牌老年香皂，已经在千千万万个家庭的使用中受到欢迎和称赞。

紫禁城牌老年香皂，是由吉林省辽源市油脂化工厂和中医研究院西苑医院老年医学及清宫医案研究室，根据清代宫廷有关香肥皂及洗涤护肤等方面的经验而合作研制的。这是一种以清代宫廷中药香皂方为基础，以治疗老年人皮肤瘙痒症为主的老年护肤保健香皂。老年人由于其皮肤的生理性和病理性改变，常出现皮肤瘙痒等症状。从中医理论分析其原因，多由体虚感受风邪，留于肌表，营卫不畅，腠理失养，或因湿热内蕴，外溢肌表所致。所以组成此老年香皂的中药，分别选用具有芳香除秽、活血通络、芳香理气、消肿止痛、疏风除湿及补益助阳、润泽肌肤等功效的药物。这样既能祛风除湿止痒、活血消肿解毒，而祛除病邪，解除症状，又能调营卫，补气血，而濡润营养肌肤，延缓皮肤之衰老。从现代的药理研究来看，所选用的中药多有不同程度的抗菌（葡萄球菌、大肠埃希菌和真菌等）及消炎作用。某些药物有抗应激作用或性激素样作用，能增强再生过程，促进伤口愈合，有的有活血润肤止痒之效。这样香皂与中药的结合，就可达到既能洗涤祛污，又能治疗护肤的功效。

北京友谊医院等六个医院的皮肤科曾用这种老年香皂治疗 162 例老年性皮肤瘙痒症患者。每周用此香皂洗浴一二次，经三周以上沐浴，对皮肤瘙痒和皮肤损害的疗效显效率达53%，总有效率达 92.6%。而用未加中药之对照香皂者，有效率仅为 6%，两组比较差异非常显著。临床观察认为，这种老年香皂疗效可靠，无副作用，是一种较好的医用老年保健皂，对中青年人的皮肤瘙痒及皮肤保健也有较好的效用。患者反映本皂外形大方，皂色美观，气味清香而无特殊中药气味，不仅疗效较高，而且洗浴后均感皮肤柔嫩舒适。全国政协常委林海云同志反映："我常年用冷水洗脸洗手，冬季用普通香皂，手开裂，用老年香皂洗就不裂。"爱新觉罗·溥仪（宣统）的胞弟爱新觉罗·溥杰先生用了这种老年香皂，认为其香气和宫廷香皂十分相近。只是那时皂形是圆的，皂体较暗，现在的皂色泽好，形状好，并欣然题了"紫禁城"三个字。

宫廷中药香皂和护肤美容医药经验的开发，中药与香皂以及现代科学技术的结合，对于新型洗涤美容化妆品的研制，对于中药特殊剂型的探索，都有积极的意义。慈禧和光绪用过的那种有特异功效的中药香皂和其他中药美容制剂，将会更多地进入国内外市场，更广泛地为普通群众所享用。

清代宫廷的食疗

李春生

食疗，是根据病情或病人的需要，利用特制的饮食物以治疗疾病的方法。它有味道适口，副作用小，适合久服等特点，作为调补最为相宜。

清代宫廷中帝后养尊处优，每餐鱼肉杂陈，脯醢并荐，于生理卫生多有妨碍。以致体质孱弱，易病难愈，施治过程中常采用饮食疗法，以改换口味，促进疾病早日康复。例如，慈禧太后中年以后常病脾胃虚弱，大便失调。在她大便溏时，曾用黄芪、山药和莲子熬粥。若因便溏，继发头闷目倦，身肢力软，属脾肺气虚，则煎服人参须五分，老米五钱，以调补脾肺之气。至于上渴下泄，又用绿豆、鲜青果、竹叶、橙子煎服，以生津滋胃。光绪皇帝病后"脉渐舒和"，补益胃弱，以羊肚等加调味品蒸汁。恭亲王奕訢于临终前服荷叶粥利尿，鸭子汤扶正等，都属于食疗的范畴。

对于某些危急症，除了药治，清宫中也用饮食疗法，看似缓不济急，若用之得当，也有一定效果。

如康熙之御前大臣武英殿赫世亨，于康熙四十六年患痢疾，久治不愈。经御医刘声芳等诊治为"下痢红白，色如鱼脑，里急后重，腰腹疼痛，年老气虚。又兼病后六脉尚大，脉症不宜，其病甚险，恐变虚脱之症"。迭服医药无效，竟致"每讲一二句话就咳嗽""气又有所虚弱"，叩头哭泣，卧于病榻，奄奄待毙。嗣后经康熙特旨，改用饮食疗治，赏食野味，和养胃气。据七月初八日之奏折称："遵旨即停止服药，由御药房做点稀饭、狍子肉，就菜能喝一小碗。前曾有过一至二次腹泻，亦停止了。说话声也高了，夜间亦能安睡片刻。"十三日又称："蒙皇上恩赐野味等食调理，自食之后，胃气渐开，六脉稍起，今仍止药，只用饮食调理。"七月十四日李国平等奏称赫世亨病愈，并谓："奴才我武英殿众人等，均以重病大夫未能治愈，经皇上旨令停药，并赏食狍子肉、鹨（音 liù 馏，为水鹨、云雀、雉之类）、野鸡、米饭后，均已痊愈。皇恩如此神奇，无不为之惊喜。"其实人以胃气为本。年老体弱之人，久病之后，苦寒交替攻伐，胃气大伤，已难受药，用饮食调养，苏其胃气，深合病机，化源得复，五脏受荫，故虚脱之险证得以挽回。

又如嘉庆二阿哥福晋，于二十五年七月初九日感受暑湿，曾患发热、抽搐及气闭之险症，御医钱松诊为"内热过盛"，而以"西瓜水暂清内热"，用药后诸症悉减。盖西瓜善清暑热，有天然白虎汤之誉，用治暑邪所致之高热，效如桴鼓。

慈禧太后临终前一日，也曾用饮食疗法和养胃气。如御医施焕于光绪三十四年十月二十一日所拟之方为："粳米饭锅巴焙焦，研极细末，陈年火腿骨煅研极细末。二味等分共研匀，以红白糖和淡橘红水调羹，另用乌梅五钱，甘草一钱，煮水徐徐咽之。"此方效否，姑不置论，其在危急大症中尚注意用食疗顾护胃气，确能给人以启迪。

食疗不仅用于治病，还用于防病延寿。乾隆皇帝在这方面最为注意。清宫档案中有一张乾隆十二年十月一日皇帝晚膳的膳单。这张膳单中，除了燕窝鸭子、鹿脯丝、烧狍子肉、祭祀猪羊肉等丰肥之物外，还要用紫龙碟呈进蜂蜜一品，捧寿铜胎珐琅碟呈进桂花萝卜一品，供弘历享用。萝卜属于行气消食之物，服之可除滞腻，安脾胃。蜂蜜是著名的延缓衰老食疗之品。

乾隆十二年时，弘历时仅37岁，在当时已经很注意服用蜂蜜。这也许是他能寿臻耄耋的一个原因。除乾隆皇帝之外，慈禧太后那拉氏也非常注意用食疗祛病抗老。据《清朝野史大观·清宫遗闻》记载，"孝钦（即西太后慈禧）年七十余，望之如四十许人，无一茎白者。闻同治间李莲英，曾得大何首乌，献于孝钦，蒸制不如法，融化类粥糜，并汁啜之。相传千年何首乌，九蒸九晒服之，能延年也。"根据清宫脉案记述，此说未可尽信。但慈禧晚年喜服八仙糕，而八仙糕确有健脾补虚强身作用。除疗效食品之外，清宫中盛行的"代茶饮"也具食疗的意义。道光三年五月末，皇后佟佳氏患肝郁湿热凝结之症未愈，七八月，复伤暑停食，经调治得瘥。惟暑湿未清，心烦溲赤，自九月初一日开始，御医郝进喜采用竹心五钱、竹叶一钱代茶。至道光四年六月初十日，间断服128剂，使疾病得以好转。若非药物清淡可口，皇后长期服药是难于坚持的。

至于疗效食品中之酒类，清宫大内更是品种繁多，且对色、香、味要求较高，非名酒不用。诸如龟龄酒、松龄太平春酒、莲花白酒、玉容葆春酒和滋肾健脾壮元酒等，大都属于补益强壮美容饮料。长期服用，皆能够给人带来充沛的精力、健美的体魄和无穷的生活乐趣。

索 引

病 症

配　方

人　物